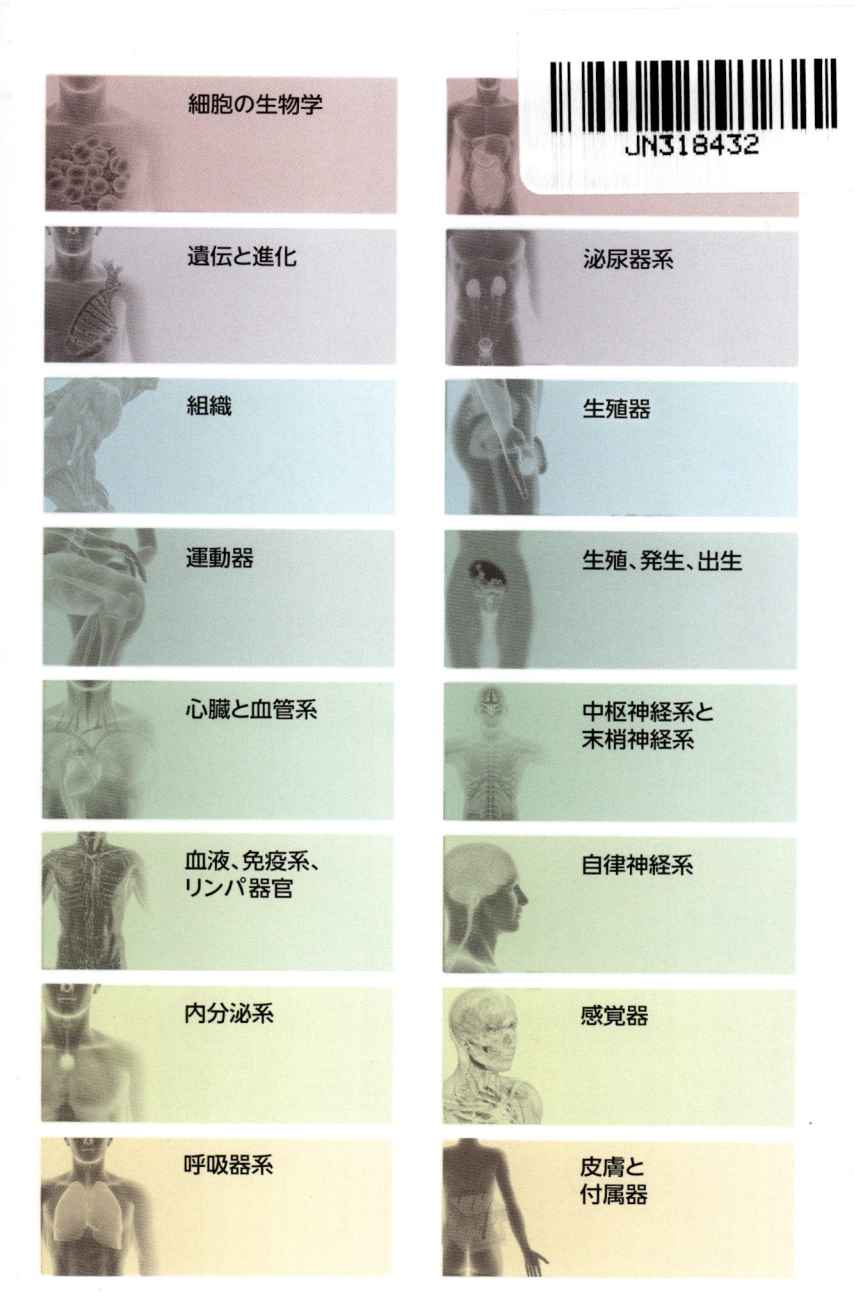

細胞の生物学	
遺伝と進化	泌尿器系
組織	生殖器
運動器	生殖、発生、出生
心臓と血管系	中枢神経系と末梢神経系
血液、免疫系、リンパ器官	自律神経系
内分泌系	感覚器
呼吸器系	皮膚と付属器

解剖生理学図鑑

Der Körper des Menschen

ヒトのからだの全てが初心者でもわかる決定版!!

著 者　**アドルフ・ファッラー**
　　　　Adolf Faller
　　　　ミヒャエル・シュンケ
　　　　Michael Schünke

執筆協力　**ガブリエル・シュンケ**
　　　　　Gabriele Schünke

監 訳　**大久保 眞人**

日本語版刊行に寄せて

　本邦における本書の翻訳版はすでに3版を重ねている。翻訳者は日本語第1版（1982年）および第2版（1993年）が酒井恒氏、第3版（2001年）が石川春律氏と外崎昭氏である。すでに逝去された先生もいらっしゃるが、いずれも本邦を代表する解剖学者である。これらの先生方はみな、外国語が堪能であることはもちろん、外国での豊富な研修経験を有されていた。おそらく外国の素晴らしい多くの書物に触れられたなかで、こういった本が日本で出版され、それが多くの医学生の勉学の支えになれば、との思いで本書の翻訳を決意されたに違いない。

　日本語第3版出版ののち約10年が経ち、あたかも定時の出版年であるかのごとき2012年、日本語版第4版が出版されることになった。翻訳者のバンヘギ裕美子さんは解剖学者でも医学者でもない。しかしスイス在住期間が長く、ご家族の健康管理に苦心され、独学で各種の代替療法を学び実践され、基礎医学にも並々ならぬ興味をお持ちの方である。既にいくつかの関連書物の翻訳をなさっている。本書の原本を手にされた時、先の解剖学者の先生方と同じ志を持たれ、翻訳を決意されたようである。それは、たとえば、国や人種にかかわる統計的数値が、原書ではなく、日本の最新の情報を以って書き換えられていることにも表れている。

本邦では看護師、理学療法士、薬剤師など医師以外の医療従事者すなわちコメディカルと称される人たちが毎年数万人誕生している。チーム医療が当然のごとく行われるようになった現在、コメディカルの人々にとって解剖学および生理学は基礎的な極めて重要な学問であるにもかかわらず、内容やサイズそして値段等、まだまだ適切なテキストや解説書が不足しており、それはかつての医学生が置かれた環境に非常によく似ている。

　本書はコンパクトなサイズながら使いやすさにも随分と配慮がなされている。例えば、分かりやすい本文の記載に加え、各章ごとに"まとめ"が付けられており、そのまとめには本文の何ページを参照すれば良いかが示されており、実に便利である。本書に盛り込まれた懇切丁寧な記載と工夫の凝らされた図表はコメディカルの皆さんやその学生のみならず、医学生にも人体の構造と機能を理解するうえで大いに役立つに違いない。

　このような本書の監訳者として御指名いただいたことは、浅学非才な私とって正に光栄の至りであります。改めて翻訳者のバンヘギ裕美子さん、御尽力下さった産調出版株式会社の吉田初音さんはじめ皆さんに感謝申し上げます。

大久保眞人

改訂第15版発行に寄せて

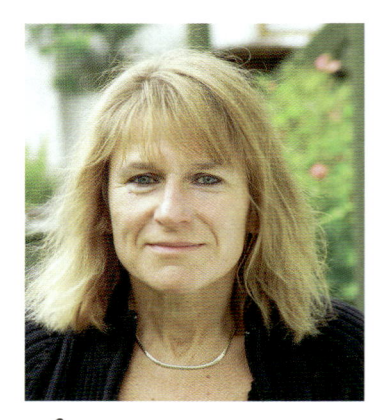

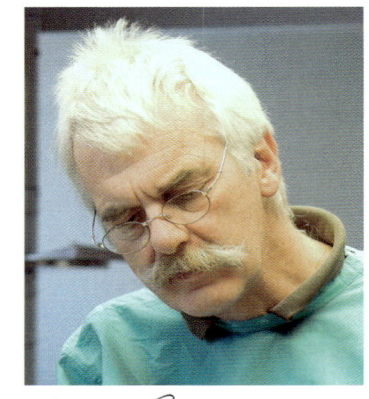

　本書はファッラー／シュンケ解剖学書の第15版であり、1989年にアドルフ・ファッラー医師が他界されてから4冊目の改訂版となります。その間、数多くの解剖学書が発行されてきましたが、本書ほど多く利用されている書籍はないといってよいでしょう。ファッラーの解剖学書は1988年発行の第11版で完全に装丁を変えましたが、読者が必ず納得するコンセプトは維持されています。それゆえ、ファッラー医師の名の下に彼のコンセプトを継承する本書は市場で認められ、多くの読者の必需品となっています。ファッラー医師の考え『**簡単なことから複雑なことへ**』に従い、改訂のたびにどのように複雑な項目にもこれまで通りできるだけ簡潔なわかりやすい表現を選ぶことに徹しました。ただし変えることも確かに重要であり、その点はアドルフ・ファッラー医師も第11版への緒言で次のように明言しています。

「どの本も生き物と同じであり、状況が変われば常に適合させる必要がある」

過去3回の改訂版で大幅に改編され、たとえば章全体の内容を見直してデザインを変え、最新の知識水準と授業での需要に適合させました。変更に際しては、数多くの読者からいただいた提案や批評が大いに役立ちました。今回発行された第15版も、これまでの版を完全に見直し、多くの詳細事項を変更・改善しています。特に『感覚器』の章では、ほとんどの章句を最新の知識水準に合わせる必要があり、これまでは説明が嗅粘膜の構造にほぼ限られていましたが、今回は自然界にある最古の感覚器だと考えられている『嗅覚』に大きく注目しました。ファッラーだけではなく、総体的にどの解剖学書でも人の視覚や聴覚に比べて嗅覚は軽視されてきましたが、多くの脊椎動物が鋤鼻器やヤコブソン器官と呼ばれる『嗅覚器官』を持つことが実証されて以来、この傾向は変わりました。パトリック・ジュースキントの著書『香水 Das Parfum』や、ライアル・ワトソンの著書『匂いの記憶』では、我々が無意識に受けている匂いの影響が感銘深く描かれています。ヒトは匂いを嗅いだときに、この匂いを覚えており、時間をおいても再びこの匂いを嗅ぎ分けることができます。この機序を発見したのは、米国人科学者リチャード・アクセルとリンダ・バック両氏で、彼らの『匂い受容体と嗅覚系の機構に関する研究』に対して2004年ノーベル生理学・医学賞が授与されました。

　改訂は常に大きな労力を要します。今回も多くのGeorg Thieme出版社社員の方々にご支援いただきました。中でもクリスティン・グリュッツナー氏、ケルスティン・ユルゲンス氏、マンフレード・レーネルト氏、マルクス・フォル氏に感謝の辞を贈ります。

ガブリエル・シュンケ、ミヒャエル・シュンケ

ガイアブックスは
地球の自然環境を守ると同時に
心と身体の自然を保つべく
"ナチュラルライフ"を提唱していきます。

Copyright © of the original German
language edition 2008 by Georg Thieme
Verlag KG, Stuttgart, Germany
Original titile: Der Körper des Menschen,
15/e by Adolf Faller / Michael Schünke

Illustrations:
Gerhard Spitzer, Frankfurt am Main
Markus Voll, Fürstenfeldbruck
Gay & Sender, Bremen
Karl Wesker, Berlin
Layout:
First page of chapters
Markus Voll, Fürstenfeldbruck
Folded sheets:
Markus Voll / Karl Wesker
Photos:
Alex Luengo, CLIPAREA l Custom media,
Sebastian Kaulitzki, DM7, AridOcean,
Shutterstock.com

目次

目次は各章の扉にも記載してあります。

日本語版刊行に寄せて　大久保眞人 iv
改訂第15版発行に寄せて　ガブリエル・シュンケ，ミヒャエル・シュンケ vi

1　細胞の生物学 2

1.1	総論 4
1.2	**細胞の数，大きさ，形状，特性** 4
1.2.1	細胞の数，大きさ，形状 4
1.2.2	細胞の特性 5
1.3	**細胞と細胞小器官の構造** 7
1.3.1	基本構造 7
1.3.2	細胞膜 8
1.3.3	細胞質と細胞小器官 9
1.3.4	細胞核 13
1.4	**体細胞分裂（有糸分裂）** 23
1.4.1	有糸分裂のプロセス 23
1.5	**減数分裂（成熟分裂）** 25
1.5.1	第1減数分裂 27
1.5.2	第2減数分裂 28
1.6	**細胞内外の物質代謝** 29
1.6.1	細胞外液の組成 31
1.6.2	細胞内液の組成 31
1.7	**細胞の膜電位（静止電位）** 32
1.8	**物質輸送と液体輸送** 34
1.8.1	受動輸送のプロセス 34
1.8.2	能動輸送のプロセス 38

2　遺伝と進化 46

2.1	遺伝学 48
2.1.1	遺伝子，染色体，ゲノム 48
2.1.2	アリール（対立遺伝子） 48
2.1.3	優性，劣性，共優性 49
2.1.4	表現型と遺伝子型 49

IX

2.1.5	メンデルの法則	50
2.1.6	常染色体優性遺伝	55
2.1.7	常染色体劣性遺伝	56
2.1.8	伴性遺伝	58
2.1.9	突然変異	61
2.2	**進化論**	**63**
2.2.1	進化論の発生	63
2.2.2	進化の要因	64
2.2.3	進化の証拠	68

3 組織 … 76

3.1	**総論**	**78**
3.2	**上皮組織**	**78**
3.2.1	表面上皮	80
3.2.2	腺上皮と感覚上皮	83
3.3	**結合組織と支持組織**	**83**
3.3.1	結合組織	84
3.3.2	支持組織	91
3.4	**筋組織**	**99**
3.4.1	平滑筋組織	100
3.4.2	横紋筋組織	102
3.5	**神経組織**	**112**
3.5.1	ニューロン(神経細胞)	113
3.5.2	神経インパルス(活動電位)	116
3.5.3	シナプス(神経連鎖)	118
3.5.4	グリア細胞(神経膠)	121
3.5.5	神経	123

4 運動器 … 130

4.1	**軸、平面、位置、方向を表す用語**	**132**
4.1.1	人体の軸と平面	132
4.1.2	位置と方向を表す用語	133
4.2	**運動器の解剖学総論**	**134**
4.2.1	骨	134

4.2.2	関節	135
4.2.3	骨格筋の機能と構造	142
4.2.4	筋腱	146
4.2.5	筋と腱の補助器官	146
4.3	**体幹の解剖学**	**148**
4.3.1	体幹の骨格	148
4.3.2	体幹の筋	160
4.4	**上肢の解剖学**	**173**
4.4.1	上肢帯─骨、関節、筋	173
4.4.2	自由上肢─骨、関節、筋	175
4.5	**下肢の解剖学**	**188**
4.5.1	下肢帯と骨盤─骨、関節、筋	188
4.5.2	自由下肢─骨、関節、筋	193
4.6	**頸部と頭部の解剖学**	**208**
4.6.1	頸部	208
4.6.2	頭部	210

5　心臓と血管系　232

5.1	**総論**	234
5.2	**心臓**	**235**
5.2.1	心臓の形状と位置	235
5.2.2	心臓の構造	236
5.2.3	刺激伝導系	243
5.2.4	心臓の血管系	244
5.2.5	心臓の収縮と拡張	245
5.2.6	心拍出量	247
5.2.7	心臓の神経	248
5.2.8	心音と心雑音	248
5.2.9	心臓の静止電位と活動電位	250
5.2.10	心電図（ECG）	251
5.2.11	血圧	255
5.2.12	心臓の検査	257
5.3	**血管系の構造と機能**	**258**
5.3.1	血管─動脈、静脈、毛細血管	258
5.3.2	リンパ管	262
5.3.3	大循環（体循環）と小循環（肺循環）	263
5.3.4	胎児循環	265

5.3.5	動脈系	267
5.3.6	静脈系	271
5.4	**血管系―物理的生理学的基本事項**	**274**
5.4.1	血管系内の血流、血圧、抵抗	276
5.4.2	心拍出量の配分	277
5.4.3	臓器の血流調節	278
5.4.4	血液循環と血圧の反射調節	279
5.4.5	毛細管内の血液循環	281
5.4.6	心臓への静脈還流	283

6 血液、免疫機構、リンパ器官　292

6.1	**総論**	**294**
6.2	**血液**	**294**
6.2.1	血液の役割	294
6.2.2	血球	296
6.2.3	血液型と輸血	300
6.2.4	血漿	305
6.2.5	赤血球沈降速度（ESR）	309
6.2.6	血中の酸素と二酸化炭素の運搬	309
6.2.7	貧血	312
6.2.8	赤血球産生調節	315
6.2.9	止血と血液凝固	315
6.3	**免疫機構**	**319**
6.3.1	非特異的免疫応答	319
6.3.2	特異的免疫応答	320
6.4	**リンパ器官（免疫臓器）**	**326**
6.4.1	胸腺	327
6.4.2	リンパ節	329
6.4.3	脾臓	331
6.4.4	粘膜のリンパ組織	334

7 内分泌系　348

7.1	**総論**	**350**
7.2	**ホルモン**	**351**
7.2.1	ホルモンの作用機序	351

7.2.2	主なホルモンの産生器官	354
7.2.3	ホルモンの分泌調節機構	355
7.3	**視床下部—下垂体—フィードバック調節機構**	356
7.4	**下垂体**	356
7.4.1	神経下垂体（下垂体後葉）	358
7.4.2	腺下垂体（下垂体前葉）	358
7.5	**松果体**	360
7.6	**甲状腺**	361
7.6.1	甲状腺のＣ細胞	363
7.6.2	上皮小体（副甲状腺）	364
7.7	**副腎**	364
7.7.1	副腎皮質	366
7.7.2	副腎髄質	368
7.8	**膵臓**	369
7.9	**生殖器**	371
7.10	**ホルモンを産生するその他の組織と単一細胞**	372

8 呼吸器系 … 380

8.1	総論	382
8.2	**酸素が細胞に届く経路：外呼吸と内呼吸**	382
8.3	**気体を誘導する呼吸器**	383
8.3.1	鼻腔と副鼻腔	383
8.3.2	咽頭	387
8.3.3	喉頭	387
8.3.4	気管と気管支	392
8.4	**胸腔と腹腔の漿膜と漿膜腔**	396
8.5	**肺**	396
8.5.1	肺胸膜と肋骨胸膜	398
8.5.2	肺の表面構造	398
8.5.3	肺の内部構造	399
8.6	**肺換気**	401
8.6.1	肺気量と呼吸量	402
8.6.2	分時換気量	404
8.6.3	肺胞換気と死腔換気	404
8.7	**ガス交換と血液空気関門**	405
8.7.1	肺のガス交換	406
8.7.2	血液空気関門	410

8.7.3	酸素負債─酸素欠乏症、無酸素症	411
8.7.4	人工呼吸	412
8.8	**呼吸調節**	412
8.8.1	中枢性呼吸調節	412
8.8.2	化学性呼吸調節	413
8.8.3	非特異的呼吸刺激	414
8.9	**呼吸機構**	415
8.9.1	肺内圧	415
8.9.2	吸息	416
8.9.3	呼息	417
8.9.4	呼吸抵抗	417
8.9.5	呼吸運動	418
8.9.6	動的呼吸機能検査	418

9　消化器系 ... 428

9.1	総論	430
9.2	**物質代謝、エネルギー需要、栄養素**	430
9.2.1	物質代謝	430
9.2.2	エネルギー需要	431
9.2.3	栄養素	434
9.2.4	抗酸化物質（フリーラジカル中和物質）	440
9.2.5	植物性作用物質	441
9.2.6	繊維質	442
9.3	**消化器**	443
9.3.1	口腔	444
9.3.2	咽頭	454
9.3.3	食道	456
9.3.4	胃	458
9.3.5	小腸	464
9.3.6	大腸	469
9.3.7	腹部臓器─腹膜の位置関係と腸間膜	475
9.3.8	膵臓	475
9.3.9	肝臓	479
9.3.10	胆嚢と胆管	483
9.4	**消化プロセスの概要**	484
9.4.1	脂肪の消化	484
9.4.2	炭水化物の消化	485

| 9.4.3 | タンパク質の消化 | 487 |

10 泌尿器系 ... 498

10.1	総論	500
10.2	腎臓	500
10.2.1	腎臓の役割	500
10.2.2	腎臓の構造と機能	500
10.2.3	腎臓の形状と位置	501
10.2.4	腎皮質と腎髄質	504
10.2.5	腎臓の血管	506
10.2.6	腎小体と尿フィルター	506
10.2.7	糸球体ろ過機構	509
10.2.8	尿細管と集合管	510
10.2.9	尿の組成	515
10.3	排尿路	516
10.3.1	腎盂	516
10.3.2	尿管	517
10.3.3	膀胱	519
10.3.4	尿道	522

11 生殖器 ... 530

11.1	生殖器の機能と構造	532
11.2	男性の生殖器	532
11.2.1	概要	532
11.2.2	精巣	534
11.2.3	精巣上体	538
11.2.4	精管	539
11.2.5	精嚢	539
11.2.6	前立腺	540
11.2.7	尿道球腺(カウパー腺)	542
11.2.8	射出精液の組成	542
11.2.9	不妊手術と去勢	542
11.2.10	男性の外生殖器	543
11.2.11	勃起	544

11.2.12	射精	545
11.3	**女性の生殖器**	**545**
11.3.1	概要	545
11.3.2	卵巣	547
11.3.3	月経周期	553
11.3.4	卵管	554
11.3.5	子宮	555
11.3.6	腟	557
11.3.7	女性の外生殖器	558
11.3.8	女性の乳房と乳腺	559

12 生殖、発生、出生 ... 568

12.1	総論	570
12.2	生殖細胞	570
12.3	受精	571
12.3.1	性の決定	573
12.4	卵管輸送と卵割	575
12.5	着床と胎盤形成	577
12.5.1	胎盤の構造	578
12.5.2	臍帯	581
12.6	初期発生と胚発生	581
12.6.1	胚葉の分化	583
12.6.2	形態形成	583
12.7	胎生	584
12.7.1	成熟した胎児の特徴	586
12.7.2	妊娠期間と分娩予定日	587
12.8	出産	588
12.8.1	開口期	589
12.8.2	娩出期	589
12.8.3	後産期	589
12.9	生後の成長	591
12.9.1	身長	592
12.9.2	体重	592
12.9.3	身体の比率	592
12.9.4	骨格の成長	593
12.9.5	思春期	597

12.10	解剖学的生物類型学	598
12.10.1	痩せ形(細長型)	599
12.10.2	肥満型	599
12.10.3	筋骨型	599

13 中枢神経系と末梢神経系 … 606

13.1	神経系の区分と役割	608
13.1.1	神経系の区分	608
13.1.2	神経系の役割	609
13.2	神経系の発生	609
13.3	中枢神経系(CNS)	610
13.3.1	中枢神経系の発生と分化	610
13.3.2	脳	613
13.3.3	脊髄	633
13.3.4	錐体路	642
13.3.5	錐体外路運動系	646
13.3.6	下位運動ニューロンの損傷(弛緩性麻痺)	647
13.3.7	上位運動ニューロンの損傷(痙攣性麻痺)	648
13.3.8	脊髄反射	649
13.3.9	髄膜	652
13.3.10	脳脊髄液と脳室系	656
13.3.11	脳への血液供給	661
13.4	末梢神経系(PNS)	666
13.4.1	末梢神経	666
13.4.2	神経節	666
13.4.3	脊髄神経	667
13.4.4	神経叢	668
13.4.5	脳神経	672

14 自律神経系 … 688

14.1	自律神経系の機能と構造概要	690
14.1.1	自律神経系の機能	690
14.1.2	自律神経系の構造概要	692
14.2	交感神経系	694
14.2.1	交感神経系の機能	694

14.2.2	交感神経系の構造	694
14.2.3	効果器のシナプス後受容体	697
14.3	**副交感神経系**	**698**
14.3.1	副交感神経系の機能	698
14.3.2	副交感神経系の構造	698
14.3.3	副交感神経頭部	699
14.3.4	副交感神経仙骨部	701
14.4	**腸壁内神経系**	**701**

15　感覚器　706

15.1	**受容器と感覚細胞**	**708**
15.2	**眼**	**709**
15.2.1	眼球	709
15.2.2	視覚器	720
15.2.3	視覚路	723
15.2.4	副眼器	726
15.3	**耳**	**730**
15.3.1	聴覚器	732
15.3.2	平衡覚器	739
15.4	**味覚**	**741**
15.5	**嗅覚**	**743**

16　皮膚と付属器　756

16.1	**総論**	**758**
16.2	**皮膚と皮下組織**	**758**
16.2.1	皮膚の層	758
16.2.2	皮膚の感覚器	761
16.2.3	皮膚の役割	762
16.3	**皮膚の付属器**	**763**
16.3.1	皮脂腺	763
16.3.2	毛	764
16.3.3	爪	764

付録
略語 770
測定値の単位と表記法 771
外国語用語解説 775
解剖学で使われる人名 786
索引 789

付属ポスター
ヒトの全身骨格
体表の輪郭と触知できる骨部
体循環系の主要動脈／体循環系の主要静脈
中枢神経系（CNS）／末梢神経系（PNS）

1 細胞の生物学

1.1 総論 *4*

1.2 細胞の数、大きさ、形状、特性 *4*
1.2.1 細胞の数、大きさ、形状 *4*
1.2.2 細胞の特性 *5*

1.3 細胞と細胞小器官の構造 *7*
1.3.1 基本構造 *7*
1.3.2 細胞膜 *8*
1.3.3 細胞質と細胞小器官 *9*
1.3.4 細胞核 *13*

1.4 体細胞分裂（有糸分裂） *23*
1.4.1 有糸分裂のプロセス *23*

1.5 減数分裂（成熟分裂） *25*
1.5.1 第1減数分裂 *27*
1.5.2 第2減数分裂 *28*

1.6 細胞内外の物質代謝 *29*
1.6.1 細胞外液の組成 *31*
1.6.2 細胞内液の組成 *31*

1.7 細胞の膜電位（静止電位） *32*

1.8 物質輸送と液体輸送 *34*
1.8.1 受動輸送のプロセス *34*
1.8.2 能動輸送のプロセス *38*

要約 *41*

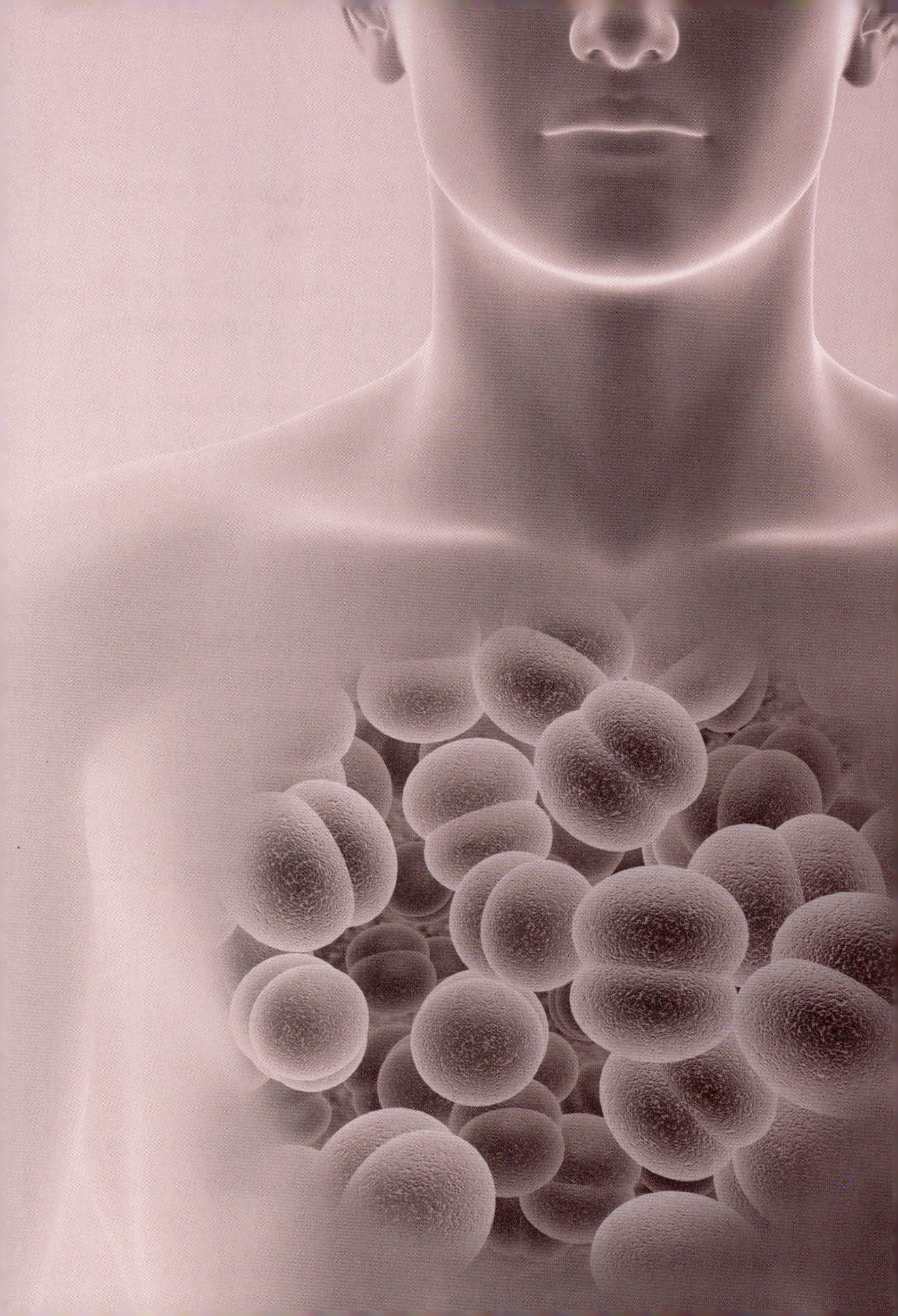

1.1 総論

> **細胞**：個々の細胞は、ヒトのからだをはじめ、あらゆる動植物を構成する基本要素であり、独立して生存する最小の単位である。

1個の細胞が、**単独の生体**として存在するものを単細胞生物と称し（鞭毛虫やアメーバなど）、複数の細胞が大きな集合体を形成し、上位構造の機能単位となるものを多細胞生物と称する。

細菌や真菌など単細胞生物の細胞は、どれも同じ**基本構造**を有する。植物、動物、ヒトなど多細胞生物でも細胞の基本構造はどれも同じであるが、その役割は大きく異なり、どの細胞も生体内で独自の役割を担う。

たとえば赤血球は酸素を輸送する一方、刺激を伝導する細胞（神経細胞）や、生殖担当の細胞もある（生殖細胞）。

それぞれの細胞は、特異な遺伝情報に基づいて生体内で活動する。この遺伝情報は、細胞内にあるデオキシリボ核酸（DNA）の特定の領域にある遺伝子に保存されている。この特異的な遺伝情報は、細胞増殖制御プログラムとタンパク質合成プログラムで構成されており、どちらも次の2つの目的に必要不可欠である。

- 受精した1つの卵細胞から多細胞生物に分化する
- 共通の前駆細胞から脳細胞、肺細胞、筋細胞、肝細胞など特殊化したさまざまな細胞に分化する

1.2 細胞の数、大きさ、形状、特性

1.2.1 細胞の数、大きさ、形状

人体はおよそ 75×10^{12}（75兆）個の細胞でできている。そのうち 25×10^{12} 個が赤血球として血中に存在し、人体の中でもっとも多い細胞のタイプで

ある。残りの細胞のうち100×10^9（1000億）個が神経系に存在する。

このように大量の細胞があるが、1つ1つの細胞はどれも顕微鏡でしか見えないほど小さい。たとえばヒトの細胞の大きさは、直径5μm（結合組織細胞の一部など）から150μm（女性の卵細胞）まで幅広い。

ただし細胞の中には、突起を伸ばして驚異的な長さに達するものもある。たとえば神経細胞がこれにあたり、脳から脊髄までその軸索は1mに達する。

細胞は形状もかなり多様である。
- 卵細胞は球形
- 結合組織細胞は突起を有する
- 筋細胞は紡錘形または板状
- 上皮細胞はタイル状か縦長の角柱体

このように細胞の大きさや形状が多様であるのは、主に個々の細胞の特性や役割に起因している。

1.2.2　細胞の特性

どの細胞も担う役割は特有であるものの、基本的な性質は同じである。細胞に共通する基本的な性質には次のものがある。
- 物質代謝とエネルギー産生
- 増殖と寿命
- 刺激の受容と応答

物質代謝とエネルギー産生

> **物質代謝**：細胞は取り込んだ物質を細胞固有の構造に基づく物質代謝を経て独特の化合物に変化させ、最終生成物として再び放出する。

どの細胞も必ず物質代謝を行う。細胞は、正常な生存機能を維持するために栄養素を必要とし、その栄養素から役割を遂行するのに要するエネルギーを得る。栄養素（脂肪、タンパク質、炭水化物）の変化では化学的過程を経てエ

ネルギーが産生されるが、この過程はどの細胞でも基本的に同じであり、細胞周辺の液体物質に最終産物が放出される過程も同じである。

細胞の増殖と寿命

いくつかの例外はあるが、細胞は必ず分裂によって増殖する能力を有する。この特性は細胞が存在する間は維持され、この特性があればこそ喪失した細胞を埋め合わせたり、損傷後の組織および器官を再生(修復)することができる。

ヒトの骨髄は1分あたりほぼ1億6000万の赤血球を産生し、男性の生殖腺(精巣)は1日あたり約8500万の精子を産生する。このほか分裂速度がはやい細胞には、たとえば小腸粘膜細胞があり、平均寿命はわずか数日(30〜100時間)であることが知られている。これに対して、神経細胞や筋細胞のように特定の発生段階でのみ分裂し、その後は個体が死ぬまで存続するものもある。

刺激の受容と反応

ほとんどの細胞が特異的な表面構造(受容体など)によって周囲の外部環境と接しており、様々な刺激を受容、評価し、それに対して反応することができる。

こうした基本的性質の他にも、ある種の細胞は次のような**特異性**を有する。

- 運動(結合組織内の免疫系細胞、女性の生殖管内における男性からの精子など)
- 物質の取り込みと放出(免疫系細胞による細胞残骸の取り込みや腺上皮細胞の分泌物放出など)
- 特殊な表面構造の形成(気管粘膜上皮細胞の線毛、小腸粘膜上皮細胞の微絨毛など)

1.3　細胞と細胞小器官の構造

1.3.1　基本構造

細胞を光学顕微鏡で観察すると、以下の構造が認められる。

- 液体状の細胞質（Cytoplasma）
- 細胞核（Nucleus）
- 周囲を取り巻く細胞膜（Plasmalemm）（**図1.1**）

細胞質には細胞小器官とともに細胞の形状を決定する構造物（細胞骨格が関

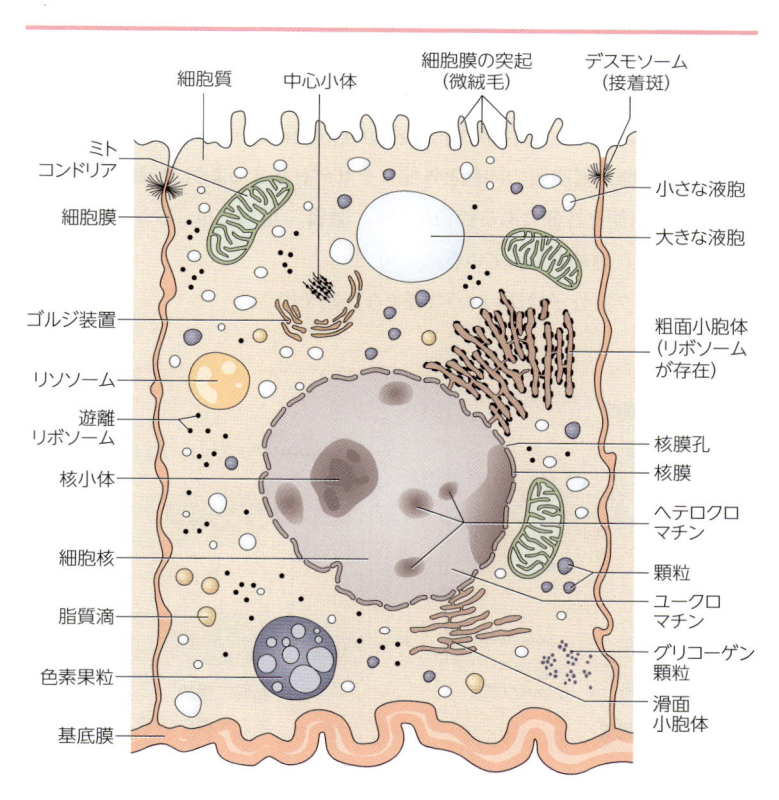

図1.1　細胞：電子顕微鏡で見た細胞の簡略図

与)の他、無数の細胞封入体（物質代謝で生じた放出産物や最終産物など）が含まれる。

> ***細胞小器官：*** *細胞質の中にある細胞小器官は、高度に組織化された小体の集まりで、たいていは電子顕微鏡を通さなければ観察できない。どれも様々な形で物質代謝に関与する。*

1.3.2　細胞膜

細胞の周囲を覆う細胞膜（Plasmalemma）は、液体状の細胞質を1つにまとめる構造体で、電子顕微鏡の断面図を見ると、2層の親水部と、それにはさまれた1層の疎水部からなる3層構造が認められる（図1.2）。

細胞膜は脂質二重層からなる。脂質分子（リン脂質、コレステロール）でできたそれぞれの層は、疎水部（脂肪酸）が互いに向かい合い（中間にある黄色の層）、親水部が細胞膜の内側と外側にそれぞれ接するように配置されている（細胞膜の内側と外側にある緑色の層）。脂質二重層には、タンパク質がほぼモザイク状に埋め込まれている。

このタンパク質分子は次のような様々な役割を担う。

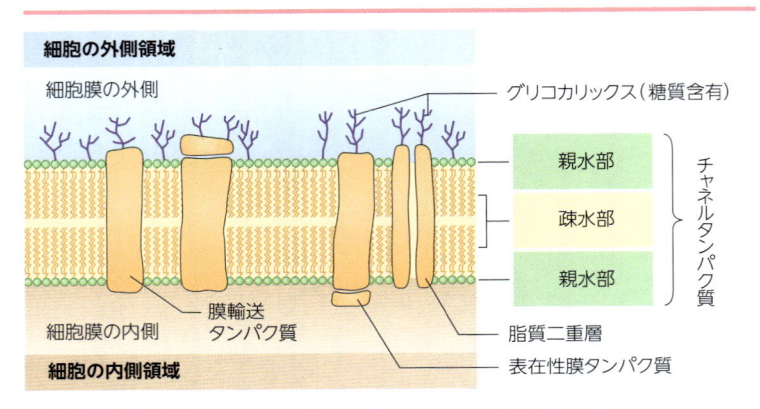

図1.2 細胞膜：上の断面図は脂質二重層の3層構造を示したものである。
細胞の内側と外側に親水部が存在する。この2層の親水部の間に疎水部がある。

- 水とナトリウムイオンが通過する孔の役割（チャネルタンパク質）
- 受容体タンパク質として物質輸送を調節（膜輸送タンパク質）

　細胞の周囲に接する膜タンパク質とリン脂質の親水部の一部は、薄い多糖分子（炭水化物）の層で覆われている。この層はまとめて**グリコカリックス**と称する。グリコカリックスの化学構造は遺伝学的に決まっており、細胞ごとに異なる。したがってグリコカリックスを介して細胞が自己細胞であるか非自己細胞であるかを『識別』できる（p.319「免疫機構」およびp.320「特異的免疫応答」を参照）。

　細胞膜は、厚さが7.5nm（1μm＝1000nm）あり、細胞の内側と外側の間で防御壁の役割を担うほか、細胞小器官をも覆って単位膜とも呼ばれる。

1.3.3　細胞質と細胞小器官

　細胞質は細胞核を取り囲む構造体で、以下の要素で構成される。
- **細胞質基質**または**細胞質ゾル**（細胞内の液状物質）
- **細胞小器官**（特定の**物質代謝機能**を有する）
- 様々な細胞封入体、**副形質**（細胞の物質代謝産物）

　細胞内の液状物質は、ナトリウム溶液とタンパク質（微小管、ミクロフィラメント、中間径フィラメント）で構成されており、これらが細胞の形状と機械的強度の両方を決定する（いわゆる細胞骨格）。細胞の種類と機能に応じて細胞小器官の数は異なる。

　細胞小器官には以下のものがある。
- 小胞体
- リボソーム（厳密にいうと細胞小器官には属さない）
- ゴルジ装置
- リソソーム
- 中心体
- ミトコンドリア

小胞体（ER）

　小胞体（図1.1）は単位膜に覆われた管状または小さな泡に似た形状で、

細胞質内に広がる。小胞体が区画を形成するように細胞の内部を分割しており、その管腔に沿って物質が輸送されるようになっている。

小胞体は表面積が広いため、さまざまな物質代謝にすばやく応答できる（タンパク質や脂質の合成など）。さらに膜系の貯蔵庫でもあり、ここから他の膜が始まっている。

粗面小胞体（rER）と滑面小胞体（sER）

粗面小胞体（rER）は、表面の大部分に顆粒状のリボソームが付着した小胞体で、タンパク質の合成にとりわけ大きな役割を担う。特に膵臓の分泌細胞に多く見られる。

リボソームが付着していない小胞体が滑面小胞体（sER）で、特にホルモン産生細胞にかなり多く存在する。赤血球を除き、細胞には必ず小胞体が存在する。

リボソーム

リボソームはタンパク質を合成する役割を担い（p.19「細胞核」を参照、タンパク質生合成を参照）、遊離リボソームとして単独で存在するか、粗面小胞体（rER）に付着して存在する（**図1.1**）。リボソームは単位膜で覆われていない。rERに付着するリボソームは、細胞外に放出されるタンパク質（フェロモンなど）の合成を主な役割とし、遊離型リボソームは細胞内で使われるタンパク質（酵素、構造タンパク質など）を合成する。リボソームはタンパク質とRNA分子（rRNA）の多酵素複合体で、タンパク質合成時にはこのrRNAがアミノ酸と結合する。rRNAはリボソームの構成要素でもある。

ゴルジ装置

ゴルジ装置（**図1.1**）はゴルジ野に重なってできたもので、小胞体と同じく内側が管腔状である。この管腔では物質を膜で包み分泌小胞を形成して取り込んだり放出したりする。こうして形成された物質にはリソソームがある。

ゴルジ野には取り込み面（シス面）と放出面（トランス面）がある。分泌タンパク質の前駆体はrERからゴルジ野のシス面に移動し、ここで膜に包まれて輸

送小胞となり、トランス面を経由して細胞外に分泌される。その際、小胞膜と細胞膜が融合することから、細胞膜の新生がゴルジ装置の重要な役割の1つとなっている。赤血球にのみゴルジ装置が存在しない。

リソーム

リソーム（図1.1）はほぼ球形で、細胞の消化器と呼ばれる。リソームは、酸性下で作用する加水分解酵素やフォスファターゼなど多量の酵素を含有し、こうした酵素によって取り込んだ異物や老化した細胞小器官を分解したり、細胞が自己の一部を使って物質代謝しエネルギーを獲得するのに関与する（リサイクリング）。リソーム膜は、リソーム酵素が正常な細胞を不要に分解するのを防いでいる。細胞が損傷すると（化膿性潰瘍など）、組織自己融解酵素が放出される。

中心体

中心体（図1.1）は末端が開放された空洞の円筒形で、その壁は微小管と呼ばれる弾力性のない線維状のタンパク質で構成される。中心体は細胞分裂時に、染色体の移動に関連する糸状の紡錘糸を形成するという大きな役割を担っており、細胞の極性を表して細胞分裂の方向を決定することが知られている。

ミトコンドリア

ミトコンドリア（図1.1）は長さ2-6μmの小さな糸状構造物で、赤血球を除くあらゆる細胞に数を増減しながら（数個から1000個を超えるまで）存在する。ミトコンドリアの壁は内側と外側の単位膜からなり、内側の膜はひだ状に折りたたまれているため表面積が大きい。

> *ミトコンドリア：ミトコンドリアは、物質代謝の全過程で必要なエネルギーを生物共通の普遍的な燃料であるアデノシン三リン酸（ATP）として産出するため、細胞の『発電所』と呼ばれる。*

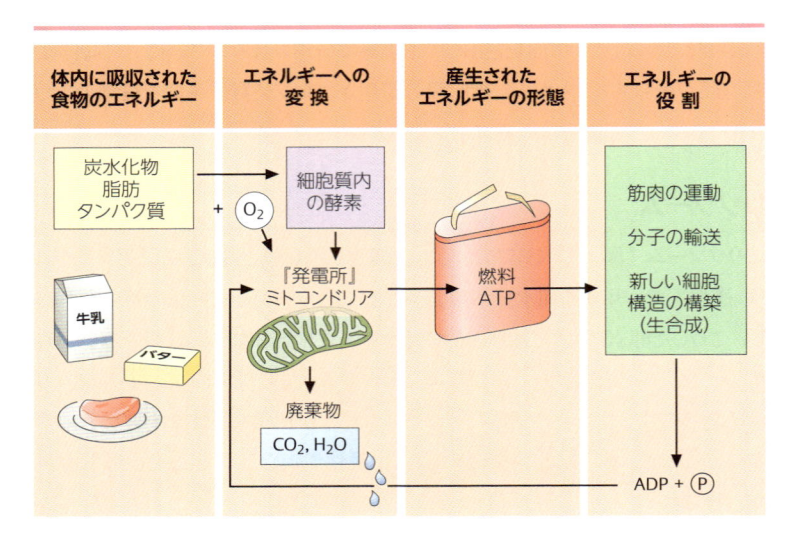

図1.3 エネルギーの変換：細胞内で起こるエネルギー変換プロセスの図式。食物に含まれるエネルギーから、特殊なエネルギーATPが生成される。細胞がそれぞれの役割（筋収縮など）を遂行するためにこの燃料を使う。
ATP：アデノシン三リン酸、ADP：アデノシン二リン酸、CO_2：二酸化炭素、O_2：酸素、H_2O：水

　タンパク質、脂肪、炭水化物という3つの基本栄養素からATPが合成されるプロセスは、ほとんどミトコンドリアで発生する（図1.3）。この燃焼プロセスでは、ミトコンドリアの呼吸鎖によって酸素が利用され、熱ではなくエネルギーが豊富な化合物（ATP）として貯蔵される。

　ATPを構成するのは、窒素含有化合物であるアデニン、糖であるリボース、3つのリン酸分子という3つの化学物質で、これらが結合してエネルギー豊富な化合物、アデノシン三リン酸が合成される。

　1つのリン酸分子が分離すると、エネルギーが放出されると同時に、ATPからADP（アデノシン二リン酸）が生じる。ADPはミトコンドリア内でエネルギーを使って再びATPに転換する。ATPはミトコンドリアから放出されると、細胞内でエネルギーを要する部位に移動する。

　ATPの主要な役割は次の通りである。

- 細胞膜を通して物質を輸送
- タンパク質をはじめとする細胞構成要素を合成
- 筋肉の運動(筋収縮)

1.3.4 　細胞核

　赤血球を除く細胞には、必ず核(Nucleus)が1つ存在する(**図1.1**)。ただし、多くの肝細胞のように核を2個有する細胞もある他、5-20個の核を有する骨組織の破骨細胞や、1000個以上有する骨格筋細胞など例外もある。

　細胞核のない細胞は分裂できない。細胞核は単位膜によって周辺細胞質と隔てられているが、いわゆる核膜孔でERとつながっている。ほとんどの細胞では、核の内部にはっきりとした球形構造がある。これが核小体(Nucleolus)である(**図1.1**)。核小体は、リボゾームRNA(rRNA)産生という役割を担うため、不活性な細胞では観察されず、物質代謝活動中でタンパク質合成が活発な細胞でははっきりと観察できる。多核細胞が存在するように、核小体を複数有する細胞もある。

　細胞核の大きさと形状は細胞ごとに異なり、例えば球形、星形、紐状などの形をとる。核の形状と構造は、細胞分裂周期のどの段階にあるかによっても変化する。

細胞分裂期には染色体と呼ばれる糸状構造が見られるが、染色体は連続した2回の分裂期の間にある分裂間期には見えなくなる。

染色体と遺伝子

> ***染色体と遺伝子***：*細胞核の中には染色体が存在する。染色体は遺伝素質の担体で、この遺伝素質が遺伝子と呼ばれるものである(p.48の2.1「遺伝学」を参照)。ヒトの細胞核には、父親の染色体23本と母親の染色体23本が1対となった計46本の染色体が存在する(二倍体)。*

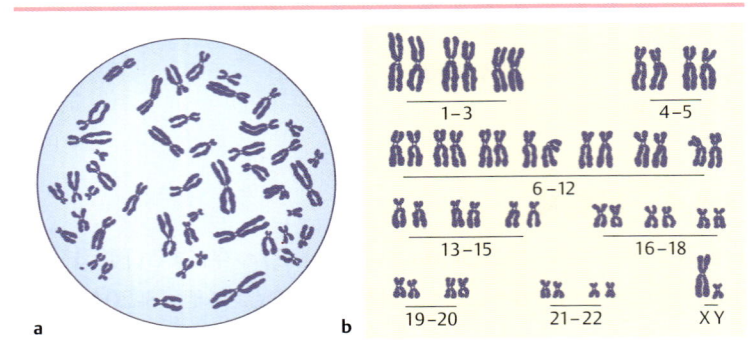

図1.4 正常なヒト細胞の染色体組：a 染色体を見やすくするために細胞を次のように処理した。まず細胞を人工培地で培養した後コルヒチン溶液で処理し、有糸分裂を中期で停止させる。その後、細胞を固定し顕微鏡のスライドガラス上に広げ染色した。**b** aで準備した染色体を全体の長さおよびセントロメアの位置に従い並べたカリオグラム（核型）。2本の性染色体（XY）が性を決定する（この図の例は男性）。

各染色体は以下の点で異なる。

- 全体の長さ
- 染色体腕の長さ
- セントロメアの位置

図1.4の方法で各**染色体対**を特定のグループに分類し（カリオグラムの作成）、大きいものから順に1～22まで付番する。23番目の対が性を決定する（**図1.4**）。遺伝特性は、性染色体（異種染色体＝ゴノソム）以外の、母親と父親の染色体（同種染色体＝常染色体）が決定する。女性が2本の同じ大きさの性染色体（XX）を有する一方、男性は大小1本ずつの性染色体（XY）を有する。

ヒトでは染色体が23対あり、1対あたりにほぼ3万～4万の遺伝特性、つまり遺伝子が含まれる。ヒトの体細胞1個の中には母親の染色体1セット（23対）からと父親の染色体1セット（23対）からの遺伝子がどちらも存在する（二倍体）。これとは異なり、生殖細胞（卵細胞、精子細胞）では、染色体が1セットしかない（一倍体）。

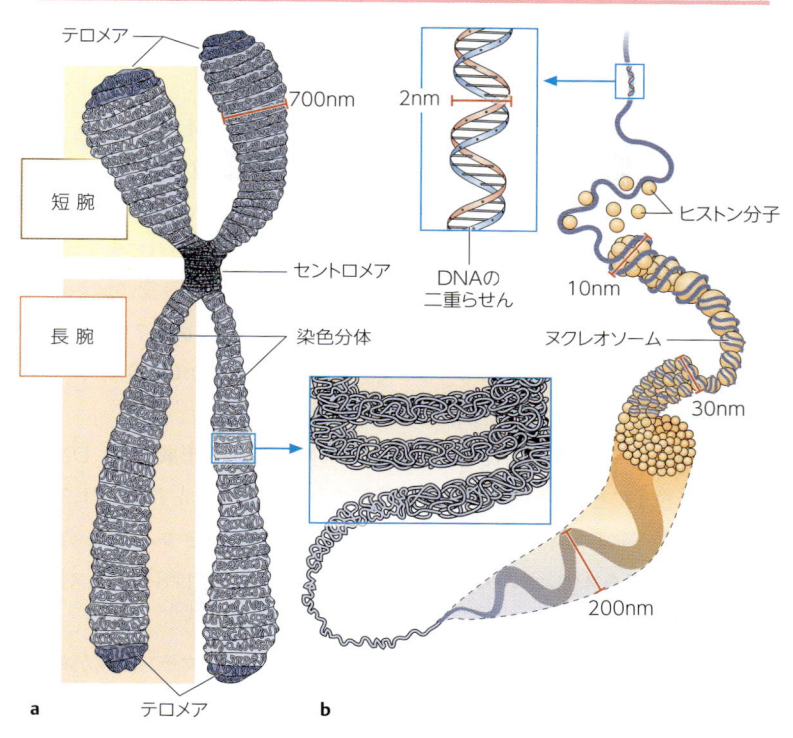

図 1.5 細胞分裂中期の染色体：a セントロメアをはさんで長さの異なる 2 本の染色体腕が見られる（一次狭窄）。どちらも 2 個の染色分体からなる。**b**（**a** の一部拡大図）DNA がヒストンタンパク質に強く巻きつき数珠つなぎの複合体、ヌクレオソームを形成する。

染色体の構造

各染色体には、狭窄部（セントロメア）で接合した 2 本の腕がある（図 1.5）。細胞分裂中、染色体腕にはらせん状に巻き上げられた染色分体が 2 本見られる。分裂期に続く間期（分裂間期）になると染色分体はほどけて見えなくなる。

どの染色分体も、2 本の線維が複雑に折りたたまれ巻き込まれて二重らせんの形になった非常に長い分子、デオキシリボ核酸（DNA）で構成されている。DNA は直径がわずか 2nm の細い線維で、担う情報量によって長さが異なる。

1個の細胞核に存在する全染色体のDNAを1列に並べると、細菌では1mmほどの長さとなり、ヒトでは2mを超える。

DNAの2本の線維は正と負のように逆平行（逆方向）に走行しており、螺旋階段のように、想定されたらせん軸の周囲を回転する（二重らせん）。DNAは塩基性タンパク質（ヒストン）とともに複合体を形成する。これがクロマチンである。クロマチンは、細胞分裂期にのみらせんを作り、凝縮されて光学顕微鏡で見られる染色体となる。分裂間期中は、らせんを解かない一部領域（ヘテロクロマチン）を除き、非常に緩んでいる（ユークロマチン）（**図 1.7**）。ユークロマチンは遺伝学的に活性なクロマチンで（タンパク質合成の項を参照）、ヘテロクロマチンは遺伝学的に不活性である。

ヒストンはDNAと直接結合して、クロマチンのほぼ半分を形成する。DNAはヒストン粒子に巻きついて、クロマチン線維の珠数構造を形成する（**図 1.5**）。

ヒストン粒子にDNA（ほぼ180塩基対、下記参照）が巻きついて1つの単位になったものをヌクレオソームと呼ぶ。1個のヒストン粒子は8個のヒストン分子（八量体）からなる。

染色体の腕の末端には、細胞の寿命を決定するヘテロクロマチン領域がある（テロメアまたはサテライト）（**図 1.5a、1.7a**）。細胞分裂のたびにクロマチンの一部が分離し、最終的にサテライトが使い果たされて細胞死にいたる。

DNAの基礎をなすヌクレオチド（**図 1.6**）は、以下の要素で構成されている。

- 塩基（アデニン、チミン、シトシン、グアニン）
- 糖（デオキシリボース）
- リン酸基

ヌクレオチドは、リン酸が糖と糖の間に入って橋渡しをして結合したものである。相対する2本のヌクレオチドは、水素結合で結ばれた塩基で結合している。

はしごに例えると、糖―リン酸部が横木で、塩基がはしごの段であるといえる。ここで隣接する2個の塩基はジグソーパズル片のように結合している。

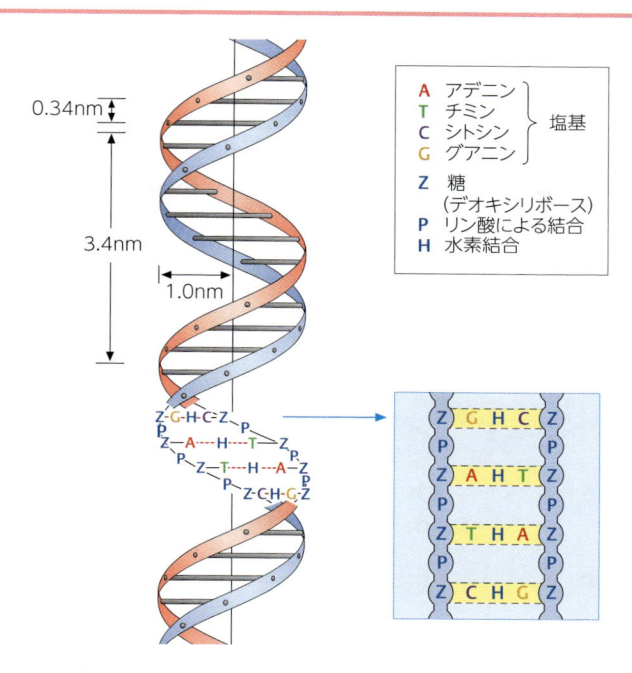

図1.6　DNA分子の構造：二重らせんは4個の塩基、糖、リン酸結合でできている。塩基1個と糖が結合し、これにリン酸基が結合してヌクレオチドが形成される。塩基4個は水素結合によってつながっている。はしごに例えると、糖─リン酸結合が横木で、塩基がはしごの段といえる。段の間隔と二重らせんの半径はナノメータ（nm）で表示される（1nm=1mの10億分の1=10^{-9}m）。

　化学的な相互作用によって、アデニンとチミン、グアニンとシトシンという塩基対が絶え間なく形成される。

　ヒトの場合、あらゆる遺伝物質がデオキシリボ核酸（DNA）という形で23対の染色体に含まれる。DNAは、遺伝子や遺伝因子と呼ばれる部分に分割できる。DNAには次の3つの重要な役割がある。

- 遺伝情報（遺伝コード）の保存
- タンパク質生合成のための情報を担う
- 細胞分裂時に遺伝情報を複製

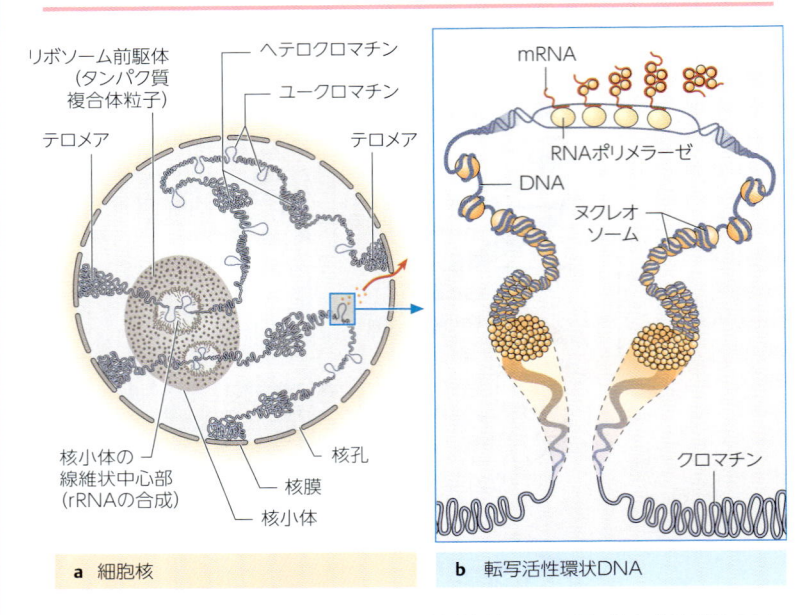

図1.7　分裂間期の細胞核：間期には遺伝物質が複製されて2個の染色分体が形成される。**a** コイルが大きく伸びた染色体の中で、緩んだDNA転写活性領域（ユークロマチン）と凝縮されたDNA遺伝不活性領域（ヘテロクロマチン）が共存する。**b**（**a**の一部拡大図）：転写活性の環状DNA。遺伝コードが複写されたところ。

遺伝コード

タンパク質を合成する遺伝情報は、アミノ酸の種類と配列から推定される。この遺伝情報は、4個の塩基の配列（4種のヌクレオチド）でDNA内でコード化されている。これが遺伝コードで、あらゆる生物に共通する。

文章の情報を伝えるために規則に従って並ぶアルファベットと同じように、4種の塩基の並び方が遺伝子の特異情報を規定し、何百万種ものさまざまなタンパク質分子が合成される（p.48「遺伝学」を参照）。

3個の塩基がさまざまな組み合わせで一定の定義を持った**情報単位**である言語(**トリプレット**または**コドン**とも称される)を形成し、これがタンパク質に存在する20種のアミノ酸に翻訳される。例えばグアニン(G)、アデニン(A)、チミン(T)という3つの塩基配列(略してGAT)はアスパラギン酸というアミノ酸への情報を形成し、AAGはリシンというアミノ酸を形成する。

　このようにして3種の塩基の配列に従い細胞質内に存在するアミノ酸が、対応するタンパク質に合成される(下記参照)。

　したがって、コドン3文字それぞれに4種の塩基が当てはめられることから、4^3($4×4×4=64$)の組み合わせが可能となる(情報単位=文字)。このうち61種がタンパク質合成に使用され、残りの3種がタンパク質分子、つまり遺伝子の終始を指定する。たとえば340種のアミノ酸で構成されるタンパク質のプログラムは、340種のこうした塩基トリプレット(コドン)でできているということになる。このトリプレット集団全体を遺伝子と称する。

　遺伝子を見ると、タンパク質を構成するアミノ酸の数および配列がわかる。1つの遺伝子は、平均300～3000個の塩基トリプレットにわたっている。ある特徴は複数の遺伝子によって決定される。

タンパク質の合成

　タンパク質は、生体が生きるために重要な次の役割を担う。

- 材料および燃料で、細胞の重要な構成要素の1つ
- 結合組織および支持組織のコラーゲンのように組織の構築に重要な役割を担い、生体をつくりあげるものもある
- 筋細胞のミオシンやアクチンなどは、筋を収縮させて運動を可能にする
- 中には、酸素(赤血球のヘモグロビン)を輸送するものもある
- さらに免疫系の中で保護物質および防御物質として作用するタンパク質もある(抗体)

　タンパク質の役割の中でも非常に重要なのは、生体触媒(酵素)として生体内の代謝プロセスを誘発することである。生存のために細胞が要するあらゆる物質(タンパク質、脂肪、炭水化物)が、酵素タンパク質の力を借りて合成される。

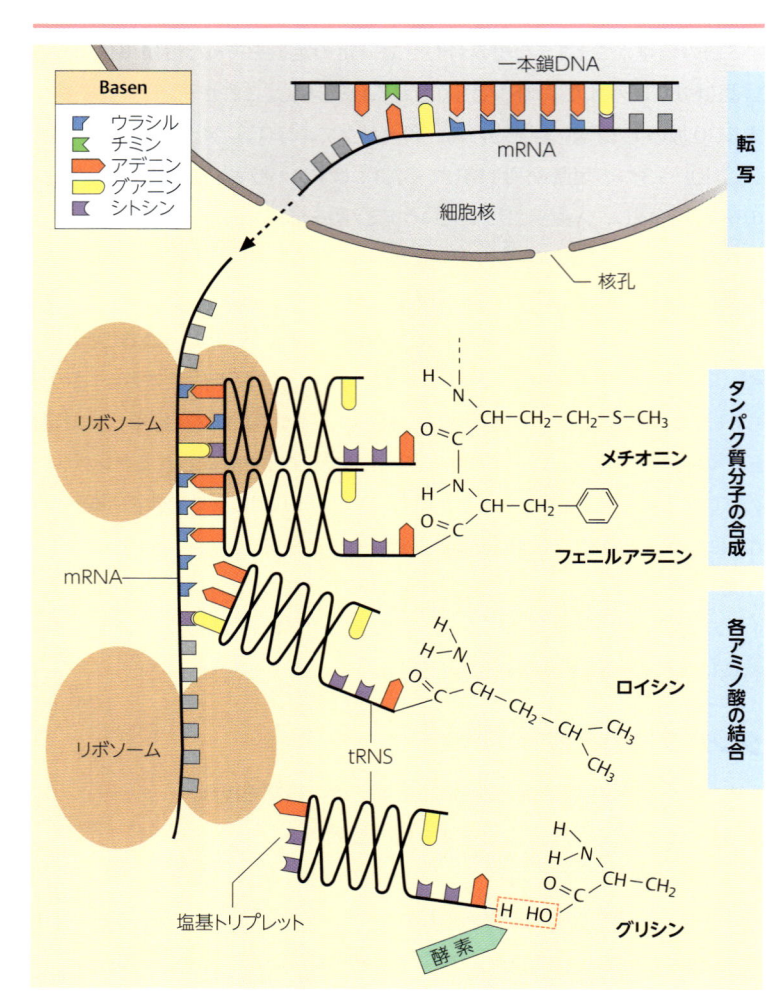

図1.8 タンパク質の合成：タンパク質合成のための情報が一本鎖DNAとmRNA（図中）の転写によって伝達される。リボソームの表面でtRNA分子の介入によってタンパク質分子が合成される（翻訳）。tRNA分子は細胞質内でロイシン、グリシン、メチオニンなどの各アミノ酸を結合させて、リボソームに輸送する。酵素およびATPの力によって各アミノ酸から1個のタンパク質分子が合成される。

遺伝情報を一種の生物学的データベースだと考えてみるとわかりやすい。情報はいつでも呼び出すことができて、且つ細胞内の生化学メカニズムによって必要に応じて細胞核からタンパク質合成場所（リボソーム）に伝達される。

　この目的のために細胞核内では遺伝コードが、構造はDNAに似ているが一本鎖であるリボ核酸（RNA）にコピーされる（図1.8）。この過程を転写という。

　タンパク質は、細胞分裂周期の間期に合成される。転写が開始するためには、クロマチンがほどけている必要があり、ユークロマチンのみが転写活性である（図1.7）。

　RNAは細胞核内で遊離物質から合成され、酵素RNAポリメラーゼの介入によって結合しRNA鎖となる。

　このRNAは、小胞体のリボソームにその情報を伝達する。このことからメッセンジャーRNAまたはmRNAと呼ばれる（図1.8）。mRNAはデオキシリボ核酸と同じくヌクレオチドでできているが、塩基はチミンの代わりにウラシルが、糖はデオキシリボースの代わりにリボースが用いられている。mRNAは、tRNA分子と塩基対を形成してリボソームに結合する。

　この比較的短いRNA分子も細胞核内で遊離物質から合成されるが、細胞質内に存在する1個のアミノ酸と結合して、これをリボソームに輸送し、ここにmRNAがコピーされた塩基トリプレットとともに結合する。このことから、この短いRNA分子は転移RNA（tRNA）と呼ばれ、1個のアミノ酸とこれに対応するmRNA上のトリプレットに特異である。以上のようにmRNA上のトリプレットの配列に従い、さまざまなアミノ酸がリボソームの酵素作用によってタンパク質の鎖に結合されていく。

　酵素を形成するための情報を運ぶのは、核小体内で合成されるrRNAであり、遊離していくtRNA分子には細胞質内で再び同じアミノ酸が存在することになる。

　このプロセスは翻訳と呼ばれ、タンパク質分子が完全に合成されるまで続く。タンパク質の種類に応じて、タンパク質鎖の長さは異なり（数種から数100種のアミノ酸）、合成過程の中で化学的相互作用を繰り返しながら、立体的で機

能を有するタンパク質分子に形成されていく。

遺伝物質の複製

　DNAは2本の単独の鎖からなるらせん構造を有し、細胞分裂時に全く同じらせん構造を複製する。複製が始まると二重らせんの塩基対がファスナーのように中央部で分離し（図1.9）、ほどけた一本鎖に完全に相補する鎖が合成されて元の分子の2本の鎖がそれぞれ複製されていく。これによりDNAが完全に複製され、遺伝情報が娘細胞に受け継がれる。

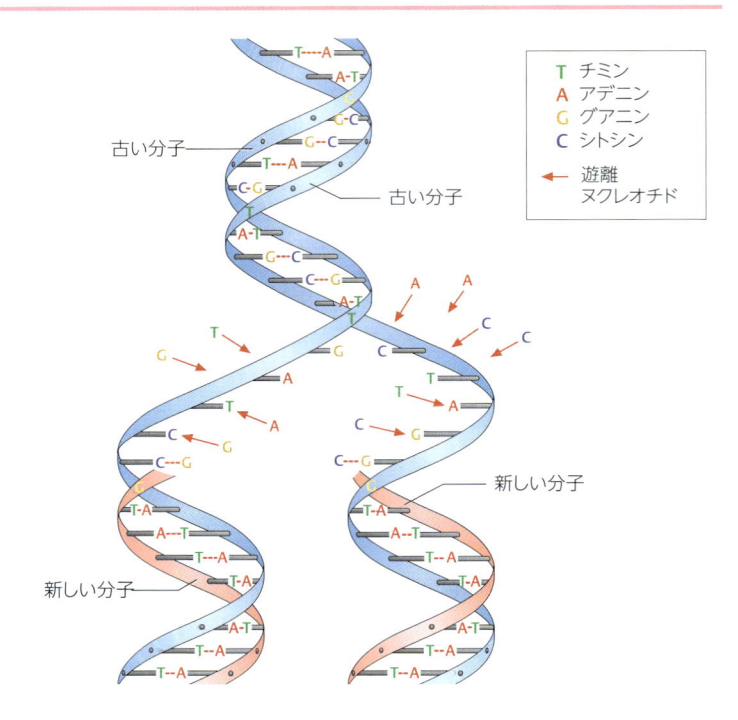

図1.9　DNA二重らせんの複製：DNA分子の二重らせんがファスナーのようにほどかれ、2本の全く同じDNA分子が形成される。この図では古い鎖を青色で、新しく形成された鎖をオレンジ色で示す。

1.4　体細胞分裂（有糸分裂）

　細胞分裂の前には必ずDNAが複製され、それとともに遺伝情報が2個の娘細胞に引き継がれる。このプロセスは、いわゆる分裂間期で起こる。

分裂間期：2回の有糸分裂期の間を分裂間期と呼ぶ。
この期間は、細胞活動期である。

　分裂間期には遺伝物質が複製されて、2個の染色分体を持つ染色体ができあがり、有糸細胞分裂が開始する条件が整う。電子顕微鏡で見ると、複製の印として染色体に縦溝が入っているのが観察される。その後、染色体はらせん鎖を凝縮させて短くなっていき、分裂が完了すると鎖を緩めて、次の分裂間期に入ると再び複製を開始する。

　有糸分裂は
- 受精卵から生体を作る
- 生理的に細胞が新生するために必要な過程である
- 損傷を受けた組織を再生する

　いくつかの細胞（神経細胞、心筋細胞、骨格筋細胞）を除き、細胞の分裂能はどのライフサイクル段階でも失われることはないが、細胞ごとに異なる。通例、高度に分化した組織では有糸分裂はまれである。

1.4.1　有糸分裂のプロセス

　細胞分裂では分裂間期の前に、有糸分裂期がある。有糸分裂期は次の4つの段階に区別される（**図1.10**）。
- 前期（Prophase、pro ＝ 前）
- 中期（Metaphase、meta ＝ 中）
- 後期（Anaphase、ana ＝ 後）
- 終期（Telophase、telos ＝ 最終、完結）

中心紡錘体

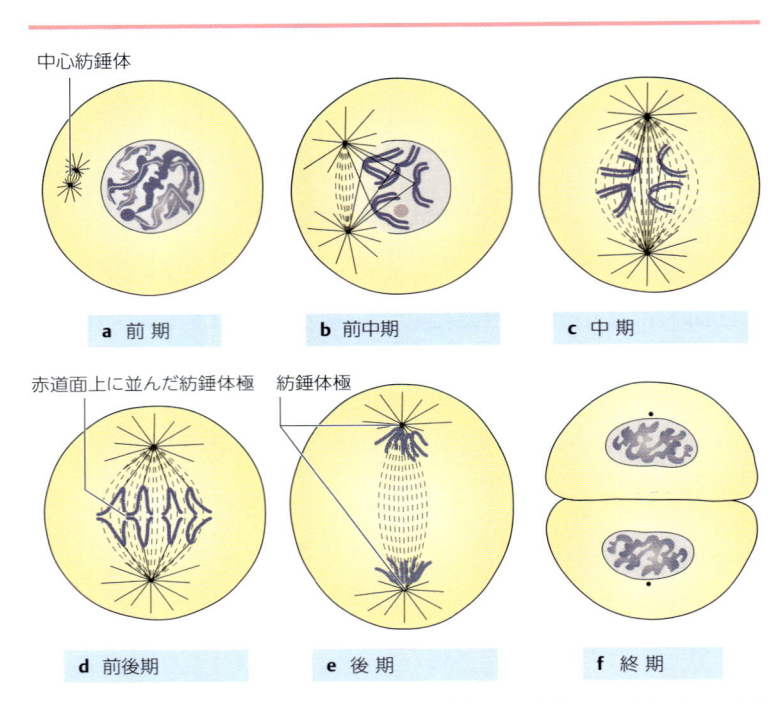

a 前期   **b** 前中期   **c** 中期

赤道面上に並んだ紡錘体極   紡錘体極

d 前後期   **e** 後期   **f** 終期

図1.10　有糸分裂期：a細胞核内の染色体の鎖が凝縮されて観察できるようになる、分裂装置である紡錘体が中心紡錘体を形成する　**b**中心紡錘体が伸びて染色体が赤道面に移動する　**c**染色体が2本の染色分体に分かれる　**dとe**娘染色体が紡錘体極に向かって分離する　**f**染色体の鎖が緩み、核膜が再形成され、細胞質が分裂を開始する

前期（prophase）

　前期に入ると細胞は丸くなり、細胞核内にもつれた糸状の染色体が見えるようになる。同時に核膜が消失し、中心体が互いに離れて細胞極に移動し、いわゆる中心紡錘体を形成する。

中期（metaphase）

　続く中期には、染色体が凝縮されて短くなる。さらに2本の染色分体が見えるようになって、その大きさと形の相違をはっきりと区別できる。さらに分裂が進むと、染色体は両極の間にあるいわゆる赤道面に移動する。

　染色体は中期の終りになると、それぞれのセントロメアが軸線上に整列するように赤道面に並ぶ。この配列は、両極から見たときに星状であることから、「単星」（ギリシャ語でMonaster）と呼ばれる。

後期（anaphase）

　後期の開始とともに、各染色体の染色分体（染色体の半分）が分離し、「双星」と呼ばれる2個の星状体が形成される。染色体の半分（娘染色分体）が対極位置にある2つの極の一方に移動し、全遺伝物質が2個の娘細胞に同じように分配される。

終期（telophase）

　分裂の最終段階である終期になると、両娘細胞の染色体を形成している染色分体が中心小体付近に集まり、鎖が緩んで再度見えなくなる。新しい核膜が形成されて、2個の新しい中間期核が発生する。これに続いて細胞質が分裂を開始し、通常の場合、大きさが同じ独自の娘細胞が2個発生する。

　有糸分裂は平均60分ほどで終了し、そのうち後期が3分程度で最も短い。

1.5　減数分裂（成熟分裂）

　減数分裂（Meiose）（成熟分裂とも呼ばれる）という特殊な分裂形態もある。後の受精に備えて、男性の生殖細胞と女性の生殖細胞がそれぞれの染色体セットを半分する（一倍体セット）。これは重要な過程で、この過程があるために卵細胞と精子細胞が結合した際に、正常な二倍（二倍体、diploid）の染色体セットができる。この過程を減数分裂（Meiose）または成熟分裂と呼ぶ。減数分裂は、次の2つの段階に分けられる（**図1.11**）。

1 細胞の生物学

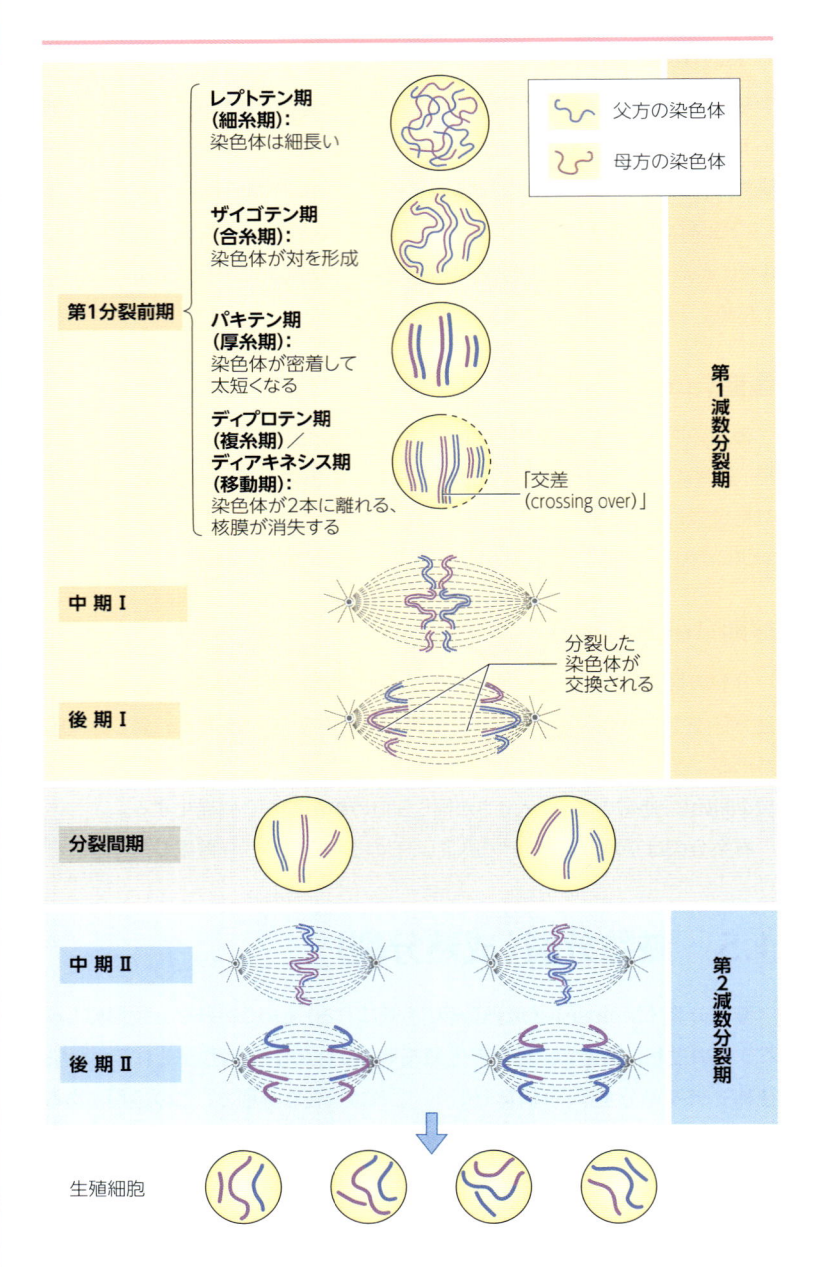

第1減数分裂期

第1分裂前期
- **レプトテン期（細糸期）**：染色体は細長い
- **ザイゴテン期（合糸期）**：染色体が対を形成
- **パキテン期（厚糸期）**：染色体が密着して太短くなる
- **ディプロテン期（複糸期）／ディアキネシス期（移動期）**：染色体が2本に離れる、核膜が消失する

「交差（crossing over）」

中期Ⅰ

後期Ⅰ

分裂した染色体が交換される

父方の染色体
母方の染色体

分裂間期

第2減数分裂期

中期Ⅱ

後期Ⅱ

生殖細胞

26

- 第1減数分裂
- 第2減数分裂

　第1減数分裂の直前に、有糸分裂のDNAと同じように男性と女性の生殖細胞が2倍となり、各染色体が2本の同一の染色分体となる。

1.5.1　第1減数分裂

　第1減数分裂の前期は、有糸分裂の前期に比べて非常に長い。通例、男性の生殖細胞の前期は24日で、女性の生殖細胞の場合は分裂停止期（ディクティオテーン期、網糸期）があるために完了までに数10年かかることもある（p.547「卵子発生」を参照）。

　減数分裂の前期は次の5つの段階に分けられる。
- レプトテン期（細糸期、leptotene）
- ザイゴテン期（合糸期、zytotene）
- パキテン期（厚糸期、pachytene）
- ディプロテン期（複糸期、diplotene）
- ディアキネシス期（移動期、diakinesis）

前 期

　前期レプトテン期の染色体は細い糸状で、次のザイゴテン期になると染色体は対合して二価染色体を形成する。この二価染色体は、必ず対応する（相同する）母方と父方の染色体が縦に密着している。

◀図1.11　**減数分裂の各段階**：減数分裂の各段階をわかりやすくするために、例として3本の染色体セットを持つ生殖細胞を使って示した。第1減数分裂前期のパキテン期には染色分体が観察される。父方と母方の染色体は密着して四分染色体（それぞれ2本の染色分体を持つ2本の染色体）を形成する。その際、父方と母方の染色分体の一部が対合し、分離する際に切断端が交差（crossing over）する。第1減数分裂中期になると相同（父方と母方の）染色体が分離し、2個の娘細胞にランダムに分配されて、1個の染色体セットを有する一倍体の娘細胞が2個できる。第2減数分裂では、有糸分裂の形で両娘染色分体が分離し、第1および第2減数分裂終了時に一倍体の生殖細胞が4個できる。

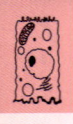

染色体はそれぞれ2本の染色分体を有するため、1対の染色体は父方2本と母方2本、計4本の染色分体で構成される。4本の染色分体からなるこのグループは四分染色体と呼ばれ、分裂前期のディプロテン期にはっきりと観察できる。この時期には、相同染色体も分裂する。その際、接合する父方と母方の相同染色分体が交差し(キアズマ、chiasma)、密着して、相同する切断端が交換されることもある(交差、crossing over)。前期の終りになると、核膜が消失し(ディアキネシス期)、紡錘体が形成され始める。

中期、後期、終期

次の中期になると、有糸分裂と同じように染色体が赤道面上に並ぶ。

後期の間は、相同染色体の分離が分裂装置である紡錘体の介入によって終了する。第1減数分裂は終期で完了し、この時点では発生した2個の娘細胞には当初の半数の染色体しかない。ただしこの染色体は2本の染色分体からなる。

これに続いてDNA複製が起こらない短い分裂間期があり、その後に第2減数分裂が開始する。

1.5.2　第2減数分裂

第2減数分裂は、正常な有糸分裂と全く同じプロセスで起こり、後期には各染色体の2本の染色分体が分離して2個の娘細胞に分配される。つまり、第1減数分裂で2本の染色体セットがうまく半分に分裂され、ここで生じた一倍体娘細胞が第2減数分裂でそのDNAの量を再度半減することになる。

この2回の減数分裂の結果、成熟した生殖細胞が形成され、染色体の数もDNAの量も半減した娘細胞(成熟した生殖細胞)が計4個発生する。

その上、染色体は「交差」によって組み換えられ、第1減数分裂中に2本の相同染色体が2個の娘細胞にランダムに分配されて新しい組み合わせが生じる。減数分裂は、こうして遺伝物質が混合されるという点で生物学的に非常に重要である。

1.6　細胞内外の物質代謝

　生命は、数10億年前に小さな単細胞生物として原始海洋に誕生した（図1.12a）。組成が変化しないことを特徴とするこの水中生活圏では、養分が豊富である他、排泄物も無限に希釈される。

　多細胞生物の細胞は、細胞を維持するのに必要な塩分と養分を含む水に囲まれている。ただし原始海洋と比べると、この液体は量も非常に少なく、組成が短時間に変化する危険もはるかに大きい。

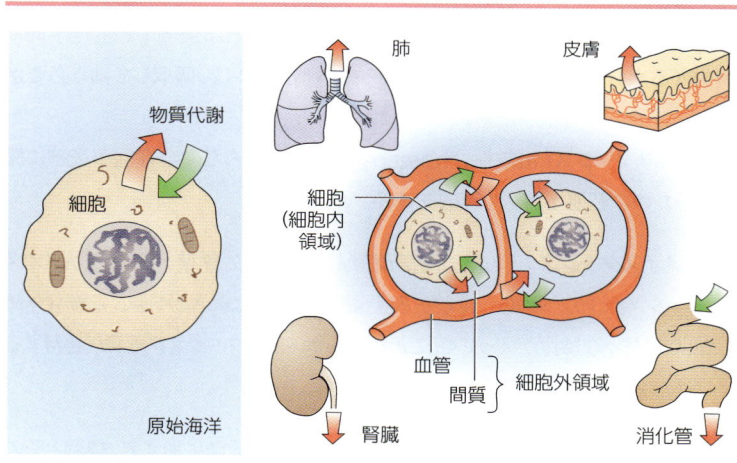

図1.12　細胞の生活圏：a 単細胞生物：最初の細胞と細胞周囲の原始海洋との相互作用。この環境は組成が変化しないことを特徴とする。**b** ヒト：多細胞生物の内部にある細胞は細胞外の液状物質で囲まれている。ただしその量は細胞内の液体物質の量よりもはるかに少ない。肺、腎臓、消化管のような臓器におけるこの「細胞内環境」では急激な変化が起こるが、細胞間の領域（間質）が血管を経由して新たな栄養を吸収し物質代謝産物を排出するので、組成は急速には変化しない。

1 細胞の生物学

水（H_2O）は生体内の化学化合物の中で最大の割合で含まれており、次の2つの領域に分配されている。

- 細胞内領域（全細胞内に閉じ込められた全容積）
- 細胞外領域（全細胞の外側にある全容積）

成人のからだには、ほぼ60%の水が含まれる。全体液の3分の2ほどが細胞内領域にあり（細胞内の液体物質）、残る3分の1（体重70kgのヒトで約14ℓ）が細胞を外からうるおす。

細胞外（間質）にある14ℓの体液のうち、4分の3が細胞を隔離する細かい間隙にあり（間質液）、4分の1が脈管系（動脈、静脈、毛細管、リンパ管）内にあって、血漿およびリンパの水分を構成している。

からだの水分は非常に正確に維持されている。これは体液中に溶解する物質の均衡を恒常的に維持するために欠かせない。したがって、生理学的に喪失する水分（尿産生、発汗、呼吸からの不感蒸泄）は、吸収して補う必要がある。

ホメオスターシス（恒常性、homeostasis）は、からだの全細胞が最適に機能するために必要不可欠な条件である。

> ***ホメオスターシス：**「生体の内部環境」を恒常的に維持することをホメオスターシスという。呼吸、食物摂取、細胞の物質代謝活動を通して細胞外領域には様々な物質が入ってくることから、ホメオスターシスを正常に維持することは生体の重要な役割の1つである。*

ホメオスターシスの維持には、特に肺、腸、腎臓の活動に加えて、細胞とその周辺間の物質および液体との間で代謝を担う特殊な輸送プロセス（拡散、浸透、能動輸送など、p.34）が重要となる。

腸から吸収された養分や肺から吸収された酸素など体内を長距離にわたり移動する物質は、血管系を介して輸送される。また物質と液体は、リンパの輸送、腸内物質の移動、胆汁の排出などによっても迅速に移動する。

1.6.1　細胞外液の組成

　細胞外液に溶解している物質（塩分など）は、電気を帯びた粒子（イオン）という形で存在し、電解質と呼ばれる。電解質は荷電しているため、電界を移動できる。そのため、プラスに荷電されたイオンを陽イオン（陰極に移動）、マイナスに荷電されたイオンを陰イオン（陽極に移動）と呼ぶ。

　電解質の中で最も量が多い塩分は食塩（NaCl）で、1ℓ中に約9g溶解している。その組成は次のとおりである。

- プラスに荷電されたナトリウムイオン（Na^+）1個
- マイナスに荷電された塩素イオン（Cl^-）1個

　また濃度は非常に低いが、次の陽イオンと陰イオンも含まれる。

- カリウム（K^+）
- カルシウム（Ca^{2+}）
- マグネシウム（Mg^{2+}）
- 重炭酸塩（HCO_3^-）
- マイナスに荷電されたタンパク質

　間質、血漿、リンパという細胞外の3つのコンパートメントは、溶解するタンパク質の含有量ではっきりと区別できる。毛細血管および毛細リンパ管の壁は、小さなイオンとあまり大きくない物質のみを透過させ、反対に大きなタンパク質は管腔内に留める。

1.6.2　細胞内液の組成

　細胞外液ではナトリウムイオンの含有率が最も高いのに対し、細胞内液ではカリウム（K^+）が最も大量に含まれる陽イオンで、細胞内のナトリウム（Na^+）濃度は細胞外のほぼ10分の1である。

　細胞内の陰イオンの大半を占めるのはタンパク質で、これよりも低い濃度で無機リン酸（$HPO_4^-/H_2PO_4^-$）も含まれる。

1.7 細胞の膜電位(静止電位)

> **膜電位**: *細胞内外領域にはイオンが様々な量で分布しており、細胞膜の周囲には電位差が生じている。これを膜電位と呼ぶ。*

静止時、細胞の内側は外側領域に対してマイナスに荷電している(静止膜電位)。この電位差は精密機器による測定が可能で、ほぼ60〜80mVであることが知られている。

細胞膜の周辺に対して内側がマイナスに荷電されているのは、イオンの分布が細胞の内外領域で異なるためである。たとえば細胞内には細胞外の35倍ものカリウムが含まれているほか、細胞内ではタンパク質が陰イオンとして最も多く含まれる。一方、細胞外ではナトリウムイオン(Na^+)と、これと対となる陰イオンである塩化物イオンが最も多く含まれる(表1.1)。

カリウムイオン(K^+)が細胞内に移動する動態はほとんどの細胞で特異的であり、重要な能動輸送プロセスとなっている。これを「イオンポンプ」といい、このポンプによってカリウムイオンが細胞内に輸送され、反対にナトリウムイオンが細胞外に放出される。そのため、この輸送はナトリウム—カリウムポンプとも呼ばれる。

表1.1 細胞内外領域のイオン濃度の比較

イオン	濃度 細胞内領域、単位mM	細胞外領域、単位mM
K^+	139	4
Na^+	12	145
Cl^-	4	116
有機アニオン$^-$	138	34

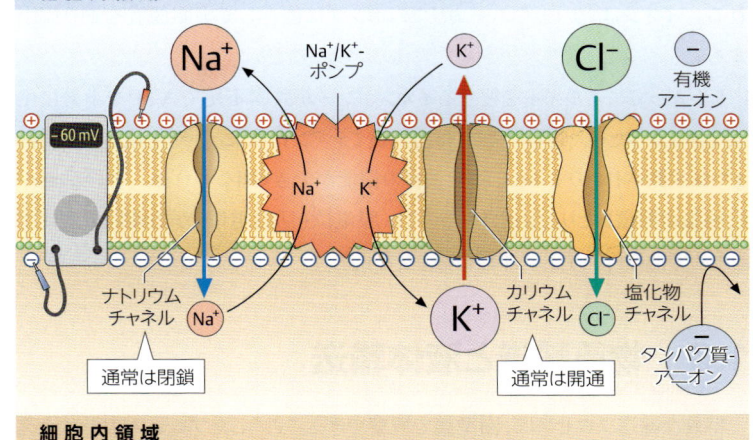

図 1.13　膜電位：静止時、細胞内領域はマイナスに荷電され、細胞外領域はプラスに荷電されている。この違いを膜電位と呼ぶ。イオンポンプによってカリウムイオンが特殊チャネルを通り細胞内に輸送され、その代わりにナトリウムイオンが細胞外に放出される。

　「イオンポンプ」の重要な構成要素は、ATPを分解する酵素であるNa^+-K^+-ATPアーゼである。この酵素の働きにより、イオン輸送に要するエネルギーが生成される（図1.13）。細胞膜はイオンを通過させないが、Na^+、K^+およびCl^-が通れる孔が開いている（チャネル）。ただしこのチャネルはタンパク質アニオンは通さない。

　静止電位時には、K^+チャネルはたいてい開いており、Na^+チャネルとCl^-チャネルは閉まっていることが多い。両者の濃度差によって、K^+は細胞外に拡散しようとする。ただし、プラスに荷電されたK^+が細胞外に拡散しようとすると、細胞内にあり大きすぎて細胞膜を通過できないマイナスに荷電されたタンパク質アニオンがこれを制御する。

　K^+が拡散して少なくなると、マイナスに荷電された対イオン（タンパク質アニオン）が細胞膜の内側に引き止められる。その結果、細胞内領域は細

胞外に対してマイナスになる。このことから、静止電位は拡散電位とも呼ばれる。イオンは、ナトリウム—カリウムポンプに依存して細胞膜孔を通り流出する。

したがってエネルギーを要するイオンポンプが酸素不足でATPを十分に生成できなかったり、物質代謝で有害物質（シアン化物など）が生成されて制御または遮断されたりすると、細胞独自の機能が大きく損なわれる。神経細胞や筋細胞が興奮したり、伝達されるのは、膜電位（活動電位）が短時間で変化するためである（p.112「神経組織」を参照）。

1.8 物質輸送と液体輸送

特殊な輸送プロセスは、顕微鏡で観察できる。こうしたプロセスには、たとえば細胞と細胞の間で起こるものや、毛細血管とその周辺の細胞との間で起こるものがあり、基本的に次のように分類できる。

- 受動輸送プロセス：拡散、浸透、ろ過など
- 能動（エネルギー依存）輸送プロセス：エンドサイトーシス、エキソサイトーシスなどの能動輸送

尿細管や集合管で見られるように、物質と液体両方が輸送されることもある（p.511）。

1.8.1 受動輸送のプロセス

受動輸送のプロセスには次のものがある。

- 拡散（Diffusion）
- 浸透（Osmosis）
- ろ過（Filtration）

拡散（Diffusion）

拡散は最も単純な物質代謝プロセスである。熱力学的エネルギーを持つ原

子や分子は、液体物質および気体中で自由に動き、拡散によって濃度差を均衡させている。分子は、濃度が平衡に達するまで濃度の低い方に拡散する。

このプロセスを促しているのは、濃度勾配と電荷勾配であり、まとめて電気化学勾配と呼ばれている。たとえば物質輸送の大部分（塩、呼吸ガス、栄養素

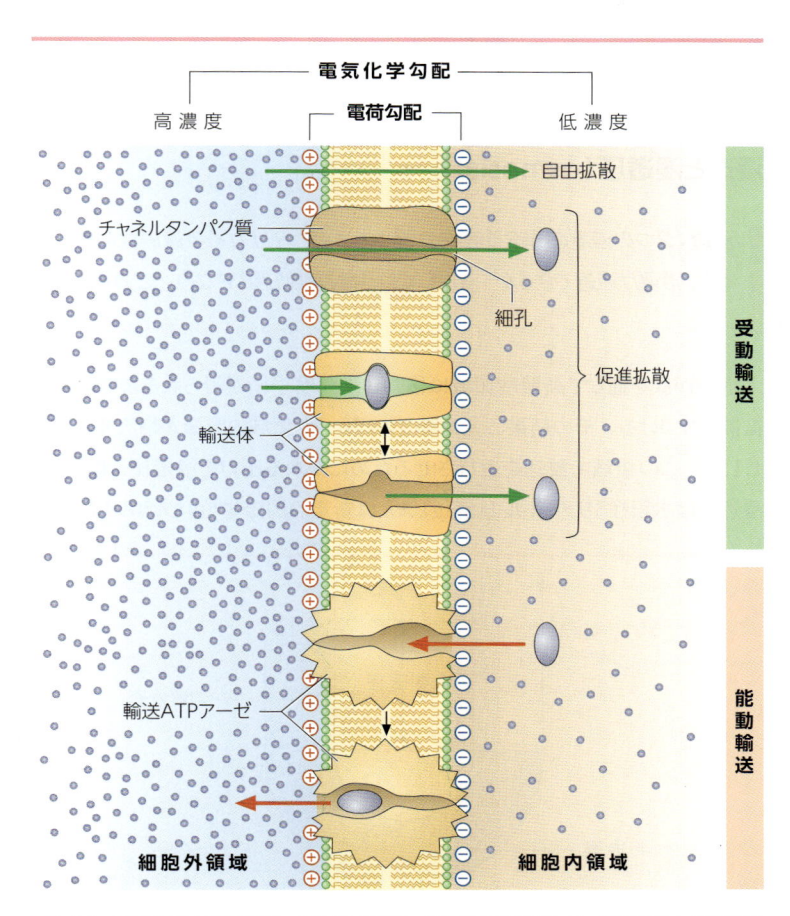

図1.14 受動輸送と能動輸送： 細胞膜の脂質二重層を通る輸送には、受動輸送と能動輸送がある。受動輸送では、自由拡散および促進拡散によって物質が高濃度領域から低濃度領域に移動する。エネルギーを利用した能動輸送では、物質は濃度勾配に逆らって輸送される。

の輸送)は、間質(細胞間)領域内で物質が細胞外に放出されたり、細胞内に流入する拡散プロセスを経ている。

呼吸ガス(O_2およびCO_2)や水など小さな分子は、細胞膜を問題なく通過できる(自由拡散)。一方、養分(腸粘膜細胞内のブドウ糖やアミノ酸など)とイオンは、細胞膜に散在する細孔(チャネルタンパク質、膜孔)や可動性の輸送タンパク質(輸送体)によって細胞膜を通過できるようになっている。こうした拡散プロセスは促進拡散と称される(図1.14)。

浸透と浸透圧(osmosis)

> *浸透:2つの濃度の異なる溶液の間に半透膜と呼ばれる半通過性の膜があると、溶媒は通過できるが、溶解している物質は通過できない。これを浸透と呼ぶ。*

水分が膜を通して高濃度領域に移動し、濃度平衡が得られるまで溶媒は拡散しつづける。その結果、元々濃度の高かった領域の容量が増大する(図1.15)。この領域で浸透を逆行させるためにかかる圧力を浸透圧と称する。浸透圧は水銀柱ミリメートル(mmHg)または新規の国際単位パスカル(Pa)で

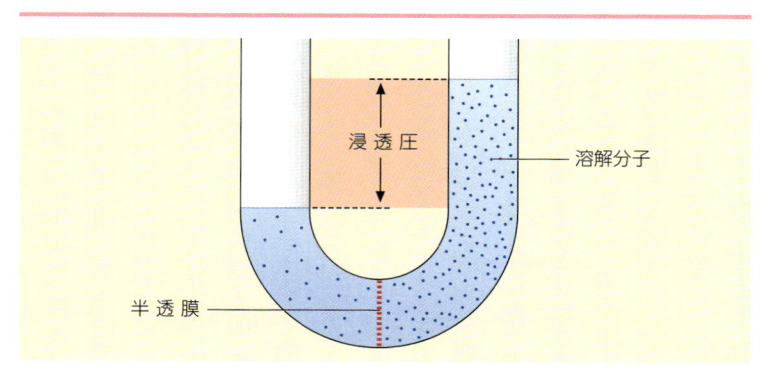

図1.15 浸透圧: 溶解した分子が膜を通過できないと、半透膜の周辺に浸透圧が発生する。膜の両側の濃度が平衡するまで、液体物質は膜を通って高濃度側に移動する。その結果、元々高濃度であった領域の容量が増大する。

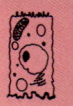

表される。

　浸透で浸透圧の大きさを決定するのは、特定の容量中に溶解した粒子の大きさや電荷ではなく、その数である。

　細胞膜も一種の半透膜であり、脂質層はイオンやタンパク質など荷電した分子は透過しにくいが、水は透過できる。細胞外液の浸透圧は、液中のタンパク質および塩の含有量によって異なり、ほぼ0.9％食塩水（NaCl）に相当する。こうした「生理学的食塩水」は等張性である。

細胞は高浸透圧性（高濃度）の液体の中では水を放出して収縮し、低浸透圧性（低濃度）の液体の中では水を吸収して膨張する。したがって、生体は特別な制御メカニズムによって、細胞外液内の浸透圧を一定に維持しようとする。その結果、細胞膜が水を浸透させやすくなり、細胞内の浸透圧も比較的一定に保たれる。

膠質浸透圧（colloid osmotic pressure）：*血漿中には、周囲の間質とは異なりタンパク質が溶解しており、毛細血管壁がタンパク質を透過させない場所に生じる圧力を膠質浸透圧と呼ぶ。膠質浸透圧があるために、間質から毛細血管内腔に向かって約25mmHg（3.3kPa）の浸透圧差が生じている。もし血管内血液の静水圧がこの浸透圧に拮抗していなければ、血管に液体物質が流入することになるであろう。*

　毛細血管起始部の血圧は37mmHgと膠質浸透圧よりも高く、間質内に移動する液体物質はろ過される（p.281「毛細血管内の血液循環」を参照）。

ろ 過（filtration）

ろ過：*静水圧差が原因で、水と水に溶解した粒子が細胞膜や細孔系を通ることをろ過という。ここでいう細孔とは、内皮細胞間の間隙（間質）や細胞膜の孔などを指す。ろ過が起こる場所には、組織の毛細血管などがある。*

ろ過のうちでも、腎小体の毛細血管内などで粒子の大きな血中要素が毛細血管壁にさえぎられたり、溶解している分子がサイズまたは電荷が原因で分離した場合、限外ろ過(ultrafiltration)ということがある。

1.8.2　能動輸送のプロセス

能動輸送プロセスには次のものが含まれる。
- 能動輸送
- エンドサイトーシスまたはエキソサイトーシス

能動輸送

> *能動輸送：物質がエネルギーを有する「輸送系」（輸送ATPアーゼ）を利用して細胞膜を通過することを能動輸送という。その際、ATPが普遍的なエネルギー源として働く。*

能動輸送プロセスによって、物質はイオンの濃度勾配に逆らって細胞膜を通過できる（図1.14）。したがって細胞は、細胞内液のイオン濃度が細胞外液のイオン濃度とは著しく異なっていても、これを一定濃度に維持できる。

この能動輸送プロセスでは、細胞膜の特殊なタンパク質が輸送体として働き、複数のイオンを同時に通過させる。

共輸送では、イオンと物質は同じ方向（共輸送、シンポートsymport）だけではなく、逆方向（対向輸送、アンチポートantiport）に動くこともできる（図1.16）。

腎臓では、アミノ酸とNa^+の能動共輸送が起こる。

なお、イオンが能動輸送で細胞膜を通過するプロセスがなければ、膜電位や静止電位は存在しない。

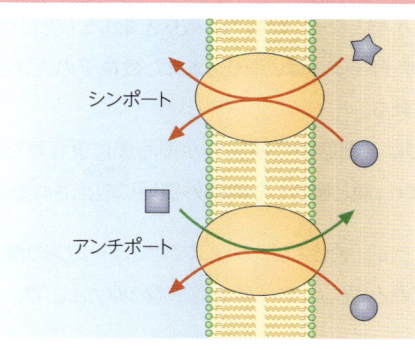

図1.16　能動輸送：細胞膜の特殊タンパク質が同時に複数のイオンを輸送する。イオンが同じ方向に輸送されることをシンポートという。イオンが逆方向に輸送されることをアンチポートという。

エンドサイトーシスとエキソサイトーシス

　タンパク質など大きな分子が細胞内に取り込まれることをエンドサイトーシス（Endocytosis）、細胞外に放出されることをエキソサイトーシス（Exocytosis）、分子がこのように細胞膜を通過する両方の過程をトランスサイトーシス（transcytosis）という（**図1.17**）。その際、分子の一部が細胞膜の受容体を介して細胞膜の外側で物質と結合したあと細胞膜の一部と融合

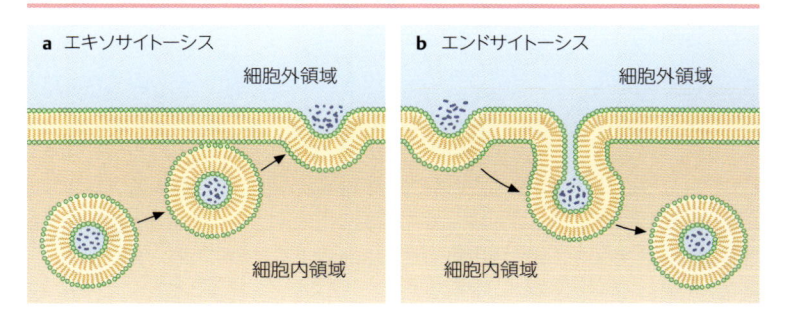

図1.17　トランスサイトーシス：タンパク質など大きな分子はエンドサイトーシスによって細胞内に取り込まれる。細胞が合成した物質はエキソサイトーシスによって細胞外に放出される。

し、細胞膜で覆われた小胞となって細胞内に取り込まれる（受容体関与エンドサイトーシス）。エンドサイトーシスは、取り込まれた微粒子の大きさによって飲作用と食作用に区別される。

エキソサイトーシスでは、細胞の合成物質が細胞膜に覆われたに小胞の形で細胞膜の内側に運ばれ、膜と癒合して細胞外領域に放出される。

エキソサイトーシスによって、たとえばシナプスではニューロンの軸索終末の伝達物質が遊離する。これと同じように、腺上皮細胞のほとんどで、分泌物が細胞内から放出される。

ATPがなければ、エンドサイトーシスとエキソサイトーシスは起こらない。

要 約

細胞の生物学

総論

- 生体の中で生きる最も小さな単位は細胞である。細胞には、1個の細胞で独立した生物（p.4）を形成する単細胞がある一方、高度に分化した生物では細胞が複数集まって機能群団を形成する。

細胞の数、大きさ、形状、特性

- 細胞はその機能に応じて大きさや形態が異なるほか、様々な特徴を有する。
- どの体細胞にも、1つの基本構造（p.5）と多数の基本特性がある。基本特性（p.5）には、分裂能、刺激の受容および応答などが含まれる。

細胞と細胞小器官の構造

- 細胞は大まかに次の要素で構成される。
  - 細胞小器官を含有する液体状の細胞質（p.9）
  - 細胞核
  - 全体を包む細胞膜
- 単位膜とも呼ばれる細胞膜は、脂質二重層（p.8）からなる。脂質二重層の疎水部は向き合って並び、親水部は細胞の内側と外側の境界を形成する（3層構造）。脂質分子をタンパク質が貫通している。
- 細胞膜の外側はグリコカリックス（p.9）に覆われている。細胞小器官および細胞核も単位膜で覆われている。
- 細胞質は細胞内液（細胞質基質、細胞質ゾル）（p.9）、細胞小器官、さまざまな細胞封入体（副形質）で構成される。
- 細胞小器官（小胞体、リボソーム、ゴルジ装置、リソソーム、中心体、ミトコンドリア）は、細胞の物質代謝（p.12）に関与する。
- 赤血球を除く全細胞に小胞体（ER、p.10）が存在し、細胞内の物質輸送

を可能にしている。粗面小胞体の主な役割はタンパク質の合成で、滑面小胞体の主な役割は脂質およびホルモンの合成である。

- リボソーム（p.10）は単位膜で覆われていない。タンパク質およびrRNA分子からなる多酵素複合体で、タンパク質合成時にアミノ酸を連結する。遊離リボソームは細胞特異タンパク質（酵素など）を合成し、小胞体（ER）のリボソームは輸送タンパク質（フェロモンなど）を合成する。

- ゴルジ装置（p.10）は赤血球を除くあらゆる細胞にあり、合成物質を膜に包まれた輸送小胞として取り込んだり放出したりする。輸送小胞は細胞外に放出されて分泌顆粒となり、細胞膜を新生する他、一次リソソームとして細胞内の消化に関与する。

- リソソーム（p.11）は細胞の「消化器」であり、酵素の力を借りて細胞内に取り込まれた構造物や細胞死した細胞小器官を分解する。

- 中心体（p.11）は細胞分裂時に紡錘糸となる。

- ミトコンドリア（p.11）は細胞の「発電所」と呼ばれる構造で、ここで栄養素（タンパク質、脂肪、炭水化物）が基本的にCO_2およびH_2Oに分解されると同時に、物質代謝（筋収縮、からだ独自の物質の合成など）に要するエネルギーが生成されて、ATPの形で保存される。

- 赤血球を除くあらゆる細胞に細胞核（p.13）がある。細胞核は、核小体（rRNAを産生→タンパク質生合成）と、遺伝形質（遺伝子）担体である染色体を有する。

- ヒトの細胞核には、父方23本、母方23本、合計23対の染色体（p.13）があり、これらが集まって二倍体染色体セット（46染色体）となる。ヒトの性は23番目の染色体が決定する

- 細胞核と染色体の形状は、細胞分裂の段階ごとに異なる。2つの細胞分裂（有糸分裂）の間にある分裂間期（細胞の活動期）（p.23）には、遺伝物質が複製され、染色体が生まれる。この染色体は狭窄部（セントロメア）で結合した2本の染色分体からなる。染色分体はどれも分子DNA（デオキシリボ核酸）で構成されている。

- DNAの構成要素であるヌクレオチド（p.16）は、次の物質が結合したもの

である。
- 塩基（アデニン、チミン、シトシン、グアニン）のうち1個
- 糖（デオキシリボース）
- 酸性のリン酸基1個

DNAは遺伝子という形で遺伝物質を含有する。

- 情報単位（p.19）は、異なる組み合わせの3個の塩基（トリプレット、コドンとも称される）で作られる。トリプレットはそれぞれアミノ酸をコードする。遺伝子は約300〜3000個の塩基トリプレットからなり、タンパク質に情報を送る。この遺伝コードは全生物で共通であり、全生物の構造と活動に欠かせない重要な物質であるタンパク質を生合成する情報を含有する。
- 細胞核で合成された一本鎖mRNAは遺伝コードを複製し（転写）、この情報をタンパク質生合成の場であるリボソームに送る（p.21）。複製された塩基トリプレットはアミノ酸をコードする。同じように細胞核で合成されたtRNA分子は、対応する遺伝コードに応じて（トリプレットの順番に応じて）アミノ酸を結合し、リボソームに転移する。ここでアミノ酸は酵素の力を借りて結合しタンパク質となる。tRNAはそれぞれ1種のアミノ酸に対応する。

体細胞分裂（有糸分裂）

- 遺伝物質（p.23）が分裂間期に複製されると、2本の染色分体を有する染色体ができる。細胞分裂時には必ず複製が起こり、娘細胞に遺伝情報が伝達される。有糸分裂によって生体は成長し、細胞は新生する。
- 有糸分裂は、前期、中期、後期、終期の4つの段階に分けられる（p.23）。

減数分裂（成熟分裂）

- 細胞分裂が2回連続して起こると、男性および女性の生殖細胞の染色体セットが半減する（p.26）。
- 第1減数分裂（p.27）では隣接する父方と母方の染色体（相同染色体）が分裂・交差して相同染色体が交換（交差、crossing over）される。その結果、一倍体染色体セットを有する2個の娘細胞ができる。

- 第2減数分裂（p.28）は、正常な有糸分裂と同じであり、染色体の染色分体が分離して、2個の娘細胞から一倍体染色体セットを有する4個の成熟生殖細胞ができる。
- 受精が起こると、再び1個の二倍体染色体セットができる。
- 減数分裂の本来の意義は、染色体を再構成し、新規の組み合わせを得ることであり、これによって遺伝物質が混合される（p.29）。

細胞内外の物質代謝

- 成人のからだは60%が水であり、その3分の2が細胞内に、3分の1が細胞外にある。細胞外液は14ℓで、この4分の3が間質にあり、4分の1が血管系にある。

細胞の膜電位（静止電位）

- 細胞外液（p.31）には陽イオンとしてナトリウムが、陰イオンとして塩化物が最も多く含まれ、細胞内液には陽イオンとしてカリウムが、陰イオンとしてタンパク質の含有量が最大である。
- 細胞内と細胞外ではイオンの分布が異なるため、細胞膜の周辺に電位差（p.32）が生じている（膜電位、静止電位ともいう）。電位差は、カリウムが細胞内に自発から能動的に移行するために生じる（ATP依存性ナトリウム・カリウムポンプ）。

物質輸送と液体輸送

- 「体内環境」（ホメオスターシス）を正常に保つには、細胞間および細胞と周辺間の特殊な輸送プロセス（p.34）が重要な役割を担う。この輸送プロセスは受動と能動（エネルギー依存輸送）に区別される。
- 受動輸送（p.34）は自由拡散（O_2、CO_2、H_2Oなど）、促進拡散（腸粘膜細胞内のブドウ糖およびアミノ酸など）、浸透、ろ過（組織毛細血管内のブドウ糖およびアミノ酸など）に分類される。
- 能動輸送（p.38）は、能動輸送（イオン輸送など）、エンドサイトーシス、エキソサイトーシス（タンパク質など）に分類される。

2 遺伝と進化

2.1 遺伝学 *48*
2.1.1 遺伝子、染色体、ゲノム *48*
2.1.2 アリール（対立遺伝子） *48*
2.1.3 優性、劣性、共優性 *49*
2.1.4 表現型と遺伝子型 *49*
2.1.5 メンデルの法則 *50*
2.1.6 常染色体優性遺伝 *55*
2.1.7 常染色体劣性遺伝 *56*
2.1.8 伴性遺伝 *58*
2.1.9 突然変異 *61*

2.2 進化論 *63*
2.2.1 進化論の発生 *63*
2.2.2 進化の要因 *64*
2.2.3 進化の証拠 *68*

要　約 *71*

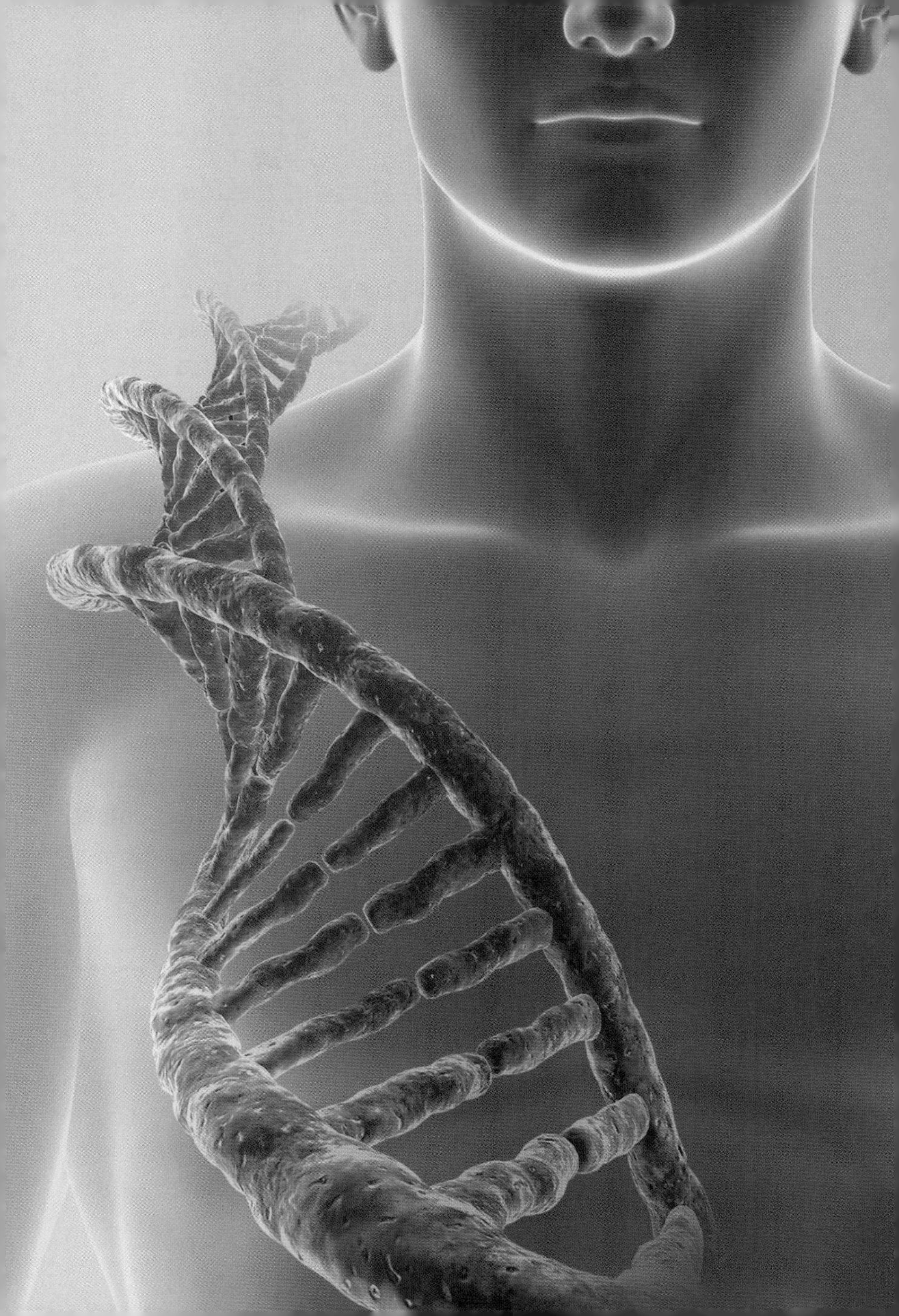

2.1 遺伝学

> **遺伝学**：遺伝学とは、遺伝子の構造と機能を解析した遺伝に関する学問である。

生命を持つあらゆる生体の細胞には、その機能を操作するプログラムが存在し、このプログラムは遺伝子によって定義される。すなわち、細胞分裂のたびに新しく形成された2つの細胞に必ずそのプログラムは伝達される。プログラムが正確に伝達されなければ、機能障害が現れる (p.61「突然変異」)。

2.1.1 遺伝子、染色体、ゲノム

遺伝プログラムを構成するのは、単独の情報単位である遺伝子（遺伝形質）であり、それぞれ定義された機能を操作する。遺伝子をまとめてゲノムといい（ヒトの遺伝形質を包括したもので、1個の染色体セットであり、推定3万〜4万個の遺伝子からなる、p.13を参照）、各細胞核の染色体に存在する。遺伝子は染色体上に直線状に配列されているが、その位置および構造は決められている。遺伝子は遺伝学的に最小の機能単位であり、平均1000〜1万個の塩基対（300〜3000個の塩基トリプレット）上に、つまり染色体上の比較的短い領域に広がる（23本の染色体を有する染色体セットには、およそ30億個の塩基対に相当する長さの二重鎖DNAが含まれている）。遺伝子には、たとえばタンパク質合成のための情報（アミノ酸の数や配列など）が含まれている。これとは異なり、個人の特徴は複数の遺伝子が決定する。

最新の科学では、ヒトの遺伝形質の最大97%が「不要物」であり、タンパク質合成情報を含むのは遺伝形質のわずか3%であることが知られている。

2.1.2 アリール（対立遺伝子）

生殖細胞を除き、ヒトの細胞には23本の母方と23本の父方の合計46本の染色体がある。遺伝子はそれぞれ全く同じであるか、わずかに異なる形状を

しており、対をなす相同染色体上に存在する。このように、母方と父方の染色体の同じ位置に並ぶ遺伝子をアリール（対立遺伝子）と呼ぶ。

> ***ホモ（同型）接合体homozygote／ヘテロ（異型）接合体heterozygote：***
> *対立遺伝子の遺伝情報がまったく同一である場合、個体はその形質でホモ接合性であり（ホモ接合体）、遺伝情報が異なる場合、個体は当該形質でヘテロ接合性である（ヘテロ接合体）という。*

2.1.3　優性、劣性、共優性

　形質は、特定の規則で優性遺伝、劣性遺伝または共優遺伝する。
- ヘテロ接合体で、一方の対立遺伝子が他方よりも優勢であり、ある形質の特徴がその遺伝子だけで決定される場合、優性という。
- 表現型で表現されない一方の対立遺伝子を劣性（劣勢）という。
- ヘテロ接合体で、対立遺伝子がどちらも表現型を示すことを共優性という。

　対立遺伝子をアルファベットで表記するとき、優性遺伝子は大文字、劣性遺伝子を小文字で表す。たとえばRRは優性ホモ接合体、rrは劣性ホモ接合体、Rrは共優性遺伝のヘテロ接合体となる。

2.1.4　表現型と遺伝子型

　表現型も遺伝子型も、遺伝子座（locus）にある形質の遺伝情報を意味する。

> ***表現型（phenotype）／遺伝子型（genotype）：****発現する形質を表現型という。髪の色、血液型、植物の花の色などがその一例である。*

遺伝子型とは、表現型の基礎にある遺伝情報のことである。

2.1.5 メンデルの法則

　ある特定の遺伝形質（遺伝子）が次の世代に伝達されるのを追ってみると、成熟分裂(p.25「減数分裂」を参照)中に起こる染色体分配の仕組みに一定の規則性があることがわかる。すなわち減数分裂中、相同染色体は偶発的に分配され、その後、卵細胞と精子が出会いさまざまな組み合わせが生まれる。この規則性は、聖アウグスチノ修道会司祭であったヨハン・グレゴール・メンデル(Johann Gregor Mendel、1822～1884)がエンドウ豆の交雑実験をしていた1866年に発見したものである。ただし当時は減数分裂のプロセスについては未知であった。メンデルはこの発見をメンデルの法則として発表した。

　遺伝形質の分配法則を知るために、実験では次の3つを前提条件とした。1つ目は、必要となる交配実験にホモ接合体（純粋種）を用いること。この方法であれば、どの生殖細胞も同一の遺伝形質を持つためである。2つ目は、観察する遺伝形質の特徴が視認できること（当時は遺伝子について知られていなかった）。3つ目は、この特徴（つまりはこの特徴を決定する遺伝子）が異なる染色体上にあること。交雑実験では、両親の世代を親世代(P)、次の世代を雑種第1代(F1)、ここから発生した次の世代を雑種第2代(F2)と呼んだ。

- メンデルの第1法則：斉一性の法則（F1世代は同一の表現型となる）**ドイツでは優性の法則をこう呼ぶ**
- メンデルの第2法則：分離の法則（優劣遺伝または中間遺伝でF2世代の遺伝子は分離し異なる表現型を持つようになる）
- メンデルの第3法則：独立の法則（連鎖しない遺伝子は独立して伝達される）

斉一性の法則（優性の法則）

　1つ以上の対立遺伝子を有する2つのホモ接合体系を交雑させると、F1世代は同じ表現型を1つ有するヘテロ接合性（斉一性）となる。

たとえば赤い花を咲かせるホモ接合性のエンドウ (RR) と白い花を咲かせるホモ接合性のエンドウ(rr) 交雑させると、すべてのF1世代がヘテロ接合性で、親世

赤い花を咲かせるエンドウ　　白い花を咲かせるエンドウ
（優性）　　　　　　　　　　（劣性）

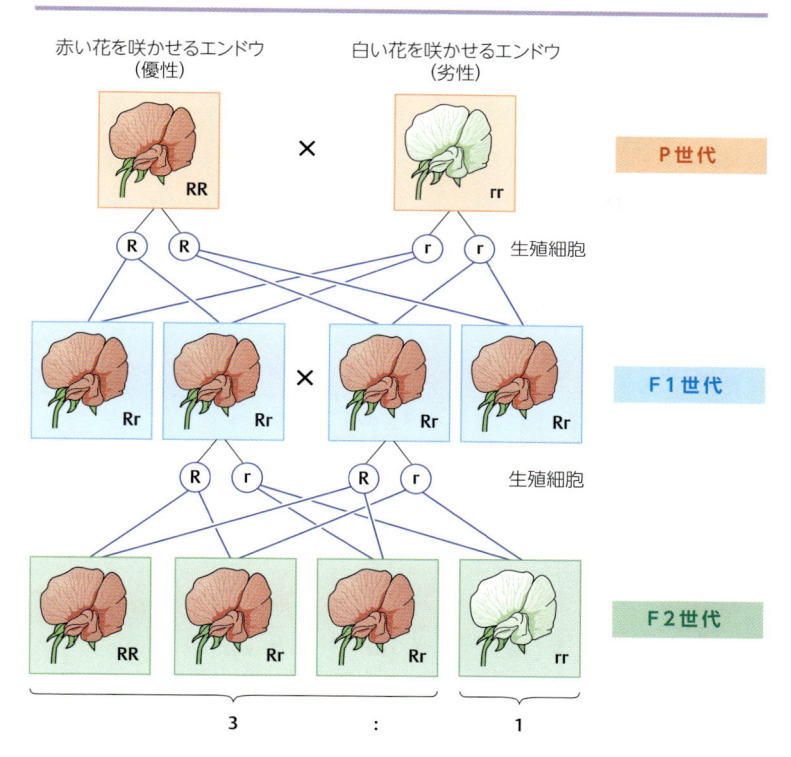

図2.1　優劣遺伝：赤い花を咲かせるホモ接合性のエンドウ（RR）と、白い花を咲かせるホモ接合性のエンドウ（rr）を交雑させる。花の色は赤が白よりも優性であるため、ヘテロ接合性のF1世代はどれも赤い花を咲かせる。F2世代になると3対1の割合で遺伝子が分離し、3つが赤い花を咲かせ（RR、Rr、Rr）、1つが白い花を咲かせる（rr）。

代の片方と同じく赤い花を咲かせる*(図2.1)*。*白い花を咲かせる一方の親の特徴（形質）は隠ぺいされて、出現できない。以上のように、F1世代の表現型として現れる形質（この例の場合は赤い花）を優性と呼び、隠された方の形質を劣性と呼ぶ。*

　優劣遺伝は、遺伝で最も多くみられる形式である。メンデルの交雑実験では、赤色の花が白色の花よりも優位であったわけであるが、それだけではなく、

51

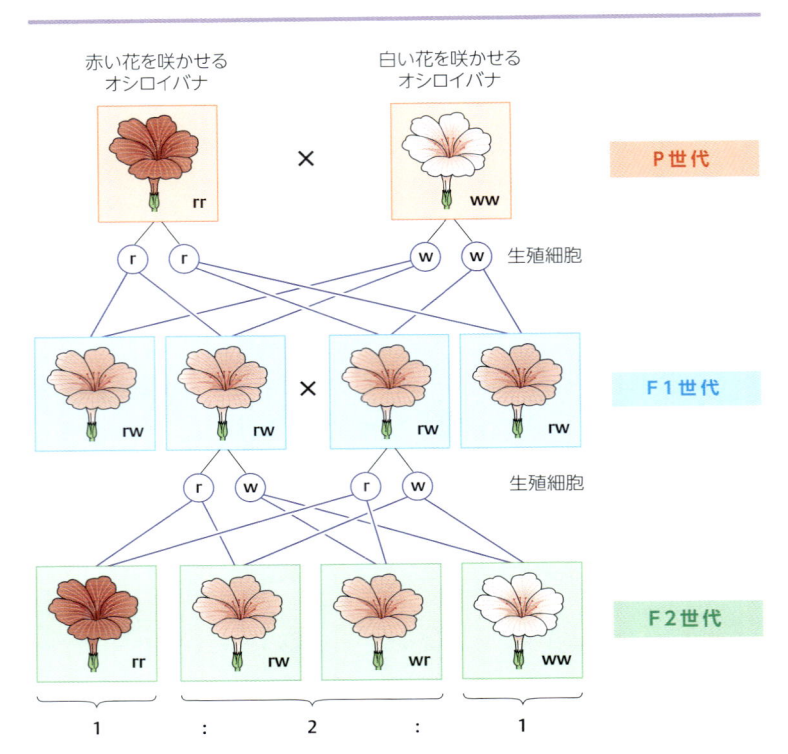

図2.2　中間遺伝： 赤い花を咲かせるホモ接合性のオシロイバナ (rr) と、白い花を咲かせるホモ接合性のオシロイバナ (ww) を交雑させる。F1世代ではどの花も一様に赤い (rw)。これは赤という表現型が優性であるためである。F2世代では、赤 (rr) と白 (ww) が1つずつ、残り2つが赤 (rw、wr) と表現型の比率が1：2：1となる。

黄色の豆が緑色の豆よりも優位、丸い豆がしわの豆よりも優位、高い茎丈が低い茎丈よりも優位であった。

　これに対して、赤い花を咲かせるホモ接合性のオシロイバナと、白い花を咲かせるホモ接合性のオシロイバナを交雑させると、F1世代はヘテロ接合性で一様に赤い花を咲かせる (**図2.2**)。これは中間遺伝と呼ばれ、ホモ接合性の両親とヘテロ接合性のF1世代の表現型が異なる。F1世代では、子世代に受け継がれた両方の親の遺伝子 (白色と赤色) が混合されて赤色の花が出現する。

これに対して両方の対立遺伝子が等価で、両方の形質がヘテロ接合性で発現する現象を共優性という。

この例の1つが血液型AとBである。子供が父親からA型の血液型対立遺伝子を、母親からB型の血液型対立遺伝子を受け継いだ場合、子供の血液型はAB型となる。

分離の法則

F1世代のエンドウを交雑すると（Rr x Rr）、次の世代（F2世代）には4分の3が赤い花を咲かせ、4分の1が白い花を咲かせる（**図2.1**）。この世代をさらに調べてみると、発現比率が3：1となることがわかる。こうした表現型の分離比は、遺伝子（アリール）が優性であるか劣性であるかに関係している。赤色の花を咲かせるエンドウの遺伝子が白色よりも優性である場合は、遺伝子型の組み合わせRRとRrは表現型Rとして発現するため、赤色の花という表現型（R）と白色の花という表現型（r）は3：1の比例で現れる。

F1世代のヘテロ接合体（rw）が表現型でrr型の両親ともww型の両親とも異なっている場合（オシロイバナの中間遺伝）、F2世代では表現型も遺伝子型も分離比1：2：1で出現する（**図2.2**）。つまりホモ接合性で赤色（rr）と白色（ww）の花を咲かせるオシロイバナが1つずつと、ヘテロ接合性で赤色（wr）の花を咲かせるオシロイバナが2つ現れる。

こうした分離は、第1減数分裂期の相同染色体の分離に起因しており、一倍体である生殖細胞は、赤い花を咲かせる対立遺伝子（r）か、白い花を咲かせる対立遺伝子（w）のどちらか一方のみを持っており、接合体になると赤／赤（rr）、赤／白（rw）、白／赤（wr）、白／白（ww）の4つの遺伝子の組み合わせができる。両方の遺伝子で赤と白が優性（または両方が劣性）の場合、ヘテロ接合体はどれもピンクで、ホモ接合体は白か赤で出現する。したがってこの分離比は必然的に1：2：1となる。中間遺伝ではなく優劣遺伝である場合も分離比は1：2：1となるが、これは遺伝子型のみである。ヘテロ接合体では優性対立遺伝子の表現型が出現するため、表現型の分離比は3：1となる。

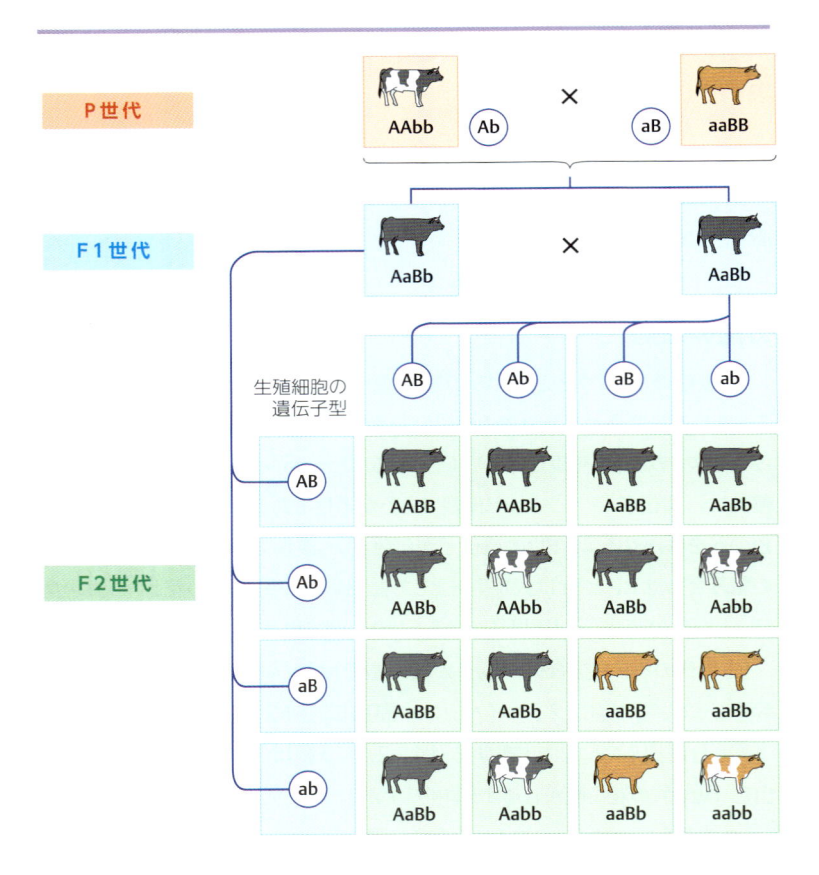

図2.3 2つの形質の独立遺伝： 体毛の色と斑点の有無という2つの点で異なる2種類の牛（一方は黒 - 斑点あり、もう一方は赤茶 - 斑点なし）を交雑させる。黒（AA）が赤茶（aa）に優り、斑点なし（BB）が斑点あり（bb）に優る。F1世代はどれも黒で斑点がない（AaBb）。体毛の色と斑点の有無を決定する両対立遺伝子は、異なる染色体上に位置する。2つの対立遺伝子組は生殖細胞形成時に独立して組み合わされ、理論上、遺伝子型の異なる4つの卵細胞または精子細胞（AB、Ab、aB、ab）が発生する。したがって生殖細胞が結合すると、同じ確率で16の組み合わせができる。各F1世代を互いに交雑させると、表現型の異なる、つまり黒 - 斑点なし、黒 - 斑点あり、赤茶 - 斑点なし、赤茶 - 斑点ありという4種の牛が9：3：3：1という比率で発現する。

独立の法則

異なる2つの対立遺伝子（AAbb x aaBB）を持つ2つのホモ接合性の生物を交雑させると（**図2.3**）、各遺伝子は独立して次世代に継承される。ただし、これが起こるのは遺伝子が異なる染色体上に存在する場合のみで、遺伝子が同じ染色体上にある場合には、通例2つの遺伝子は連結して遺伝するため、この規則は当てはまらない。しかし、減数分裂中に相同染色体間に交差（p.25「減数分裂」を参照）が起こることもあるため、染色体の遺伝子どれもが連結するとは限らない。このように遺伝子が独立して継承されることによって、さらに多くの組み合わせが可能となる。これは遺伝の多様性という点で重要である。

2.1.6 　常染色体優性遺伝

優劣遺伝の1つに、常染色体優性遺伝がある。優性の対立遺伝子によって表現型が決まり、遺伝子座が常染色体上（p.13「染色体と遺伝子」を参照）にある場合、形質は常染色体優性遺伝される。

ヒトでは常染色体優性遺伝は多くの一般的な形質（血液型でAおよびBがO型よりも優性であるなど）で発生するが、その他にも多指（趾）症（指や趾が6本以上ある疾患）、家族性高コレステロール血症（高血中コレステロール値）、舞踏病（錐体外路運動系障害、p.617「大脳基底核」を参照）、マルファン症候群（コラーゲン形成異常）など多数の遺伝病でも生じる。

ヒトの常染色体優性遺伝病では、たいてい一方の親側にのみ疾患を誘発する優性対立遺伝子が染色体上にあり（A）、2つ目の染色体上にある対応遺伝子が健全である（a）。もう一方の親には健全で障害のない対立遺伝子（aa）が存在する（**図2.4a**）。このようにして遺伝では、ほとんどの場合、発症するヘテロ接合体と健全なホモ接合体が対になるという組み合わせとなる。したがって、性別に関係なくどの子供も、50%の確率で常染色体優性遺伝病を発症しうる。

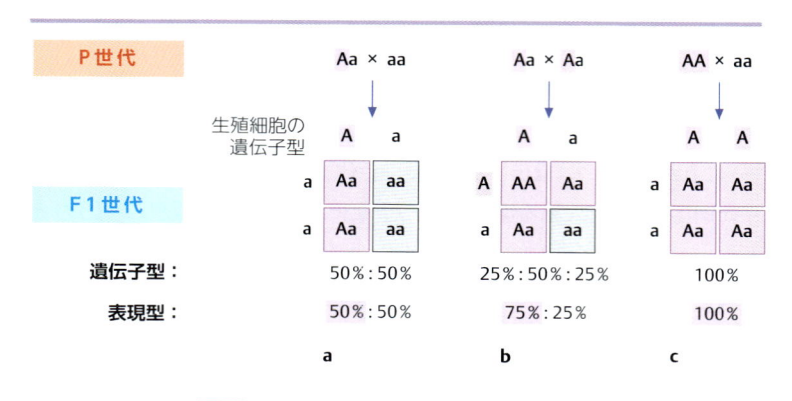

P世代	Aa × aa	Aa × Aa	AA × aa
生殖細胞の遺伝子型	A a	A a	A A
F1世代	a: Aa aa / a: Aa aa	A: AA Aa / a: Aa aa	a: Aa Aa / a: Aa Aa
遺伝子型：	50%：50%	25%：50%：25%	100%
表現型：	50%：50%	75%：25%	100%
	a	b	c

☐ = 対立遺伝子保有者（形質保有者＝発症者）

図2.4 常染色体優性遺伝：常染色体優先遺伝の遺伝子型と表現型。a ＝ 優性遺伝する対立遺伝子（形質）；a ＝ 劣性遺伝する対立遺伝子（形質）；Aa ＝ ホモ接合性で発症、Aa ＝ ヘテロ接合性で発症、aa ＝ ホモ接合性で健常、**a** 片方の親がヘテロ接合性で発症し、もう一方の親がホモ接合性で健常 ＝ 子供の50%が発症、**b** 両親がヘテロ接合性で発症 ＝ 子供の75%が発症、**c** 片方の親がホモ接合性で発症し、もう一方の親がホモ接合性で健常 ＝ 子供全員が発症。

親のどちらが発症型の優性対立遺伝子を持っているかは関係ない。これに対して両親ともヘテロ接合性で発症している場合は（**図2.4b**）、子供の75%が発症し（そのうち25%がホモ接合性、50%がヘテロ接合性）、25%がホモ接合性で健常である。

稀ではあるが、片親が常染色体優性遺伝病でホモ接合性で発症しているが、もう一方の親が全く健常である場合（**図2.4c**）は、子供全員がヘテロ接合性の形質を持つことになる。

2.1.7 常染色体劣性遺伝

優劣遺伝にはもう1つ常染色体劣性遺伝というものがある。遺伝情報が劣性な対立遺伝子として染色体上にあるものを常染色体劣性形質といい、F1世代ではホモ接合体保有者にのみ表現型として現れる（**図2.5**）。ヘテロ接合性の対立遺伝子保有者は、ホモ接合性の健常者と変わらない。したがって、

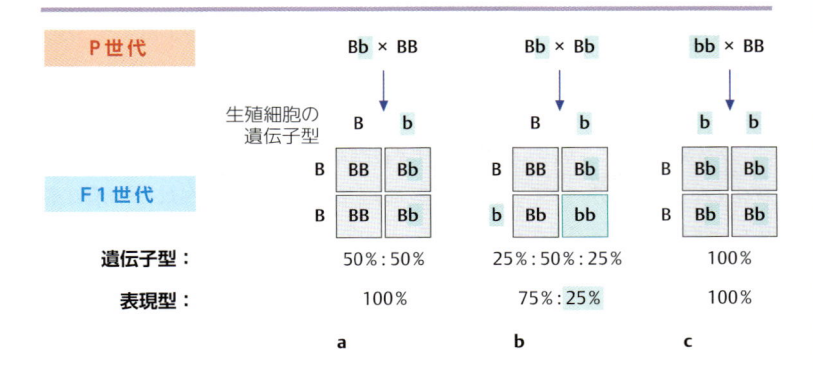

P世代	Bb × BB	Bb × Bb	bb × BB

生殖細胞の遺伝子型

F1世代

	B	b			B	b			b	b
B	BB	Bb		B	BB	Bb		B	Bb	Bb
B	BB	Bb		b	Bb	bb		B	Bb	Bb

遺伝子型： 50%：50%　　　25%：50%：25%　　　100%

表現型： 100%　　　75%：25%　　　100%

　　　　　a　　　　　b　　　　　c

▢ = ホモ接合性対立遺伝子保有者のみが発症するか、形質を継承する

図2.5 常染色体劣性遺伝：常染色体劣性遺伝の遺伝子型と表現型。b = 優性遺伝する対立遺伝子（形質）；b = 劣性遺伝する対立遺伝子；Bb = ホモ接合性で健常、Bb = ヘテロ接合性で健常、bb = ホモ接合性で発症、**a** 片方の親がヘテロ接合性で健常で、もう一方の親がホモ接合性で健常＝ 子供の100%が健常、**b** 両親ともにヘテロ接合性で健常 ＝ 子供の25%が発症、**c** 片方の親がホモ接合性で発症し、もう一方の親がホモ接合性で健常 ＝ 子供全員が健常。

表現型として現れる形質は、ホモ接合性の発症者のみに見られる。重症の常染色体劣性遺伝病では、発症者は必ずヘテロ接合性の健常な両親から生まれ、疾患を誘発する対立遺伝子は表現型として現れない。片方の親がヘテロ接合性で、もう一方の親がホモ接合性で健常である場合、子供は全員健常である（50%がホモ接合性で、50%がヘテロ接合性）（**図2.5a**）。両親ともにヘテロ接合性で健常である場合は、子供が発症するリスクは25%である（**図2.5b**）。一方、子供の50%はヘテロ接合性で健常者であり、素因保有者として劣性な対立遺伝子を持ち、これを子孫に伝承していく。残る25%がホモ接合性で健常者である。したがって少数家系の場合、常染色体劣性遺伝による発症者は散発的にしか現れない。片方の親がホモ接合性で発症し、もう一方の親がホモ接合性で健常である場合は、子供全員がヘテロ接合性で健常である（**図2.5c**）。

酵素欠損が原因で発症する代謝障害のほとんどは、常染色体劣性遺伝する。こうした疾患には、フェニルケトン尿症（フェニルピルビン酸蓄積による知能障害、下記参照）、先天性白皮症（チロシン水酸化酵素の欠損に起因してアミノ酸であるチロシンが皮膚のメラニン色素に変換する代謝経路が阻害される疾患）、膵囊胞性線維症（ムコヴィスイドーシス - 粘稠な分泌液が排出されて気管支および消化管に重篤な合併症が発生する疾患）などがある。ヘテロ接合性の発症者では、酵素活性が通例50%低下してはいるものの、通常の代謝条件下で対応する酵素が正常に機能していれば問題はない。反対にホモ接合性の発症者では、病像が発現する。優劣遺伝には中間遺伝への移行期があることが多いが、これはヘテロ接合性である状態では劣性遺伝を完全に抑制できないためである。

フェニルケトン尿症（発症率1万人に1人）は、フェニルアラニン水酸化酵素の欠損によりフェニルアラニンがチロシンに転換されない疾患である。蓄積したフェニルアラニンは、物質代謝によってフェニルピルビン酸に転換され、これがケトン体となって尿とともに排泄される。治療をしないまま放っておくと、乳児の場合は知能障害、からだの成長遅延、神経症状（痙攣発作）が現れる。疾患を早期に認知し、徹底的なフェニルアラニン制限食事療法を行えば、正常な成長も可能である。ただしこの食事療法は、脳が完全に成長するまで生後10年間は継続する必要がある。

2.1.8 伴性遺伝

伴性遺伝は、遺伝情報がX染色体上にある形質で起こる。X染色体上にある遺伝子には、相同するY染色体上に対立遺伝子がない。伴性遺伝は、X染色体劣性遺伝とX染色体優性遺伝に区別される。伴性遺伝で重要な点は、雄性の子孫は母親からのみX染色体を受け継ぎ、それを決して雄性の子孫に継承しないことである。

> **ヘミ接合体（半接合体、hemizygote）**：女性はX染色体にホモ接合性とヘテロ接合性の対立遺伝子を持つことができるが、男性にはX染色体が1本しかなく、遺伝子はどれも対をなすことができない。これをヘミ接合と呼ぶ。

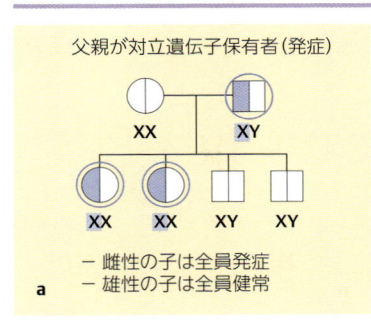

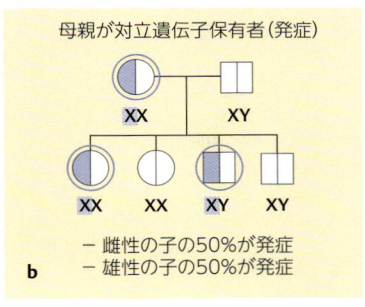

父親が対立遺伝子保有者（発症）

```
        XX ── XY
           │
   ┌────┬──┴─┬────┐
   XX   XX   XY   XY
```

- 雌性の子は全員発症
- 雄性の子は全員健常

a

母親が対立遺伝子保有者（発症）

```
        XX ── XY
           │
   ┌────┬──┴─┬────┐
   XX   XX   XY   XY
```

- 雌性の子の50%が発症
- 雄性の子の50%が発症

b

記号の説明：
- ⊖─□ = 両親
- ◐ = 雌性の子
- □ = 雄性の子
- ◐（青） = ヘテロ接合性で発症した女性
- ■（青） = ヘテロ接合性で発症した男性

図2.6　X染色体優性遺伝： X＝X染色体、Y＝Y染色体、XX＝女性、XY＝男性。**a** 父親がX染色体優性対立遺伝子を保有し、ヘテロ接合性で発症、**b** 母親がX染色体優先対立遺伝子を保有し、ヘテロ接合性で発症。

X染色体優性遺伝

　X染色体優性遺伝の特徴は、発症した父親を持つ雌性の子が形質保有者であることで、これは父親のX染色体は必ず雌性の子に遺伝するためである（図2.6a）。一方、発症した父親を持つ雄性の子は健全であるが、これは子が父親のY染色体を受け継ぐためである（図2.6a）。ヘテロ接合性で発症した母親を持つ子の場合、発症リスクは50%である（図2.6b）。X染色体優性遺伝される疾患は非常にまれである。

一例にビタミンD抵抗性くる病がある。この病気に罹ると、リン酸の血中濃度低下による歯のエナメル質の形成障害や毛包異常が現れる。

X染色体劣性遺伝

　X染色体劣性遺伝は、主に男性が罹りやすい。これは、障害のある対立遺伝子はX染色体上にあるためである（図2.7a）。反対に、女性は遺伝子がホ

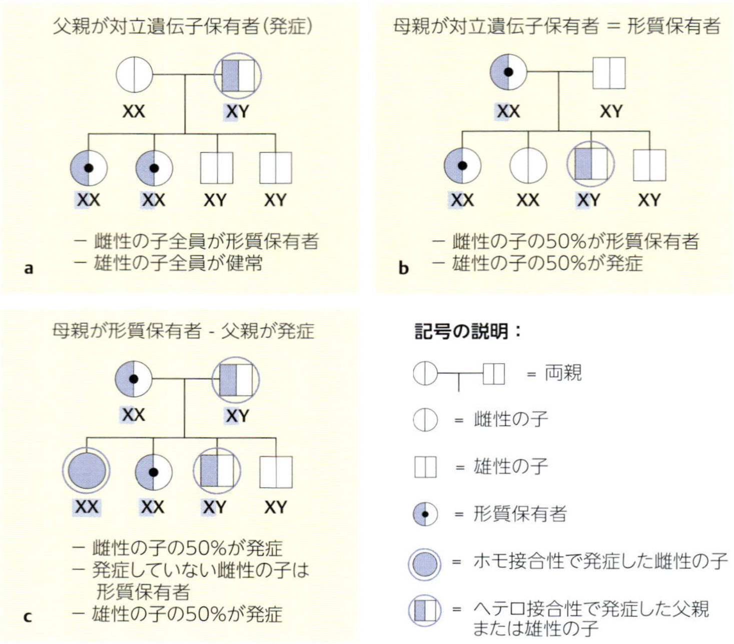

図2.7 X染色体劣性遺伝：X＝X染色体、Y＝Y染色体、XX＝女性、XY＝男性。

a 父親がX染色体劣性対立遺伝子の保有者であり、ヘテロ接合性で発症、**b** 母親がX染色体劣性対立遺伝子の保有者であり、ヘテロ接合性で健常であるが形質保有者、**c** 母親が形質保有者で、父親が発症。

モ接合性である場合（非常にまれ）にのみ発症する（**図2.7c**）。対立遺伝子がヘテロ接合性であれば、表現型は健全であり、疾患を誘発する遺伝子を子孫に伝えるのみである（いわゆる形質保有者）（**図2.7b**）。この女性を母親に持つ雄性の子の50%が発症し（形質保有者）、雌性の子の50%が母親に続いて保有者となる。

X染色体劣性遺伝する疾患には、赤緑色盲（発症率15人に1人）、血友病AおよびB（発症率1万人に1人）、デュシェンヌ型筋ジストロフィー（発症率3000人に1人）などがある。

2.1.9 突然変異

通例、染色体と染色体上に位置する遺伝子は、そのまま次の世代へと受け継がれていく。しかし、遺伝子の構成が自然に変化することもある。このような突然変異と呼ばれる遺伝子の変化は、次のように様々な細胞で発生しうる。

- 体細胞（体細胞突然変異）
- 生殖細胞（胚突然変異）

突然変異は偶発的に起こる（偶発突然変異）ほか、放射線や化学物質などいわゆる突然変異原に誘発される場合もある。遺伝子の化学構成が変化する割合は、平均して1万人〜10万人に1人とされている。突然変異は次の3つに分類される。

- 遺伝子突然変異（gene mutation）
- 染色体突然変異（＝ 染色体構造異常、chromosome mutation）
- ゲノム突然変異（＝ 数的染色体異常、genome mutation）

遺伝子突然変異

遺伝子突然変異は、最も重要で頻度の高い遺伝子構成変化の原因である。遺伝子複製時のエラーによって生じるもので、DNA鎖複製時にエラーが生じ、塩基対の配列が変化する。さらに、影響を受けたDNA分子が合成するタンパク質のアミノ酸配列も変わってくる。その結果、タンパク質の機能が変わり、この変化が突然変異が生じた個人の表現型に現れる。

染色体突然変異

染色体突然変異では、染色体の構造が変化する（染色体構造異常）。これは光学顕微鏡によってのみ確認できる。「交差」、つまり染色分体の交換（p.28を参照）が原因で起こるか、染色体が切断され別の結合をすることで生じる。染色体構造異常の発生率は、新生児200人に1人と数的異常よりも低い。染色体突然変異は次の4つに分類される。

- 欠失（染色体の一部が欠ける）

- 重複（1つの染色体上にDNA領域の一部が2つ存在する）
- 逆位（染色体の断片が逆向きで挿入される）
- 転座（2つの非相同染色体間で断片が交換される）

ゲノム突然変異

　ゲノム突然変異では、染色体の数が変わる（数的染色体異常）。その原因は、減数分裂と有糸分裂時にエラーが起こり、細胞分裂がランダムになることにある。こうした異常な細胞分裂の結果、染色体数が正常なカリオグラム（p.13「染色体と遺伝子」を参照）から逸脱する（異数体）。たとえば減数分裂の第1分裂時に相同染色体が分離しないことを、「不分離」という。不分離は、常染色体とゴノソム（性染色体）の両方で起こりうる。数的染色体異常が起こる一因として、セントロメア領域の染色体欠失や、染色体を分離させる紡錘体の形成異常が挙げられる。

　常染色体の分裂異常は、とりわけ小染色体で観察され、生まれた場合、ほぼ100%の割合でトリソミー（三染色体性）となり、中でも21番染色体のトリソミー（21トリソミー、ダウン症候群）が最多である。ここで注目すべき点は、常染色体トリソミーが起こる確率は親の年齢に大きく関係していることである。

若年女性が21トリソミーを持った子を産む発現率は、新生児2500人に1人であるのに対し、母親が40歳以上の場合はダウン症児の割合が50人に7人と上昇する。ダウン症児は程度の差こそあれ精神遅滞があるほか、眼瞼斜上、猿線（手掌横断皺）、短頭、鞍鼻、ずんぐりとした体型など典型的な身体的特徴がみられる。最も多く合併症を呈する内臓は心臓である。

　性染色体が正しく分離しなくても、胚が死に至ることはまずない。性染色体が多すぎても（性染色体トリソミー）欠けていても（性染色体モノソミー）、重大な障害にいたることはほとんどなく、多くの場合、知能は正常に発達する。ただし、生殖能が低下していることが多い。

性染色体モノソミーで出生できるのは、X染色体が残っている場合のみである

(ターナー症候群：核型45,X0で発症率は2500人に1人、45, X0は44本の常染色体と1本の性染色体[X]の計45があり、1本の性染色体が欠けている[0]ことを意味する)。ターナー症候群の女性は、女性の表現型を有するが、生殖能がない。主な身体的特徴には、低身長、首のまわりのたるみ(翼状頸)、内臓の欠陥(心臓障害など)がある。クラインフェルター症候群は、性染色体トリソミーで(核型：47, XXYで、発症率は900人に1人、47, XXYは44本の常染色体と3本の性染色体[XXY]で、1本の性染色体[X]が過剰であることを意味する)。表現型は男性で、宦官様巨人症(性器の発育不全を伴う巨人症)や精巣発達不全(性機能低下症)を伴う。

2.2 進化論

2.2.1 進化論の発生

　地球には非常に多彩な生物が存在する。現在まで1500万を超える動物種と、50万ほどの植物種が確認されており、ほぼ毎日新たな種が発見されている(その一方、人間によってほぼ毎日、現存種が死滅している)。生物学界では、聖書の創世記から推論され広く支持された「種の不変説」が18世紀終わりまで定説とされていた。この説を元に、スウェーデンの自然研究者であるカール・フォン・リンネ (Carl von Linné、1707-1778) は、現在地球上で見られる種はどれも、生を受けたときからそのままの形で地球上に存在するという説を主張した。リンネの功績は、当時よく知られていた動植物種を形態の類似性に従って1つの体系に分類・記述したことにある。19世紀にはいってようやく形態の類似性が系統面からも見られるようになり、同族種が1つの祖先系列に分類された。そしてこの考えを取り上げ、比較解剖学、古生物学、動植物地理学に準じた豊富な観察によって補足したのがチャールズ・ダーウィン (Charles Darwin、1809-1882) であった。これが今日一般的に認められている進化論の始まりである。ダーウィンは、1859年出版の著書『種の起源 (On the origin of species by means of natual selection)』の中で、

現存する生体の起源を発生時の簡素な形態で表すとともに、生体進化の原因を解明した。

2.2.2　進化の要因

進化の原動力として、次の5つの要因が知られている。

- 自然選択（natural selection）
- 突然変異（mutation）
- 組換え（recombination）
- 遺伝的浮動（genetic drift）
- 隔離（isolation）

自然選択

　進化論とは、地球上に存在する果てしない生物多様性は、数100万年の間に数少ない単純な形態、あるいはたった1つの形態から進化していったとする教義である。地質時間の経過とともに生物も変化し、概して構造が複雑となり、能力も増強されていった。進化を研究する中で重大であったのは、進化をもたらした原因は何か、つまり進化を生じさせ可能にした要因を把握することであった（進化の原因研究）。ここでもダーウィンが登場し、自然選択という独自の概念（優性種が生き残る - survival of the fittest）で、驚くほど単純な解決案を説明している。この概念は次の3つの事実を前提とする。

- 生物は種の維持に要する以上の数の子孫を残す。種を維持するためには、生殖される個体数は2つで十分であるが、実際には何千、何百万もの子孫が作られる。ただし、環境条件が変わらなければ、1つの生活圏に存在する個体数は長期にわたり変わることはない。
- 1対の両親から生まれたといっても子が皆同じであることはなく、遺伝形質は多様である。
- 生物は常に、有利な生存条件つまり食物、生存環境、生殖パートナーを求める競合関係にある。

この前提からダーウィンは、競合つまり生死を賭けた戦い（struggle for life）では、環境に最も適合した個体のみが生き残ることができる（survival of the fittest）と推論した。ここでいう競合は種の中に限られたものではなく、異なる種に属する生物どうしでも生態的地位（ニッチ）が類似していれば競いあう場合もある。こうした競合の結果、一つの生態的地位の中ではたいてい1種のみがそのニッチを長期的に確保することができる。反対に環境にうまく適合できない種は死滅するか、別のニッチに追いやられる。このように常に環境条件に適応し続ける自然選択によって、種は徐々に改変されていく。したがって、残存する子孫数を量定すれば、最も簡単に種の適応性（Fitness）を知ることができる。

> ***生態的地位（ニッチ）：****1つの生物種が1つの生活圏（生態系）で利用する環境因子をまとめて生態的地位と呼ぶ。1つの生活圏が多様に利用されると（異なる生態的地位が存在すると）、1つの生活圏に複数の生物種が互いに競合せずに共存できる。*

　ただしチャールズ・ダーウィンの自然選択の考えは、今世紀に入って遺伝学的成果がもたらされ、その理論を裏付けられてようやく完全に認められるようになった。

種と集団の観念

　こうした進化の要因の影響を理解するには、種と集団の観念が非常に重要となる。

> ***種（Art）/集団（Population）：****本質的な形質が同じで、互いに子孫を繁殖できる生物をまとめて1つの種（Art）という。またこうした種の中でも、同じ時代に特定の領域で生き繁殖する各個体群を集団（Population）という。*

　非常に多種多様な対立遺伝子において、それぞれが形質上の変化をもたらしうる遺伝子の総体を1つの集団の遺伝子プールと称する。特定の対立遺伝子がある集団に現れる頻度を遺伝子頻度という。突然変異によってできた

発現頻度の低い稀な遺伝子や対立遺伝子がある一方、頻度の高い遺伝子や対立遺伝子もある。以上のことから、1つの集団の遺伝子頻度が世代とともに変わっていくことを進化とみなす。

> *遺伝的多様性：有性生殖によって、1つの生物種の個体群には常に新しい遺伝子の組合せがもたらされる。このように遺伝子の変化可能性を遺伝子多様性と呼ぶ。遺伝子の突然変異によって新たな対立遺伝子が導入されれば、多様性も増す。*

突然変異

進化を、世代とともに子孫が祖先と異なっていく経過とみなした場合、遺伝子の変異性(Mutability)が重要となる。遺伝物質が変わる突然変異は、偶発的に発生し、そのためある程度進化の原動力であるともいえる。

前述のように突然変異にはいくつかの種類があり(p.61を参照)、必然的に1つの集団の多様性は増幅する。ここで一定期間中に起こる変異をまとめて突然変異圧と称する。これに対応するのが自然選択で生じる選択圧であり、この選択圧によっても不利な突然変異が起こらないようになっている。

組換え

生殖細胞合成時に起こる遺伝形質の組換えによって、常に新たな対立遺伝子の組合せ、つまり新たな遺伝子型ができる。その結果、遺伝的多様性が広がり、新たな表現型が形成される。遺伝子の組合せが有利で表現型が適切であれば、優れた適応性を備える偶発性が上昇する。ここに両性生殖の基本的意義が見られる。

遺伝子組換えは、父方と母方の染色体が偶発的に分配されることによって、また減数分裂時の「交差」によって起こることから、有性生殖によってのみ可能である。概して生物は非常に多くの遺伝子を有するため、次世代の持つ組換え可能性は膨大であり、1つの両親から遺伝子的に完全に同じ子孫ができるのは一卵性双生児を除いて皆無といえる。

遺伝的浮動

> **遺伝的浮動：**遺伝子プールが偶発的に変わることを遺伝的浮動という。遺伝子プールは、突然変異や自然選択がなくても変わることがある。

たとえば1つの集団の中で一定の形質を有する生物群が、疾患、悪天候、森林火災をはじめとする事態によって突然死滅することもある。集団の中では死滅した生物群の代わりに、別の遺伝子の組合せを有する生き残った群が数を増していく。このように、一定の形質鎖（とその遺伝子）を持ったものの偶発的な生死が、ある集団の組成に対して決定的な影響をおよぼしうる。

隔 離

1つの種の個体群、つまり集団は、それぞれが引き離されて、同じ遺伝子プールを形成しなくなると、異なる進化を見せる（隔離）。隔離の機序は様々であるが、その中でもいわゆる地理的隔離が最も広範で持続的に作用する。

地理的隔離は、たとえば環境変化でも起こるし、気候が変化して生存圏のステップ化、沼沢化、凍結などによって集団の一部が様々な方向に移動を強いられることでも起こる。その結果、1つの種が一様に分布していた元来の領域が大きく分割される。

1つの生物群の間で遺伝子交換なしで進化が起こると、種が分化する。最初は形質的相違は大きくないものの、進化に伴い、亜種や系統が形成される。ただし、どれもまだ互いに有性の次世代を繁殖できる。時間の経過とともに形質差が拡大していくと、生殖能が制限されたり、交尾不能となることもある。その結果、両者の遺伝子プールが完全に隔離され、互いに独立した種ができあがる。

2.2.3 進化の証拠

進化の証拠には次のものがある。
- 発生学的データ(embryological data)
- 相同器官(homologous organ)
- 痕跡器官(rudimentary organ)
- 先祖返り(隔世遺伝)(atavism)

発生学的データ

脊椎動物のどの網でも胚は外見だけではなく、目の付いた頭部や、四肢と尻尾が付いた体幹といった構成からもほとんど違いが見られない(**図2.8**)。

ヒトを含めてほとんど全ての脊椎動物は、胚の成長中に胚芽期を経る。胚芽期ではどの脊椎動物の胚も魚の胚に非常によく似ており、たとえば最終的に鰓形成にはいたらないものの鰓弓が付いている。

このことは、脊椎動物はどれも水中で生き、鰓で呼吸するものから進化した証拠であるといえる。こうした初期発生段階の機能的・形態学的類似性は同族関係を示すものであり、系統発生もある意味で個体発生に影響をあたえているといえる。ドイツ人生物学者エルンスト・ヘッケル(Ernst Haeckel、1834-1919)は、脊椎動物の個体発生は、短時間で早急な系統発生の反復であるという「生物発生原則」を唱えた。

> ***系統発生**：系統発生とは、数少ない単純な形態の(単細胞)生物から今日存在する様々な階級の動植物種にいたるまでの、生物の胚を観点とした数百万年にもわたる歴史的な発生過程のことである。*

相同器官

生物の器官が構造的に共通性を持ち、同じ形態学的構造を起源とする場合、相同器官という。

魚類	両生類	爬虫類	鳥類	ヒト

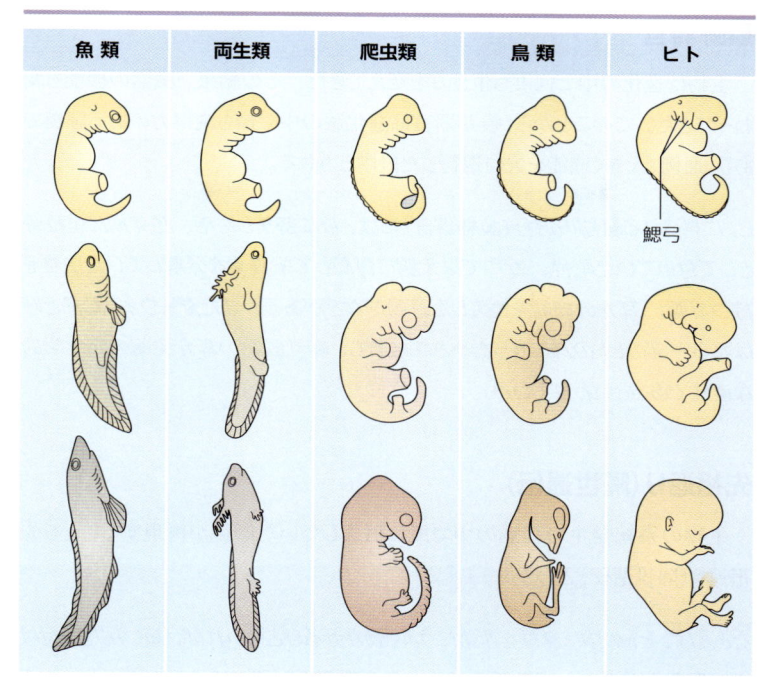

鰓弓

図2.8 胚発生：脊椎動物にみられる胚発生中の各発生段階。ヒト、鳥類、爬虫類、両生類、魚類は初期発生段階（最上段）では非常に似ており、形状および鰓弓が付いている点が共通しているのが特徴的である。5〜7週目のヒトの胚は魚類の胚に似ているが、これはヒトの元来の形状の起源を示す証である。

相同器官と呼ばれるのは、たとえばコウモリの羽、モグラの足、クジラのひれ、ヒトの腕を相同器官という。

　形状は違っても、上腕、前腕、手根骨、中手骨、指骨の配分は共通である上、どれも四肢の外見は非常に異なるが、各部の位置は同じである。

進化論

痕跡器官

　生物は進化の中で何度も生き方を変えてきた。その結果、臓器の機能も変わってきた。このことから、痕跡器官は進化論の中で最も説得力のある証拠であり、通例、大きく機能を失い退行した段階とされる。

ヒトに見られる臓器の退行（痕跡器官）には、胚に密集した毛、胚芽期に尾椎骨として付いていた尾骨、かつては大腸に付随して栄養素を分解していた虫垂を持つ盲腸、耳介の機能を喪失した耳動筋などがある。またダーウィン結節と呼ばれる一部のヒトの耳に残った小さな結節も、哺乳動物の耳介尖端の発生学的な遺残であるといわれている。

先祖返り（隔世遺伝）

　生物の系統発生の経過の中で既に消失していた形質が再現することを先祖返り（隔世遺伝）という。

たとえば、ヒトの中には耳を非常にうまく動かせるひともいれば、短い尻尾を付けた（尾骨が長めの）新生児もいる。腹部乳腺堤に沿って乳頭が余分についたケースもあるが（副乳）、これは1回の出産で多数の子を産む哺乳動物に見られる腹部に対で並ぶ乳頭に似ている。

　このように以前の進化段階に戻る先祖返りが起こるということは、ゲノムには該当する遺伝子はまだ残っているものの、ブロックされているか、間違った個体発生時期に活性化したことの証である。

要 約

遺伝と進化

遺 伝

- 遺伝プログラムは、情報単位である遺伝子（＝遺伝形質、p.48）という形で各細胞核の染色体の中に保存されている。1つの遺伝子は1000～1万個の塩基対（300～3000個の塩基トリプレット）としてDNA上に散在し、たとえばタンパク質に関する情報を含む。形質は複数の遺伝子によって決定する。どの染色体（染色体23本＝一倍体）も30億の塩基対で構成されている。

- 23対の染色体（二倍体）には、約3万～4万個の遺伝子からなる遺伝型（＝ゲノム、p.48）が包括されている。遺伝子は、対応する父方と母方の染色体（相同染色体）上に1つずつ、計2つ存在する。

- この遺伝子を対立遺伝子（アリール）と称する（p.48）。対立遺伝子の情報が同じであれば、この形質の保有者はホモ接合性、異なればヘテロ接合性という。

- ヘテロ接合では、単独で形質表現、つまり表現型（遺伝子型＝遺伝情報）を決定する対立遺伝子が優性となる。表現型に現れない対立遺伝子は隠され、劣性である（p.49）。両方の対立遺伝子が表現型を決定している場合を共優性（p.49）という（形質が併存する）。中間遺伝では、両対立遺伝子が混合されて形質が現れる。

- メンデルの法則（p.50）は、世代にわたって各遺伝形質が受け継がれる際の分配規則を示すものであり、遺伝子が発見される前にまとめられていた。メンデルは、第1に純粋種（観察した外見を基に判断）を用いること、第2に形質が視認できること、第3に形質を決定する遺伝子が異なる染色体上にあることを実験の前提条件とした。
    - メンデルの第1法則（斉一性の法則、p.50）：1つ以上の形質（対立遺伝子）が異なる2つの純粋種を交雑させると、優劣遺伝（優性対立遺伝

子が表現型を決定）および中間遺伝でヘテロ接合性のF1世代の表現型は斉一となる。
- メンデルの第2法則（分離の法則、p.53）：F2世代の表現型は優性：劣性が3：1となり、遺伝子型は純系優性形質：混合劣性形質：純正劣性形質が1：2：1となる。中間遺伝では、表現型も遺伝子型も1：2：1となる。
- メンデルの第3法則（独立の法則、p.55）：2つの形質（対立遺伝子）が異なる2つの純粋種を交雑させると、各遺伝子はそれぞれ独立して受け継がれる。そのためには、遺伝子が異なる染色体に存在する必要がある。F2世代には16の異なる遺伝子型と4つの異なる表現型が現れる（比率9：3：3：1）。

■ 常染色体優性遺伝(p.55)と常染色体劣性遺伝(p.56)
- 常染色体優性遺伝では、常染色体上の優性遺伝子が表現型を決定する。
- 常染色体劣性遺伝では、形質を決定する劣性遺伝子が常染色体上にあるが、形質が表現型として現れるのはホモ接合体保有者のみである。

■ 伴性遺伝（p.58）では、特定の形質に関する遺伝情報はX染色体上にある。Y染色体上には同種対立遺伝子は存在しないため、男性にはX染色体の遺伝子の対立遺伝子が1つしかない。これをヘミ接合体という。性染色体に関連する遺伝病の中で、雄性の子がX染色体劣性遺伝で発症しやすいのに対し、雌性の子は保因者（形質保有者）であることが多い。まれなX染色体優性遺伝では、雄性よりも雌性の子の方が発症しやすい。これは、雄性の子が発症した父親のX染色体を受け継ぐことがないのに対し、雌性の子は必ず受け継ぐためである。

■ 突然変異(p.61)とは、偶発的または突然変異原によって、体細胞（体細胞突然変異）または生殖細胞（胚突然変異）の遺伝子構造が変化することである。
- 遺伝子突然変異（p.61）：発現頻度は1万〜10万人に1人。複製時のエラーで塩基対の配列が変化する。

- 染色体突然変異（p.61）：発現頻度は200人に1人。染色体構造異常とは、「交差」による染色分体の交換や、染色体が分裂して別の形に変わった結果（欠失、重複、逆位、転座）、染色体の構造が変化することである。
- ゲノム突然変異（p.62）：有糸分裂および減数分裂のエラーによって染色体数が変わること。この数的染色体変異は、常染色体にもゴノソム（性染色体）にも起こる。常染色体では、特に小さな染色体が変異する（大半がトリソミー：21トリソミーの発現率は50～2500人に1人で、母親の年齢が高いほど発現率が高い）。ゴノソム（性染色体）の変異には、単に身体的に幾分虚弱であるが生殖能を有する性染色体トリソミー（XXY＝クラインフェルター症候群）と、XO（ターナー症候群）を除き生殖能のないモノソミーがある。

進 化 論

- チャールズ・ダーウィンは、現存する高等生物は数百年の間に初期の単純な形から進化したものであるという進化論（p.63）の祖の1人である。進化の原動力として、現在では次の要因が認められている。
  - 自然選択（p.64）：チャールズ・ダーウィンが唱えた自然選択の概念によると、「最も適応能力の高いものが生存する」。種の内部および種の間で競合が起こると、自然選択によって適応能の非常に低い次世代が生殖能を得る前に死滅する。その結果、優勢である環境に最もうまく適応できるもののみが繁殖する。環境が変化すると、種の構造も次第に変化していく。
  - 突然変異（p.66）：様々な突然変異によって、集団の遺伝的多様性が増す。
  - 組換え（p.66）：有性生殖時の組換え（減数分裂時に父方と母方の染色体が偶発的に分配される；「交差」）により、必ず新たな遺伝子型と表現型が現れる（多様性の上昇）。
  - 遺伝的浮動（p.67）：突然変異でも自然選択でもなく、たとえば天災など

- によって偶発的に遺伝子プールが変化すること。
  - 隔離（p.67）：地理的に隔てられて1つの集団内で遺伝子交換が妨害されること。その結果、次第に種が分化し、遺伝子プールが完全に独立する。環境条件が変われば形質も変化する。生殖的隔離が形成されると、2つの独立した種ができる。
- 本質的な形質が共通しており、有性生殖によって繁殖できる生物をまとめて種（p.65）と称する。
- 同時期にある領域に生存・生殖する1つの種の個体群を集団（p.65）と呼ぶ。
- 1つの集団の遺伝子をまとめて遺伝子プール（p.65）と呼ぶ。
- 進化の証拠（p.68）として、次の4つが認められている。
  - 発生学的データ（p.68）：系統発生が短期間に迅速に反復されると、個体が発生する（個体発生）
  - 相同器官（p.68）：系統発生学的に見て、同じ形態学的構造を有していた臓器
  - 痕跡器官（p.70）：系統発生の経過の中で生き方が変わり退化した臓器
  - 先祖返り（隔世遺伝、p.70）：系統発生の経過の中で既に消失していた形質が突然現れること

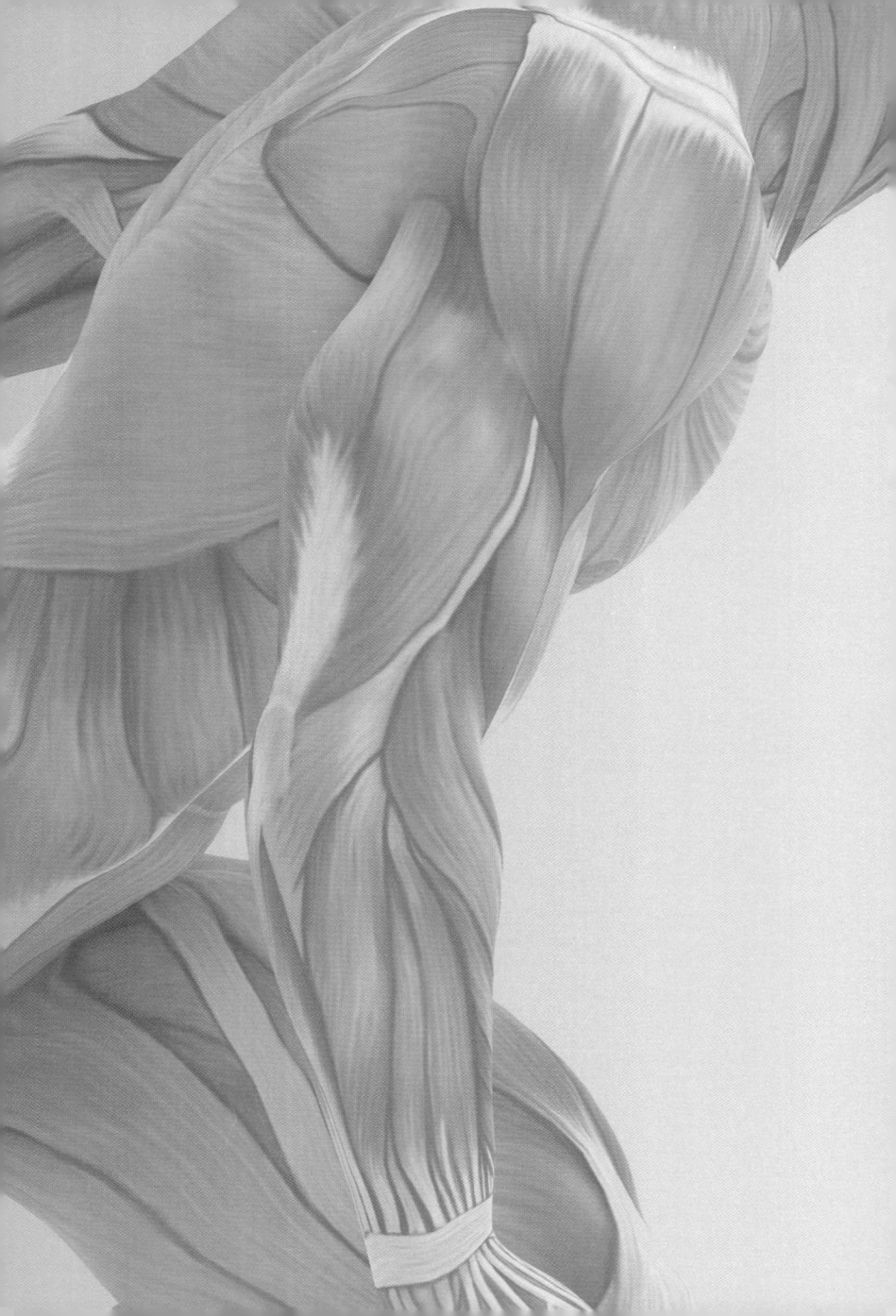

3　組 織

3.1　総 論 *78*

3.2　上皮組織 *78*
3.2.1　表面上皮 *80*
3.2.2　腺上皮と感覚上皮 *83*

3.3　結合組織と支持組織 *83*
3.3.1　結合組織 *84*
3.3.2　支持組織 *91*

3.4　筋組織 *99*
3.4.1　平滑筋組織 *100*
3.4.2　横紋筋組織 *102*

3.5　神経組織 *112*
3.5.1　ニューロン(神経細胞) ... *113*
3.5.2　神経インパルス(活動電位) ... *116*
3.5.3　シナプス(神経連鎖) *118*
3.5.4　グリア細胞(神経膠) *121*
3.5.5　神 経 *123*

要　約 *125*

3.1 総 論

> **組織 (tissue)**：*細胞およびその派生物（細胞間質）が一定のパターンで集合したものを組織という。組織は1つまたは複数の特定の役割を担う。*

通例、組織は次の4つの種類に分類される。
- 上皮組織（epithelial tissue）
- 結合組織（connective tissue）と支持組織（supporting tissue）
- 筋組織（muscle tissue）
- 神経組織（nervous tissue）

3.2 上皮組織

上皮組織は、主な機能を基準に次のように分類される。
- 表面上皮（surface epithelium）
- 腺上皮（glandular epithelium）
- 感覚上皮（neuroepithelium）

どの上皮も薄い基底膜(硝子様膜)の上にあり、力学的に安定している。表面上皮は、からだの内外表面を覆い保護するとともに、物質を分泌したり吸収したりして周辺環境とからだを連結させている。腺上皮は物質（分泌物）を生成し、特定の導管を通して体表の内外に放出するか(外分泌腺)、またはホルモンのように導管を通さず直接血液内に放出する(内分泌腺)。感覚上皮は、感覚器の構造に関与し、知覚を伝達する(例：眼の網膜) (**図3.1**)。

図3.1 上皮の役割：
さまざまな上皮の役割、**a** 皮膚の表皮、**b** 小腸の絨毛、**c** 外分泌腺、**d** 眼の網膜

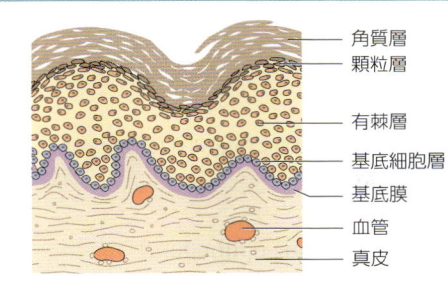

上皮組織

a 皮膚の表皮
- 角質層
- 顆粒層
- 有棘層
- 基底細胞層
- 基底膜
- 血管
- 真皮

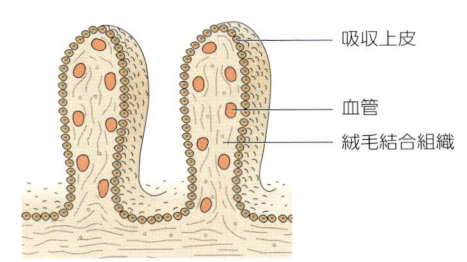

b 小腸の絨毛
- 吸収上皮
- 血管
- 絨毛結合組織

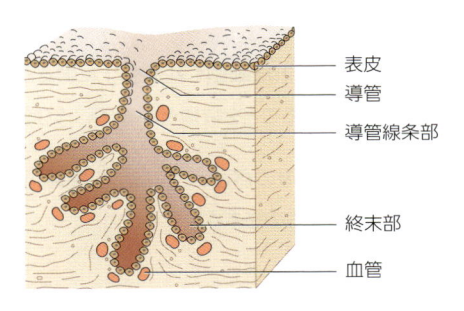

c 外分泌腺
- 表皮
- 導管
- 導管線条部
- 終末部
- 血管

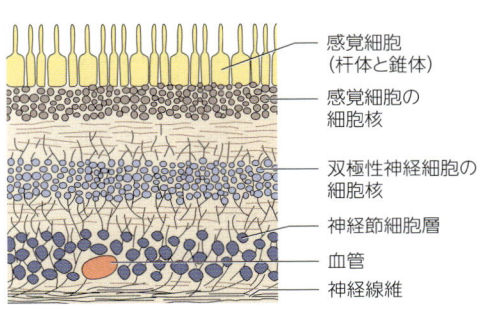

d 眼の網膜
- 感覚細胞（杆体と錐体）
- 感覚細胞の細胞核
- 双極性神経細胞の細胞核
- 神経節細胞層
- 血管
- 神経線維

3.2.1 表面上皮

形態と配列

上皮は細胞の形態別および配列別に分類できる。

形態別に分類した上皮
- 扁平上皮（squamous epithelium）
- 立方上皮（cuboidal epithelium）
- 円柱上皮（columnar epithelium）

配列（層形成）別に分類した上皮
- 単層上皮（simple epithelium）
- 重層上皮（stratified epithelium）
- 偽重層上皮（多列上皮）（pseudostratified epithelium）（図3.2）

重層上皮の名称は、たとえば重層扁平上皮のように、必ず最表面にある細胞の形態の名がつく。

偽重層上皮は、どの上皮細胞も基底膜上にあるが、その自由表面が上皮表面に達しない細胞があることを特徴とする（例：気道の2列線毛上皮）。

偽重層皮の中には、尿道の移行上皮のように膀胱など大きく表皮が変動する臓器に適応できる特殊なものもある。

上皮細胞の様々な表面構造

上皮細胞はそれぞれ特殊な表面構造を持っているが、どれもその機能に直結する。吸収・分泌を行う上皮細胞には、表面に指の形をした独特な形質膜の突起（微絨毛）が付いており、これが表面積を大きく広げている（図3.2）。微絨毛は、小腸内では栄養素の吸収を促進し、たとえば胆嚢では液状物質を吸収することで胆汁を濃縮させる。

不動毛という特殊な形の細胞質突起もある。これは微絨毛よりも細く、たいてい密接に集まって細胞表面に並んでいる。精巣上体管にある不動毛は、微

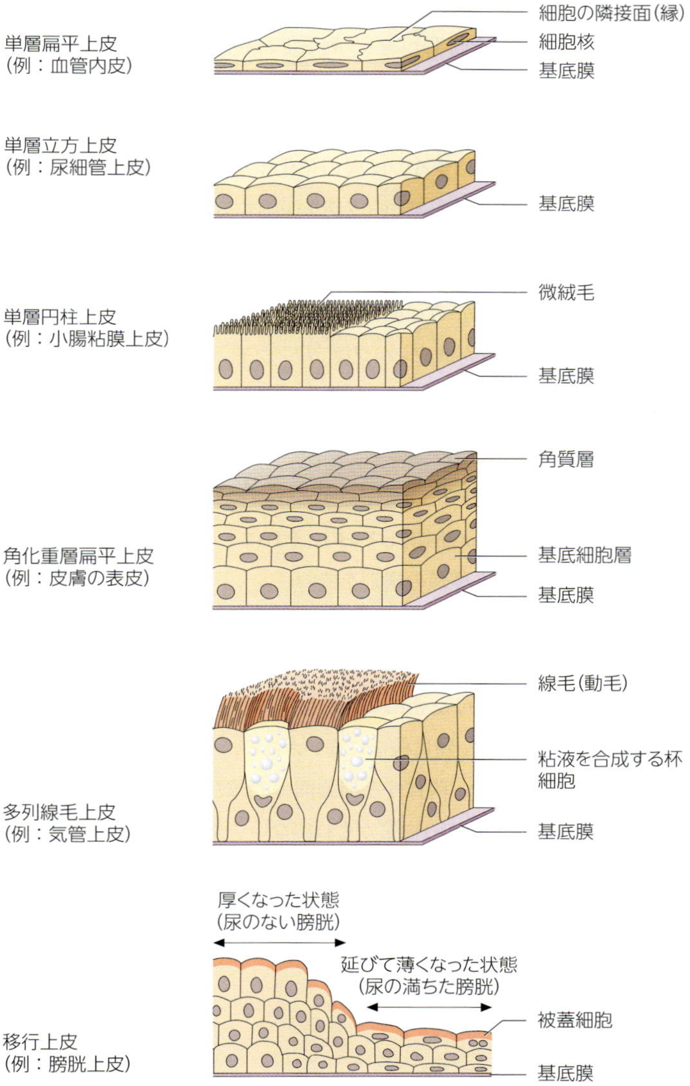

単層扁平上皮
(例：血管内皮)
- 細胞の隣接面（縁）
- 細胞核
- 基底膜

単層立方上皮
(例：尿細管上皮)
- 基底膜

単層円柱上皮
(例：小腸粘膜上皮)
- 微絨毛
- 基底膜

角化重層扁平上皮
(例：皮膚の表皮)
- 角質層
- 基底細胞層
- 基底膜

多列線毛上皮
(例：気管上皮)
- 線毛(動毛)
- 粘液を合成する杯細胞
- 基底膜

移行上皮
(例：膀胱上皮)
- 厚くなった状態（尿のない膀胱）
- 延びて薄くなった状態（尿の満ちた膀胱）
- 被蓋細胞
- 基底膜

図3.2　上皮細胞： 上皮細胞の形態と配列

上皮組織

絨毛のように吸収・分泌機能を持つ。

運動する細胞質突起を動毛という。動毛は、気管の呼吸上皮などに見られ(**図3.2**)、1個の細胞に200〜300本の動毛が並ぶ（線毛）。動毛は波のように規則的に運動し（毎秒20回程度）、上皮表面の粘液を動かして一定方向に液体物質が流れるようにする。皮膚の角化重層扁平上皮は、最上層の細胞層が角化し、外部からの影響から皮膚を保護するために表皮に角質層ができたものである。

*膀胱の移行上皮には表面に近い細胞膜にプラークと呼ばれる独特の構造がある。プラークは移行上皮特異タンパク質ウロプラキン（Uroplakine）の含有量が高いことを特徴とし、尿中の刺激的な成分から膀胱を保護する**(図3.2)**。*

細胞接着（細胞の連結）

隣接する細胞間は接着（連結）しており、それは上皮だけではなくあらゆる組織に存在し、次のような3種類の構造を持つ。

- 密着結合（閉鎖帯）tight junction
- 細隙結合（ネキサス）gap junction
- 接着斑（デスモソーム）Desmosome

この3種の結合様式は、特に機能に違いがある。閉鎖帯は、高い円柱上皮細胞間に見られる結合で、隣接する細胞間の間隙が完全に閉鎖されるため、例えば大腸では細胞間隔から物質がもれ出ない。細隙結合では隣接する細胞どうしが密着しておらず、細胞間の物質輸送を可能にしている（例：心筋細胞、骨細胞）。両者とは異なり接着斑は、もっぱら力学的役割をもって扁平上皮の細胞間を結びつける働きがある。

3.2.2 腺上皮と感覚上皮

腺上皮と感覚上皮は上皮組織全体の中で特殊な部類に属する（**図3.1 c、d**）。

腺上皮

腺上皮細胞は次のとおりさまざまな形態で存在する。

- 単細胞として上皮細胞間に存在（例：大腸の杯細胞）
- 上皮性臓器という形態で存在（例：汗腺、唾液腺、涙腺、膵臓）

こうした腺で生成される物質（分泌物）は、生成場所では不要であることが多く、たとえば外分泌腺の場合は、特有の導管を介して分泌物の作用部位まで輸送される（**図3.1c**）。ホルモンを生成する腺（下垂体、甲状腺）のように特有の導管がない場合は、生成された分泌物は直接血液内に放出されて、血液を介して目的部位に到達する（内分泌腺）。

感覚上皮

感覚細胞は上皮の中にあって刺激を受容する役割を担い（感覚機能）、受けた刺激（光、化学物質、力学的な圧力、痛みなど）を電気信号に変えて、これを興奮として神経線維に伝達する（**図3.1d**）。

3.3 結合組織と支持組織

結合組織と支持組織は外見は非常に違うものの、起源が同じであるという共通点がある。上皮組織、筋組織および神経組織がいずれも主として細胞で構成されているのに対し、結合組織と支持組織は細胞と細胞間にある物質（細胞間質、細胞外基質など液体状、半液体状、固形の物質）が多く存在する。どの物質も結合組織および支持組織構造の形成に、量的質的にさまざまな形で関与する。支持作用が低いほど、物質代謝機能は活発となるため、結合組織は血流が豊富である。結合組織はその名のとおり、結合機能があり、とりわけ

臓器と血管とをつなげる。支持組織は、強固な組織、軟骨、骨などで、支持機能が高いが、血液も流れている(骨のみ)。

3.3.1 結合組織

結合組織は体内で一連の重要な役割を担う。結合組織は次の構成要素からなる。

- 結合組織細胞
- 細胞間物質(細胞間質、細胞外基質)

細胞と細胞外基質の種類と配列に応じて、結合組織は次のように分類される。

- 疎線維性結合組織(loose connective tissue)
- 密線維性結合組織(dense connective tissue)
- 細網線維性結合組織(reticular connective tissue)
- 脂肪組織(adipose tissue)

結合組織の機能

結合作用：結合組織の主な役割は臓器、血管、神経の周辺を埋めて、それらを結合することにある。また靱帯という形で関節を安定させ、腱という形で筋から骨に力を伝達する。

物質代謝作用：物質代謝が固定性結合組織細胞で行なわれる一方、物質交換は細胞間質で行なわれる。血液から放出された養分は、細胞間質を通って細胞に拡散する。このように結合組織には養分分配作用もある。これと同じように、細胞から排出された物質は結合組織を通って毛細血管やリンパ管に入る。

水分代謝：細胞外液の大半は、大量の水分を保存できる疎性結合組織の間隙にある。

腎疾患および心疾患があると、組織内に水分が異常に蓄積されて水腫となる。

創傷治癒：創傷は結合組織が形成されながら治癒していき（肉芽組織）、最終的に表面が粗い瘢痕組織と化す。

防御作用：少数の特化した「遊走性」結合組織細胞（様々な形態の白血球、p.296「血球」を参照）が、病原体や異物からだを防御する。こうした結合組織細胞は、食作用（固形物質を細胞内に取り込む作用）や、抗体を形成して自己防御する能力を有する。

保存作用：たとえば脂肪組織はエネルギー貯蔵庫としてエネルギーを保存する。

結合組織細胞

結合組織の内部にある空間には、細胞間質（基質および結合組織線維）を合成する「固定性結合組織細胞」である線維芽細胞（FibroblastまたはFibrocyte）と、大半が防御系に属する血液由来の遊離細胞が存在する。この「遊走性結合組織細胞」は固定されてはおらず、アメーバ様の運動能を持つことから結合組織内を移動できる。最新知識では、遊走する結合組織細胞はどれも胚葉の間葉に由来し、大半が血中から結合組織に遊走してきた白血球の形状を呈する(p.296「血球」を参照)。

細胞間物質（細胞間質、細胞外基質）

結合組織内の空間には様々な形状の細胞間質があるため、1つには血管と臓器間の物質移動路（基質）として、もう1つには実質的な結合組織（結合組織線維）としての働きがある。基質は主として組織液、プロテオグリカン（proteoglycan）、グリコサミノグリカン（glycosaminoglycan）、糖蛋白からなる。これら巨大分子は大半がマイナスに荷電されており、水など陽イオンを吸着する。間質液がゲル状または固体状であるのは、プロテオグリカンの作用である。プロテオグリカンには水を結合させる特性があり、関節軟骨の弾性のある形状や角膜の透明性を維持する。糖蛋白は、特にグリコカリックス（glycocalyx）や基底膜の構成要素として細胞表面にあり、機械的な作用

（細胞と細胞外基質を接着）を有するほか、間質と付近の細胞との間で物質を調整しながら輸送する容器を形成していると考えられる。

結合組織線維は次の3種に分類される。

- 膠原線維（collagen fiber）
- 弾性線維（elastic fiber）
- 細網線維（reticular fiber）

膠原線維は線維の長軸方向への力に対する抵抗力が強く、牽引力の強くかかる部位（腱、靱帯）に存在する。細網線維は屈曲弾性が高く、たとえば網の目構造をなしてリンパ節や脾臓の骨組みとなっている。弾性線維は線維方向の弾性に富み、1.5倍の長さまで引っ張って伸ばすことができる（血管）。

疎性結合組織

細胞間にある線維の少ない疎性結合組織（図3.3）は、基質として器官内で

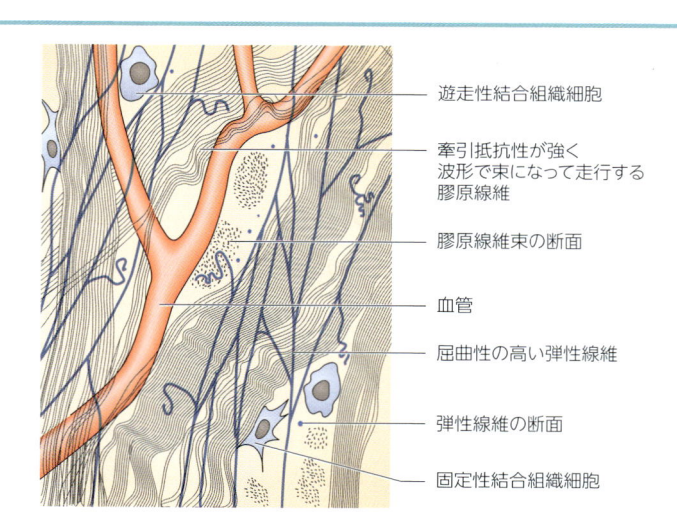

- 遊走性結合組織細胞
- 牽引抵抗性が強く波形で束になって走行する膠原線維
- 膠原線維束の断面
- 血管
- 屈曲性の高い弾性線維
- 弾性線維の断面
- 固定性結合組織細胞

図3.3　疎性結合組織： もっとも広く分布する結合組織で、細胞が離れていることと波状に走行する膠原線維を特徴とする。疎性結合組織は他の構造間の間隙を埋める。

特定の組織どうしを結合したり、神経や血管を導いて周辺の臓器組織に固定させたりする。さらに水分貯蔵庫および移動層としての役割を担う。

密線維性結合組織（dense connective tissue）

　密線維性結合組織では、細胞の量は少なく、線維量が多い。この組織は次の2種に区別される。
- 交織線維性結合組織
- 平行線維性結合組織

　交織線維性結合組織の内部では、膠原線維束が立体的に交織しながら走行する。線維がさまざまな方向に走行するため、どの方向への張力にも耐久性がある（器官の被膜、骨格筋の筋膜、真皮、眼球の強膜、脳硬膜など）（**図3.5**）。平行線維性結合組織では、張力をかけると（筋の力を骨に伝達すると）膠原線維の走行が視認できる（腱や腱膜など）（**図3.4**）。

|膠原線維束|線維の方向に沿って並ぶ腱の結合組織細胞|疎性結合組織と血管|

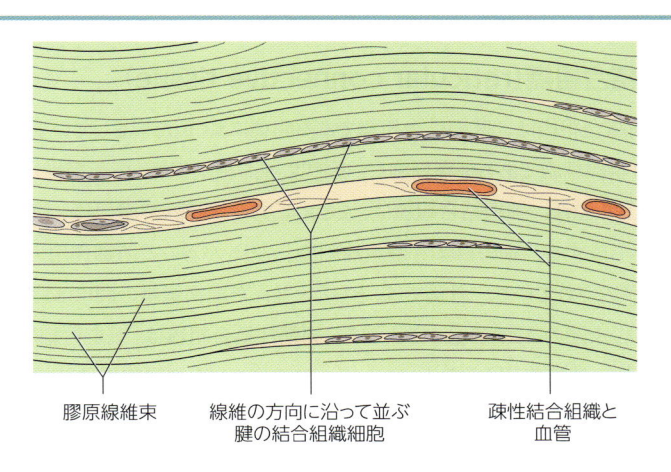

図3.4　平行線維性結合組織：張力をかけると膠原線維が平行に並んでいるのがわかる（図は腱の結合組織）。結合組織細胞と血管が膠原線維束の間にある。

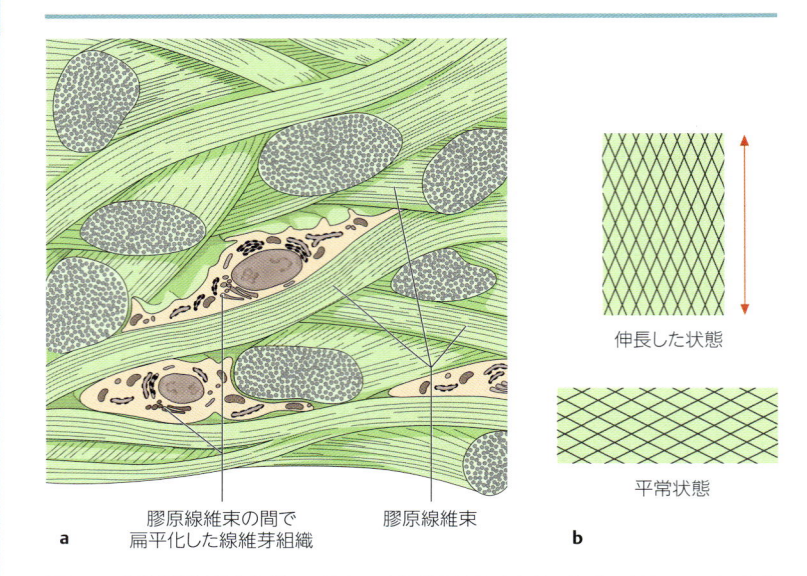

膠原線維束の間で
扁平化した線維芽組織　　　　膠原線維束

a　　　　　　　　　　　　　　　　　b

図3.5　交織線維性結合組織：a 筋束の交織線維性結合組織、**b** 伸長状態および平常状態にある交織線維性結合組織の膠原線維（張力への抵抗性に優れた交織構造）

細網結合組織（reticular connective tissue）

　細網結合組織は、胚の結合組織である間葉によく似た形をしている。特殊な結合組織細胞である細網細胞と、網状に並ぶ細網線維（格子線維）で構成される（図3.6）。細網結合組織は、たとえばリンパ組織（脾臓、リンパ節）の骨組みを形成する。網の目は「遊走性細胞」（リンパ球など防御作用のある細胞）で満たされている。骨髄では、きちんと並んだ細網線維の間には造血細胞がある。上述のことから分かるように、細網性結合組織は「遊走性細胞」とともに一種の機能集団を作り上げている。このほかにも細網線維は疎性結合組織や内臓（肝臓、腎臓など）にもあるが、実質的に細網結合組織とはみなされない。細網線維は、たとえば平滑筋と横紋筋の筋線維を被覆したうえで筋線維束を一つにまとめている。

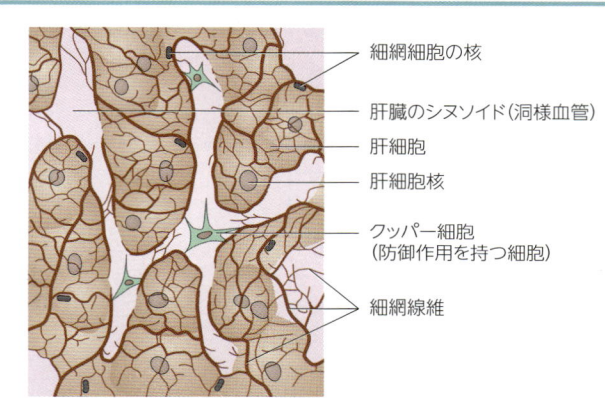

図3.6　**細網線維**：肝小葉の一部。網状に伸びる細網線維が見える。

脂肪組織（adipose tissue）

脂肪組織は、特殊な形の細網線維性結合組織ともいえる。脂肪細胞（LipocyteまたはAdipocyte）は、飲作用によって血液から取り込んだり、細胞内の炭水化物から直接合成した脂質を蓄える。その結果、細胞核は周縁部に押しやられて扁平化し、薄い細胞質辺縁にとどまる（**図3.7**）。脂肪組織は機械的な役割を担うが、エネルギー貯蔵庫や防寒具のような働きもする。

貯蔵脂肪

炭水化物や蛋白質の2倍の発熱量を持つ脂肪は、優れたエネルギー貯蔵庫である。

たとえば、皮下結合組織内の血管周辺にある疎性結合組織はエネルギーが過剰に供給されると脂肪を吸収し、エネルギーが不足すると、脂肪を分解してエネルギーに変える。その際、細胞は死滅することなく、再び脂肪を貯蔵する。

最近では、幼少時に形成された脂肪細胞数は、脂肪貯蔵庫として死ぬまで変わらないことが知られている。

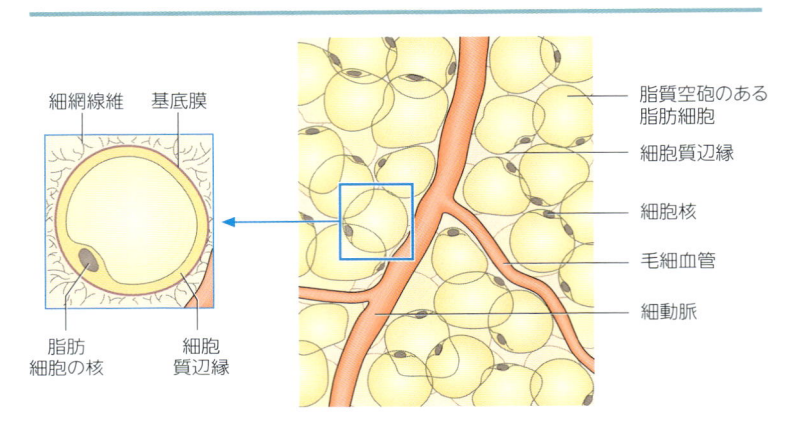

図 3.7　脂肪組織：脂肪組織内では、脂肪細胞が基底膜と細網線維の網で取り囲まれている。

構造脂肪

　構造脂肪は貯蔵脂肪とは異なり、クッションとしての役割を担い（足底、手のひら、臀部、眼窩脂肪体、頬など）、からだの正常な構成要素として不可欠である。飢餓状態が続くと溶解して、エネルギー産生を開始する（眼が落ち込み、頬がこける）。

褐色脂肪組織（brown fat tissue）

　特殊な脂肪組織として褐色脂肪組織がある。この褐色は、大量のチトクロームを持つミトコンドリアが多く含まれていることに由来する。

新生児の特に肩甲骨の間に多く、生後数ヵ月間は熱産生のための重要な脂肪貯蔵庫である。ヒトの成人にはまずないが、齧歯類にはよく見られる（冬眠後に体温を上昇させる）。

3.3.2　支持組織

　支持組織も結合組織と同じく、胚の間葉に由来する。代表的な支持組織には次の3つがある。
- 軟骨組織と骨組織
- 索状組織
- 非常に特殊であり、極めて強固な骨組織である歯（p.444「口腔」を参照）

　支持組織の大部分は膠原線維であり、この線維によって結合組織構造の牽引強度が増している。軟骨では細胞外基質が特別に形成されていること、骨では石灰が沈着していることで、圧縮に対する強度がさらに増加している。

索状組織

　索状組織は脂肪組織に似た構造を持つが、細胞内は脂肪ではなく液体物質で構成される。ヒトを含み脊椎動物では、胚形成初期の脊椎である「脊索（Chorda dorsalis）」として存在する。索状組織の細胞には液体物質が充満しているため、空気を満たしたゴム風船のように弾性に富む。成人の椎間円板の一部（髄核）は、索状組織の痕跡であると考えられている。

軟骨組織

　軟骨組織は主として骨格および気道に存在する。軟骨組織の特徴は、軟骨細胞である。軟骨細胞はほぼ球状で、互いに接触せずに一塊になり（コンドロネクチン）、軟骨基質（細胞外基質）内に存在する（図3.8）。軟骨組織は線維の種類と量に基づき、次の3つに分類される。
- 硝子軟骨
- 弾性軟骨
- 線維軟骨

　どの軟骨も成人では血管と接触しておらず、栄養は血管が分布する軟骨膜を介して拡散されるか、硝子軟骨の場合は関節液（滑液）から直接供給される。軟骨は軟骨膜に由来するが、軟骨の再生能は総体的に低い。硝子軟骨でできた関節軟骨は、軟骨膜がなければ新生しない。軟骨には次の3つの機

軟骨単位　軟骨細胞　　　　　　　　　　　　　　　　軟骨膜

軟骨小腔　膠原線維が　　　　　軟骨基質の　　　　軟骨基質の　　軟骨小腔
　　　　「隠された」　　　　　弾性線維　　　　　膠原線維
　　　　　軟骨基質

a 硝子軟骨　　　　　　　**b** 弾性軟骨　　　　　　**c** 線維軟骨

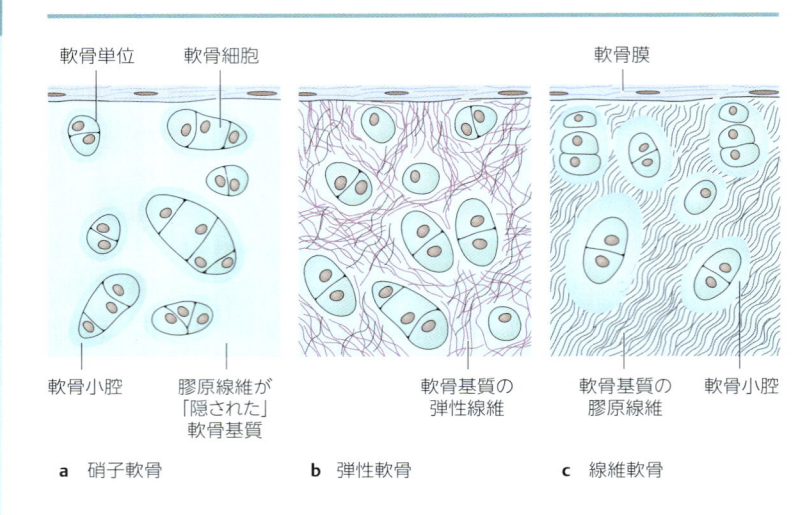

図3.8　軟骨組織：軟骨組織は細胞外基質内にある線維の種類と量に従い、3種に分類される。

械的特性がある。

- 圧迫に強い
- 粘弾性で変形可能である
- 剪断力に対する抵抗能が高い

硝子軟骨

　硝子軟骨は新鮮な状態であれば青みのある乳白色で、半透明であることから硝子軟骨と称される。膠原線維含有量は45％と、弾性軟骨および線維軟骨よりも低い。膠原線維は、基質に含まれるグリコサミノグリカンで「隠されている」。つまり、線維密度が低いと光屈折率が同等である細胞間質と区別できないため、光学顕微鏡では視認できない（**図3.8a**）。硝子軟骨は関節軟骨として関節面を覆い、肋軟骨、鼻中隔の一部、喉頭軟骨、気管軟骨および主気管

支を形成する。身体の骨格をなす骨の大部分は、発生途中に軟骨が置換されてできる。思春期では、管状骨内の骨端軟骨は硝子軟骨で構成されているが（図3.10）、成長が完了すると骨に置換される。

硝子軟骨は軟骨膜がない唯一の軟骨であり、損傷が起こると（炎症性および変性関節疾患）、機能する軟骨を再生できない。

弾性軟骨

弾性軟骨は硝子軟骨の構造に弾性線維網が付加されたものである（図3.8b）。この弾性線維は網状に軟骨細胞の周囲を取り囲み、軟骨膜にも付着している。弾性軟骨は弾性線維があるため黄色がかっており、ヒトでは耳介、喉頭軟骨の一部、喉頭蓋、耳管にのみ見られる。

線維軟骨

線維軟骨（結合組織軟骨とも呼ばれる）は、硝子軟骨に比べて著しく大量の膠原線維を有し（図3.8c）、椎間円板の線維輪、関節の中（円板、半月）など腱や靱帯に負荷がかかる場所に必ず存在する

骨 組 織

骨組織は骨の構成要素であることから、主要な支持組織であるといえる。骨格から分離した骨は、からだの中で歯の材料の次に固い物質である。圧迫および牽引強度が高い上、屈曲負荷に対する抵抗力も非常に強い。いくらかの例外（関節軟骨領域）を除き骨は骨膜（Periost）に包まれており、たとえば骨折後は骨膜から治癒しはじめる。

骨細胞と細胞間質

骨細胞には長い突起があり、この突起で骨細胞同士が互いに網状に連結している。骨細胞は、多少特殊な組成と配列を持つ骨基質（細胞外基質）の中

に埋もれている。この細胞外基質は膠原線維が豊富で、この膠原線維は無機塩（カルシウム塩、特にリン酸カルシウムおよび炭酸カルシウム）が密在する基質内を走行する。全体の20～25%が水、25～30%が有機質、ほぼ50%が無機質である。無機質は結晶状態で存在しており、骨の物理学的な硬さはこれに由来する。骨には血管から十分に栄養が供給され、物質代謝が活発であるため、優れた可塑性を有する。骨の材質は強固で非常に硬いが、生きた物質であり、骨への負荷方向が変わるなどからだの静的条件が変化すると、構造を変えてこれに容易に対応する。有機質と無機質は混ざり合っているため、顕微鏡で見なければ区別できない。

骨を燃やすと無機質のみが残り、折れやすくなる。酸に入れると有機質のみが残り、骨はゴムのように屈曲しやすくなる。

層板骨の構造

　長骨（管状骨）の断面を見ると、骨の構造がはっきりと見える。外側の厚い骨（緻密質Substantia compacta、簡単にCompactaと呼ばれることもある）と、内側の海綿質（Substantia spongiosa、簡単にSpongiosaと呼ばれることもある）に区別される（**図3.9a**）。緻密質は長骨の外層全域あり、骨幹（Diaphysis）で顕著であるのに対し、海綿質は主に長骨の末端（骨端、Epiphyseal）に見られる。以上のことから骨の「構造は簡素」であるが、最小限の材質で最大限の強固さを獲得していると言える。骨には小柱（骨梁）が走行しているため、外力に対して順応性がある。屈曲負荷の影響下で、抗圧迫骨梁と抗牽引骨梁の2種類が形成される（**図3.9d**）。

　骨髄は次の2ヵ所に見られる。

- 赤色の造血機能を有する赤色骨髄：海綿質中の骨梁の間の空隙にある
- 黄色骨髄（脂肪髄）：主に骨幹の骨髄腔領域にある

　層板骨という名称は、長骨の緻密質が持つ層板構造に由来する。骨の断面では、緻密質内の層板系の配列（骨単位、別名ハバース層板系）がはっきり見える（**図3.9c**）。骨単位（オステオン、Osteon）の中心には栄養を供給す

る血管があり、その周辺に骨細胞と細胞外基質が環状に並んでいる。骨細胞は必ず層板に挟まれており、その層板には膠原線維がらせん状に走行する。骨細胞同士は、骨小管（canaliculi）内を走行する細胞質突起を介して連結しており、内側（血管）から外側に向けて養分を送っている。この構造内にある骨単位には内側から大量の骨形成細胞（骨芽細胞、Osteoblast）が定着し、壁紙の図柄のような骨質の層を形成する。この円筒状の層板の内部では、膠原線維が層板に沿ってらせん状に走る。線維の間には結晶状の無機塩が一定の配列で存在する。この層の内側にまた別の層板が重なる。層板では膠原線維はすぐ外側の膠原線維と交差するように走行している。層板は、最終的にハバース管と呼ばれる中心管まで重なっていく（図3.9c）。ハバース管にはいくらかの結合組織と栄養供給に要する血管のみが入っている。こうしてできた骨単位は長さが約1cmで、層板は計10〜20枚重なっている。骨層板間には骨細胞が規則正しく並び、細かい細胞質突起によって隣接する細胞と連結する。骨単位は貫通管（フォルクマン管、Volkmann's canal）で連結する。フォルクマン管の中には動脈分枝が走行し、この分枝がハバース管の血管につながる。

　海綿質の内部でも骨は層板状構造を有するが、この層板は合板のようにプレート状である（図3.9b）。海綿質内の骨細胞も多大な物質代謝と栄養供給を必要とする上、物質代謝は周囲を取り巻く骨髄からの拡散を介してのみ行われるため、海綿質の骨梁は一定の厚さ（ほぼ0.5mm）を超えることはできない。

　緻密質の骨単位と海綿質の骨層板は生涯にわたり作りかえられ、静的条件の変化（骨折後など）にうまく対応できるようになっている。このように緻密質と海綿質の内部では古くなった層板系が分解されて（図3.9c）、新しい層板系が構築される。分解には特化した骨分解細胞（破骨細胞、Osteoclast）が関与する。分解される骨単位の間にみられる層板を介在層板（interstitial lamella）という。

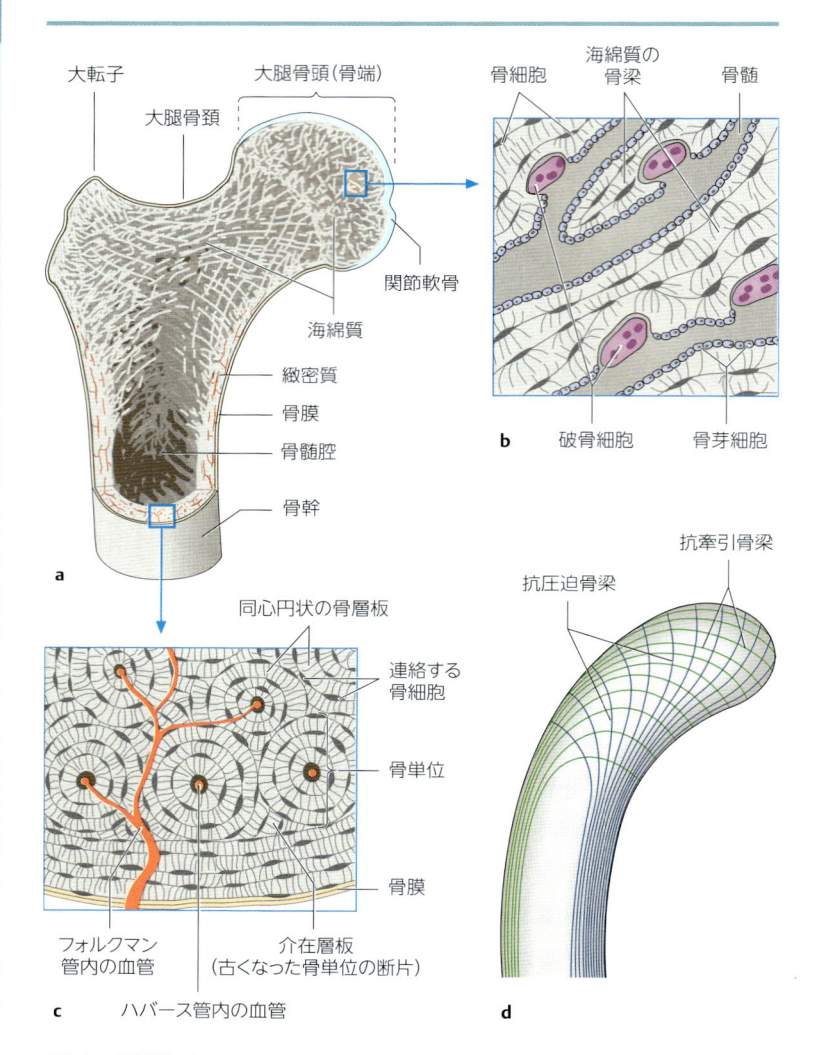

図3.9　骨組織：大腿骨の骨組織の構造：**a** 大腿骨頭、大腿骨頚部、大転子、近位骨幹の断面、**b** aの一部で海綿質の断面、**c** aの一部で緻密質の断面、**d** 海綿質の抗牽引骨梁と抗圧迫骨梁の簡略図

骨組織の構築

ヒトの骨は層板骨といって層に分かれて（十分に発達して）いるが、この層は生まれたときからあったものではない。胎生期には、骨折治癒の際のように網状骨が形成される。網状骨内の血管の配分や膠原線維束の走行は不規則である。網状骨は硬化した線維に富む結合組織で、次の2つの方法で構築される。

> ***膜性（直接）骨化：*** *骨は間葉から直接発生し、いわゆる結合組織骨ができる。この過程を膜性骨化または直接骨化という。*

> ***軟骨内または間接骨化：*** *まず間葉から軟骨性の骨格がつくられ、これが骨に置換される（置換骨）。この過程を軟骨内骨化または間接骨化という。*

生体の成長に適合するために、骨化は休むことなく続き、場所に応じて増減しながら成長する。体重増加など機能的負荷が増すと、後に層板骨が改変（骨改変、改造現象）が起こる。

長骨（管状骨）の構築

骨の多くは軟骨段階を経て間接的に形成されるが、一部の骨（頭蓋骨の一部や鎖骨）は直接骨化によって形成される。ただし軟骨内骨化の経過中にある長骨の一部では、軟骨膜などを介して骨化することもある。このような軟骨膜は骨幹領域に発生し、軟骨の上に広がっていく（軟骨膜骨化）（図3.10）。骨の内部（軟骨内）では、軟骨がまず軟骨を破壊する細胞（軟骨吸収細胞）によって一掃され、次に軟骨内骨化によって骨に置換されて骨が間接的に形成される。骨幹と骨端の境界には、軟骨性の成長線（骨端線）がある。この線の中では、成長終了まで軟骨細胞が分裂を続けて、骨が縦方向に成長する（図3.10）。この成長域は、カルシウム層がなくX線画像に写らないことで確認できる。骨端の内部の骨形成は、出生時に開始するため、骨端ができるのは生後数年してからとなる。骨端線に近接する骨幹部は骨幹端と呼ばれ、骨の長軸方向への成長期にある骨形成域に一致する。きわだって増生した骨部を骨

突起(Apophysis)と称する。ここには筋の腱が付着する。

骨と軟骨の比較

骨は血管が多く、細胞が密な物質輸送系を形成しているため再生能が高く、さらに常に改変を続けて静的条件の変化に適応している。反対に、軟骨には血管がなく、細胞が散在している上、栄養供給源から離れているため、再生能が比較的低く、生物学的適応性がほとんどない。

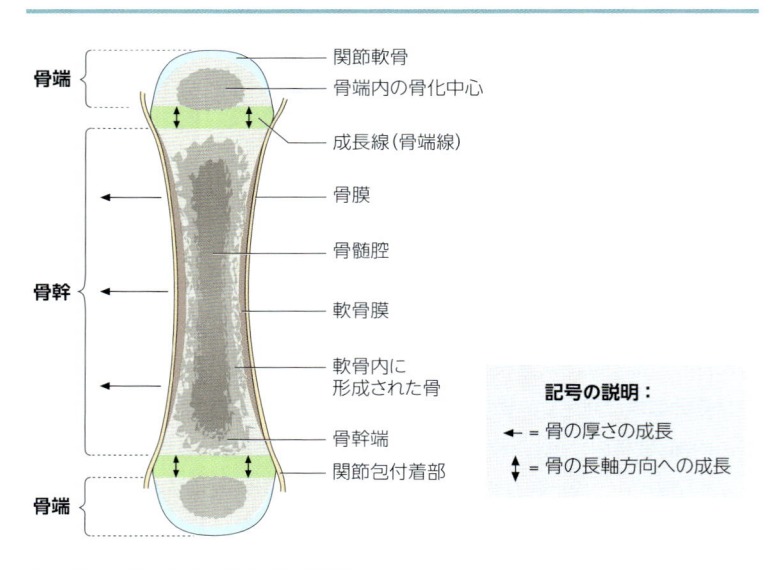

骨端 — 関節軟骨
骨端内の骨化中心
成長線(骨端線)
骨膜
骨髄腔
骨幹 — 軟骨膜
軟骨内に形成された骨
骨幹端
関節包付着部
骨端

記号の説明：
← = 骨の厚さの成長
↕ = 骨の長軸方向への成長

図3.10 長骨：長骨の成長過程の簡略図

3.4 筋組織

　筋組織の細胞は、神経細胞と同じく、化学的および電気的に興奮する。ただし筋細胞には収縮能（Contraction）がある。収縮は興奮を介し、興奮するには特定のタンパク質（筋原線維、Myofibril）の存在が必要となる。そのほか、筋は生体の熱収支に重要な役割を担っており、筋収縮時にはエネルギーが消費され、その大部分が熱として発散される。その一方で筋は収縮（筋振動）することで、身体の熱が喪失した時に熱を発生させる。

> ***筋細胞／筋線維：** 筋細胞は全体的にからだの他の細胞と同じ構造を有するが、筋細胞は線維状であり、その長さは最大20cmに達する。このことから、筋細胞は筋線維とも呼ばれる。*

　筋細胞（筋線維）の特徴は、筋原線維と称されるタンパク質を非常に多く有することである。この筋原線維は興奮時に筋線維を収縮させる。筋原線維は、短いタンパク質線維である筋フィラメントからなる。筋フィラメントには、細いアクチンフィラメント（actin filament）と太いミオシンフィラメント（myosin filament）がある（**図3.12**）。筋線維の収縮を引き起こすのは神経の興奮である。神経が興奮すると、伝達物質であるアセチルコリン（acetylcholine）を介してこの興奮が運動終板に伝達される。筋の色はミオグロビン（myoglobin）に由来する。このミオグロビンは、構造および作用がヘモグロビンと類似しており、細胞質内に溶解する色素である。

　筋組織は構造と機能に従い、次の2種に分類される。

- 平滑筋組織（smooth muscle tissue）
- 横紋筋組織（striated muscle tissue, 図3.11）

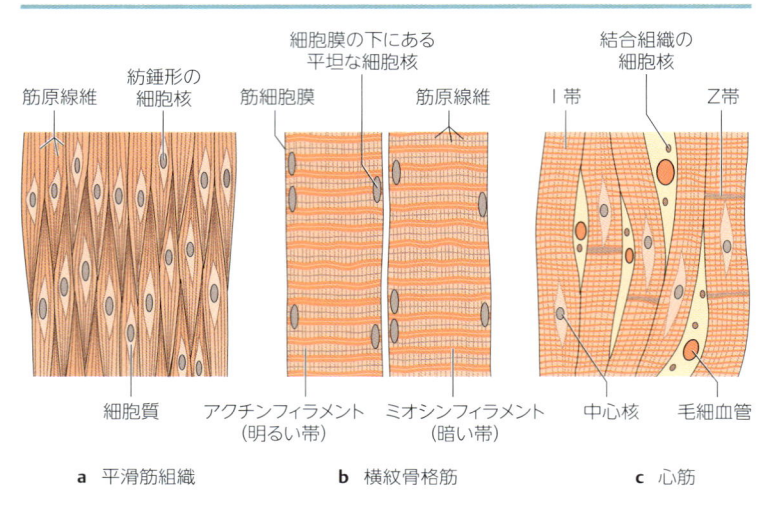

図中ラベル:
- 筋原線維
- 紡錘形の細胞核
- 細胞膜の下にある平坦な細胞核
- 筋細胞膜
- 筋原線維
- 結合組織の細胞核
- I帯
- Z帯
- 細胞質
- アクチンフィラメント（明るい帯）
- ミオシンフィラメント（暗い帯）
- 中心核
- 毛細血管

a 平滑筋組織　　**b** 横紋骨格筋　　**c** 心筋

図3.11　筋組織： 筋組織3種の縦断面。**b**に関しては**図3.12**も参照のこと。

3.4.1　平滑筋組織

　平滑筋組織は、主として内臓の筋組織である。管腔器官（消化器管、胆嚢、泌尿器、生殖器、血管など）の大半の壁を形成する筋組織で、深部気道や眼、毛包と脂腺付近にもみられる。平滑筋組織は自律神経系の影響下にあるが、臓器の多くでは受動的伸展によっても興奮する（筋原性興奮）。

　紡錘形の平滑筋細胞は長さが25μmほどで、中心に細長い細胞核がある（**図3.11a**）。

妊娠末期になると子宮内の筋細胞は極度に拡大し、0.5mmほどになる（1mm＝1000μm）。

　収縮に関与する筋原線維は細胞質内にあるが、横紋骨格筋とは異なり配列はあまり整然としていない。平滑筋はゆっくりと収縮し、たとえば腸では規則正しい収縮波（蠕動、Peristalsis）によって腸の内容物を輸送する一方、一定の

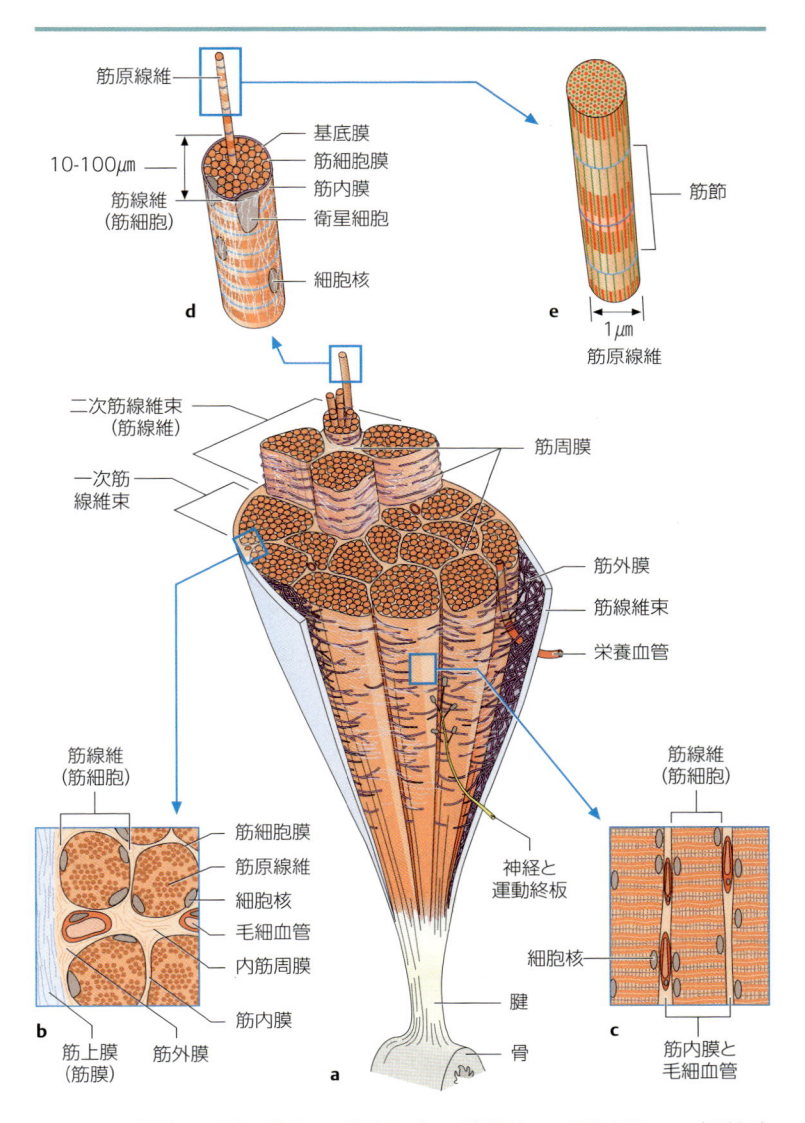

図3.12 骨格筋：骨格筋の構造。**a** 横断面、**b a**（横断面）の一部拡大図、**c a**（縦断面）の一部拡大図、**d** 筋線維（筋細胞）の構造、**e** 筋原線維の構造

収縮状態（緊張、Tonus）を長時間維持することもできる（胃から十二指腸の移行部にある括約筋など）。筋細胞は、結合組織線維（細網線維）で相互に、また周囲と連結している。収縮は、アセチルコリンやアドレナリンなど特定の化学伝達物質に誘発されて起こる（p.692「副交感神経と交感神経」を参照）。

3.4.2　横紋筋組織

横紋筋組織は次の2つに分類される。

- 骨格筋組織（Skeletal muscle tissue）
- 心筋組織（Cardiac muscle tissue）

骨格筋も心筋も、それぞれの筋細胞内では筋原線維とその構成要素であるアクチンフィラメントとミオシンフィラメントが非常に規則正しく並んでおり、光学顕微鏡で見ると筋細胞が明暗の帯状に整然と並んでいるのがわかる。これが両筋が横紋筋と呼ばれるゆえんである（図3.11b、c）。光学顕微鏡で観察すると、横紋筋では、このようにアクチンフィラメントとミオシンフィラメントが整然と配列しているのに対し、平滑筋では配列が規則正しくないことで両者を区別できる。

骨格筋組織

骨格筋は体重の40-50%を占め、ヒトのからだの中でもっとも発達した臓器である。その大半は能動的運動器の筋であり、顔面（表情筋群）、舌、咽頭、喉頭、眼、中耳、骨盤底などに見られ、どれも形状は類似している。神経支配は、随意神経系の神経が司る。

骨格筋の構造

骨格筋（図3.12）内では、筋線維と結合組織が密に連結して機能する。この結合組織は次の要素で構成される。

- 筋束（Muscle fascicle）
- 筋上膜（Epimysium）

- 筋周膜(Perimysium)
- 筋内膜(Endomysium)

筋束と筋上膜：緊張した膠原線維性結合組織（筋束）でできた強靭な結合組織性被膜と、その下にあるわずかな結合組織でできた疎性筋外膜が筋全体を包んでまとめ、環境に応じて運動できるようにしている。

筋周膜と筋内膜：筋上膜から緩やかな結合組織でできた中隔が筋周膜として伸びて、筋内に至る。筋は中隔によって、様々な太さの線維束に分割される（二次筋線維束と一次筋線維束）。肉眼で見て筋線維が見える方が二次筋線維束（いわゆるドイツの肉線維）で、多数の一次筋線維がまとまってできたものである。一次筋線維内の結合組織は、筋内膜として筋線維（筋細胞）を１本１本包囲しており、その結果、筋周膜および筋内膜を走行する神経と血管は、各筋線維に到達する(図3.12b、c)。

筋線維は、骨格筋の機能単位を形成している。

筋線維（筋細胞）：筋細胞も細胞膜（筋鞘、Sarcolemm）で隔離された長い細胞形質である。両端が離れており、辺縁部には数百にのぼる細胞核がある（図3.11、3.12）。線維状の筋細胞はその長さが数10cm、直径が10〜100μmにおよぶものも多い。たいていは筋の全長を走行し、両端は筋と骨を固定する結合組織性の腱に結合する(図3.12)。

筋紡錘(Muscle spindle)：筋の内部には、筋紡錘と呼ばれ、筋の伸展度を感受する受容器が40〜500個存在する。この受容器は筋の長さの変化を感受して、この情報を特定の神経線維を介して脊髄に伝達する(p.649「脊髄反射」を参照)。筋紡錘は特殊な筋線維であり、錘内筋として能動的運動器の錘外筋と区別される。筋と腱の移行部には、筋紡錘のほか、多大な緊張から筋を保護する特定の腱受容体(ゴルジ腱紡錘)がある。

T系とL系：筋線維の細胞膜は一定の間隔で細胞内部に深く陥入し、T小管（横小管とも呼ばれる、transverse tubule）を形成する。このT小管は、

筋原線維を管状に取り巻いており、全体をT系と称する（図3.13）。細胞外基質は、このT系によって筋線維の横紋全体に到達し、活動電位を筋線維の深部まで伝達する。筋細胞のもう1つの特徴は、L小管である。このL小管（縦小管、L系ともいう）は、T小管の間を筋原線維まで一定のパターンで長軸方向に伸びる小胞体の管系で、筋細胞では筋小胞体（sarcoplasmatic Reticulum）と呼ばれる。全域がカルシウムイオン貯蔵庫となり、小管から活動電位が伝達されると一瞬のうちにカルシウムイオンを遊離して、筋の収縮を開始させる（p.108「図3.15　電気機械的連機序」を参照）。

構造および分子から見た骨格筋の収縮機序

筋細胞は何百もの収縮性（短縮できる）筋原線維で構成されており、この筋原線維はアクチンフィラメント（球状蛋白）とミオシンフィラメント（「運動蛋白」）からなる。ミオシンはエネルギーを消費する筋収縮を開始する。その際にATPを分解するが、必ずカルシウムイオンを必要とする。アクチンフィラメントおよびミオシンフィラメントのほかにも、筋細胞の構造と機能に関与するタイチン

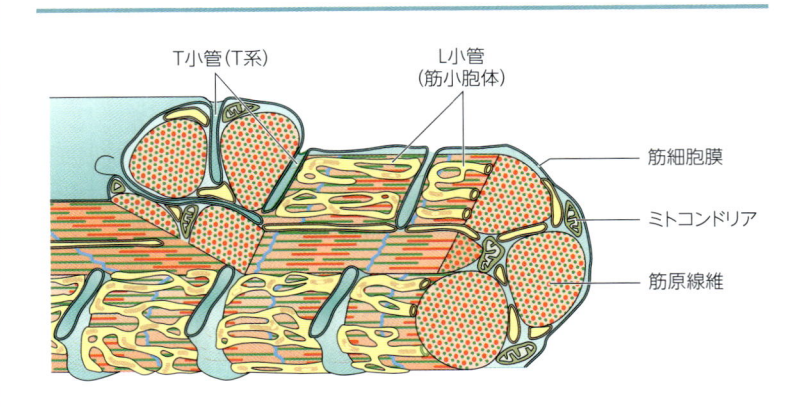

図3.13　小管： 筋細胞のT小管とL小管（T系、L系）（Silbernaglより転載）

（Titin）というフィラメントもある。タイチンは、ミオシンとアクチンに続き骨格筋および心筋内で含有量が3番目に多いタンパク質である。タイチンにはこのほかにも、最も大きく、よく知られたタンパク質であるという特徴がある。タイチンという名称は、チタンのギリシャ語名に由来する（機能に関してはp.107を参照）。

アクチンフィラメントとミオシンフィラメント：骨格筋細胞の収縮性構成要素である筋原線維は、筋細胞の長軸上を互いに平行になるよう配列され、横走する隔壁（Z線）によって長さ約2.5μmの数多くの単位（筋節）に分割されている（**図3.14**）。筋節内にはさらに、細いアクチンフィラメントと太いミオシンフィラメントという筋フィラメントが一定のパターンで並んでいる。アクチンフィラメントは筋節の両側にあるZ線に固定され、ミオシンフィラメントは筋節の中央部で隣接するアクチンフィラメントに向かって突起を伸ばしている。ミオシンフィラメントには尾部と、ミオシン頭部と呼ばれる頭部がある。筋が収縮すると、細いフィラメントと太いフィラメントが重なり合う。その際、各筋節は短くなるが、フィラメントは元の長さを維持する。筋が弛緩または伸展すると、これが元に戻る。

　筋が収縮している間は、ミオシン頭部がアクチンフィラメントに結合し（両者を橋状に結び）、次に結合したまま「頭を傾けてボートのオール漕ぎのような運動」をし、筋節中央部に向かう（**図3.15**）。約500個ほどある太いフィラメントのミオシン頭部全部が1回ずつオール漕ぎ運動をしたとしても、筋節の長さは1％前後短くなるだけである。さらに収縮させるには、ミオシン頭部の突起がアクチンフィラメントから離れて、アクチンフィラメントとミオシンフィラメントが頭部で再度結合し、オール漕ぎ運動によってミオシンフィラメントが前進しなければならない。

筋を最大まで収縮させるには、この頭部のオール漕ぎ運動が50回迅速に繰り返されなければならない。

タイチンフィラメント（Titinfilament）：筋節にはタイチン分子が細いフィラメントとして貫通している。このフィラメントはZ線とM線付近のミオシンフィラメ

ントの両方に結合する（**図3.14**）。タイチンはミオシンフィラメントの位置を固定するほか、弾力のあるバネに似た働きもする。筋が伸展すると、タイチン分子はバネが戻るときのような作用をし、各筋節を弛緩状態に戻す。そのため、筋は伸張しすぎることはない。

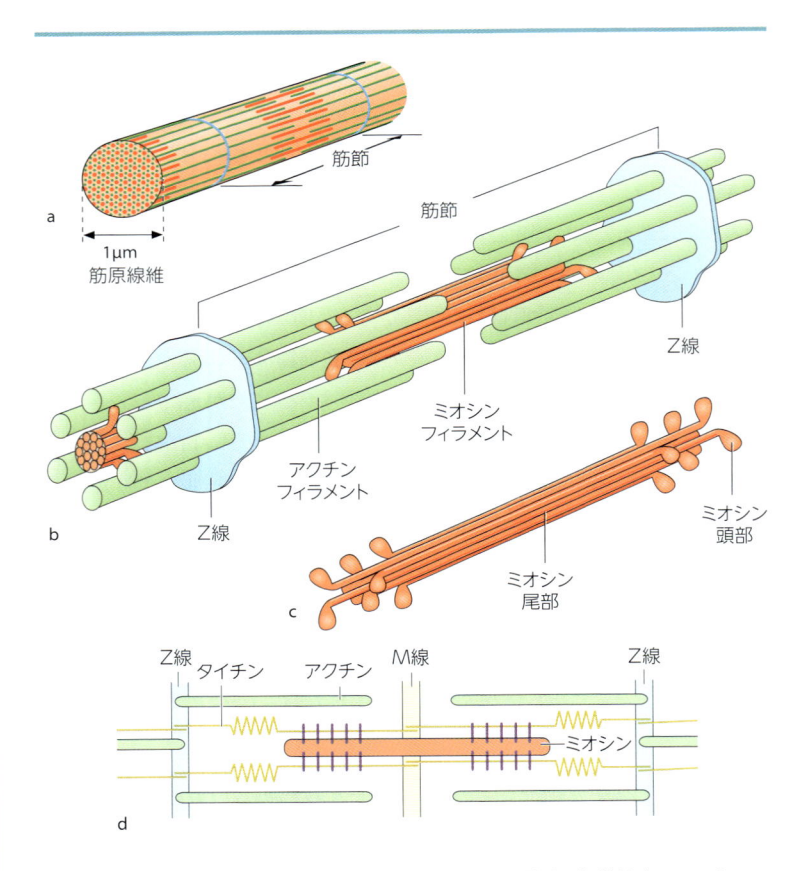

図3.14　筋節： 筋節の構造（Silbernaglより転載）。**a** 筋原線維、**b** 筋節内のアクチンフィラメントとミオシンフィラメントの配列、**c** ミオシンフィラメントの構造、**d** 弾力のあるバネに似たタイチン

筋の物質代謝と電気生理的機序：筋収縮に要する唯一のエネルギー源はATP（アデノシン三リン酸）である。ATPは数多くのミトコンドリア内で産生される。ATPの合成には様々な燃料（炭水化物、脂肪酸など）が用いられ、少しでも負荷がかかると酸素が働き二酸化炭素と水に完全に分解される（好気代謝）。作業量が多くなり、ATPの合成が間に合わなくなると、一時的に酸素を必要としない代謝（嫌気代謝）でまかなわれる。ただしその際には乳酸（Lactate）も合成されて、これが筋組織に蓄積し、筋が疲労しやすくなる。乳酸は血管を通って肝臓に搬出されてようやく、一部がブドウ糖に再合成される。筋内にはATPがあまり含有されていないため、必要になると早急に合成する必要がある。

その際、グリコーゲン（糖原）のほかに、貯蔵ブドウ糖であるホスホクレアチン（Phosphocreatine）が筋の重要なエネルギー貯蔵庫の役割を担う。ホスホクレアチンがクレアチンとリン酸に分解されると、大量のエネルギーが放出され、ATPの合成に用いられる。

さらに筋収縮にはカルシウムイオン（Ca^{2+}）が必要となる。カルシウムイオンは筋が弛緩している際には筋細胞の筋小胞体（L系）の中に高濃度で存在する（**図3.15a**）。神経インパルス（活動電位）によって筋線維が興奮（脱分極）すると、カルシウムイオンが筋小胞体から瞬時に遊離する。カルシウムイオンは、ミオシン頭部がアクチンフィラメントに結合するため（「電気機械的機序」）、さらに頭部をアクチンフィラメントから離して筋の単収縮を開始するために不可欠である。最後にATPがミオシンとアクチンの連結を解除し、ミオシン頭部をバネのように緊張させて次のオール漕ぎ運動に備える。その際に要するエネルギーは、ミオシン頭部にある酵素（ATPアーゼ）がATPをアデノシン二リン酸（ADP）とリン酸に分解して供給される。ATPがなければアクチンとミオシンは結合したままで、筋は硬直する（p.111「死後硬直」を参照）。筋細胞への活動電位が供給されなくなると、カルシウムイオンはすぐに筋小胞体内に戻される。

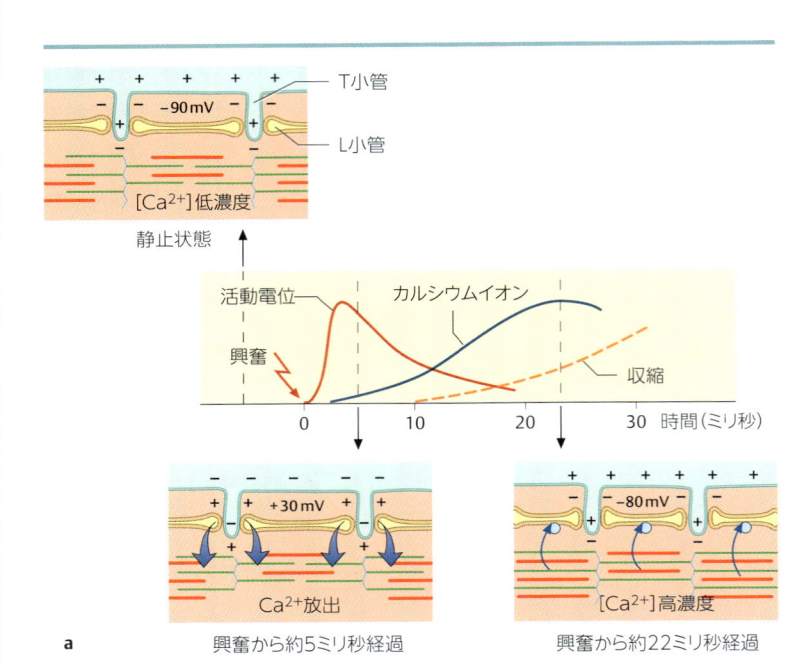

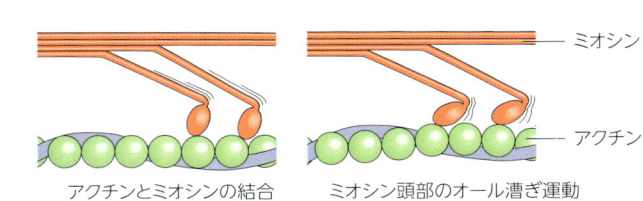

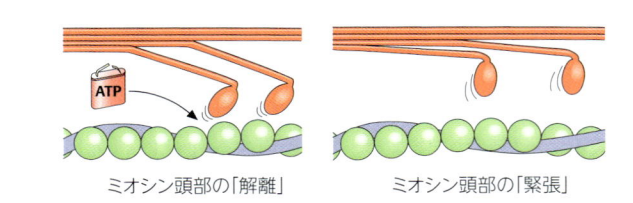

図 3.15　電気機械的機序：a 興奮と筋収縮の仲介役としてのCa^{2+}イオンの役割、**b** フィラメントの滑動

> ***単収縮／強縮：*** *1回の活動電位で生じ数ミリ秒ほど持続する収縮を単収縮と呼ぶ。骨格筋に見られるこの単収縮は、「全か無の法則」、つまり1回の刺激が十分に作用する強度（閾値）であれば、各線維には必ず最大限の収縮が起こるという法則に従う。長時間継続する収縮が発生するためには、筋線維が何度も収縮を繰り返す必要がある。こうした収縮を強縮と呼ぶ。*

迅速に収縮する筋線維と緩徐に収縮する筋線維

横紋骨格筋の筋収縮の経過と継続時間は様々であり、次の2つに分類される。

- 筋線維の収縮が迅速で、収縮は30ミリ秒持続する
- 筋線維の収縮が緩徐で、収縮は約100ミリ秒持続する

両者はさらにミオグロビン含有量に応じて分類される。含有量の少ない迅速に収縮する筋線維を「白筋線維」といい、ミオグロビン含有量の多い緩徐に収縮する筋線維を「赤筋線維」という。

> ***ミオグロビン (Myoglobin)：*** *ミオグロビンはヘモグロビンに類似し、酸素貯蔵機能を有するタンパク質である。*

たとえば上腕二頭筋は白筋であり、委縮しやすく（下記参照）、トレーニングを要する。赤筋には固有背筋が挙げられ、白筋とは異なり拘縮傾向があり、伸展運動を要する。

赤筋は長時間の運動に適しており（立位の持続など）、疲労しにくい。一方、白筋は短時間の速やかな運動に適しているがすぐに疲労する。

等張性収縮と等尺性収縮

筋は短縮しないか、してもわずかであれば最大限の力を発揮できる。この等尺性収縮（isometric contraction）時には、筋は長さを一定に保った状態で緊張する（例：重量挙げでバーベルを維持する筋運動）。反対に等張性収縮（isotonic contraction）では、筋が緊張したまま短縮する（例：重量挙げで

バーベルを持ち上げて支える運動)。この収縮が起こると、比較的わずかな筋力で非常に迅速な運動が可能となる。このような筋力と筋収縮の速度との関連性は、各筋節の作用機序に由来する。筋がすばやく短縮すると、両筋フィラメントは非常に速く滑り運動をする。すなわち、継続的に両筋フィラメント間の橋を「かけ直す」ために、ミオシン-アクチン結合が時間単位内に何度も解離しなければならないということである。したがって、筋力はあまり生じない。反対に筋が短縮しなければ「橋のかけ直し」は不要であり、等尺性収縮では筋は短縮しないため、ほぼすべてのミオシン頭部とアクチンフィラメント間が同時に結合し、大きな筋力が発生する。

筋群の血流

筋の血流と、酸素消費量は、筋の活動に応じて異なる。

身体活動時には、安静時の500倍の酸素が供給されなければならない。したがって、筋活動中は筋の血流量が著しく増大し(毛細血管300〜500/筋mm²)、安静時の血流量の約2倍に達する。

筋の血流量は様々な因子によって調節される(p.278「臓器の血流調節」を参照)。

筋緊張 (Muscle tonus)

覚醒時の筋は自動(無意識)の緊張状態(Tonus)にある。この状態は骨格筋内で連続的に発生する微弱な刺激電流によって維持される(反射性筋緊張)。運動単位が交互に刺激されるため、1つ1つの収縮を見ることはできない。筋緊張の調整も、筋紡錘と腱紡錘が担う。

> *弛緩性麻痺/痙攣性麻痺：筋緊張がない状態を、弛緩性麻痺という。筋の不動と同時に、筋緊張が亢進すると緊張性または痙攣性麻痺になる(p.648を参照)。*

筋の異常状態

例：

- 筋委縮(atrophia)と筋肥大(hypertrophia)
- 筋硬直(muscle rigidity)
- 筋拘縮(muscle contracture)
- 死後硬直(rigor mortis)

筋委縮と筋肥大：筋があまり使用されなかったり、筋を支配する神経が損傷したときには筋委縮が起こり、スポーツ活動などで筋活動が大きいときは各筋線維が肥厚し、筋肥大が起こる。負傷などで筋組織が著しく損傷すると、筋組織の再生能が低下するため、結合組織性瘢痕が生じる。

筋硬直：激しく慣れない身体活動後には筋肉痛が現れるが、これは「筋硬直」とも呼ぶ。筋硬直の原因は、乳酸またはその他の物質代謝産物が局所的に筋に蓄積されるからであるとこれまで長く推論されてきたが、実際にはそうではなく、筋の小さな損傷(微小損傷、Micro lesion)の結果であることがわかっている。

筋硬直に伴う疼痛は、身体活動が不足している場合だけではなく、例えば手術や筋痙攣後にも見られる。

筋拘縮：筋拘縮とは、持続性で、可逆性であることが多い筋収縮のことをいい、神経インパルスなしで骨格筋の基礎緊張が亢進（筋緊張の亢進）して発生する。たとえば、細胞外のK^+濃度が上昇したり、細胞内に大量のCa^{2+}が放出されたりすると、限局的な脱分極状態が続いて、筋拘縮となることもある。いわゆる疲労性拘縮では、酸素やブドウ糖不足により、エネルギーに富むリン酸（ATP）が減少または喪失していることが多い。非可逆性の拘縮は、硬直（Rigor）と呼ばれる。

死後硬直：死後硬直は死亡後4～10時間後に開始するが、これは筋細胞内で物質代謝が起こらなくなった結果、本来は収縮後にアクチンフィラメントとミオ

シンフィラメント間の結合を解除するために放出されるはずのアデノシン三リン酸（ATP）が欠如することが原因で起こる。

通例、死後硬直は咀嚼筋群から始まり、全身の組織構造が分解され始める（自己融解、Autolysis）まで1～3日間持続する。

心筋組織（Cardiac muscle tissue）

心筋組織は特殊な横紋筋組織で、次の3つの点で横紋骨格筋とは異なる。

- 1. 骨格筋では細胞核が辺縁部にあるのに対して、心筋細胞の核はたいてい中心に位置する（図3.11c）。さらに心筋では、骨格筋線維よりも断面が小さい。
- 2. 心筋細胞は分枝しない骨格筋線維とは異なり網状であり、介在板（Intercalated discs）で接合されている。この接合によって洞房結節（Sinuatrial node）内に生じる興奮がまず心房に扇状にまんべんなく広がり、次に房室結節とヒス束を介していくらか緩徐に心室筋層に伝達される。伝達された興奮は、ここでも扇状にまんべんなく広がる（p.250「心臓の静止電位と活動電位」を参照）。
- 3. 心筋のもう一つの特徴は、一部細胞の持つ能力にある。心筋細胞の中には外部からの刺激に対して反応するだけではなく、刺激を自己形成するものもある。さらに心筋細胞の活動は自律神経系の影響を受けており、たとえば交感神経が心拍数を上昇させ、副交感神経が心拍数を低下させる（p.690「自律神経系」を参照）。

3.5　神経組織

神経組織は神経系の構成要素であり、からだの他のあらゆる臓器と同じように、固有の細胞で形成されている。神経組織を構成する細胞は次の2種である。

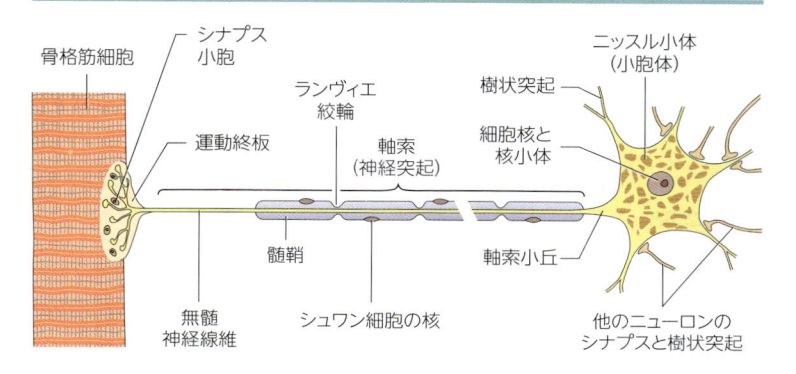

図3.16　運動ニューロン：骨格筋細胞の運動ニューロン簡略図

- 神経細胞（ニューロンとも呼ばれる）
- 神経膠（グリア細胞）

　神経細胞は興奮の受容、伝導、処理を司る。一方グリア細胞は、一種の「神経結合組織（神経膠）」として働き、いわば神経細胞の栄養組織および支持組織である上、神経線維を保護・絶縁する。そのため、間接的ではあるが、興奮伝達にも関与しているといえる。グリア細胞は、出生後は分裂しないニューロンとは異なり、生涯にわたり細胞分裂を繰り返すことができる。神経細胞は、疾患、酸素不足、損傷などで破壊されると、破壊部位には神経細胞に代わってグリア瘢痕が形成される。

3.5.1　ニューロン（神経細胞）

　神経系の中では、ニューロン（神経細胞）が構造的、機能的に独立した基本単位を形成している。ヒトでは脳だけでも約100億個のニューロンが存在する。ニューロンはシナプスによって相互に結合し、神経鎖や神経環を形成する。こうしたニューロンの大きさや形状は極めて多様であるが、基本構造は全て同じである。神経細胞は、興奮の伝達過程での位置に応じて次の3つの部分に分けられる（図3.16）。

- 樹状突起(Dendrite)：興奮を受容する部分
- 神経突起(Neurite)：興奮を伝達する部分、軸索ともいう
- 核周部(Perikaryon)：細胞質、物質代謝の中枢、細胞体(soma)ともいう

樹状突起

樹状突起（1つの細胞に最大1000個存在）は、樹木のように枝分かれした変化に富む形状の突起で、特殊な接触部位（シナプス）を介して上位のニューロンから伝わってきた興奮を受容し、核周部に伝達する。通常であればこの核周部の神経突起（軸索）が効果器官（骨格筋など）や次のニューロンに興奮を伝達する（**図3.16**）。興奮は、神経細胞の軸索から次の神経細胞の樹状突起に直接伝達されるわけではなく、シナプス付近で化学伝達物質（Neurotransmitter）を介して伝達される（下記参照）。軸索と筋線維の間にある接触部位を、運動終板という（**図3.16**）。

神経突起

神経突起（軸索、神経線維）は、円錐形の細い方にある軸索小丘（円錐状

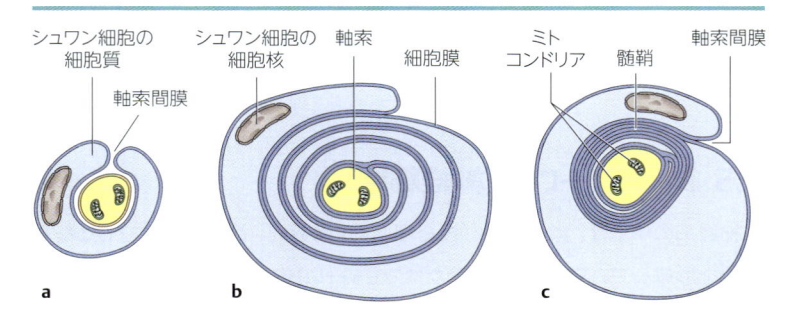

図3.17　髄鞘：神経線維周囲における髄鞘（ミエリン鞘）の構築。**a** シュワン細胞が軸索を包囲；シュワン細胞の両末端が出会う部位を軸索間膜という、**b** シュワン細胞の薄い細胞形質を伴った細胞膜が軸索を包みこむ、**c** 巻きついたシュワン細胞の薄い細胞質が圧迫されてなくなり、細胞膜の巻きつきのみとなり、軸索の周囲にはミエリンからなる髄鞘が残る

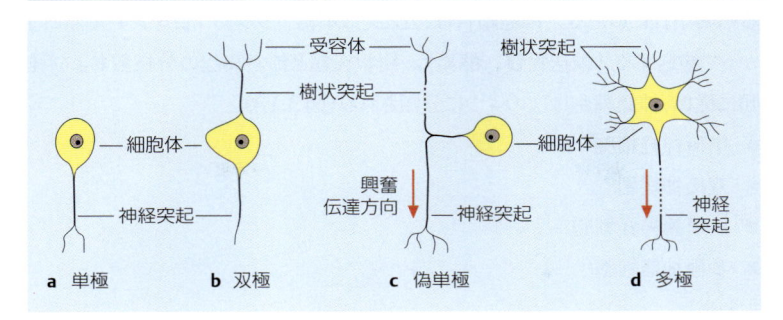

図3.18　ニューロン：ニューロンのタイプ。**a** 単極神経細胞：神経突起が1つ、**b** 双極神経細胞：細胞体（Soma）から神経突起と樹状突起がそれぞれ反対方向に伸びる、**c** 偽単極神経細胞：基本的には双極神経細胞ではあるが、神経突起と樹状突起が細胞体近くで結合する、**d** 多極神経細胞：細胞体から1本の神経突起と多数の樹状突起が伸びる

の突起起始部）に始まり、途中で側副枝（collaterals）を出しながら数mmから1m近くにいたる様々な長さで伸びる。神経突起は、リン脂質膜からなる様々な厚さのミエリン鞘（髄鞘またはシュワン鞘）に包まれている。この髄鞘には絞輪（ランヴィエ絞輪）が付いている（図3.16）。髄鞘は、軸索を電気的に絶縁し、機械的に保護する。そのため、この部位には脱分極（興奮）は起こらない。興奮が伝わるのは無髄絞輪のみで、興奮は髄鞘部分を避けて絞輪から絞輪へと跳躍伝導し、実質的に速く伝導する（最大120m/秒）。ミエリン鞘は、シュワン細胞（末梢神経系、Schwann cell）と希突起膠細胞（中枢神経系、oligodendrocyte））という特定のグリア細胞によって形成される（図3.17）。いわゆる無髄神経線維も、普通はごく薄い髄鞘で包まれている。

核周部

核周部は大きさと形状が様々であり、細胞核の他には細胞小器官がわずかに含まれるだけである。その中でもっとも重要な構造はニッスル小体である（図3.16）。この小体は塊状の物質で、整然と配置された粗面小胞体からなる。粗面小胞体の間にはリボソーム、ミトコンドリアとともに数多くの神経細管（neurotubule）と神経細線維（neurofilament）が集まり、神経突起が伸び

る軸索小丘にいたる。神経細管は、たとえば不溶性タンパク質をシナプスに向かって輸送する（輸送物質、酵素）。樹状突起と軸索突起の分枝数および種類に従い、神経細胞は次の4つに分類される(図3.18)。

- 単極神経細胞
- 双極神経細胞
- 偽単極神経細胞
- 多極神経細胞

3.5.2 神経インパルス（活動電位）

どの細胞にも基本機能として、興奮を発生させる能力がある。ただし、興奮は特化した細胞質突起（軸索）によってすばやく伝達されるが、伝達には神経系の細胞が関与する。神経インパルス(nerve impulse、活動電位ともよばれる)は、動物およびヒトの神経系内における総合通信手段である。

インパルス伝達に際しては、各活動電位の大きさではなく、時間単位毎に神経線維が受容・処理・伝達する活動電位の放電頻度(Frequence)が重要である。したがって、放電電位（最大500回／秒）が、神経系における神経細胞の言語、すなわちコードとなる。

神経細胞に活動電位が起こるには、マイナスの静止電位（p.32および図1.13を参照）が不可欠である。マイナスの静止電位はほぼすべての細胞に存在し、細胞表面と細胞内の間にある電圧差を特徴とする。神経細胞が、化学的、電気的、または他の手段で興奮すると、細胞膜表面は一時的にそのプラス電荷を失い、ややマイナス方向に移行する(膜電位の静止電位が-60mVから+20mVに変化する)（図3.19）。電位は1ミリ秒もしないうちに元に戻る。細胞は活動電位が起こっている間、それまでの静止電位（分極状態）から逸脱する。この過程を「脱分極(depolarisation)」と呼び、静止電位に戻ることを「再分極(repolarisation)」と呼ぶ。ここでも筋と同様に「全か無の法則」が当てはまる。

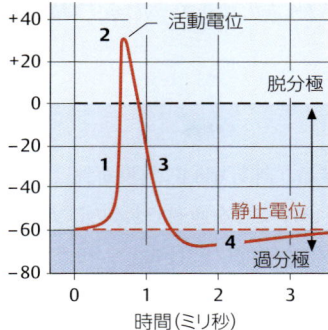

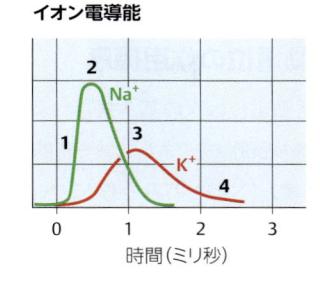

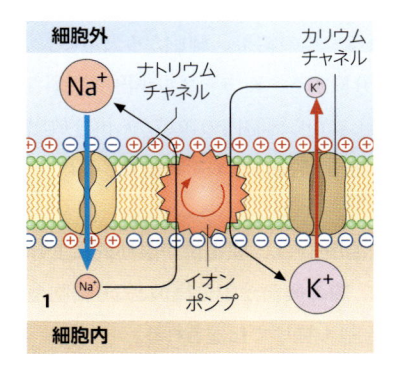

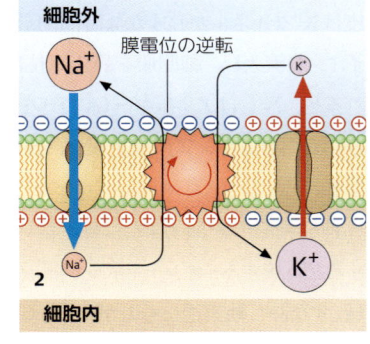

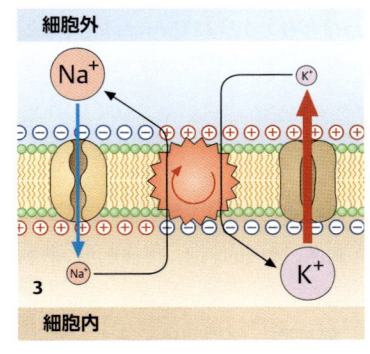

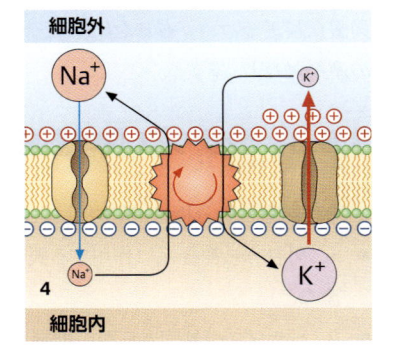

図3.19　活動電位：活動電位の時間推移

> **全か無の法則 (allornone law)**:活動電位は、興奮が一定値(閾値)以下では発生せず、閾値を超えると常に同じ形態、同じ大きさ、同じ発生時間の活動電位を発生させる。

活動電位の作用機序

活動電位は次の基本機序によって作用する。神経細胞に興奮が到達し、細胞膜の膜腔(チャネル)が一時的に開放される。ここを通過できるのはナトリウムイオン(Na^+)のみである。Na^+は濃度勾配(細胞内にはNa^+が少ない)に沿って細胞内に流入する。それによって、この部位はプラスイオン過剰となり、膜が脱分極する。しかし1ミリ秒もたたないうちにNa^+チャネルは閉鎖して、今度はK^+チャネルがわずかな時間開放される。その結果、細胞から大量のK^+イオンが流入し、細胞膜を静止電位に再分極する。K^+チャネルが再度閉鎖されると、Na^+はエネルギー(ATP)を消費しながら細胞内の領域から再び放出される(イオンポンプ)。この過程を経て、神経細胞は改めて興奮できるようになる。

神経細胞の表面上または軸索沿いの活動電位は、膜電位が限局的に上昇すると隣接するイオンチャネルが開放され、膜の興奮が脱分極波となり細胞全域、すなわち軸索沿にも広がっていくという基本機序で伝達される。

興奮伝達速度は、1秒あたり数メートル(自律神経)から120メートル(随意筋の運動神経)に達する。

3.5.3 シナプス(神経連鎖)

神経細胞の脱分極は、基本的に次の2つの刺激(興奮)に誘導されて起こる。
- 1. 外部から神経系に作用する興奮(光刺激、機械的刺激、疼痛刺激、熱刺激など)
- 2. シナプスが軸索から別の神経細胞、筋細胞、腺細胞に伝達する興奮。この興奮は、多くの場合、神経伝達物質(neurotransmitter)という特定の伝達物質を介して化学的に伝達される。

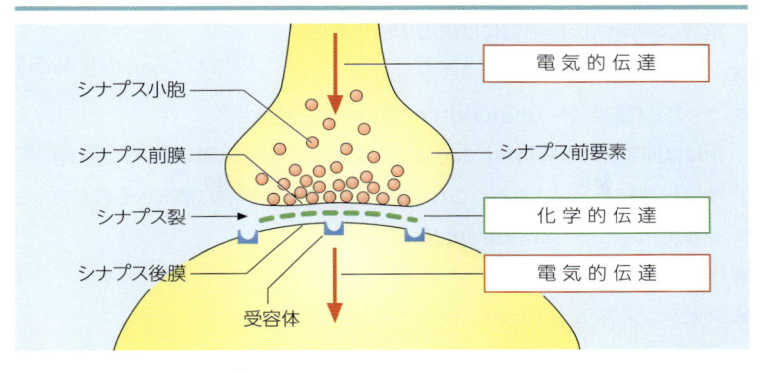

図3.20　シナプス：シナプスの図式

　シナプス（synapse）の内外には細胞が密集する。シナプスの構成要素は、基本的に次の3つに分類される（図3.20）。

- シナプス前膜（presynaptic membrane）
- 細い細胞間隙（シナプス裂、synaptic cleft）
- シナプス後膜（postsynaptic membrane）

シナプスの興奮伝達機序

　シナプス前膜側には軸索が球状に肥厚したシナプス前要素があり、この中にはシナプス小胞と呼ばれる多数の小胞が入っている。シナプス前要素に活動電位が伝わると、小胞に貯蔵された伝達物質がエキソサイトーシス（開口放出）によってシナプス裂に放出される。伝達物質は10～50nm幅のシナプス裂を通ってシナプス後膜に拡散し、そこで対応する膜受容体と結合する。伝達物質と受容体が結合すると、シナプス後膜が脱分極して興奮がさらに伝達されるか（興奮性シナプス、excitatoriy Synapse）、過分極して、伝達が制限される（抑制性シナプス、inhibitory Synapse）。

　重要な興奮性神経伝達物質には次の2種がある。

- アセチルコリン（Acetylcholine）
- グルタミン酸（Glutamate）

重要な抑制性伝達物質には次の2種がある。

- グリシン（Glycine）
- γ-アミノ酪酸（γ-Aminobutyric acid、GABA）

中には抑制性にも興奮性にも分類できない物質もあるため、こうした物質は複合神経伝達物質と呼ばれる。これに属する主な伝達物質には次のものがある。

- ノルアドレナリン（Noradrenaline）
- ドーパミン（Dopamine）
- セロトニン（Serotonine）
- 内因性オピオイド（endogenous opioid）（エンドルフィン、エンケファリン、ジノルフィン）

神経伝達物質は、化学的に様々なクラスに分類される。たとえばノルアドレナリン、セロトニン、ドーパミンは生体アミンに属し、グルタミン酸とグリシンはアミノ酸、内因性オピオイドはペプチド（神経ペプチド）に属する。

いわゆる外因性オピオイド（伝達物質：モルヒネなど）は作用が内因性オピオイドに似ており、内因性と同じ膜受容体に結合して疼痛刺激の伝達を阻止する。

セロトニンは、多くの脳機能を調整しながら作用する神経伝達物質である。体温調節や知覚認知に関与し、感情、衝動、自覚などに影響をおよぼす。したがって向精神薬の多くは、セロトニンの物質代謝を侵害する作用を有する。

シナプスの機能

シナプスには次の4つの機能がある。

- 弁機能
- 促通機能
- 抑制機能
- 記憶・学習機能

興奮は、たとえば軸索末端からは後続神経細胞へと、常に一方方向で伝えられるため、これをシナプスの弁機能だと呼ぶことがある。シナプスの中には興奮を促進したり（促通機能）、抑圧したり（抑制機能）できるものがある。またシ

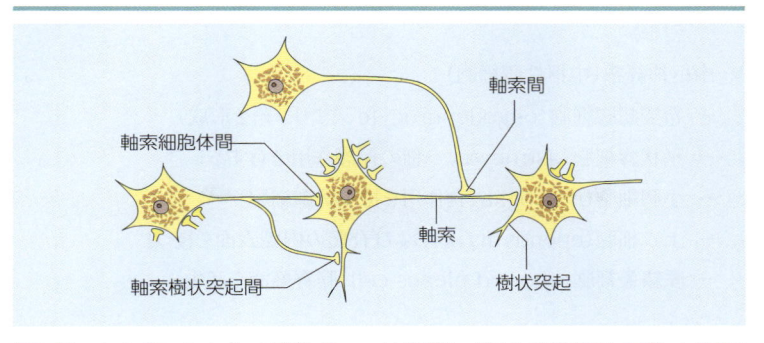

図3.21　シナプス：シナプスの形態（Duusより転載）。軸索と樹状突起との間にあるのは軸索樹状突起間シナプス、軸索と細胞体との間にあるのは軸索細胞体間シナプス、2本の軸索の間にあるのは軸索間シナプス

ナプスは、記憶・学習で重要な役割を担い、シナプスを使えば使うほど興奮は伝達しやすくなる。また生涯の間に、消失・新生を繰り返す。

シナプスの形態

神経細胞には、数十から数千にいたるほど多数のシナプスが連絡する。シナプスは、軸索が別の神経細胞の樹状突起、細胞体、軸索のうちどれに連結しているかによって、次の3つに分類される。

- 軸索樹状突起間シナプス（axodendritic synapse）
- 軸索細胞体間シナプス（axosomatic synapse）
- 軸索間シナプス（axoaxonic synapse）（図3.21）

3.5.4　グリア細胞（神経膠）

神経膠（neuroglia）と呼ばれる神経結合組織は、末梢神経系と中枢神経系の違いで次の細胞に分類される（p.606「中枢・末梢神経系」を参照）。

- 末梢神経系（末梢性膠細胞）：
    - シュワン細胞（schwann cell、ミエリン鞘を形成）
    - 衛星細胞（satellite cell、脊髄神経節および自律神経節の神経細胞を

包む)
- 中枢神経系(中枢性膠細胞):
  - 希突起膠細胞(oligodendrocyte、ミエリン鞘を形成)
  - 星状膠細胞(astrocyte、一種の保護作用を有する)
  - 小膠細胞(microglia、食作用を持つ防御細胞)
  - 上衣細胞(ependyma、脳および脊髄の内腔表面を覆う)
  - 脈絡叢細胞(choroid plexus cell、脳脊髄液を産生)

中枢神経系の血液脳関門(blood-brain barrier)

　星状膠細胞は神経膠の構造だけではなく、血液脳関門と呼ばれる機構にも関与しており、星状膠細胞の偽足状の突起が、毛細管表面の壁を覆い、血管壁周囲に物質の通過を制限する被膜を形成する(図3.22)。ただし、実際に物質の拡散を制限しているのは、密着結合(tight junctions)で相互結合している中枢神経系内の毛細血管内皮である。血液脳関門は脳全体を網羅する防御壁の働きがある。このバリアには特殊な制限機能があり、輸送機序のないブドウ糖などの炭水化物やタンパク質は通過させず、脂溶性物質はほとんど無制限に通過させる。

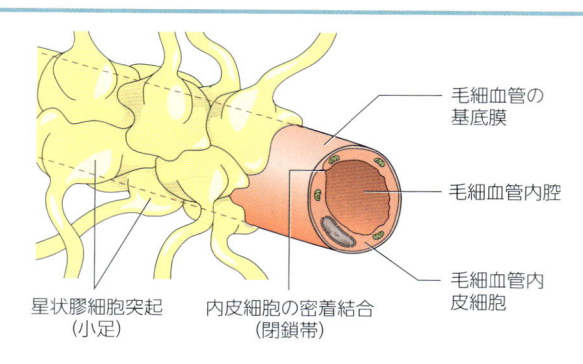

図3.22　血液脳関門:血液脳関門は血液成分の漏れを調節しながら脳を周囲から隔離するという点で、生物学的に重要である

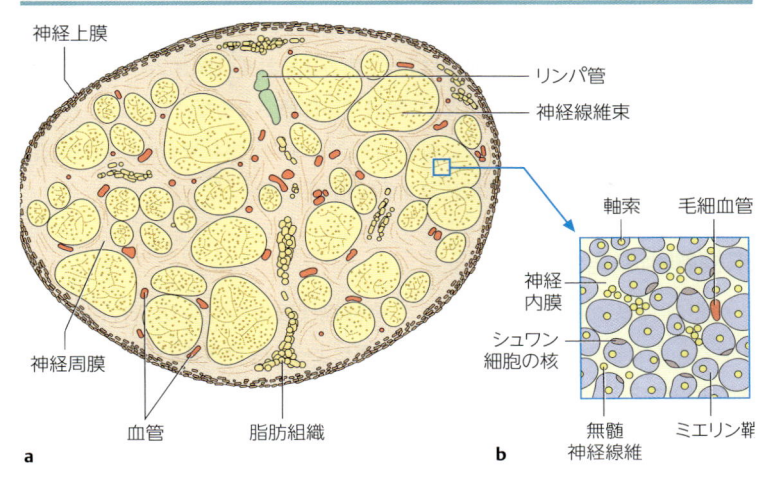

図3.23　末梢神経: 末梢神経の断面図、**a** 全体、**b** 神経線維束の拡大図

医薬品をはじめとする多くの物質の中で、血液脳関門を通過できるのは脂溶性物質のみである。脂溶性物質には、たとえば脳に作用する医薬品（パーキンソン病の治療に用いるL-ドーパなど）がある。

3.5.5　神 経

> **神経／中枢神経路:** 神経（Nerve）という言葉は末梢神経路のことのみを指し、脳および脊髄の経路には一般的に「Nerve」ではなく、たとえば「tractus」を用いて中枢神経伝導路（central pathway）と呼ばれる。

神経は、複数の神経線維束が集まってできたものである（**図3.23**）。知覚（求心性）神経線維と運動（遠心性）神経線維が並走する神経を、混合神経（mixed nerve）と呼ぶ（p.666「末梢神経」を参照）。神経には数百もの軸索があり、どの軸索も髄鞘の他に神経内膜と呼ばれる結合組織層で覆われている。さらに神経線維束はそれぞれ、神経周膜と呼ばれる結合組織層で覆

われる。末梢神経として束ねられた神経線維束は、最終的に神経上膜と呼ばれる緩い膠原線維性の結合組織によって包み込まれる（図3.23）。神経はこうして複数の被膜に覆われることで、機械的に保護されるだけではなく、その中に血管が走行していることから、神経線維にとって重要な栄養も供給される。さらに神経周膜は、物質の拡散に対する関門として働く。

末梢神経の再生

中枢神経系の軸索とは異なり、末梢神経は損傷や完全切断後にも再生できる。ただし、再生には両断端を手術によって縫合する必要がある。神経が損傷すると、細胞体から切断された軸索は真っ先に破壊されるが、シュワン細胞は残存する。このシュワン細胞が、成長しようとする軸索のガイドレールとして働く。こうして軸索は1日約1〜2mmずつ神経が支配する臓器（筋など）に向かって伸びていく。断裂した神経が支配能を完全に取り戻す（reinnervation、神経再支配）には、数ヵ月を要する。

末梢神経が切断されて、シュワン細胞という「ガイドレール」が欠如すると、軸索はあらゆる方向に伸びて、断端神経腫（amputation neuroma）と呼ばれる腫瘤を形成する。

要 約

組 織

総 論

- 通例、組織は次の4つに分類される(p.78)。
    - 上皮組織(Epithelial tissue)
    - 結合組織(Connective tissue)と支持組織(Supporting tissue)
    - 筋組織(Muscular tissue)
    - 神経組織(Nervous tissue)
- 細胞は細胞接着 (p.82) によって、各組織群の機能に応じた様々な形態で結合している。細胞接着には次の3つがある。
    - 密着結合(tight junctions)
    - 細隙結合(gap junctions)
    - 接着斑(Desmosome)

上皮組織

- 上皮の細胞には必ず薄い基底膜 (p.78) が付いている。上皮には次の3種がある。
    - 表面上皮
    - 腺上皮
    - 感覚上皮
- 表面上皮(p.80) は、からだの外表面または内表面を覆う。細胞の形状に応じて、上皮は扁平、立方、円柱上皮に分類される。さらに単層、重層、多列の別、それぞれの表層にある微絨毛、不動毛、動毛といった機能別にも分類できる。
- 腺上皮 (p.82) は分泌物を生成する。分泌物は特殊な導管を経て特定の場所に搬送されるか(外分泌腺)、直接血液に流入する(内分泌腺)。腺細

胞は、単一細胞としても表面上皮内に存在する。
- 感覚上皮(p.83)は知覚を受容し、感覚器の構築にも関与する

結合組織と支持組織

- 結合組織と支持組織には細胞(p.85)と1つの細胞外基質(p.85)があり、細胞を主な構成要素とする他の組織とは異なる。結合組織は臓器、血管、神経を覆い、各構造要素間の物質代謝の通路として重要な代謝機能を担う。比較的強靭な組織である軟骨および骨(他にも索状組織、歯組織)は、物質代謝機能よりも支持機能が優性であることから支持組織と呼ばれる。
- 結合組織細胞には、細胞外基質を産生する固定性結合組織細胞(線維芽細胞、p.85)と、遊走性結合組織細胞(様々な形状の白血球、p.85)がある。
- 細胞外基質は基質(間質液、プロテオグリカン、糖蛋白)と、結合組織線維(膠原線維、弾性線維、細網線維)からなる。
- 結合組織は基本的に次の4つに分類される。
  - 疎線維性(網の目の粗い、間質を形成する)結合組織(p.86を参照、例：臓器の間質)
  - 密線維性結合組織(p.87)：密性交織線維性結合組織(例：器官の被膜)、密性平行線維性結合組織(例：腱、腱膜)
  - 細網線維性結合組織(p.88、例：リンパ器の支質)
  - 脂肪組織(p.89)
- 代表的な支持組織は、軟骨と骨である。
- 軟骨細胞(コンドロネクチン、p.91)は、小さなグループ(軟骨単位)をなして、基質(結合組織を参照)と結合組織線維からなる細胞外基質に存在する。軟骨に含まれる細胞は、わずか1～10%である(結合組織では30～50%)。
- 軟骨は線維の種類と量に応じて、次の3つに分類される。
  - 硝子軟骨(p.92、例：関節表層)：線維含有率が非常に低く(膠原線維のみ)水分が最多(70%)

- 弾性軟骨(p.93、例：耳介内)：膠原線維に加えて弾性線維も含まれる
- 線維軟骨(p.93、例：椎間円板)：線維含有率が最大(膠原線維のみ)
■ 骨細胞(p.94「骨細胞」Osteocyte)は、網状に相互結合している。細胞外基質は膠原線維に富む。膠原線維は水分の少ない基質で、50％が骨を強固にする無機塩(カルシウム塩)からなる。軟骨とは異なり、骨組織には十分な血流がある。
■ 層状に重なった骨を層板骨と呼ぶ (p.94)。表層の密集した細胞層(緻密質)と、内側の疎性細胞層(海綿質)からなる。
■ 緻密質(p.94)は管状の層板系(骨単位、オステオン)から、海綿質(p.94)は板状に配列された層板からなる。特に管状骨末端に典型的な小柱を形成し、これが負荷に応じて抗圧迫または抗牽引骨梁に発達する。
■ 層板骨の前段階は網状骨である(p.94)。これは結合組織骨として直接骨化するか、置換骨として間接的に骨化してできたものである。

筋組織

■ 筋細胞の構造(p.99)は、総体的に他の体細胞と類似するが、次の点で異なる。
- 筋細胞は最長20cmにおよぶ線維であるため、筋細胞は筋線維を意味する(p.99)。
- 化学的、電気的に興奮できる。
- 特定のタンパク質構造(筋原線維、p.105)があるために、筋は拘縮能を有する。
■ 筋組織は次の２つに分類される。
- 平滑筋組織
- 横紋筋組織
■ 平滑筋組織(p.100)は主に内臓に見られる。筋原線維は細胞質に乱雑に並び、収縮は緩徐且つ不随意的に起こる(自律神経系)。
■ 横紋筋(p.102)を光学顕微鏡で見ると、筋原線維が整然と並び横紋を形成しているのがわかる 横紋筋は次の２つに分類される。

- 心筋組織
- 骨格筋組織
- 骨格筋(p.102)は、能動的運動器の筋群である。
- 骨格筋は筋線維束(p.103)がまとまってできたもので、この筋線維束は数100本の筋線維(筋細胞)からなる。筋、線維束、線維はまとめて結合組織性の被膜で包まれている。
- どの筋にも、筋の長さの変化を感知し、脊髄反射によって調節するのに特化した筋線維(p.103の筋紡錘、錘内筋ともいう)がある。T小管、筋細胞膜の突起(T系)、縦小管、小胞体の管系(L系、Ca^{2+}の貯蔵庫の役割を担う)が興奮を速やかに伝達し、筋を直ちに収縮させる。
- 筋に収縮能を与えているタンパク質構造(筋原線維)は、筋線維の長軸方向に並び、筋節(p.105)に結合する。
- 筋節は、筋フィラメントであるアクチン(p.105)とミオシン(p.105)からなる。両者は筋が収縮すると接近し(その結果、筋節は短くなるが、フィラメントの長さは変わらない)、結合する。結合にはCa^{2+}が、解離にはATPが関与する。
- 物質代謝がなければATPが生成されず、すべての筋が硬直する(p.111「死後硬直」)。
- 収縮が約50回途切れなく続き、アクチンフィラメントとミオシンフィラメントが滑り運動を続ければ、筋は最大まで収縮する(p.106)。

神経組織

- 神経組織は、神経細胞(p.113、ニューロンともいう)と結合組織細胞であるグリア細胞(p.121、神経膠ともいう)からなる。
- 神経細胞(p.113)は興奮の受容・伝達・処理能力を有し、次の3つの部分に分けられる。
  - 樹状突起
  - 神経突起(軸索)
  - 核周部

- 樹状突起 (p.114) は上位の神経細胞から神経インパルスを受容する。この神経インパルスは神経伝達物質によって核周部に伝達される。さらに核周部から出る神経突起 (軸索) がシナプスを通して後続の神経細胞の樹状突起に興奮を伝達するか、運動終板を通して直接筋線維に伝える。
- 軸索 (p.114) は絶縁性の髄鞘に覆われて、速やかに興奮を伝達できる。
- 活動電位 (p.116) は、一時的な脱分極または細胞膜電位の逆転が次第に神経細胞全体と、軸索に沿って広がることで発生・伝達する。細胞膜の脱分極は、神経細胞に作用する興奮に起因して起こる。
- 軸索の興奮は、神経伝達物質の作用によりシナプス (p.118) を介して他の神経に伝達される。この神経伝達物質はシナプス前膜要素のシナプス小胞から放出される。伝達物質はシナプス裂を通って拡散し、シナプス後膜で脱分極を誘発する。その結果、興奮が伝達される。
- 末梢神経系では特殊なグリア細胞 (シュワン細胞、p.114) が軸索の髄鞘 (ミエリン鞘) を形成する。中枢神経系では、いわゆる希突起膠細胞がミエリン鞘を形成する。
- 神経は複数の軸索束 (神経線維束、fascicle) と、血管およびリンパ管からなる。軸索、神経線維束、神経は、それぞれ結合組織性の被膜で覆われている。

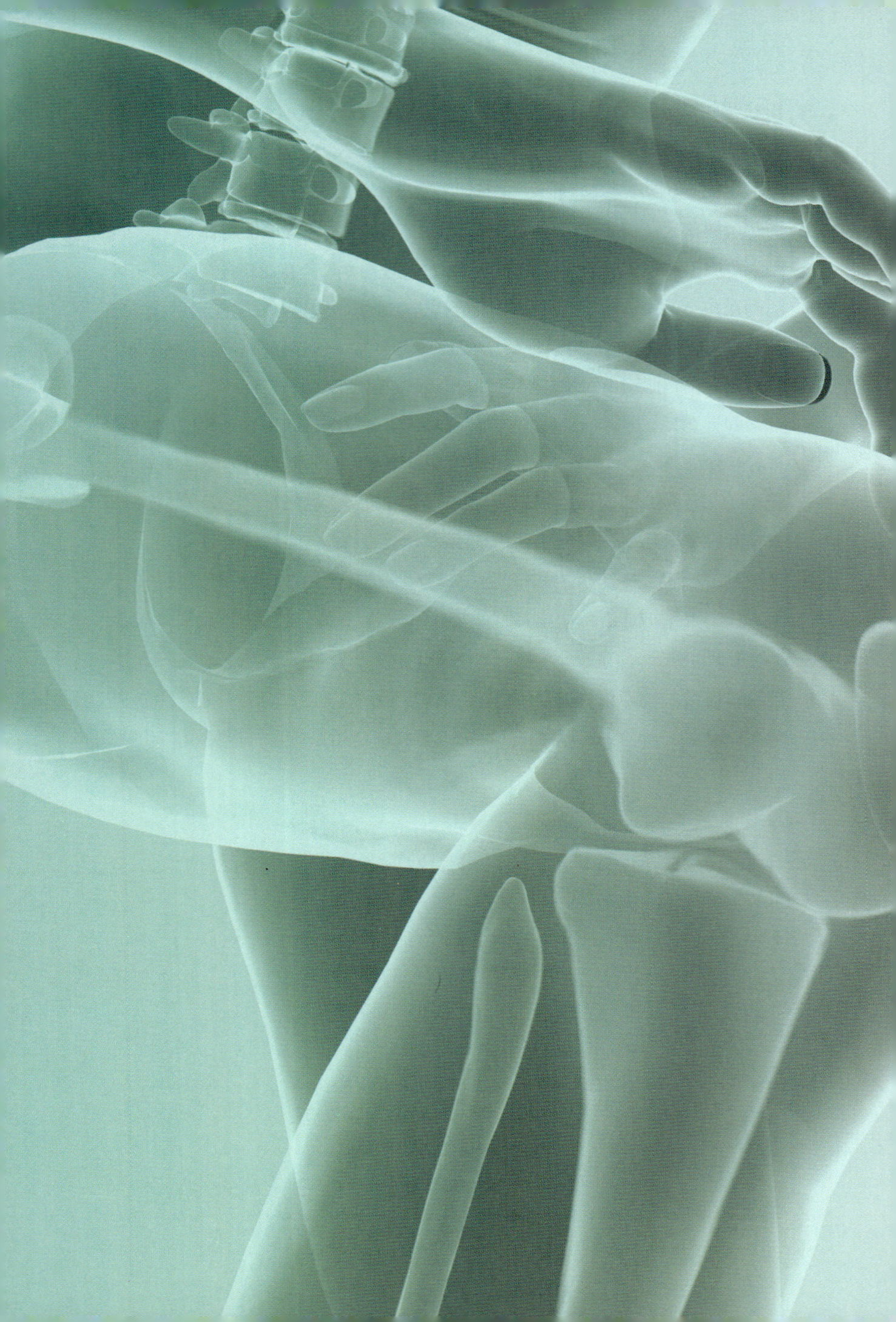

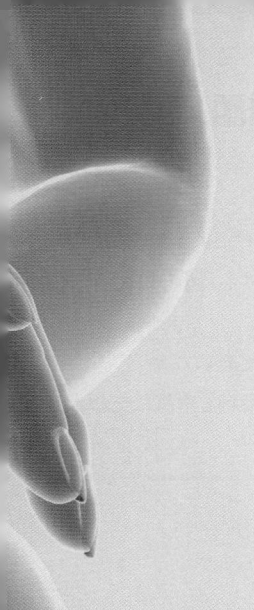

4　運動器

4.1	**軸、平面、位置、方向を表す用語**	***132***
4.1.1	人体の軸と平面	*132*
4.1.2	位置と方向を表す用語	*133*
4.2	**運動器の解剖学総論**	***134***
4.2.1	骨	*134*
4.2.2	関節	*135*
4.2.3	骨格筋の機能と構造	*142*
4.2.4	筋腱	*146*
4.2.5	筋と腱の補助器官	*146*
4.3	**体幹の解剖学**	***148***
4.3.1	体幹の骨格	*148*
4.3.2	体幹の筋	*160*
4.4	**上肢の解剖学**	***173***
4.4.1	上肢帯―骨、関節、筋	*173*
4.4.2	自由上肢―骨、関節、筋	*175*
4.5	**下肢の解剖学**	***188***
4.5.1	下肢帯と骨盤―骨、関節、筋	*188*
4.5.2	自由下肢―骨、関節、筋	*193*
4.6	**頚部と頭部の解剖学**	***208***
4.6.1	頚部	*208*
4.6.2	頭部	*210*
	要約	***222***

4.1 軸、平面、位置、方向を表す用語

4.1.1 人体の軸と平面

　人体を通る軸と平面は無数にあるが、標準的には次に掲げるような直角に交差する3本の主要軸を指定し、3次元の空間座標で表示する(**図4.1**)。

　人体の主要軸

- 縦軸(垂直軸、longitudinal axis)：立位で地面に対して垂直な軸
- 横軸(水平軸、transverse axis)：左右方向に伸びて、縦軸と垂直に交わる軸

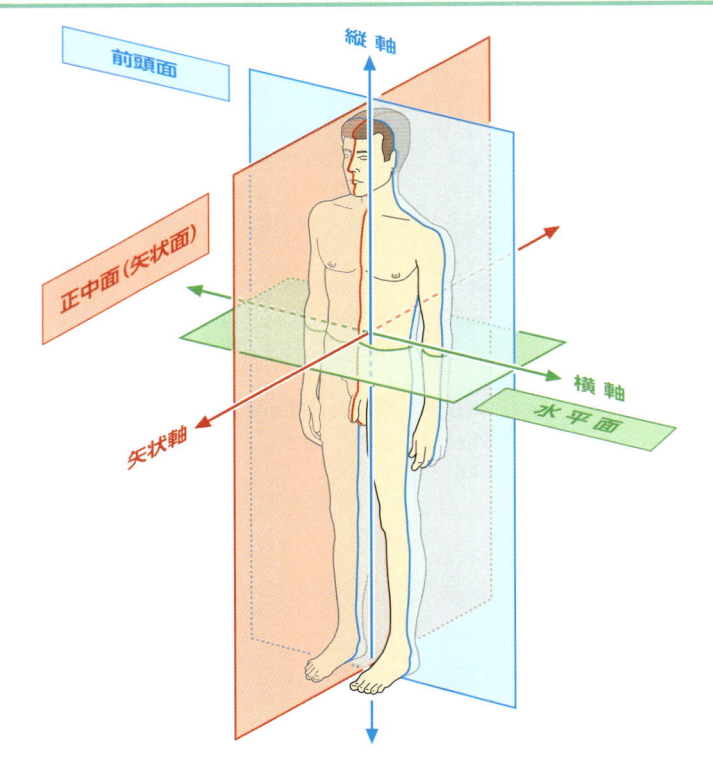

図4.1　軸と平面：人体の主要な軸と平面(左前側から見た図)

- 矢状軸（sagittal axis）：からだの前後方向に伸びて、縦軸および横軸と垂直に交わる軸

人体の主要平面
- 矢状面（sagittal plane）：矢状軸を通り地面に対して垂直となるあらゆる平面（そのうち、からだを左右半分に分ける平面を正中面と称する）
- 水平面（transverse plane）：からだを横断するあらゆる平面
- 前頭面（frontal plane）：前頭部に対して平行なあらゆる平面

4.1.2　位置と方向を表す用語

　次に掲げる位置と方向を表す用語は、人体の構造的要素の位置を正確に表現する際に用いる。それぞれの用語の意味は次のとおり。

- 体　幹：
  - 頭側（cranial）、上（superior）：頭部に近い
  - 尾側（caudal）、下（inferior）：尾部に近い
  - 腹側（ventral）、前（anterior）：前面（腹面）に近い
  - 背側（dorsal）、後（posterior）：背面に近い
  - 内側（medial）：正中面に近い
  - 外側（lateral）：正中面から遠い、左右側面に近い
  - 正中（median）：正中面上にある
  - 中心（central）：からだの中心にある
  - 末梢（peripheral）：からだの中心から遠い
- 四　肢：
  - 近位（proximal）：体幹に近い
  - 遠位（distal）：手足の末端に近い
  - 橈側（radial）：橈骨（母指）側
  - 尺側（ulnar）：尺骨（小指）側
  - 脛側：脛骨（足の母指）側
  - 腓側（fibular）：腓骨（足の小指）側
  - 掌側（palmarまたはvolar）：手のひら側

- 底側（plantar）足底側
- 背側（dorsal）：手背、足背側

4.2　運動器の解剖学総論

　骨格はからだを支持する骨組みで、骨性および軟骨性の要素が結合組織性構造物でつながり形成されている（裏ポケット「ヒトの骨格」を参照）。各部は骨格筋によって運動したり、特定の肢位または位置で維持される。骨格と筋系をまとめて運動器と称する。

　受動的運動器は次の要素で構成される。

- 骨格
- 骨の連結（関節）

　能動的運動器には次の構造が属する。

- 横紋骨格筋
- 腱
- 筋と腱の補助器官（筋膜、滑液包、腱鞘、種子骨）

　関節で結合した骨格には、からだを支持する機能のほかに、からだを移動する際に骨格筋のテコとしての機能もある。骨格は、関節、骨格筋とともに運動器を構成するほか、他の器官系（頭蓋骨、脊柱管、胸郭）を支持する機能もある。

4.2.1　骨

　骨格は、さまざまな形態の骨でできている。成人の骨格は約200個の骨からなり、それぞれが形態学的関節と機能的関節で連結している。骨は、結合組織性の被膜である骨膜（Periost）によって、ストッキングのように一つ一つ覆われている。ただし軟骨性の関節面と腱が付着する骨突起領域は覆われていない。

　各骨の形態は遺伝学的に決まっているが、構造は力学的負荷の種類および大きさによって大きく変動する。骨は外形に基づき、長骨、短骨、扁平骨、不規則骨に分類される。たとえば長骨には、手根骨と足根骨を除く自由四肢の骨

がある。長骨は次の2種に分類される。

- 骨幹（Diaphysis）
- 両端に1つずつある骨端（Epiphysis）

成長期の間は、骨幹と骨端の間に骨端線（成長線）と呼ばれる軟骨性の領域が見られる（図3.10、p.98）。短骨には、立方体をなす手根骨と足根骨が属する。

扁平骨には、肋骨、胸骨、肩甲骨、頭蓋の骨などがあり、不規則骨には、椎骨、頭蓋底の骨がある。頭蓋領域の一部の骨（前頭骨、篩骨、上顎骨）には、気体が充満した空洞があり、含気骨とも称される。種子骨と呼ばれるのは、腱に包理された骨である（例：膝蓋骨）。特に手や足の領域には過剰な骨や付加的な骨があり、X線画像による評価で誤った診断（骨折による骨離断）の原因になることがある。

4.2.2　関 節

> **関節**：関節は、軟骨性および骨性の骨格要素の間を連結させる構造である。関節がなければ、体幹と四肢は運動できず、力も伝達されない。
> 関節は連結の様式に応じて次の2種に分類される。
> ■「機能的」関節
> ■「解剖学的」関節

機能的関節（不動結合）

> **機能的関節**：2つの骨格要素の間に軟骨組織または結合組織からなる実質がある場合（連続性関節）、これを機能的関節または不動結合という。ドイツ語ではHafte、Fuge、Füllgelenkと呼ばれることもある。

不動結合は、骨間にある実質の種類に応じて次の3つに分類される（**図4.2**）。

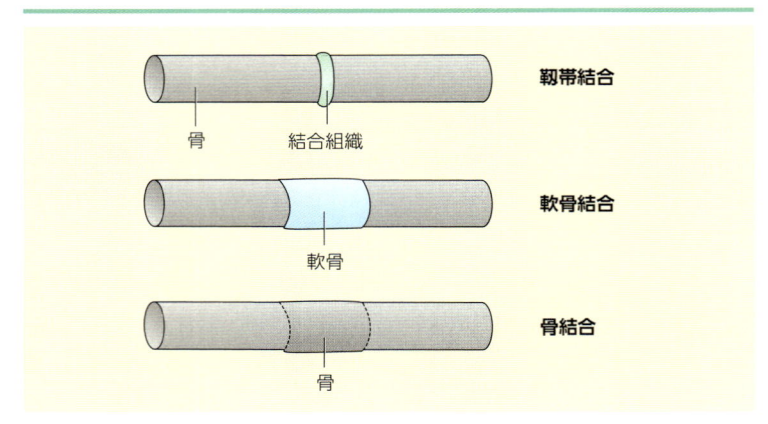

図4.2　骨間の結合：3つの結合(不動結合)様式の簡略図

- 靭帯結合(Syndesmosis)
- 軟骨結合(Synchondrosis)
- 骨結合(Synostosis)

靭帯結合(Syndesmosis)

　靭帯結合は、2つの骨が結合組織で連結されたものである(図4.2)。

前腕の尺骨と橈骨の間にある骨間膜、新生児の頭蓋骨泉門、頭蓋骨上部にある頭蓋縫合などが靭帯結合に属する。歯根と上下顎骨の歯槽との結合組織性固定部も靭帯結合の一種であり、丁植(Gomphosis)と呼ばれる。

軟骨結合(Synchondrosis)

　軟骨結合は、骨を結合する組織として軟骨を含んでいる(図4.2)。

たとえば2つの椎体を連結する線維軟骨性の椎間板(Discus intervertebralis)や、左右の恥骨を連結する恥骨結合(Symphyse)がある。若年者の長骨に見られる骨幹と骨端を連結する軟骨性の骨端線も軟骨結合である。

骨結合（Synostosis）

骨結合は、2本の骨が骨組織によって二次的に癒合したものである（図4.2）。

典型的な例は仙骨（Os sacrum）で、出生時は5つの椎体であったものが、成長期終了時には癒合している。成人の寛骨（Os coxae）も、成長期が終了するまでは恥骨（Os pubis）、腸骨（Os ilium）、坐骨（Os ischii）という別々の骨である。

解剖学的関節（可動結合）

解剖学的関節では、骨間に関節腔がある（図4.3）。さらに、関節面が硝子軟骨で覆われているほか、関節腔が関節包で包まれている。中には骨間に板（円板、半月）があるものや、関節内に靱帯があるものも少なくない。たとえば

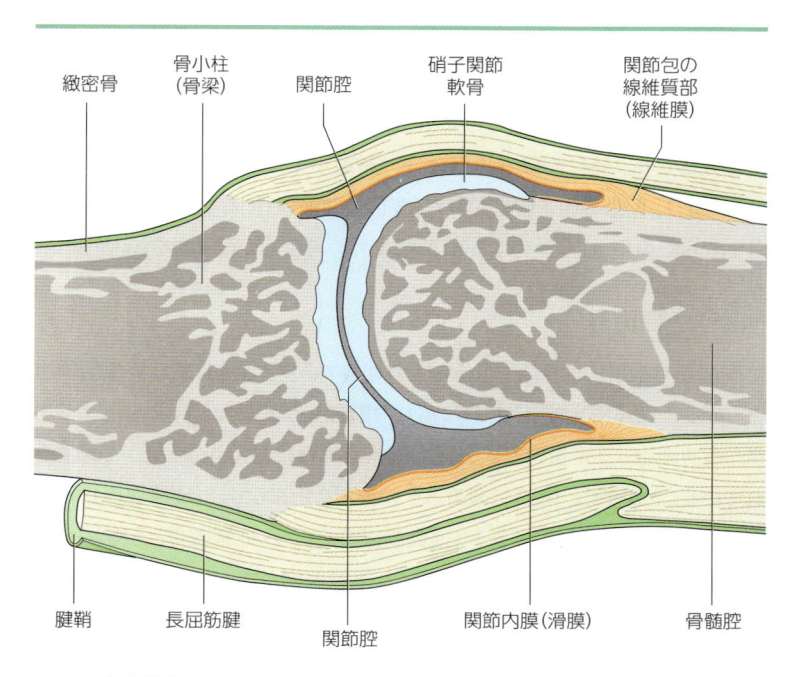

図4.3　解剖学的関節： 解剖学的関節の構造例：母趾の中足趾節関節（縦断面）

（図中ラベル：緻密骨、骨小柱（骨梁）、関節腔、硝子関節軟骨、関節包の線維質部（線維膜）、腱鞘、長屈筋腱、関節腔、関節内膜（滑膜）、骨髄腔）

運動器の解剖学総論

半月(Meniskus)は線維軟骨できており、半月の形で、膝関節を不完全に分割する。円板(Diskus)を有する代表的な関節には、顎関節、胸鎖関節がある。関節板は、2つの相対する関節面の接触面を拡大する役割を担う。

関節軟骨

表面が円滑な関節軟骨は、ほぼ硝子軟骨でできており（図4.3）、実質的にその細胞外基質に応じて力学的特長および「緩衝機能」が決まる。細胞外基質を構成する重要な要素には次の物質がある。

- 膠原線維
- 巨大分子（プロテオグリカン）
- 水

関節軟骨の厚さは部位によって大きく異なり、平均すると2～3mmほどになるが、膝蓋骨の関節面など8mmにおよぶ部位もある。関節軟骨には血管がないため、関節液（滑液）が拡散して栄養供給する。栄養を十分に供給するには、軟骨を定期的に運動させて（圧迫と圧迫軽減の反復）、滑液を軟骨内に流入させる。特に高齢者の場合は、運動不足や非生理的な高い負荷が原因となり、関節の硝子軟骨が変性（変形性関節症）することもある。軟骨膜(Perichondrium)が消失すると、関節軟骨の再生能が低下する(p.93)。

関節包と関節液

関節包（図4.3）は骨膜(Periost)の延長であり、非常に密な膠原線維層を有する。内部には血管と神経に富む滑膜(Membrana synovialis)があり、脂肪細胞も不定量含む。外層の線維膜は靱帯(Ligamenta)で補強されていることが多く、関節包靱帯はその機能に由来して、（関節包の）補強靱帯、（運動時の）指示靱帯、（運動制限のための）抑制靱帯とも称される。関節を長期間静止位で維持すると、結合組織線維が短くなり、関節包が縮小して、関節の可動性が大幅に制限される（関節拘縮）。関節包内部の滑膜には、内側に向かって隆起したヒダと絨毛が付いている。滑膜は、関節液（滑液）の生成と吸収に特化した結合組織細胞からなり、関節腔を覆っている。

粘性を帯びた滑液は、関節軟骨を栄養するほか、グリースのように関節面の摩擦を抑える。

関節の形状

　関節は、運動軸の数、運動自由度、関節数などさまざまな基準で分類できる。以下に掲げるのは、関節面の形態と形状で分類した関節である(図4.4)。

- 球関節
- 楕円関節
- 蝶番関節
- 車軸関節
- 鞍関節
- 平面関節

球関節：球関節は球形の骨頭と、それに適合する形の関節窩からなる。互いに直交する3本の運動軸があり、6方向に運動できる。

典型的な球関節には、股関節や肩関節がある。

楕円関節：関節体が楕円形で、片方の骨の関節面が凸状、対応する関節面が凹状をしている。直交する2本の運動軸を中心に、4方向への運動ができる。

代表的な楕円関節には、前腕骨と手根骨間の関節（橈骨手根関節）、環椎と後頭顆を結ぶ環椎後頭関節がある。

球関節　　　　　　楕円関節　　　　　　蝶番関節

車軸関節　　　　　　鞍関節　　　　　　平面関節

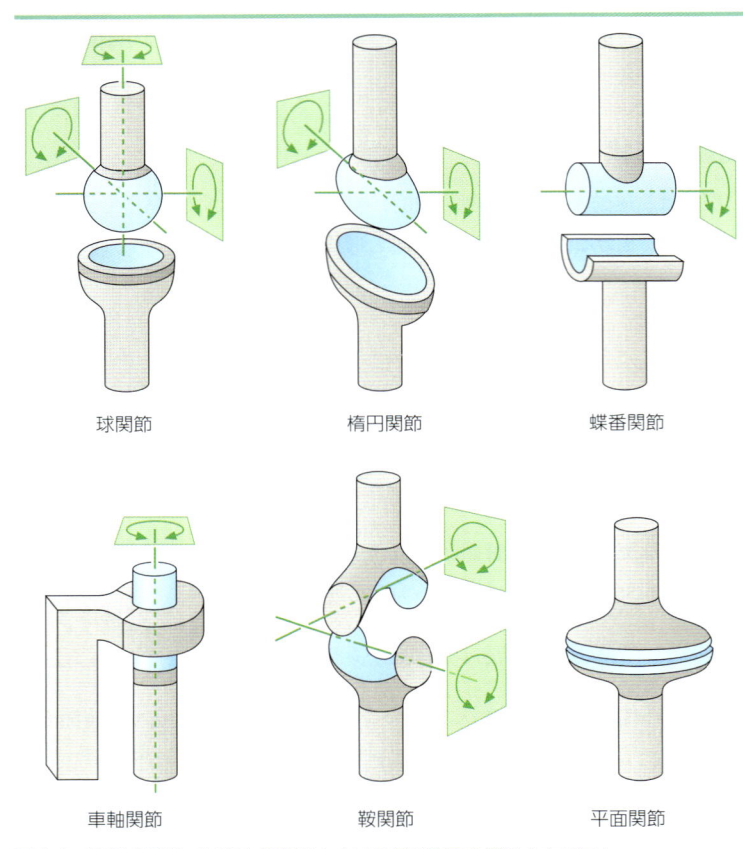

図4.4　関節の形状：矢印は、運動軸に対する骨格要素の運動方向を示す。

蝶番関節と車軸関節：蝶番関節と車軸関節は輪転関節とも呼ばれる。蝶番関節では、円筒形の関節面がシリンダーを縦半分に切ったような形の関節面の陥凹部に入り込んでいる。そのためこの関節の運動軸は1つしかなく、2方向にのみ運動できる（例：肘関節）。車軸関節では、円筒形の関節頭が対応する空洞円筒形の一部および輪状の靱帯と関節をなす。

代表的な例には、上橈尺関節とこの関節を固定する橈骨輪状靱帯がある。この関節は、1つの運動軸を中心に2方向への回旋運動ができる。

鞍関節：鞍関節は、凹状に弯曲した2つの関節面からなり、互いに直交する2つの運動軸を中心に4方向に運動できる。

例として、第1中手骨と手根骨の1つである大菱形骨（Os trapezium）間の母指鞍関節がある。

平面関節：関節面が平面で、平行運動が可能である。たとえば、椎間関節が平面関節に属する。

半関節（線維軟骨結合）：半関節は線維軟骨結合とも称し、関節体の形状と強靭な靱帯によって可動性が大きく制限されている。

半関節には、近位の脛骨と腓骨間の関節（近位脛腓関節）や仙骨と腸骨間の関節（仙腸関節）が属する。

関節の力学

　関節の運動方向は、関節面の形状だけではなく、筋および靱帯構造の配置によっても決まる。ヒトの関節を動かすのは「力」である。骨と骨は筋力によってしっかりと結合しており、筋力が運動の方向と種類を決定している。運動域は関節、筋、靱帯、軟部組織によって制限される。こうした運動制限は次のように分類できる。

- 骨による運動制限
- 筋による運動制限
- 靱帯による運動制限
- 軟部組織による運動制限

　関節は運動軸を基点に運動し、その運動の方向は軸に対する筋の位置によって決まる。ヒトのからだには直交する3つの運動軸がある（p.132）。この3つの他にも関節ごとに運動軸があり、それぞれ運動の種類に応じて名前が付けられている。たとえば、近位および遠位橈尺関節の運動軸は回内運動軸、回外運動軸といい、この軸を中心に手掌を回転運動（回内運動、回外運動）さ

基本的に、各運動軸を基点に逆行する2方向への運動が可能である。運動の種類には次のものがある。

- 屈曲と伸展(Flexion、Extension)、例：肘関節
- 外転と内転(Abduction、Adduction)、例：股関節
- 下方回旋（内旋）と上方回旋（外旋）（Internal rotation、External rotation)、例：肩関節
- 前傾と後傾(Anteversion、Retroversion)、例：股関節
- 前屈と後屈(Inclination、Reclination)、例：脊柱
- 対立と復位(Opposition、Reposition)、例：母指の鞍関節

筋が関節におよぼす作用の大きさは、関節軸（支点）から筋の付着点（力点）までの垂直距離であるテコの腕の長さ（力点距離）によって決まる。力と力点距離の積が、負荷と負荷のテコの腕の長さ（作用点距離）の積と等しいとき（力×力点距離＝負荷×負荷のテコの腕の長さ）、力と負荷は平衡し、関節は静止状態となる。

> ***トルク（回転力）：**力と力点距離の積や、負荷と作用点距離の積をトルク（回転力）と称する**（図4.5)**。*

4.2.3　骨格筋の機能と構造

骨格筋を構成するのは、さまざまな形状の筋腹とそれよりも明らかに細い腱である。腱は骨格または運動器の結合組織性構造物（筋膜、骨間膜）に付着し、筋束を直接的または間接的に骨格に連結させる。

> ***起始と停止：**一般的に、四肢の筋に関しては体幹に近い方（近位）の付着部を起始といい、体幹から遠い方（遠位）の付着部を停止と呼ぶ。*

体幹の筋起始は、必ず頭側にある。筋の起始および停止は相対的に決定されたものであり、固定端(Punctum fixem)や可動端(Punctum mobile)と混同してはならない。

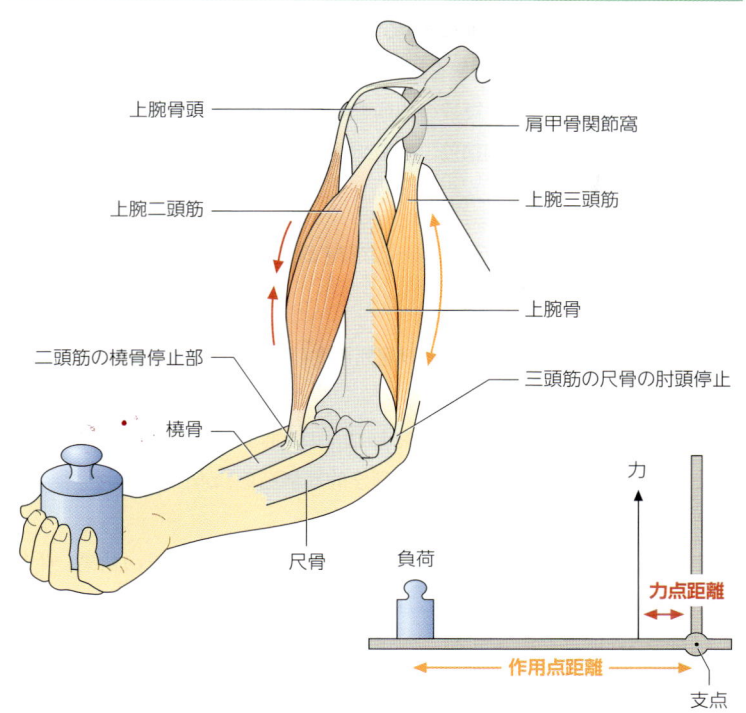

図 4.5　筋のメカニズム：上腕の屈筋と伸筋が前腕の運動におよぼす作用。肘関節の屈筋は上腕二頭筋（M. biceps brachii）で、伸筋は上腕三頭筋（M. triceps brachii）。筋の力学に従うと、負荷×作用点距離＝力×力点距離となる（力×力点距離、負荷×作用点距離という計算式の結果がそれぞれのトルク）。

> **可動端と固定端**：運動の際、移動した骨格への付着部を可動端といい、移動しない骨格への付着部を固定端という。

　四肢の運動プロセス中は固定端と筋起始が一致することが多いが、実際の運動の種類に応じて固定端と可動端が交代することもあるため、筋起始が必ずしも固定端であるとは限らない。

　多くの場合、筋起始には筋頭（Caput）があり、ここから筋腹へと続く。筋が複数の起始を有する場合、それぞれ筋頭の数に応じて二頭筋、三頭筋、四頭

筋と呼ぶ。筋は合流して1本の筋腹となり、1本の腱につながる。筋頭は1つだけであるが、複数の中間腱を挟む場合は、二腹筋や多腹筋などと呼ぶ（図4.6）。重なって走行するか複数の関節をまたぐ筋を、二関節筋、多関節筋と呼ぶ。たとえば上腕筋は単関節筋、上腕二頭筋は二関節筋、下腿三頭筋は三関節筋である。

> **協同筋と拮抗筋**：ある運動において協同する筋を協同筋といい、互いに逆行運動する筋を拮抗筋という。

筋の種類は、腱に対する筋線維の配列角度（羽状角）の大きさに応じて分類する（図4.6）。

- 線維が腱に対して平行に走行する筋は、力をあまりかけなくても大きく移動できるが、筋線維の総断面積（生理学的筋横断面）が小さいため発揮される力はむしろ低い。
- 半羽状筋の筋線維は、起始腱と停止腱に付着している。その結果、生理学的筋横断面が比較的大きく、筋力が大きい。筋線維が短く、あまり大きく移動できない。
- 羽状筋は、筋線維がフォーク状の起始腱に起こり、停止腱の両側にいたる。半羽状筋よりも生理学的筋横断面が広く、筋力も発揮しやすい。

横紋筋の線維を除く筋の組織（図3.12）では、結合組織が重要な役割を担っており、骨格筋の構成単位を区画し、筋線維に神経と血管を通す。疎線維性結合組織は、筋内膜として筋線維1本1本を覆い、これらを複数とり囲んでさらに幾分引き締まった結合組織（筋周膜）がさまざまな太さの線維輪（一次筋線維束および二次筋線維束）にまとめている。肉眼で観察できる筋線維束が、二次筋線維束である。こうしてできた筋線維束はひとまとまりになって、強靭な線維性結合組織の鞘である筋膜に包まれる。筋膜と筋線維束の間には疎線維性結合組織（筋外膜）がある。

運動器の解剖学総論

線維が平行に走行する筋
(例：長掌筋)

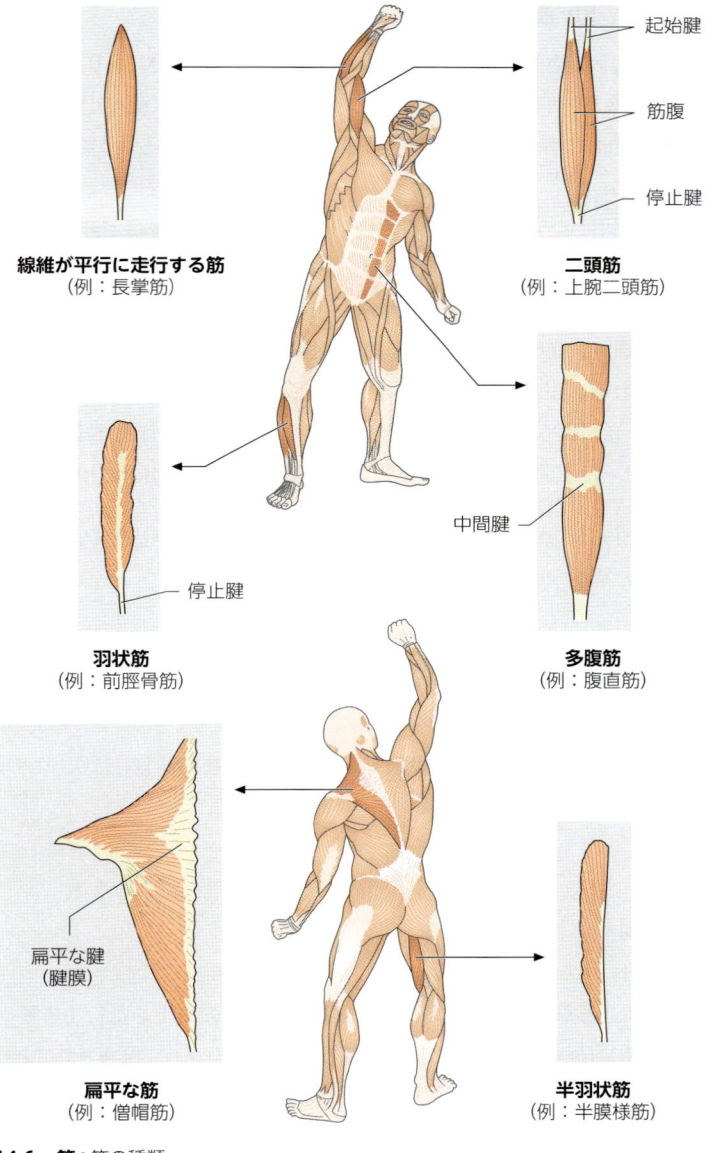

二頭筋
(例：上腕二頭筋)

起始腱
筋腹
停止腱

停止腱

羽状筋
(例：前脛骨筋)

中間腱

多腹筋
(例：腹直筋)

扁平な腱
(腱膜)

扁平な筋
(例：僧帽筋)

半羽状筋
(例：半膜様筋)

図4.6　筋：筋の種類

145

4.2.4　筋　腱

　筋を骨に固定させる腱は、張力の大きい膠原線維束でできており、筋収縮時に筋の収縮力を骨格に伝達する。腱が骨に付着する部位（腱停止部）では、腱の弾性と骨の弾性が互いに適合していなければならないという点で機能上重要である。

　腱は形状によって分類できる。肉眼では確認できないほど非常に短い腱もある。このような腱を、短い腱起始または腱停止といい、大胸筋（M. pectoralis major）がその一例である。それに対して、足や手の筋の腱は非常に長く細い。側腹筋に見られるような平面的または扁平な腱（**図4.6**）は、腱膜と呼ばれる。主に筋と縦列的に走行し、牽引時にのみ作用する腱を牽引型の腱という。骨を支点に走行方向を変え、骨と接する面を圧迫する腱を圧迫型の腱という。この骨を回旋点または支持点(Hypomochlion)という。

これに該当するのが、長腓骨筋(M. peronaeus longus)の停止腱で、足で立方骨を支点に横から回って方向を変え、足底側に停止する。

4.2.5　筋と腱の補助器官

　筋の運動時に生じる摩擦を少なくして、力の減少をできるかぎり抑えるのは、筋と腱の補助器官が担う役割である。こうした補助器官には次のものがある。

- 筋膜
- 腱鞘
- 滑液嚢
- 種子骨

　筋膜は、筋や筋群の滑らかな動きを助ける。骨の真上を走行する腱や、上顆の周り（回旋点）を回る腱は、筒状の構造物によって保護されており、より円滑に動けるようになっている。この筒状の構造物を腱鞘（Vaginae synoviales）という。腱鞘の構造は関節包に類似しており、滑膜層の内葉と外葉の間の滑膜腔は液状物質（滑液）で満たされている（**図4.7**）。

これと同じように骨の真上を走行する筋も、滑液で満たされ水枕のように圧力を分散する滑液包（Bursa synovialis）で保護されている（図4.8）。滑液包が最も多いのは筋の起始部および停止部であるが、関節付近にも見られる。中には関節腔と連結し、その突起部または陥凹（Recessus）と呼ばれるものもある。種子骨（Ossa sesamoidea）は腱に包埋された骨で、テコの原理で、筋のテコの柄を延ばして力を節約し、同時に移動を円滑にするという機能的役割を担う。

ヒトのからだの中で最大の種子骨は膝蓋骨である。

　滑液包と腱鞘は、慢性的に摩擦を受けると炎症が起こる（腱鞘炎、滑液包炎）。

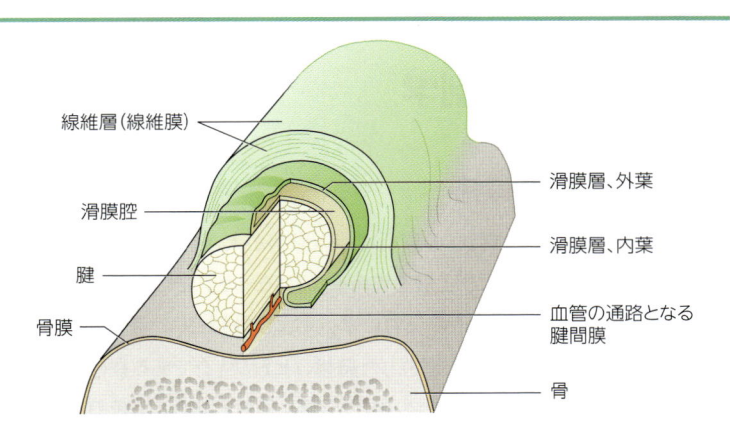

図4.7　腱鞘：腱鞘（滑液鞘）の構造。滑膜層の内葉は腱と、外葉は腱鞘の線維層と癒合する。両葉間の滑膜腔は滑液で満たされ、骨にかかる摩擦を抑える。

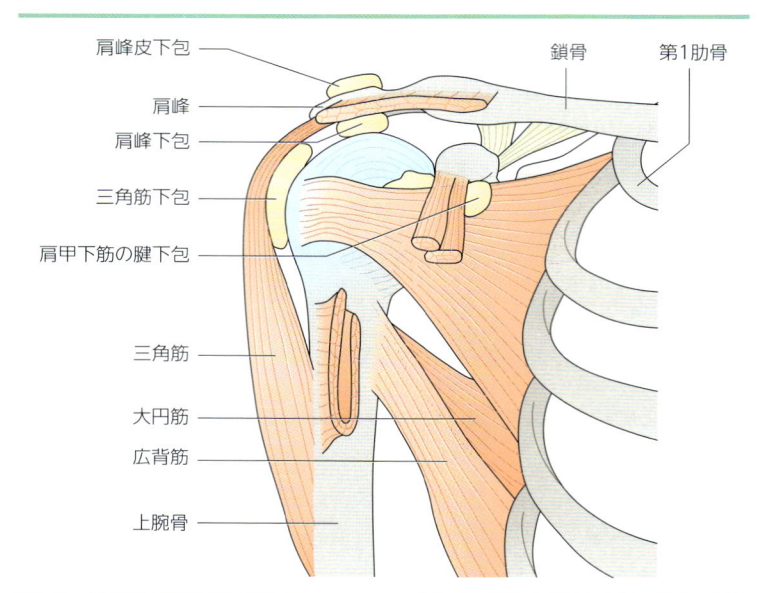

図4.8　滑液包：肩部の滑液包（Bursae synoviales）。前方から見た右肩。筋の一部を除いてある。

4.3　体幹の解剖学

4.3.1　体幹の骨格

　ヒトのからだは、直立歩行への移行に伴い形状が大きく変化し、体幹は下肢の上方で直立し、頭部および上肢を支えるようになった。その結果、下肢が前進運動器官となり、上肢はその反対に掌握および触知という機能が備わり重要な「道具」となった。体幹が直立した結果、ヒトに特有である脊柱の弯曲が現れたほか、寛骨（Ossa coxae）の幅が広がり、仙骨と結合して骨盤輪を形成し、これがしっかりと体幹にはまり込んで体幹が安定した（**図4.9**）。体幹の骨格には次の構造が属する。

- 脊柱（Columna vertebralis）
- 胸郭（Thorax）とこれを構成する肋骨（Costae）、胸骨（Sternum）、胸椎（図4.9）

脊柱の中を脊柱管と脊髄が走行する。肋骨は脊柱から前方に向かい、胸腔（Cavitas thoracis）の骨格を形成する。下方は腹腔（Abdomen、p.476）につながる。胸腔と腹腔は、骨と筋からなる胸壁と腹壁に囲まれている。どちらの壁も位置に応じて前、側、後壁に分類される。後頭部から尾骨先端までの背側を、体幹の背部という。体壁の一部と下肢の一部で構成される体幹の下部は、骨盤（Pelvis）に隣接する。胸腔と腹腔は横隔膜（Diaphragma）で分割され、腹腔の下側には骨盤底筋がある。

脊柱（Columna vertebralis）

脊柱は人体の軸骨格を形成する（図4.10）。脊柱は次の骨で構成されている。

- 33-34椎骨（Vertebrae）
- 椎間円板（Disci intervertebrales）
- 靱帯

脊柱には次の椎骨が属する。

- 頸椎7個
- 胸椎12個
- 腰椎5個
- 仙椎5個
- 尾椎4〜5個

> ***自由脊椎または前仙椎：*** *仙骨から上には24個の椎骨があり、自由脊椎または前仙椎（自由脊椎）と呼ばれる。前仙椎（自由脊椎）はいわゆる自由に動く脊柱であり、成人では平均55〜63cmの長さになる（体長のほぼ35％）。*

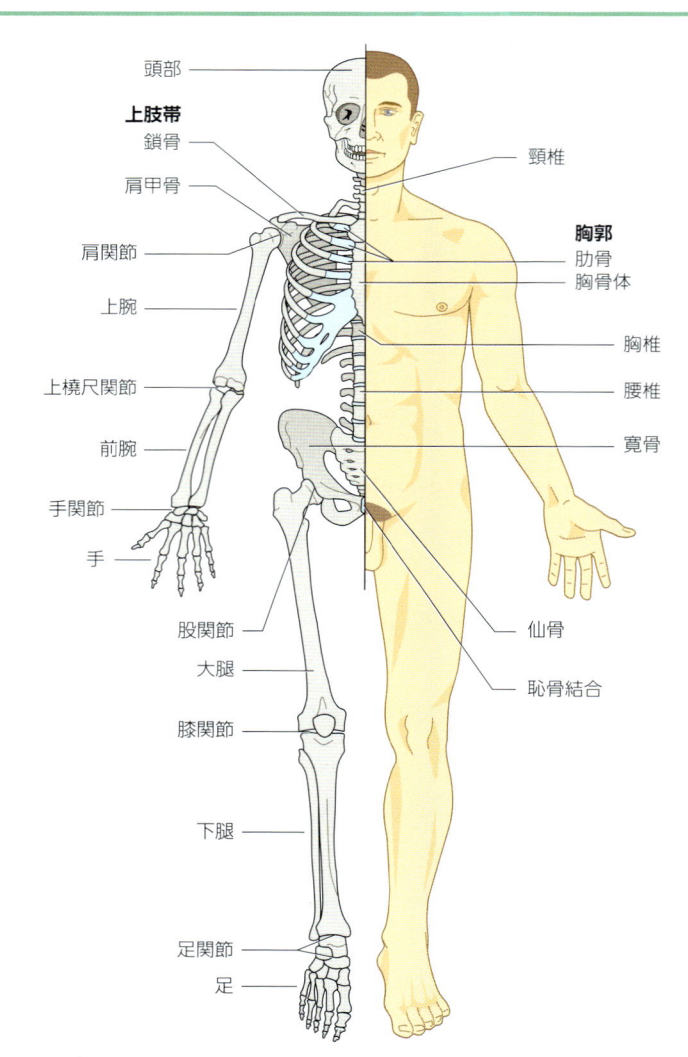

図4.9　骨格：(左側)ヒトの骨格の骨と関節。右側は体表。青色の部分は軟骨。

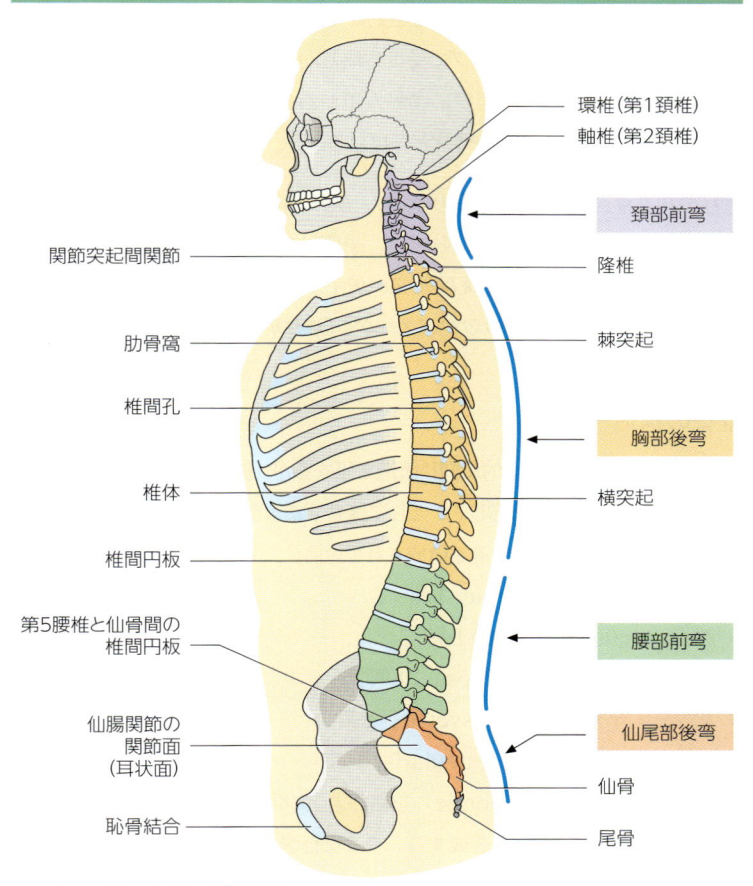

図4.10　脊柱：左側から見た脊柱

（図中ラベル）
- 環椎（第1頚椎）
- 軸椎（第2頚椎）
- 関節突起間関節
- 肋骨窩
- 椎間孔
- 椎体
- 椎間円板
- 第5腰椎と仙骨間の椎間円板
- 仙腸関節の関節面（耳状面）
- 恥骨結合
- 隆椎
- 棘突起
- 横突起
- 仙骨
- 尾骨
- 頚部前弯
- 胸部後弯
- 腰部前弯
- 仙尾部後弯

　仙椎と尾椎は上下が癒合して、仙骨（Os sacrum）と尾骨（Os coccygis）となる。

　直立した成人の脊柱の矢状面は、アルファベットのSが2つ並んだように4つの弯曲があり、うち2つは前方に弯曲し（頚部前弯および腰部前弯）、残る2つは後方に弯曲する（胸部後弯および仙尾部後弯）（**図4.10**）。

脊柱はこうした構造によって屈曲運動ができる上、バネのような弾力を備えている。特に、走行やジャンプで受ける軸方向（垂直）の負荷を理想的に受け止められる。脊柱弯曲の程度には個人差がある。脊柱が側方に弯曲している場合は病的であり、脊柱側弯症と呼ばれる。

脊柱の構造様式は、弓の弦と同じであり、体幹で後弯する胸椎が弓で、腹筋が弦に相当する。その腹筋が緊張すると、後側にある背筋と靱帯が、前弯する頚部と腰部を緊張させる。たとえば腹筋が鍛えられておらず、この緊張関係が平衡が保てなくなると、腰部前弯が過大になる（脊柱前弯過度、hyperlordosis）。

椎骨の構造

どの領域の椎骨も基本的に同じ構造を呈するが（図4.11）、各脊柱領域にかかる様々な静的条件に応じて、これに適合するよう変形している。第1頚椎以外は、どの椎骨も次の要素で構成されている。

- 椎体（Corpus vertebrae）1個
- 椎弓（Arcus vertebrae）1個
- 棘突起（Processus spinosus）1個
- 横突起（Processus transversus）2個
- 関節突起（Processus articularis）4個

椎孔（Foramen vertebrale）を囲むように椎体と椎弓が結合し、上下に並ぶ椎孔全部が脊柱管を形成する。ここを脊髄が通る。脊柱にかかる負荷は、上（頭側）から下（尾側）に向かって大きくなり、これに応じて椎体も下に行くほど大きい。胸椎の椎体と横突起には、肋骨との関節面（肋骨窩）がついている。どの椎弓にも椎体とつながる部分の上下に1つずつ椎切痕（Incisura vertebralis）と呼ばれる切れ込みがついている。この椎切痕同士が隣接することで、上下に並ぶ椎骨に椎間孔（Foramen intervertebrale）が形成され（図4.10）、ここから脊髄神経（Spinal nerve）が出ていく。

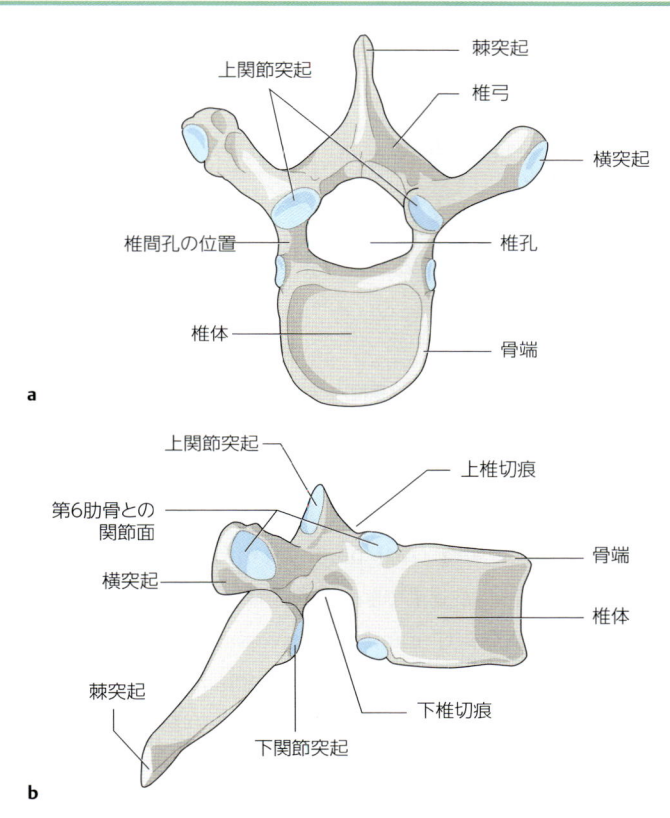

図4.11　椎骨の基本構造：第6胸椎の上面（**a**）と右側面（**b**）。水色で示した部分は軟骨で覆われた関節面。

環椎（第1頚椎）と軸椎（第2頚椎）

　第1頚椎と第2頚椎（Atlas、Axis）は、特殊な配列を呈する（**図4.12**）。頭部を支える環椎には椎体がなく、代わりに輪が付いている。環椎についている2つの関節突起は、後頭骨（Os occipitale）の関節突起とともに、上下左右に運動できる環椎後頭関節（Articulatio atlantooccipitalis）を形成する。軸椎の椎体の上関節面には、歯突起（Dens axis）と呼ばれる突起があ

153

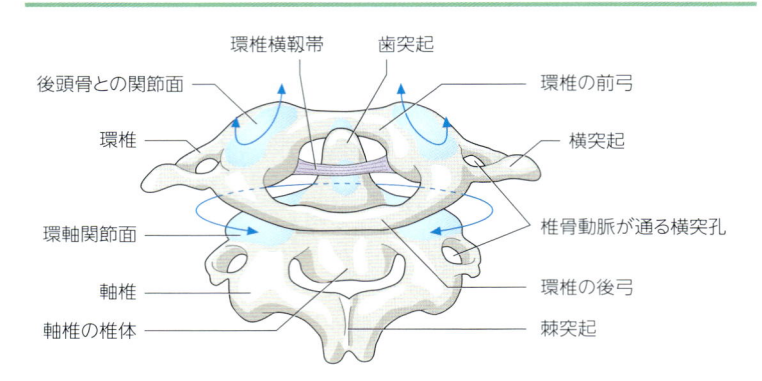

図4.12 環椎(第1頚椎)と軸椎(第2頚椎)：後面。見やすくするために、両椎骨を離してある。矢印は主な運動方向を示す。

る。この突起の前面には関節面があり、環椎と軸椎はこの関節面でも関節する。環椎と軸椎は環軸関節（Articulatio atlantoaxialis）を形成する。この関節は、左右両側に回旋運動できる(総可動域は約50°)。

頚椎の横突起は横突孔（Foramen transversarium）(**図4.12**)を囲み、両側の横突孔を通って椎骨動脈（A. vertebralis）が頭方向に伸びる。第7頚椎は隆椎（Vertebra prominens）と呼ばれて、極めて大きな棘突起がついている。これは触診時に最初に触知できる突起である。

脊柱の関節と靭帯

脊柱は解剖学的関節(可動結合、Diarthrosis)と機能的関節(不動結合、synarthrosis)でつくられた運動分節が集まったものである。

> ***運動分節：****運動分節とは機能単位であり、2つの隣接する椎骨の椎体、両者を結合する椎間円板、小さな椎間関節(Articulationes zygapophysiales)、靭帯、その領域にある筋からなる(**図4.13a**)。*

運動分節の中心には椎間円板（Discus intervertebralis）がある。椎間円板は次の要素で構成される。

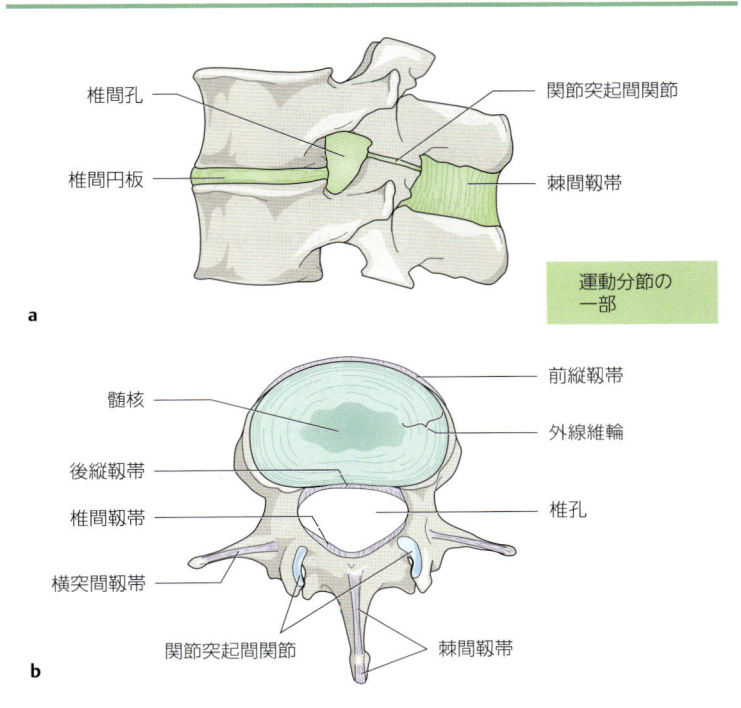

図4.13 **脊柱の運動分節と靭帯：a** 腰椎運動分節の側面。運動分節部分は緑色で強調してある（筋および靭帯は一部掲載していない）、**b** 腰椎椎体と椎間円板。紫色部分は各靭帯の走行を示す。

- 非常に密に配列した線維輪（Anulus fibrosus）
- 中心に位置する髄核（Nucleus pulposus）（図4.13b）

椎間円板は上下隣接する椎体と軟骨結合し、前および後縦靭帯によって位置がずれないように固定されている。さらに棘突起、横突起、椎弓が強靭な靭帯によって相互に結合する（図4.13）。

小さな椎弓関節（図4.10、4.13項）には平坦な関節面が付いており、可動結合に属する。関節面の位置が一定ではないため、脊柱の部分ごとに可動性が異なる。

椎間円板の機能は、自動車の緩衝装置と似ている。立位で負荷がかかると、椎間円板は圧迫されるが、臥位で長時間負荷がかからない状態にあると、元の形状に戻る。これは「水枕」にも似ており、中心部の負荷は、髄核を介して隣接する線維輪に伝達される。線維輪が裂けて、髄核の一部が漏出した状態を椎間板脱出（椎間板ヘルニア）という。椎間板脱出は腰椎に起こることが多く、髄核が突出して脊髄神経を圧迫すると、下肢などに疼痛や神経麻痺が現れる。

脊柱の運動

脊柱では、運動分節ごとに運動が生じるため、さまざまな運動ができる。運動分節の可動域は分節ごとに異なり、主に次のように分類される（図4.14）。

- 前屈（Ventral flexion）と後屈（Dorsal extension）、または矢状面での前傾と後傾（Inclination - Reclination）

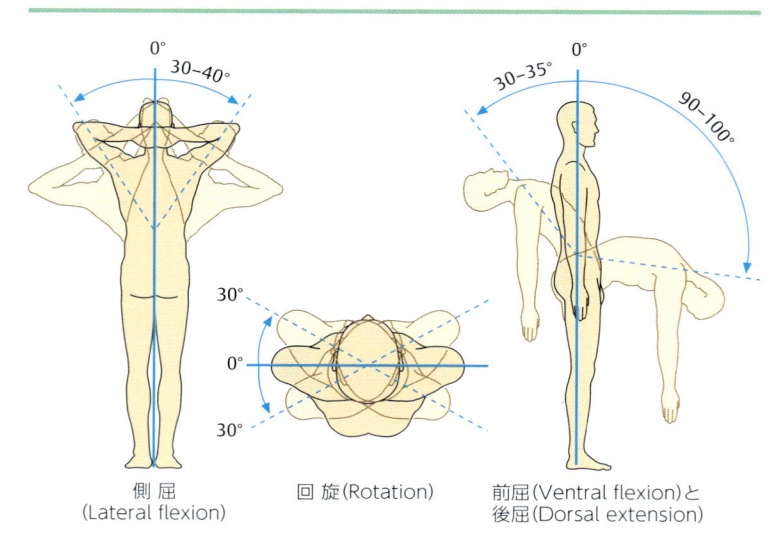

図4.14　脊柱の可動性：可動域は、それぞれ中間位からの角度で示してある。

- 前頭面での側屈（Lateral flexion）
- 垂直軸の周りの回旋運動（回旋：Rotation、捻転：Torsion）

最大の可動域を有するのは頸椎である。脊柱の胸部では、主に回旋運動が起こり、腰椎部では主に屈曲および伸展が可能である。可動域には個人差があり、筋や靱帯の伸張性の他に体格によっても変わる。

胸 郭(Thorax)

骨性の胸郭（**図4.15**）は胸腔（Cavitas thoracis）を囲み、上下に開口部（aperture）を有する。胸郭は胸腔内の臓器を保護する骨構造で、次の要素で構成される。

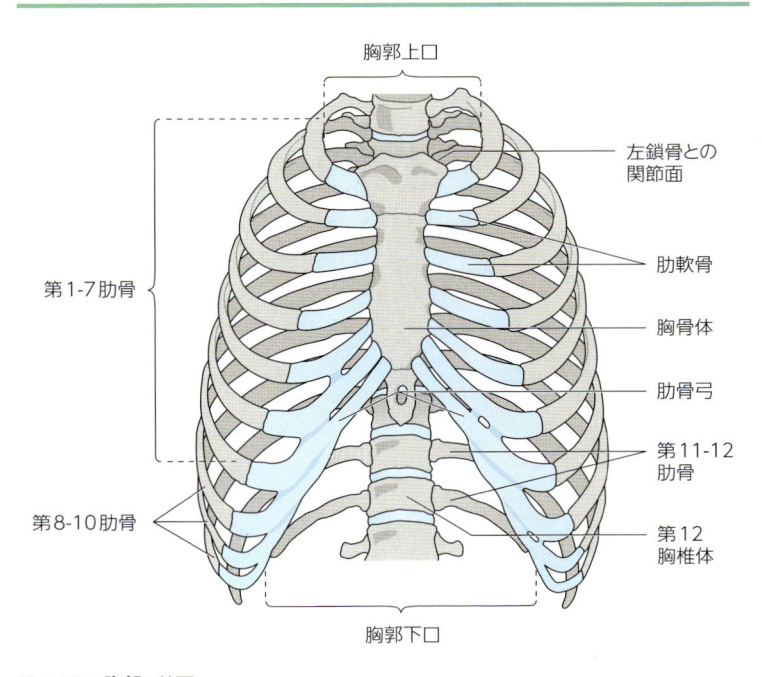

図4.15　胸郭：前面

- 胸骨体(Sternum)
- 肋骨(Costae)
- 胸椎(thoracic spine)

　胸骨は平らな骨で、胸骨柄(Manubrium)、胸骨体(Corpus sterni)、様々な形状をした剣状突起(Processus xiphoideus)からなる(**図4.16**)。胸郭には通常左右に12対の肋骨が付く。そのうち上位7対は真骨といい、胸骨体とつながる。残る5対のうち、第8-10肋骨は肋骨弓をなす。最下位の2対は、通常、側腹壁の筋の間に浮遊する。骨性の肋骨は、肋軟骨と呼ばれる軟骨性の部分で左右対称に胸骨体に結合する(軟骨結合)。そのうち、第1から第7肋軟骨と胸骨体の間は、それぞれが直接に結合する(**図4.16**)。

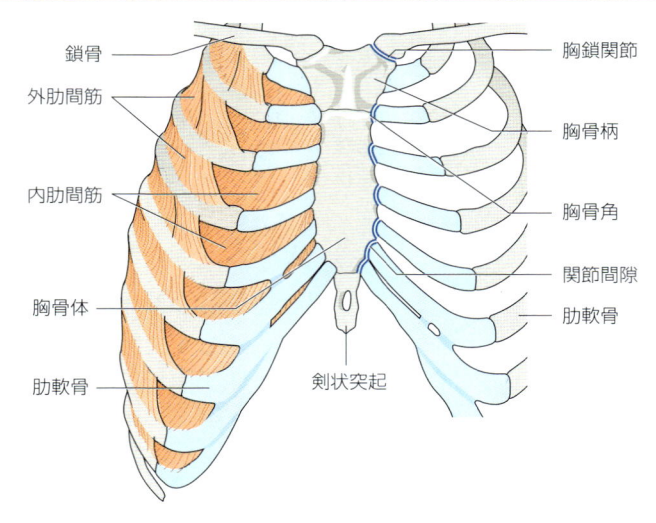

図4.16　胸骨体と肋骨：前側から見た胸骨体、第1〜7肋骨、左胸鎖関節(Articulatio sternoclavicularis)。第1-7肋軟骨は、胸骨体と直接に関節する(青色二重線)。右側には、肋間筋(Mm. intercostales)も描出してある。

肋骨は次の要素に分類される。

- 肋骨頭（Caput costae）
- 肋骨頚（Collum costae）
- 肋骨体（Corpus costae）

肋骨体と肋骨頚の間には肋骨結節（Tuberculum costae）と呼ばれる結節が付いており、肋骨はこの部分から前方に大きく曲がる（**図4.17**）。肋骨は、肋椎関節（Articulationes costovertebrales）で椎骨と関節する。肋骨は、第11・12肋骨を除き、関節面を2つ有する。1つは肋骨結節にあり、もう1つは肋骨頭にあり、肋骨はこの関節面で、横突起および椎体と関節する（**図4.17**）。そのため、両関節は必ず相互に運動する。

肋間を通る内外肋間筋（Mm. intercostales interni und externi）（**図4.16**）によって肋骨が運動すると、胸郭が拡大・狭小し、呼吸を補助する。呼吸補助筋として胸郭運動に関与する筋は他にもまだある。

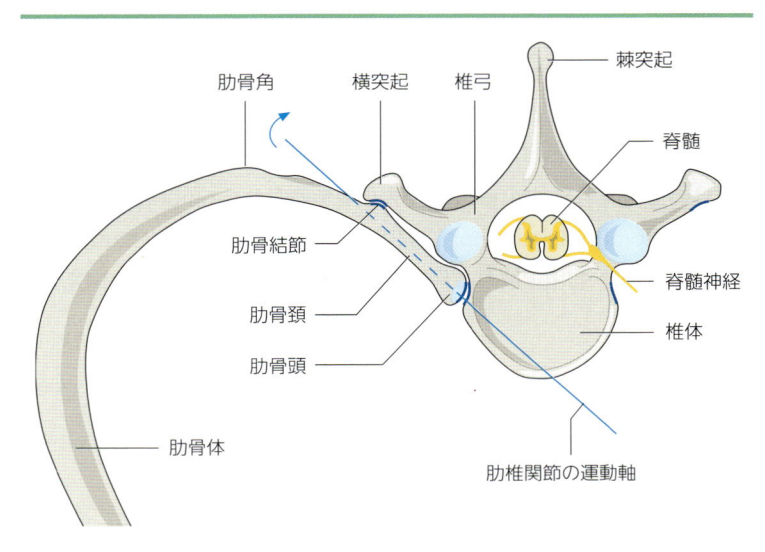

図4.17　右側肋骨肋椎関節（上面）：青色二重線が関節面。

肋軟骨は、早期に石灰が沈着することがあり、その結果、弾性が失われて、胸郭運動が制限される。皮膚直下にある胸骨体は扁平骨で骨髄を含んでおり、診断目的で穿刺し(胸骨穿刺)て骨髄を採取することもできる。

4.3.2 体幹の筋

体幹の運動には、主に脊柱に作用する大きな筋群が関与する。非固有の体幹の筋群(**図4.18、4.19**)の他にも、とりわけ胸部および背部では、系統発生の中で起始を体幹に伸ばした上肢帯と上腕の筋もある。

骨格と同じように体幹の筋群も、分節化されている。肋間筋などいくつかの例外はあるが、どの分節も単独では存在せず、隣接する分節と癒合して大きな筋単位を形成する。体幹筋は、背筋群、胸筋群、腹筋群、横隔膜、骨盤底筋群に分類される(**図4.18、4.19**)。

背 部

背部には、脊柱の左右両側を頚部から骨盤の高さまで2つの非固有背筋群が走行し、軸骨格(axial skelton、体幹骨格ともいう)に付着する。この2つの筋群は、まとめて脊柱起立筋(M. erector spinae)(**図4.21**)と呼ばれる固有背筋群をほぼ完全に覆う二次的背筋群として区別される。二次的背筋群には、僧帽筋((M. trapezius)、大小菱形筋(M. rhomboideus major und M. rhomboideus minor)、肩甲挙筋(M. levator scapulae)など上肢帯の筋群の他、自由上肢の広背筋(M. latissimus dorsi)がある(**図4.18、4.19**)。

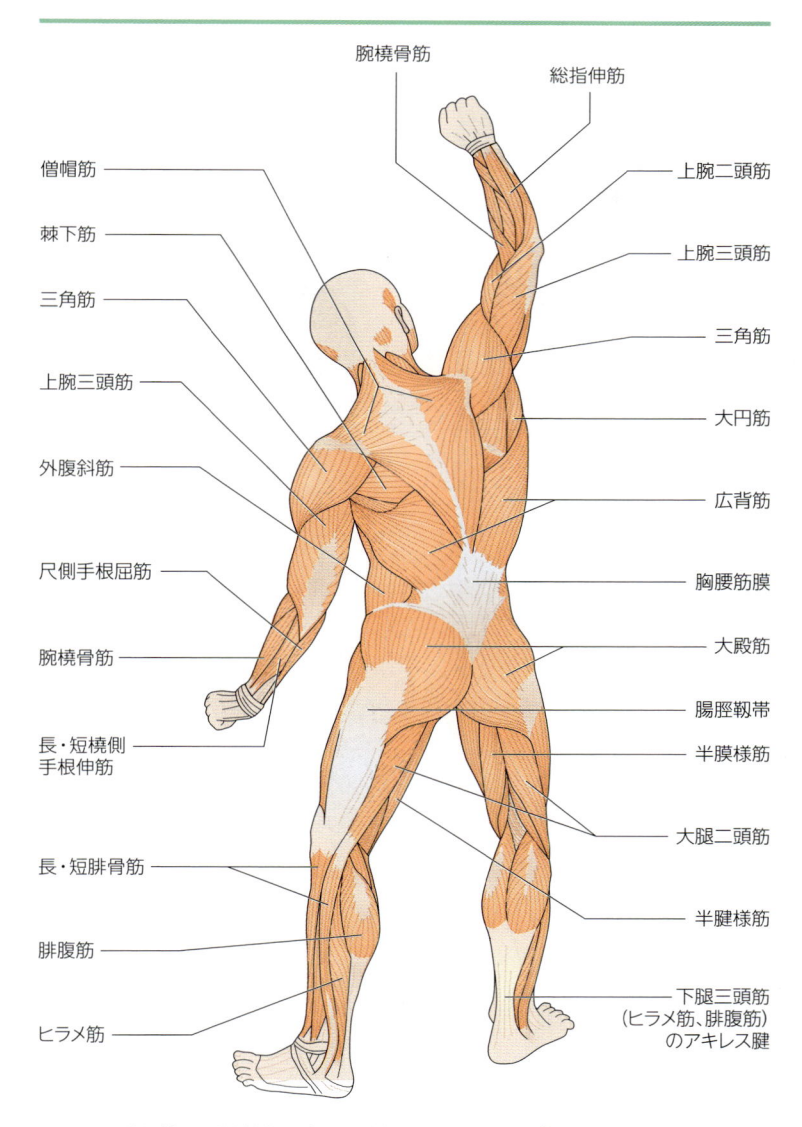

図4.18　表層筋：a 後外側面、**b** 前外側面。Somso社の「マルシェール姿勢の男性像」より転載。原型はMarcus Sommer SOMSO MODELLE社（Sonneberg/Thüringen、1876設立）の解剖学・動物学・植物学モデル。

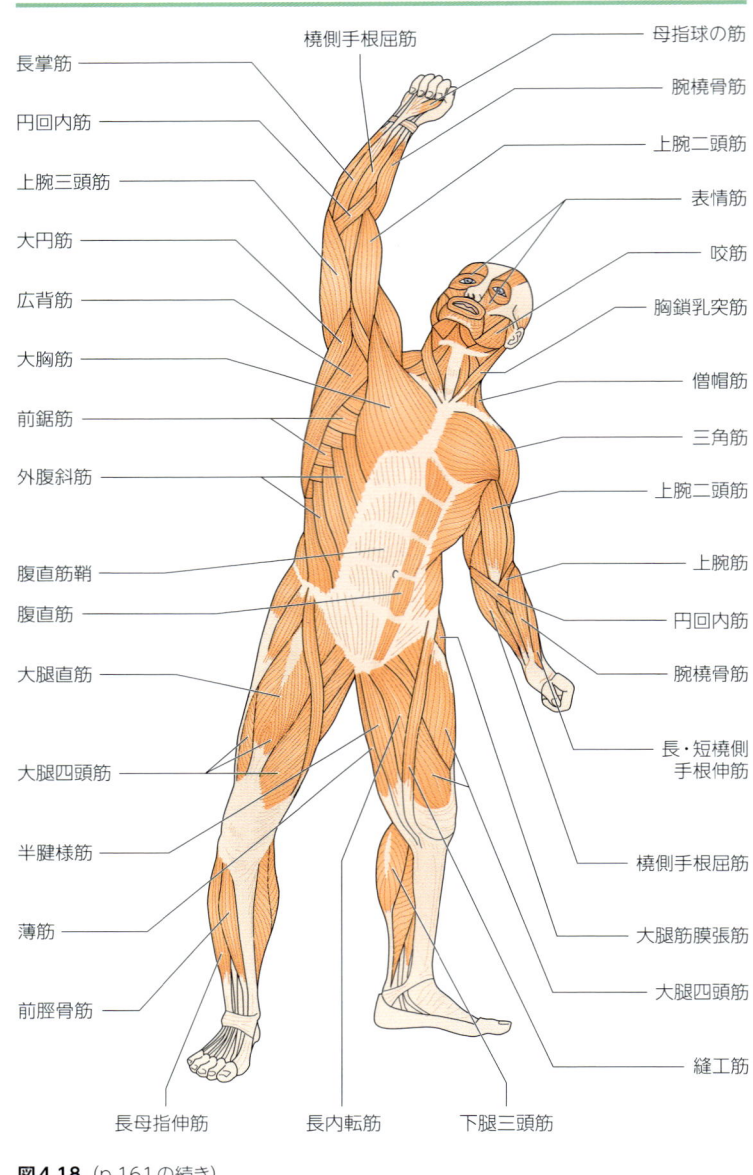

図4.18 （p.161の続き）

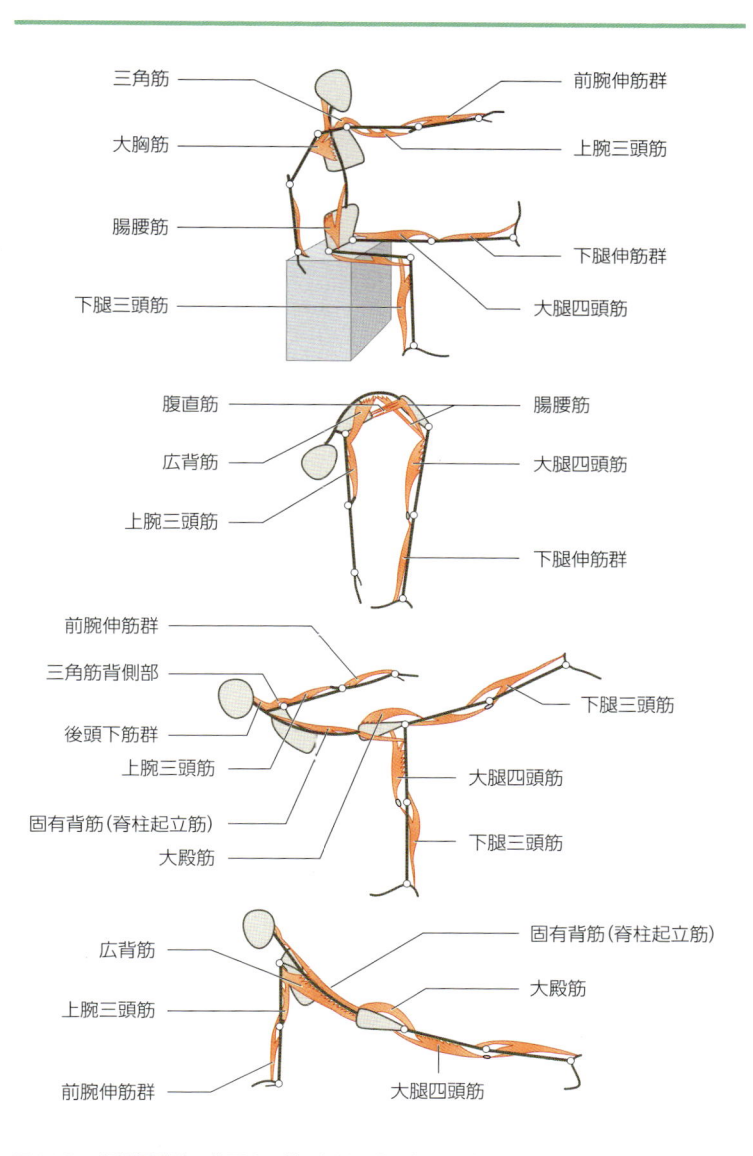

図4.19 各種運動時に作用する筋：各種運動に必要な筋と、その起始、停止、対応する関節への走行。

体幹の解剖学

図4.19 (p.163の続き)

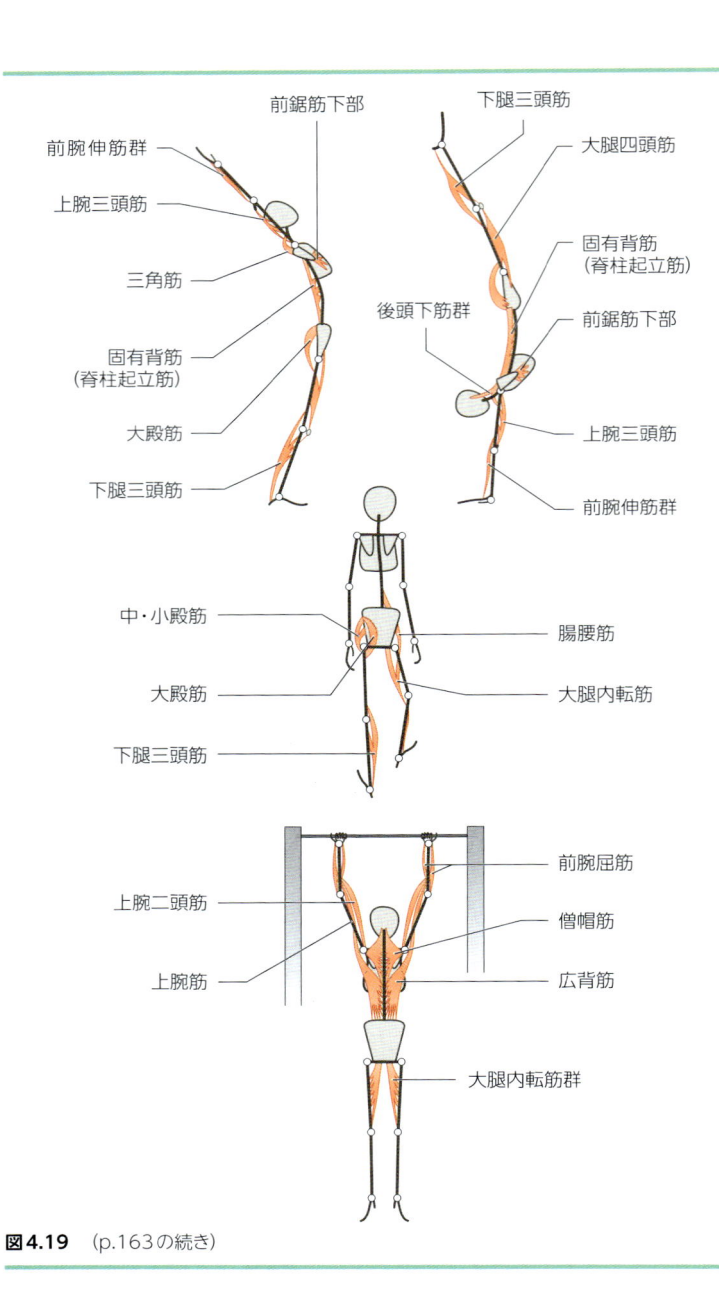

僧帽筋は、後頭骨および頚椎の棘突起に起始し、鎖骨（Clavicula）、肩峰（Acromion）、肩甲棘（Spina scapulae）に停止する筋で、肩甲骨の運動に最も重要な筋の1つである。広背筋（M. latissimus dorsi）は多くが椎骨の棘突起および腸骨稜（Crista iliaca）に起始し、上腕の小結節稜（Crista tuberculi minoris）に停止する。これらの筋は主として肩関節に作用して、上腕を内転、伸展（後方挙上）、内旋させる。

胸　壁（Thoracic wall）

　胸壁の筋群は3層からなり、肋間の走行と筋の位置を基に、外肋間筋、内肋間筋、最内肋間筋（Mm. intercostales externi, interni, intimi）に区別される（図4.16）。胸壁の筋は事実上の呼吸筋であり、吸息および呼息時の胸郭の運動に関与し、表層筋に覆われる。これら肋間筋群の上方には、斜角筋（Mm. scaleni）が伸びる。斜角筋は広く頚椎に起始し、第1-3肋骨に停止する。吸息時に胸郭を挙上することから、安静時の呼吸に重要な筋である。斜角筋は、大胸筋（M. pectoralis major）や前鋸筋（M. serratus anterior）などで完全に覆われる（図4.18b）。

　肩甲骨に停止する体幹筋の1つに前鋸筋（M. serratus anterior）がある（図4.18b）。この筋は第1-9肋骨に鉤歯状をなして起始し、肩甲骨の内側縁とその周辺に停止する。肩甲骨を前方に引き、下部は肩甲骨下角を前方に回転させる（図4.20）。この運動によって、上腕を水平線よりも上方に挙上することができる。肩甲骨が固定されていれば、前鋸筋は肋骨を挙上させて呼吸を補助する。

　大胸筋（M. pectoralis major）は非固有の体幹筋である。この筋は肩の筋として鎖骨、胸骨体および肋骨に起始し、上腕の大結節稜（Crista tuberculi majoris）に停止する（図4.18b、4.19）。非常に強靭な筋で、上腕をからだの方に引き（内転）、内旋させる。前鋸筋と同じく呼吸補助筋であり、上肢が固定されていれば、胸郭を挙上して呼吸を補助する。

関節面を上前方向に回旋させて、
上腕を水平線よりも
上側に挙上する

肩甲骨が中立位にあり、
関節面が前外側方に向いている

支点

前鋸筋下部
(第5-9肋骨に起始する)
が作用し、
肩甲骨下角を外方に回旋する

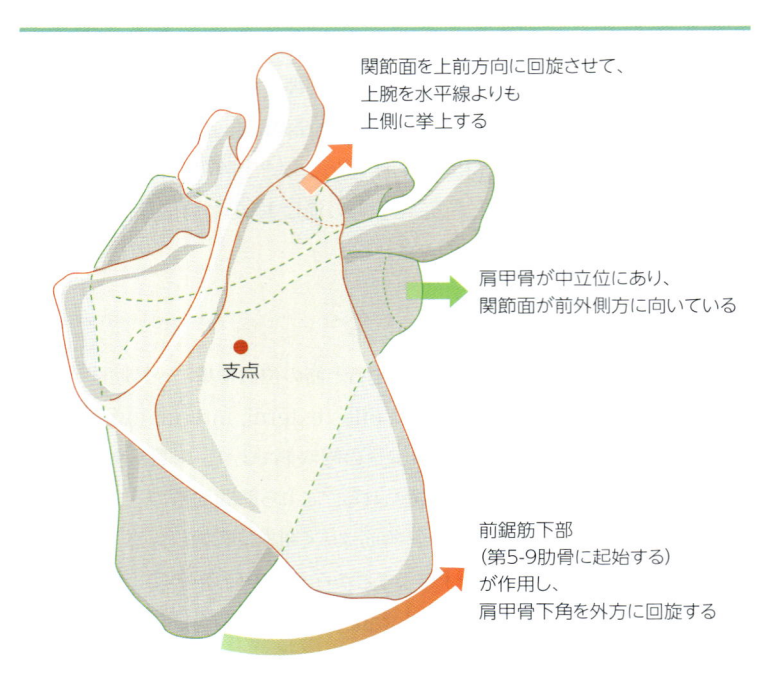

図4.20　肩甲骨の運動: 前鋸筋下部が肩甲骨に作用して、上腕を90°挙上するメカニズム。緑色で囲んであるのが肩甲骨と関節窩の中立位で、赤色で囲んであるのが挙上によって回旋した後の肩甲骨。

　この他にも、胸郭を挙上する筋には胸鎖乳突筋（M. sternocleido mastoideus）がある（**図4.18b**）。胸鎖乳突筋は僧帽筋と同じく二次的体幹筋であり、2つの頭を持ち、1つは鎖骨、もう1つは胸骨に起始し、後頭骨の乳様突起（Processus mastoideus）に停止する。主に頭部と頚椎の関節に作用する。両側が収縮すれば頭部を伸展し、一側が収縮すれば頭を同側に傾け、対側に回旋させる。頭が固定されていれば、胸鎖乳突筋も呼吸を補助する重要な筋である。

腹壁（abdominal wall）

腹壁の筋は位置に従い次の３つに分類される。

- 直筋（前側）
- 斜筋（外側）
- 深部腹筋

斜筋は３層構造をとる。その扁平な停止腱膜（aponeurosis）が前側腹壁領域に鞘を形成し（腹直筋鞘、rectus sheath）、腹直筋（M. rectus abdominis）を囲んで左右が接着している（図4.18b、4.21）。腹直筋（M. rectus abdominis）は複数の中間腱が付いた筋で（多腹筋）、恥骨結合の外側で恥骨上縁から起こって胸骨の肋骨付着部に伸びる。浅層にある腹斜筋である外腹斜筋（M. obliquus abdominis externus）は、下位肋骨の外側に起始して前側に斜めに走行し、腸骨稜および腹直筋鞘に付着する（図4.18b）。そのすぐ深部には内腹斜筋（M. obliquus abdominis internus）があり、その線維は、外腹斜筋に対してほぼ直交して走行する。外腹斜筋と同じく、その腱膜は腹直筋鞘に向かって伸びる。最も内側の層にあるのが腹横筋（M. transversus abdominis）である（図4.21）。大腰筋（M. psoas major）、腰方形筋（M. quadratus lumborum）は深層を走行し、腰椎とともに後腹壁を形成する（図4.21）。

腹壁の筋は腱膜とともに機能単位を構成し、様々な方向に走行して腹壁を緊張させる。この機能単位をドイツ語で「Schräggurtung」（和訳：斜行帯）と呼ぶ。

体幹が回旋、屈曲、側屈できるのは、腹壁の筋群がこのような配列をとるためである。この筋群は同時に腹腔内部にも作用し（腹圧）、膀胱および直腸からの排泄を補助する。また横隔膜を挙上して、呼息にも関与する。

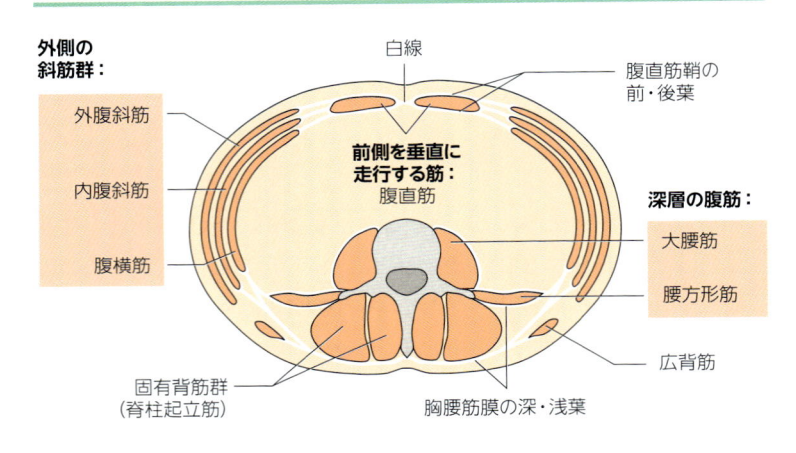

図4.21　腹筋群：体幹の断面図

横隔膜（Diaphragma）

　横隔膜は重要な呼吸筋で、胸腔と腹腔の間にあり、筋と腱からなるドーム形の境界壁をなす。筋は胸郭下口から環状に起始する。ここから筋線維がアーチ状に伸び、中心部にある腱板（腱中心、Centrum tendineum）にいたる。横隔膜は起始の位置に応じて次の3つに分類される。

- 肋骨部（Pars costalis）
- 腰椎部（Pars lumbalis）
- 胸骨部（Pars sternalis）

　腱板にある開口部（大静脈孔、Foramen venae cavae）を下大静脈（V. cava inferior）が通り、腰椎部では、大動脈（Aorta）が大動脈裂孔（Hiatus aorticus）、食道（Oesophagus）が食道裂孔（Hiatus oesophageus）というスリット状の開口部を通って胸腔から腹腔にいたる（**図4.22a**）。

　横隔膜は、自律呼吸時（**図4.23**）のほか、姿勢、肢位、内臓の状態に応じて位置と形状が変わる。横隔膜が収縮すると胸腔が拡大して、吸息が補助される。

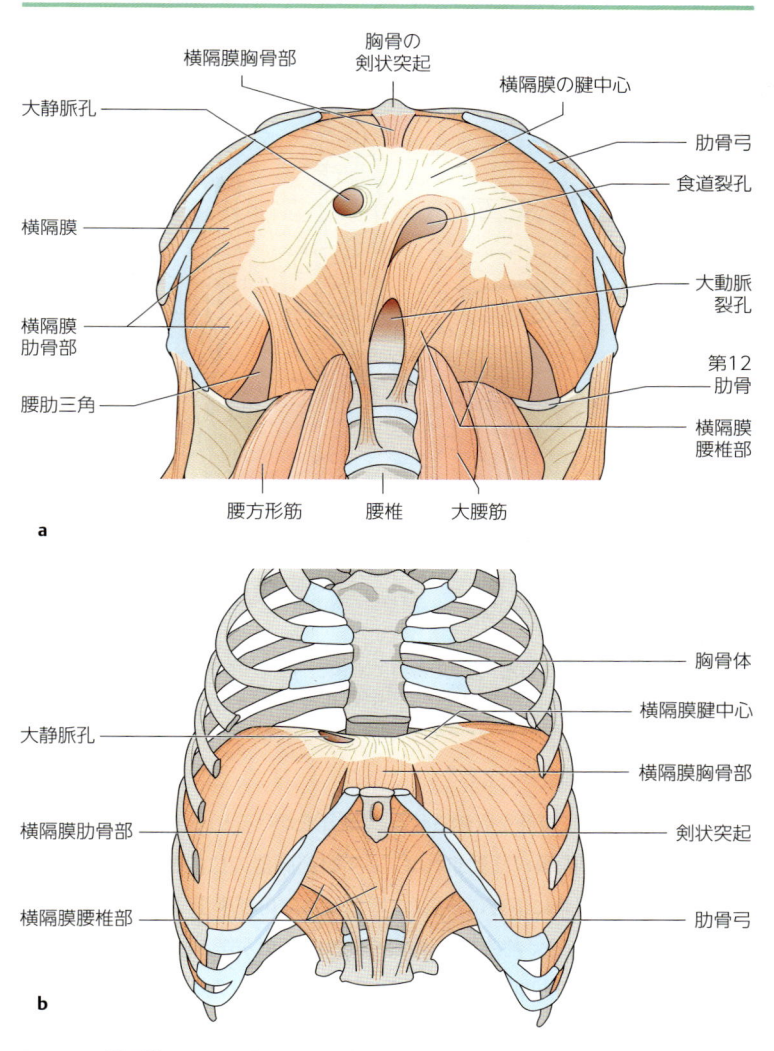

図4.22　横隔膜：a 下面、b 前面。胸郭の一部を除いてある。

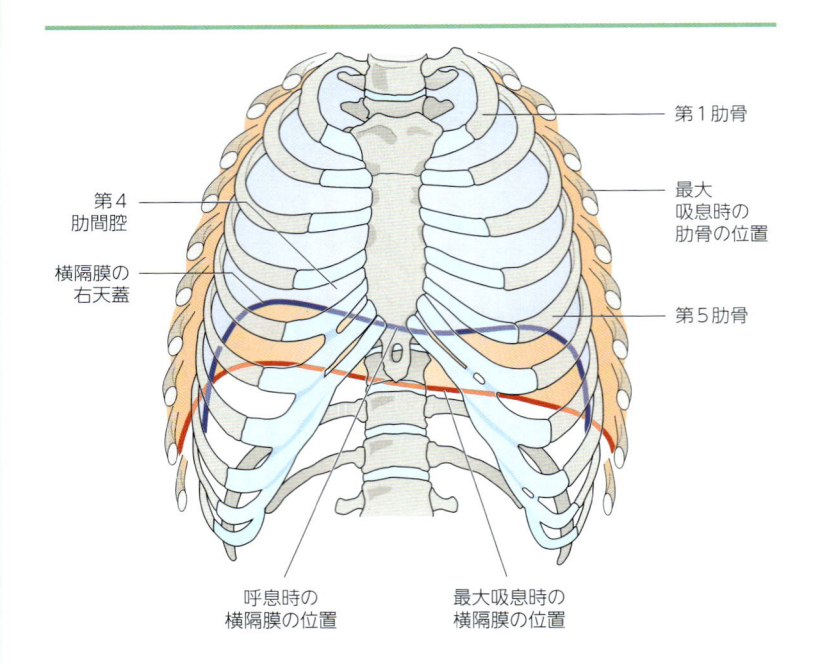

図4.23　肋骨と横隔膜の位置：最大吸息時には胸郭が拡大して横隔膜が平坦化する。最大呼息時には横隔膜が胸郭内部に向かって高く弯曲し、胸郭が狭くなる。

　弛緩状態のときに腹筋を収縮させると(腹圧をかけると)、横隔膜は挙上し、呼息が始まる。横隔膜が移動すれば、必ず腹部臓器の位置も変わる。たとえば肝臓下縁は吸気時に下方に移動し、呼息時には再び挙上する。直立した状態で最大に呼息すると、前胸壁では横隔膜の左天蓋が第5肋骨の上縁まで移動し、右天蓋は第4肋間隙の高さ付近に位置する。最大吸息時には、どちらの天蓋も3～6cm下降する(図4.23)。

骨盤底(Pelvic diaphragm)

　骨盤出口は腹腔の出口でもあるが、筋および結合組織による板によって完全に閉じられている。両者は骨盤底を構成し、骨盤と腹部臓器の位置固定に主

要な役割を担う。この筋と結合組織でできた板の機械的抵抗力は、腸管の貫通口、尿路、生殖路によって貫かれている（図4.24）。

骨盤底を構成する筋には次のものがある。1つ目は漏斗形の筋である肛門挙筋（M. levator ani）（図4.24）で、この筋は結合組織性の筋膜とともに骨盤隔膜を形成する。2つ目は骨盤隔膜の直下を走行する結合組織性の深会陰横筋（M. transversus perinei profundus）である。深会陰横筋は、その筋膜とともに尿生殖隔膜と呼ばれる（図4.24）。肛門挙筋は、小骨盤の内側に半円状に固定され、前方に向いた溝状の開口部（挙筋裂孔）を有する。この開口部を尿道（Urethra）と直腸（Rectum）が貫通する。女性ではさらに膣（Vagina）がここを通る。挙筋裂孔は、左右の恥骨下枝間を台形に伸びる尿生殖隔膜で閉鎖される（図4.24）。

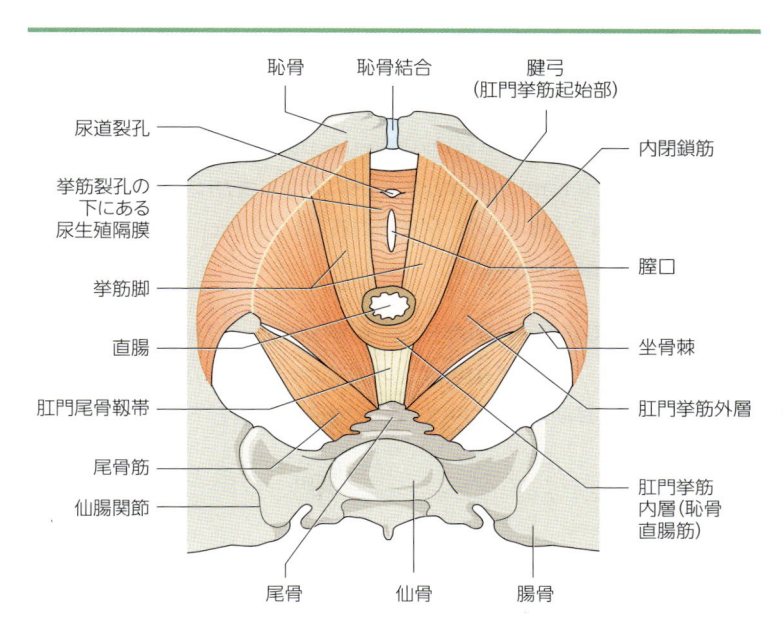

図4.24　骨盤底：女性の骨盤底の筋（上面）。

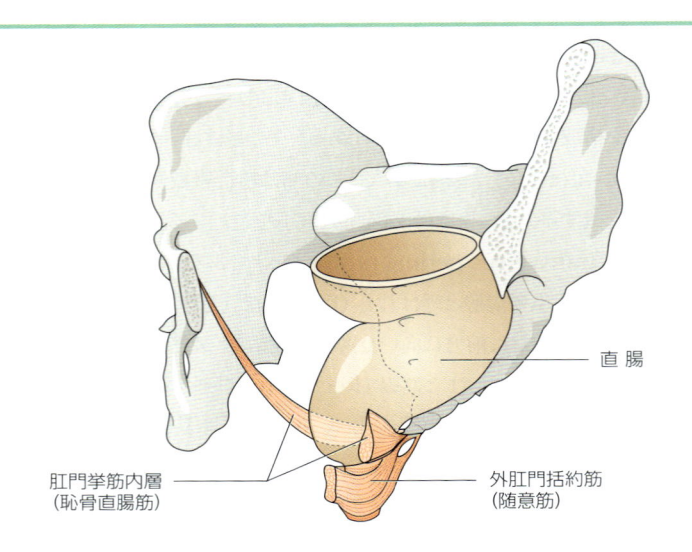

図4.25 直腸：骨盤底と直腸の位置。骨盤の一部は取り除いてある（左前面）。

　肛門挙筋の中で内層にある恥骨直腸筋（M. puborectalis）は、外肛門括約筋（M. sphincter ani externus）とともに非常に強力に（随意で）直腸の閉鎖機構に作用する（図4.25）。尿道括約筋（M. sphincter urethrae）は、尿道を随意に閉鎖し、失禁を防ぐ。

女性の場合、骨盤底の筋が分娩時などに過伸張すると、骨盤内の生殖器が下降することがある。また分娩経過中に直腸穿孔が起こると、肛門挙筋や外肛門括約筋が損傷し、排便をコントロールできなくなる（便失禁）。

4.4 上肢の解剖学

ヒトの左右上肢の重要な役割は、「握る」「触る」という運動の補助である。こうした日常動作を行なうには、上肢の可動域が大きいこと、手の運動余地が最大限であることが条件となる（ヒトのからだの骨全体とその構造の詳細は、本書ポケットのポスターを参照のこと）。上肢には次の2つの構造が属する。

- 上肢帯
- 自由上肢

4.4.1 上肢帯──骨、関節、筋

上肢帯は、上肢の基盤となり、下肢帯とは違い体幹に固定されていない。次の2つの要素で構成される。

- 鎖骨（Clavicula）
- 肩甲骨（Scapula）（図4.26）

上肢帯は体幹と関節する。この関節を胸鎖関節（Articulatio sternoclavicularis）（図4.27）といい、運動性を基準に考えると機能的に球関節に分類される。肩甲骨は、筋によって可動的に胸郭につながっている。

鎖骨はS字形に弯曲した骨で、胸骨および肩甲骨と結合する。鎖骨は、第1肋骨、胸骨、烏口突起（Processus coracoideus）に伸びる強靭な靱帯で体幹に固定される。鎖骨は、肩鎖関節（Articulatio acromioclavicularis）で肩甲骨に関節する。肩甲骨は三角形の扁平な骨で、上外側端に平らな関節窩（肩関節窩、Cavitas glenoidalis）があり、これが上腕骨頭（Caput humeri）とともに肩関節（Articulatio humeri）を構成する。後面には斜め上方向に走行する肩甲棘（Spina scapula）が見られる。その外縁が形成する肩峰（Acromion）は非常に触知しやすい（図4.26、4.27）。肩峰と烏口突起、両者を結合する強靭な靱帯（烏口肩峰靱帯）は、肩峰アーチ（Fornix humeri）を形成する（図4.30b）。

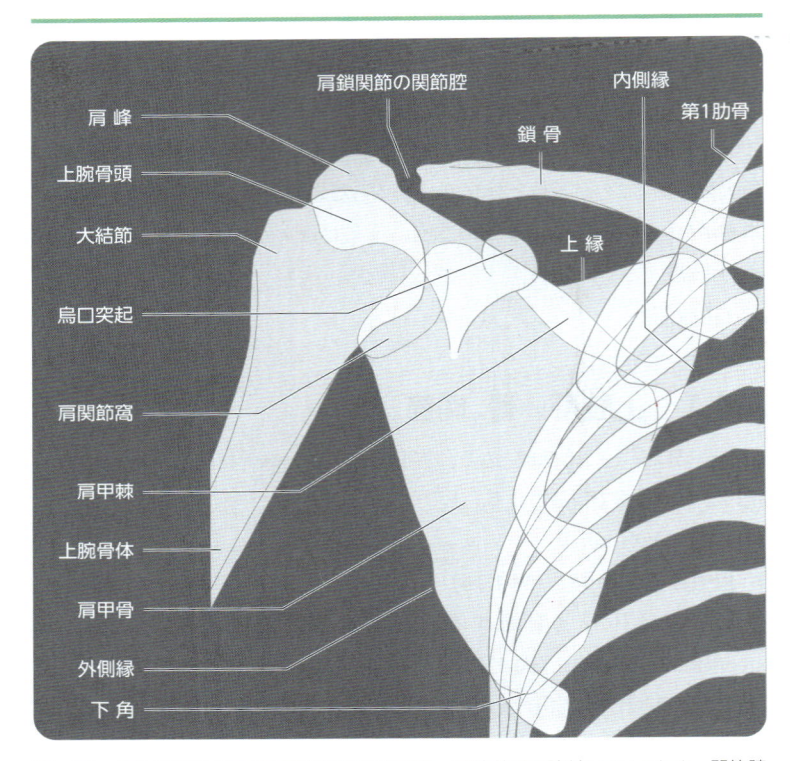

図4.26　肩：前側から見た右肩の単純X線画像。関節軟骨を除外しているため、関節腔が広く見える。

　肩甲骨の外側縁（Margo lateralis）と内側縁（Margo medialis）は、肩甲骨下角（Angulus inferior）に向かって次第に接近して合する（**図4.26**）。体幹に関節する肩甲骨は、拮抗筋によって運動する。上肢帯筋には、僧帽筋（M. trapezius）、前鋸筋（M. serratus anterior）、肩甲挙筋（M. levator scapulae）、大・小菱形筋（Mm. rhomboidei major + minor）が属する（**図4.18、4.19**）。ただし、このうち深層にある肩甲挙筋および大小菱形筋は図示されていない。

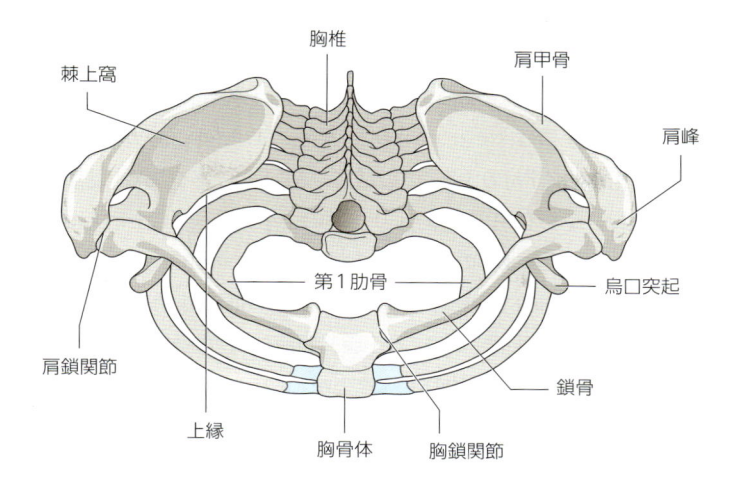

図4.27　上肢帯：上面

4.4.2　自由上肢—骨、関節、筋

　自由上肢は肩関節に始まり、次の3つの要素で構成される。

- 上腕骨（Humerus）
- 前腕骨を構成する橈骨（Radius）と尺骨（Ulna）
- 手（Manus）を構成する手根骨（Carpus）、中手骨（Metacarpus）、指骨（Digiti）

　手に向かうほど骨の数が増し、それに応じて関節数も増える。自由上肢の中で重要な関節は、肩関節、肘関節の上橈尺関節、手根骨の近位および遠位関節、母指の鞍関節、中手指節関節、近位指節間関節、遠位指節間関節である。

上腕、前腕、手の骨

上腕（Brachium）

　長い管状骨（長骨）である上腕骨（Humerus）は、骨幹（Corpus humeri

またはDiaphyses)、近位および遠位端（ExtremitasまたはEpiphyse）で構成される。近位端には上腕骨頭（Caput humeri）があり、これが肩関節窩（Cavitas glenoidalis）と関節する（図4.26）。上腕骨頚への移行部である上骨頚（Collum）領域には2つの強靭な骨隆起（Tubercula）があり、ここに肩関節に作用する筋が付着する。この結節のうち前側にあるのが小結節で、その辺縁が遠位（からだから離れる方向）に伸びて小結節稜（Crista tuberculi minoris）となり、外側にあるのが強靭な大結節で（Tuberculum majus）で、小結節と同じく下縁が伸びて大結節稜（Crista tuberculi majoris）となる。両結節稜の間は裂溝（結節間溝）で、ここを上腕二頭筋長頭の腱が通る（図4.30b）。

上腕骨の遠位端では、球状の上腕骨小頭（Capitulum humeri）が橈骨（Radius）と関節しており、これよりもはるかに大きい上腕骨滑車（Trochlea humeri）が尺骨（Ulna）と関節する（図4.28）。遠位端の内外側には、それぞれ内・外側上顆（Epicondylus medialis + lateralis）がある。強い内側上顆の後ろ側を、尺骨神経（N. ulnaris）が走行し、前腕および手にいたる。

この領域の神経が骨に向かって圧迫されると、痙攣様の痛みが小指にまで広がる（この部分を英語でFunny Boneという）。

前腕（Antebrachium）

前腕は次の2つの骨で構成される。

- 橈骨（Radius）
- 尺骨（Ulna）

この2つの骨は、上腕骨体の部分で骨間膜（Membrana interossea）によってつながっている（図4.33）。骨間膜は両者を結合させるほか、片側の骨の牽引および圧迫負荷をもう一方の骨に伝達する。さらに、両者には前腕筋群が付着する。

尺骨の近位には、肘頭（Olecranon）という強大な鈎形の突起が付いている（図4.28）。尺骨は、この肘頭を介して上腕骨滑車と蝶番関節である腕尺関節（articulatio humeroulnaris）を形成する。遠位方向にいくほど尺骨は細く

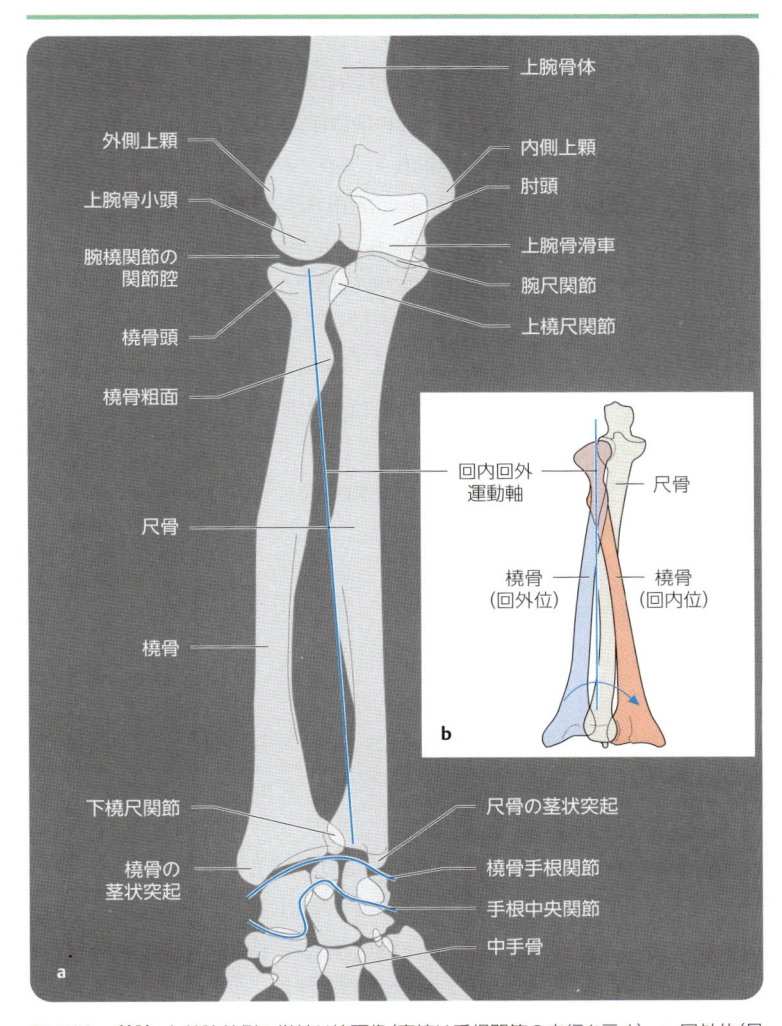

図4.28　前腕: 右前腕前側の単純X線画像(青線は手根関節の走行を示す)。**a** 回外位(尺骨と橈骨は平行する)、**b** 回外位および回内位にある橈骨。

なり、手と関節する面があるのみとなる。これとは逆に、橈骨は近位部が細く、遠位にいくほど太く強大となる。橈骨近位端には、小さく平滑な橈骨頭（Caput radii）が付いており、軟骨で覆われたその関節面が、一方で上腕骨と関節し（腕橈関節、articulatio humeroradialis）、もう一方で尺骨と関節する（上橈尺関節、Articulatio radioulnaris proximalis）。遠位橈骨端には、尺骨の遠位端と同じく外側に茎状突起（Processus styloideus）と呼ばれる小さな突起が付いているため、両者は容易に触知できるようになっている（図4.28a）。

手（Manus）

手根は8つの骨で構成され、遠位と近位に1列ずつ並ぶ（図4.29）。近位列は次の4つの骨からなる。

- 橈骨側の舟状骨（Os scaphoideumまたはOs naviculare）
- 中央部の月状骨（Os lunatum）
- 尺骨側の三角骨（Os triquetrum）
- 尺骨側の豆状骨（Os pisiforme）

遠位手根骨の列内では、橈骨から尺骨に向かって次の4つの骨が並ぶ。

- 大菱形骨（Os trapezium）
- 小菱形骨（Os trapezoideum）
- 有頭骨（Os capitatum）
- 有鈎骨（Os hamatum）

5本の指の中手骨（Ossa metacarpalia）のうち、母指の中手骨（Os metacarpale I）のみが大菱形骨と関節して非常に高い運動性を有する（母指の鞍関節）。母指を除く4本の指の中手骨は、半関節（線維軟骨結合、Amphiarthrosis）によって遠位手根骨と関節する。中手骨には指骨がつながる。指骨は次の3つの骨部で構成される。

- 基節骨（Phalanx proximalis）
- 中節骨（Phalanx media）
- 末節骨（Phalanx distalis）

母指には、中節骨と末節骨しかない（図4.29）。中手骨と基節、中節、末節

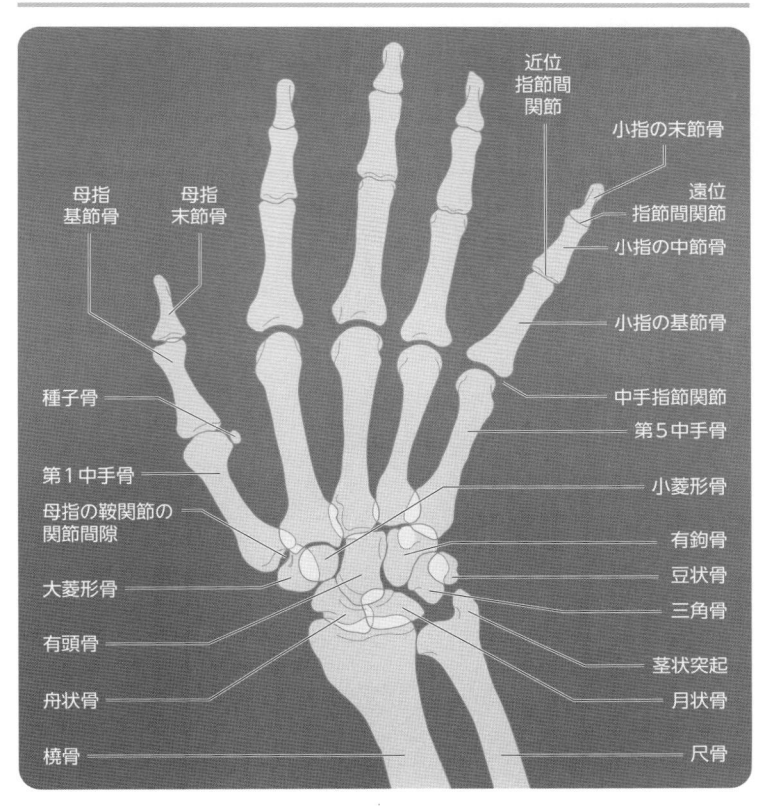

図4.29　手：右手後面の単純X線画像

骨は、それぞれ真の関節で結合している。それに応じて関節も、中手指節関節（MP、metacarpophalangeal joint）、近位指節関節（PIP、proximal interphalangeal joint）、遠位指節関節（DIP、distal interphalangeal joint）という（**図4.29**）。

肩関節（Articulatio humeri）

肩関節はヒトのからだの中で最も可動性の高い球関節である。上腕骨頭と

肩甲骨の関節窩（肩関節窩、Cavitas glenoidalis）の大きさが異なることから、肩関節は骨にあまり支持されていない。肩関節は主として筋によって安定性を得ているが、わずかではあるものも靱帯も筋を補助する。

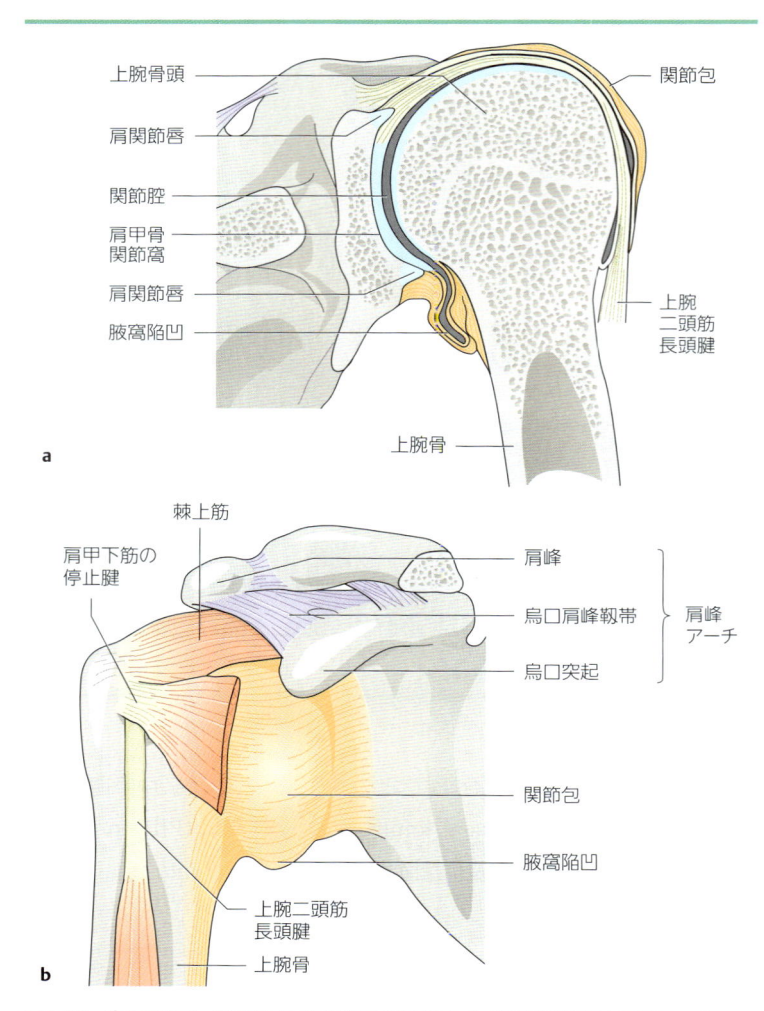

図4.30　右肩関節：a 前頭断面、前部後面の平面図、**b** 前面の関節包と肩峰アーチ

そのため、肩関節は脱臼することが多い（脱臼の45%が肩関節に起こる）。

平坦な関節窩の縁は5mm幅の線維軟骨性の肩関節唇（Labrum glenoidale）で覆われており、これによって関節の接触面と力吸収面が拡大している。関節包は幅広で弛緩しており、腕を下げた状態では内側に腋窩陥凹（Recessus axillaris）ができる（図4.30a）。抵抗を感じることなく手を伸展できるのは、このたるみがあるからである。

筋と運動

肩峰アーチ（Fornix humeri、図4.30b）は上方向への運動を制限するとともに、関節窩に上腕骨頭を維持する。上腕を水平線よりも上方に挙上させるには、肩甲骨と関節窩が回旋する必要がある。肩関節の運動は、他の球関節と同じく3本の軸の周りで起こる。筋の運動には、主に回旋筋腱板である棘上筋（M. supraspinatus）、棘下筋（M. infraspinatus）、肩甲下筋（M. subscapularis）、小円筋（M. teres minor）（図4.31）のほかに、上腕の外転に重要な三角筋（M. deltoideus）が関与する（図4.18、4.19）。このほか、三角筋の鎖骨部（Pars clavicularis）は上腕を前方挙上させ、肩甲骨部（Pars scapularis）は上腕を後方挙上させる（図4.32）。

回旋筋腱板の筋はどれも肩甲骨に起始し、上腕の大結節か小結節のいずれかに停止する。小円筋（M. teres minor）と棘下筋（M. infraspinatus）は上腕を上方回旋し、肩甲下筋（M. subscapularis）は下方回旋にに重要な役割を担う。棘上筋（M. supraspinatus）は伸展運動、特に運動開始時に関与する。大胸筋（M. pectoralis major）、広背筋（M. latissimus dorsi）、大円筋（M. teres major）は上腕を体幹に向けて運動させ（内転）、様々な可動域で外側および内側へも回転させる（図4.18、4.19、4.32）。

肘関節（Articulatio cubiti）

肘関節は蝶番関節（ginglymus）であり、緩い関節包内に次の3つの関節が入っている。

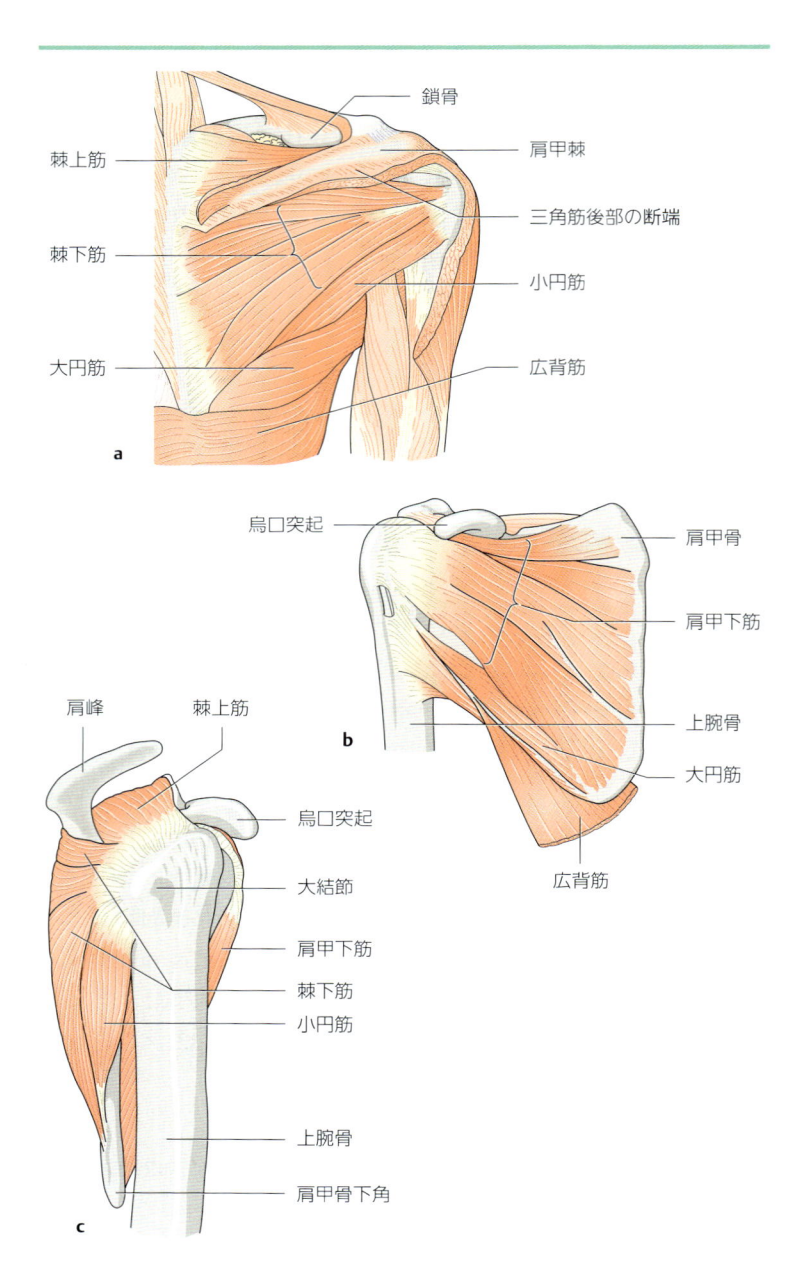

4 運動器

- 棘上筋
- 棘下筋
- 大円筋
- 鎖骨
- 肩甲棘
- 三角筋後部の断端
- 小円筋
- 広背筋

a

- 烏口突起
- 肩甲骨
- 肩甲下筋
- 上腕骨
- 大円筋
- 広背筋

b

- 肩峰
- 棘上筋
- 烏口突起
- 大結節
- 肩甲下筋
- 棘下筋
- 小円筋
- 上腕骨
- 肩甲骨下角

c

図4.31　回旋筋腱板：回旋筋腱板の筋はどれも肩甲骨に起始し、腱を伸ばして肩関節の関節包にいたり、それから軟骨性の上腕骨大小結節に停止する。この走行によって腱はカフのように上腕骨頭を肩関節窩に向けて圧迫する。**a～c** 右肩の回旋筋腱板、**a** 後面（三角筋と僧帽筋の一部を取り除いてある）、**b** 前面（胸郭を取り除いてある）、**c** 外側面（三角筋を取り除いてある）

- 腕橈関節（articulatio humeroradialis）
- 腕尺関節（Articulatio humeroulnaris）
- 上橈尺関節（articulatio radioulnaris proximalis）

　上腕骨と尺骨間の関節（腕尺関節）は典型的な蝶番関節であり、屈曲・伸展できる。橈骨頭は、1つには上腕骨と関節し（腕橈関節）、もう1つには尺骨と関節する（上橈尺関節）（**図4.28a、4.33a**）。

筋と運動

　手の回内・回外運動は、上橈尺関節と下橈尺関節が協同して起こる（**図4.28b、4.34**）。この運動は前腕骨（橈骨と尺骨）の間で生じるもので、手が回内・回外運動すると、肘関節の橈骨がその場で回旋すると同時に、遠位では

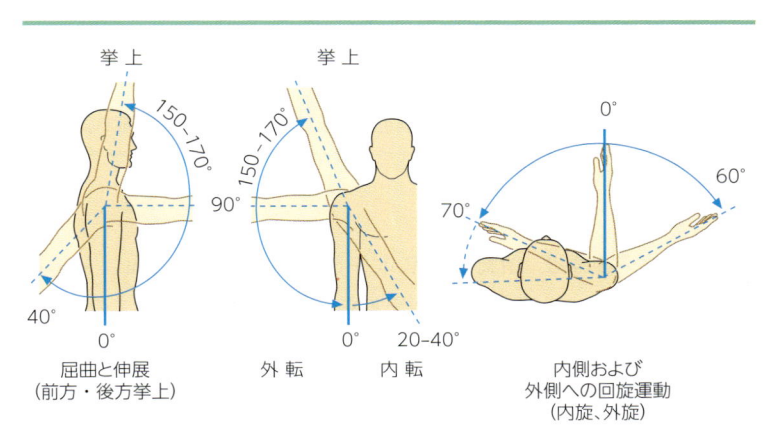

図4.32　肩関節の可動域：肩関節は、3本の運動軸の周りを6つの方向に運動する。

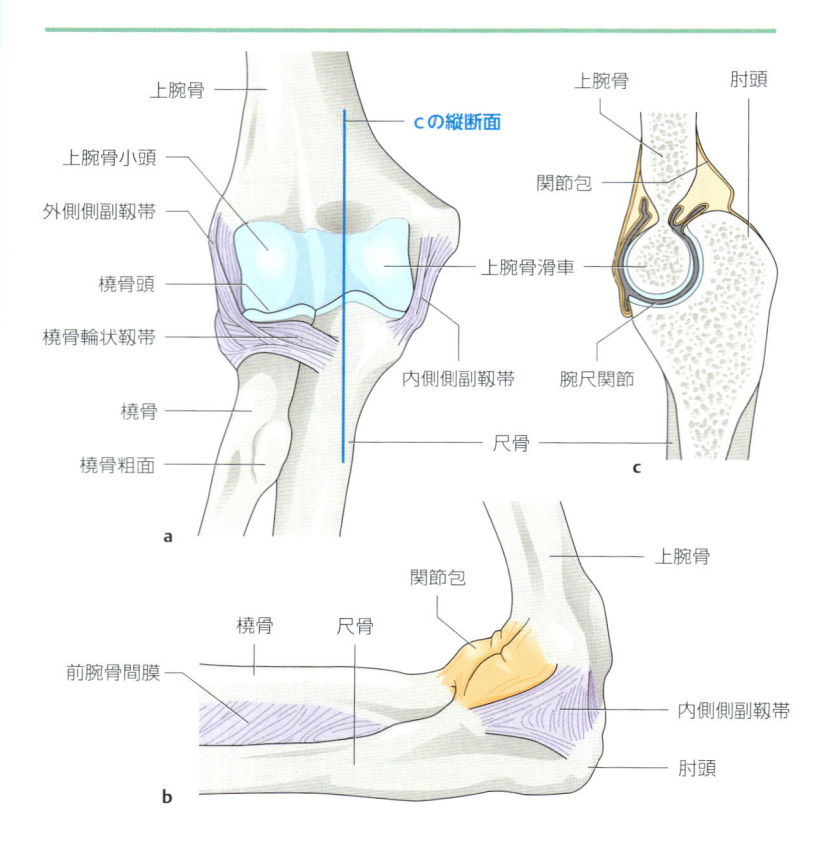

図4.33　右肘関節：**a** 前面の靱帯、**b** 内側面の靱帯と関節包、**c** 腕尺関節縦断面

尺骨の周りを移動する。前腕骨は互いに平行となり、手掌は上を向く。この運動を回外運動という。橈骨と尺骨が交差すると手背が上を向く。この運動を回内運動という。橈骨頭は、内・外側副靱帯のほかにも橈骨輪状靱帯（Lig. anulare radii）で環状に覆われ固定されている。

　上腕または肩甲骨に起始し尺骨に停止する筋のうち、上腕三頭筋（M. triceps brachii）は上腕後面に向かって走行し、肘関節を伸展させる。前側

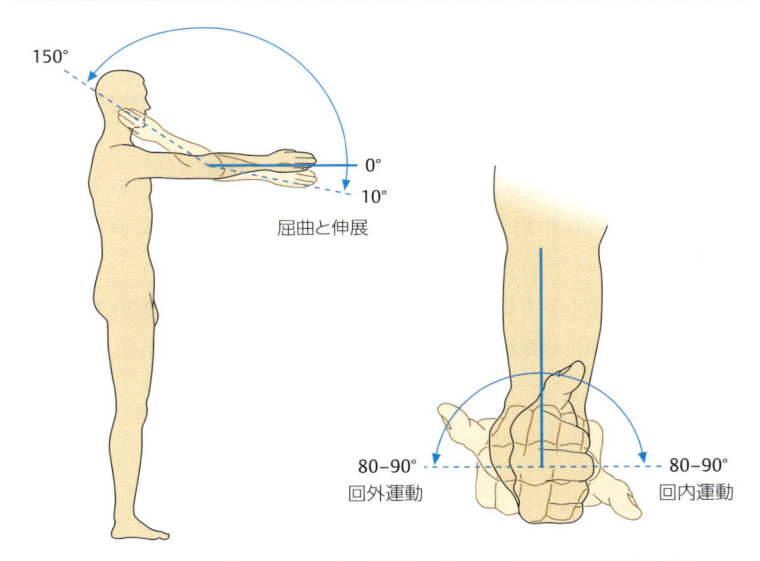

図4.34　肘関節の可動域：回内および回外運動に際しては、下橈尺関節も関与する。

には上腕筋（M. brachialis）と上腕二頭筋（M. biceps brachii）が走行し、関節を屈曲させる（**図4.18、4.19**）。上腕二頭筋および三頭筋は、筋頭がそれぞれ1つずつ肩甲骨に起始するため、肩関節にも作用する。回内・回外運動に際しては、回内運動には円回内筋（M. pronator teres）と方形回内筋（M. pronator quadratus）、回外運動には回外筋（M. supinator）と上腕二頭筋（M. biceps brachii）という計4つの筋が関与する。

　上腕二頭筋は、橈骨粗面（Tuberositas radii）に停止し（**図4.33a**）、肘関節の屈筋としての役割に加えて、最強の回外筋として作用する。肘関節が屈曲された状態では、橈骨の周りに巻き付いていた二頭筋腱が巻き戻り、肘関節は一段と大きく回外運動する。

手の関節

手の高い運動性は、次の3つの関節に由来する。

- 橈骨および尺骨と手根骨近位列の間にある橈骨手根関節、典型的な楕円関節(図4.28a)
- 手根骨の近位列と遠位列の間にある手根中央関節（Articulatio mediocarpea）。両列がかみ合ったS字形の関節間隙を有する(図4.28a)
- 大菱形骨と第1中手骨の間にある非常に運動性の高い母指の手根中手関節（鞍関節に分類される、Articulatio carpometacarpea pollicis）(図4.29)

筋と運動

鞍の形を呈する母指の手根中手関節は、次の4つの運動ができる。

- 母指の外転および内転
- 母指の屈曲および伸展

さらに、回旋運動が加わって生じる対立運動によって、母指と小指が互いに触れることができる。母指の運動には合わせて9つの筋が関与する。

手の運動には近位と遠位両方の手根関節が協同作用する。ただし近位の手根関節の方が可動域が大きい。橈骨と尺骨を横断する運動軸の周りには、屈曲（掌屈）と伸展（背屈）が生じる。手根骨（有頭骨）を垂直に通る運動軸の周りには、尺屈と橈屈が生じる。ただし、両手根骨列がかみ合っていることから、運動するのは近位の関節（橈骨手根関節）のみである。

手関節、母指の手根中手関節、中手指節関節、近位指節間関節、遠位指節間関節に作用する筋は、短い手の筋を除き、ほとんどが前腕に起始する。それぞれの腱は腱鞘に保護されて手根または中手骨に伸びる。腱は、手の関節のみに作用するか、指に停止して手の関節に作用して指の運動にも関与する。手には18の短い手の筋と、15の前腕筋があり、「握る」「触れる」という細かい運動に関与する（図4.35）。

上肢の解剖学

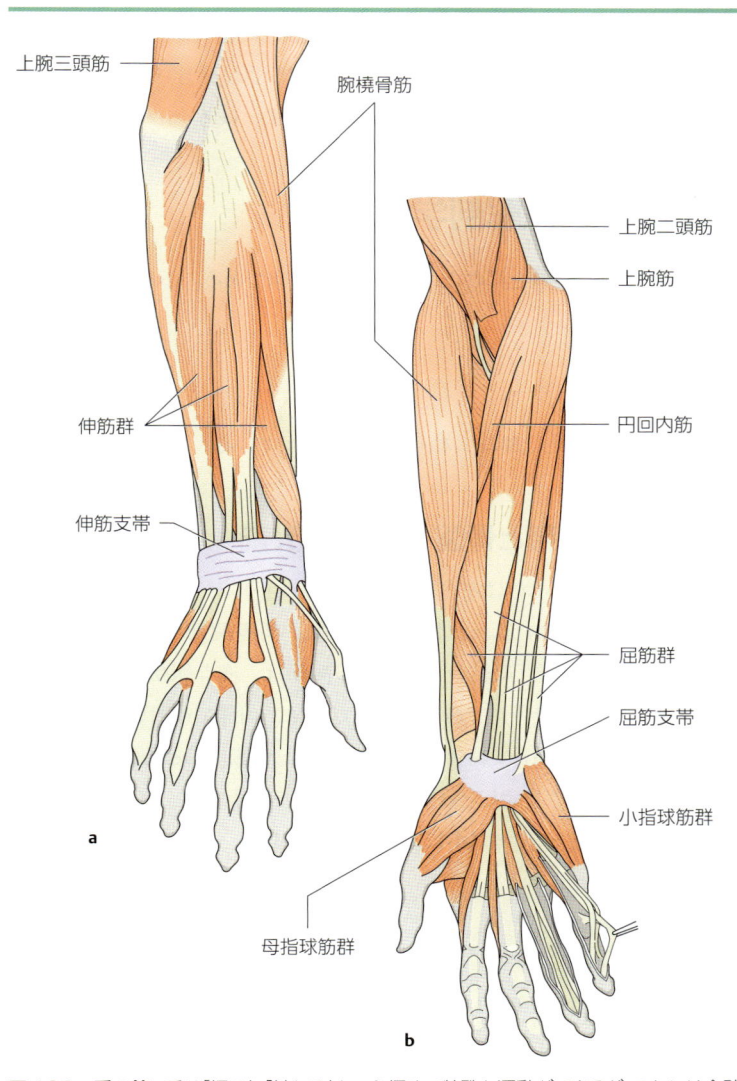

図4.35 手の筋：手は「握る」「触れる」という極めて特殊な運動ができるが、これには合計33の筋が関与する。多くの筋は「場所不足」から前腕骨に起始し、細長い腱で手の骨に停止する。**a** 右側の前腕および手の後面、**b** 右側の前腕および手の前面

ラベル（a 後面）：上腕三頭筋、腕橈骨筋、伸筋群、伸筋支帯

ラベル（b 前面）：上腕二頭筋、上腕筋、円回内筋、屈筋群、屈筋支帯、小指球筋群、母指球筋群

187

前腕の筋は、位置によって分類される。前腕には橈骨、尺骨、骨間膜があり、それによって筋は前側の屈筋群と後側の伸筋群に区分される。さらに両筋群は、深層と浅層に分類される（図4.18、4.19）。

4.5　下肢の解剖学

ヒトの下肢は、支持と移動のみに関与する器官である。下肢は次の2つに分類される。

- 下肢帯
- 自由下肢

下肢帯は上肢帯とは異なり、軸骨格に固定されている。

4.5.1　下肢帯と骨盤―骨、関節、筋

下肢帯を構成するものは左右寛骨（Ossa coxae）で、仙骨（Os sacrum）とともに骨盤を形成する。仙骨と寛骨間は、仙腸関節（Articulationes sacroiliacae）で相互に結合する。この関節は、密な靱帯が付いた典型的な半関節（靱帯結合）である。左右寛骨は、前側で軟骨性の恥骨結合（symphysis pubica）で結合する（図4.36）。仙腸関節と恥骨結合は、骨盤の骨性部をつなぎ安定した輪を構成し、動きを制限する。寛骨は次の3つの構成要素から成っている（図4.36、4.37、4.38）。

- 腸骨（Os ilium）
- 坐骨（Os ischii）
- 恥骨（Os pubis）

この3つの骨は、14～16歳になると、股関節の寛骨臼で癒合して寛骨となる。仙骨と寛骨は、2本の強靱な靱帯で両側から覆われており、これらの靱帯によって骨盤は安定している。そのうち、より強靱な仙結節靱帯（Lig. sacrotuberale）は坐骨結節（Tuber ischiadicum）から仙骨に伸び、もう一方の仙棘靱帯（Lig. sacrospinale）は坐骨棘（Spina ischiadica）と仙

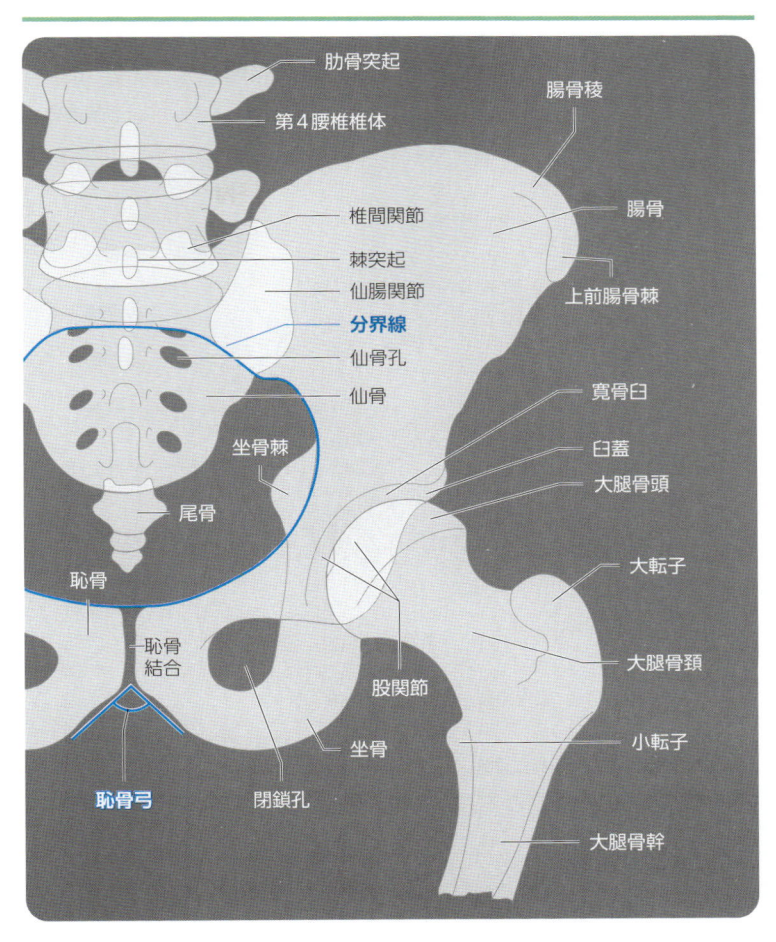

図4.36　骨盤と股関節：前側から見た骨盤と左股関節の単純X線画像

骨を連結する。

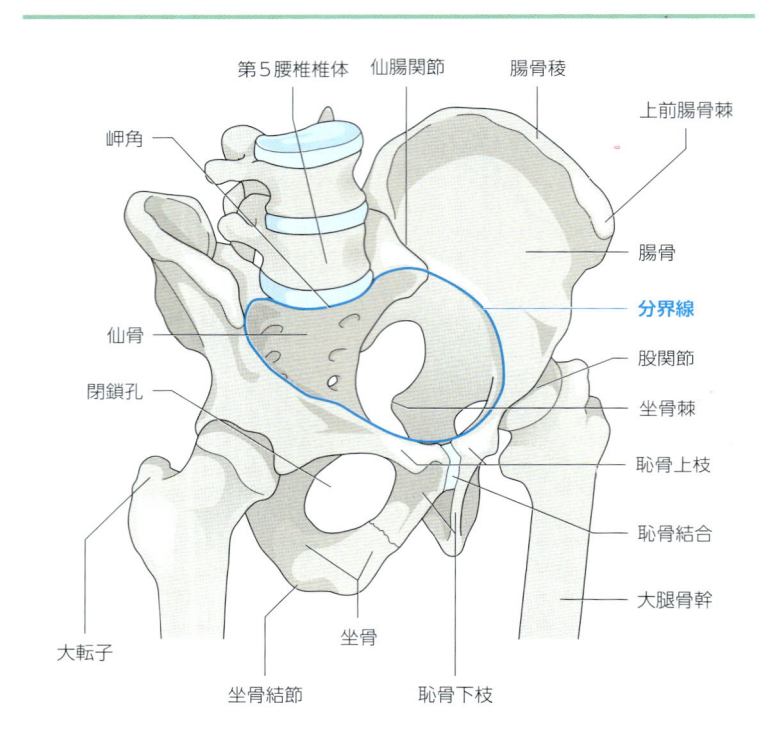

図4.37 骨盤： 右前から見た骨盤

大骨盤と小骨盤

　骨盤は、大骨盤と小骨盤に分けることができる。両者を隔てる分界線（Linea terminalis）は骨盤上口であり、腸骨の弓状線（Linea arcuata）、恥骨結合の上縁、第5腰椎と仙骨の結合部を経て岬角（promontorium）を結ぶ線である（図4.36、4.39）。立位のとき、水平線と骨盤上口との傾斜角は60°となる（図4.39）。大骨盤は、外側は腸骨翼、後側は仙骨が境となる。腸骨翼の上縁は、腸骨稜（Crista iliaca）と呼ばれる。腸骨稜は、前側は上前腸骨棘（Spina iliaca anterior superior）で終わり、ここから鼡径靱帯（Lig. inguinale）が起始し、恥骨結節に停止する（図4.39）。

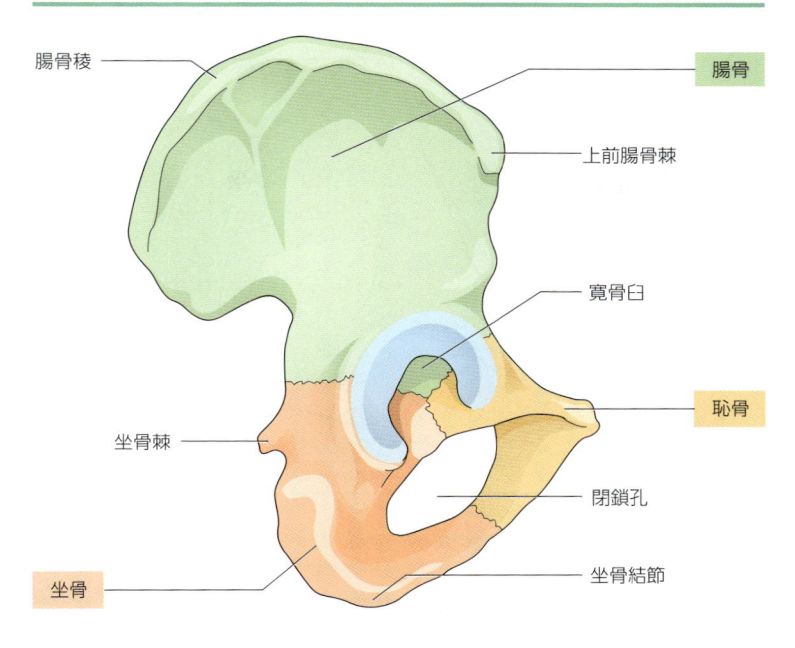

図4.38　**寛骨**：外側から見た右寛骨

(図中ラベル：腸骨稜、腸骨、上前腸骨棘、寛骨臼、恥骨、坐骨棘、閉鎖孔、坐骨結節、坐骨)

　小骨盤は、左右恥骨および左右坐骨に囲まれる。恥骨の上・下枝間と、後側で結合する坐骨の間には楕円形の開口部（閉鎖孔、Foramen obturatum）があり、結合組織性の膜（閉鎖膜、Membrana obturatoria）で覆われる（図4.37）。骨盤出口は尾骨、左右坐骨棘、左右坐骨結節の高さにある（図4.37、4.39）。

小骨盤の入口、小骨盤腔、小骨盤の出口は、産道（birth canal）として女性の出産時に重要な役割を担う。

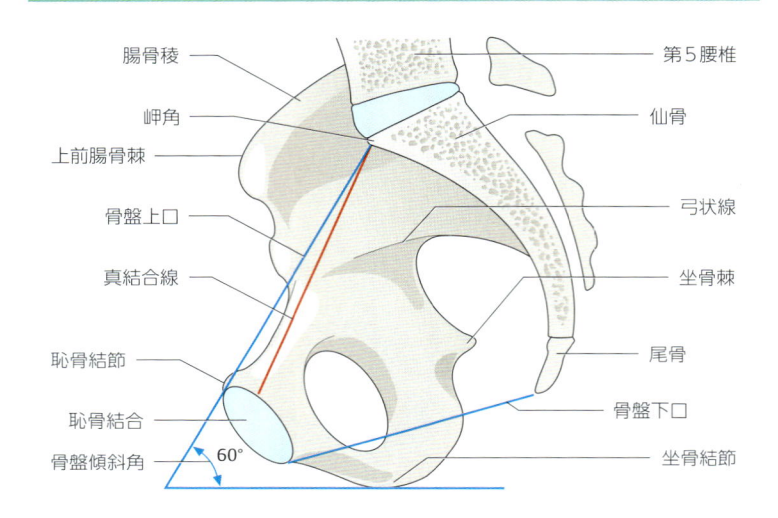

図4.39　骨盤：内側から見た右骨盤（矢状断面図）。立位のとき、骨盤上口と水平面が作る骨盤傾斜角は約60°となる。

骨盤の性差

骨盤にははっきりと性差があり、女性の骨盤は左右の腸骨翼が男性よりも離れている。大骨盤から小骨盤への移行部は、女性では横向きの楕円形であるが、男性では女性よりも小さく、後側が大きく隆起した岬角で狭くなっている。左右の恥骨下枝間の傾斜は、女性の方が大きい（**図4.40**）。女性の閉鎖孔は横向きの楕円形であるが、男性ではほぼ丸形である。また、坐骨結節と坐骨棘によって距離が決まる骨盤出口も、女性の方が広い。骨盤底に付着する筋群（骨盤底筋群）は、体幹の章に分類してある（p.160「体幹の筋」を参照）。

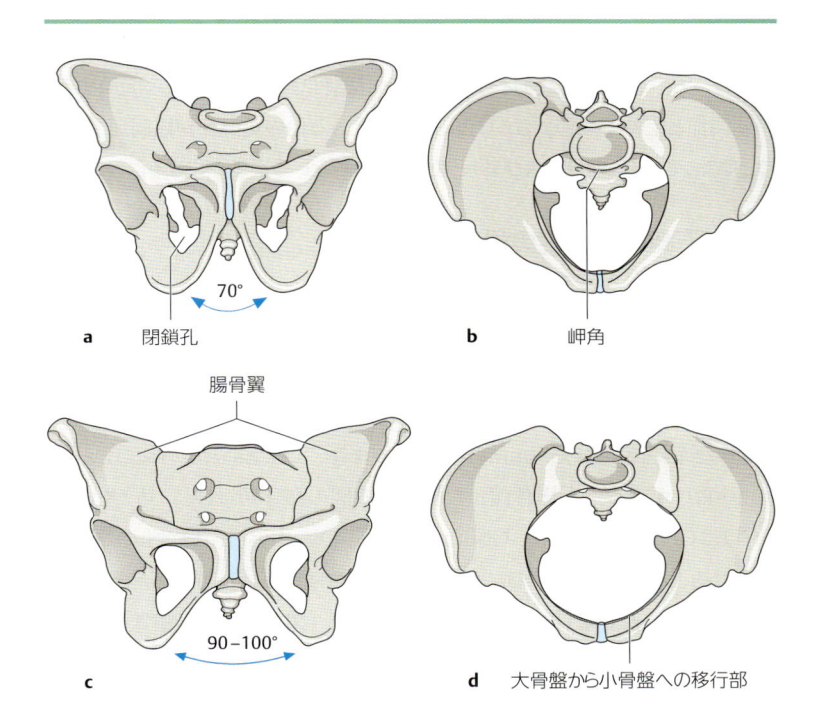

図4.40　女性と男性の骨盤：a と b 男性の骨盤、**c と d** 女性の骨盤。骨盤の性差は上面図（**b と d**）および前面図（**a と c**）ではっきりと見られる。男性と女性では左右の恥骨下枝間の恥骨弓が異なる。

4.5.2　自由下肢─骨、関節、筋

自由下肢は、股関節を介して下肢帯と関節をなす。自由下肢は次の3つの要素で構成される。

- 大腿骨（Os femoris）
- 脛骨（Tibia）と腓骨（Fibula）からなる下腿（Crus）
- 足根（Tarsus）、中足骨（Metatarsus）、足指（Digiti）からなる足（Pes）

大腿と下腿の間の運動は膝関節が担う。この関節は歩行時の運動プロセスにおいて中心的な構造物となる。脛骨と腓骨は距腿関節で足と関節する。距腿関節と距骨下関節、さらに自由に可動できる他の足関節が協同運動することによって、足は内反および外反運動して歩行という運動ができる。

大腿、下腿および足の骨

大腿（Femur）

大腿骨（Os femoris）は、ヒトの骨格の中でもっとも長く強靭な骨である。大腿骨幹（Corpus femorisまたはDiaphyse）の近位端には斜め上内側を向いた大腿骨頸（Collum femoris）があり、この上に大腿骨頭（Caput femoris）が乗る。大腿骨頸と大腿骨幹の間の頸体角（CCD角ともいう、CCDはCentrum［骨頭］-Collum［骨頸］-Diaphysen［骨幹］の略）は、成人で約125～126°である。新生児の頸体角はこれよりもさらに大きく（150°前後）、高齢者では126°に満たないこともある（図4.41）。大腿骨の骨幹と骨頸の間には、次の2つの骨隆起が付いている（図4.36、4.37）。

- 強大で外側方を向く大転子（Trochanter major）
- 大転子よりもやや小さめで内側方を向く小転子（Trochanter minor）

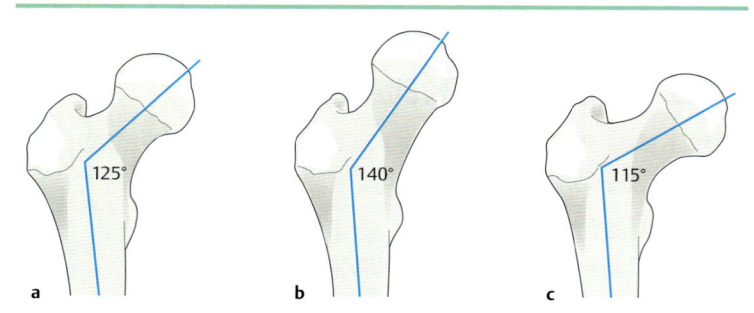

図4.41　大腿骨頸体角（CCD角）：CCD（骨頭-骨頸-骨幹）角、**a** 成人、**b** 3歳児、**c** 高齢者

両転子には筋が付着する。大腿骨幹の前側および側面は平滑で、後側には粗線（Linea aspera）が走行する。粗線には内側唇と外側唇が続いており、ここに筋が付着する。

　大腿骨はここから遠位に行くほど広がり、軟骨性膜で広く覆われた内側顆（Condylus medialis femoris）と外側顆（Condylus latelalis femoris）となる。両者は前面で軟骨で覆われた平坦な溝である大腿骨膝蓋面（Facies patellaris femoris）によって連結し、膝を屈曲すると膝蓋骨（Patella）が下方に変位する(**図4.42、4.43**)。両顆は、後側では幅広の溝（顆間窩、Fossa intercondylaris）によって分離されている。

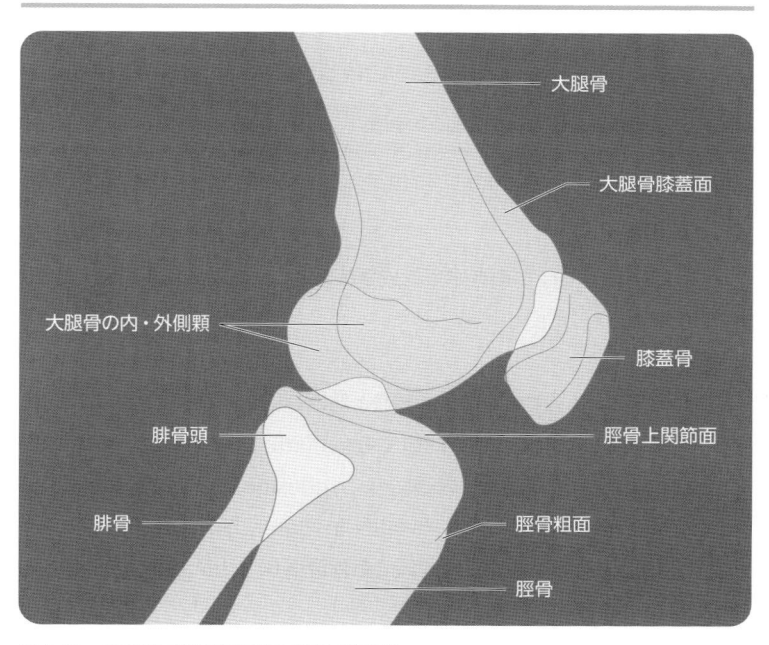

図4.42　膝関節：膝関節側面の単純X線画像

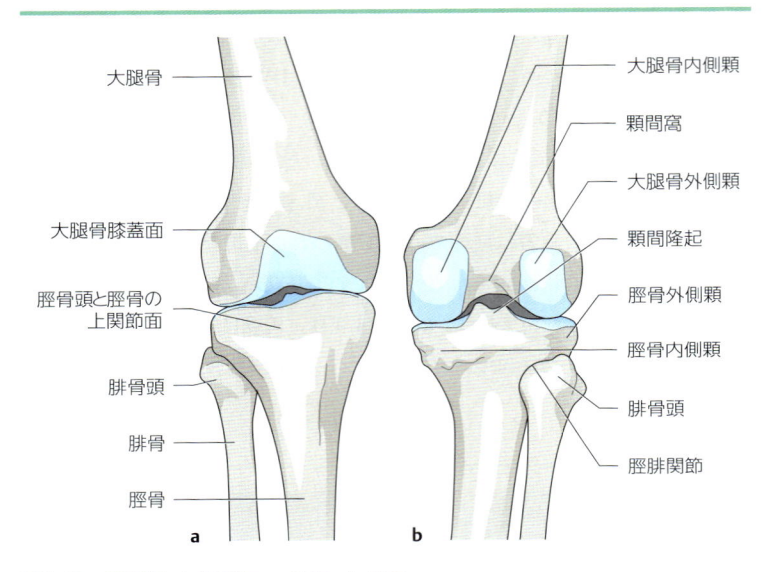

図4.43　膝関節：右膝関節、**a** 前面、**b** 後面

下腿（Crus）

下腿の骨格は次の2つの要素で構成される。

- 脛骨（Tibia）
- 腓骨（Fibula）

脛骨は腓骨よりも強靭な骨で、大腿骨と足の骨格間の関節を実質的に支持する。脛骨と腓骨は近位で脛腓関節（Articulatio tibiofibularis）によって関節する（図4.43）。遠位では靱帯結合（Syndesmoses）で固定され、内果（Malleolus medialis）と外果（Malleolus lateralis）で足関節の天蓋を形成する。足関節の天蓋は距腿関節で距骨滑車（trochlea tali）と関節する（図4.44、4.45）。

脛骨は近位に向かうほど幅広で、前側に脛骨粗面（Tuberositas tibiae）が付き、ここに大腿四頭筋（M. quadriceps femoris）が付着する。その内側顆（Condylus medialis）と外側顆（Condylus lateralis）が形成する脛

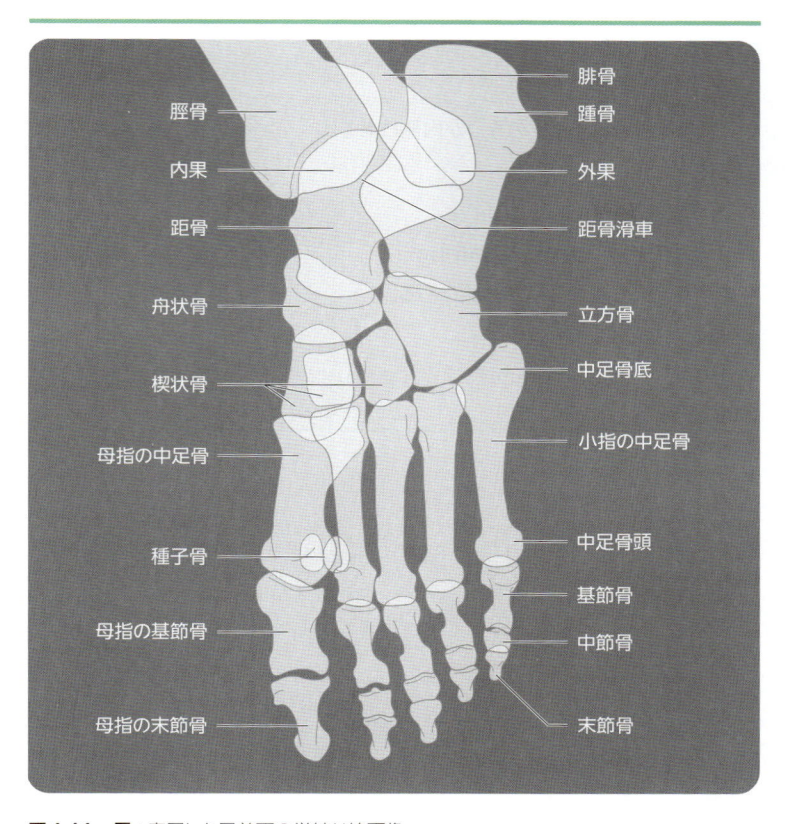

図4.44　足：底屈した足前面の単純Ｘ線画像

(図中ラベル)
- 脛骨
- 内果
- 距骨
- 舟状骨
- 楔状骨
- 母指の中足骨
- 種子骨
- 母指の基節骨
- 母指の末節骨
- 腓骨
- 踵骨
- 外果
- 距骨滑車
- 立方骨
- 中足骨底
- 小指の中足骨
- 中足骨頭
- 基節骨
- 中節骨
- 末節骨

骨の上関節面（tibiaplateau）（**図4.43**）で脛骨と大腿骨が関節する（膝関節）。脛骨と腓骨は尺骨と橈骨に似ており、両者間には骨間膜（Membrana interossea）が走行し、この膜からいくつかの下腿筋が起始する。

足（Pes）

足は手と同じように前後に並ぶ3つの構造に分類される（**図4.44**）。

■ 足根（Tarsus）

- 中足（Metatarsus）
- 足指（趾、Digiti）

7つの足根骨のうち次の5つが内側にある。

- 距骨（Talus）
- 舟状骨（Os naviculare）
- 3つの楔状骨（Ossa cuneiformia）

足根骨のうち次の2つが外側にある。

- 踵骨（Calcaneus）
- 立方骨（Os cuboideum）

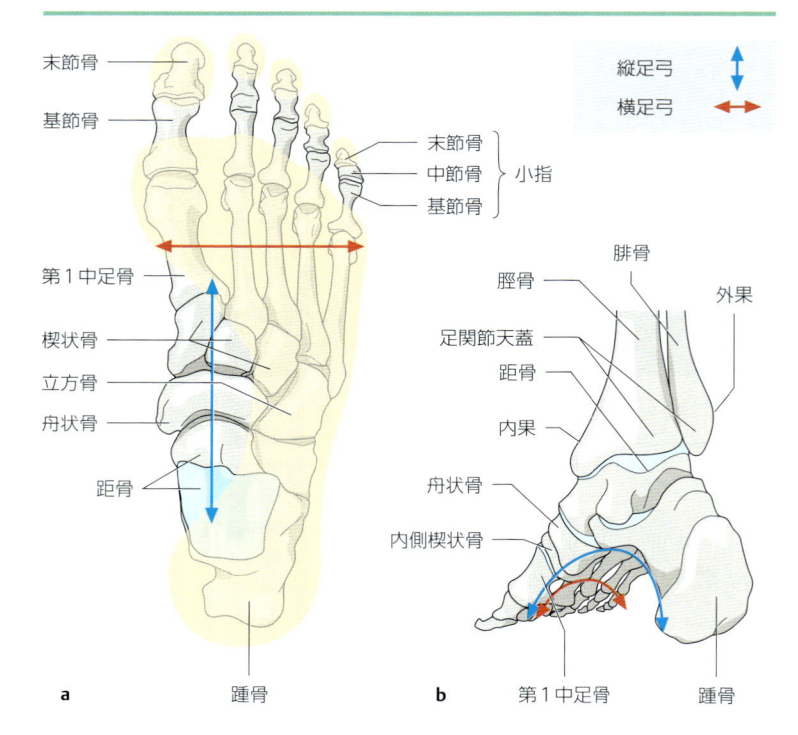

図4.45　足底弓：右足の縦足弓と横足弓、**a** 足の骨格上面と足の概形、**b** 足の骨格と下腿骨の後内側面

踵骨が最大の足の骨で、下方を向く踵骨隆起（Tuber calcanei）は踵の基礎となる骨である。5つの中足骨（Ossa metatarsalia）は長骨である中手骨と同じように、底、体、頭に区別できる。もっとも内側にある第1中足骨（Os metatarsale 1）は、もっとも強靭な骨である。第2〜5指骨は次の3つの要素で構成される。

- 基節骨（Phalanx proximalis）wi
- 中節骨（Phalanx media）
- 末節骨（Phalanx distalis）

母指には基節骨と末節骨しかない（**図4.44**）。

足の骨格をよく見ると、後部では距骨（Talus）と踵骨（Calcaneus）が上下に重なっているものの、中央および前部では横並びである。こうした配置によって内側には顕著な縦足弓が生じ、楔状骨および中足骨の高さには内側から外側に向かう横足弓が生じている（**図4.45**）。これらの足底の弓は、靭帯、筋、腱によって維持される。平地で足底弓にかかる全体重は、踵骨隆起と第1〜5中足骨頭で支えられる。

股関節（Articulatio coxae）

股関節は、寛骨臼（Acetabulum）と大腿骨頭（Caput femoris）との間でつくられる球関節である（**図4.36**、**4.46a**）。寛骨臼には、寛骨の全構成要素（恥骨、腸骨、坐骨）（**図4.38**）が含まれる。この寛骨臼の中に大腿骨頭のほぼ半分が入り込み、股関節が骨に囲まれて支えられる。関節面には、寛骨臼を環状に覆う線維軟骨性の関節唇（Labrum acetabuli）があり、骨頭の赤道を越えて広がる。その結果、関節はいずれの運動方向にも非常に安定している。股関節の関節包は、寛骨の3つの骨から大腿骨に向かって伸びる次の3つの強靭な靭帯で補強されている（**図4.46b、c**）。

- 腸骨大腿靭帯（Lig. iliofemorale）
- 恥骨大腿靭帯（Lig. pubofemorale）
- 坐骨大腿靭帯（Lig. ischiofemorale）

腸骨大腿靱帯はヒトのからだの中でもっとも強靭で、ほぼ350kgの牽引強度を有する。

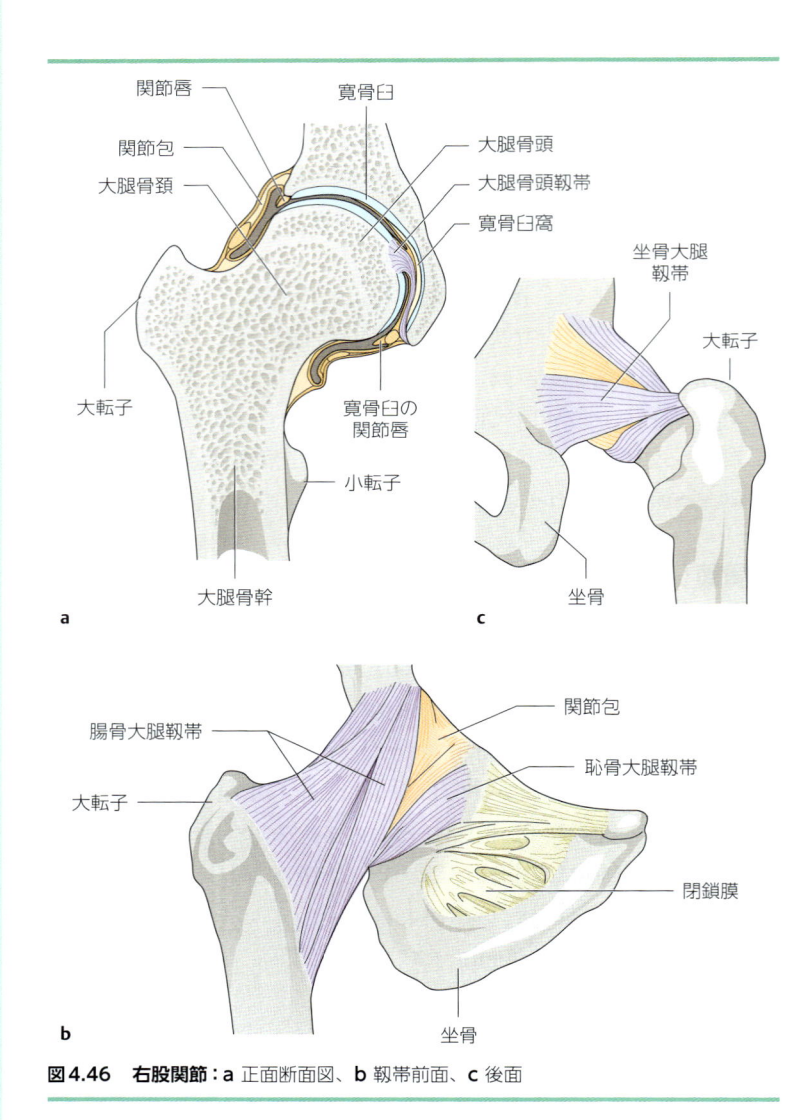

図4.46　右股関節：a 正面断面図、b 靱帯前面、c 後面

これらの靱帯は、大腿骨頚の周りをらせん状に走行する特殊な形状を有する。立位のときは緊張し、股関節を屈曲させると弛緩する。そのため、屈曲時には可動性が高い。

筋と運動

球関節である股関節には次3つの運動軸があり、これらの軸を基点に脚は運動する。

- 横軸を基点とした前屈と後屈
- 矢状軸を基点とした外転と内転
- 縦軸を基点とした内旋と外旋（図4.47）

股関節の屈筋の中では、深層を走行する腸腰筋（M. iliopsoas）、縫工筋（M. sartorius）、大腿直筋（M. rectus femoris）が極めて重要である（**図4.18b、4.19**）。股関節の伸筋には、大殿筋（M. gluteus maximus）と、坐骨結節に起始し下腿に停止する坐骨下腿筋群（膝屈曲筋、Hamstrings）がある（**図4.18a、4.19**）。坐骨下腿筋群には、大腿二頭筋（M. biceps

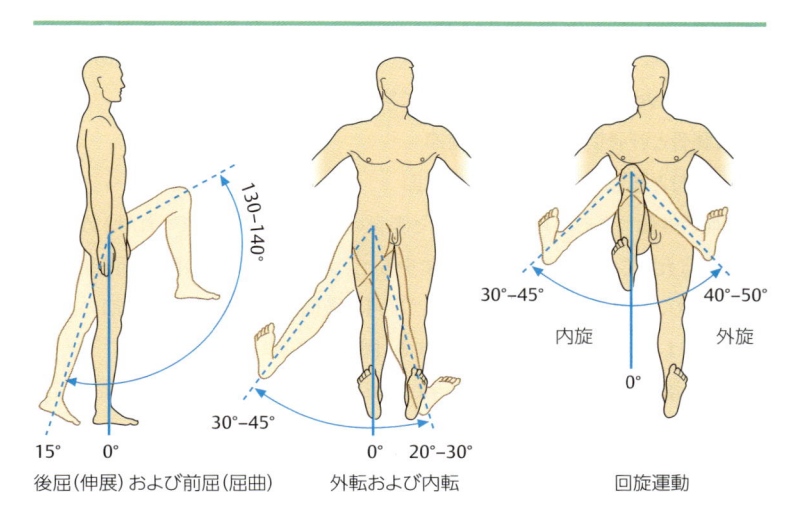

図4.47 股関節の可動域：股関節は、3本の運動軸を基点にして6つの運動ができる。

femoris)、半腱様筋（M. semitendinosus）および半膜様筋（M. semimembranosus）が属する。大部分が大殿筋の下側を走行する中殿筋（M. glutaeus medius）と小殿筋（M. glutaeus minimus）は、外転筋としても内・外旋筋としても作用する。

　伸筋と屈筋の間で大腿の内側には5つの筋が走行し、大腿を体幹に向かって内転する（内転筋には、長内転筋 [M. adductor longus] や薄筋 [M. gracilis] がある、図4.18b、4.19）。どれも骨盤に起始し、大腿骨粗線の内側唇に停止する。外旋筋は、骨盤の後側に起始し、大腿に向かって伸びる筋で、たとえば大殿筋がこれに属する。中殿筋の前部と小殿筋は、内旋筋として作用する。

股関節の運動では、脚が股関節に固定されていないか（遊足）、固定されているか（立足）という点も考慮する。歩行時には、両足が交代で遊足と立足となる。

膝関節（Articulatio genus）

　膝関節は、ヒトのからだの中で最大の関節で、大腿骨、脛骨、膝蓋骨と、線維軟骨性の2つの半月（Menisci）という構成要素が結合したものである（図4.48、4.49c）。膝関節は次の関節で構成される。

- 大腿骨と脛骨間の大腿脛骨関節
- 大腿骨と膝蓋骨間の大腿膝蓋関節

　内側と外側にある半月が、大腿骨と脛骨の関節面を調整して、力がかかる関節面を拡大している。膝関節が屈曲すると、大腿骨は脛骨の関節面を回転しながら滑り、その際、屈曲が進むほど半月は後側に移動する。膝関節の運動に際しては、次の2群の靱帯が作用する（図4.49）。

- 外側側副靱帯（Lig. collaterale laterale）および内側側副靱帯（Lig. collaterale mediale）
- 前十字靱帯（Lig. cruciatum anterius）および後十字靱帯（Lig. cruciatum posterius）

　側副靱帯は、主に膝関節伸展時に関節を安定させ、十字靱帯は屈曲時に膝

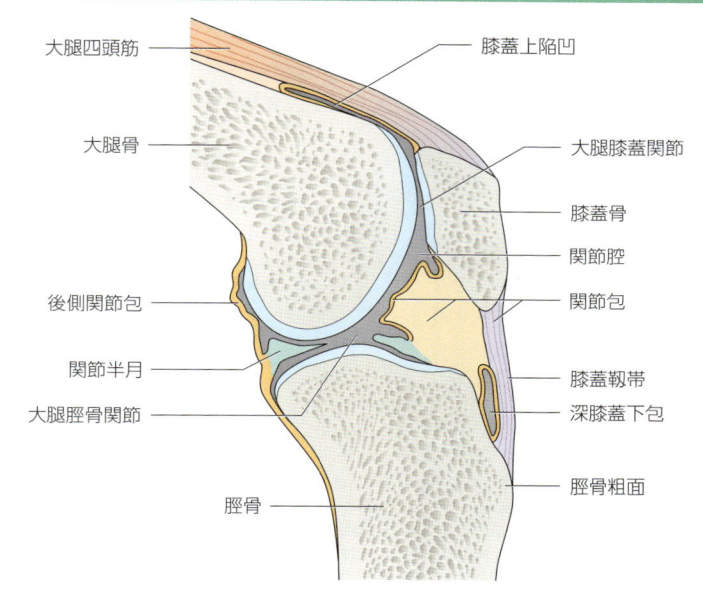

図 4.48　膝関節：矢状断面図

関節を安定させる。大腿骨の外側顆と内側顆の弯曲が異なるため、側副靱帯は膝関節が伸展している際にのみ緊張し、膝関節が屈曲すると弛緩する。十字靱帯は、膝関節屈曲時に下腿の内旋および外旋を制限する。その際、十字靱帯が互いに巻き付きあうため、外旋よりも内旋の方が可動域が小さい。

筋と運動

　半膜様筋（M. semimembranosus）や半腱様筋（M. semitendinosus）など、脛骨内側に付着する筋は、膝の内旋に作用する。腓骨頭（Caput fibulae）に停止する大腿二頭筋（M. biceps femoris）は、下腿を外旋させる唯一の筋である。この3つの筋は、縫工筋（M. sartorius）とともに膝関節の屈曲にも働く（**図4.18、4.19**）。大腿四頭筋（M. quadriceps femoris）は非常に重要な膝関節の伸筋であり、その停止腱の膝蓋靱帯（Lig. patellae）

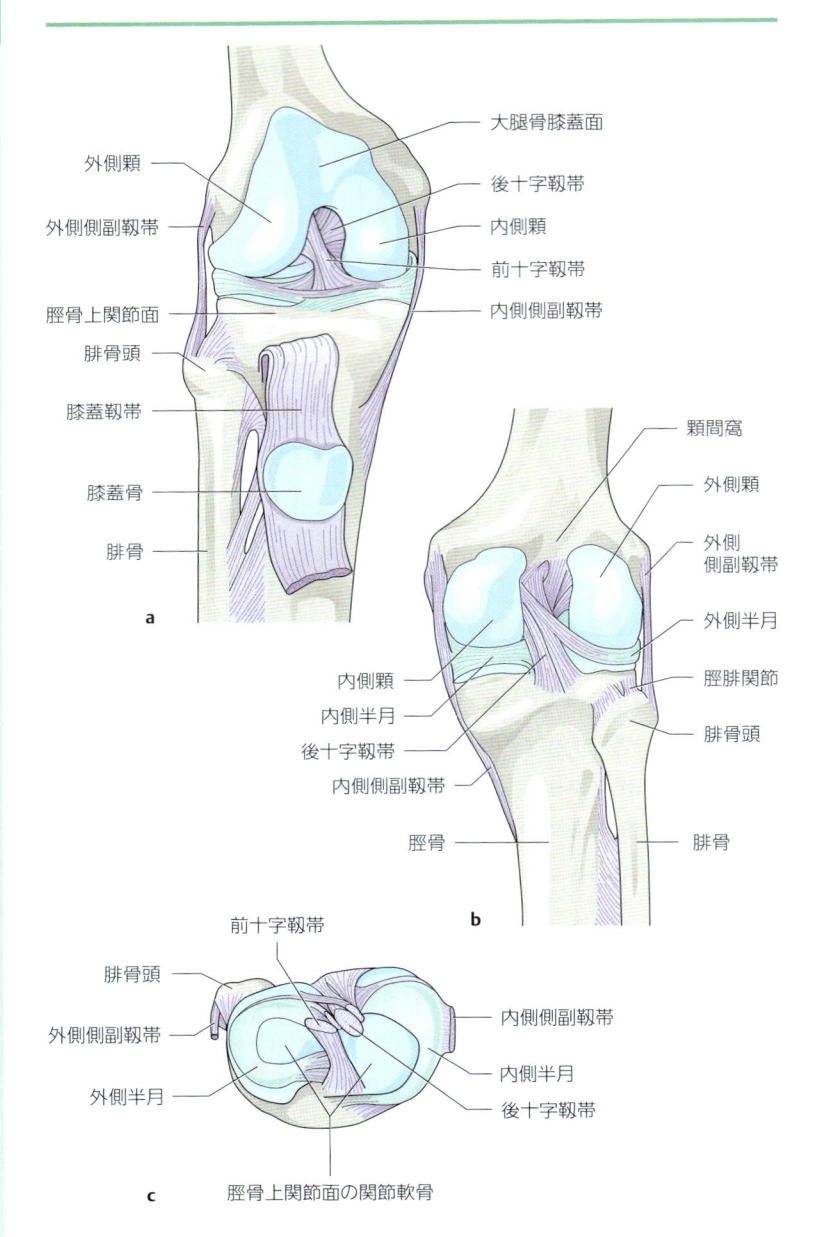

4 運動器

は下腿の脛骨粗面（Tuberositas tibiae）に付着する。この膝蓋靱帯は、ヒトのからだの中で最大の種子骨である膝蓋骨（Patella）を包理する（図4.48）。膝蓋骨は3つの面を有し、大腿骨遠位の膝蓋面（Facies patellaris femoris）と関節する。膝関節の屈曲が進むと、膝蓋骨は下方に変位する。

大腿膝蓋関節には、とりわけ膝関節屈曲時に大きな力がかかるため、ヒトの体の中で最も負荷の高い関節であり、変形性関節症が現れやすい。

距腿関節（Articulatio talocruralis）、距骨下関節（距骨下関節 [Articulatio subtalaris]）、距踵舟関節（Articulatio talocalcaneonavicularis）

下腿を固定した際の足の運動は、次の2つの関節が関与する。
- 距腿関節
- 距骨下関節

距腿関節

距腿関節は、脛骨（Tibia）、腓骨（Fibula）および距骨（Talus）の関節である。脛骨と腓骨の遠位端である内果（Malleolus medialis）と外果（Malleolus lateralis）は、足関節天蓋として距骨滑車を覆う（図4.50）。これが蝶番関節となり、両果を結んで距骨滑車を通る線がその運動軸である。この関節の運動を、背屈（足先の挙上）および底屈（足先を足底に向けて下降）という（図4.51a）。足を固定させると、下腿は前方および後方に運動する（図4.51b）。距腿関節は強靭は靱帯によって安定している。靱帯は外側の靱帯と三角形の内側の靱帯に区別される。脛骨と腓骨は、足関節天蓋の高さでしっかりと靱帯結合する。

図4.49 膝関節：右膝関節の靱帯、**a** 前面（膝蓋骨と膝蓋靱帯を下方に反転した図）、**b** 後面、**c** 脛骨上関節面（大腿骨を除き、靱帯を切断した図）

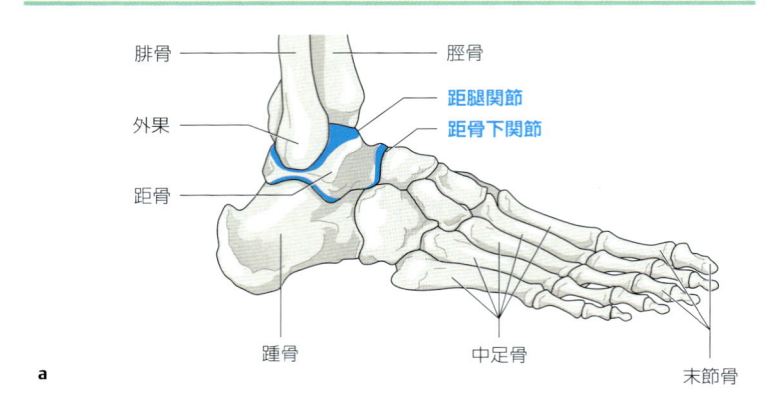

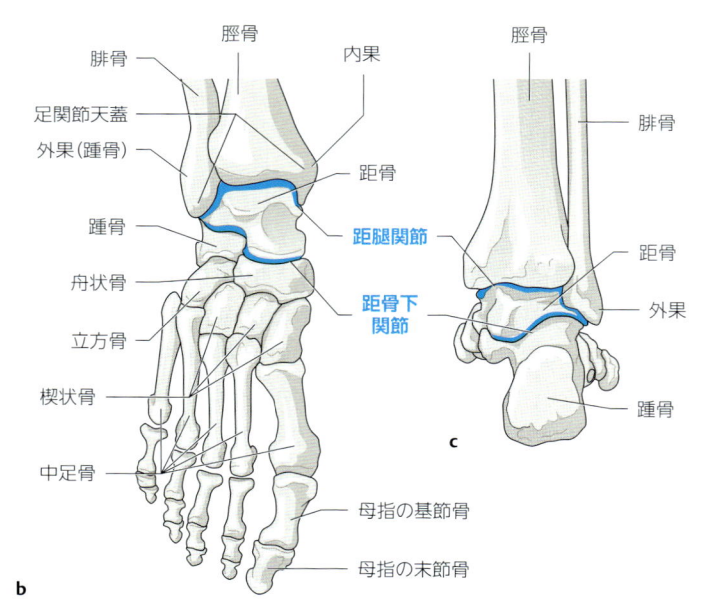

図4.50 距骨の関節： 距腿関節と距骨下関節（青色の線が距骨の関節）、**a** 外側面、**b** 前面、**c** 後面

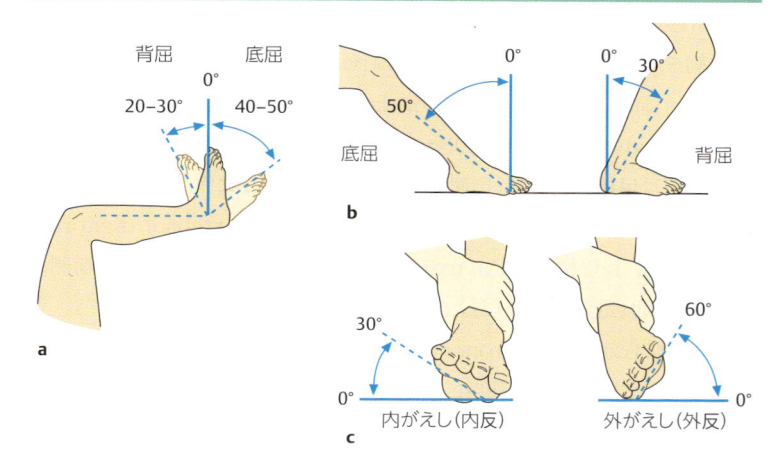

図4.51　距骨関節： 距腿関節と距骨下関節の運動、**a** 距腿関節（遊足）、**b** 距腿関節（立足）、**c** 距骨下関節

距骨下関節

　距骨下関節は、距骨（Talus）が踵骨（Calcaneus）および舟状骨（Os naviculare）と関節したものである。この関節は、解剖学的には、後区の距骨下関節（Art. subtalaris）と前区の距踵舟関節（Art. talocalcaneonavicularis）という2つの完全に独立した関節に区分される。後区では距骨と踵骨が関節し、前区では球状の距骨頭が踵骨と舟状骨に関節する（図4.50）。距骨下関節の運動軸は、舟状骨の中心から踵骨外側に向かって斜行する線である。

> ***回外運動／回内運動：** 距骨下関節の運動は、反転運動であり、内返し（内反）および外返し（外反）という。また回外運動（足の内側の挙上、supination）と回内運動（足の外側の挙上、pronation）も可能である**（図4.51c）**。*

足の筋群

　下腿から足に伸びる筋は、距腿関節および距骨下関節に作用する。筋は下

腿における位置に応じて次の3つに分類される。

- 後側を走行する下腿三頭筋（M. triceps surae）、後脛骨筋（M. tibialis posterior）、長指屈筋（M. flexor digitorum longus）、長母指屈筋（M. flexor hallucis longus）といった屈筋群。回外運動のほか、底屈（足先の降下）、足指の屈曲（長指屈筋と長母指屈筋のみ）に作用する。
- 前脛骨筋（M. tibialis anterior）、長指伸筋（M. extensor digitorum longus）、長母指伸筋（M. extensor hallucis longus）など下腿前側の筋は、背屈（足先の挙上）および回外運動（前脛骨筋のみ）に作用する。
- 長・短腓骨筋（Mm. peronei longus und brevis）など外側の腓骨筋群は、主として回内運動に作用し、底屈を補助する。

最も強靭な筋群は、浅層のヒラメ筋（M. soleus）と二頭腓腹筋（M. gastrocnemius）からなる下腿三頭筋（M. triceps surae）である。この2つの筋は合流してアキレス腱となり、踵骨隆起（Tuber calcanei）に停止する（図4.18、4.19）。

アキレス腱が断裂して下腿三頭筋が障害されると、爪先立ちができなくなるとともに、回外運動の可動域も大きく減退する。

4.6　頚部と頭部の解剖学

4.6.1　頚 部

頚部は体幹と頭部を結合させる構造で、頭部から頚部を通り血管、リンパ管および神経線維が体幹および上肢にいたる。体幹と頚部の境界は、前側は鎖骨の高さ、後側は第7頚椎の棘突起にある。頚部の頭側の境界は、下顎骨（Mandibula）の下縁、左右乳様突起（Processus mastoideus）先端、外後頭隆起を結ぶ線にある。狭義には、頚部後側領域をうなじ（Nucha）といい、前側領域を頚部（Cervix）という。

頚椎の前側には次の4つの頚部臓器がある。

- 咽頭(Pharynx)
- 頚部食道(Ösophagus)
- 喉頭(Larynx)
- 頚部気管(Trachea)

こうした頚部臓器の間には、甲状腺(Glandula thyreoidea)がある。同様に、総頚動脈(A. carotis communis)とその分枝、内頚静脈(V. jugularis interna)、頚部リンパ管、迷走神経（N. vagus）、交感神経幹（Truncus sympathicus）が走行する。

頚部の筋

頚部臓器域は、周囲を結合組織性の被膜（頚筋膜、Visceral fascia）と

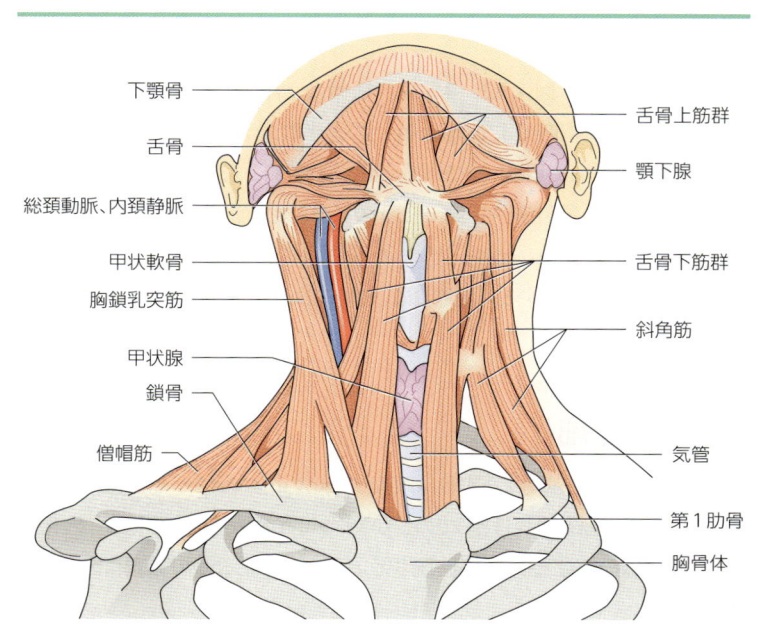

図4.52　頚部の筋：頚部の筋の前面（広頚筋および頚筋膜を除き、左側はさらに上肢帯筋群を除いてある）

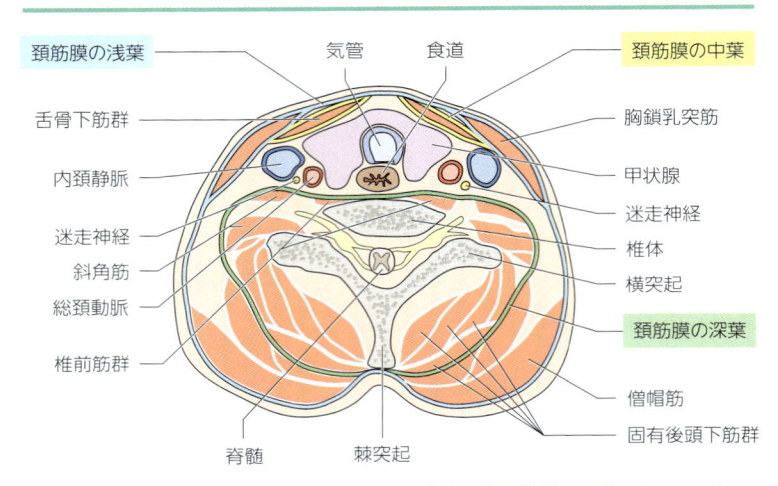

図 4.53　頚筋膜：甲状腺の高さで切断した頚筋膜断面（各頚筋膜は色別に示してある）

筋で囲まれている（図4.52、4.53）。後側には背中の筋群による筋性の膜があり、それは僧帽筋（M. trapezius）の大半および左右の胸鎖乳突筋（M. sternocleidomastoideus）である。頚椎の前側と左右には体幹の筋群の一部、前・中・後斜角筋（M. scaleni）のほか、頭長筋（M. longus capitis）や頚長筋（M. longus colli）といった椎前の筋がある。頚部臓器の前側には、舌骨下筋群が走行する。浅層には、表情筋に分類される皮筋である広頚筋（Platysma）がある。

4.6.2　頭部

　頭部（Caput）の基礎をなす骨は頭蓋（Cranium）である。頭蓋は、1つには脳および感覚器を囲む骨としての、もう1つには顔の基盤を形成し、消化管および呼吸器の起始としての役割を担う。頭蓋は次の2つの領域に区分される。

- 脳頭蓋（Neurocranium）
- 顔面頭蓋（Viszerocranium）

両頭蓋の境界には、後方に向かうにつれて下方に斜行する頭蓋底（Basis cranii）がある（**図4.57、4.58**）。鼻根の辺りで眼窩の上縁から外耳道にいたる部分は、両者間の境界がはっきりと視認できる。内頭蓋底（**図4.58**）は脳頭蓋と顔面頭蓋を分割し、脳頭蓋の底としての役割を担うほか、その前半分では顔面頭蓋の天蓋（頭蓋頂）としての役割を担う。頭蓋底の後ろ半分は環椎後頭関節を介して脊柱と関節し、ここに頚部の筋が付着する。

頭 蓋

　脳頭蓋と顔面頭蓋は骨が合わさってできたものであり、下顎、耳小骨、舌骨を除いてすべて縫線（Suturen）と軟骨結合（Synchondrosen）または骨結合（Synostosen）によって互いに結合している。

脳頭蓋（Neurocranium）

　脳頭蓋は眼窩の上縁から上項線（Linea nuchae superior）に至る線が境となり、次の5つの構造要素で構成される。

- 前頭骨（Os frontale）
- 左右頭頂骨（Ossa parietalia）
- 左右側頭骨（Ossa temporalia）
- 蝶形骨（Os sphenoidale）とその翼
- 後頭骨（Os occipitale）の最上部

　左右頭頂骨は、前側では冠状縫合（Sutura coronalis）によって前頭骨と結合し（**図4.54**）、後側では後頭骨とラムダ縫合（Sutura lambdoidea）によって結合する。この冠状縫合の中ほどからラムダ縫合までは、左右頭頂骨間に矢状縫合が走行する。頭蓋骨の側面では、側頭骨（Os temporale）が一方では頭頂骨（Os parietale）と、もう一方では蝶形骨（Os sphenoidale）大翼（Ala major）と鱗状縫合（Sutura squamosa）によって結合する。

> **頭蓋冠／頭蓋底**　*脳頭蓋の中でも、外側から認められる部位が頭蓋冠であり、認められない部位が内頭蓋底である。後者は脳と顔面頭蓋との内側の境界をなす。*

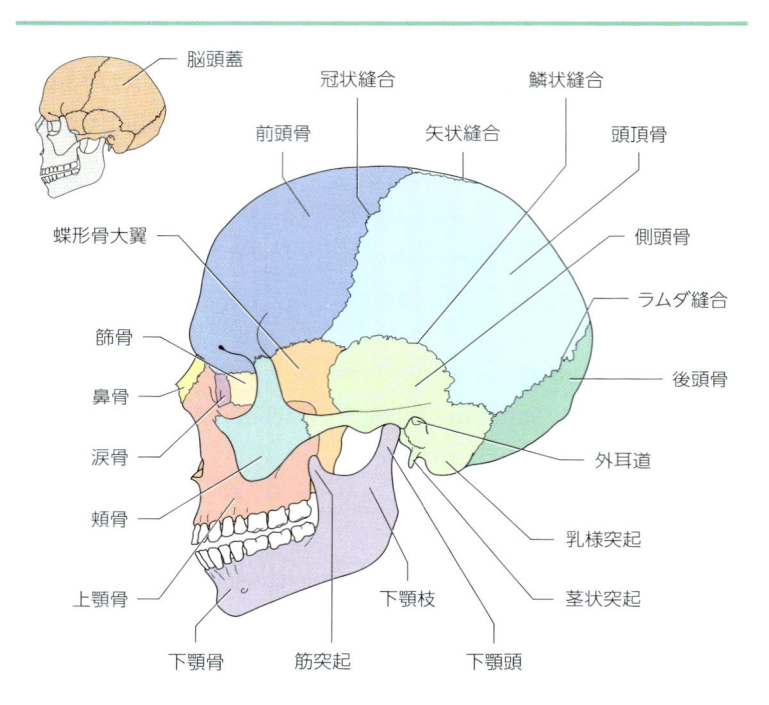

図4.54　成人の頭蓋骨：側面

泉門(Fontanelles)

　新生児の頭蓋頂は、幅広の結合組織が骨間にあり、骨化が未完成な部分がある。ここを泉門という(**図4.55**)。前側の左右前頭骨と左右頭頂骨の交点に位置する大泉門は、生後36ヵ月になりようやく完全に閉じる。後側の左右頭頂骨と後頭骨の交点には、三角状の泉門(小泉門)があり、生後3ヵ月で閉鎖し、6つの泉門の中で閉じるのが最も早い。

分娩中は、泉門の位置によって胎児の頭の位置方向を確認できる。

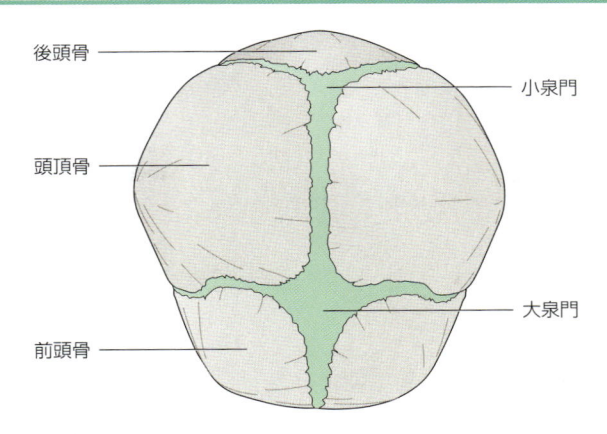

図4.55　新生児の頭蓋骨：上面

顔面頭蓋（Viszerocranium）

顔面頭蓋は次の7つの骨で構成される（図4.54）。

- 上顎骨（Maxilla）
- 頬骨（Os zygomaticum）
- 鼻骨（Os nasale）
- 涙骨（Os lacrimale）
- 口蓋骨（Os palatinum）
- 鋤骨（Vomer）
- 下顎骨（Mandibula）

口蓋骨を図4.57に示す。鋤骨は鼻腔内にあり、図中には見られない。

上顎骨は、眼窩、鼻腔および口蓋（硬口蓋、Palatum durum）の構造に関与するほか、付随する歯槽突起（歯槽弓、Alveolarbogen）には上歯列の歯根が埋入する。上顎体には、4つの副鼻腔のうち最大の上顎洞（Sinus maxillaris）がある。

下顎骨は、左右顎関節（図4.61）によって他の頭蓋と関節する骨で、次の要素で構成される。

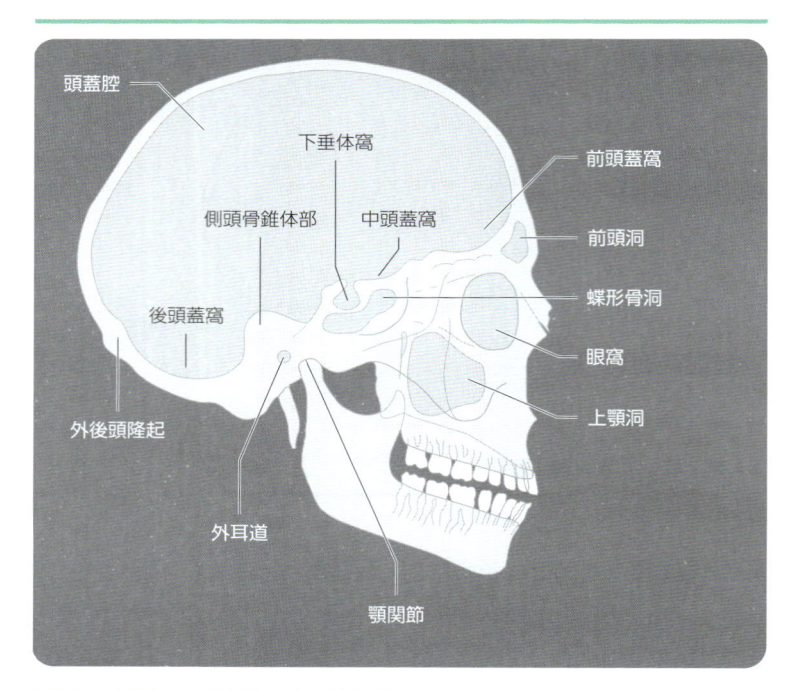

図4.56　頭蓋：頭蓋外側面の単純X線画像

- 下顎体1つ
- 下顎頭を有する左右関節突起
- 左右下顎枝
- 下顎枝から分岐した筋突起（Processus coronoidei）（図4.54）。ここに側頭筋が停止する。

　下顎の歯槽弓には、上顎と同じように歯列が埋入し、歯槽（Alveoli dentales）が並ぶ。下顎枝の内側には下顎管（Canalis mandibulae）があり、ここを歯を支配・栄養する神経と血管が通る。その外前側には開口部があり、ここから下顎の皮膚を支配・栄養する神経と血管が出る。

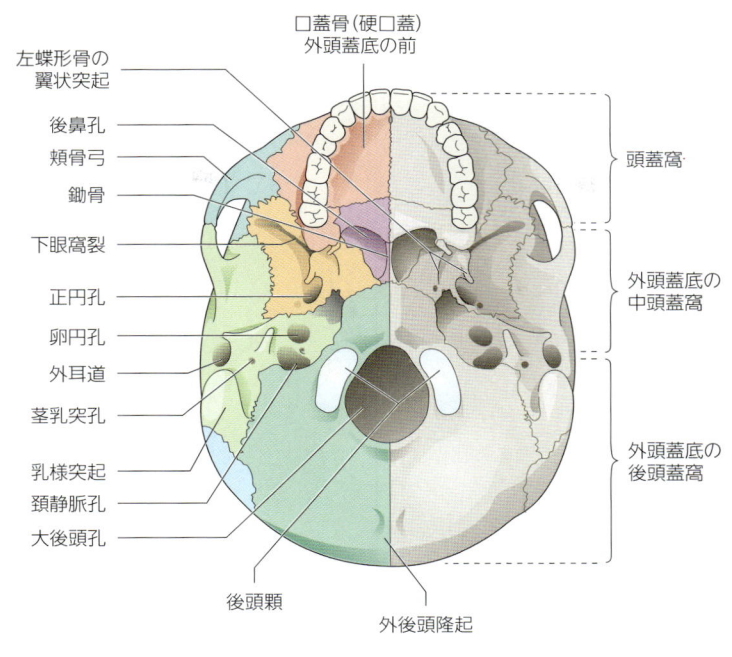

図4.57　外頭蓋底：下面（下顎を取り除いてある）

内頭蓋底と外頭蓋底

> *頭蓋底：頭蓋底は、頭蓋腔の底の部分のことで、ここに脳が乗る**(図4.57)**。外頭蓋底は、外側から頭蓋底を見たときに視認できる部分で、内頭蓋底**(図4.58)**は、視認できない部分である。*

外頭蓋底（**図4.57**）は、外後頭隆起（Protuberantia occipitalis externa）から上顎骨の切歯にいたるまでの範囲にある。外側の境界は、歯槽弓と乳様突起を結ぶ想定線上にある。前部は口蓋および鼻腔底となる。硬口蓋の後側縁には鼻腔の後縁をなす後鼻孔がある。頭蓋底の後部には大後頭孔 Foramen magnum）があり、この両側に後頭骨の関節面（後頭顆、

215

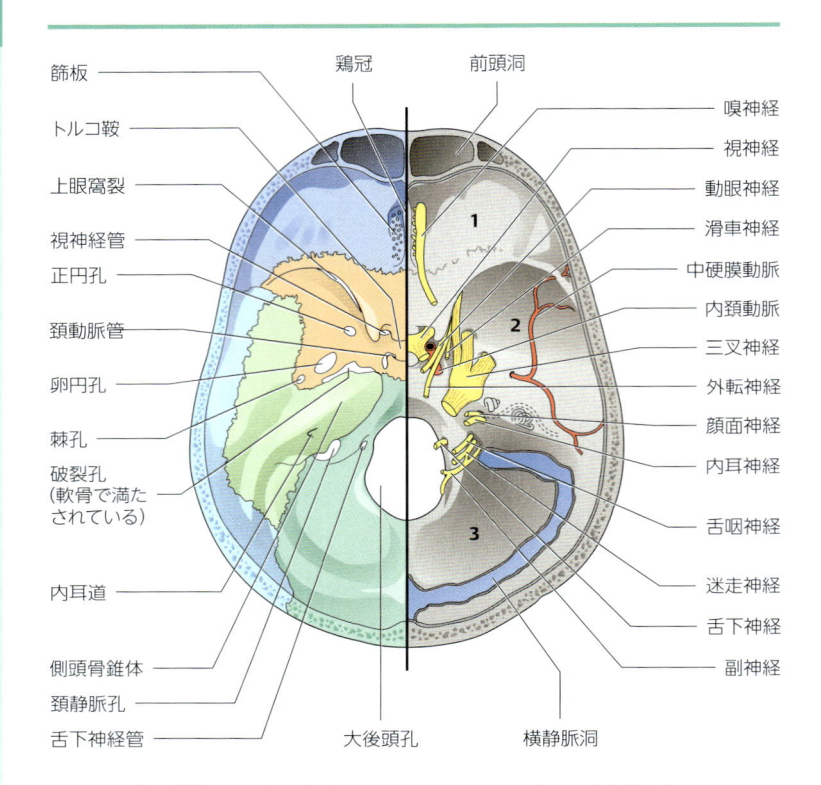

図4.58　内頭蓋底：内頭蓋底（左半分は骨を取り除いてある）、**1** 前頭蓋窩（Fossa cranii anterior）、**2** 中頭蓋窩（Fossa cranii media）、**3** 後頭蓋窩（Fossa cranii posterior）

Condyli occipitales）が付き、環椎関節面とともに環椎後頭関節をなす。左右乳様突起の直前に、顎関節の関節窩がある。

　内頭蓋底（図4.58）の前側は、前頭骨で形成される。前頭骨は同時に左右眼窩の上壁にもなる。その間に篩板（Lamina cribrosa）の付いた篩骨（Os ethmoidale）の一部があり、ここを通って嗅神経が鼻粘膜に通じている。篩骨は鼻腔および眼窩の内縁と隣接する。中央には上方を向いた鶏冠（Crista galli）があり、ここに大脳鎌（Falx cerebri）が付着する。前頭骨と篩板は蝶

形骨小翼とともに左右の前頭蓋窩を構成する。

　この後側には蝶形骨（Os sphenoidale）が続き、ここに後頭骨（Os occipitale）が付着する。外側には左右側頭骨（Ossa temporalia）がある。蝶形骨は頭蓋底の中央に位置する骨で、骨体、骨体に囲まれた蝶形骨洞、骨体の中央に位置するトルコ鞍で構成される。トルコ鞍の底には下垂体（Hypophyse）が乗る。蝶形骨の大小翼は中頭蓋窩の底となり、下方に翼状突起を伸ばす（図4.57）。中頭蓋窩の後部は側頭骨錐体の前上壁が形成し、ここに中耳および内耳がある。側頭骨錐体は側頭骨の一部である。無対の後頭蓋窩の底は、ほぼ完全に後頭骨で構成される。後頭骨は中央に大後頭孔（Foramen magnum）があき、この孔を介して脳と脊髄が結合する。後頭蓋窩の前外側には側頭骨錐体がある。

　この3つの頭蓋窩からは下方に孔および管があいており、ここを脳神経および血管が通る（図4.58）。蝶形骨の大小翼の間には、上眼窩裂（Fissura orbitalis superior）があり、ここを通って外眼筋を支配する三叉神経（N. trigeminus）の第1枝（眼神経 [N. ophthalmicus]）、第Ⅲ、第Ⅳおよび第Ⅵ脳神経（動眼神経 [N. oculomotorius]、滑車神経 [N. trochlearis]、外転神経 [N. abducens]）が眼窩に入る。視神経管（Canalis opticus）は、視神経（N. opticus）と眼動脈（A. ophthalmica）のみが通る管である。三叉神経の第2枝である上顎神経（N. maxillaris）は、蝶形骨大翼にある正円孔（Foramen rotundum）を通って頭蓋から出て、三叉神経の第3枝である下顎神経（N. mandibularis）は蝶形骨大翼の卵円孔（Foramen ovale）を通って頭蓋から出る。この後側に棘孔（Foramen spinosum）があり、ここを中硬膜動脈（A. meningea media）が通る。

　側頭骨錐体領域には、内耳道（Meatus acusticus internus）（図4.58）があり、ここを通って第Ⅶおよび第Ⅷ脳神経（顔面神経 [N. facialis]、内耳神経 [N. vestibulocochlearis]）が側頭骨錐体に入る。トルコ鞍の両側には頚動脈管（Canalis caroticus）という特殊な管があり、ここを通って内頚動脈（A. carotis interna）が頭蓋内部に入る。側頭骨と後頭骨の間には両側に頚静脈孔（Foramen jugulare）が開いており、ここで第Ⅸ脳神経（舌

咽神経 [N. glossopharyngeus]）、第X脳神経（迷走神経 [N. vagus]）および第XI脳神経（副神経 [N. accessorius]）が頭蓋底を貫通する。さらに脳静脈が合流して内頸静脈となって頸静脈孔を通る。後頭孔に隣接する舌下神経管（Canalis hypoglossus）からは、第XII脳神経（舌下神経 [N. hypoglossus]）が頭蓋を離れる。

頭蓋表筋

顔面頭蓋には、次の2つの筋群がある。
- 咀嚼筋群
- 表情筋群

咀嚼筋群は頭蓋底および頭蓋側壁に起始し、下顎骨に停止する。表情筋は、皮筋の総称である（下記参照）。表情筋は顔の表情を作る重要な筋であるとともに、保護作用もあり、栄養摂取にも関与する。両筋群は頭蓋骨を運動させたり、負荷をかけたりするほか、頭蓋骨の形状と構造にも影響を与える。

咀嚼筋群

咀嚼運動には、系統や機能が異なる様々な筋が関わる（**図4.59**）。狭義では、咀嚼筋群は次の3つに分類される。
- 咬筋（M. masseter）
- 外側翼突筋（M. pterygoideus lateralis）と内側翼突筋（M. pterygoideus medialis）
- 側頭筋（M. temporalis）

どの筋も三叉神経の運動性線維に支配される。この3つの筋のうち側頭筋が最も大きく、最も強靭なものは咀嚼筋で、咀嚼力のほぼ50%を担う。外側翼突筋は、他の咀嚼筋群とは異なり特殊で、下顎骨を前方に引いて顎の開閉運動を調整する。この筋を補助するのが舌骨上筋（suprahyoid muscles）で、重力の作用と同じく、開口に関与する。

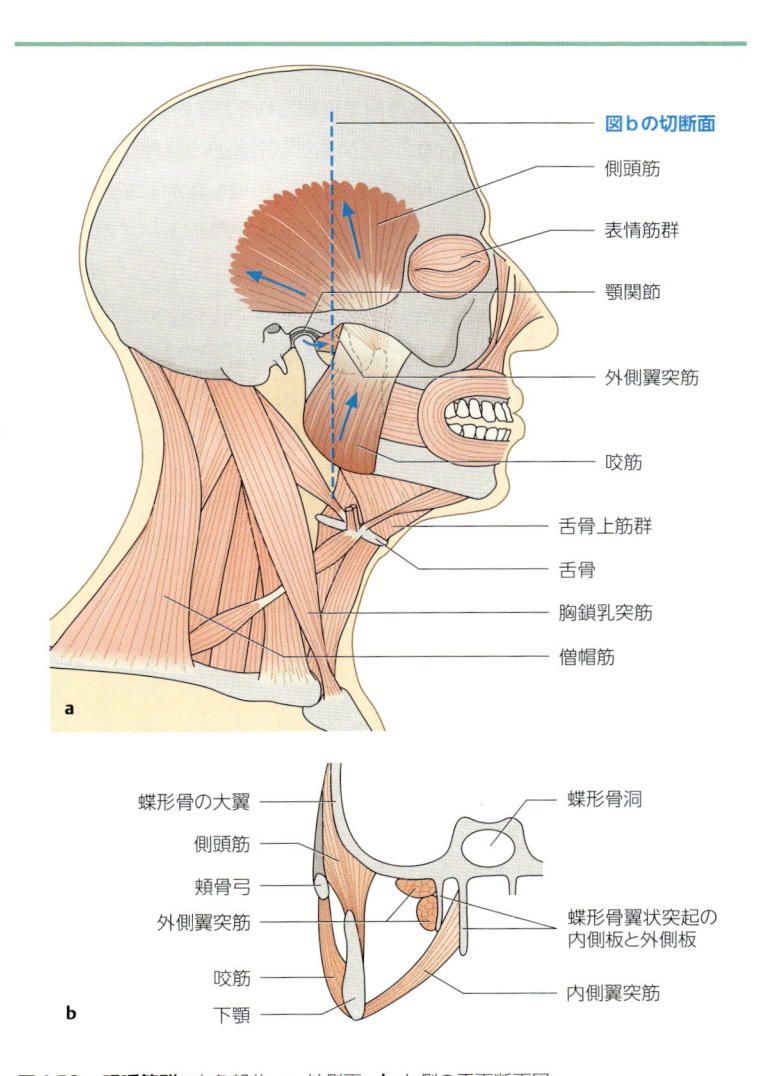

図 4.59 咀嚼筋群：赤色部分、**a** 外側面、**b** 左側の正面断面図

表情筋群

　表情筋群の大部分は、薄い筋線維板で構成される。この筋線維板は、皮下脂肪組織の真下にある（図4.60）。表情筋群は骨格筋とは異なり、結合組織性の筋膜がなく、骨と皮膚間に伸びているため、皮膚を動かすことができる。眼窩周囲、鼻周囲、口周囲、耳介の表情筋は、眼および口においてのみ良く発達している。

　表情筋には、前頭および後頭の後頭前頭筋（M. occipitofrontalis、頭蓋表筋[M. epicranius]ともいう）も含まれる。両者は、水泳帽のように神経頭蓋をほぼ完全に覆う帽状腱膜（Galea aponeurotica）という強靭な中間腱で結合する。表情筋はすべて第VII脳神経（顔面神経[N. facialis]）に支配される。

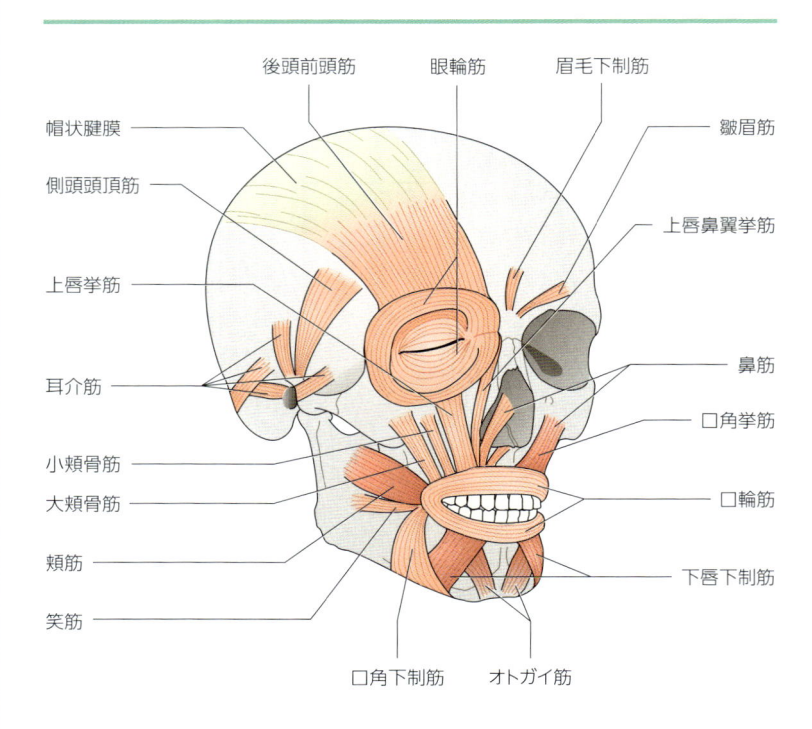

図4.60　表情筋群一覧：浅層の筋は薄い色で、深層の筋は濃い色で示してある

顎関節（Articulatio temporomandibularis）

顎関節は顆状関節である。ヒトの顎関節の運動は、栄養摂取だけではなく、言葉を発する時、ジェスチャーでの意思疎通時、歌唱時などの構音にも関与する。顎関節は、下顎骨と側頭骨が関節したものである（図4.61）。円筒形の下顎頭（Caput mandibulae）と側頭骨側にある下顎窩（Fossa mandibularis）の間に関節円板（Discus articularis）があり、この円板が顎関節を完全に二分する。

顎関節の運動は、前外側から後内側に伸びる軸と、上から下に斜行する軸を中心に生じる。ヒトの顎関節運動は、咀嚼作用と関連して、次の2つの運動に分類できる。

1. 下顎骨の挙上（内転）と下制（外転）
2. 側方運動

開口すると、必ず下顎頭と関節円板が関節結節（Tuberculum articulare）に向かって移動するが、この運動が片側でのみ生じると、側方運動となる。

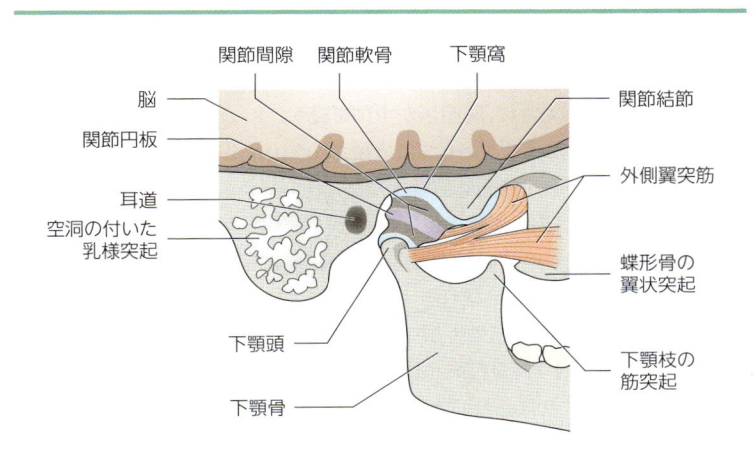

図4.61　顎関節：顎関節の局所解剖図

要 約

運動器

運動器の解剖学総論

- 骨格系と筋群をまとめて能動運動器という(p.134)。運動器のうち、骨と関節は他動運動器を、横紋筋群は能動運動器を構成する。
- 骨は次の6つに分類される(p.134)。
  - 長(管状)骨
  - 扁平骨(頭蓋など)
  - 短骨(手根骨、足根骨など)
  - 不規則骨(椎骨など)
  - 含気骨(前頭骨など)
  - 種子骨(膝蓋骨など)
- 関節には、解剖学的(真の)関節と機能的関節がある。機能的関節(不動結合、p.135)には、次の3つが属する。
  - 靱帯結合(Syndesmosis)
  - 軟骨結合(Synchondrosis)
  - 骨結合(Synostosis)
- 解剖学的関節(可動結合 [Diarthrosis]、p.137)では、関節面が軟骨で覆われ、2つの結合する関節面の間に関節腔がある。関節腔は関節液(Synovia)で満たされ、関節包が全体を覆う。
- 形状に応じて関節面は次の6つに分類される(p.139)。
  - 球関節(p.139、股関節、肩関節など)
  - 楕円関節(p.139、橈骨手根関節など)
  - 蝶番関節(p.140、肘関節など)および車軸関節(p.140、上橈尺関節など)。輪転関節とも呼ばれる。
  - 鞍関節(p.141、母指の手根中手関節など)
  - 平面関節(p.141、脊柱の小関節など)
  - 半関節(線維軟骨結合、Amphiarthrosis)(仙腸関節など)
- 通例、骨格筋(p.142)は複数の筋頭、筋腹、近位の起始腱、遠位の停止腱で構成される。筋と骨はこの腱を介して結合する。中間腱を複数有する筋を

多腹筋といい、多関節筋は複数の関節にまたがる筋のことをいう。
- 筋の収縮の程度と牽引力(p.144)は、腱に対する筋線維の向き、つまり羽状角に応じて変わる。腱と平行に走行する筋は、筋線維が長いため収縮の程度が大きい反面、(生理学的)断面が小さいため牽引力は比較的小さい。半羽状筋、特に羽状筋は、生理学的断面が大きいため牽引力は大きいが、筋線維が短いため収縮の程度は限られている。
- 腱(p.146)は、筋収縮時に筋に発生した力を骨格に伝達する。極めて短い腱(起始が筋にあるもの、大胸筋[M. pectoralis major]など)、細長い腱(手足の筋など)、扁平な腱(腱膜[Aponeurosis]、斜腹筋など)がある。かかる負荷に応じて、牽引型の腱と圧迫型の腱に分類される。圧迫型の腱は支点として作用する骨(回旋点、Hypomochlion)の周りを回転する(長腓骨筋[M. peronaeus longus]の停止腱など)。
- 筋膜、腱鞘、滑液嚢、種子骨(p.146)は筋と腱の補助器官であり、筋の運動時にかかる摩擦や力抵抗をできる限り抑える役割を担う。

体幹の解剖学

- 体幹の骨格(p.148)には、脊柱と胸郭(Thorax)が属する。胸郭は肋骨、胸骨(Sternum)および胸椎で構成される。
- 脊柱(p.149)は33〜34個の椎骨からなる。その詳細は次のとおりである。
  - 頸椎7個
  - 胸椎12個
  - 腰椎5個
  - 仙骨5個(仙椎、1個の仙骨に癒合)
  - 尾椎4〜5個(尾椎、1個の尾骨に癒合)
- 脊柱はアルファベットのSが2つ並んだように弯曲しており(頸部前弯、胸部後弯、腰部前弯、仙尾部後弯)、その内部の脊柱管には脊髄が通る。
- 椎骨(p.152)は次の5つの基本構造からなる。
  - 椎体
  - 椎弓
  - 棘突起
  - 2つの横突起
  - 4つの関節突起
- 椎体と椎弓は椎孔を形成する。椎孔が縦に並んでできた管が脊柱管であ

る。上下する椎体の間にある椎間孔から脊髄神経が出る。
- 上下に隣接する2つの椎体は運動分節（p.154）を形成する。運動分節は、2つの椎体、椎体を関節する椎間円板、小さな椎弓関節、靱帯、各部を走行する筋で構成される。
- 環椎（p.154）は頭部を支持し、後頭骨の左右の後頭顆と環椎後頭関節（Articulatio atlantooccipitalis）をなす。この関節は側方、前方、後方への傾斜運動ができる。さらに軸椎（p.154）とは回旋運動のできる環軸関節（Articulatio atlantoaxialis）をなす。
- 胸郭（p.157）は、12個の左右肋骨で構成される。上位7対（真肋）は真の関節で胸骨と結合する。第8～10肋骨は肋骨弓を構成し（仮肋）、第11および第12肋骨は固定されずに外側腹壁内にある（浮遊肋）。第1～10番目の左右肋骨は、左右の肋椎関節で椎骨と関節をなす。肋骨の運動（胸郭の拡大と狭小）は、呼吸（呼吸筋、特に肋間筋）を補助する。
- 体幹の筋群（p.160）は次の5つに分類される。
  - 背筋群
  - 胸筋群
  - 腹筋群
  - 横隔膜
  - 骨盤底
- 背筋には次の2種類がある。
  - 固有背筋群（p.160）：脊柱起立筋（M. erector spinae）など
  - 二次的背筋（体幹腹側から背側に至る筋群、p.160）：僧帽筋（M. trapezius）、大小菱形筋（Mm. rhomboidei major + minor）、肩甲挙筋（M. levator scapulae）、広背筋（M. latissimus dorsi）
- 胸筋および胸壁には次の2つの筋群がある。
  - 肋間筋群：外肋間筋、内肋間筋、最内肋間筋（Mm. intercostales externi、interni、intimi、p.165）、吸息を補助する。
  - 二次的体幹筋（p.165）：前鋸筋（M. serratus anterior、前腕の挙上と呼吸補助）、大胸筋（M. pectoralis major、上腕の内転と内旋および呼吸補助）、胸鎖乳突筋（M. sternocleidomastoideus、呼吸補助）
- 腹壁の筋（p.167）は、体幹を回旋、屈曲、側屈させ、腹圧をかける。この筋群には次の5つの筋が属する。
  - 腹直筋（M. rectus abdominis）

- 外腹斜筋（M. obliqui abdominis externus）、内腹斜筋（M. obliqui abdominis internus）
    - 腹横筋（M. transversus abdominis）
    - 大腰筋（M. psoas Major）
    - 腰方形筋（M. quadratus lumborum）
- 横隔膜（p.168）は重要な呼吸筋であり、吸息時に収縮し、呼息時には弛緩する。
- 骨盤底（p.171）には次の5つの筋が属する。
    - 肛門挙筋（M. levator ani）：骨盤隔膜を構成する。
    - 深会陰横筋（M. transversus perinei profundus）：尿生殖隔膜を構成する。
    - 肛門挙筋の内側部（恥骨直腸筋、M. puborectalis）
    - 外肛門括約筋（M. sphincter ani externus）：両筋ともに直腸を随意に閉鎖する。
    - 尿道括約筋（M. sphincter urethrae）：尿道を随意に閉鎖する。

上肢の解剖学

- 上肢（p.173）は、上肢帯と自由上肢が構成する。
- 上肢帯の骨（p.173）には、鎖骨（Clavicula）と肩甲骨（Scapula）がある。
- 上肢帯の関節は胸鎖関節（Articulatio sternoclavicularis）と、鎖骨と肩甲骨の間にある肩鎖関節（Articulatio acromioclavicularis）である。
- 上肢帯には次の4つの筋がある。
    - 僧帽筋（M. trapezius）
    - 前鋸筋（M. serratus anterior）
    - 肩甲挙筋（M. levator scapulae）
    - 大菱形筋（M. rhomboidei major）と小菱形筋（M. rhomboidei minor）
- 自由上肢（p.175）は次の要素で構成される。
    - 上腕（Brachium、p.175）
    - 前腕（Antebrachium、p.176）
    - 手（Manus、p.178）
- 上腕の骨は上腕骨（Humerus）である。
- 前腕の骨は橈骨（Radius）と尺骨（Ulna）である。

- 手の骨は、手根、中手、指の各部位で分類される。
- 手根（Carpus）は次の8つの骨で構成される。
  - 舟状骨（Os scaphoideum）
  - 月状骨（Os lunatum）
  - 三角骨（Os triquetrum）
  - 豆状骨（Os pisiforme）
  - 大菱形骨（Os trapezium）と小菱形骨（Os trapezoideum）
  - 有頭骨（Os capitatum）
  - 有鈎骨（Os hamatum）
- 中手には5つの中手骨（Ossa metacarpalia I-V）がある。
- 母指を除く4指（Digiti）には、それぞれ3つの指骨（Phalangen）があり、母指には2つの指骨がある。
- 上腕骨頭（Caput humeri）と肩甲骨の肩関節窩（Cavitas glenoidalis）の間にある球関節を肩関節（Articulatio humeri、p.179）という。
- 肩の筋（p.181）には次の3つがある。
  - 回旋筋腱板の筋：棘上筋（M. supraspinatus、上腕の外転）、棘下筋と小円筋（M. infraspinatusとM. teres minor、上腕の外旋）、肩甲下筋（M. subscapularis、上腕の内旋）
  - 三角筋（M. deltoideus）：上腕の外転、前方挙上、後方挙上
  - 大胸筋（M. pectoralis major）、広背筋（M. latissintus dorsi）、大円筋（M. teres major）：上腕の内転、内旋
- 肘関節（Articulatio cubiti、p.181）は、次の3つの単関節が合わさった蝶番関節である。
  - 腕橈関節
  - 腕尺関節
  - 上橈尺関節
- 肘関節の運動には、次の5つの筋が関与する。
  - 上腕三頭筋（M. triceps brachii）：肘関節の伸展
  - 上腕筋（M. brachialis）：屈曲
  - 上腕二頭筋（M. biceps brachii）：屈曲および回外
  - 回外筋（M. supinator）：回外
  - 円回内筋（M. pronator teres）と方形回内筋（M. pronator quadratus）：回内

- 手の関節には次の3つがある。
  - 橈骨手根関節（Articulatio radiocarpea）：尺骨、橈骨、近位手根骨の間の関節
  - 手根中央関節（Articulatio mediocarpea）：手根骨の遠位と近位の間にある関節
  - 母指の手根中手関節（Articulatio carpometacarpea pollicis）
- 手の筋（p.186）には、18本の短い手の筋と、15本の前腕の筋（屈筋、伸筋、橈側の筋群）がある。母指の運動だけでも9種の筋が関与する。

下肢の解剖学

- 下肢帯と自由下肢を合わせて下肢（p.188）という。
- 骨性の骨盤輪（p.188）は、次の2つの要素で構成される。
  - 左右寛骨（Ossa coxae）：腸骨（Os ilium）、坐骨（Os ischii）、恥骨（Os pubis）からなる。
  - 仙骨（Os sacrum）
- 仙骨と寛骨の間に仙腸関節（Articulationes sacroiliacae、p.188）がある。
- 下肢帯の筋群は体幹の筋に属する（p.171「骨盤底」を参照）。
- 自由下肢には次の4群の骨がある。
  - 大腿にある大腿骨（Femur）
  - 膝蓋骨（Patella）
  - 下腿（Crus）にある脛骨（Tibia）および腓骨（Fibula）
  - 足（Pes）にある足根骨（Tarsus）、中足骨（Metatarsus）、足指骨（趾骨とも書く）
- 足根（p.197）は次の7つの骨からなる。
  - 距骨（Talus）
  - 舟状骨（Os naviculare）
  - 3つの楔状骨（Ossa cuneiformia）
  - 踵骨（Calcaneus）
  - 立方骨（Os cuboideum）
- 中足（p.199）には、5つの中足骨（Ossa metatarsalia）がある。
- 足の母指を除く4本の指（p.199）には、それぞれ指骨（Phalangen）が3つあり、母指には指骨が2つある。

- 大腿骨頭（Caput femoris）と寛骨の寛骨臼（Acetabulum）の間は球関節である股関節（Articulatio coxae、p.199）という。
- 股関節には次の7つの筋がある。
  - 腸腰筋（M. iliopsoas）：屈曲
  - 縫工筋（M, sartorius）：屈曲
  - 大腿直筋（M. rectus femoris）：屈曲
  - 大殿筋（M. glutaeus maximus）：伸展
  - 坐骨下腿筋群（大腿二頭筋［M. biceps femoris］、半腱様筋［M. semitendinosus］、半膜様筋［M. semimembranosus］：どれも伸展
  - 中殿筋（M. glutaeus medius）と小殿筋（M. glutaeus minimus）：外転、内旋、外旋
  - 内転筋群（長内転筋［M. adductor longus］など5つの筋）：内転
- 膝関節（Articulatio genas、p.202）は、大腿脛骨関節と大腿膝蓋関節が合わさった関節である。
- 膝関節の運動には、次の4つの筋が作用する。
  - 半膜様筋（M. semimembranosus）と半腱様筋（M. semitendinosus）：内旋、屈曲
  - 大腿二頭筋（M. biceps femoris）：外旋、屈曲
  - 縫工筋（M. sartorius）：屈曲
  - 大腿四頭筋（M. quadriceps femoris）：伸展
- 脛骨と腓骨の間にある脛腓関節（Articulatio tibiofibularis）は、強固な関節である。
- 距腿関節（Articulatio talocruralis、p.205）は、脛骨（Tibia）と腓骨（Fibula）の遠位端が関節の天蓋となって、距骨（Talus）の距骨滑車を覆う蝶番関節である。
- 距腿関節の運動には、次の3種の筋が作用する。
  - 底屈（p.208）に作用する筋：下腿三頭筋（M. triceps surae）、後脛骨筋（M. tibialis posterior）、長指屈筋（M. flexor digitorum longus）、長母指屈筋（M. flexor hallucis longus）、長腓骨筋（M. peronaei longus）、短腓骨筋（M. peronaei brevis）
  - 足指の屈曲に作用する筋（p.208）：長指屈筋（M. flexor digitorum longus）、長母指屈筋（M. flexor hallucis longus）
  - 背屈に作用する筋（p.208）：前脛骨筋（M. tibialis anterior）、長指

- 伸筋（M. extensor digitorum longus）、長母指伸筋（M. extensor hallucis longus）
■ 距骨下関節（p.207）は、距踵関節と距踵舟関節という2つの完全に独立した関節で構成される。
  − 距骨下関節後区では、距骨（Talus）と踵骨（Calcaneus）が関節する。
  − 前区（距踵舟関節）では、距骨、踵骨、舟状骨（Os naviculare）が関節する。
■ 距骨下関節の運動には、次の2種の筋が作用する。
  − 回外運動に作用する筋（p.207）：下腿三頭筋（M. triceps surae）、前脛骨筋（M. tibiales anterior）、後脛骨筋（M. tibiales posterior）、長指屈筋（M. flexor digitorum longus）、長母指屈筋（M. flexor hallucis longus）
  − 回内運動に作用する筋（p.207）：長腓骨筋（M. peronaei longus）、短腓骨筋（M. peronaei brevis）、長指伸筋（M. extensor digitorum longus）

頚部と頭部の解剖学

■ 頚部（Collum、p.208）は、体幹と頭部を結ぶ構造で、狭義には、後側をうなじ（Nucha）といい、前側を頚部（Cervix）という。
■ 脊柱の前側あり、頚筋膜と筋に覆われる要素を頚部臓器（p.208）といい、次の4つがこれにあたる。
  − 咽頭（Pharynx）
  − 頚部食道
  − 喉頭（Larynx）
  − 頚部気管
■ 頚部には次の4種の筋がある。
  − 後側：固有後頭下筋群、僧帽筋（M. trapezius）
  − 外側：左右胸鎖乳突筋（Mm. sternocleidomastoidei）
  − 脊柱の前外側：体幹筋から分枝した筋（斜角筋［Mm. scaleni］、頭長筋［M. longus capitis］や頚長筋［M. longus colli］など椎前筋群）
  − 頚部臓器の前側：舌骨下筋群、広頚筋
■ 頭部の骨性基盤（p.210）は頭蓋骨である。頭蓋骨は、脳頭蓋（Neurocranium）と顔面頭蓋（Viszerocranium）に分類される。この2つの頭

蓋の境界は、鼻根、眼窩上縁、外耳道を結んだ線である。
- 脳頭蓋（p.211）は、頭蓋冠と内頭蓋底で構成される。
- 頭蓋冠（p.211）には次の5つの骨がある。
    - 前頭骨（Os frontale）
    - 左右頭頂骨（Ossa parietalia）
    - 左右側頭骨（Ossa temporalia）の一部
    - 後頭骨（Os occipitale）の上部分
    - 蝶形骨（Os sphenoidale）の大翼
- 内頭蓋底（p.216）は、次の6つの要素で構成される。
    - 前頭骨
    - 篩骨（Os ethmoidale）および篩板（Lamina cribrosa）
    - 鶏冠（Crista galli）
    - 蝶形骨（Os sphenoidale）
    - 後頭骨
    - 左右側頭骨
- 新生児の神経頭蓋骨の間には、泉門（Fontanelle、p.213）という結合組織性の間隙がある。この間隙は生後3〜36ヵ月の間に閉鎖し、縫合（Suturen）となる（冠状縫合［Sutura coronalis］、ラムダ縫合［Sutura lambdoidea］、矢状縫合［Sutura sagittalis］、鱗状縫合［Sutura squamosa］）。
- 顔面頭蓋（p.213）は次の7つの骨で構成される。
    - 上顎骨（Maxilla）：歯槽弓という歯が埋入する突起が付いている
    - 頬骨（Os zygomaticum）
    - 鼻骨（Os nasale）
    - 涙骨（Os lacrimale）
    - 口蓋骨（Os palatinum）
    - 鋤骨（Vomer）
    - 下顎骨（Mandibula）：歯槽弓が付いている
- 頭蓋底（p.215）は頭蓋腔の底をなす骨部で、ここに脳がおさまる。下から頭蓋骨を見ると（外頭蓋底）、大後頭孔（Foramen magnum）が見える。ここで、脊柱と頭部が環椎後頭関節（Articulatio atlantooccipitalis）によって結合する。内頭蓋底は、脳頭蓋に属し（上述を参照）、脳頭蓋と顔面頭蓋の内側の境界をなす。

- 頭蓋表筋（p.218）には、咀嚼筋と表情筋がある。
- 咀嚼筋群（p.218）は次の4つの筋で構成される。
  - 咬筋（M. masseter）
  - 外翼状筋（M. pterygoidei lateralis）と内翼状筋（M. pterygoidei medialis）
  - 側頭筋（M. temporalis）
  - 舌骨上筋
- 表情筋群（p.220）は計21の筋からなる。どれも筋膜がなく、皮膚と骨の間に直接伸びる（皮筋）。
- 下顎骨と側頭骨の間には顎関節（Articulatio temporomandibularis、p.221）という蝶番関節（注：正しくは顆状関節）がある。

5 心臓と血管系

5.1	**総論**	*234*
5.2	**心臓**	*235*
5.2.1	心臓の形状と位置	*235*
5.2.2	心臓の構造	*236*
5.2.3	刺激伝導系	*243*
5.2.4	心臓の血管系	*244*
5.2.5	心臓の収縮と拡張	*245*
5.2.6	心拍出量	*247*
5.2.7	心臓の神経	*248*
5.2.8	心音と心雑音	*248*
5.2.9	心臓の静止電位と活動電位	*250*
5.2.10	心電図(ECG)	*251*
5.2.11	血圧	*255*
5.2.12	心臓の検査	*257*
5.3	**血管系の構造と機能**	*258*
5.3.1	血管—動脈、静脈、毛細血管	*258*
5.3.2	リンパ管	*262*
5.3.3	大循環(体循環)と小循環(肺循環)	*263*
5.3.4	胎児循環	*265*
5.3.5	動脈系	*267*
5.3.6	静脈系	*271*
5.4	**血管系—物理的生理学的基本事項**	*274*
5.4.1	血管系内の血流、血圧、抵抗	*276*
5.4.2	心拍出量の配分	*277*
5.4.3	臓器の血流調節	*278*
5.4.4	血液の循環と血圧の反射調節	*279*
5.4.5	毛細血管内の血液循環	*281*
5.4.6	心臓への静脈還流	*283*
	要約	*285*

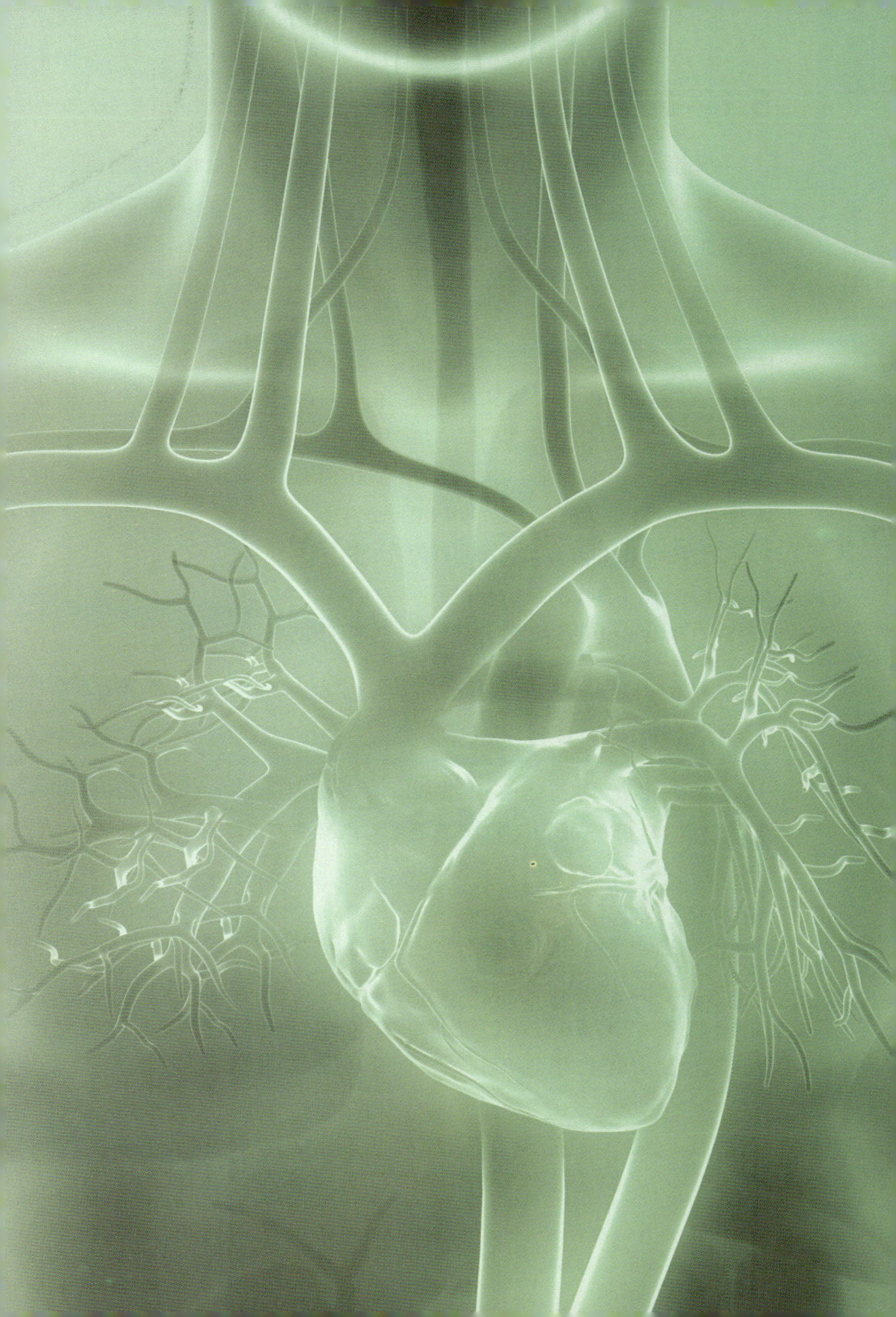

5.1 総論

多細胞生物の全細胞の近くまで血液を送り込むためには、血液を流動・運搬する特殊な循環器が必要となる。この目的のために、さまざまな臓器で構成される血液運搬系がからだ全体に張り巡らされている（図5.20）。この循環器には、次の2つがある。

- 心臓
- 血管系

心臓は、循環器の中でエンジンの役割を担っており、そのポンプ機能によって、血流が常に一定に維持される。血液は、弾性の管からなる閉鎖された血管系の中を通って循環する。この血管系は、次の4種に分類される。

- 動脈（artery）：血液を心臓から排出し分配する
- 毛細血管（capillary）：ここで物質代謝が生じる
- 静脈（vein）：血液を心臓に戻す
- リンパ管（lymph vessel）：液体物質と防御細胞の輸送を担う

> **動脈／静脈：**酸素含有量に関係なく、血液を心臓から送り出す血管を動脈といい、心臓に戻す血管を静脈という。

たとえば、心臓から肺に伸びる肺動脈は、酸素含有量の少ない血液を運搬する。反対に、肺から心臓に伸びる肺静脈は、酸素含有量の多い血液を運搬する。同じように、臍動脈は酸素含有量の少ない血液を、臍静脈は酸素含有量の多い血液を運搬する。

血管系は酸素を運搬するだけではなく、摂取した養分も分配する。養分は循環系を通過しながら細胞に到達し（毛細血管内の物質代謝）、ここで酸素が加わって、生存に必要な物質代謝過程を経てエネルギー（ATP）に変換されるか、自己物質の構築に用いられる。

5.2 心臓

5.2.1 心臓の形状と位置

　心臓は筋性の管腔臓器で、脊柱と胸骨の間の縦隔（Mediastinum）という空間の中にある。心臓は、胸膜腔（cavitas pleuralis、p.397を参照）、横隔膜（Diaphragma）、大動脈および大静脈の間に伸びる心膜（Pericardium）に覆われている（**図5.1**、**5.2**）。

　心臓の大きさはヒトの拳の1.5倍ほどで、トレーニングや疾患によってかなり大きくなりうる。重さは体重の0.5％ほどで、300〜350gが平均とされている。形状は先を丸めた円錐形で、円錐底部が心底にあたる。心尖（apex cordis）は、鎖骨中央を通る垂直線（鎖骨中線、Linea medioclavicularis）のやや内側で、第5肋間隙の胸壁に触れる位置にある。心底は大血管が入出し、こうした血管によって、縦隔（Mediastinum）に固定されている（**図5.2**）。反対に心尖は固定されていない。

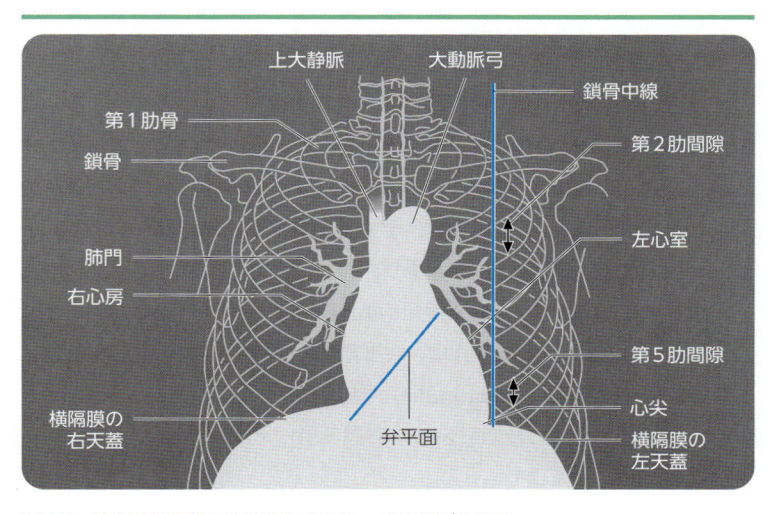

図5.1　胸部X線画像： 前後像のイラスト。中央部が心陰影。

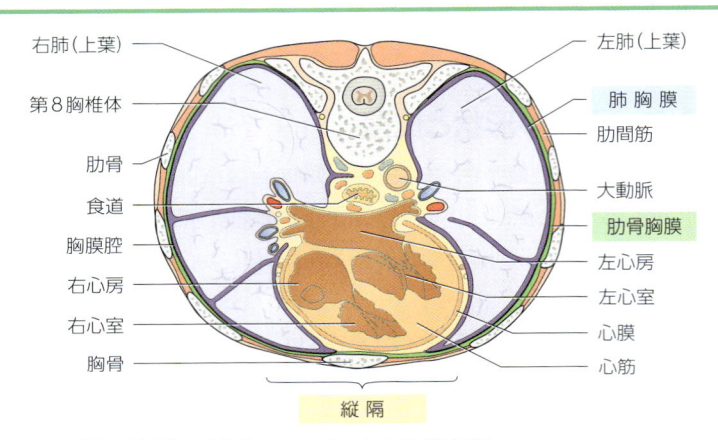

図5.2 胸部X線画像：前後像のイラスト。中央部が心陰影。

5.2.2 心臓の構造

心臓は、心室中隔(Septum interventriculare)によって、肺循環のための右心系と体循環のための左心系に完全に分割されている。左右心系には、1つずつ心房と心室(Ventriculus)がある(**図5.3c**)。

心臓を前側から見ると、前壁はほぼ完全に右心室であるのがわかる(**図5.3a-c**)。右心房は右側に伸びて、そこで上大静脈(V. cava superior)と下大静脈(V. cava inferior)に連結する(**図5.3c、d**)。右心室の左側は、一部が左心室と隣接する。その両心室の間に前室間溝(Sulcus interventricularis anterior)があり、ここを左冠状動脈(A. coronaria sinistra)の前室間枝(R. interventricularis anterior)が通る(**図5.3a**)。左心室から出る大動脈(Aorta)は、右上方向に伸びたあと、右心室から起こる肺動脈幹(Truncus pulmonalis)を越えて弓をなし(大動脈弓、Arcus aortae)、その後心臓の後側を下降する(**図5.3b、c**)。

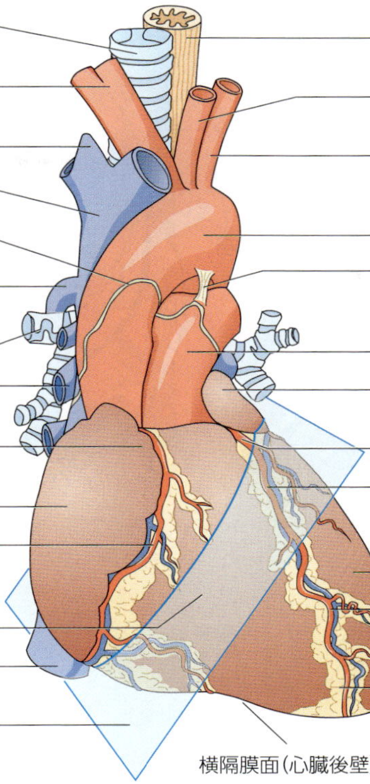

気管
腕頭動脈
右腕頭静脈
上大静脈
心膜付着部
奇静脈
葉気管支
右肺静脈
右心耳
(右心房の一部)
右心房
右冠状動脈
右心室
下大静脈
弁平面
食道
左総頸動脈
左鎖骨下動脈
大動脈弓
動脈管索
(胎生期ボタロー
動脈管の遺残)
肺動脈幹
左心耳
(左心房の一部)
左冠状動脈の回旋枝
左冠状動脈
左心室
前室間枝
脂肪組織
心尖
横隔膜面(心臓後壁)
a

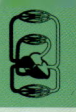

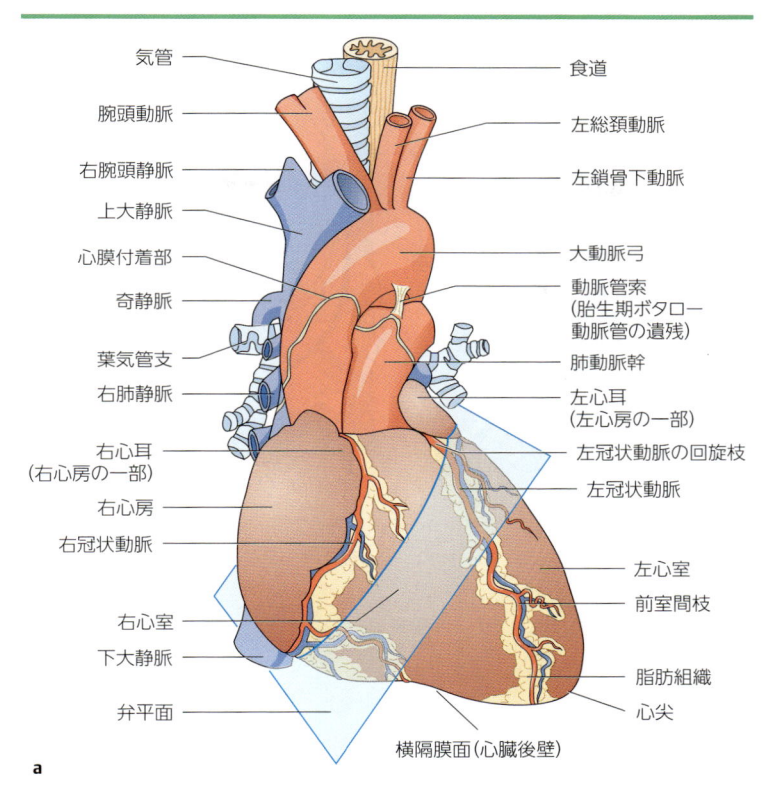

図5.3　心臓と心臓周囲の血管：心膜は取り除いてある、**a** 前面（**b**と**c**では心臓を異なる面で切断してある）

> ***後壁（Posterior wall）：****心臓の下面（横隔膜面）は平坦で、横隔膜の上に載っている。平面の大部分を左心室が占め、右心室はわずかである* ***(図5.3d)****。臨床では、後壁という言葉が用いられる（後壁梗塞、posterior myocardial infarctionなど）。*

心臓を後側（脊柱側）から見ると、左心室壁と右心室壁の間に後室間溝（Sulcus interventricularis posterior）があり、両心室を分割しているのがわかる（**図5.3d**）。この溝を右冠状動脈の終枝である後室間枝（R.

5 心臓と血管系

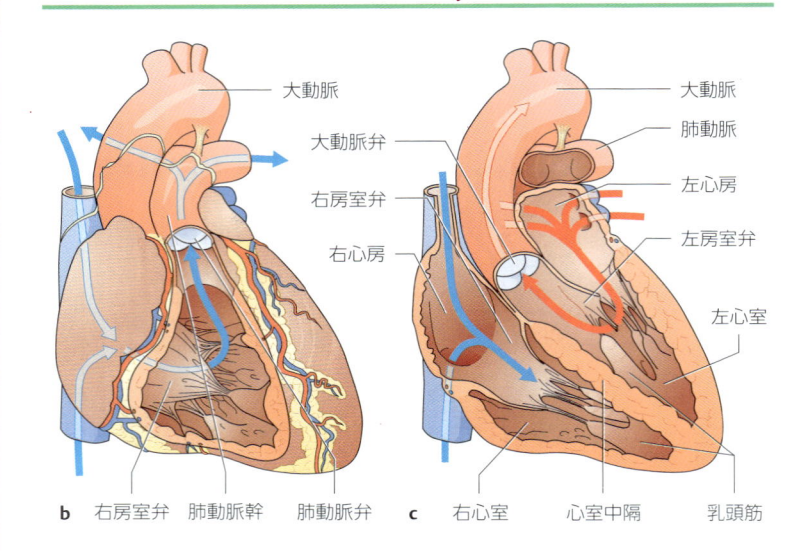

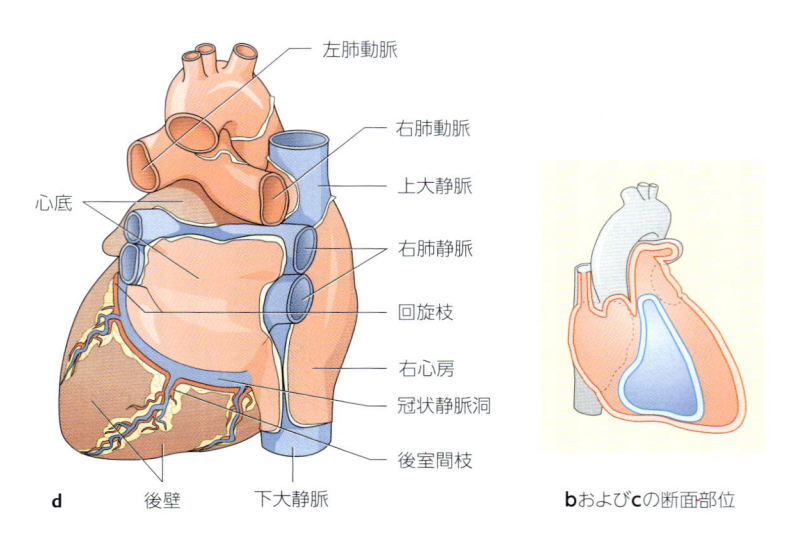

図 5.3b 右心室を開いた図（青色の矢印は静脈血流の方向を示す）、**c** 右心室に加えて右心房と左心室を開いた図（赤色の矢印は動脈血流の方向を示す）、**d** 心臓の後面（心底）および下面（後壁）

238

interventricularis posterior）が心尖に向かって走行する。脊柱に面した方は心房と、心臓に合流する肺静脈（Venae pulmonales）が大部分を占める。心房と心室の境界には、冠状溝（Sulcus coronarius）があり、ここを大心臓静脈が走行し、冠状静脈洞で右心房に流入する。

　後から前に投射した胸郭のX線前後像（PA像）で心陰影の中に認められるのは、周縁構造のみである（図5.1、5.4）。心陰影の右側の輪郭は右心房と上大静脈が構成する。一方、左側の輪郭は上から下に向かって、大動脈弓、肺動脈、左心耳（左心房の一部）、左心室と続く。左心房または右心室の周縁を映し出したい場合は、斜位撮影または側面撮影とする。

心臓

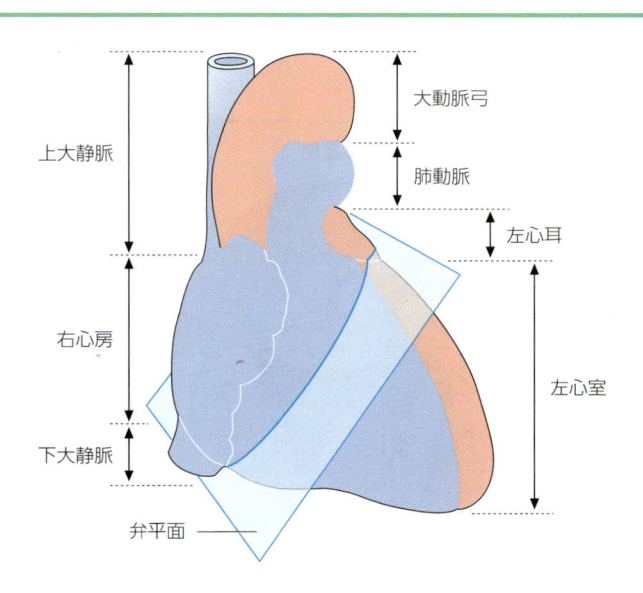

図5.4　心臓のX線画像： 心臓と周辺血管の周縁構造を映したX線画像前後像。左心系は赤色、右心系は青色で示してある。右側の周縁構造は、主として上大静脈と右心房であり、左側は大動脈弓、肺動脈、左心耳、左心室が周縁を構成する。

239

心臓の内腔と弁

心臓の内腔では、左右心房の本体のみが平滑な内壁を有する。心耳（心房の一部）（図5.3a）と、とりわけ心室には、内壁に肉柱（Trabeculae carneae）という筋束が突出している。心臓内腔は心内膜（endocardium）という単層上皮で覆われている。心臓の4つの弁は、結合組織性線維輪で固定され、ほぼ1つの平面（弁平面）上に位置する（図5.3a、5.5）。この構造は、間にある結合組織とともに心臓骨格（Cardiac skeleton）という1つの単位を構成する。

> ***心臓骨格：*** *心臓骨格は、心房筋層と心室筋層を分離する密な結合組織からなる層である。心房筋および心室筋の一部の起始となる他、弁を固定する結合組織線維輪を形成し、心房と心室間に不正な刺激が伝導するのを防ぐ（p.243「刺激伝導系」を参照）。*

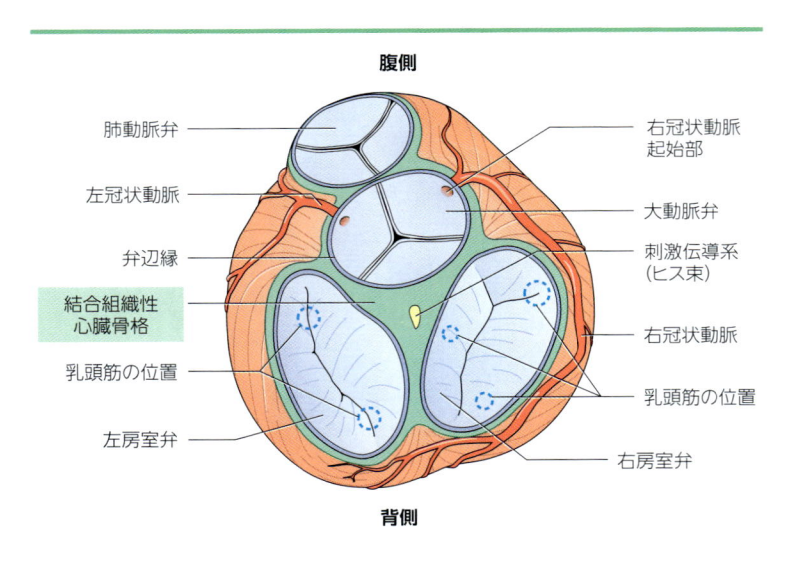

図5.5　弁平面：切断図（心房は取り除いてある）。点線で囲んだところが乳頭筋の位置。

房室弁（atrioventricular valve）

　心房と心室の間には房室弁（Atrioventricular valves）がある。この弁は、心内膜が二重に重なったもので、心臓骨格に起始する（図5.5）。房室弁の遊離縁は腱索（Chordae tendineae）によって乳頭筋に固定されている。この乳頭筋は心室壁の内側にある円錐形の突起で、心室収縮期には腱索とともに作用して弁が心房内に反転するのを防ぐ（図5.10）。

- 右心房と右心室の間には三尖弁（Valva tricuspidalis）と呼ばれる先端が3つの弁尖に分かれた房室弁がある。
- 左心房と左心室は、二尖弁（Valva bicuspidalis）と呼ばれる先端が2つに分かれた房室弁で分けられている。二尖弁は、僧帽弁（Valva

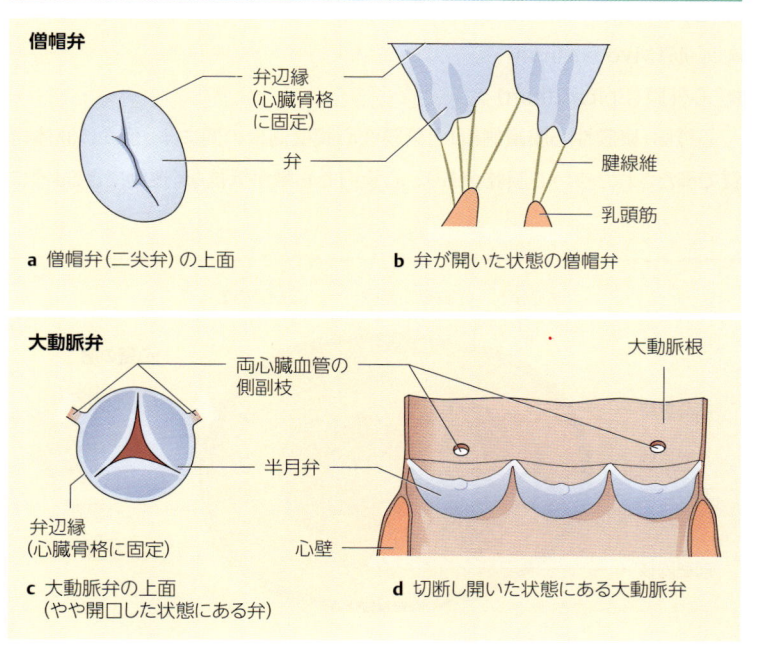

僧帽弁

a 僧帽弁（二尖弁）の上面　　b 弁が開いた状態の僧帽弁

大動脈弁

c 大動脈弁の上面（やや開口した状態にある弁）　　d 切断し開いた状態にある大動脈弁

図5.6　心臓弁のイラスト

mitralis)とも呼ばれる(図5.6)。

半月弁(Semilunar valve)

　肺動脈(A. pulmonalis)および大動脈の入口には3枚の半月弁からなる動脈弁がある。この弁は心室収縮後に血液が逆流するのを防ぐ(**図5.6a-d**)。肺動脈弁および大動脈弁は、それぞれ二重の袋状の心内膜3枚からなり、3枚に囲まれた管腔を血液が通る。弁の下側は心室の方を向く。弁が閉じると、弁の遊離縁どうしが密着し、血流が途絶える。心室内の圧力が上昇すると、弁どうしが離れて、血流が再開する。

心 壁

　心壁は厚さと構造の異なる次の3つの層で構成される(**図5.7**)。

- 心内膜(Endocardium)
- 心筋(Myocardium)
- 心外膜(Epicardium)

　心外膜(漿膜性心膜臓側板)と漿膜性心膜壁側板の間には、僅かに液体物質で満たされた狭い心膜腔があり、心膜内で心臓が抵抗なく運動できるように

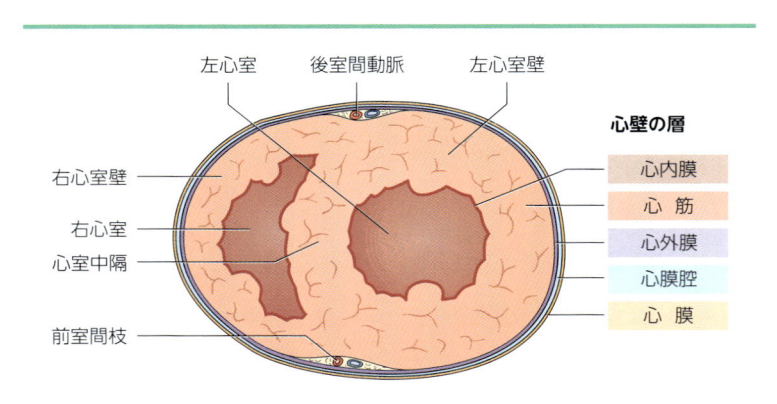

図5.7　心室：左右心室で切断した心室断面

なっている。心筋は横紋筋性の心筋からなり、右心室部分でほぼ0.7cmほどの厚さがある。左心室では、かかる負荷が高く多大な活動量が要求されるため、壁の厚さは平均で1.4cmにもおよぶ。

5.2.3　刺激伝導系

心筋が刺激されたときの心筋の収縮は、骨格筋が刺激されたときとはいくつかの点で異なる(図5.8)。たとえば心臓を体内から取り出しても、栄養と酸素が十分に供給されれば、外部からの神経支配がなくとも、体外で長時間自発的に拍動できる。

> *洞房結節(Sino-atrial node)：心臓には、右心房の上大静脈接合部の高さに自律的な刺激制御中枢がある。この刺激制御中枢を洞房結節という。洞房結節は、いわゆるペースメーカーであり、1分間に約60 〜 70回のリズムで心臓を拍動させる。*

刺激は心房の筋(収縮を誘発する筋)によって房室結節(AV結節)に到達する。

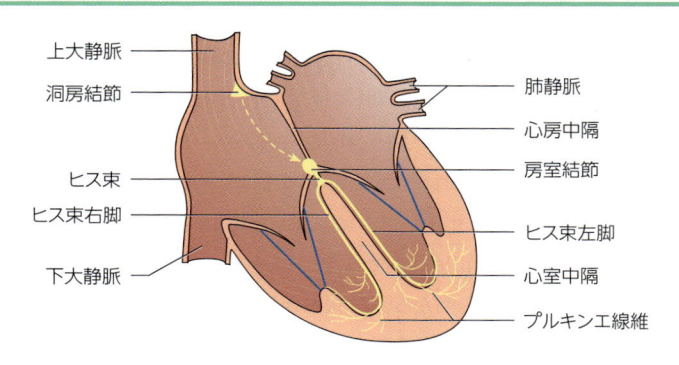

図5.8　心臓刺激伝導系：心臓の刺激伝導系は特殊な筋細胞からなり、この筋細胞を介して刺激が洞房結節からプルキンエ線維に伝えられる。その結果、心筋は興奮し、一定のリズムで収縮する。

刺激はこの後、結合組織性の心臓骨格内に伸びるヒス束を介して心室にいたり、次にヒス束を心室中隔に沿って心尖方向に進み、プルキンエ線維を介して心室筋層全体に分配される（図5.8）。こうして刺激は刺激伝導系に沿って拡散し、一定のリズムで心筋を収縮させる。心筋細胞は介在板で、細胞接着によって網状に結合する。したがって、刺激および刺激で引き起こされた収縮は、まず心房内で一様に拡散し、次に心室内でも同様に拡散することができる。

　心拍数、刺激伝導速度および収縮力は、生体では自律神経系（交感神経および副交感神経）の支配を受ける（p.690を参照）。それによって心臓機能は、からだの需要に適合する（重労働時には分時拍出量が上昇するなど）。

5.2.4　心臓の血管系

　心臓の血管系には次の2つの血管系がある。
- 冠状動脈（A. coronaria）
- 心臓静脈（V. cordis）

　冠状動脈の役割は、心筋への栄養供給に限られる（図5.9）。冠状動脈は、大動脈弁の真上にある大動脈から起こり、そのうち太い分枝は心筋の外表面を走行して、終枝は外側から心筋内に入る。

　右冠状動脈（A. coronaria dextra）は大動脈に起始し、まず右心耳下を走行し、冠状溝（Sulcus coronarius）を通って心臓の右縁を曲がり、心臓の横隔膜面にいたる。その後、後室間枝（R. interventricularis posterior）という終枝となって心尖に向かう（図5.9）。

　左冠状動脈（A. coronaria sinistra）はすぐに分枝して、心室中隔の前側を走行する前室間枝（R. interventricularis anterior）と後側に向かって走行する回旋枝（R. circumflexus）となる。

　心臓の静脈内には、心筋からの静脈血が集められる。心臓の静脈はまとまって、右心房につながる冠状静脈洞に集合する。主な心臓静脈は次の3つである。

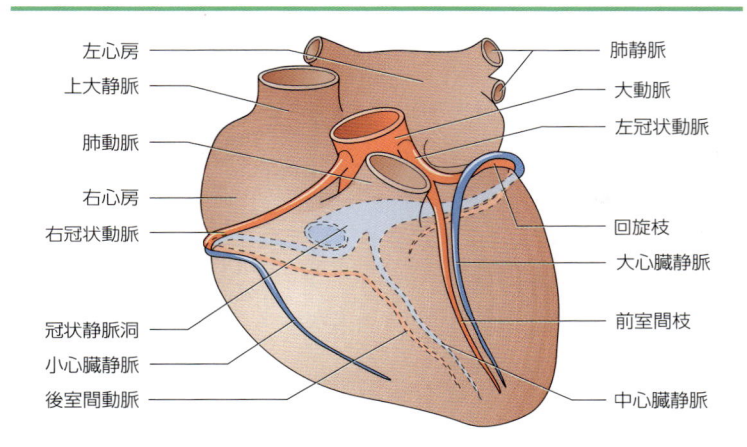

図には以下のラベルがある：左心房、上大静脈、肺動脈、右心房、右冠状動脈、冠状静脈洞、小心臓静脈、後室間動脈、肺静脈、大動脈、左冠状動脈、回旋枝、大心臓静脈、前室間枝、中心臓静脈。

図5.9　心臓の血管系の走行：心臓前面のイラスト。点線で囲んだ薄い色の部分は、後壁表面を走行する血管を示す。

- 大心臓静脈（V. cardiaca magna）
- 中心臓静脈（V. cardiaca media）
- 小心臓静脈（V. cardiaca parva）

心臓の血管系が狭窄すると（動脈硬化、Arteriosclerosis）、狭窄部の心筋に酸素が十分に供給されなくなり、血管が完全に閉塞した場合には死に至ることもある（心筋梗塞、Myocardial infarction）。

5.2.5　心臓の収縮と拡張

> ***収縮（Systole）/拡張（Diastole）**：心室はポンプのような作用があり、肺動脈幹と大動脈に同時に血液を送る**（図5.3a）**。心臓ではこうして相の心周期が繰り返される。心室筋層が収縮する間を収縮期（Systole）といい、筋層が弛緩する間を拡張期（Diastole）という**（図5.10）**。*

収縮期と拡張期には、それぞれさらに次の2つの相がある。

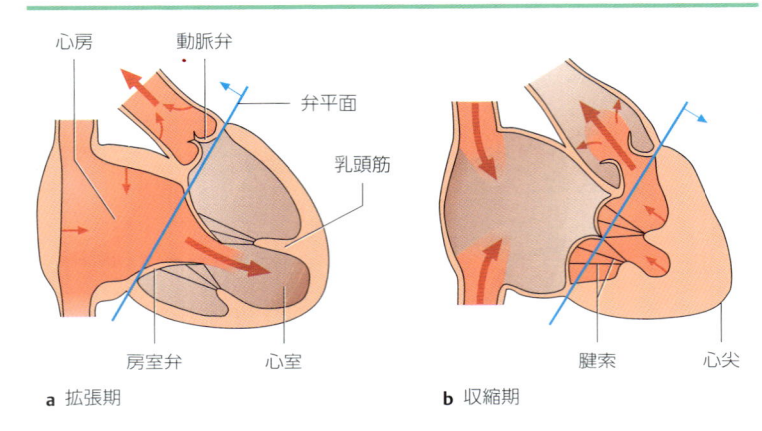

図中ラベル（a 拡張期）：心房、動脈弁、弁平面、乳頭筋、房室弁、心室
図中ラベル（b 収縮期）：腱索、心尖

図5.10 心臓の活動：心臓の各活動期の簡易イラスト（心房と心室のみを示してある）、**a** 心室充満期（拡張期）、**b** 心室駆出期（収縮期）。充満期になると房室弁が開き動脈弁が閉じる。駆出期には房室弁が閉じて（乳頭筋が弁の反転するのを防ぐ）、動脈弁が開く。弁平面は、収縮期には心尖の方に移動し、拡張期には心底の方に向かう。

- 収縮期
  - 収縮期
  - 駆出期
- 拡張期
  - 弛緩期
  - 充満期

収縮が開始すると、心室筋層が収縮し始める（収縮期）。房室弁が閉まり、動脈弁がまだ開いていない状態のとき、心室内では容量を維持したまま圧力が大きく増す（等容収縮期、Isovolumetric contraction time）。心室内の圧力が上昇し、これに伴って大動脈内の血圧が約80mmHg/10.6kPaに達するか、肺動脈内の血圧が約20mmHg/2.6kPaに達すると、動脈弁がすぐに開き駆出期が始まる。その際、心室筋層は最大まで収縮し、心室から動脈に排出される安静時の血流量が70mℓ（一回拍出量、Stroke volume）に達する。その後、心室の圧力は再び動脈の圧力よりも低くなり、動脈弁が閉じる。

収縮期が終わった時点では房室弁はまだ閉じたままで、心室容量も変わらず

（収縮終期圧と呼ばれるもので70㎖）の状態で心室の心筋が弛緩して、拡張期に入る。すると心室圧は心房圧を下回るほど低下し、その結果、房室弁が開いて、血液が心房から心室に流入する（心室充満期）。その際、心房筋の収縮開始と、特に弁の開閉機序がその駆動力となる（**図5.10**）。駆出期中は弁平面が心尖側に近づき、心房が伸張すると同時に静脈からの血液が吸引される（吸引ポンプ）。心室筋が弛緩すると、弁平面は再び上方に移動し、房室弁が開いて、血液が心室に流入する。

5.2.6　心拍出量

> *心拍出量（Cardiac output）/毎分拍出量（Cardiac minute volume）：心拍出量は、一定の時間内に心臓が拍出する血液の量のことをいう。毎分拍出量は、1分間に心臓が拍出する血液量のことをいう。*

左心系と右心系はそれぞれ同量の血液を拍出する。血液量が同じでなければ、すぐに片方の循環系に血液が停滞して、もう一方の循環系では血液が不足することになる。安静時の心拍数は70回/分ほどで、言い換えると、心臓の拍動ごとに約70㎖の血液が大循環（第5.3.3項を参照）に流入すると、毎分拍出量はほぼ5ℓ（70×70＝4900㎖）となる。この例は体重70kgのヒトの全身に流れる血液量である（p.294「血液」を参照）。

身体活動時には、たとえば筋はより多くの血液を要し、それに応じてポンプ作用によって駆出される血液量と血圧も上昇する。血液の量を必要なだけ上昇させるには、心拍数と一回拍出量を上昇させればよい。

重労働時の毎分拍出量は、最大25ℓ/分にまで上昇する。すなわち正常な血液量が1分間に約5倍循環することになる。これはたとえば一回拍出量が70㎖から140㎖に上昇し、心拍数が短時間の間に180回/分に上昇すれば達成できる（140×180＝2万5200㎖/分＝25.2ℓ/分）。

5.2.7　心臓の神経

重労作時には、心臓は通常の5倍の血液を拍出しなければならない。心臓は、このように高い要求を満たすために、一部では自発的に対応するが、大部分は自律神経が心臓の拍動を調整する。心臓に血液が充満してくると、心臓は心壁の筋線維をより強く伸張させて自発的に心拍を調整する。心臓が伸張すると、収縮力が増強し、一回拍出量が増加する。

特定の心臓機能は、遠心性の交感神経および副交感神経（p.692「自律神経系」を参照）を介して中枢神経系（脳幹の循環中枢）に支配される。支配される心臓機能には次の4つがある。

- 心拍数（変時作用）
- 興奮（変閾作用）
- 心筋収縮力（変力作用）
- 刺激伝導速度（変伝導作用）

通常、交感神経は心臓活動を促進するよう働きかけるが（心拍数上昇、収縮力増強、房室結節の刺激伝導速度亢進など）、これとは反対に副交感神経は心臓活動を制止または抑制する（心拍数減少、収縮力低下、房室から心室への刺激拡散抑制など）。交感神経は主に刺激伝達物質であるノルアドレナリンによって活性化される一方で、副交感神経（迷走神経、N. vagus）は刺激伝導物質であるアセチルコリンによって心臓活動を抑制する。

心臓の自律神経の作用は、それぞれの神経によって強さが異なる。これは、心臓の部位ごとに交感神経と副交感神経の支配が異なるためである。心臓の交感神経が房室と心室筋層を同時に支配する一方、副交感神経である迷走神経の線維は優先的に心房、洞房結節および房室結節に伸びる。

5.2.8　心音と心雑音

心室収縮が始まり、房室弁が閉じるときには、鈍いI音が生じる。半月弁が閉じるときには、弁が閉じるような明瞭で短いII音が聞こえる。心音は血流にのって伝えられることから下流で聴診できるが、胸郭上に投影された心臓弁の

心臓

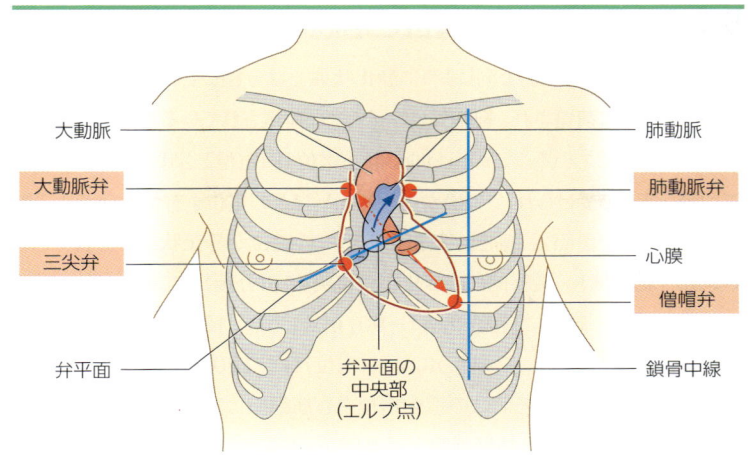

大動脈　　　　　　　　　　　　　　　　　　　肺動脈
大動脈弁　　　　　　　　　　　　　　　　　　肺動脈弁
三尖弁　　　　　　　　　　　　　　　　　　　心膜
　　　　　　　　　　　　　　　　　　　　　　僧帽弁
弁平面　　　　　　弁平面の　　　　　　　　　鎖骨中線
　　　　　　　　　中央部
　　　　　　　　　（エルブ点）

図5.11　心臓の聴診部位： 赤色の線で囲んだ領域。弁は弁平面上にある。矢印は血流の方向（心音の進行方向）を示す。

位置ではよく聴こえないため、そこは聴診部位とはしない。心臓弁の音は、各弁の閉鎖後に血流が胸壁から最短距離になる部位で最もよく聴取できる（**図5.11**）。4つの弁は、次の部位で聴診する。

- 三尖弁：第5肋間胸骨右縁
- 僧帽弁：第5肋間左心尖部
- 肺動脈弁：第2肋間胸骨左縁
- 大動脈弁：第2肋間胸骨右縁

心臓弁に病変がある場合は、弁は十分に開かれないか（弁狭窄）、閉鎖できない（弁閉鎖不全）ため、血流が乱れて心雑音が発生する。雑音がI音であるか、II音であるか、雑音の強度および発生時間によって、聴診部位の弁の障害の種類が推論できる。

249

5.2.9　心臓の静止電位と活動電位

　心筋は、骨格筋細胞と同じように静止状態では分極している。そこでは細胞内はプラスに荷電され、細胞外はマイナスに荷電されているため、細胞内外に電位差が生じている。このいわゆる静止電位（膜電位とも呼ばれる）は、電気的緊張として受けられ、−80から−90mVほどの電位を有する（p.32「細胞の膜電位」を参照）。細胞が興奮すると、この電位が静止状態を維持できなくなるが（脱分極）、最終的には静止電位に戻る（再分極）。このプロセス中の静止電位は、一時的に最大−80（−90）mVとなり、ピーク時には+20（+30）mVまで増大する。このように緊張（電位）は計120mVまで変化するが、これを活動電位と称する。この活動電位を心筋細胞は収縮信号として受容される。このメカニズムは神経細胞の活動電位と同じで、ナトリウムイオンとカリウムイオンが交換されて発生する（p.116「神経インパルス」を参照）。

心筋と骨格筋における静止電位と活動電位の違い

　心筋と骨格筋は構造も機能も共通点が多いものの、本質的な点で両者は異なる。骨格筋は生理的条件の下では、神経を介してのみ興奮・収縮する一方、心筋では特殊な筋細胞（洞房結節の細胞）が、外部からの刺激に対する反応として興奮（活動電位）を発生させるだけではなく、自発的にも発生させて、これを刺激伝導系（第5.2.3項を参照）を介して伝達する能力を有する。さらに、心筋細胞はZ帯（図3.11c）領域で、細胞接着（Gap junctions）によって全体が網状に結合しているため、洞房結節で生じた刺激はまず心房全体に扇状に拡散し、その後、少し遅れて細い房室結節を通り心室筋層へと伝導される。ここで房室結節への伝導が遅延するため、心室は心房収縮後にようやく刺激を受けて、血液が十分に充満する。

5.2.10 心電図（ECG）

> **心電図：** 心電図は、心房および心室筋層における電気的刺激の構成、拡散、回復に関する情報を得るための一種の診断法である。その他、心臓の位置、心拍数、興奮リズムなどを推測できる。

心電図の誘導法

心筋には興奮している部位としていない部位との間に約120mVの電位差があるため、心臓周辺に体表まで広がる電場を作る。電場では、心臓の興奮が拡散・回復する間に、体表の一定のポイント間（右上腕と左大腿間など）に最大1mV（1Vは1000mV）の電位差が生じる。心電図では、この電位差を電極を用いて測定・増強し、これを紙面のグラフ上またはスクリーン上に波形で示す。

誘導法には電極の違いによって次の2種類がある。

- 双極誘導
- 単極誘導

誘導では心臓の興奮を様々な方向から観察する。電極を体表に付ける位置に応じて、各棘波の高さと形状が異なる。診療所では通例、標準12誘導法という6個の肢誘導（Ⅰ, Ⅱ, Ⅲ, aVR, aVL, aVF）と、6個の胸部誘導（V_1-V_6）からなる誘導法が用いられる。肢誘導は、双極Einthoven誘導（Ⅰ, Ⅱ, Ⅲ）と、単極Goldberger誘導（aVR, aVL, aVF）で構成される。肢誘導法では、心臓の電気的変化をからだの前頭面上に投影し（図5.12）、単極胸部誘導V1～V6ではWilsonの中央電極を用いて心臓の電気的変化をからだの水平面に投影する（図5.13）。

心電図の波形

心電図の波形にはさまざまな棘波や波が見られ、それぞれ名称と意味がある（図5.14）。たとえばP波は心房に興奮が拡散したことを示し、継続時間は0.1秒未満である。棘波であるQ波、R波、S波は、QRS波と呼ばれ、心

5 心臓と血管系

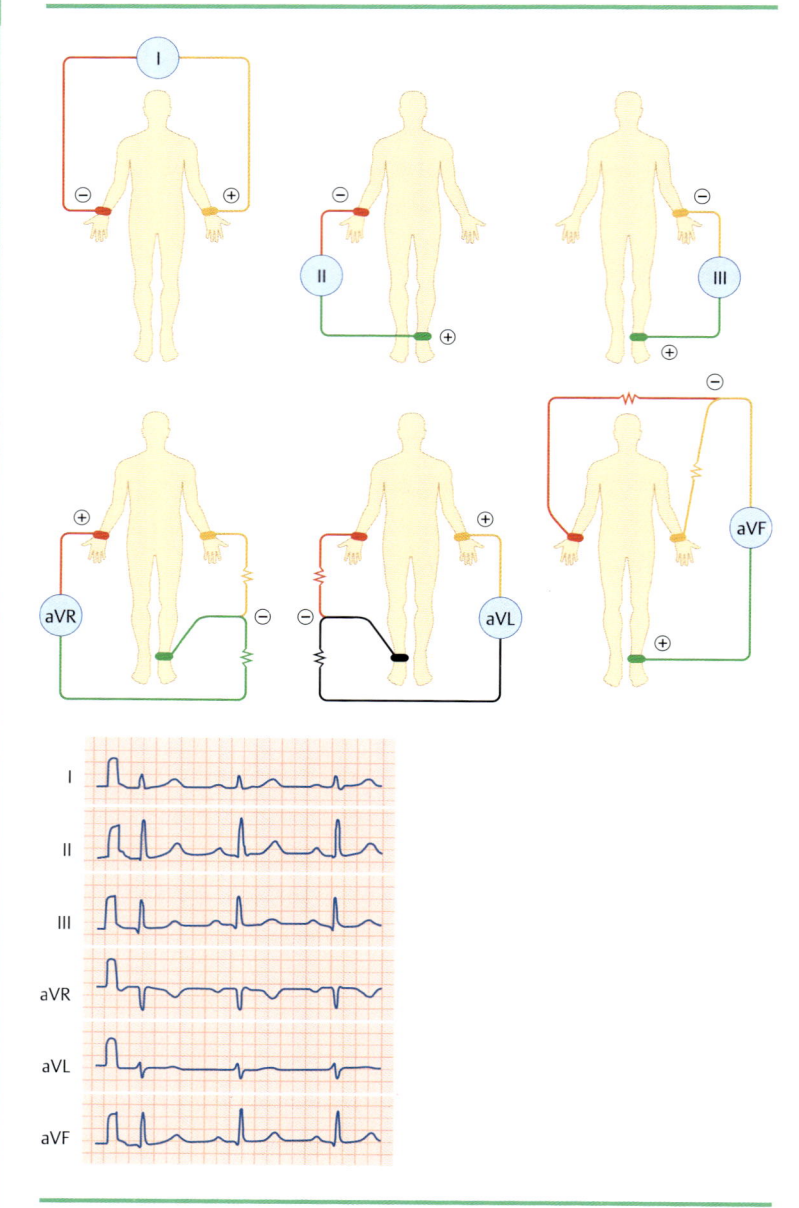

I
II
III
aVR
aVL
aVF

252

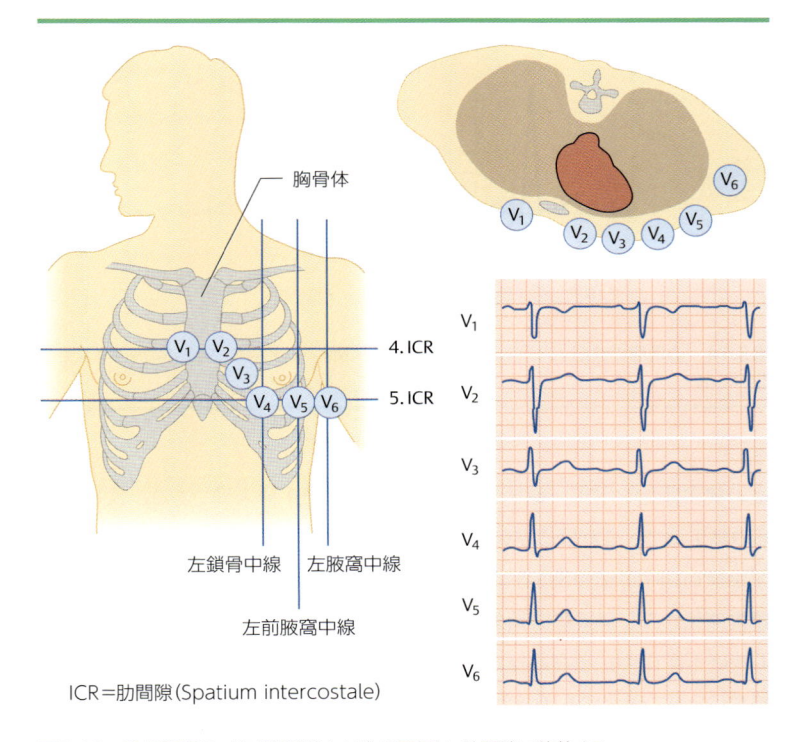

ICR＝肋間隙（Spatium intercostale）

図5.13　胸部誘導法：胸部誘導（V_1-V_6）の電極は、肋間隙に装着する。
V_1＝第4肋間胸骨右縁
V_2＝第4肋間胸骨左縁
V_3＝V_2とV_4の間
V_4＝第5肋間と左鎖骨中線の交点
V_5＝左側の前腋窩線
V_6＝左側の腋窩中線

◀**図5.12　肢誘導法**：電極は赤、黄、緑の色別にし（色別導子）、左下腿と左右上腕に装着する。肢誘導の電極を装着する際には、「信号の法則」を参考にして、赤色電極は右上腕に、ここから時計回りに進んで、黄色電極は左上腕に、緑色電極は左下腿に、黒色電極（アース）は右下腿に装着する。

心臓

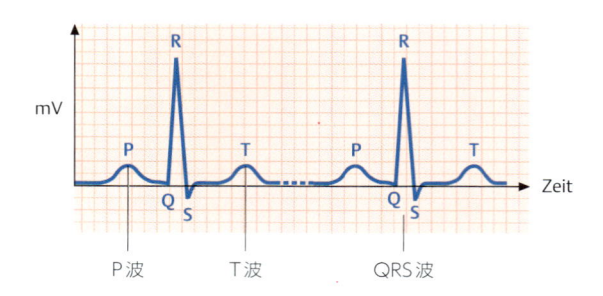

図5.14　**心電図の波形**：2回の心筋興奮を示す心電図（Wilson、V₄）（解説は本文を参照のこと）

室の興奮開始を示す。継続時間はP波と同じく0.1秒未満である。次に現れるのはT波で、これは心室の興奮が終了することを示す。P波開始からQ波開始までの時間（PQ間隔）は、刺激伝導時間（0.1〜0.2秒）、すなわち心房興奮開始から心室興奮開始までの時間を意味する。QT間隔（Q波開始からT波終了まで）は、左右心室が脱分極および再分極を要する時間を意味し、心拍数に応じて変化する（0.32〜0.39秒）。

心拍数

> **心周期（Cardiac cycle）**：連続する2つのR波の間隔は、心周期の時間を意味する。次の計算式を用いれば、心周期から毎分心拍数を算出できる。
> 60秒÷R波間隔（秒）＝心拍数／分（たとえば60÷0.8＝75回／分）

安静時の心拍数はほぼ70回／分であるとされている（標準の洞調律）。

> **頻脈（Tachycardia）／徐脈（Bradycardia）**：心拍数が増加した状態を頻脈といい、心拍数が緩徐である状態を徐脈という。

調律障害（不整脈、Arrhythmia）の原因には、洞房結節で興奮が不規則に形成される、房室結節で刺激伝導が遅延する、心筋内に他の部位からの刺

激が伝導される（期外収縮、Extrasystole）ことなどがある。心房の心拍数が350回/分を超えた場合を心房細動（Atrial fibrillation、AF）という。これらの中でも特に危険なのは、心臓から血液が全く駆出しなくなる心室細動（Ventricular fibrillation, VF）である。

5.2.11　血　圧

> ***動脈圧(Arterial blood pressure)：****左心室が血液を駆出する圧力を動脈圧という。*

　動脈には圧波が発生するが、この圧波は体表近くにある動脈を通して脈波として手指で触れることができる。たとえば橈骨動脈（A. radialis）の拍動であれば、手関節の近位の母指側を触診する。血圧は決して一定ではなく、次の2つの値の間でふれる。

- 収縮期血圧(Systolic pressure)：駆出期頂点の最高血圧
- 拡張期血圧(Diastolic pressure)：大動脈弁閉鎖中の最低血圧

　収縮期血圧の標準値は、120mmHg（16kPa）、拡張期血圧の標準値は80mmHg（10.6kPa）とされる。この差40mmHg（5.4kPa）を脈圧という。労作時の収縮期血圧は、一時的に最大200mmHgまで上昇することがある。

> ***高血圧(Hypertonia)：****拡張期血圧が安静時でも90mmHg(12kPa)を超え、収縮時血圧が140mmHg (18.7kPa)を超えた場合、高血圧という。*

　血圧から次の2つの情報が得られる。

- 毎分拍出量
- 血管の抵抗性（血管の大きさや弾性、p.279 「血液の循環と血圧の反射調節」を参照）

血管壁が肥厚(動脈硬化)すると、血管の弾性が低下する。その結果、まず収縮期血圧が上昇し、次に安静時でも拡張期血圧が上昇したままとなる。

血圧の測定

標準的なヒトの血圧測定法は、リヴァ・ロッチ血圧計を用いた方法である（血圧がよくRRと呼ばれるのはこれに由来する）。座位または臥位の患者の上腕あたりに、圧力計（Manometer）のついた送気可能なゴム製カフを巻く（**図5.15**）。上腕動脈が空気圧で完全に閉塞するまで（橈骨動脈の拍動に触れなくなるまで）空気を送り込む。カフの空気をゆっくりと抜き、収縮期血圧がカフの内圧を上回り、収縮毎に動脈に血液が駆出すると、肘窩に当てた聴診器で

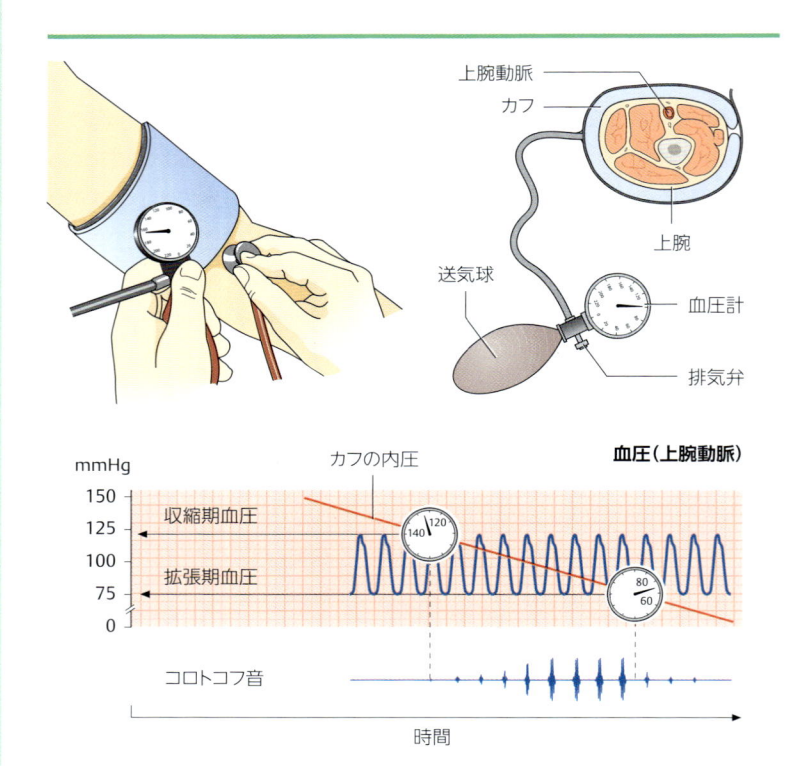

図5.15　リヴァ・ロッチ血圧計による血圧測定：送気可能なゴム製カフで上腕動脈を完全に閉塞させる。コロトコフ音が生じ、カフの内圧が収縮期血圧を下回ると、音がますます大きくなる。カフの内圧が拡張期血圧をしたたまわるようになると、音は小さくなり、最終的に消失する。

コロトコフ（Korotkoff）音と呼ばれる拍動音が聴き取れる。その時、カフの内圧と収縮期圧は同じとなる。カフの空気をさらに抜くと、まず拍動音が大きくなり、これが徐々に小さくなって、最終的には聞こえなくなる。この状態になると、血液は再び正常に流れはじめる。この時に血圧計に示された数値が拡張期血圧である。

測定時の心拍音は、カフが圧迫した動脈領域を流れる血液が乱流するために生じる。

5.2.12 心臓の検査

心臓の大きさ、活動および機能を把握するためには、主に次の臨床検査を実施する。

身体検査（視診、触診、打診、聴診）：患者を背臥位にして視診すれば、心臓部の拍動を知ることができる。触診では、第5肋間隙の鎖骨中線中央部あたり（**図5.11**）に心尖の鼓動を確認できる。打診で心濁音界を確認すれば、心臓の形状および大きさを知ることができる。聴診器を使えば、心調律（規則的または不規則的）、心音（弁の閉鎖音）、心雑音（弁不全または心室中隔欠損）を聴き取ることができる（**図5.11**「心臓の聴診部位」を参照）。

心電図（ECG）：刺激伝導過程および心筋の状態を知るには、心電図を用いる（上述を参照）。

胸部X線写真：胸部X線写真はできる限り立位で撮影し、後から前（PA像）（**図5.1**）および右から左（側面像）にX線を照射する。心臓のX線写真では、血液が充満した心腔および心臓付近の大血管と血管壁が重なって映し出される。特に大きさ、形状、輪郭などが評価しやすい。CTスキャン像では、まず造影剤を静脈から注入することで、心臓内（心房と心室）および血管内（心血管系、心臓付近の大血管）の重なりのない断層画像が得られる。

心エコー法（Echocardiography）：心臓の超音波による画像診断法は、心エコー法と呼ばれる。心エコー法は現在のところ、心腔、弁および胸部血管の非侵襲性画像診断法の中で最も重要な方法である。画像に加えて、心室および弁の機能も評価できる。

心カテーテル検査（Cardiac catheterization）：心臓X線検査の一種である血管心臓造影では、カテーテルで造影剤を注入し、心腔および心臓付近の大血管を造影する。カテーテルは、末梢静脈（大腿静脈や上腕静脈など）から右心に挿入する（右心カテーテル）か、末梢動脈（大腿動脈や上腕動脈など）から左心に挿入する（左心カテーテル）。冠状動脈造影（Coronary angiography）は、造影剤を用いて冠状動脈を選択的に造影する検査法である。

核磁気共鳴画像法（Magnetic resonance imaging、MRI）：核磁気共鳴画像法では、CTスキャン像のように、重なりのない心臓内および血管内の構造の断層画像が得られるほか、矢状面および冠状面（**図4.54**の冠状縫合方向に伸びる平面＝前頭面）の水平断層画像が得られる。

5.3　血管系の構造と機能

5.3.1　血管─動脈、静脈、毛細血管

> ***動脈（Arteria）／静脈（Vena）**：循環系では、物質代謝に関与する毛細血管床は、動脈および静脈によって心臓とつながっている。動脈と静脈は、血液輸送に関わるのみで、物質代謝には関与しない。動脈と静脈の血圧が異なることから、動脈を高圧系、静脈を低圧系という。*

動脈と静脈の構造

　動脈も静脈も3層の壁からなるという基本構造は類似する(**図5.16**)が、循環ではそれぞれが別の役割を担っており、これに対応するために各壁層の構造には次のような相違点が見られる。

- 内膜(Tunica intima)、脈管内皮細胞ともいわれる内側の層は、内皮細胞が薄い結合組織層(基底膜)の上に平坦に並ぶ1つの層で構成される
- 中膜(Tunica media)ともいわれる中間層は、大部分は平滑筋および弾性線維からなる
- 外膜(Tunica adventitia)ともいわれる外側の層は、主として周辺組織との結合部であり、主に結合組織からなる。外膜、特に大動脈の外膜の中には、脈管の脈管(Vasa vasorum)という細い血管が通り、壁層の外側を栄養する。内膜は血流から栄養を得る。

　動脈には、内膜と中膜の間に内弾性膜(Membrana elastica interna)がある。さらにほとんどの場合、中膜と外膜の間にやや薄い外弾性膜(Membrana elastica externa)がある。

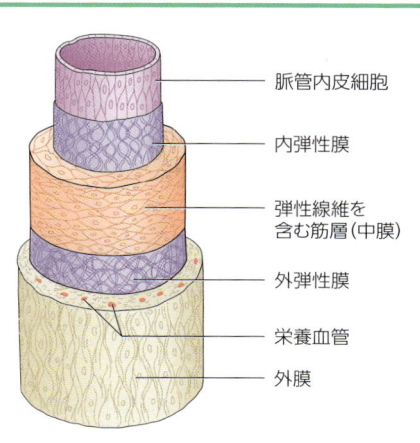

図5.16　動脈の壁層：内弾性膜と外弾性膜は動脈にのみあり、筋層は、静脈よりも動脈の方が強靭である。

動脈には極めて強靭に発達した筋層がある。筋層は動脈の存在部位によって含まれる弾性線維の量が異なる（弾性型動脈と筋型動脈）。動脈は主として血管の運動に関与する（**図5.17a-d**）。血管の直径が拡大（血管拡張、Vasodilatation）したり縮小（血管収縮、Vasoconstriction）することで、

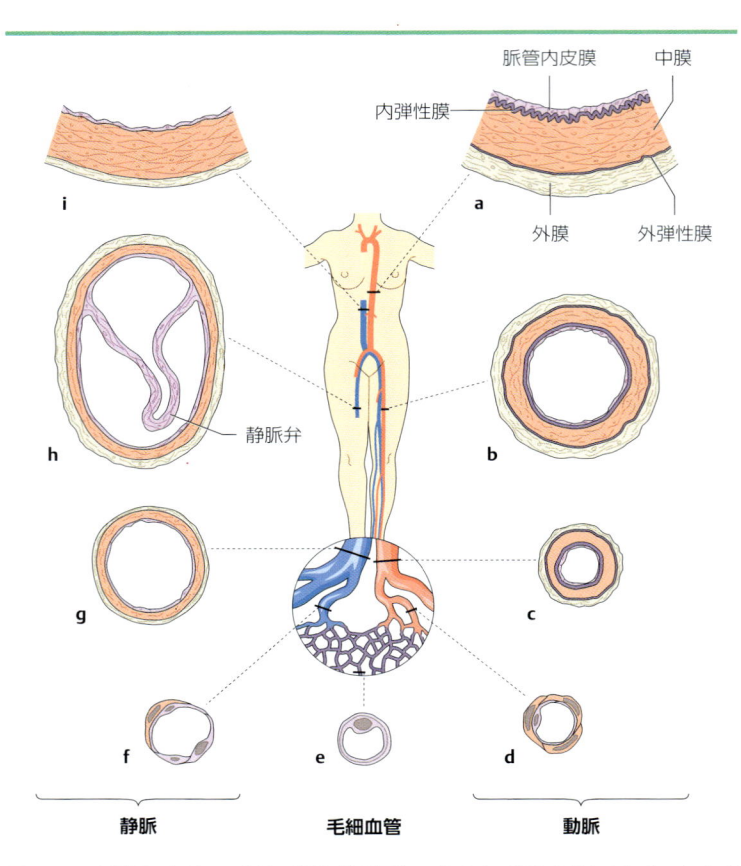

図5.17　大循環：大循環の血管の構造（部位別）**a** 動脈壁の構造（弾性型動脈）、**b** 心臓から離れた太い動脈（筋型動脈）、**c** 心臓から離れた小動脈、**d** 細動脈と1-2層の平滑筋細胞、**e** 毛細血管壁(内皮と基底膜のみで構成されている)、**f** 細静脈、**g** 小静脈、**h** 太い静脈と静脈弁、**i** 大静脈壁の構造(弾性線維は筋層にのみ認められる)

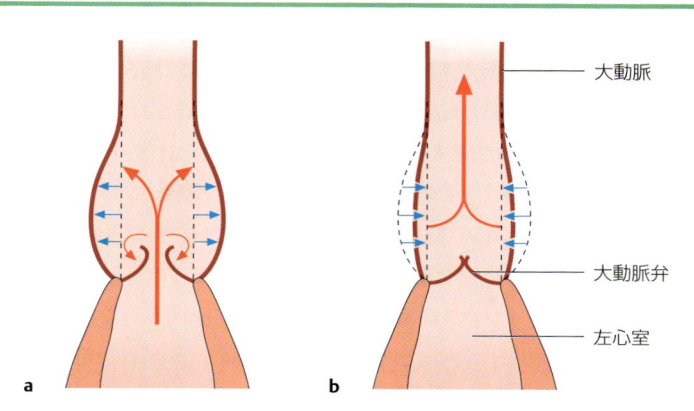

図5.18　大動脈の送風タンク作用：a 収縮期の間、一回拍出量の一部は弾性の動脈壁に貯留される（青色の外向き矢印）、**b** 拡張期になると、保存されていた血液が再び放出される（青色の内向き矢印）

血流量と血圧が調整される。心臓に近い動脈には弾性線維が多く含まれており、「送風タンク作用」と呼ばれる（図5.18）。収縮期に拍出される血量は、動脈が伸張して貯留し、次の拡張期に入ると動脈の太さは元に戻り、再び血液を拍出する。こうしたメカニズムによって、血流を持続させることができる。

静脈は動脈に比べると内腔が広く、壁が薄い（図5.17f-i）。壁の3層構造は動脈ほど明瞭ではなく、筋層は弱い。心臓に近い大静脈を除くほとんどの静脈には静脈弁が付いている（図5.17h）。この静脈弁は、血管腔内に隆起した二尖弁様の内皮のひだであり、血流を心臓方向に送り出すと同時に逆流を防ぐ。

毛細血管の構造

血管の中で最も細い毛細血管には内膜のみが存在する（図5.16、5.17e）。そのため、液体物質やガスが容易に交換される。基本的に物質は、血液から内皮細胞と基底膜を通って周辺組織に向かう方向と、これと反対の両方向で交換される。

5.3.2 リンパ管

リンパ管系は、血液循環系内の静脈の一部と並走する（図5.25）。リンパ管系は、毛細血管床領域で盲端の毛細リンパ管として始まる。毛細リンパ管は、血管に回収されなかった液体（物質代謝中にろ過された液体の量の約10％がリンパ液となる、p.282を参照）を組織から回収し、大小リンパ管を通して静脈血中に戻す。毛細血管床にある液体の90％までが血管に再吸収される一方、結合組織に入るタンパク質は毛細リンパ管を経由してのみ血液に回収される。このことから、タンパク質の誘導はリンパ管系の担う重要な役割であるといえる。リンパ管の壁は、内皮と薄い平滑筋細胞層で、両者は一定のリズムで

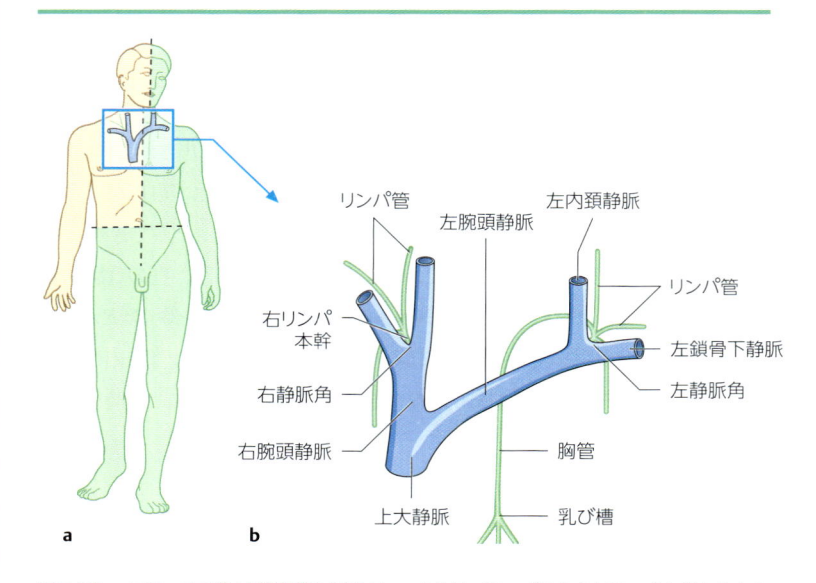

図5.19　**大リンパ本幹と静脈系の合流点**：a 4分法：リンパは大きなリンパ本幹から左右の静脈角を通って静脈系に還流する。その際、3つの区画（緑色部分）から出たリンパは、胸管を通って左静脈角に進み、唯一右上区画（オレンジ色部分）からのリンパが右リンパ本幹を通って右静脈角に進む、**b** aの部分拡大図

収縮する。静脈と同じように、リンパの運搬は数多くの弁によって補助されている。これには筋の運動（筋ポンプ）も一助となっている。リンパ管の走行の途中にはいくつかのリンパ節がある。リンパ節は一種の生物学的フィルターであり、免疫的防衛で重要な機能を持つ（p.326「リンパ器官」を参照）。

大腿と腹腔から伸びるリンパ管は上腹部の後壁で結合して胸管（Ductus thoracicus）となり、そこから脊柱と大動脈の間を上行する（図5.25）。胸管は左鎖骨静脈と左内頚静脈の合流点（左静脈角、Angulus venosus）に注ぐ。左静脈角には、左側の胸部、頚部、頭部、上腕部から来るリンパも注ぐ。これに対して、右側上半身のリンパ管は、右静脈角に合流する（4分法）（図5.19）。

5.3.3 大循環（体循環）と小循環（肺循環）

循環系は、機能面で次の2つに分類される（図5.20）。

- 大循環（体循環）
- 小循環（肺循環）

からだの上下領域から来る酸素含有量の少ない（「静脈の」）血液は、大きな静脈幹を通って右心房に還流し、右心室と肺動脈を通って肺に至る。酸素含有量の多い肺内の（「動脈の」）血液は、左右肺静脈を通って心臓に至り、左心房に入る（肺循環）。ここから左心室に輸送されて、血液は大動脈を通って大循環に拍出される。血液は大小動脈の内部で、からだの全域に分配され（分配作用）、最終的に毛細血管の終末血管床に送られる。組織で物質とガスが交換された後、血液は体循環の静脈系を通って心臓に還流する（体循環）。

体循環の中では、門脈系（Vena portae、p.273を参照）が重要な役割を担う。門脈には、2つの毛細血管床がある。消化管と脾臓（第1毛細血管領域）を離れた静脈血は、小腸粘膜を通って吸収された栄養素（p.466「小腸の粘膜」を参照）とともに、肝臓の門脈（第2毛細血管床）に還流する（図5.26）。ここでは、たとえば炭水化物がグリコーゲンという形で保存され、脂肪が変換・

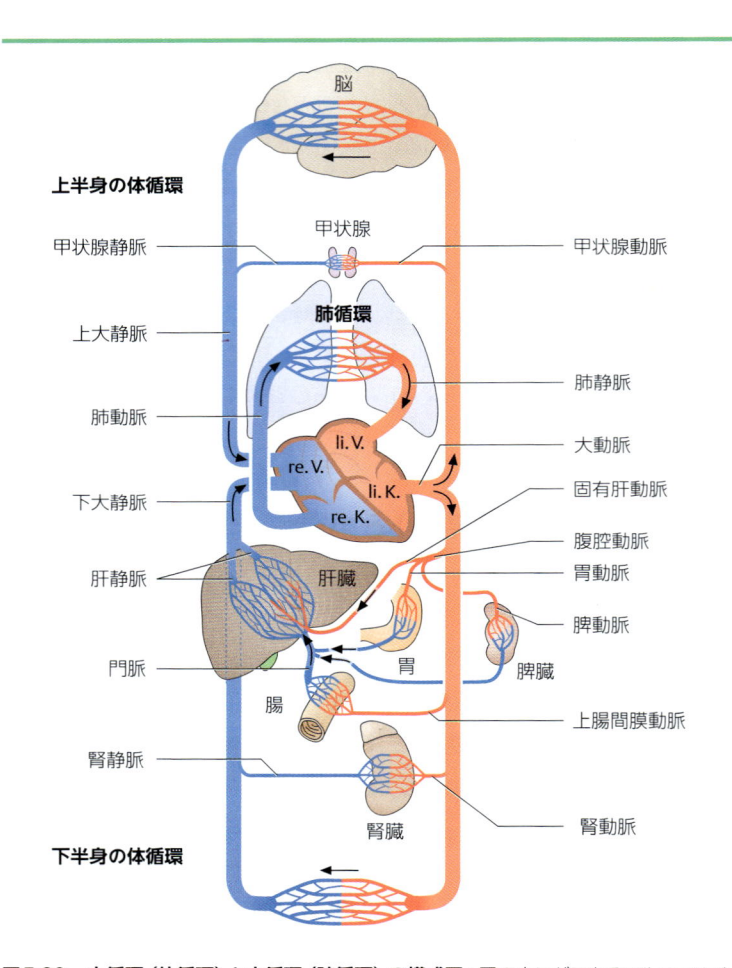

図 5.20　大循環（体循環）と小循環（肺循環）の模式図：図の中ほどにあるアルファベットは次の略語である。
li. V.＝左心房
li. K ＝左心室
re. V.＝右心房
re. K.＝右心室
矢印は血流の方向を示す。

消化されるほか、解毒プロセス（薬物など）も起こる。ここから血液は肝静脈（V. hepaticae）を通って下大静脈に至る。食物から血液中に吸収された栄養分は、まず小循環を通って肺に至り、肺に入った血液は酸素を取り込み、次に大循環を通って毛細血管（物質代謝領域）に到達する。栄養素はここから体細胞に吸収されて、酸素とともに物質代謝のために消費される。

5.3.4 　胎児循環

　出生前の循環は、本質的な点で新生児の循環と異なる。胎児の肺はまだ換気されておらず、ガス交換が生じないため、肺に向って送られた血液は特有の短絡路を通ることになる（**図5.21b**）。血液の大部分は心房中隔の卵円孔（Foramen ovale）を通って直接右から左の心房に送られ、こうして肺循環に入る。右心室を通って肺動脈に送られた血液は、肺動脈とは別の血流路であるボタローの動脈管（Ductus arteriosus Botalli）を通り大動脈に至り、肺循環を完了する。出生前の循環中、必要なガス交換は胎盤で営まれる。酸素含有量の少ない血液は、左右の臍動脈（Aa. umbilicales）を通って胎盤に送られ、動脈血は臍静脈（V. umbilicalis）を通って胎児に還流する。

　出生後は肺が機能し、血流が亢進するため、肺循環が開始する。それと同時に、血圧の変化に伴い、卵円孔とボタローの動脈管が閉鎖する。こうしてヒトの循環は、胎児循環から生後の血液循環に速やかに移行する。

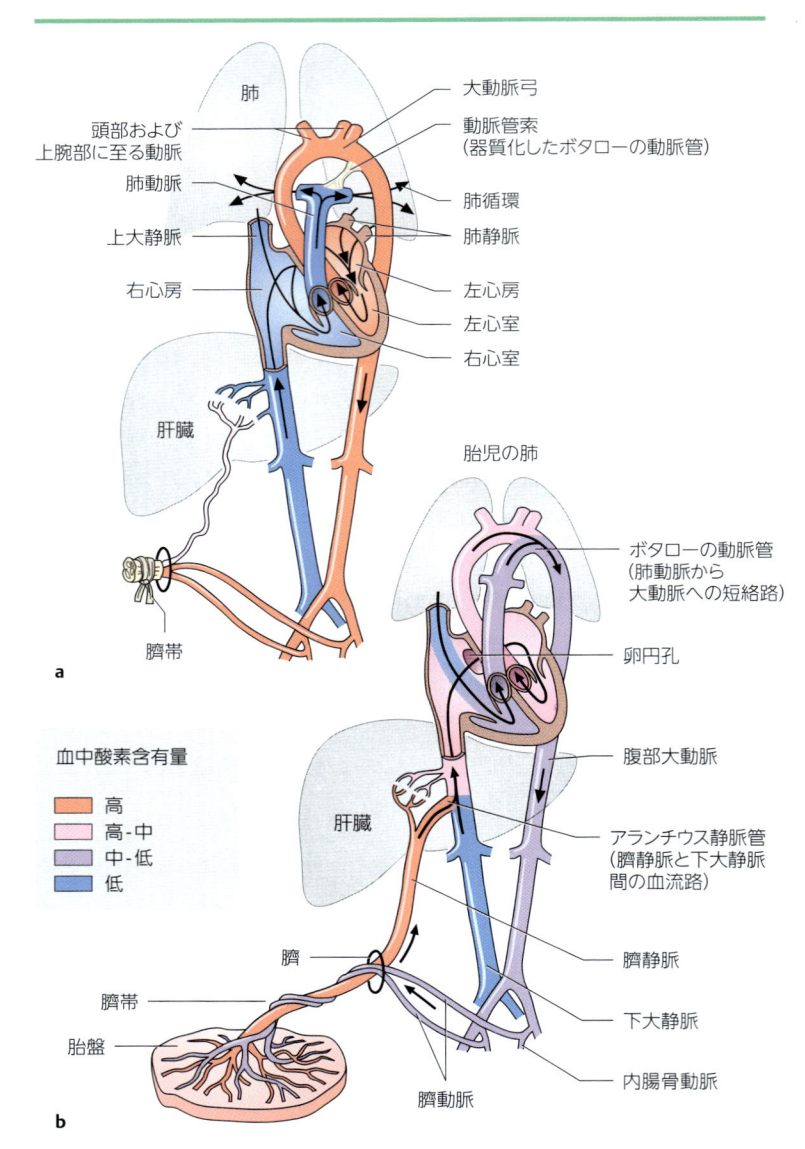

図5.21 生後循環と胎児循環：a 生後循環、b 胎児循環。胎児では小循環（肺循環）は存在するものの、短絡路の介在によって大部分の流路が迂回される。

5.3.5 動脈系

大動脈は、大循環に関わる全動脈に血液を送る血管で（**図5.22**）、左右冠状動脈（Aa. coronariae）（**図5.9**）を起始した後、やや右側に寄り（上行大動脈、Aorta ascendens）、屈曲して大動脈弓（Arcus aortae）となり左側に向かう。その後、脊柱の左前を下行する（下行大動脈［Aorta descendens］＝胸大動脈［Aorta thoracica］）。横隔膜の大動脈裂孔

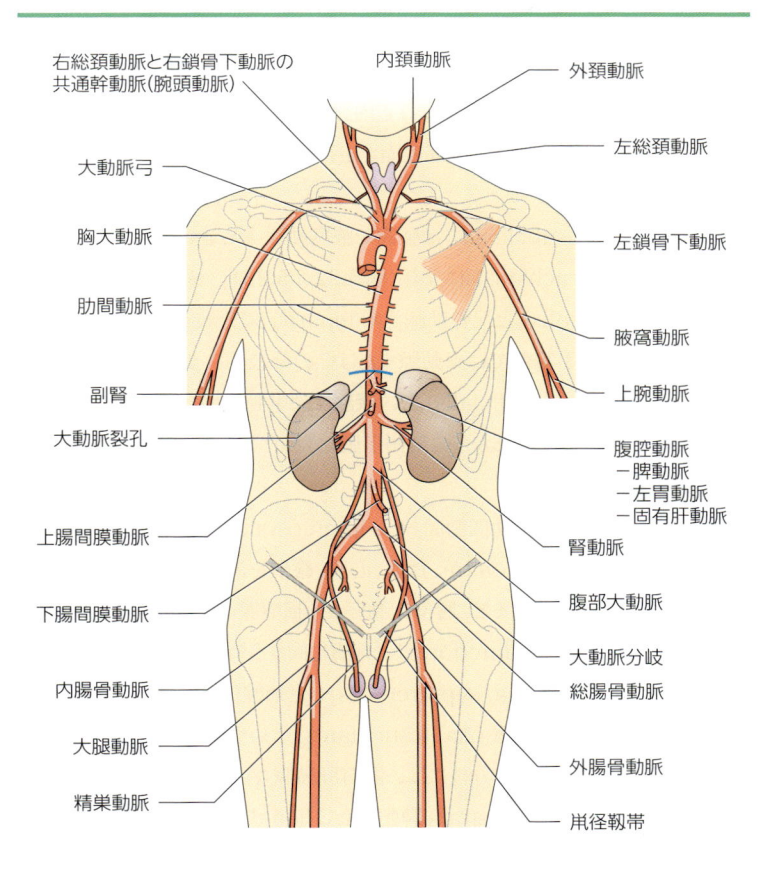

図5.22 大動脈の分枝：大動脈から分岐する主な動脈

(Hiatus aorticus)を貫通すると、腹部大動脈となって第4腰椎の高さまで走行し、ここで2本の総腸骨動脈に分岐する（大動脈分岐、Bifurcatio aortae）（図5.22）。

大動脈弓では頭部と上腕部に向かう血管を分岐する。1番目の分岐部は右側の鎖骨下動脈（A. subclavia dextra）と総頚動脈（A. carotis communis dextra）の共通幹動脈である腕頭動脈（Truncus brachiocephalicus）である。さらに大動脈弓から左総頚動脈（A. carotis communis sinistra）と左鎖骨下動脈（A. subclavia sinistra）が2番目および3番目の分枝として分かれる。左右の総頚動脈は上行し、第4頚椎の高さで外頚動脈（A. carotis externa）と内頚動脈（A. carotis interna）に分岐する。外頚動脈は、顔面と頭部表面を走行し、内頚動脈は頭蓋底を通って脳にいたる。

鎖骨下動脈（A. subclavia）は腋窩で腋窩動脈（A. axillaris）に、上腕で上腕動脈（A. brachialis）になる（図5.22、5.23）。さらに肘窩の高さで橈骨動脈（A. radialis）と尺骨動脈（A. ulnaris）に分岐する。両者は前腕と手を栄養する。手掌側では両動脈またはその分枝が、表層に浅掌動脈弓（Arcus palmaris superficialis）と、深層に深掌動脈弓（Arcus palmaris profundus）をつくり、ここから総掌側指動脈（Aa. digitales palmares）が起始する（図5.23）。

胸大動脈からは有対の肋間動脈（Aa. intercostales）が肋間筋群に向かって走行する（図5.22）。このほか、食道、心膜、縦隔を栄養する枝が分岐する。大動脈は横隔膜を貫通すると、腹部大動脈から横隔膜の下面に向かう下横隔膜動脈（Aa. phrenicae inferiores）、腎臓に向かう腎動脈（Aa. renales）、副腎に向かう副腎動脈（Aa. suprarenales）、生殖腺に向かう卵巣動脈（Aa. ovaricae）または精巣動脈（Aa. testiculares）という対になった枝が分かれる。上腹部の臓器に向かう分枝には、固有肝動脈（A. hepatica propria）、左胃動脈（A. gastrica sinistra）、脾動脈（A. lienalis）があり、どれも腹腔動脈（Trunctis coeliacus）という共通の幹動脈から出る（図5.22）。その直下には対をなしていない上腸間膜動脈（A. mesenterica superior）が分枝

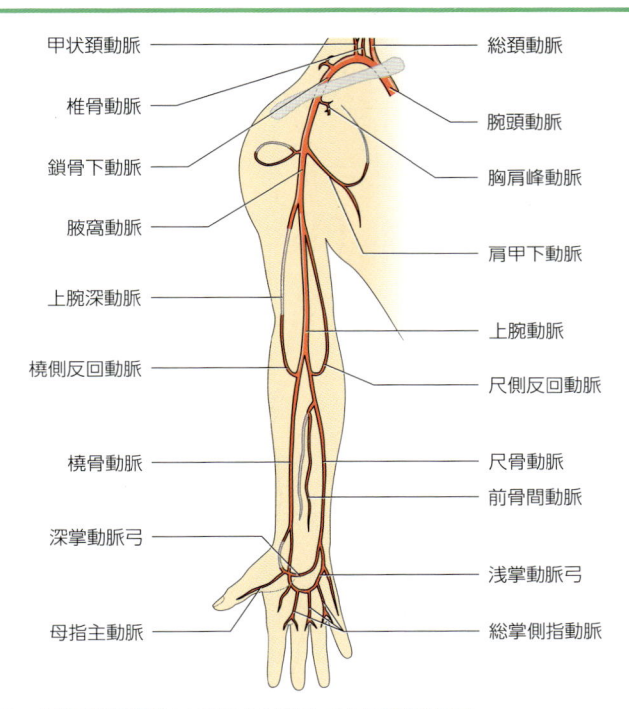

図5.23　上肢の動脈概観：大動脈から分岐した主要動脈を示す

左側ラベル（上から）：甲状頚動脈、椎骨動脈、鎖骨下動脈、腋窩動脈、上腕深動脈、橈側反回動脈、橈骨動脈、深掌動脈弓、母指主動脈

右側ラベル（上から）：総頚動脈、腕頭動脈、胸肩峰動脈、肩甲下動脈、上腕動脈、尺側反回動脈、尺骨動脈、前骨間動脈、浅掌動脈弓、総掌側指動脈

し、主として小腸を栄養する。大腸を栄養する対をなしていない下腸間膜動脈（A. mesenterica inferior）は、さらに下行し、生殖腺起始部の下側で腹大動脈から離れる。

　大動脈は左右の総腸骨動脈（A. iliaca communis）に分岐したあと、それぞれが内腸骨動脈（A. iliaca interna）と外腸骨動脈（A. iliaca externa）に分かれる（**図5.24**）。内腸骨動脈は骨盤内臓器（膀胱、生殖器、直腸）を栄養し、外腸骨動脈は下肢に向かって走行し、鼡径靱帯の下方で大腿動脈（A. femoralis）となる。大腿深動脈（A. profunda femoris）を分岐した後の大腿動脈は膝関節の後側に向かい、膝窩動脈（A. poplitea）となる。

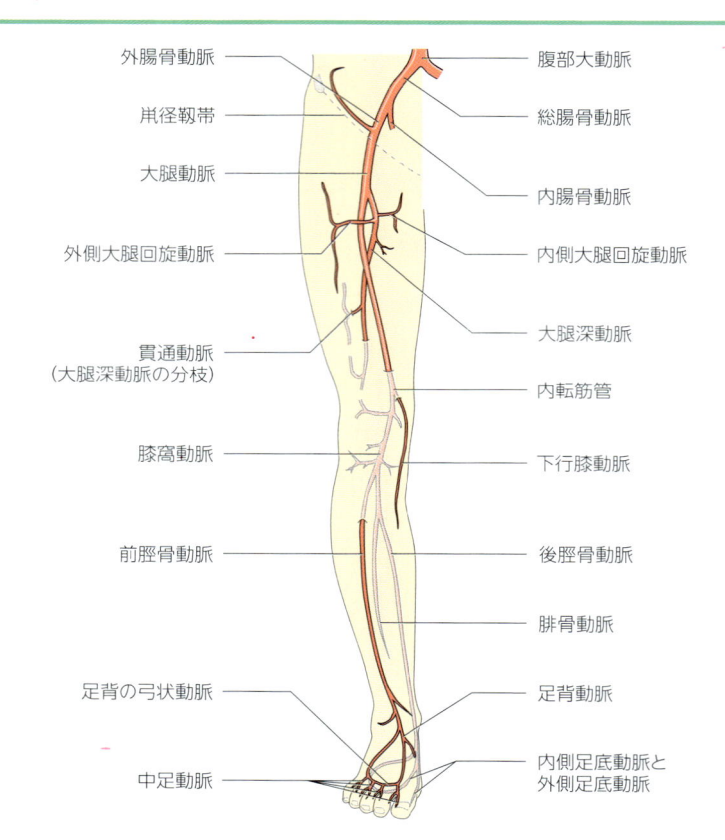

図5.24 下肢の大動脈：大動脈から分岐した下肢の重要大動脈一覧

　膝窩動脈は下腿の後側で腓骨動脈（A. peronea）、前脛骨動脈（A. tibialis anterior）、後脛骨動脈（A. tibialis posterior）に分岐する。前脛骨動脈は、骨間膜を貫通して下腿の前側に出ると、さらに足に向かって下行し、まず足背動脈A. dorsalis pedis）となり、さらに進んで弓状動脈（A. arcuata）となる。足背動脈は足底に向かう分枝を出した後、弓状動脈から中足骨に向かう背中足動脈（Aa. metatarseae dorsales）を分岐する。後脛骨動脈（A. tibialis posterior）も下腿後側を足に向かって下行し、内果の高

さで内側足底動脈（A. plantaris medialis）と外側足底動脈（A. plantaris lateralis）に分かれる。両者は足底弓（Arcus plantaris）で合流し、ここから中足骨と母趾に向かう血管が起始する。

5.3.6 静脈系

いくつかの幹血管は例外として、動脈と静脈は同じ名称がついている（大腿動脈と大腿静脈など）。静脈系はおおまかに次の2つに分類される。
- 筋線維束と皮膚の間の浅層にある静脈網（浅在性静脈）
- 深層の体系的な静脈（深在性静脈）

浅在性静脈と深在性静脈は、貫通静脈と呼ばれる静脈で連絡している。通例、大動脈には1本の静脈幹、小動脈には複数の静脈が付随する。四肢領域の大血管は、必ず関節屈側を走行する。

> ***側副循環(Collateral circulation)：**大循環の中には、血液が特定の領域に間接的に到達できる数多くの迂回部位がある。幹血管の血流が遮断されても、こうしたバイパスが広がり各領域に十分な栄養がいきわたる。このシステムを側副循環という。これは静脈でも動脈でも存在する。*

体幹領域の静脈系全体の基本的な配列は動脈系とは異なる。上大静脈（V. cava superior）には、頭部、頚部、上腕部から血液が集まってくる（図5.25）。この静脈は、腕頭静脈（Vv. brachiocephalicae）という2本の短い幹静脈で形成される。この幹静脈は、鎖骨下静脈（V. jugularis interna）と内頚静脈（V. jugularis interna）が合流して左右それぞれに形成された血管である。左腕頭静脈には、甲状腺静脈も合流する。この他にも上大静脈には、肋間間隔から血液を受ける奇静脈（V. azygos）が合流する。左右鎖骨下静脈には、上肢の浅層および深層の静脈の血液が集まってくる（図5.27）。

下大静脈（V. cava inferior）は、第4腰椎と第5腰椎間の右側で、左右の総腸骨静脈（Vv. iliacae communes）が合流してできた血管で、直径がほぼ3cmあり、ヒトのからだの中で最も強靭な静脈である（図5.25）。上

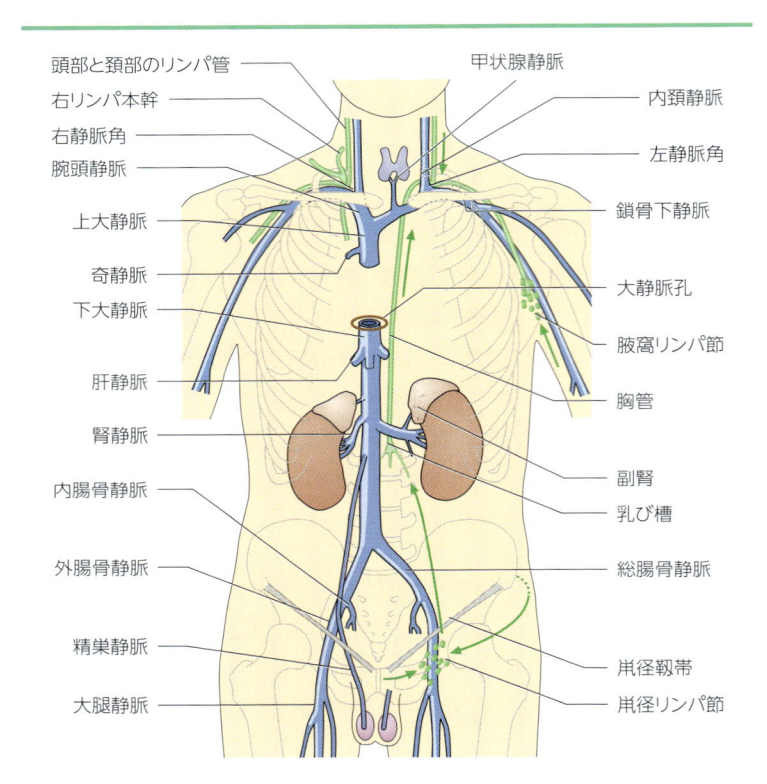

図5.25　静脈とリンパ本幹：重要な中心静脈とリンパ本幹の概略。緑色の矢印はリンパ路の走行方向を示す。

行する間に、左右の腎静脈（Vv. renales）が合流し、横隔膜にある大静脈孔（Foramen venae cavae）を貫通する直前に3本の肝静脈（Vv. hepaticae）が合流して、大静脈孔の直上で右心房に入る。胃、小腸、大腸、脾臓、膵臓など対をなしていない腹部臓器の血液は、門脈（V. portae）を通って肝臓に運搬される（図5.26）。

　骨盤内臓器である膀胱、生殖器、直腸からの血液は内腸骨静脈（Vv. iliacae internae）を通って、下肢からの血液は外腸骨静脈（Vv. iliacae externae）を通って下大静脈に注ぐ（両腸骨静脈の合流を総腸骨静脈［Vv.

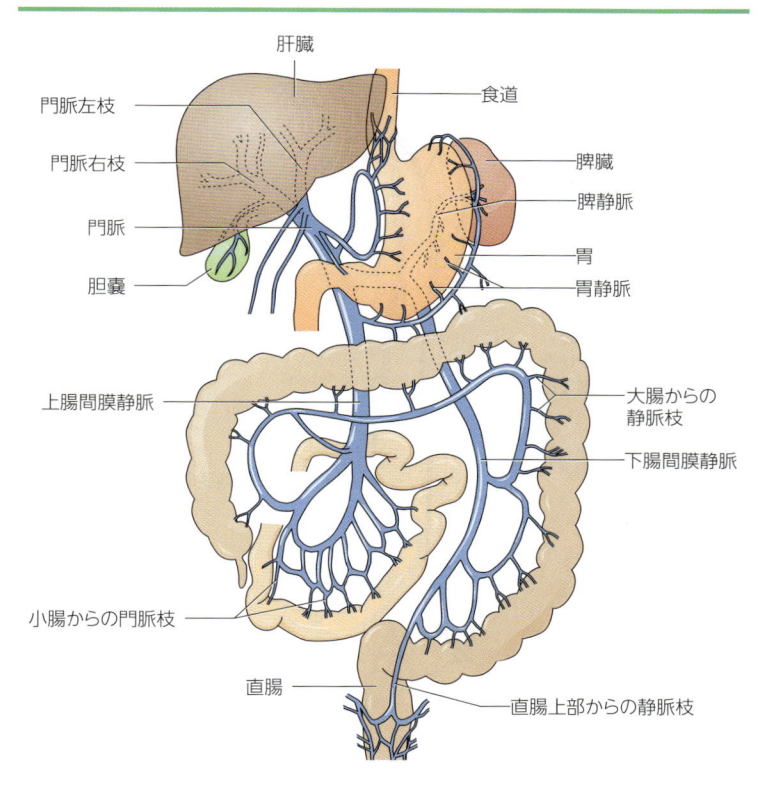

図5.26　門脈系：門脈循環は静脈の血液循環系で、ここでは消化管全域と脾臓からの（上下腸間膜静脈および脾静脈を通ってくる）血液が、門脈を通ってまず肝臓に送られ、そこから下大静脈に注ぐ（**図5.20**も参照）。

iliacae communes] という）（**図5.28**）。

　鼠径靱帯の高さで、外腸骨静脈（V. iliaca externa）は大腿静脈（V. femoralis）となる。大腿静脈には大伏在静脈（V. saphena magna）が合流する（**図5.28**）。一方、小伏在静脈（V. saphena parva）は膝窩静脈（V. poplitea）に注ぎ、膝窩静脈は大腿深層の静脈であり、下腿筋の血液を集めて大腿静脈に送る。浅層の皮静脈は、貫通静脈（Vv. perforantes）を介して深層の大腿静脈と連結する。

273

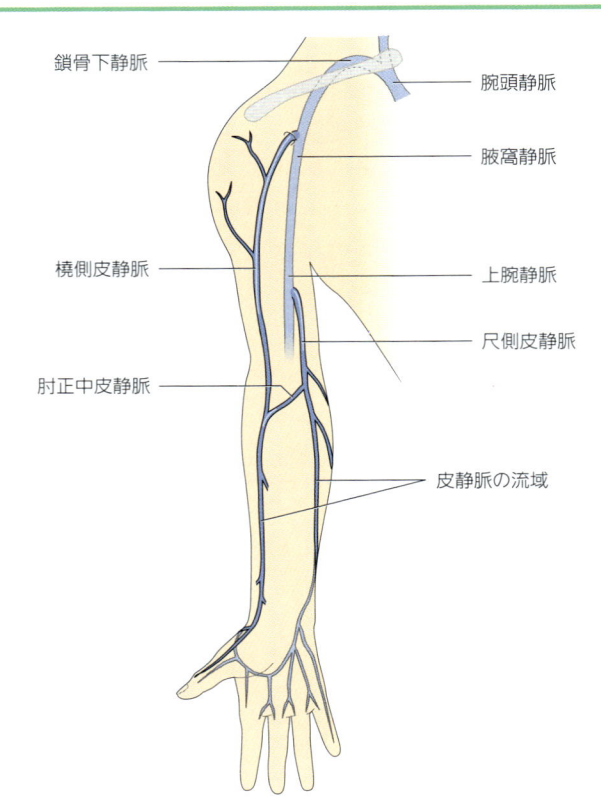

図 5.27　上肢の主な静脈：上肢の浅層と深層を走行する重要な静脈の概観。薄い色で示してあるのが深層の静脈。

5.4　血管系—物理的生理学的基本事項

循環調整、血圧調整、血液と組織間の物質代謝は、次に挙げる一連の物理的生理学的メカニズムに従い営まれる。

- 血管系内の血流、血圧、抵抗
- 心拍出量（HZV）の配分

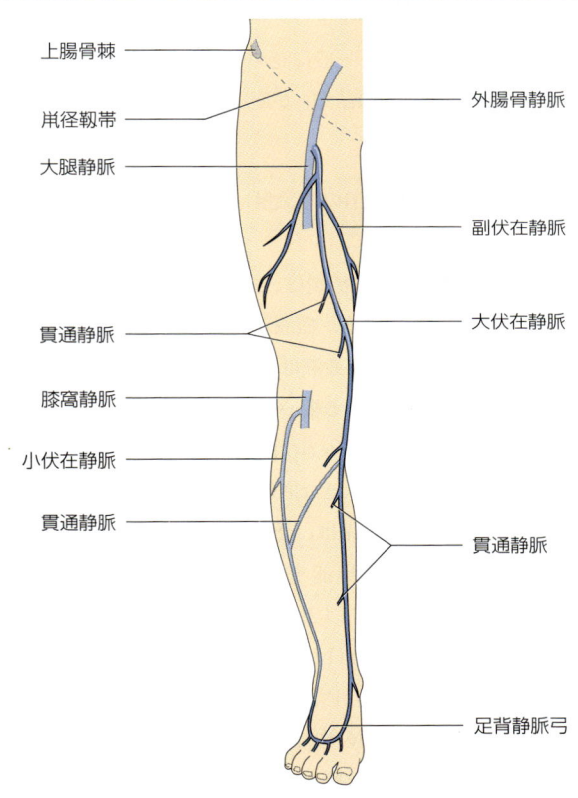

図5.28 下肢の主な静脈：下肢の浅層と深層にある重要な静脈の概要。薄い色で示してあるのは深層の静脈。

- 臓器の血流調節
- 反射性の循環および血圧調節
- 毛細血管内の血液循環
- 心臓への静脈還流

5.4.1 血管系内の血流、血圧、抵抗

　血管系を通る血流に関して、一般に認められている物理学的法則を用いるとすれば、電気分野の「オームの法則」が適用できる。

- 血流の大きさ（一定時間あたりの血流量）＝ $\dfrac{血圧差}{血流抵抗}$

　すなわち、一定時間あたりの血流量は、血圧差の上昇に伴い増加し、血流抵抗の増大に伴い減少するといえる。血液が流れると、流体が血管内部と摩擦を起こすために、抵抗が生じる。血液は大血管内は比較的容易に通るが、細動脈や毛細血管などをはじめとする細い動脈は直径が小さいため血流が受ける抵抗が大きい（末梢血管抵抗 [Peripheral resistance]）。血管抵抗が大きいほど、これを克服するために大きな血圧が必要となる。

　そのことから、血管（循環）系は、正常な血流が維持されるよう動脈と静脈間の浸透圧差を生じさせて機能する。大循環の平均動脈圧は約100 mmHg/13.3kPa（収縮期血圧は120mmHg/16kPa、拡張期血圧は80mmHg/10.6kPa）で、これが約3mmHg/0.4kPa（大静脈の血圧）に低下するため、浸透圧差は97mmHg/12.9kPaとなる。こうした浸透圧差に対応するために、循環系は一定時間あたりの血流量（心臓のポンプ機能＝心拍出量）と血流抵抗（末梢血管抵抗）を変動させる。大循環では次の計算式が適用される。

- 心拍出量＝ $\dfrac{血圧差}{末梢血管抵抗}$

　高血圧は血管壁にとって重大な負担であるため、血圧はできる限り一定に維持されなければならない。そのために、循環環境が変動した場合には、優先的に心臓のポンプ機能を作動させたり、末梢血管抵抗を変化させたりして対応している。

たとえば筋活動の亢進とともに必要総血液量が増加した場合には、心拍出量が上昇し、筋内の血管が拡張して血流抵抗が減少する。こうして、特定の臓器の血流抵抗を減少・増大させることで、1つの臓器への負担を別の臓器が一部負担するよう、需要に合った心拍出量を変動できるようになっている。

5.4.2 心拍出量の配分

　安静時と身体活動時の血流は、臓器ごとに非常に異なり、酸素消費量、物質代謝活動のほか、解剖学的な特殊性などそれぞれの要件に左右される。たとえば大循環で並列で作動する臓器（脳、心臓、消化管、腎臓、筋群、皮膚など）は、心拍出量（Cardiac output, CO）の一部を受けるのみであるが、直列で作動する肺循環では全心拍出量が一度に流れる。通常は、静止中の筋よりも活動中の筋の方が血流が良好であるが、腎臓など一部臓器は安静時でも最大の血流が見られる。

　各臓器へは、血管抵抗に応じて心拍出量が配分されるが、この抵抗は、各領域で一定ではない。たとえば安静時には、心拍出量のほぼ15〜20%が骨格筋に配分されるが、多大な身体活動中には配分率が最大75%に上昇する。食物消化中には、消化管に配分される心拍出量がかなり大きくなる。また皮膚（安静時の心拍出量の配分率は10%）も、多大な身体活動時や外気温度が高いときなどは、熱を放出するために血流が大きく増大する。このほか、酸素欠乏に対して極めて敏感な脳などは、常に十分な血液が配分されなければならない（心拍出量のほぼ15%）。また生体の内部環境を管理し、毒物を排出する機能を有する腎臓も、安静時でも心拍出量の20〜25%を得ており、腎臓の重量（体重の0.5%）に比べると血流量が非常に多いといえる。

5.4.3 臓器の血流調節

基本的に、臓器の必要血量が増えた場合には、次の2つのメカニズムが作用してこれに対応する。
- 動脈圧の上昇
- 血管（結了）抵抗の低下

血圧の上昇

基本的に、血圧を上昇させるだけでは適切ではない。全身のあらゆる臓器の血流が亢進してしまう上、血圧を2倍にしても（240/160mmHg＝32/21.3kPa）血流が2倍になるだけである。

血管抵抗の減少

これとは反対に、局所的に血管を拡張させて血管抵抗を減少させると、血管内の血流抵抗は、からだの血行動態に基づき、血管の長さと流体の粘性に左右されるほか、血管半径の4倍(r^4)であるという法則（ハーゲン・ポアズイユの法則）から、血流は大きく変化する。

したがって、たとえば細動脈の半径が16%小さくなるだけでも抵抗が2倍になる。反対に、血管の半径が2倍になれば、血流は16倍になる。末梢血管抵抗の大部分は、細動脈と、いわゆる「前毛細管(Precapillary)」内に限局されており、そのためにこの2種の動脈は抵抗血管とも呼ばれる。したがって血流の調節とは、とりわけ小さな動脈と細動脈の緊張状態（筋緊張）の調節を意味する。血管平滑筋が収縮すると（緊張亢進）、血管収縮(Vasoconstriction)が起こり、筋線維が弛緩すると、血管は受動的に拡張する。
血管平滑筋の緊張状態は、本質的に次の2つの影響を受ける。
- 局所作用（自己調節、Autoregulation）
- 神経信号またはホルモン信号

血管緊張の自己調節

酸素が不足すると(酸素欠乏)、たとえば血管が拡張して、血流と酸素輸送が促進される。また局所的に代謝産物(二酸化炭素、水素イオンなど)が蓄積された場合にも、血流が亢進する。このように、需要に応じて血流は各部位で独自に調節される。

神経およびホルモンによる血管緊張の管理

血管壁の緊張状態は、いくつかの例外はあるが、自律神経系、本質的には交感神経を介して管理される(血管交感神経)。血管平滑筋に作用し、血流とともに循環する血管活性ホルモンの中では、アドレナリン(Adrenalin)とノルアドレナリン(Noradrenalin)が代表的であり、両者は交感神経が興奮すると副腎髄質から放出される(p.368を参照)。興奮はさまざまな受容体(α受容体とβ受容体)に作用することから、血管収縮にも血管拡張にも作用する。こうした全身(全血管)に作用するホルモンとは異なり、限局的な血流の変動(機械的または化学的刺激を受けた後など)に対しては、組織ホルモンと呼ばれるブラジキニン(Bradykinin)、プロスタグランジン(Prostaglandine)、ヒスタミン(Histamin)が放出される。

5.4.4 血液の循環と血圧の反射調節

身体活動時に筋の血流が亢進して血液の需要が増加すると、必ず心拍出量も上昇し、その結果、血圧は維持されて、大きく低下することはない。循環による一時的な血圧調節や、負荷変動に応じた動脈圧の調節など反射的な適応プロセスは、自律神経系(交感神経および副交感神経)が管理し、その調整は特に脳幹の循環中枢が担う。長期的な血圧調節は、とりわけ細胞外液量とともに、血量を維持することで成立する。ここで重要な役割を担うのが、塩分と水分の平衡を調節する腎臓である(p.512を参照)。

圧受容器と伸張受容器

　時々刻々の血圧に関する情報は、大動脈弓と総頚動脈分岐点にある頚動脈洞（Carotid sinus）の圧受容器（Pressoreceptor）によって認知され、神経インパルスとして迷走神経（N. vagus）や舌咽神経（N. glossopharyngeus）など求心性神経によって循環中枢に伝達される。循環中枢にはさらに、上・下大静脈(V. cava superior、V. cava inferior)領域にある特有の伸張受容器から血管系、左右心房、左心室の血液充満状態に関する情報も伝えられる。脳幹の循環中枢からは、遠心性神経インパルスが心臓（心臓神経）および主に細動脈の血管平滑筋に伝えられる。こうして心臓の活動(心拍数、一回拍出量、収縮力)および血管の幅が循環中枢で管理され、正常血圧が維持される。

血圧の調節

　大動脈からの血流量が増大するなどして（筋血流の亢進時など）血圧が低下すると、心臓は交感神経から信号を受けて、活動を亢進するよう刺激される。さらに血流を安定させる臓器の作用が血管収縮によって抑制され、全身の静脈が狭小化(静脈の血液貯蔵庫が枯渇)して、右心への静脈還流量が増大する。こうした血圧調節プロセスは、すでに血圧が低下する前に予防策として始まっている。この裏では、大脳皮質の運動中枢が脳幹の循環中枢に対して、筋群への命令を同時に伝達し、事前に活動開始情報を知らせるという機序がある。これと同じように、腎臓の血流が抑制されると、血圧を上昇させる対策としてレニン―アンジオテンシン系（Renin-Angiotensin-System）(p.513を参照)が作用して、動脈性抵抗血管が収縮する。したがって、腎臓も血圧調節に重要な役割を担うといえる。

　反対に血圧が上昇した場合には、迷走神経を介して心臓の活動が低下し、交感神経の血管神経支配が抑制されて、血管が拡張するとともに末梢血管抵抗が低下する。

起立性反射

体位の変化（臥位／立位）も、循環反射の発生に重要な役割を担う。たとえば臥位から立位への移行時に、血液の再分配が生じる。重力がかかり、下半身の静脈が拡大すると、一時的に0.5ℓの血液が「降下」する（起立性反射、Orthostatic reaction）。その結果、静脈を通って心臓に還流する血液の量が減少し、心拍数および収縮期血圧も一時的に低下する。正常な循環反応（上述を参照）が生じるのが遅すぎた場合は、血圧降下の結果、一時的に脳への血流が減少し、場合によっては眩暈や失神が生じることもある（起立性循環虚脱、Orthostatic collaps）。

ショック状態

同じように、突然の失血や末梢血管抵抗の大幅な低下によって（熱虚脱症やアレルギー反応時のアナフィラキシーショックなど）、血圧が急激に下降したり、血流障害が起こることがある（循環性ショックまたは循環血流量減少性ショック）。

こうした症例に対しては、静脈の血液還流量を増加したり（患者を背臥位にして脚を高く上げる）、輸血または血液代替物を静脈投与したりして、心臓に送る液体物質の量を増やし、血圧を上昇させる治療が重要となる。

5.4.5　毛細血管内の血液循環

血管（大動脈）が、多数の細い血管（毛細血管）を分岐すると、全体の血管断面積は増大するが、血流速度は低下する。総断面積が大きくなるほど、速度は低くなる。

ヒトのからだに存在する毛細血管の総断面積は、約3200㎠で、大動脈断面積（4㎠）のほぼ800倍である。

それに伴い、大動脈の血流速度は1秒当たり50cmであるのに対し、毛細血

管では1秒当たり0.05cmに低下する。毛細血管床を過ぎた部位からは血流速度が再びゆっくりと増していき、心臓付近の大静脈に達すると1秒当たりほぼ10cmとなる。毛細血管は、血流速度が低いこと、壁（内皮と基底膜）が極めて薄いこと、総数が400億と非常に多く、総面積も600m²と広いことから、物質および液体代謝に特に適している。

血液と組織間の物質交換

からだの毛細血管からは、毎日約20ℓの液体物質が周囲の細胞間質にろ過して放出される。ここで物質交換が起こる。このろ過のエネルギー源は、動脈側の毛細血管が持つ35mmHg（4.6kPa）ほどの血液の静水圧である（**図5.29**）。血圧に対抗する作用を有する血漿タンパクの膠質浸透圧（p.37）は約25mmHg（3.3kPa）であり、毛細血管の静水圧の方が高い（35－25＝＋10mmHg/1.3kPa）ことから、液体物質とその中に溶解する粒子（養分など）は組織内に押し出される（ろ過）。この物質交換中、血液細胞は血管に残る。毛

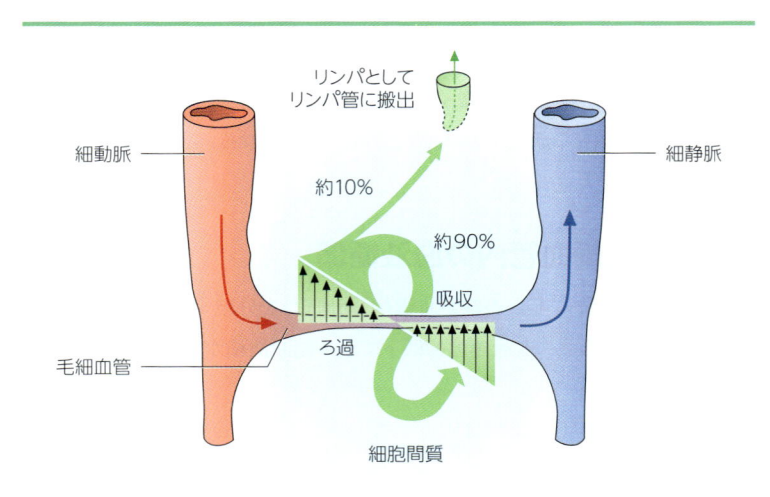

図5.29　毛細血管：毛細血管内で生じる液体代謝のメカニズム（説明は本文を参照のこと）

細血管の血圧は、末端部で再び低下するが（約15mmHg/2kPa）、膠質浸透圧はほとんど変わらないため、静脈側の毛細血管の血圧は膠質浸透圧よりも低くなる（15－25＝－10mmHg/1.3kPa）。その結果、液体物質とその中に溶解する粒子（物質代謝産物）は、血管内に戻る（吸収される）。

1日に毛細血管から放出される20ℓの液体物質（上述参照）のうち、再吸収されるのは約18ℓ（90%）である。ろ過された10%ほど（2ℓ）の液体物質は、リンパ(p.262を参照)としてリンパ管系に搬出される。

浮腫形成

> ***浮腫(edema)：***
> *浮腫とは、細胞間質内に液体が蓄積・貯留することをいう。*

浮腫は次のような様々な原因で生じる。
- 静脈側の毛細血管に静脈血が逆流し血圧が上昇（右心不全など）。その結果、ろ過過剰となり、組織内に液体物質が蓄積する。
- アレルギー反応でヒスタミンが放出されて、毛細血管の透過率が変化（組織の透過性が亢進）
- 血漿のタンパク含有率の変化（アルブミン量の低下など）による膠質浸透圧の低下
- リンパ管の狭窄または閉塞によるリンパ放出量の減少

5.4.6 心臓への静脈還流

静脈は次の6つのメカニズムに従い心臓に還流する。
- 心臓の吸引作用：収縮期に弁平面が心尖に向かって移動することで陰圧が生じ(**図5.10**)、血液が心房に吸引される
- 呼吸の影響：吸息時に胸腔内に陰圧が生じ（p.416「吸息」）、胸郭内を走行する静脈が拡張する。その結果、心臓への流血量が増す。この心臓

への流血は、吸息で生じる腹腔内の過剰圧力（横隔膜の降下）によっても促進される。
- 静脈弁：心臓の半月弁と構造上類似する静脈弁は血液の逆流を防ぐ。この作用は心臓よりも下方にある静脈で特に強い。2つの静脈弁の間隔は、細い静脈で数mm、太い静脈では最長20cmにおよぶ。
- 動静脈の提携：太い動脈および細い動脈の直近には、たいてい2つの静脈が走行する。動脈と静脈は、結合組織によって1本の血管束を形成する。動脈は脈波によって定期的に拡張し、これが隣接する静脈を圧迫する結果、弁の付いた静脈を通る血液は逆方向（心臓に向かう）にのみ流れることができる。
- 筋ポンプ：骨格筋が収縮して静脈が圧迫されると、静脈壁が圧縮されて、静脈血は心臓に向かって輸送される。ここでも静脈弁が逆流を防ぐ。
- 血管平滑筋の収縮：血圧調節に関与する中枢神経系の支配。

静脈流血障害

静脈側の障害は、静水圧の負荷が高い領域、特に下肢に限局される。

静脈瘤は、静脈が不規則に拡張し、壁層の構造が変化（平滑筋の一部が結合組織に替わる）したものである。その結果、静脈弁が完全に閉鎖しなくなり、静脈血が逆流する。さらに、ろ過された血液が毛細血管床で吸収されなくなる（静脈側の毛細血管への圧力上昇）。リンパが十分に流出しなくなると貯留して、慢性浮腫が生じる。組織圧が上昇すると、動脈からの血流が減少する。その結果、血流障害が生じる。

要 約

心臓と血管系

総 論

- 心臓と血管系は、閉鎖した循環の中で血液と、その中に溶解する要素(酸素、養分など)を全身の体細胞に運搬することを任務とする。その際エンジンの役割を担うのが心臓である。
- 事実上の運搬系である血管は、次の4つに分類される。
    - 血液を運搬する動脈（酸素含有量に関係なく、血液を心臓から運ぶ血管）
    - 毛細血管(物質交換が行われる)
    - 静脈(酸素含有量に関係なく、血液を心臓に運ぶ血管)
    - リンパ管系(リンパおよび免疫担当細胞を運搬)

心 臓

- 心臓(p.235)と心臓を覆う心膜(Pericard、p.242)は、胸腔の結合組織性間隙(縦隔)内にある。
- 心臓の隔壁(心室中隔および心房中隔、p.236)は、心臓を肺循環のための右室と右房に、体循環のための左室と左房に分割する。
- 心底(脊柱側＝後側、p.235)では、肺静脈が左心房に入る。
- 心臓の下面(大部分が左室で右室は一部のみ)には横隔膜があり、心臓後壁(p.237)と呼ばれる。心臓前壁(p.236)は主として右室が構成し、左室部分はわずかである。左室の外側末端にある心尖(p.239)は、左鎖骨中線のやや内側で、第5左肋間隙の高さにある。
- 心臓の壁(p.242)は、次の3つの層で構成される(内側から外側)。
    - 心内膜
    - 心筋
    - 心外膜

この外側には液体物質を多少含む心膜腔と、肉厚な心嚢(漿膜性心膜壁側

板+線維性心膜）がある。
- 4個の心臓の弁（p.240）は、1つの平面上（弁平面）に並び、結合組織性の心臓骨格で固定されている。心臓の弁は、房室弁と動脈弁に区別される。
- 心房と心室の間には、次の2つの房室弁がある（p.241）。
  - 右心房と右心室の間にある三尖弁
  - 左心房と左心室の間にある二尖弁（僧帽弁）
- 動脈弁（p.242）
  - 肺動脈弁（肺動脈への入り口）
  - 大動脈弁（大動脈への入り口）
- 心臓にある自動性の刺激・心拍調節機構を洞房結節（p.243）という。骨格筋細胞が神経から刺激を伝導されて興奮・収縮するのに対し、洞房結節および刺激伝導系の細胞は特殊な心筋細胞で、自発的に活動電位を発生させることができる。
- 刺激は房室結節（p.243）を通り、その後、ヒス束（p.244）を介して心室中隔に到達する。ここで分岐して左右の脚（p.244）に沿って進み、プルキンエ線維（p.244）を介して心室筋層にいたる。心筋細胞は、Z帯で細胞接着によって結合し網状を呈する。こうして刺激と、刺激による収縮は、まず心房に均等に伝わり、その後で心室に均等に広がる。
- 心臓の活動は、中枢神経系の脳幹の循環中枢（p.631）から交感神経および副交感神経（自律心神経）を介してからだの要求に適応する。心臓交感神経は、主に心房と心室の心筋を支配し、迷走神経は洞房結節と房室結節を支配する。
- 心臓の冠状血管系（p.244）は心筋を栄養する。
- 冠状動脈（p.244）には次の2つがある。
  - 右側の冠状動脈：右冠状動脈（A. coronaria dextra）、後室間枝（R. interventricularius posterior）
  - 左側の冠状動脈：左冠状動脈（A. coronaria sinistra）、前室間枝（R. interventricularius anterior）、回旋枝（R. circumflexus）

- 心臓の静脈（Vv. cordis、p.245）には、小心臓静脈（V. cardiaca parva）、中心臓静脈（V. cardiaca media）、大心臓静脈（V. cardica magna）があり、冠状静脈洞を経てその先の右心房に注ぐ。
- 心室の筋層が収縮する間を収縮期といい、次の段階がある。
  - 等容性収縮期（房室弁が閉鎖、動脈弁はまだ閉鎖したまま）
  - 駆出期（動脈弁が開口）
- 心室の筋層が弛緩する間を心室拡張期といい、次の段階がある。
  - 等容性弛緩期（動脈弁が閉鎖、房室弁は閉鎖したまま）
  - 充満期（房室弁が開く）
- 収縮期に動脈から拍出される血液量を一回拍出量という（安静時で約70mℓ）。
- 一定の時間内に心臓から拍出される血液量を心拍出量（CO、p.247）という。
- 1分間に心臓から拍出される血液量を毎分拍出量（p.247）という（安静時は約5ℓ）。
- 1分間の心臓の鼓動数を心拍数という（安静時は約70回／分）
- 心音は次の2つに分類される
  - 鈍いⅠ音（p.248）：房室弁の閉鎖音
  - 冴えたⅡ音（p.248）：動脈弁の閉鎖音
- 聴診部位は、弁が閉鎖した後で血流が胸壁に最も近づく位置とする
- 心電図（ECG、p.251）を利用すると、心拍数および心臓の刺激伝導を知ることができる。誘導法には、双極肢誘導と単極胸部誘導がある。心電図の曲線に描かれた棘波と一般的な波には固有の名称がつけられており、特定の刺激拡散期に現れる。
- 左室が血液を送り出して抵抗する圧力は、収縮期血圧を見ればわかる（正常値は120mmHg）。これは駆出期の最大血圧（p.255）である。
- 拡張期血圧（正常値は80mmHg）は、大動脈弁が閉じた時の最小血圧である。拡張期血圧が90mmHgを超えている場合を、高血圧（Hypertonie）という。血圧測定には、たいていリヴァ・ロッチ血圧計（RR）が用いられる。
- 心臓の臨床検査法には以下の方法がある。

- 視診
- 触診
- 打診
- 聴診
- 心電図（ECG）
- 胸部X線写真（前後像または側面像）
- CTスキャン像（水平断層図）
- 心エコー法
- 心カテーテル検査（血管心臓造影、冠状動脈造影）
- 核磁気共鳴画像法（水平断、矢状断、前頭断）

血管系の構造と機能

- 動脈（p.259）と静脈は、3層の壁で構成されているという点では似ている。ただし動脈には非常に強靭に発達した中間筋層があり、該層は弾性板に挟まれている。心臓に近い動脈は、弾性線維を多く含む（送風タンク作用）。
- 静脈（p.259）の壁は薄く、たいていは血管内皮細胞の突起でできた弁が付いている。
- 毛細血管（p.261）の壁は、血管内皮細胞（内層）のみである。
- リンパ管（p.262）の壁は内皮で構成されており、部分的に突起（弁）と薄い筋層が付いている。
- 血液循環内には、小循環（肺循環）と大循環（体循環）という2つの系統（p.263）がある。
- 小循環（肺循環）（p.264）では、上下大静脈（Vv. cavae superior + inferior）を通って、からだの上下部位から酸素含有量の低い血液が右心房に注ぐ。血液は右心室を通って肺動脈に達し、肺内で酸素を取り込み、酸素含有量の多い血液が肺静脈と左心房を通り、左心室に入る。
- 大循環（体循環）（p.264）では、酸素含有量の高い血液が左心室から大動脈に送られ、動脈系を通ってからだの全域に分配される。物質交換およびガス交換は、毛細血管で営まれ、酸素含有量の低い血液は大静脈を通っ

て右心房に還流する。
- 門脈循環（p.273）は大循環内に存在する毛細血管床の一部で、静脈血は消化管および脾臓から腸で吸収された養分とともにこの門脈（V. portae）を通って肝臓に送られる。静脈は肝臓内で大部分が静脈からなる毛細血管領域（ここで腸で吸収された養分が解毒、保存または転換される）を通って、肝静脈を経て下大静脈および右心房に向かって進む。これが吸収された栄養素の経路である。さらに、栄養素は酸素含有量の低い血液とともに小循環を通って、酸素含有量の多い血液とともに大循環を経て毛細血管に送られ、いわゆる「末端消費者」である体細胞に到達する。
- 胎児循環（p.265）では、肺は未機能のため、肺循環が迂回される。
  - 血液が、心房中隔の卵円孔（Foramen ovale）を通って右心房から左心房に直接送られる。
  - 肺動脈と大動脈の間にある短絡路（ボタロー動脈管）を通る。
  - 胎盤でガス交換が営まれる。酸素含有量の高い血液が臍静脈を介して静脈管（Ductus venosus）を通り胎児の下大静脈に送られる。
- 大動脈弓（Arcus aortae、p.267）は対になった太い枝を分枝する。頭部に向かう枝を総頸動脈（Aa. carotes communes）といい、上肢に向かう枝を鎖骨下動脈（Aa. subclaviae）という。胸大動脈（Aorta thoracica）は分枝して、肋間筋群、食道、心膜、縦隔を栄養する。大動脈は横隔膜の大動脈裂孔を貫通して腹大動脈（Aorta abdominalis）となり、さらに下行する。ここで頭側から尾側に向かって順に、横隔膜下側、腎臓（腎動脈、A. renalis）、副腎に向かう枝と、肝臓動脈、胃動脈および脾動脈の共通幹動脈である腹腔動脈（Truncus coeliacus）、小腸への上腸間膜動脈（A. mesenterica superior）、生殖腺への精巣動脈（A. testicularis）と卵巣動脈（A. ovarica）、大腸への下腸間膜動脈（A. mesenterica inferior）が分岐する。寛骨翼の高さで腹大動脈は、内外腸骨動脈の共通幹動脈である総腸骨動脈（Aa. iliacae communes）に分岐する。総腸骨動脈は内腸骨動脈（A. iliaca interna）を分岐し、下肢に向かって外腸骨動脈（A. iliaca externa）となり、鼡径靭帯の高さで大

腿動脈となる。
- からだの浅層にも深層にも静脈網（p.271）があり、両者は貫通静脈でつながっている。上大静脈(V. cava superior)は、血液を頭部、頸部、上腕部から集める左・右腕頭静脈(Vv. brachiocephalicae)が合流して形成された静脈である。下大静脈(V. cava inferior)は、下肢から血液を集める左右外腸骨静脈(Vv. iliacae externae)と、左右内腸骨静脈(Vv. iliacae internae)の共通幹静脈である左右総腸骨静脈(Vv. iliacae communes)が合流して形成された静脈である。下大静脈が右心房に向かって走行中に、腎静脈(Vv. renales)と、横隔膜の大静脈孔(Foramen venae cavae)を貫通する前に3本の肝静脈(Vv. hepaticae)が合流する。
- リンパは静脈に沿って流れる（p.262）。毛細リンパ管の末端は盲端である。リンパは、毛細血管領域でろ過され回収されない液体物質の一部である(10%)。リンパは、毛細リンパ管、大小リンパ管、リンパ節（免疫反応の一部）を通って左右静脈角領域に到達し、静脈系に還流する。

血管系—物理的生理学的基本事項

血液は大血管を通る方が、細動脈や毛細血管を通るよりも容易に流れる。細動脈や毛細血管の直径は小さく、血流には大きな抵抗が生じる（p.276）。そのため、両者は抵抗血管とも呼ばれる。血管抵抗（血流抵抗）は末梢抵抗であり、この抵抗に対しては大きな圧力が必要となる。血液循環は、こうした浸透圧差を生じさせて正常に維持される。

- 血流は、局所的に血管抵抗を変動させることで、需要に応じて配分される（心拍出量の配分、p.277）。すなわち、血管平滑筋を弛緩して血管を拡張するか(血管拡張、Vasodilation)、血管平滑筋を収縮させて血管を狭小化する(血管収縮、Vasoconstriction)。血管平滑筋の緊張は、局所作用(酸素負債時に血管を拡張させる自己調節)で調節されたり、神経信号（血管交感神経による）、ホルモン信号(アドレナリン、ノルアドレナリン、ヒスタミンなど組織ホルモン）によって調節される。
- 身体活動時に筋がより多くの血液を必要とするなど（p.277）必要血液量が

増したときには、血圧が急に低下しないよう、心臓のポンプ機能が活発に作用しなければならない。脳幹の循環中枢は、大動脈の圧受容器および伸張受容器から神経インパルスを受け取り、大静脈に伝える。大静脈ではその時点での血圧が記憶される。この場合、正常な血圧を維持するために、血管収縮安定臓器である抵抗血管（血圧上昇を担うレニン—アンジオテンシン系）と静脈（静脈還流の増加）が機能し始めるほか、こうした血圧の変化に心臓機能も適応する。どちらのプロセスも、循環中枢によって反射的に調節される。

- 腎臓（p.513）も、塩分および水分の調節や、レニン—アンジオテンシン系に関与することで血圧を調節する。
- 正常な循環のためには、次のような他の静脈還流機序も（p.283）も作用する。
    - 心臓の吸引作用
    - 吸息時に胸腔にかかる陰圧
    - 静脈弁
    - 動静脈の連携
    - 筋ポンプ
- 毛細血管は、総表面積は非常に大きく（600㎡）、血管抵抗が高いため血流速度は低く、壁は極めて薄い。こうした特徴は、物質交換がスムーズに行われるのに理想的な条件である（p.282）。
- 平均して1日に20ℓの液体物質が間質にろ過される。間質では物質交換が営まれる。物質交換の駆動力になるのが血液の静水圧（p.282）で、この静水圧は毛細血管の末端では血漿タンパクの膠原浸透圧よりも高い。その結果、液体物質とその中に溶解する粒子（養分など）は、組織に押し出される（ろ過）。
- 毛細血管の静脈側末端では、膠原浸透圧よりも血圧の方が低い（p.282）。その結果、液体物質とその中に溶解する粒子（物質代謝産物など）が、血管に還流する（吸収）。間質にろ過される20ℓの液体物質中約18ℓが還流吸収され、残る2ℓ（10％）がリンパとしてリンパ管を通して搬出される。

6 血液、免疫機構、リンパ器官

6.1	**総論**	*294*
6.2	**血液**	*294*
6.2.1	血液の役割	*294*
6.2.2	血球	*296*
6.2.3	血液型と輸血	*300*
6.2.4	血漿	*305*
6.2.5	赤血球沈降速度（ESR）	*309*
6.2.6	血中の酸素と二酸化炭素の運搬	*309*
6.2.7	貧血	*312*
6.2.8	赤血球産生調節	*315*
6.2.9	止血と血液凝固	*315*
6.3	**免疫機構**	*319*
6.3.1	非特異的免疫応答	*319*
6.3.2	特異的免疫応答	*320*
6.4	**リンパ器官（免疫臓器）**	*326*
6.4.1	胸腺	*327*
6.4.2	リンパ節	*329*
6.4.3	脾臓	*331*
6.4.4	粘膜のリンパ組織	*334*
	要約	*339*

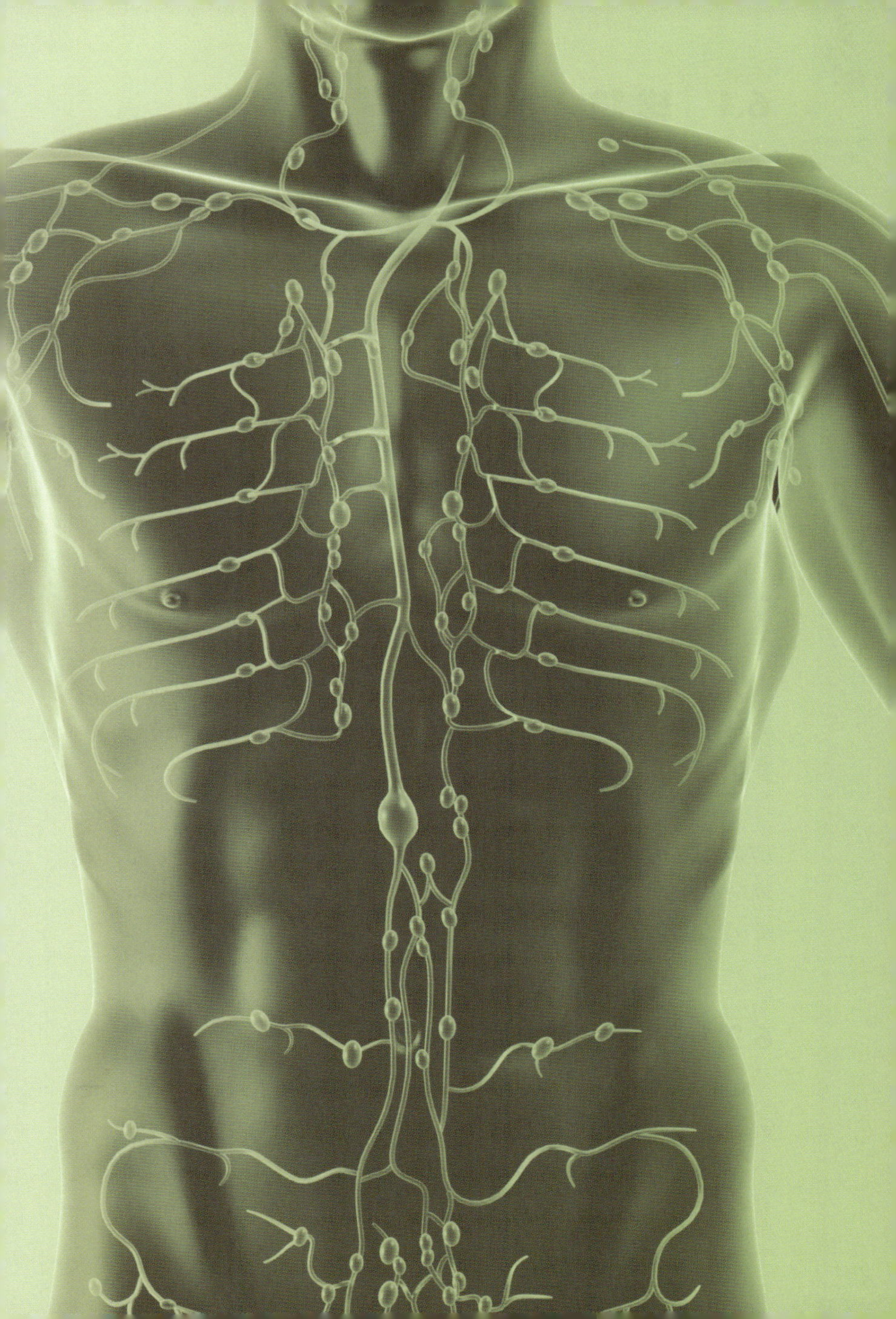

6.1 総論

遊走性の結合組織細胞である血液の細胞と免疫系細胞は、部分的に起源が同じで、どちらも発生学的に間葉に由来する。どちらも大部分は骨髄という同じ形成器官で作られるが、存在部位と作用部位は、それぞれ血液と結合組織であって、明らかに異なる。

6.2 血液

血液は、一種の液状の運搬組織として見なすことができる。血漿は、血液の細胞間質にあたる成分である。この組織には、次の3つの細胞性成分が存在する。

- 赤血球（Erythrocyte）
- 白血球（Leucocyte）
- 血小板（Thrombocyte）（図6.1）

> **ヘマトクリット (Hematocrit)**：*血液の全容積（100%）に占める全血球の含有率をヘマトクリットという(図6.3)。ヒトでは45%前後で、通例は男性で47%と、女性の43%よりもわずかに高い。*

ヒトの血液は体重のほぼ8%であり、たとえば体重が70kgのヒトの体内には、5.6ℓほどの血液が流れているということになる。血液の全容量の80%が体循環を流れ、20%ほどが小循環を流れる。

6.2.1 血液の役割

血液には多様な機能があり、血液成分と血管系の存在域は密接な関係にある。血管が一般的に分配という役割（熱調節および物質分配）を担う一方、血液の有形成分と無形成分は、一部で次のような非常に特異的な機能を有する。

血液

a 赤色骨髄で分化する血球

(ラベル: 赤血球、分葉した細胞核、好中球、単球、特異果粒、好塩基球、好酸球、血小板)

b リンパ器官で分化するリンパ球

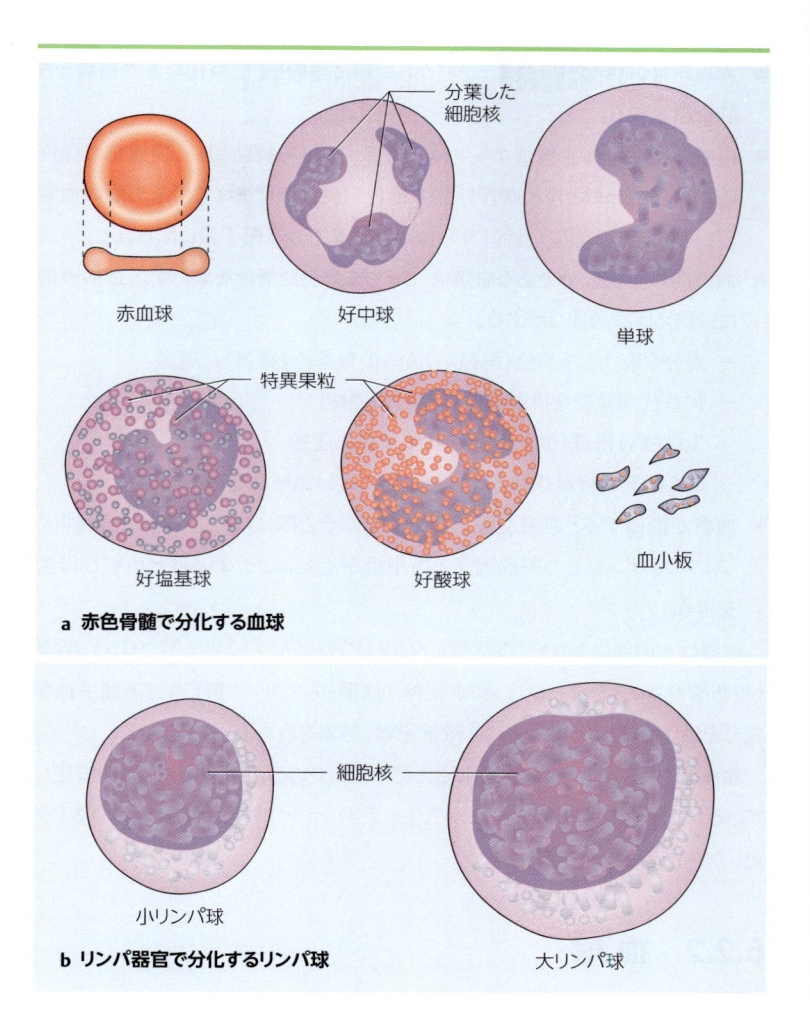

(ラベル: 小リンパ球、細胞核、大リンパ球)

図6.1　血液細胞： 血液細胞は骨髄で、血球始原細胞（Hemocytoblast）という共通の幹細胞から形成され、一定の成熟期間を経てから末梢血液に放出される。リンパ器官内で増殖するリンパ球を除き、血球は生涯にわたり必ず骨髄で形成される。

295

- 赤血球は、呼吸ガス(酸素)を肺から組織に運搬し、二酸化炭素を組織から肺に還流する。
- 白血球は病原体や異物から生体を防御する（免疫防御）。白血球の免疫防御作用は、ほとんど血管外部の結合組織内で営まれる。その際の血液の役割は、造血部位(骨髄)から作用部位までの運搬手段に限られる。
- 血液内の液状成分である血漿は、さまざまな運搬機能を果たす。運搬機能には例えば次の4つがある。
    - 養分を取り込み部位(腸絨毛)から消費部位(臓器)に運搬
    - 物質代謝産物を排泄臓器(腎臓)に運搬
    - 生体固有物質(ホルモン)を作用部位に運搬
    - 熱を活発な物質代謝部位から表層に近い領域に運搬
- 血管が損傷すると血液凝固が開始する。その際には、血漿中に溶解するフィブリノゲンなどの凝固因子と血小板が生死にかかわるほど重要な役割を担う。

血漿は水の他にも塩分(電解質)、タンパク質(アルブミンやグロブリン)、脂質(脂肪酸やコレステロール)、炭水化物（血糖としてブドウ糖）など多種多様な成分をはじめ、数多くのビタミン、微量元素、酵素を含む。

血液はこれ以外にも、組成がほとんど一定している、浸透圧が比較的安定している、pH値がほぼ変動しない(7.2 〜 7.4)という特徴がある(いわゆる「安定した体内環境」を作る)。

6.2.2 血 球

1マイクロℓ（$\mu\ell$）の血液中に存在する有形成分の平均数は次のとおりである($1\,\mu\ell=$㎣)。

- 赤血球：450 〜 550万
- 白血球：4000 〜 8000
- 血小板：15 〜 35万

白血球は次の5つに分類される(白血球分画)。

- 好中球（neutrophil）：60～70%
- 好酸球（eosinophil）：2～3%
- 好塩基球（bazophil）：0.5～1%
- リンパ球（lymphocyte）：20～30%
- 単球（Monocyte）：4～5%

赤血球（Erythrocyte）

　赤血球は円板状の構造を有し、直径は約7.5μmである。両面がやや窪んでいるため、体積の大きさに比べて表面積が広い（図6.1a）。この形状に起因して、酸素の取り込みや排出が容易で（拡散距離が短い）、細い毛細血管内を通過する際に受動的に変形できる。成分のほとんどが赤く鉄分を含んだヘモグロビン（Hemoglobin）という酸素を可逆的に結合する血液色素（酸素ヘモグロビン、Oxyhemoglobin, HbO_2）である。血中に酸素が多く含まれていれば鮮やかな赤色で（動脈血）、酸素が少なければ暗赤色となる（静脈血）。

　赤血球の数は、男性では平均530万/μℓ、女性では460万/μℓで、からだの必要酸素量および肺内の供給酸素量によって異なる。

たとえば標高の高い場所では、赤血球が増える（赤血球増加症、Polyglobulie）。赤血球が異常形成されたり、寿命が短い場合、貧血（Anemia）という（p.312）。貧血の最大の原因は鉄不足、ビタミンB12不足、葉酸不足である。

赤血球の形成、寿命、分解

　赤血球が形成され成熟する部位は赤色骨髄で、この前駆体段階では赤血球はまだ核を持つ（幹細胞）。赤血球は成熟途中で核および細胞小器官を失い、末梢血に流出する。ヒトでは、1分間に約1億6000万個の赤血球が形成される。血液を特殊な染色法を利用して観察すると、最も幼若な赤血球（約1%）には網状構造物があることが認められる（網状赤血球、Reticulocyte）。たとえば失血すると、末梢血中の網状赤血球数が増す。

　赤血球の寿命は、平均120日で、主として脾臓と肝臓で分解される。鉄を

含まないヘモグロビンから、ビリルビン（Bilirubin）という胆汁色素が発生する。放出される鉄は保存され、再度ヘモグロビンの形成に使用される。

赤血球は、高張液中では水分を失って収縮し（朝顔の形状）、反対に低張液中では水分を吸収して崩壊する（溶血、Hemolysis）。その際、ヘモグロビンが遊離し、細胞は透明になる（ワニス状）。

白血球（Leucocyte）

血液中には赤血球の他にも、白血球という比較的無色（白色）の血球がある（図6.1a、b）。白血球には次の血球が含まれる。

- 果粒球
- リンパ球
- 単球

赤血球とは異なり、寿命は数時間から数年とほとんど一定ではない。白血球はリンパ器官（脾臓、胸腺、リンパ節、扁桃など）とともに免疫機構を構成する。この免疫機構は、非特異的なものと特異的なものに区別される（p.319）。

1 $\mu\ell$ の血中には、4000～8000個の白血球が含まれる。炎症が生じると、この数は明らかに1万を上回る（白血球増加、Leucocytosis）。白血球数が2000/$\mu\ell$ を下回ると、白血球減少症（Leukopenia）という（造血部位の損傷後など）。赤血球と同じく、白血球も赤色骨髄で生成され、成熟・増殖後に末梢血に遊出する。リンパ球だけは例外で、幹細胞は他の白血球と同じく骨髄内に存在するが、増殖は他のリンパ器官（胸腺またはリンパ節など）で起こる点で異なる（p.324「Tリンパ球とBリンパ球」を参照）。

白血球のほとんどは、骨髄内の造血部位から機能部位への運搬系としてのみ循環血を利用する。白血球の免疫防御機能は、ほぼ完全に血管系の外側、すなわち結合組織およびリンパ器官で営まれる。ここでは、毛細血管および毛細血管側静脈壁を通過（血管外遊出、Diapedesis）後、アメーバ様の運動能を利用して前進する。

果粒球

果粒（細胞膜に包まれた封入体）の染色性によって次の3つに分類される(**図6.1a**)。

- 好中球
- 好酸球
- 好塩基球

どれも分葉を示す特有の核を有する(多形核白血球)。反対に、未熟な段階では核は杆状である(杆核白血球)。

好中球：好中球は、特有の食作用に由来して「食細胞」とも呼ばれる。非特異的免疫系に属し、炎症部位に最初に到達する。果粒には多量のリソソーム酵素が含まれ、取り込まれた病原体や細胞残骸を死滅させて無害化する。その際、たいていは果粒球自体も破壊される(化膿)。

好酸球：好酸球も食作用を有し、特に抗原抗体複合体(Antigen-Antibody-Complexe)を破壊する(p.324を参照)。アレルギー反応にも関与しており、肥満細胞や好塩基球から放出される過剰なヒスタミンを結合して不活性化する。そのことから、主要な役割はアレルギー反応の制限であるといえる。その他、果粒球に一連の侵襲的な酵素が含まれており、これが必要に応じて放出されて、標的細胞を破壊する。

好塩基球：ヒトの血中には少量しか含まれていない。主としてヒスタミンとヘパリンを含有する。ヒスタミンが、急性アレルギー反応の発現に関与(血管透過性亢進、平滑筋の収縮)する一方、ヘパリンは血液凝固に関与する。

リンパ球

血流中のリンパ球(小リンパ球)は、赤血球ほどの大きさで、いわゆる大リンパ球は主にリンパ器官内に見られる(**図6.1b**)。リンパ球は、細胞核が極めて大きく、細胞質には細胞小器官が多く含まれる。リンパ球も特異的防御系の細胞として骨髄で生成されるが、その後は血路を通ってさまざまなリンパ器官

に運搬され、そこで特異的免疫細胞となる(p.319「免疫機構」を参照)。

単球

単球は、白血球の中で最大の細胞である(図6.1a)。細胞核は卵形から腎臓形をしており、細胞質にはリソソームが豊富に含まれる。他の白血球細胞と同じく骨髄で生成されるが、血中に滞留するのは約20～30時間のみである。その後は血管系を出て、組織内でマクロファージ（大食球）となる。単球とマクロファージは防御系で多様な役割を担い、特に非特異的免疫防御に関与する。食作用によって、細胞内に取り込んだ細菌、真菌、寄生虫、損傷体細胞の駆逐などがある。この他、特異的免疫防御にも携わり、非自己抗原に関する情報をリンパ球に伝達する(p.321「抗原提示」を参照)。

血小板

血小板（栓球とも呼ばれる）は、血液凝固および止血に重要な役割を担う。骨髄の骨髄巨細胞（巨核球、Megakaryocyte）の細胞質が断片化されてできたもので、不整な板状で血中に遊走する（図6.1a）。細胞質は無核で、細胞小器官はほとんどない。血小板の寿命は5～10日で、寿命が過ぎると脾臓で分解される。血管が損傷すると、血管壁に粘着してトロンボキナーゼ（Thrombokinase）など酵素を放出する。この酵素がトロンビン（Thrombin）やフィブリノゲン（Fibrinogen）などの要素とともに血液を凝固させる。

6.2.3 血液型と輸血

赤血球の表面には糖質含有量の異なる多数の細胞膜構成要素（糖脂質や糖タンパク）が存在する。これを血液型抗原という。これを抗原というのは、非自己細胞で抗体の生成を促すためである(p.319「免疫機構」を参照)。

ヒトには、こうした抗体が100個以上あり遺伝する。このうち特にABO型とRh型が臨床的に重要である。

血液型

ABO式血液型では、血液は次の4つのグループに分類される。

- 赤血球膜表面上にA型抗原が存在(A型)
- 赤血球膜表面上にB型抗原が存在(B型)
- 赤血球膜表面上にA型とB型の抗原が存在(AB型)
- 赤血球膜表面上にどちらの抗原も存在しない(O型)

その他、それぞれ欠けている抗原に対する抗体が血漿中に存在する。これを基準にして次のように分類できる。

- A型のヒトはB型抗原に対する抗体(抗B)を有する
- これと同様に、B型の血漿にはAに対抗する抗体(抗A)が含まれる
- AB型の場合は、血漿にはどちらの抗体も存在しない。
- 血液型がO型のヒトには、抗A抗体と抗B抗体の両方が存在する

正常な抗体生成とは異なり、ABO血液型の抗体は非自己抗原と接触しなくても生成される。抗体は生後数ヵ月の間に生成され、凝集作用を持つことから、凝集素(Agglutinine)とも呼ばれる。一方、抗原は赤血球上にあり、凝集原(Agglutinogen)と呼ばれる(表6.1)

表6.1 血液型抗原(凝集原)と付随する血清抗体(凝集素)

赤血球上の抗原 (血液型)	血清中の抗体 (血清=フィブリノーゲンを除いた血漿)
A	抗B
B	抗A
AB	なし
O	抗Aと抗B

輸 血

血液型が異なる血液が輸血されると、血液型抗原と対応する抗体が反応して、赤血球が凝集する。その結果、赤血球が破壊されて溶解する。このような輸血時の問題は、受血者の血漿が輸血赤血球に対する抗体を含んでいる場合には特に顕著である。反対に輸血に受血者の赤血球に対する抗体が含まれている場合は、反応はそれほど大きくない。これは抗体が受血者の血路で大幅に希釈されるためである。

こうした問題を避けるためには、輸血毎に必ず受血者と供血者の血液型の組み合わせを確認し、血清学的耐性検査で管理する。この検査では、受血者と供血者(または保存血)の血液を1滴ずつ採取し、それぞれを1つはA型抗体(抗A)に対する抗体を含む血清、もう1つはB型抗体(抗B)に対する抗体を含む血清という2種類の試験用血清と混合する。この方法が、まさにABO型の血液型検査法である(図6.2)。ABO血液型では認知できない抗原と抗体を確定するには(たとえばRh型など)、さらに主・副交差適合試験を実施する。

- 主交差適合試験(主反応)では、供血者の赤血球(血清なし)を受血者の血清と混合する
- 副交差適合試験(副反応)では、供血者の血清と受血者の赤血球の適合性を審査する

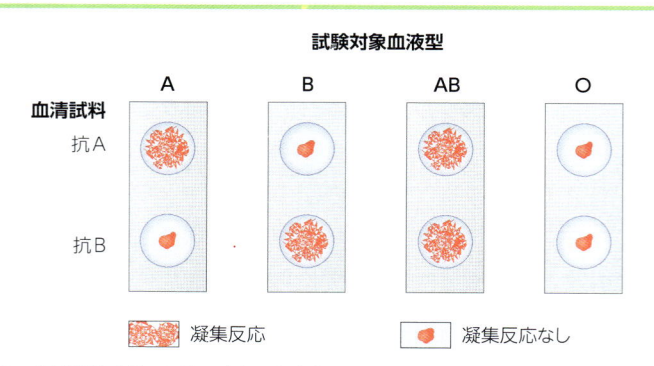

図6.2　血液型確定法：2種の試験用血清(抗A、抗B)混合後の凝集反応

ABO血液型の意義

中央ヨーロッパではおよそ次の割合で各血液型が存在する（訳注：括弧内は日本人の割合）。

- A型：44％（40％）
- O型：42％（30％）
- B型：10％（20％）
- AB型：4％（10％）

メンデルの法則に従うと、ABO式血液型は遺伝することから、子供の血液型は両親の血液型から予想できる。一方、母親と子供の血液型が既知であれば、どの血液型の男性がこの子供の父親であるかどうかを判定できる（法医学的父子関係不在鑑定）。

ABO血液型の抗原は約85％のヒトで唾液、精液、汗、胃液など他の体液にも存在する。この事実を鑑みると、強姦後の法医鑑定時などで、抗原が長年にわたり重要視されていることが理解できる。今日では、この鑑定法は完全にDNA分析に置き換えられている。

Rh 因子

ABO血液型の他にも、さまざまな抗原からなるRh血液型が臨床的に重要な意義を持つ。この抗原は、偶然発見されたものである。あるときモルモットにアカゲザルの赤血球を繰り返し分割注入した結果、モルモットの血中に抗体が形成され、これがアカゲザルの赤血球だけではなく、実験でヒトの赤血球を注入した際にも抗体が形成された上、ヒトの赤血球も凝集したことが確認された。この反応を引き起こしたのは、非常に強く重要なRh抗原（D抗原、R1またはRhO抗原）である。

> ***Rh陽性/Rh陰性：****アカゲザルの赤血球を注入した際に血液凝集反応が現れたヒト、すなわちD型抗原を持つヒトを「Rh陽性」（Rh^+：D因子）といい、赤血球に抗原がない残りのヒトを「Rh陰性」（Rh^-：d因子）という。この大文字のDは抗原が存在することを意味し、小文字のdは抗原が存在しないことを意味する。*

中央ヨーロッパでは、人口の約85%がRh⁺で、残る15%ほどがRh⁻である。このうち、赤血球上にD型抗原が存在する「Rh陽性」のヒトに血液凝集反応がもっとも多く見られる。

　ABO血液型とは異なり、「Rh抗原」に対する抗体は生まれつき存在するものではなく、Rh陽性供血者の血液がRh陰性受血者に輸血されて初めて発生する。この場合、受血者はRh抗原に対して感受性であり、言い換えるとRh陽性赤血球に対して抗体を生成するわけである。したがって2回目の輸血時には迅速に大量の抗体が生成され、Rh陽性供血者の赤血球は即刻凝集する。

妊娠を機に、知らずにRh抗体が生成されることもある。たとえば、母親がRh陰性で父親がRh陽性であれば子供もRh陽性となり、分娩中に子供のRh陽性赤血球が胎盤を通過して母親の血液に侵入し、その結果、抗D抗体（Rh抗体）が母親の体内に生じる。この抗体は免疫グロブリンG (IgG) に属し、胎盤通過性がある。すなわち次の妊娠でこの抗体が母親の血液から胎盤を通して胎児の血液に侵入する可能性がある。この胎児がRh陽性赤血球を保有していれば、抗体は子供の赤血球を凝集・破壊する（赤血球の溶解）。胎児は重症貧血を呈することもあり、場合によっては死産となるケースもある。この病像を胎児赤芽球症 (Fetal erythroblastosis)、または胎児溶血性疾患 (Morbus haemolyticus neonatorum) という。たいていは適時に輸血すれば死に至ることはない。最初の妊娠時に母体にRh抗体が生成されるのを防ぐために、Rh陰性の母親には予防的に抗D免疫グロブリン製剤が投与される。母親には、1回目の出産直後に抗D抗体が注入される（抗D抗体である免疫グロブリンは、動物の体内で生成されたRh抗原に対する抗体で、日本国内ではヒト由来のものが投与される）。この予防処置によって、母体に移行していた子供のRh陽性赤血球は早期に効力を失い、Rh陰性の母体は感作されずにすむ。

6.2.4 血漿

血漿 (Plasma) / 血清 (Serum)：抗凝固剤を加えた血液を遠心分離機にかけて有形成分（赤血球、白血球、血小板）を分離すると、血漿を採取できる**(図6.3)**。分離済みの血液のうち、液体部分を血清という。血清は血漿から血液凝固成分フィブリノーゲン（下記参照）を除いたものである。

血漿は、水分が90％で、残る10％が溶解物質である。溶解成分は次の割合で含まれる。

- タンパク質（血漿タンパク）：70％
- 低分子物質（栄養素、物質代謝産物、ビタミン、微量元素、ホルモンなど）：20％
- 電解質：10％

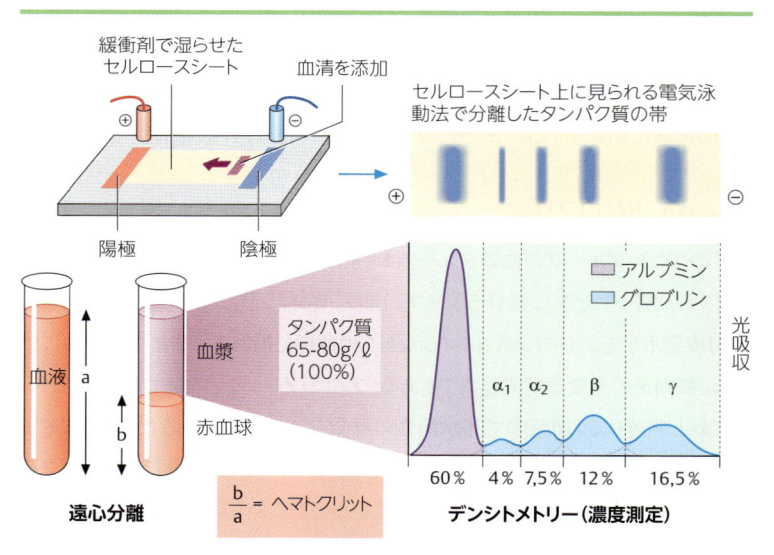

図6.3　血液の組成：血漿タンパクを分離するには、セルロースシート電気泳動法が最も容易な方法である。電界で分離後、タンパク質帯を色素で染色して視認できるようにし、デンシトメトリーで処理すると、帯の濃度によってタンパク質量がわかる。

血漿タンパク

血漿中に存在する100種ほどのタンパク(血漿1ℓ中に約70g)は、脂質、ホルモン、ビタミンなどの運搬に関わり、重要な凝固系の構成要素で、免疫系の抗体にもなる。血漿タンパクが電荷されていることを利用して、電界上で行う電気泳動法を用いれば、分子の大きさと形状を大まかに次の5つのグループに分類できる(図6.3)。

- アルブミン(血漿1ℓ中35〜40g)
- α_1グロブリン(血漿1ℓ中3〜6g)
- α_2グロブリン(血漿1ℓ中4〜9g)
- βグロブリン(血漿1ℓ中6〜11g)
- γグロブリン(血漿1ℓ中13〜17g)

アルブミン(Albumin)

アルブミンは量的に重要な血漿タンパクであり、特に血液の膠質浸透圧を正常に維持するのに作用する(p.309を参照)。その他、カルシウムイオン、脂肪酸、ビリルビン(ヘモグロビンの代謝産物)、胆汁酸、数種のホルモンおよびビタミンの運搬にも関与する。またタンパク質不足時には、貯蔵庫の役割も担う。

α_1-、α_2、βグロブリン

この3つのグループの血漿タンパクは、主に脂質(リポタンパク)、遊離ヘモグロビン(ハプトグロビン)、鉄(トランスフェリン)、ビタミンB_{12}(トランスコバラミン)、副腎皮質ホルモン(トランスコルチンなど)の運搬に携わる。またこのうちいくつかは、凝固系の重要な構成要素でもある(フィブリノーゲン、プロトロンビンなど)。

これと関連して、血漿中で非水溶性の脂質(コレステロールなど)を運搬するタンパク質も重要な意味を持つ。いわゆるリポタンパクは、脂肪とタンパク質の含有量を基準にクラス分けされ、大きいものから小さいもの、密度の低いものから高いものへと次のように分類される。

- カイロミクロン(Chylomicron)
- カイロミクロンレムナント(Chylomicron remnant)

- 非常に密度の低いリポタンパク：（略）VLDL（very low density lipoproteins）
- 密度の低いリポタンパク：（略）LDL（low density lipoproteins）
- 高密度のリポタンパク：（略）HDL（high density lipoproteins）

このような密度の差は、リポタンパクの脂肪（コレステロール、トリグリセリド、リン脂質）含有量の違いによる。たとえばVLDLには脂肪が多量に含まれるが（約90％）、HDLの含有量はこれよりも明らかに低い（約50％）。LDLリポタンパクはコレステロールを最も多く含有し、脂質を肝臓（合成部位）から組織に運搬する。一方、HDLリポタンパクは、組織で合成された過剰なコレステロールを肝臓に戻す。

動脈硬化発生の重要な因子として、血漿中のLDL含有量が高く、HDL含有量が低いことを示唆するエビデンスが多数ある。動脈硬化は、すでに損傷した血管壁の細胞にコレステロールが蓄積される病症で（高血圧を併存する例など）、局所的に血塊が形成されると、血管閉塞にいたるリスクが大幅に増大する。血中コレステロール値は、VLDL、LDL、HDL値から算出されることから、総コレステロール値を調べてもあまり意味がない。高HDL値は極めて有利で、先に述べたように高LDL血は非常に不利である。したがって、必ず血中のHDL値とLDL値を調べる必要がある。

γグロブリン

γグロブリンは、主に血漿の防御物質（抗体）である免疫グロブリンを含む。特殊な免疫系のBリンパ球（形質細胞）から分泌糖蛋白（糖質含有タンパク質）として合成され（p.320）、血漿に放出される。ヒトの免疫グロブリンは、その作用の違いによって5つのIg群（IgA、IgD、IgE、1gG、IgM）に分類される。

- 免疫グロブリンA（IgA）：粘膜表面の防御に特化し、そのため主に消化管と体液（唾液、汗、涙液、母乳、腸分泌物）に存在する
- 免疫グロブリンD（IgD）：血漿中の含有量は非常に低い。その作用はまだあまり知られていないが、状況に応じて、Bリンパ球の分化・成熟に際して細胞表面の受容器として作用することもある。

- 免疫グロブリンE（IgE）：血漿中濃度が最も低い。特にアレルギー反応時および寄生虫感染時に濃度が上昇する。IgEは、たとえば肥満細胞に結合して、抗原に接触すると、肥満細胞からヒスタミンを遊離させる（アナフィラキシー、アレルギー性ショック）。
- 免疫グロブリンG（IgG）：量的にもっとも多い抗体で（全免疫グロブリンの75％）、血漿の他にも間質液にも存在する。ヒトのIgGは、膜を通過できる唯一の免疫グロブリンで、胎盤を通って胎児の循環系に入り込む。その結果、新生児は生後6ヵ月間、母体のIgGによって免疫防御を得る。
- 免疫グロブリンM：（IgM）：最大の抗体であり、抗原と接触すると（微生物感染など）、まず合成される免疫グロブリンである（早期抗体）。早期抗体は、Bリンパ球の表面にある。

低分子の血漿成分

低分子の血漿成分は、大部分がタンパク質に結合し運搬されている。こうした成分には以下の5種類がある。
- 栄養素、ビタミン、微量元素
- 細胞物質交換産物（乳酸、ピルビン酸など）
- タンパク質代謝およびプリン代謝の窒素含有排泄物（尿素、尿酸、クレアチニンなど）
- ホルモン、酵素
- 脂肪（コレステロール、リン脂質、トリグリセリド、遊離脂肪酸など）

血漿電解質（Plasma electrolyte）

血漿電解質の組成は、細胞内の電解質濃度と特徴を異にする。血漿中ではナトリウム、カルシウム、塩化物の各イオンが比較的高濃度であるのに対し、細胞内ではカリウム、マグネシウム、リン酸塩の各イオンの濃度が高い。浸透圧調節に最も重要であるのは、食塩（NaCl）で、血漿100mℓ中に約0.6〜0.7g含まれる。電解質全体の血漿中容量オスモル濃度（Osmolarity）は、約290mosm/ℓである（容量オスモル濃度とは、溶液1ℓ当たりの全浸透圧作

用物質の濃度のことをいう)。ただし、溶媒の量は温度と溶解物質量に左右されることから、正確には水1kgを基準とした重量オスモル濃度(mosm/水1kgの方が適している。

> **等張性(Isotonia)/高張性(hypertonia)/低張性(hypotonia)**：*たとえば輸液用として塩溶液が必要となった場合、塩溶液の浸透圧は血漿と同じでなければならない。この場合、塩溶液は等張性である。浸透圧がより高い溶液を高張性といい、より低い溶液を低張性という。*

高張性溶液を導入すれば、体細胞から水分が放出されて、細胞委縮に至る。反対に低張性溶液を使用すれば、水分が細胞内に流入して破裂する。

6.2.5　赤血球沈降速度(ESR)

赤血球は比重が高いため、抗凝固剤を加えた血液内でゆっくりと沈降する。赤血球沈降速度(Erythrocyte sedimentation rate)は、ウェスターグレン法で測定されることが多く、1時間後の降下量は健常女性で6～10㎜、健常男性で3～6㎜となる。

沈降速度は、さまざまな因子(特に血漿タンパクの量および組成)に左右される。ESRが上昇した場合は、なんらかの病症があると判断される。とりわけ腫瘍に由来する炎症や組織溶離増加があれば、1時間後には赤血球が最大100㎜沈降しうる。これは、赤血球が凝集しやすくなるためである。赤血球が凝集すると、容量に対する表面積が小さくなり、その結果、血流抵抗が小さくなって、赤血球の沈降速度が増大する。

6.2.6　血中の酸素と二酸化炭素の運搬

ヘモグロビンによる酸素の運搬

> **ヘモグロビン(Hemoglobin)**：*赤色の血色素であるヘモグロビン(Hb)は、グロビンと、実質的な色素であるヘムというタンパク質で構成される。*

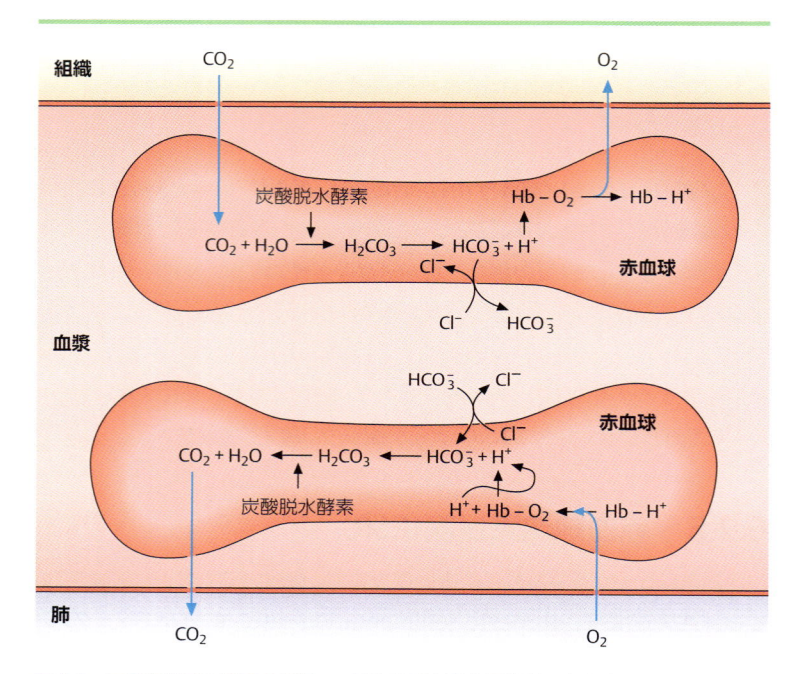

図6.4　二酸化炭素と酸素の運搬：二酸化炭素と酸素運搬時の赤血球内の反応。Hb-O$_2$＝オキシヘモグロビン、Hb-H$^+$＝デオキシヘモグロビン

　分子は4つのサブユニットからなり、各サブユニットは、中心に二価鉄原子が1つ配列されたヘムを1つずつ含む。鉄原子はそれぞれ、肺の中で酸素分子（O）を1つ結合し、組織に運搬されて、そこで酸素を放出する（**図6.4**）。ヘモグロビンに酸素が結合することを酸化（Oxygenate）といい、酸素が解離することを脱酸素化（Deoxygenate）という。

二酸化炭素の運搬

　二酸化炭素（CO_2）は体細胞内の酸化代謝最終産物であり、約10％が物理的に溶解した状態で、90％が化学的に結合した状態で運搬される。二酸化炭素の大部分は、体細胞からまず血漿に拡散し、そこから赤血球にいたる。二酸化炭素は、赤血球内で酵素変換して、水溶性にはるかに優れた炭酸水素

（HCO_3^-）として化学結合し、血漿とともに運搬される。CO_2からHCO_3^-への変換は、赤血球に存在する炭酸脱水酵素（Carbonic anhydrase）という酵素によって大幅に加速される（**図6.4**）。

$$CO_2 + H_2O \rightleftarrows HCO_3^- + H^+$$

生成された炭酸水素の大半（約50〜60%）は、赤血球の塩化物イオンと交換に再び血漿に拡散し、次に肺に運搬されて（p.381「呼吸器系」を参照）、そこでCO_2に変換されて呼気として放出される。組織内でのHCO_3^-合成と肺へのCO_2放出のどちらのプロセスにも、ヘモグロビンの酸化・脱酸化が関与する。デオキシヘモグロビン（脱酸化ヘモグロビン）はオキシヘモグロビン（酸化ヘモグロビン）よりも明らかに強い塩基であり、水素イオンを大量に取り込むことができる（ヘモグロビンの緩衝作用）。その結果、組織の毛細血管内にHCO_3^-が合成される。肺の毛細血管内では、HCO_3^-が血漿から赤血球に戻り、水素イオンを取り込んでCO_2に再変換される。このプロセスは、酸化した血液から多くの水素イオンが放出されることで促進される。

さらに低量のCO_2（約5〜10%）は、ヘモグロビンと直接結合して、カルバミノヘモグロビン（Carbaminohemoglobin）として運搬される。

ヘモグロビンと一酸化炭素

> *一酸化炭素（Carbon monoxide）：一酸化炭素（CO）は無色無臭の気体で、不完全燃焼によって生じる。酸素と同じくヘモグロビンに可逆的に結合する。*

一酸化炭素のヘモグロビンに対する親和性は、酸素よりも明らかに高い。したがって吸気中に0.3%ほど含まれていれば、血中のヘモグロビンの約80%が一酸化炭素と結合する（HbCO）。しかし一酸化炭素は、ヘモグロビン結合からの解放速度が酸素の200〜300分の1であることから、ヘモグロビンの血中酸素運搬能が損なわれて、一酸化炭素中毒になることもある。

ヘビースモーカーでは、血中ヘモグロビンの5〜10%がHbCOで、HbCOの血中含有量が20%を超えると、急性中毒症状（頭痛、眩暈、悪心）が現れ、64%を超えると急死にいたることもある。

ヘモグロビン濃度（Hb）

ヒトの血中ヘモグロビン濃度は、男性でほぼ160g/ℓ、女性でほぼ140g/ℓである。ヘモグロビンは1gにつき1.33mℓの酸素を結合するため、血液1ℓに対して平均約200mℓの酸素を運搬できる。酸素は水に溶解しにくいため、ヘモグロビンがなければ血液1ℓで運搬される酸素はわずか3mℓほどである。すなわちヘモグロビンがあれば約70倍量の酸素を運搬できるというわけである。

色素係数

造血能の判定や貧血形態の確定診断のために、平均赤血球血色素量（Mean corpuscular hemoglobin：MCH）という色素係数がよく求められる。その計算式は次のとおりである。

■ $\mathrm{MCH} = \dfrac{100\text{mℓ}あたりのヘモグロビン含有量(\text{g}) \times 10}{赤血球数(\times 10^6/\mu\text{ℓ})}$

平均赤血球血色素量の正常値は、28～36ピコグラム（pg）となる（1ピコグラム=10^{-12}g）。

> **正色素性（Normochromia）、低色素性（hypochromia）、高色素性（Hyperchromia）赤血球：** 色素係数が正常な赤血球を正色素性という。赤血球の色素係数が低い（慢性の出血性貧血や鉄欠乏性貧血など）ときは、低色素性といい、色素係数が高い（ビタミンB_{12}欠乏性悪性貧血、下記参照）ときは高色素性という。

6.2.7　貧 血

> **貧血（Anemia）：** 赤血球が不足した病態や、血中ヘモグロビン濃度が低下した病態を貧血という。

通例、貧血はヘモグロビン濃度によって診断される。貧血のヘモグロビン濃度の境界は、男性で140g/ℓ、女性で120g/ℓとされている。形態に関係なく、貧血のほぼ全例に皮膚および粘膜の蒼白が顕著な症状として現れる。身体に負荷がかかると、多くの場合、心拍数が大幅に上昇したり（血液循環の亢

進)、組織内の酸素供給量が減少するために息切れが生じたりする。さらに眩暈や、筋労作時に疲れやすいといった症状も現れる。

貧血には次の3つの形態がある。
- 低色素性貧血および高色素性貧血
- 悪性貧血
- 再生不良性貧血および溶血性貧血

低色素性貧血と高色素性貧血

消化管の出血性潰瘍や腫瘍による慢性的な出血が原因でも起こる鉄欠乏性貧血の他にも、ビタミンB₁₂、葉酸、エリスロポエチン(p.315「赤血球産生調節」を参照) などが不足しても貧血は生じる。ビタミンB₁₂と葉酸は、未熟な骨髄細胞におけるDNSの合成に関与し、特に赤血球の分化と成熟に作用する(赤血球造血、Erythropoiesis)。赤血球造血が阻害されると、産生される赤血球数が減少する。ただしヘモグロビン濃度の上昇によって赤血球は急速に大きくなる。こうした赤血球は巨大赤血球(Megalocyte)と呼ばれ、この前段階を巨大赤芽球(Megaloblast)という。これは、血中ヘモグロビン濃度がほとんど変化しないことに起因する(高色素性貧血、巨大赤芽球貧血または大赤血球貧血、上述参照)。

悪性貧血

ビタミンB₁₂不足は、たいてい腸からのビタミン吸収が阻害されることが原因であり、栄養素の摂取不十分が原因であることはほとんどない。悪性貧血と呼ばれるこうした貧血は、ほとんどの場合、胃粘膜の慢性炎症と胃液産生低下が併合して生じる。ビタミンB₁₂は、胃液に含まれる因子 (内因子、Intrinsic factor) と結合してはじめて吸収され、胃の消化液によって破壊されないよう保護されている。肝臓には大量のビタミンB₁₂が貯蔵できることから、腸の吸収障害が赤血球産生に影響を及ぼすまで2〜5年経過することも稀ではない。またビタミンB₁₂が不足したときと同じように、葉酸(同じくビタミンB群に属する) が不足しても骨髄における赤血球造血が阻害される。

再生不良性貧血と溶血性貧血

　上述のほかにも貧血の原因は2つある。1つは骨髄形成不全（Aplasie myeloide）で、放射線被爆（原子力発電所事故後など）や薬害（細胞増殖抑制剤など）に起因するもので、再生不良性貧血という。さらにもう1つは赤血球の寿命短縮で、赤血球の分解が阻害または増強されることに起因するもので、溶血性貧血という。重篤な溶血性貧血の場合は（輸血事故など）、貧血を原因とする皮膚蒼白の他にも、患者の皮膚および粘膜に黄変が見られる。

溶血性黄疸（Hemolytic icterus）は、肝臓でヘモグロビンがビリルビン（胆汁黄色素）に変換されすぎて生じる（「肝臓の物質代謝」を参照）。黄疸になると、血漿中ビリルビン濃度が上昇し、ビリルビンが組織に沈着する。

鎌状赤血球貧血（Sickle cell anemia）

　ヘモグロビン産生障害が原因の遺伝性貧血の一例に、鎌状赤血球貧血がある。この貧血は臨床的には溶血性貧血として現れる。ほぼ黒人のみに認められるこの貧血は、異常分子が原因で、アミノ酸が置換（グルタミン酸がバリンに置換）されて正常なヘモグロビンの代わりにヘモグロビンS（HbS）が産生されて生じる。この異常ヘモグロビンを含む赤血球は、酸素分圧が低下すると、形態が鎌状になる。鎌状となった赤血球細胞は毛細血管に留まり、ホモ接合型遺伝子欠陥のあるヒト（全Hb中のHbSの割合が70～99％）では細血管の閉塞、慢性的な臓器の機能障害に至る。集中的な治療（特に交換輸血、鎮痛薬、酸素負債の防止、場合によっては骨髄移植など）を行わないと成人に達する前に死亡する。熱帯アフリカの中でマラリア罹患率が高い区域では、民族の40％がヘテロ接合体（HbS含有率50％未満）で、多くが無症状である。こうして欠陥遺伝子保有者は、マラリア感染に対する耐性を得る（選択的優位性）。

6.2.8　赤血球産生調節

　赤血球の産生は、エリスロポエチンという腎臓で合成されるホルモンによって調節される。血中の酸素量と赤血球の数を一定に維持するために、ヒトのからだには単純でも非常に効率の良い調節系がある。大量出血後や標高の高い場所に滞在したときに血中の酸素量が特定の値を下回ると、赤血球産生系が刺激される。刺激を受けると、骨髄の赤血球産生系が興奮し、酸素運搬能が亢進する。赤血球の供給量が増えて酸素負債が解消されると、赤血球産生は再び正常化する。

腎機能障害（慢性腎不全など）のある透析患者には、赤血球産生低下が多く認められ、そのため貧血が併存する患者が多い。

6.2.9　止血と血液凝固

　血管系が損傷した場合には、生死に関わりうることもあるので、失血からからだを守る必要がある。失血を最小限に抑えるために、損傷直後に止血および血液凝固のための生理学的メカニズムをスタートさせなければならない。このメカニズムでは、血小板（Thrombocyte）の他にさまざまな血漿成分（凝固因子）や血管壁が関与している（図6.5）。

> ***出血時間/血液凝固時間：****出血時間は、損傷から止血までの時間のことをいう（通常は2～4分）。血液凝固時間は、血栓（Thrombus）が形成されて完全に止血するまでの時間のことをいい、小さな刺創の場合は8～10分程度である。*

止 血（Hemostasis）

　止血は一連のプロセスからなり、血液凝固で終了する。負傷すると、直後に血管壁平滑筋が収縮して、血管収縮（狭窄）が始まる。次に、負傷部付近の血管壁に血小板が蓄積して、血小板の血栓が生じる。その際、形状を変えた血小板が活性化して、小胞に保存された物質が遊離され、それが凝集して実質的な血栓が形成される。

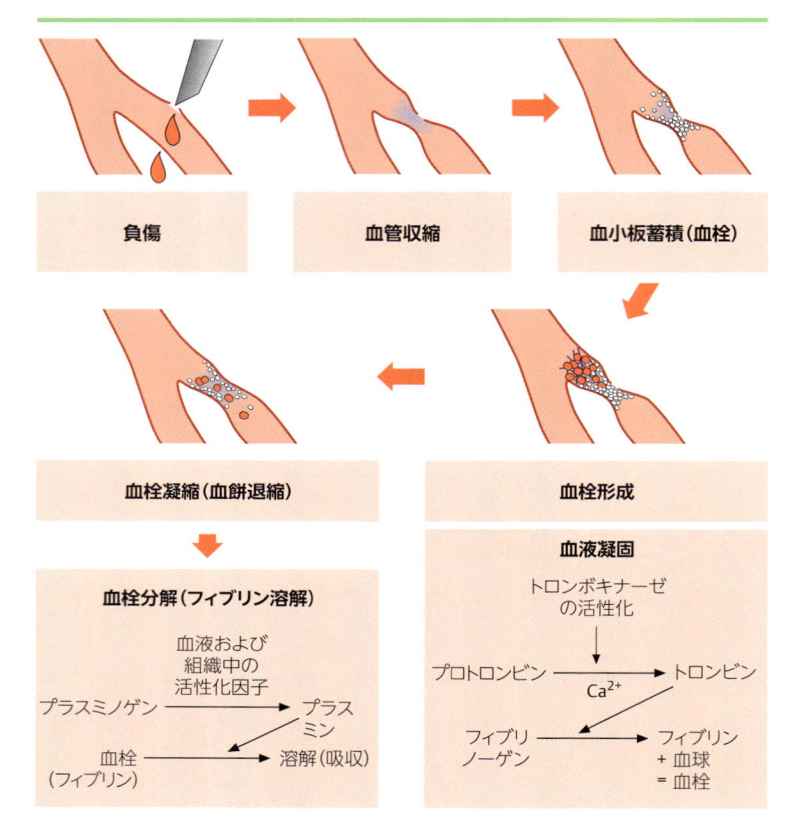

図6.5　止血、血液凝固、フィブリン溶解：
止血、血液凝固、フィブリン溶解の各プロセスの概要

血液凝固

　止血のプロセスが開始すると、血液凝固プロセスも開始する。血液凝固過程では、反応連鎖を介して、フィブリノーゲンという溶性の血漿タンパクが、酵素によって不溶性のフィブリン分子からなる線維網に変換される。プロセスは数多くの反応からなり、合計13種の血液凝固因子が関与する。因子が遊離される部位に応じて、血液凝固は次の2つの部位から開始する。

- 組織の負傷に起因するもの（外因性メカニズム）
- 血管内部で開始するプロセスに起因するもの（内因性メカニズム）

　どちらの場合も、血小板か負傷組織のいずれかから遊離するトロンボキナーゼという酵素が活性化する（**図6.5**）。この酵素は、カルシウムイオン存在下で、血漿中に溶解したプロトロンビンをトロンビンに変換する。トロンビンの作用のもと、フィブリノーゲンが線維で構成されるフィブリンに再変換され、この線維が絡み合って毛氈状となる。ここに血球が蓄積されて最終的に血栓となり、凝固が終了すると硬化・退縮する（血餅退縮）。

フィブリン溶解（Fibrinolysis）

　血栓が負傷部閉鎖という役割を終えると、フィブリン塊は創傷治癒の過程で再び溶解する。これをフィブリン溶解という。フィブリン溶解にはプラスミン（Plasmin）という酵素が関与する。プラスミンは血漿中にプラスミノゲン（Plasminogen）という不活性な状態で存在し、血液または周辺組織から放出されるプラスミノゲン活性化因子によって活性化される。

血液凝固の調節

　血管内で無秩序に血液凝固が起こらないためには、血液凝固の活性化と抑制とのバランスを維持するさまざまなメカニズムが働く必要がある。1つ目のメカニズムでは、表面がマイナスに荷電した血管壁平滑筋が血小板を吸着するのを防ぎ、トロンボキナーゼが活性化されないようにする。2つ目のメカニズムでは、血液凝固過程で生じるトロンビンの作用の大部分を、合成されたフィブリンによって無効にする。3つ目のメカニズムでは、血漿中に存在する他の物質

（抗トロンビンIII、ヘパリンなど）によってトロンビンの効力が抑制される。血液凝固因子の中には、凝固に作用するためにカルシウムイオンを必要とするものもある。たとえば採血にクエン酸塩またはシュウ酸塩を加えると、カルシウムイオンと結合して血液凝固が阻害される。

血友病A (Hemophilia A)は、第VIII凝固因子が欠乏しているために正常な血液凝固が起こらず、小さな創傷でも大量出血にいたる可能性のある遺伝性の血液疾患である。

同じく血小板欠乏（血小板減少症、Thrombocytopenia）によっても血液凝固が阻害されて、出血しやすくなる（出血性素因、Hemorrhagic diathesis）。

抗凝血薬（Anticoagulant）

血液の凝固を抑えるには、ヘパリンやジクマロール（Marcumarなど）を投与する薬物療法もある。ヘパリンはトロンビン（上述を参照）を不活性化して間接的に血液凝固を阻害するのに対し、ビタミンK拮抗薬（ビタミンKを作用部位から排除する薬剤）であるジクマロールは、肝臓でビタミンK依存的に合成されるさまざまな凝固因子（プロトロンビンなど）の合成を阻害する。

そのため、長期臥位で血栓症（静脈内の血流が遅延して血栓が形成される疾患、Thrombosis）のリスクが上昇した病床患者には、ヘパリンを投与するか、治療が長期にわたる場合にはMarcumarを投与する（抗凝固療法）。

腸骨静脈などに血栓がある場合は、血流に乗って血管内を遊動する塞栓（Embolus）が右心を通って肺に到達し、肺動脈血管閉塞（肺栓塞症、Pulmonary embolism）を引き起こす危険がある。ただし、ヘパリンまたはジクマロールを過剰投与すると、血液凝固が過度に阻害されて、とりわけ創傷後に出血をコントロールできなくなるおそれが出る。

6.3 免疫機構

ヒトは、細菌、ウイルス、真菌、寄生虫による感染から生体を防御する能力を有するが、これは次の3つの要素からなる免疫機構という効率の良いネットワークによるものである。

- 防御細胞(白血球)
- 水溶性タンパク質
- 臓器

免疫機構は、体内に侵入する病原体、異物、変性自己細胞(腫瘍細胞など)に瞬時に反応して、これを破壊する。体表の防御機構(皮膚および粘膜)は、ほとんどの感染源の侵入を体表で防いで、免疫機構を補助する。それでも病原体が体内に侵入した場合は、免疫機構によって無害化される。免疫機構は次の2つに分類される。

- 非特異的免疫応答
- 特異的免疫応答

どちらにも、細胞性免疫(Cellular immunity)と体液性免疫(Humoral immunity)があり、全身に分配されている。

6.3.1 非特異的免疫応答

非特異的免疫応答は、最初に作用する先天性の免疫防御機構である。

細胞性免疫応答(Cellular immunity)

細胞性免疫応答で作用し、感染巣など防御を要する部位に最初に到達するか、走化性因子に誘起される重要な細胞には次の3つがある。

- 好中球(Neutrophil granule)
- 単球(Monocyte)
- マクロファージ(Macrophage、大食球または大食細胞ともいう) (p.300「血球」を参照)

この3つの細胞の役割は、非自己物質を貪食し、無害化することである。その際に、発赤、腫脹、熱感、疼痛などの典型的な炎症症状が現れる。場合に

よっては、細胞の残骸、死滅した細菌や果粒球などが集まった膿が形成されることもある。

ナチュラルキラー細胞(Natural killer cell：NKC)

ナチュラルキラー細胞は、病原体(ウイルス、細菌など)と腫瘍細胞に対する非特異的防御に特化した細胞である。この細胞は、特殊な大きさのリンパ球(白血球の約5%)であり、ウイルス感染細胞から遊離されるインターフェロンによって活性化し、特殊なタンパク質(パーフォリン、Perforin)とともに標的細胞の細胞膜を溶解する。感染した細胞は死滅して、宿主細胞の酵素機構がなくなったウイルスは増殖できなくなる。これよりももっと正確に作用するのがキラーT細胞(Killer T cell、細胞傷害性T細胞ともいう)である。この細胞は特異的防御の中で、ウイルス感染細胞を死滅させる(下記参照)。

体液性免疫(Humoral immune response)

単球およびマクロファージは、サイトカイン(Cytokine)と呼ばれるさらに多数の水溶性因子を産生し、このサイトカインがさらに非特異的防御作用を有する他の細胞を移動・活性化する。これを補助するのが、約20個の水溶性血漿蛋白からなる補体系(Complement System)である。その構成要素は酵素カスケード(補体カスケード)の一部であり、細菌の細胞壁の炭水化物か、特定の抗原-抗体複合体(本来の経路)のいずれかによって活性化される。最終的に血漿タンパクの一部(因子C6〜C9)から、いわゆる細胞膜破壊複合体が合成され、これが細菌細胞の外壁に穴をあける。同時にリゾチーム(血漿中、リンパ液中、唾液中で炭水化物を分解する酵素)が、細菌の細胞壁を酵素の働きで破壊する。

6.3.2 特異的免疫応答

特異的免疫応答は、特定の病原体を標的にした生体防御メカニズムである。この免疫応答は先天性ではなく、後天性または習得したものである。

マクロファージによる抗原提示

マクロファージは、非特異的応答と特異的応答を仲介する細胞で、病原体を取り込み消化すると（食作用）、病原体の特定のタンパク質（ウイルスの断片など）と主要組織適合抗原遺伝子複合体IおよびII（Major histocompatibility comples、MHC）とを組み合わせて、自己の細胞膜に組み入れる。こうしてTリンパ球（ヘルパーT細胞およびキラーT細胞、下記参照）に抗原タンパク質を提示する（抗原提示、Antigen presentation）（図6.6）。

> ***主要組織適合抗原遺伝子複合体(MHC)**：MHCは、major histocompatibility complexの略で、日本語では主要組織適合抗原遺伝子複合体といわれる。ヒトではヒト白血球抗原（Human leukocyte antigen、HLA-IおよびII）と呼ばれる。免疫機構は、この「組織適合タンパク質」で非自己細胞を認識する。*

このタンパク質産生には、合計6個の遺伝子が関与している。組み合わせの可能性が多数あるため、非常に近い血縁関係にあるヒトでも、同じMHCタンパク質セットを持つことはまずない。非自己MHCタンパク質は、組織移植や臓器移植に際して、組織抗原として作用し、抗体産生を開始させる。その結果、組織は破壊される。免疫機構は出生と同時に、自己と非自己の違いを「習得する」。出生時点で触れる物質は、通例、生涯にわたり「自己（免疫寛容、Immunological tolerance）」であり、その後接触する物質は「非自己」であると認識される。この違いを認識できない場合、自己免疫疾患（Autoimmune disease）が発現し、自己タンパク質に対して抗体が形成される。

T-リンパ球（細胞性免疫応答）

水溶性因子と非特異的免疫防御細胞が、侵入した非自己物質を完全に排除できるとは限らない。さらに果粒球、単球、マクロファージも、多種多様な病原体に合わせて応答できるわけではなく、こうした病原体が繰り返し生体を侵襲しても再認知できないこともある。このような場合に作用するのが、Tリンパ球とBリンパ球（細胞性免疫応答）（p.298「白血球」を参照）に加えて、

6 血液、免疫機構、リンパ器官

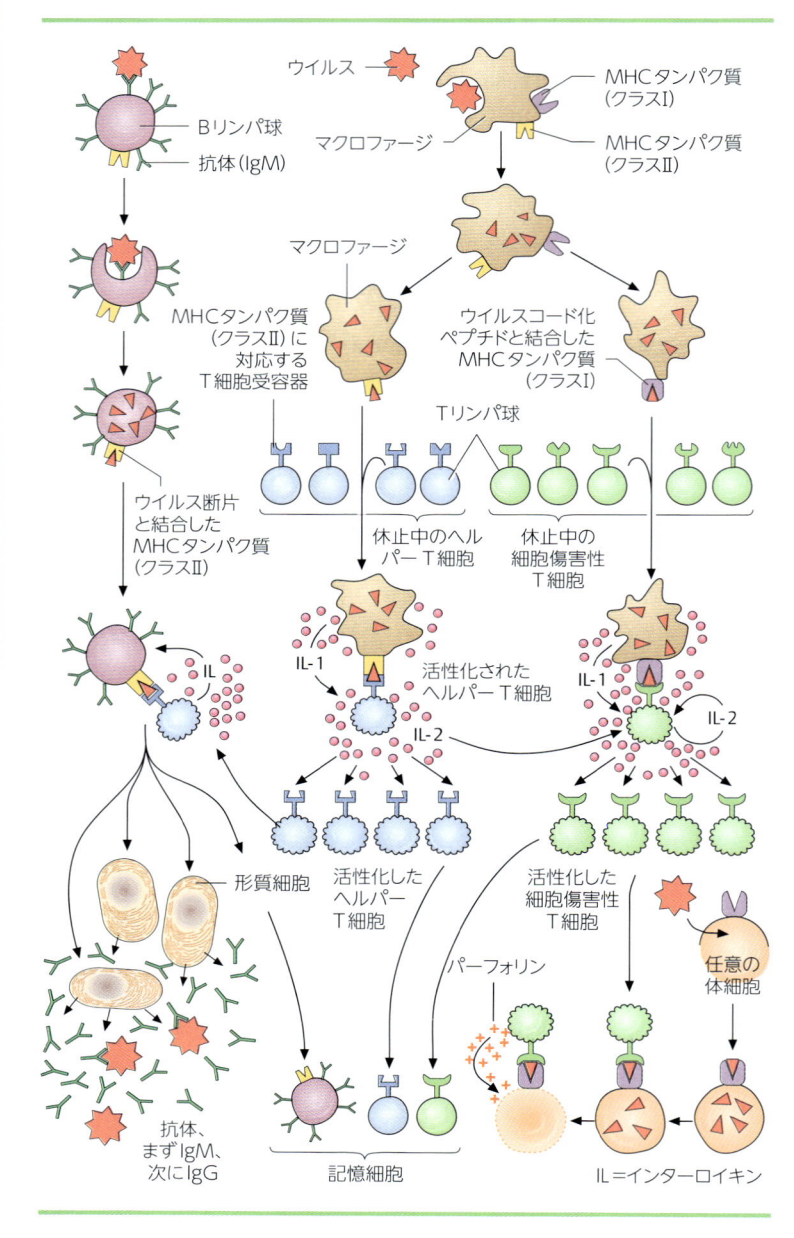

Bリンパ球が産生した水溶性の抗体（体液性免疫）で構成される特異的免疫機構である。

リンパ球は、必ず成熟プロセスを経て免疫適格性を得る。T-リンパ球は胸腺で成熟する（Tは胸腺Thymusの頭文字）。その後リンパ球は、血液と二次リンパ器官（p.326「リンパ器官」を参照）に流出する。細胞が介入する特異的生体防御機構を形成するT-リンパ球は、次の3つの細胞に分類される。

- ヘルパーT細胞（Helper T cell）
- サプレッサーT細胞（Suppressor T cell）
- キラーT細胞（Killer T cell）（細胞傷害性T細胞ともいう）

ヘルパーT細胞

特定のヘルパーT細胞（T_H、免疫機構を刺激する）は、抗原提示されたマクロファージ（活性化ヘルパーT細胞）のMHC病原複合体に結合する。適合する受容体を持つT細胞は、信号物質であるインターロイキン（Interleukin）を分泌して、自己のクローンが選択的に多数増殖する（クローン選択説、Clonal selection theory）。同時に、活性化したヘルパーT細胞が、同じく抗原との接触後に自己細胞表面上のMHCタンパク質に病原体断片を提示するBリンパ球に結合する。この結合によって、各Bリンパ球の選択と、選択的増殖が開始する。このBリンパ球細胞は、ヘルパーT細胞が産生したインターロイキンに刺激されて成熟し、抗体を産生する形質細胞となる（**図6.6**中のBリンパ球を参照）。

サプレッサーT細胞

サプレッサーT細胞（T_S、免疫機構を抑制する）は、免疫応答を終了させる。ヘルパーT細胞とサプレッサーT細胞は、両者が産生し分泌するサイトカインのコントロールの下、相互作用する。

◀**図6.6　特異的免疫応答：**特異的免疫応答は、ウイルスなど特定の病原体を標的としたメカニズムである。免疫応答では、マクロファージ、Bリンパ球、Tリンパ球、両リンパ球の誘導体が関与する（Koolman & Röhmより転載）。

後天性免疫不全症候群（Acquired Immune Deficiency Syndrome、AIDS）の罹患者では、この相互作用が阻害される。AIDSウイルスはT_Hの機能を阻害するが、T_S細胞は阻害しないため、免疫機構を抑制するT_S細胞の作用が強くなりすぎる。

キラーT細胞

キラーT細胞（T_K、細胞傷害性細胞）は、自己のウイルス感染細胞または変性（腫瘍）細胞に直接接触して破壊する。ヘルパーT細胞とまったく同じように、選択的に増殖し、活性化される（図6.6）。ナチュラルキラー細胞と同じように、パーフォリンによって感染細胞を破壊する。ただし、その応答の標的は特定の抗原に限られており、これを抗原抗体反応という。抗原抗体反応は効率的であるが、これはキラーT細胞がクローン増殖によって感染細胞にすばやく対応するためである。

Bリンパ球（体液性免疫応答と細胞性免疫応答）

Bリンパ球は、骨髄で成熟を開始し終了する（Bは骨髄を意味するBone marrowの頭文字）。Bリンパ球の表面には抗体IgM（初期抗体）が付着しており、適応する抗原に結合する。抗原抗体反応複合体は、Bリンパ球に取り込まれ（細胞性免疫応答）、抗原断片はMHCタンパク質に連結してBリンパ球表面に提示される。同じように抗原提示されたマクロファージに活性化されたヘルパーT細胞は、このBリンパ球に結合して、インターロイキンを放出して、これをクローンにより選択的に増殖し、抗体産生形質細胞に変換する（図6.6）。このプロセスは、主に二次リンパ器官で進行する（p.334「腸管付属リンパ系」を参照）。

抗原はどれも、Bリンパ球によって最終的に認知され抗体が形成される。抗体（免疫グロブリンIgA、IgD、IgE、IgG、IgM、p.306「血液タンパク質」を参照）は、血漿と周辺体液に放出される（体液性免疫）。抗体の役割は、抗原の作用を抑えて、非特異的防御細胞を異物と認識し（オプソニン化）、補体系（p.320を参照）を活性化することにある。免疫グロブリンは、病原体を不

活性化するだけで、直接破壊することはできない。抗原-抗体-複合体は、非特異的に(補体系または好酸球性果粒球によって、p.298「白血球」を参照)排除される。

抗原に接触するとまず形質細胞が形成され、その後にIgMによって抗体が形成される(一次応答)。初期はBリンパ球細胞表面にあり、後に血漿内に分泌される。一次応答は比較的緩徐に進行し、応答期間も短い。次第に形質細胞は、IgGを産生し始める(二次応答、迅速且つ長期にわたる)。

IgGは血中で最も大量に存在し、胎盤を通過して胎児に移行する唯一の免疫グロブリンである。

記憶細胞(Memory cell)

抗原に刺激されたリンパ球の一部(Bリンパ球、ヘルパーT細胞、キラーT細胞)は、特異病原体に遭遇したという記憶を保持する記憶細胞に変化する。記憶細胞は血液を離れ、リンパ組織およびリンパ器官に移行し、ここで、次に特異抗原に出会うまで長期間循環する。記憶細胞の中には、数十年間にわたり循環するものもある。こうした記憶細胞に起因して免疫が発生する。同じ抗原に反復して接触すると、生体はこの抗原に対して初回よりも素早く的確に応答し、新たに感染しないか、感染しても経度ですむ(水痘、風疹など)。

> **能動的な免疫:** *生体が病原体に感染した結果、自然に抗体を作り出すことを能動的な免疫と呼ぶ。*

能動的な免疫は、脆弱化によって病気を誘発させないようにした病原体(抗原)を生体に投与するワクチン接種(免疫処置)でも得られる。この後天性の能動的免疫の中には、何年にもわたり維持されるものもある。

> **受動的な免疫:** *受動的な免疫(受動防御)とは、抗原ではなく、別の生体が能動的免疫により得た抗体が輸送された免疫のことである。ただし、生体はこうして得た抗体を分解してしまうので、この受動的免疫は短期間しか維持されない。*

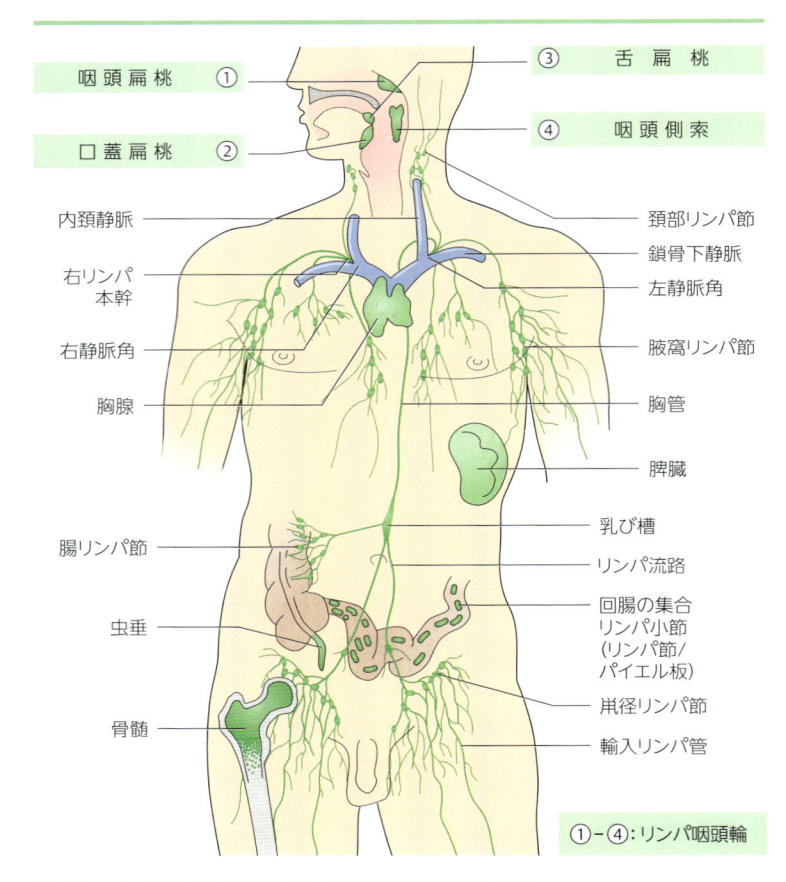

図6.7　リンパ系： リンパ器官、リンパ管、領域別集合リンパ節

6.4　リンパ器官（免疫臓器）

　生体は免疫細胞とその迅速な反応によって監視されているが、そのためには緻密な運搬系（血管およびリンパ管）だけではなく、リンパ器官内の細胞がうまく協働することが必須である。胸腺（下記参照）を除きリンパ器官は特異的生体防御機構に属し、病原体の侵入口となる危険な部位に存在する。

リンパ器官は機能に応じて次の2つに分類される(図6.7)。

- 一次リンパ器官：免疫細胞の産生、増殖、成熟に携わる。成人では、胸腺（T細胞の増殖、成熟）をはじめ、骨髄(あらゆる免疫細胞の産生、B細胞の増殖、成熟)がこれに属する。
- 二次リンパ器官：免疫細胞が移行する器官。脾臓、リンパ節、粘膜のリンパ組織(扁桃、腸のパイエル板、虫垂など)が属する。

どの二次リンパ器官も、細網組織で形成された網構造と、その網目を埋める多数のリンパ球を基本構造とし、一部では集合リンパ小節と呼ばれる球状に集まった細胞群を形成する。この細胞群は、二次リンパ器官の機能単位として見られる。集合リンパ小節内および結合組織内には、全リンパ球の約98％が存在し、残りのわずか2％が血液中に見られる。リンパ球の大部分は二次リンパ器官と血液の間を循環しつづけ(リンパ球再循環、下記「腸管付属リンパ系」を参照)、リンパ器官内の後毛細血管細静脈と呼ばれる毛細血管と静脈の間にある移行部で血管を離れて、一定時間後に再びリンパ管を通って、最終的に胸管などを介して末梢血液に戻る(p.262「リンパ管」を参照)。炎症など特別な条件下では、リンパ球はリンパ器官外でも血管から離れる。

リンパ管は、結合組織における体液の還流路であり、物質代謝で血管から結合組織に運搬され回収されない組織液およびタンパク質を静脈血に戻す(p.281「毛細血管内の血液循環」を参照)。その際、大半(90％)の液状物質が血管に回収される一方、タンパク質(10％)はリンパを介してのみ静脈血に戻る。以上のようにリンパ管は、血液循環の中で静脈と平行する液状物質運搬路といえる。リンパ管の流路には「生体フィルター」という形でリンパ節が存在し、ここで抗原と防御細胞の免疫応答が発生する。リンパ球は増殖するとリンパ節を離れ、リンパ管系を通って血液をはじめとする体内の各部位に到達する(下記参照)。

6.4.1 胸腺

胸腺は胸骨上部の後側にあり、新生児期および思春期に顕著に発達する(図6.8)。小児の胸腺の表面にはいくつかの小葉があり、顕微鏡で見ると皮

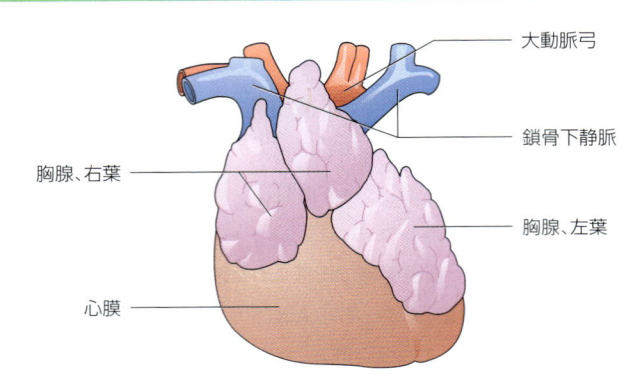

図6.8　新生児の胸腺：胸腺は心膜の前側、胸骨の後側にある。

質と髄質に区別できる。特に皮質ではリンパ球が大量に存在し、髄質内には多数の血管と非常に拡張した毛細血管が見られる。

胸腺は思春期の終了とともに大部分が退縮し、次第に脂肪体へと変化する。60歳でリンパ組織はほとんど消滅する。

　胸腺は上位の免疫器官であり、細胞性免疫の発達に欠かせない。胸腺では主にT（胸腺由来）リンパ球が発生期に免疫機能を得る。Tリンパ球は、前胸腺細胞として産生部位の骨髄から血流を介して胸腺に到達してTリンパ球となり、自己物質と非自己物質を区別できるようになる。Tリンパ球は、その他にも胸腺上皮細胞が分泌する特異物質（サイモポエチン、Thymopoetin）に促されてさまざまな細胞（ヘルパーT細胞、サプレッサーT細胞、細胞傷害性T細胞）に分化する。分化した細胞は、抗原に対して特異的に免疫応答する。こうして分化・成熟したリンパ球は再び血路に戻り、ここから扁桃などの二次リンパ器官やリンパ節、脾臓に分布する。抗体を生成するBリンパ球は、骨髄で生涯持続する免疫機能を得る。

6.4.2 リンパ節

　リンパ節は生物学的フィルターとしてリンパ管の経路中で真珠のネックレスのように並んでおり(**図6.7**)、末梢からくるリンパを調節する。

> ***所属リンパ節／集合リンパ節：****臓器付近のリンパ節は、ある臓器または限局領域からのリンパが最初に流入するリンパ節で、所属リンパ節と呼ばれる。複数の所属リンパ節からリンパを受ける次のリンパ節は集合リンパ節と呼ばれる(**図6.9**)。両者の違いは位置のみである。*

　リンパ節の内部には、リンパ組織が丈夫な結合組織性被膜に包まれており、豆に似た数mm大の実質が形成されている。この被膜から結合組織性小柱が内部に伸びて、細網組織からなる実質とともにリンパ節を区画し、疎性の網状構造を形成する。この構造内には多数のリンパ小節が集まる(**図6.10**)。リンパ節に向かう多数のリンパ管は、被膜の片側に進入し、反対側から1〜2本のリンパ管のみが出る。この部位には血管も入出する。

　リンパは、リンパ節を通過しながら、広範にリンパ節組織と接触する。異物、病原体、細胞残骸などはマクロファージ系に属する細胞によって制御されながら取り込まれる。炎症が起こり、リンパ節の流域が腫脹すると、疼痛が生じる。腫れた部位は体表で触知できることが多い。同時にマクロファージ（p.321「抗原提示」を参照）によって、リンパ球の増殖（分化）と、特異抗体の形成が促進される。癌細胞もリンパに乗ってリンパ節に到達し、リンパ節転移を起こす。抗体を生成する形質細胞は、リンパ節からリンパ管を介して他のリンパ節に移動し、最終的に血中にいたる。

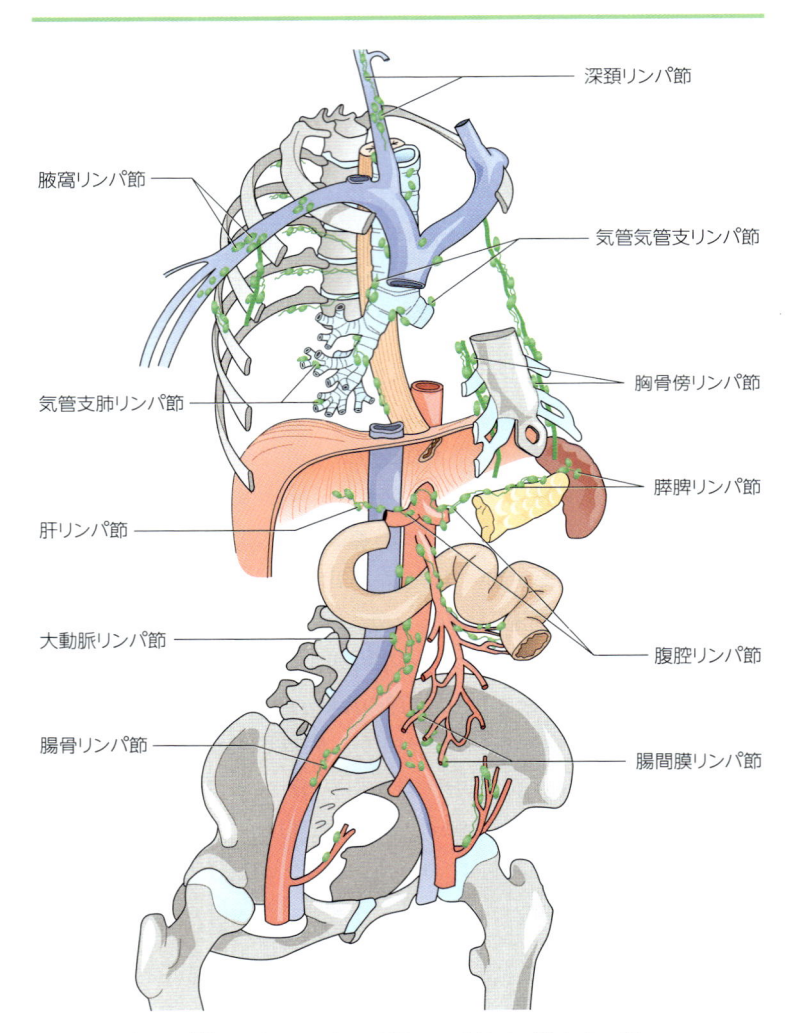

図6.9　集合リンパ節：体幹にある重要な所属リンパ節および集合リンパ節

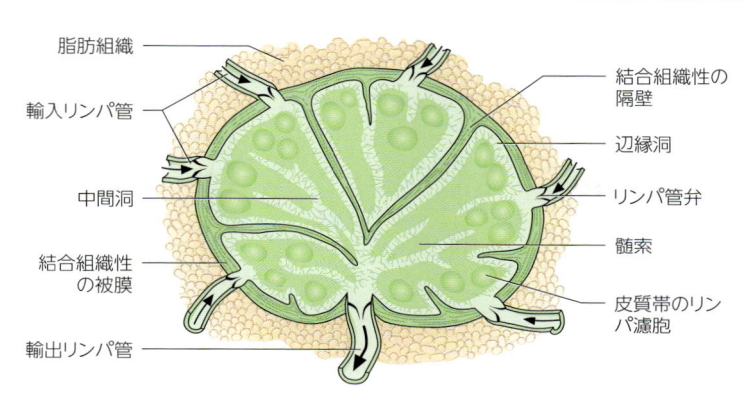

図6.10　リンパ節：リンパ節の構造。リンパ節は、リンパ管に介在する数mm大のろ過装置であるとともに、特異的免疫防御器官でもある。

6.4.3　脾 臓

> *脾臓：脾臓は唯一の二次リンパ器官として血流に連結する臓器で、血流の調節およびろ過構造でもある。*

　脾臓では老化した赤血球が分離・除去されるほか、血液の免疫能を監視する。脾臓は、こぶし大（150〜200g）の柔らかな臓器で、形状はコーヒー豆に類似する。左上腹部の横隔膜下側に位置し（**図6.11**）、通常は外側から肋骨で保護される。

　新鮮な脾臓を切開すると、結合組織性被膜中に大量の小さな白色の脾リンパ小節が混入した赤色の組織（赤脾髄、red pulp）を肉眼で視認できる。さらに切断面には動脈周囲鞘の切り口が認められる。脾リンパ小節および動脈周囲鞘は、白脾髄（white pulp）と呼ばれるリンパ組織である。赤脾髄および白脾髄は、被膜から脾臓内部に向かって出される脾柱と呼ばれる強靭な結合組織性の小柱の間を満たす（**図6.12a**）。脾臓の重量の80%を占める赤脾髄は、結合組織性の細網組織でできており、複雑な血管系が通過する。各脾

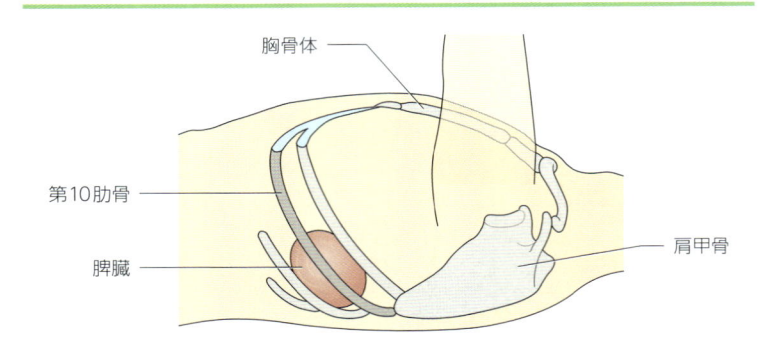

図6.11　脾臓： 患者を臥位にしたときの脾臓の位置（左側）。正常な大きさの脾臓は触知できない。左上腹部に位置し、長軸は第10肋骨の高さにある。

リンパ小節には、非常に繊細な動脈分枝が、中心動脈として貫通する。脾リンパ小節内には、リンパ濾胞が存在し、ここにはBリンパ球が分布する。動脈周囲鞘領域にはリンパ濾胞はなく、ここにはTリンパ球が分布する。抗原が血路を通ってリンパ濾胞に到達すると、抗体が生成され、脾臓は免疫器官としてからだの防御に携わる。

　中心動脈からは多数の毛細血管が分岐し、それぞれ細網細胞の紡錘形の鞘状構造物につつまれた莢動脈（Arteriola ellipsoidea）と呼ばれる構造をなし、そこにはマクロファージが併走する。毛細血管の大部分は、莢動脈から脾洞一つ一つを取り囲む赤脾髄の結合組織性細網構造に入る（開放循環、Open circulation）（**図6.12b**）。結合組織性細網構造を通る間に、老化した赤血球が分解される。毛細血管の中には、脾洞に直結するものもある（閉鎖循環、Closed circulation）。脾洞は、外周に細網細胞が位置し、この細胞が洞壁を安定させている。内面は内皮細胞で覆われ、脾洞壁と内皮細胞の間には大小の間隙ができる。赤血球はこの間隙を通過するが、通過できるのは健全で弾性のあるもののみである。老化したり病的に変形した赤血球は、脾洞壁にあるマクロファージによって取り込まれ分解される（**図6.12c**）。

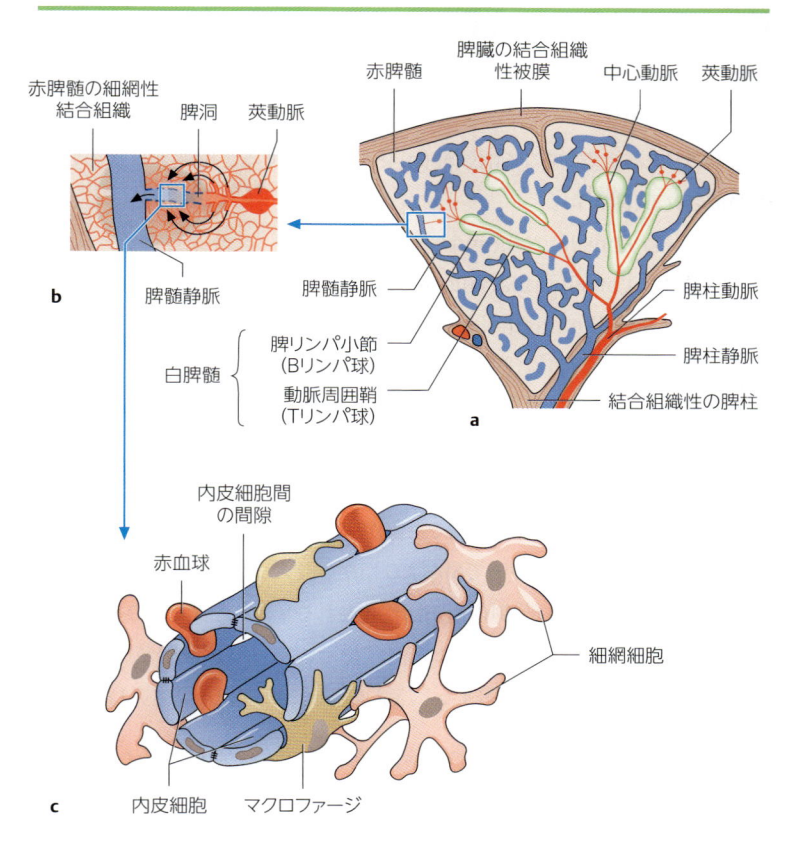

図6.12　脾臓：a 脾臓の内部構造の略図、**b a**の一部拡大図で、矢印は開放循環を移動する赤血球の流路を示す、**c b**の一部から抜粋した脾洞の拡大図（Welschから転載）。脾洞は静脈性の血管で、その壁は縦走する内皮細胞からなる。内皮細胞の間には間隙があり、そこを通って正常な赤血球が壁の外側から血流に還流する。異形または老化した赤血球は間隙を通過できず、マクロファージによって分解される。

赤血球が破壊され続ける疾患（マラリアなど）に罹ると、脾臓は顕著に膨張する。最終的に、ヘモグロビンを破壊して得られた鉄など再利用可能な物質を回収・保存する。

6.4.4 粘膜のリンパ組織

扁桃（Tonsil）

扁桃はリンパ組織からなる咽頭輪（p.454）を形成する。咽頭輪は次の要素で構成される（図6.7）。

- 口蓋扁桃（Tonsilla palatina）
- 咽頭扁桃（Tonsilla pharyngea）
- 舌扁桃（Tonsilla lingualis）
- 咽頭側壁のリンパ組織（咽頭側索、耳管扁桃）

咽頭側索の組織は耳管領域（中耳と咽頭の連結部）で特に密集していることから、耳管扁桃とも呼ばれる（第9章9.3.2項、図9.10も参照）。

扁桃は口腔上皮下にあり、細網性の結合組織とその中に囲まれたリンパ濾胞を基礎構造とする。多くの部位で上皮がリンパ組織間に深く進入して、接触面を大きくしている。したがって鼻および口から侵入してきた抗原は早期に免疫細胞と接触し、特異的防御作用が活性化される。たとえば大量の細菌が侵入すると、抗体を生成するリンパ球が著しく増殖して、リンパ濾胞が拡大する。結合組織性の扁桃被膜が緊張すると、激しく痛むことがある（扁桃炎）。

思春期には、鼻から咽頭にかけての領域（後鼻孔）の咽頭扁桃が拡大する鼻茸と呼ばれる症状が現れることが多い。鼻茸が現れると、鼻呼吸が困難となる。

腸管付属リンパ系（パイエル板など）

腸管は表面積が広いことから、免疫防御において中心的な役割を担う。抗体産生細胞の70～80％が腸壁にあり、残りは他の二次リンパ器官、血管系、結合組織に見られる。吸収された養分が接触して、抗原の理想的な侵入門となる消化管全体に、リンパ球が散在する（孤立リンパ小節）。

小腸の末梢部（回腸）および盲腸の虫垂（Appendix vermiformis）には、リンパ組織が集まった集合リンパ小節が存在する。回腸の粘膜下組織（submucosa）および粘膜固有層（mucosa）にあるリンパ小節は、パイエル

板（Peyer's patch）と呼ばれる。パイエル板はリンパ小節が5～数100個板状に並んだ集合体で、直径は1～12cmほどあり、通例は腸間膜の付着部とは反対側に腸の長軸に沿うようにならぶ（図6.13a）。パイエル板の数は15～50（最大250）と、個人差が非常に大きい。出生前に既に存在し、高齢まで小腸に認められる。リンパ小節領域には絨毛および陰窩は見られない。リンパ小節の上皮側には腸粘膜細胞に覆われた「円蓋域」と呼ばれるアーチ状の粘膜結合組織が存在する（図6.13b）。

腸粘膜円蓋域の上皮には、抗原物質を選択的に認知し取り込む特異的な細胞が散在する。M細胞とも呼ばれるこのミクロフォールド細胞（Microfold cell）は、腸内腔に向かって伸びるヒダ状に分かれた表面構造を特徴とする。形状は蹄鉄に似ており、閉じた面は腸内腔に向かい、小腸の一次抗原認知部位と考えられている。ここでは微生物をはじめとする病原体が取り込まれ、免疫応答が開始する。これが小腸から抗原が最初に取り込まれる仕組みである。

免疫応答のメカニズムは次のとおりである：開放部に囲まれて蹄鉄形の膜陥入部を持つM細胞の下側に、Tリンパ球、Bリンパ球、マクロファージが存在する（図6.13c）。M細胞は大腸内腔から抗原物質を取り込み、マクロファージに運搬する。マクロファージはこれをTリンパ球（ヘルパーT細胞）を介してBリンパ球に提示し、提示を受けたBリンパ球が活性化する（p.320「特異的免疫応答」を参照）。Bリンパ球はリンパ管系および血管系に移動し（リンパ球再循環、別の二次リンパ器官でも起こる）、ここで一部が抗体産生形質細胞に変化する。産生された抗体（IgA）の一部は肝細胞に吸収された後、胆汁に放出される。放出された抗体は、胆汁とともに腸内腔に達する。

産生された抗体は、体内分泌液にも分配される。その一例は母乳で、乳児は、母体の腸管付属免疫機構がすでに処理した病原体特異的IgA抗体を母乳とともに取り込む。

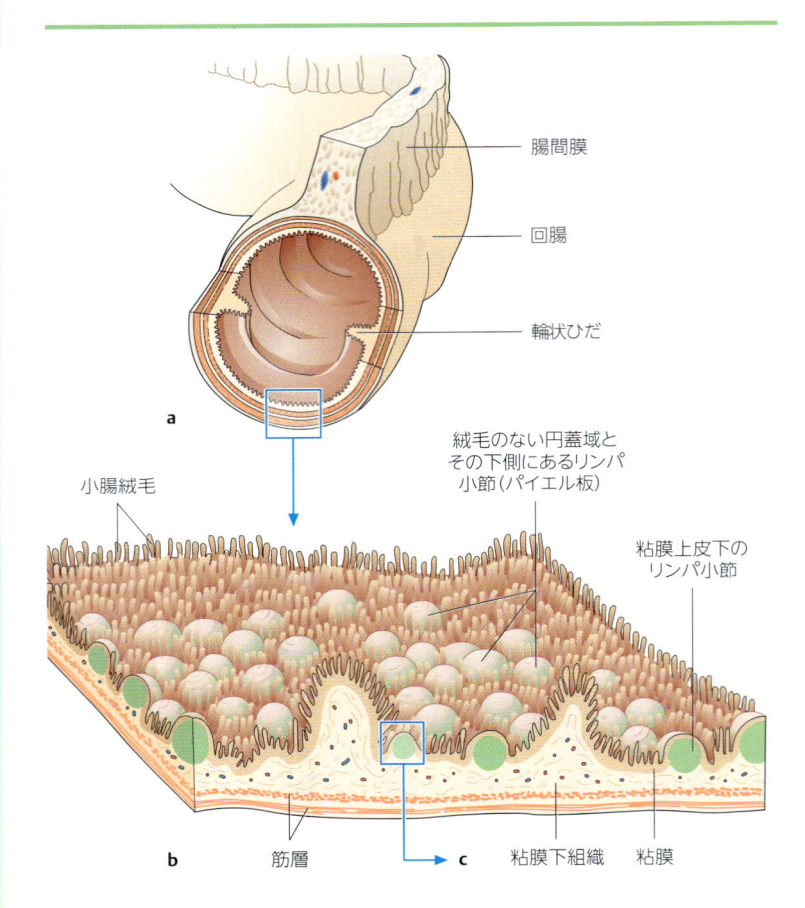

図6.13 腸管付属リンパ系：a 回腸内のパイエル板の位置、**b** 円蓋域領域にあるパイエル板のリンパ小節（aの一部拡大図）、**c** 円蓋域の上皮細胞の構造および腸粘膜における免疫防御メカニズム

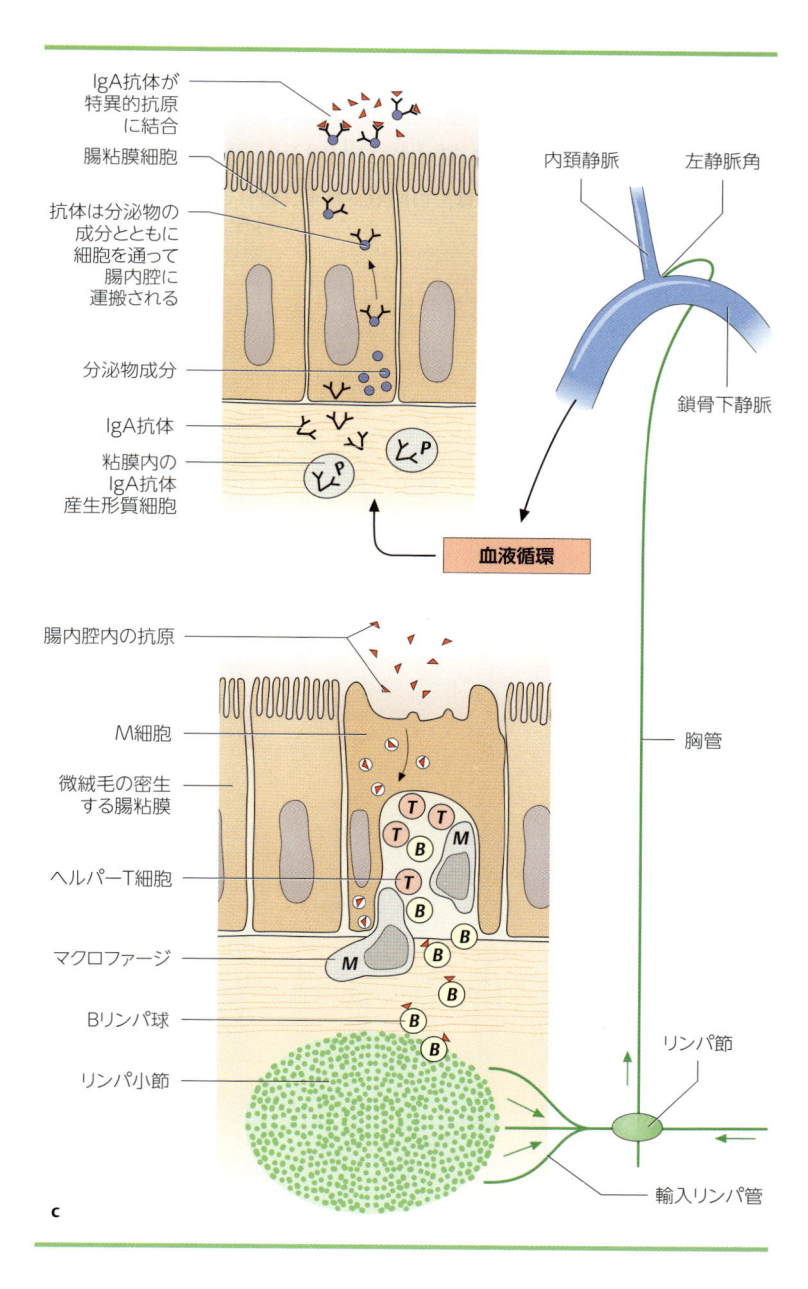

リンパ器官（免疫臓器）

- IgA抗体が特異的抗原に結合
- 腸粘膜細胞
- 抗体は分泌物の成分とともに細胞を通って腸内腔に運搬される
- 分泌物成分
- IgA抗体
- 粘膜内のIgA抗体産生形質細胞

- 内頚静脈
- 左静脈角
- 鎖骨下静脈

血液循環

- 腸内腔内の抗原
- M細胞
- 微絨毛の密生する腸粘膜
- ヘルパーT細胞
- マクロファージ
- Bリンパ球
- リンパ小節

- 胸管
- リンパ節
- 輸入リンパ管

c

Bリンパ球の大半はパイエル板のリンパ小節に還流し、そこでIgA産生形質細胞に変わる。抗体は腸粘膜細胞に移行し、消化酵素から腸を保護するために糖蛋白層を形成し（分泌成分）、腸内腔に放出される。放出された抗体は抗原を結合し、その結果、抗原はもはや再吸収されず、体外に放出される。

要 約

血液、免疫機構、リンパ器官

血 液

- 体重の約8%を占める血液は、血漿（p.305）と血球（p.296）で構成される。
  - 赤血球（Erythrocyte）
  - 白血球（Leukocyte）
  - 血小板（Thrombocyte）
- 赤血球（p.297）は、1 $\mu\ell$ 当り450万～550万個存在する。赤血球の役割は、呼吸気の運搬である。赤血球は、赤色骨髄の中で有核幹細胞から形成される（毎分1億6000万個）。ただし細胞核と細胞小器官は後に消失する。赤血球は酸素を可逆的に結合する傾向のあるヘモグロビンを主成分とし、円板形で、両端が内側に窪んでいる。寿命は約20日で、脾臓および肝臓で分解される。
- 炎症や組織崩壊が進むと、赤血球は凝固する傾向がある。したがって抗凝固剤を加えた血液は、急速に降下する（毎時100mmに対して、抗凝固剤を加えていない場合は毎時3～10mm）赤血球沈降速度（p.309）が亢進した場合は、何らかの疾患が疑われる。
- 白血球（p.298）には次のような血球がある。
  - 果粒球（Granulocyte）
  - リンパ球（Lymphocyte）
  - 単球（Monocyte）
- 白血球の数は血液1 $\mu\ell$ 中4000～8000個（炎症時には1万個をはるかに超える）。リンパ器官とともに免疫機構を構成する。運動能があり、毛細血管壁を通過できる（結合組織の免疫防御）。白血球は通常、骨髄で産生、成熟、増殖し（リンパ球のみ例外）、最終的に血中に放出される。細胞は核を持つ。

- 果粒球（Granulocyte）(p.299)には微粒子状の細胞質があり、次の3つに分類できる。
    - 好中球 (p.299)：白血球の60～70%を占める。非特異的免疫防御に関わる食作用細胞。免疫防御時に死滅して膿を形成する。
    - 好酸球 (p.299)：白血球の2～3%を占める。非特異的免疫防御に関わる細胞。抗原―抗体複合体を貪食し、アレルギー反応を抑える。
    - 好塩基球 (p.299)：白血球の0.5～1%を占める。ヒスタミンを放出してアレルギー反応を誘発し、ヘパリンを放出して血液凝固を妨害する。
- リンパ球 (p.299)：白血球の20～30%を占める。特異的免疫防御に関わる細胞。大きな核を1つ有し、細胞質内には多量の細胞器官が存在する。リンパ球は骨髄で産生し、骨髄で成熟するものはBリンパ球、胸腺で成熟するものはTリンパ球となる。増殖は二次リンパ器官で起こる。
- 単球(p.300)：白血球の4～5%を占め、最大である。産生後20～30時間で血管から放出されて、血管系の外でマクロファージに変わる。単球は非特異的免疫防御細胞ではあるが(食作用、リソソーム消化)、特異的免疫防御にも関与する(抗原提示)。
- 血小板 (p.300) の数は、血液 $\mu\ell$ 中15万～35万個が標準である。血小板は、血液凝固および止血開始に関与する。骨髄で巨大細胞の細胞質が断片化されて、無核の血小板として血中に放出されてできたものである。寿命は5～10日で、脾臓で分解される。

血液型

- 血液型はさまざまな様式で決定される。遺伝される血液型抗原 (p.301) は赤血球細胞膜内の糖脂質または糖タンパク質で、どちらも非自己生物に接触しなくても抗体を産生する。重要な血液型決定様式には、次の2つがある。
    - ABO式
    - Rh式
- ABO式(p.301)では、血液型は次の4つに分類される。

- A型（赤血球の抗原がA型）：全人口の44%
- B型（赤血球の抗原がB型）：全人口の10%
- AB型（赤血球の抗原がA型とB型の両方）：全人口の4%
- O型（赤血球の抗原がA型でもB型でもない）：全人口の42%
- Rh式の血液型（p.303）は、赤血球細胞膜上にある抗原によって決定される。Rh因子は、もっとも強いRh抗原（D）として表される。
  - Rh因子のあるヒトはRh陽性（D）である：全人口の85%
  - Rh因子のないヒトはRh陰性（d）である：全人口の15%
- 血漿には、ABO式で欠ける抗原（p.301）に対する抗体（p.301）が、生後数ヵ月以降から含まれる（つまり非自己抗原との接触は必要ない）。
  - A型：抗B抗体
  - B型：抗A抗体
  - AB型：なし
  - O型：抗A抗原と抗B抗原
- Rh抗原に対する抗体（Rh抗体、p.303）は、抗原と接触してはじめて形成される。
- 異なる型の血液が輸血（p.302）されると、血液型抗原が対応する抗体に反応して、赤血球が凝集する。こうした輸血問題を防ぐには、輸血の前に必ず次の措置を講じる。
  - ABO血液型を調べるために、血清学的認容性検査を実施する（p.302）。
  - 他の抗原および抗体（Rh因子など）の有無を確認するために、大小の交差適合試験を実施する（p.303）。

血漿

- 血漿（p.305）は血液の中で血球を除いた部分にあたり、成分は90%が水で、残る10%は溶解物質である（70%が血漿タンパク、20%が低分子物質、10%が電解質）。
- 血清（p.305）は、血漿からフィブリノゲンを除いたものである。

要約「血液、免疫機構、リンパ器官」

- ヘマトクリット（p.294）は、血液中に占める血球の割合のことをいう。
- 血漿タンパク（p.306）には、次の物質が属する。
  - アルブミン（Albumine）
  - α_1、α_2、βグロブリン（Globuline）
  - γグロブリン（Globuline）
- アルブミン（Albumine、p.306）は、血漿1ℓ中に35～40g含まれており、膠質浸透圧を正常に維持するほか、カルシウムイオン、脂肪酸、ビリルビン、胆汁酸、自己ホルモン、ビタミンの運搬に関与する。
- α_1、α_2、βグロブリン（p.306）は、脂質（リポタンパク）、ヘモグロビン、鉄、ビタミンB_{12}、副腎皮質ホルモンの運搬に関与するほか、フィブリノゲンおよびプロトロンビンの構成要素でもある。リポタンパクは、比重に応じて区別される。密度が高くなると脂肪の割合が低下して、たとえば、脂肪分が90％の超低比重リポタンパク（VLDL：Very low density lipoproteins）や、低比重リポタンパク（LDL：low density lipoproteins）、脂肪分が50％の高比重リポタンパク（HDL：High density lipoproteins）となる。LDLは、脂質を肝臓から組織に運搬し（動脈硬化症リスク）、HDLは過剰なコレステロールを肝臓に戻す。このことから、動脈硬化症リスクを低減させるためには、HDLコレステロール値を上げるとともに、LDLコレステロール値を低下させればよい。
- γグロブリン（免疫グロブリン、Ig、p.307）は、Bリンパ球（形質細胞）が合成する特異免疫防衛の抗体である。中でもIgA（腸などの粘膜で免疫防衛プロセスに関与する）、IgG（Ig全体の75％を占め、胎盤通過能がある）、IgM（初期抗体）が代表的で、他にもIgDやIgEがある。
- 血漿成分（p.308）の中でも、栄養素、ビタミン、微量元素、物質代謝産物、ホルモン、酵素は低分子である。
- 細胞外（血漿中）に存在する血漿電解質（p.308）には、主にナトリウムイオン、カルシウムイオン、塩素イオンがある。細胞内では、カリウムイオン、マグネシウムイオン、リン酸イオンが多く存在する。NaClが浸透圧調整に非常に重要な役割を担う。

血中の酸素と二酸化炭素の運搬

- 血中では呼吸気である酸素(O_2)と二酸化炭素(CO_2)が運搬される。
- 酸素(p.309)は、赤血球内でヘモグロビン(Hb)と結合して運搬される。4分子となった酸素は、肺の中で4ヘム群の二価鉄分子と結合し(酸化)、血液とともに組織に運搬されて放出される(脱酸素)。Hb濃度は、約150g/ℓで、ほぼ血液1ℓ中に200mℓのO_2が運搬される(Hb無しでは3mℓ)。
- 二酸化炭素(p.310)は、90%が水溶性炭酸水素(炭酸脱水酵素の作用で赤血球内で二酸化炭素から形成されて)血漿内で、10%がヘモグロビンと結合してカルバミノヘモグロビンとして運搬されて、二酸化炭素として呼吸を介して放出される。このプロセスは、ヘモグロビンの酸化または脱酸素が必ず関与する(ヘモグロビンの緩衝作用)。
- 一酸化炭素は、酸素よりもヘモグロビンに対する親和性が高い。HbCOが65%になると、生命の危険にさらされる。
- 赤血球が不足するか、血中ヘモグロビン量が低下した病態を貧血という(p.312)。貧血になると、組織に十分な酸素が運搬されなくなり、特に皮膚および粘膜が蒼白したり、疲れやすくなったりという症状が現れる。貧血には次の4つの種類がある。
  - 低色素性貧血(p.313):慢性内出血に起因する鉄欠乏性貧血
  - 高色素性貧血(p.313):ビタミンB_{12}の不足(悪性貧血)、葉酸またはエリスロポエチン(腎臓で合成されるホルモンの一種で、赤血球の産生を調節する)の不足。これらの物質が不足すると、産生される赤血球の数が減るだけではなく、著しく拡大して、ヘモグロビン含有量が増す(巨大赤血球)。
  - 再生不良性貧血 (p.314):骨髄形成不全に起因する貧血(細胞増殖抑制剤服用時など)
  - 溶血性貧血 (p.314):赤血球分解亢進に起因する貧血(輸血事象など)

止血と血液凝固

- 止血（Hemostasis、p.315）は、負傷直後に開始する。止血のプロセスは次のとおり。
  - 血管収縮
  - 負傷した血管壁に血小板が蓄積する（血栓）。
  - 血小板凝固
  - 酵素トロンボキナーゼの遊離（= 血液凝固の開始）
- 血液が凝固する際には（p.317）、カルシウムイオンの存在下でトロンボキナーゼが作用して、血漿に溶解するプロトロンビンが酵素トロンビンに変換する。トロンビンを介して、フィブリノゲンから線維性のフィブリンが合成される。この過程では、フィブリノゲン以外の12の凝固因子が関与する多数の単独反応が起こる。フィブリンは蓄積した血球とともに血栓を形成する。血栓は血液が凝固すると縮小する（血餅退縮）。
- 創傷治癒の過程で、血栓は酵素プラスミンの作用で溶解する（フィブリン溶解）。この酵素は、活性化因子の作用で、血漿中に溶解するプラスミノゲンから血液および組織内で合成されたものである。
- 血液凝固の活性化と抑制を常に平衡状態に保つために、さまざまなメカニズムや化合物が関与している（p.317）。この中でも特に、血漿中の抗トロンビンとヘパリンといった物質が重要である。

免疫機構

- 免疫機構には、非特異的免疫応答と特異的免疫応答がある（p.319）。非特異的免疫応答は先天性の免疫で、特異的免疫応答は特定の病原体に特化した後天性の免疫であり、習得されるものである。どちらの免疫機構にも、細胞（細胞性免疫）と、溶解性因子（体液性免疫）が属する。
- 非特異的免疫応答（p.319）は、最初の防御措置である。
  - 細胞性免疫応答（p.319）：最初の防御プロセスで、炎症を誘発する食作用細胞（好中球、単球、マクロファージ）と、ウイルス感染細胞等を標的としたナチュラルキラー細胞が属する。さらにマクロファージは、特

異的免疫応答のTリンパ球に抗原タンパク質を提示する（抗原断片＋MHCタンパク質：抗原提示）。こうして特異的生体防御を開始する。
- 体液性免疫応答（p.320）：サイトカイン（単球とマクロファージから合成される）、補体系（約20種の血漿タンパクからなる酵素カスケード、細菌と抗原抗体複合体を除去するか、これらの細胞壁を貫通する）、リゾチーム（酵素の作用で細菌の細胞壁を破壊する）が属する。

■ 特異的免疫応答（p.320）は、特殊な病原体を標的としたメカニズムである。
- 細胞性免疫応答（p.321）：Tリンパ球とBリンパ球で構成される。
- ヘルパーT細胞（p.323）が、免疫機構を刺激する。ヘルパーT細胞は、まず抗原を提示するマクロファージに結合した後、抗原を提示するBリンパ球に結合して、インターロイキンの作用の下で、Bリンパ球が抗体産生形質細胞に変化させる。
- サプレッサーT細胞（p.323）は、免疫応答を終わらせて免疫機構を抑制する（AIDSはヘルパーT細胞とサプレッサーT細胞の相互作用が損なわれた疾患）。
- キラーT細胞（p.323「細胞傷害性細胞」）は、ナチュラルキラー細胞と作用が類似するが、標的は特定のウイルスに限られる。
- Bリンパ球（p.324）：Bリンパ球にある初期抗体（IgM）が、特定の抗原に結合して、これを取り込む（抗原断片＋MHCタンパク質：抗原提示）。
- 記憶細胞（p.325）は、抗原に刺激されたBリンパ球、ヘルパーT細胞およびキラーT細胞であり、後天性免疫に関与する。抗原と反復して接触すると、抗体が早く形成されるようになる。
- ホルモン性生体防御（p.320）には、血漿細胞に変換したBリンパ球によって合成された抗体IgA、IgD、IgE、IgG、IgMが関与する。これらの抗体は、抗原とともに抗原—抗体複合体を形成して、抗原を不活性化する。この作用は非特異的に生じる（補体系、好酸球性果粒球）。

リンパ器官

- リンパ器官には一次リンパ器官（p.327）と二次リンパ器官がある。一次リンパ器官は、免疫細胞が産生、成長、成熟する場（胸腺、骨髄）であり、二次リンパ器官（p.327）は、免疫細胞が進入して、生体防御プロセス中にリンパ球の増殖と抗体産生が営まれる場（脾臓、リンパ節、粘膜のリンパ組織）である。リンパ球の98％が、ここに留まる。リンパ球は二次リンパ器官と血液の間を循環する（リンパ器官―血液―リンパ管系―胸管―血液―リンパ器官）。

- 二次リンパ器官は、細網組織内のリンパ球集合体（リンパ小節、p.327）である。

- 一次リンパ器官には、胸腺（Thymus）と骨髄が属する。
  - 胸腺（p.327）は上位免疫器官である。ここでは発生期に細胞性免疫が発達する（Tリンパ球が多数、ヘルパーT細胞、サプレッサーT細胞、キラーT細胞に分化）加齢とともに胸腺が退縮する。
  - 骨髄（p.328）では、常に免疫細胞が産生される。Bリンパ球は、骨髄で成熟する。

- 二次リンパ器官には、リンパ節、脾臓、粘膜のリンパ器官が属する。
  - リンパ節（p.329）は生物学的フィルターで、リンパ管系全体のリンパ流路に不定の間隔で存在する。言い換えると、二次リンパ器官は、特異的免疫防御の場として、からだの中にある各リスクポイントに配置されているといえる。
  - 脾臓（p.331）は、血液を管理・ろ過する臓器で、唯一の二次リンパ器官として血流の途中に存在する。
  - 粘膜のリンパ組織（p.334）には、扁桃（口蓋扁桃、咽頭扁桃、舌扁桃と咽頭側壁の「咽頭側索」からなるリンパ咽頭輪）と、腸付属リンパ系が属する。腸粘膜は、表面積が大きいことから、免疫防御という点で非常に重要である。抗体産生細胞の70～80％は、腸粘膜に留まる。消化管の粘膜全体にリンパ小節が配分されている。このリンパ小節は、盲腸の虫垂ではリンパ組織集合体として、小腸末梢部ではパイエル板として存在する。

7 内分泌系

7.1	総論	*350*
7.2	ホルモン	*351*
7.2.1	ホルモンの作用機序	*351*
7.2.2	主なホルモン産生器官	*354*
7.2.3	ホルモンの分泌調節機構	*355*
7.3	視床下部―下垂体―フィードバック調節機構	*356*
7.4	下垂体	*356*
7.4.1	神経下垂体(下垂体後葉)	*358*
7.4.2	腺下垂体(下垂体前葉)	*358*
7.5	松果体	*360*
7.6	甲状腺	*361*
7.6.1	甲状腺のC細胞	*363*
7.6.2	上皮小体(副甲状腺)	*364*
7.7	副腎	*364*
7.7.1	副腎皮質	*366*
7.7.2	副腎髄質	*368*
7.8	膵臓	*369*
7.9	生殖器	*371*
7.10	ホルモンを産生するその他の組織と単一細胞	*372*
	要約	*373*

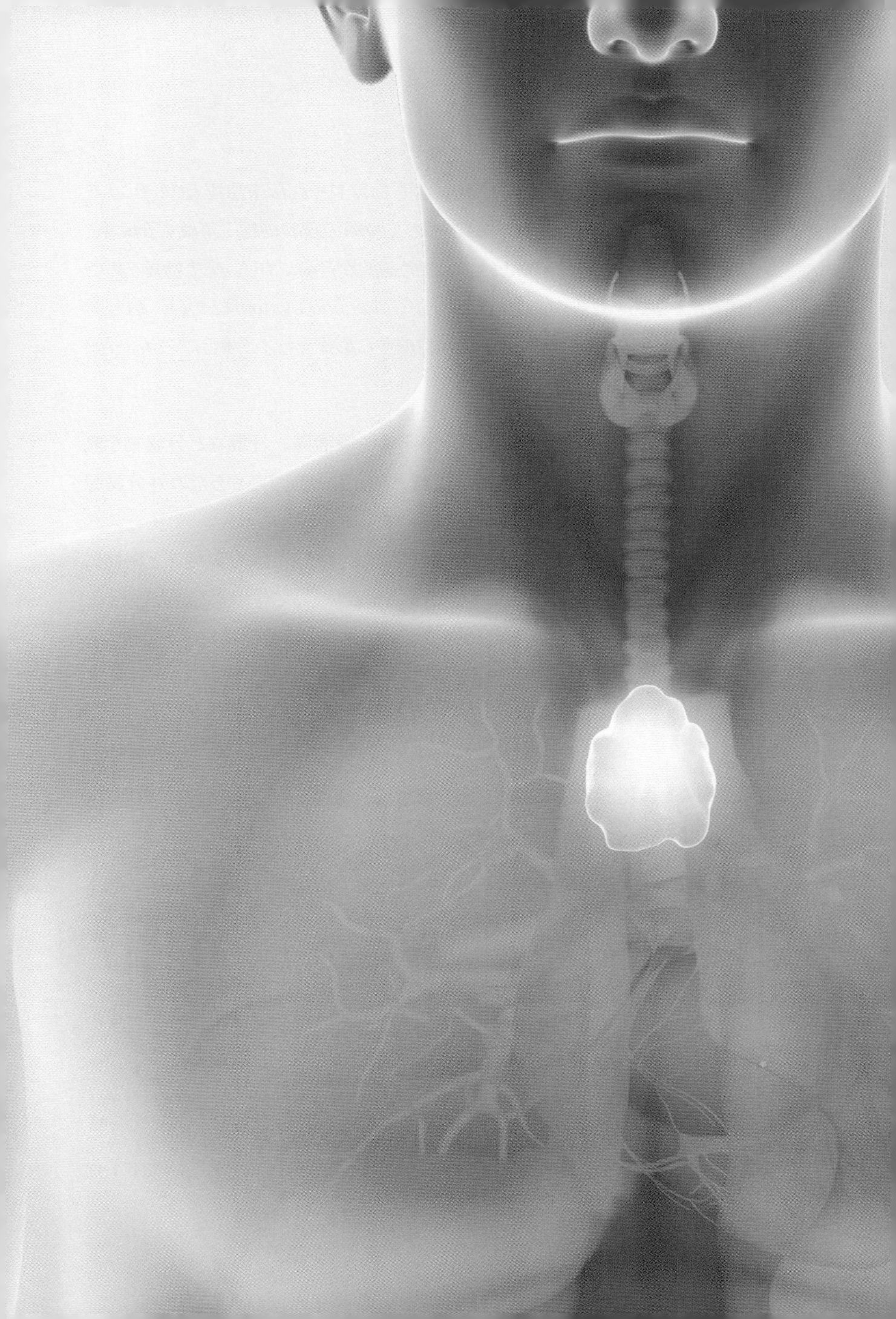

7.1 総論

> ***内分泌系 (Endocrine System)**：信号物質や神経伝達物質（ホルモン）を産生し、これを血液またはリンパを介して遠隔の標的細胞に運搬する臓器と細胞系をまとめて内分泌系という。標的細胞が近隣にあり、産生物質を細胞間液を介して運搬する場合は、傍分泌 (Paracrine system) といい、信号物質が細胞に直接働きかけて、その物質産生に影響を与える場合は、自己分泌 (autocrine secretion) という。*

以上のことからわかるように、内分泌系は、唾液腺、汗腺など分泌物を直接または導管を介して体表の内外（皮膚、腸）に放出するからだの外分泌腺 (exocrine gland) とは異なる (**図7.1**)。

生物学上の役割という点で、内分泌系は自律神経系および免疫系と密接に関連しており、一種の「ワイヤレス通信システム」として作用する。たとえば、内分泌系は非常に離れた臓器間の機能を調整するが、自律神経系とは異なり

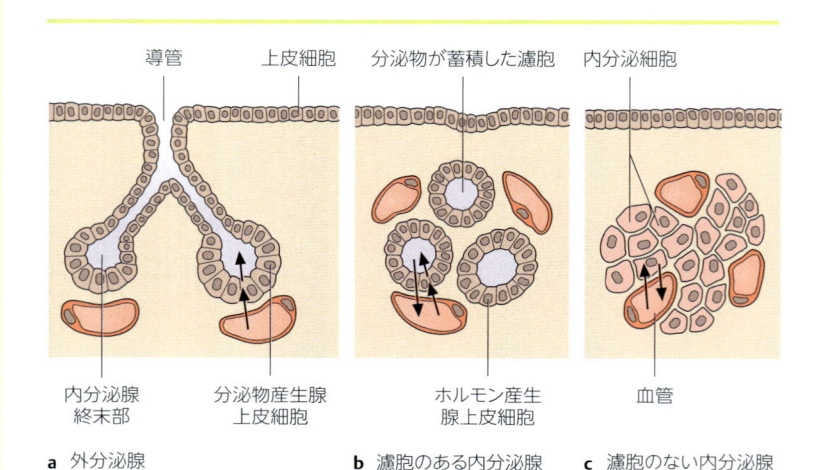

図7.1 内分泌腺と外分泌腺：分泌物の輸送機序に従って区分した内外分泌腺（矢印は、血管を出た分泌物成分の輸送方向および分泌物の流れる方向を示す）

a 外分泌腺　　b 濾胞のある内分泌腺　　c 濾胞のない内分泌腺

作用が明らかに緩慢である代わりに長期にわたり持続するほか、特に生殖や成長、さらに恒常性維持のために不可欠な物質代謝プロセス（水分平衡と電解質平衡、エネルギー代謝）において重要な役割を担う。両者ともさまざまな役割があるが、最終的な目標は、絶えず変化する環境負荷にからだを適応し続けることにある。損傷やホルモンの過剰分泌（下記参照）などが原因で内分泌系の内部で障害が発生すると、重篤な疾患にいたることもある。

7.2 ホルモン

> **ホルモン**：ホルモンは化学的伝達物質で、タンパク質、ペプチド、ステロイドなどさまざまな性状からなる。ほとんどは非常にわずかな量で標的細胞に作用して、物質代謝プロセスに影響を与える。分子構造は比較的単純なものもあれば、複雑なものもある。

ホルモンは、特に標的細胞の特定酵素の合成・増殖に大きな影響を与えて、生体の作用を調整・調節する。伝達物質としてのホルモンは、血液循環を介して全身に分配されるが、実際にいきわたるのは特定の細胞、臓器、組織のみであり、細胞膜上または標的細胞の細胞質内にある特異受容体を介して標的細胞に作用する。細胞は多くの場合、多彩なホルモン受容体を有するため、さまざまなホルモンを結合できる。1つのホルモンに対する細胞の感受性は、細胞内に存在する受容体の数に左右される。ホルモンが細胞の受容体と結合し、その特異的作用が開始されると、ホルモンは不活性化する。

7.2.1　ホルモンの作用機序

ホルモンは、生化学的観点から見た作用機序別に次の2つのグループに大別できる（表7.1）。

- 脂溶性（lipophile）ホルモン
- 水溶性（hydrophile）ホルモン

表7.1 重要なホルモンおよびホルモン類似物質とその産生部位

主要産生器官	産生されるホルモン、ホルモン類似物質	性質：水溶性/脂溶性
	代表的な内分泌腺	
下垂体 ■下垂体前葉（腺下垂体）	ACTH（副腎皮質刺激ホルモン、コルチコトロピン）	水溶性
	TSH（甲状腺刺激ホルモン、サイロトロピン）	水溶性
	FSH（卵胞刺激ホルモン、フォリトロピン）	水溶性
	LH（黄体形成ホルモン、ルトロピン）	水溶性
	STH（成長ホルモン、ソマトトロピン）	水溶性
	β-MSH（β-メラニン細胞刺激ホルモン、メラノトロピン）	水溶性
	PRL（プロラクチン）	水溶性
■下垂体後葉（神経下垂体）	ADH（抗利尿ホルモン、バソプレシン）	水溶性
	オキシトシン（バソプレシンとオキシトシンはどちらも神経下垂体で産生され、視床下部を通って放出される）	水溶性
松果体	メラトニン	水溶性
甲状腺	サイロキシン、トリヨードサイロニン	脂溶性
甲状腺のC細胞	カルシトニン	水溶性
上皮小体	パラソルモン	水溶性
副腎	電解コルチコイド、糖質コルチコイド	脂溶性
	男性ホルモン（アンドロゲン）	脂溶性
	アドレナリン、ノルアドレナリン	水溶性

表7.1（続き）

主要産生器官	産生されるホルモン、ホルモン類似物質	性質：水溶性/脂溶性
代表的な内分泌腺		
膵臓のランゲルハンス島	インスリン、グルカゴン、ソマトスタチン	水溶性
卵巣	黄体ホルモン、ゲスターゲン	脂溶性
精巣	アンドロゲン	脂溶性
胎盤	絨毛性ゴナドトロピン、プロゲステロン	水溶性、脂溶性
ホルモンを産生する組織と単一細胞		
中枢神経系および自律神経系	神経伝達物質	水溶性
間脳の一部（視床下部など）	制御ホルモン（リベリン類、スタチン類）	水溶性
消化管の胃腸細胞系	ガストリン、コレシストキニン、セクレチン	水溶性
心房	心房性ナトリウム利尿ペプチド	水溶性
腎臓	エリスロポエチン、レニン	水溶性
肝臓	アンギオテンシノーゲン、ソマトメジン	水溶性
免疫臓器	胸腺ホルモン、サイトカイン、リンフォカイン	水溶性
組織ホルモン	エイコサノイド、プロスタグランジン、ヒスタミン、ブラジキニン	水溶性

　たとえば、ステロイドホルモンおよび甲状腺ホルモンのほぼすべてが脂溶性ホルモンであり、水溶性ホルモンのほとんどはアミノ酸由来か、成分がアミノ酸である（タンパク質、ペプチドなど）（表7.1）。

　水溶性ホルモンはたいてい、標的細胞の表面にある特異受容体に結合する。そのため、ホルモンが受容体に結合すると、細胞膜内で一定の反応が生じ、酵素の作用でいわゆる第2の伝達物質（セカンドメッセンジャー）が細胞内

に放出される。このセカンドメッセンジャー（環状アデノシン一リン酸［cAMP］など）の作用によって、たとえば輸送系や酵素系、これに関連して細胞内の特定の代謝経路が影響を受ける。一般的に最初に作用するホルモンをファーストメッセンジャーといい、ファーストメッセンジャーに誘導される物質をセカンドメッセンジャーという。水溶性ホルモンは、まず細胞の活動に影響をおよぼす。

　水溶性ホルモンとは異なり、ステロイドホルモンと甲状腺ホルモンは脂溶性であるため、比較的容易に細胞膜を通過できる上、細胞質の中で（恐らく直接細胞核で）特異受容体と結合する。ホルモンと受容体が結合すると、その複合体は細胞核に移動し、ここで遺伝子を活性化させ、メッセンジャー RNA（mRNA）の産生を促す。こうして作り出されたmRNAは、最終的にたとえばタンパク質の合成（p.19を参照）を促進する。以上のように、脂溶性ホルモンは細胞の成長および増殖に直接影響をおよぼす。

7.2.2　主なホルモン産生器官

　内分泌系は、ホルモン産生器官別に次の3つに分類できる。
- 代表的なホルモン分泌腺（**図7.2**）：分泌腺の上皮細胞はホルモン産生のみに関与する
- ホルモン産生組織
- ホルモン産生単一細胞：主にホルモン合成以外の役割を担い、ホルモン類似物質、組織ホルモン、伝達物質、免疫系の合成物質なども作られる。

　各ホルモンの主要な産生器官は**表7.1**に示すとおりである。ただし、たとえばペプチドホルモンの大半は内分泌器官だけではなく中枢神経系（CNS）、自律神経系、免疫細胞によっても産生されるように、ホルモン、つまり信号物質の主要産生器官を1つに限定するのは不可能であるため、表中には代表的な産生器官を表記してある。信号物質は作用部位に応じて次の3種類の呼称がある。

- 内分泌系：ホルモン
- 中枢神経系、自律神経系：伝達物質、神経調節物質（neuromodulator）

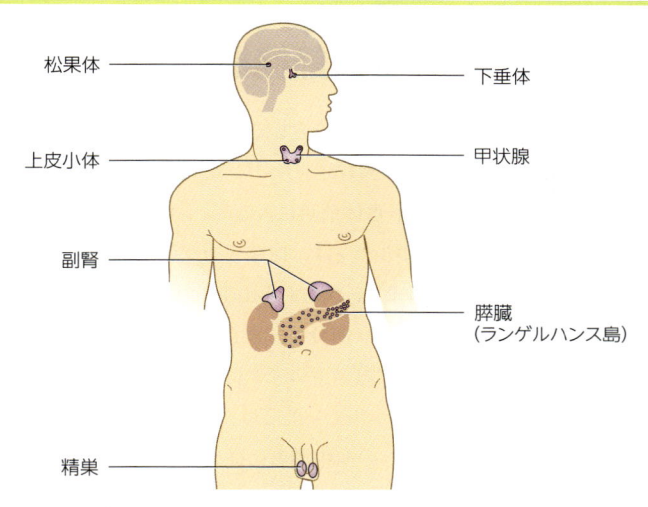

図7.2　男性の内分泌腺： ヒトのからだには解剖学的にも機能的にも独立した臓器である多数の内分泌腺が存在する（下垂体、甲状腺、副腎など）。ただしこうした臓器の一部（膵臓、精巣、卵巣など）は、ホルモン産生以外の作用も有する。

- 免疫系（免疫臓器）：サイトカイン、リンフォカイン、モノカイン

7.2.3　ホルモンの分泌調節機構

　血中のホルモン濃度を一定に維持するためには、ホルモンが常に新生されなければならない。そのために、フィードバック調節と呼ばれる複雑な自動調節機構が働いている。たとえば、ホルモンの血中濃度が低下すると、ホルモンの産生量が増え、反対に、ホルモン濃度が高くなりすぎると、産生量が低下する。

　内分泌腺ホルモン分泌量は、ほとんど中枢神経系によって調節される。ここで重要な臓器は、間脳の一部である視床下部である（p.623「間脳」を参照）。視床下部は、下垂体（Hypophyse）と機能的に密接な関係にあり、上位中枢組織として、末梢内分泌腺のホルモン産生を統御する（視床下部—下垂体系）。

7.3 視床下部―下垂体― フィードバック調節機構

　視床下部は数多くの神経および血管を介して、神経や血管に直結する下垂体と連結する。視床下部で産生される「リベリン類」、「スタチン類」という制御ホルモンが、血路を通って下垂体前葉に入ると、下垂体でのホルモンの産生・分泌が開始される。このホルモンは、血路を通って効果器官に直接働きかけるか（非内分泌腺刺激ホルモン、Non-glandotropic hormone）、あるいはまず別の内分泌腺に作用する（内分泌腺刺激ホルモン、Glandotropic hormone）。その内分泌腺が産生したホルモンは、再び血路を通って効果器官に作用する。血管を循環するホルモン濃度は、視床下部の化学受容体によって常に計られており、ホルモンの血中濃度に従い制御ホルモンの分泌量が増減して、血中ホルモン濃度が一定に維持されるよう適宜調節される（フィードバック調節機構）（図7.4）。

7.4 下垂体

　下垂体は重量が1gほどのエンドウマメ大の内分泌腺で、頭蓋底領域にある蝶形骨洞（Sinus sphenoidalis）のあるトルコ鞍の中に存在する。下垂体は機能的および発生学的に、次の2つに区分できる。
- 脳部である下垂体後葉（神経下垂体）
- 腺部である腺下垂体（下垂体前葉）

　両者とも漏斗（Infundibulum）で視床下部と結合する（図7.3、7.4）。

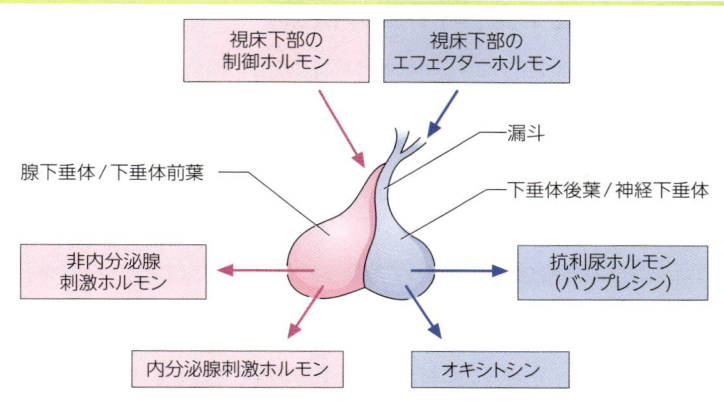

図7.3 下垂体：下垂体前葉および後葉のホルモン。視床下部のエフェクターホルモン（抗利尿ホルモンおよびオキシトシン）が軸索輸送で神経下垂体に達し、ここに蓄積されるか血中に放出される。視床下部の制御ホルモン（リベリン類およびスタチン類）が、血路を通って腺下垂体に到達し、ここで内分泌腺刺激ホルモンや非内分泌腺刺激ホルモンの産生調節に携わる。

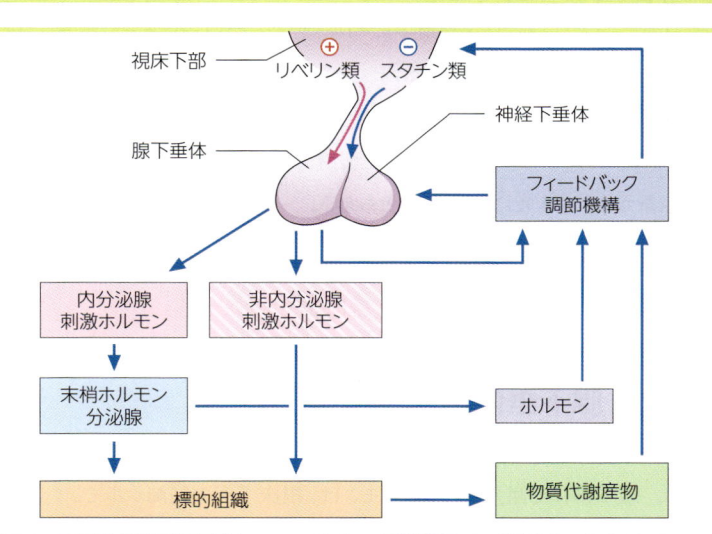

図7.4 下垂体前葉（腺下垂体）のフィードバック調節機構：下垂体前葉の内分泌細胞は、どれも視床下部の制御ホルモンによって管理されており、フィードバック調節機構によって分泌量が調節されている。末梢内分泌腺が産生するホルモンの血中濃度が高いと、制御ホルモンによって前葉のホルモン産生量が抑制される（抑制ホルモンであるスタチン類）。反対に、血中濃度が低いと、制御ホルモンによって産生が促進される（放出ホルモンであるリベリン類）。

7.4.1　神経下垂体（下垂体後葉）

　神経下垂体は、散在するグリア細胞と数多くの毛細血管でできている。ここではホルモンは産生されず、視床下部で産生された次のようなエフェクターホルモンを蓄積・放出する。
- 抗利尿ホルモン（ADH、バソプレシン）
- オキシトシン

　ホルモンは神経路（軸索）を通って神経下垂体に到達し（このプロセスを「神経分泌」と呼ぶ）、ここで血中に放出される。

オキシトシンは、オキシトシンに感作された平滑筋を収縮させる一方（分娩時の子宮を収縮させて陣痛を促すなど）、バソプレシンは腎臓の集合管の水吸収を促して血圧を上昇（血液量を増大）させる。

機能が低下すると：神経下垂体のホルモンがうまく分泌されなくなると、尿崩症（Diabetes insipidus）を発現することが多い。尿崩症はラテン語名で糖尿病（Diabetes mellitus）（p.369を参照）と同じくDiabetesという文字が用いられるが、両者は異なる疾患であることに注意する。抗利尿ホルモン（バソプレシン）が欠乏すると、水分が十分に腎臓の集合管に再吸収されなくなり、1日の尿量が15〜30ℓにもいたることもある。

機能が亢進すると：バソプレシンの分泌量が増大し、水分の再吸収量とともに血量が増え、その結果、血圧が上昇し続ける。

7.4.2　腺下垂体（下垂体前葉）

　腺下垂体は、不規則に集まった腺細胞と、腺細胞間に伸びる毛細血管網からなる。腺下垂体で産生されたホルモンは、視床下部の制御ホルモン（上述を参照）によって放出される。この制御ホルモンは血路を通って下垂体前葉に至り、ホルモンの放出を促したり（放出ホルモンであるリベリン類）、抑制したりする（抑制ホルモンであるスタチン類）（**図7.4**）。

　腺下垂体で産生されるホルモンの中には、次の2つのように、下位の内分泌

腺を介さず効果組織に直接作用するNonglandotropic Hormoneと呼ばれるものもある。

- 成長ホルモンであるソマトトロピン（STH）：からだの成長を促進する
- 黄体刺激ホルモンであるプロラクチン（PRL）：妊娠末期および授乳期に乳腺の細胞分裂および分泌液合成を促進する

これまで長く独立したホルモンであると考えられてきたβ-MSH（メラニン細胞刺激ホルモン、メラノトロピン）は、皮膚の色素沈着の程度を調節するホルモンであるが、実際には単独のホルモンではなく、β-リポトロピン分子（β-LPH）の一部である可能性が高い。このホルモンだけが血中に認められる。β-リポトロピンは、プロオピオメラノコルチン（Proopiomelanocortin [POMC]）という265個のアミノ酸からなる分子を前駆物質とする。ちなみにプロオピオメラノコルチンは、ACTHの前駆物質でもある（上述を参照）。

腺下垂体で産生されるこの他のホルモンは、内分泌腺に作用するホルモンとして、下位内分泌腺を刺激し、成長、ホルモン産生、ホルモン分泌を促進する。このように内分泌腺に作用する内分泌腺刺激ホルモン（Glandotropic hormone）と呼ばれるホルモンは、次の2つに分類できる。

- 性腺刺激ホルモン（Gonadotropic hormone）：生殖腺に作用する
- 非性腺刺激ホルモン（Non-gonadotropic hormone）：副腎や甲状腺などの活動に影響を与える

性腺刺激ホルモンには、卵胞刺激ホルモン（FSH）であるフォリトロピン、黄体形成ホルモン（LH）であるルトロピンがある。両者とも、女性と男性両方の生殖腺に作用する。FSHは女性の卵巣に働きかけて卵胞を刺激し、男性の精子形成を促す。LHは卵巣と精巣の間質細胞に働きかけて、女性の排卵を促し、男性のテストステロン分泌を促進する。

非性腺刺激ホルモンには、副腎皮質刺激ホルモン（ACTH）であるコルチコトロピンと、甲状腺刺激ホルモン（TSH）であるチロトロピンがある。ACTHは副腎皮質に作用してホルモン産生を促す一方、TSHは甲状腺にホルモンの産生を促す。

機能が低下すると：腺下垂体の機能が低下すると、下垂体前葉ホルモンの分泌量が低下する。特に内分泌腺刺激ホルモンが欠乏した場合には、下位の内分泌腺の機能も低下するため、特に深刻な問題となる。たとえば、コルチコトロピン（ACTH）の産生が低下すると、副腎機能不全（p.367を参照）にいたり、チロトロピン（TSH）が欠乏すると甲状腺機能低下症（Hypothyroidism、p.363を参照）の症状が発現する。性腺刺激ホルモンがうまく産生・分泌されないと、男女の生殖腺機能にさまざまな障害が現れる。生殖能力のある女性では、月経周期の不定や排卵欠損、成人男性では特に生殖能力と性欲の消失のほか、精巣縮小が主な症状として現れる。

エフェクターホルモンであるソマトトロピンが欠乏した小児には、成長ホルモン分泌不全性低身長症（下垂体性小人症とも呼ばれる）が現れることがある。ただし身体各部の均衡は損なわれない。

機能が亢進すると：腺下垂体の機能が亢進すると、良性の下垂体部腫瘍（腺腫、Adenoma）になることが多く、特にソマトトロピンの産生が亢進する。過産生の時期によっては（成長期の前か後）下垂体性巨人症になることもある。その場合も、からだの均衡は正常に維持されるか、鼻、顎、指、足指といった突出部が異常成長する（先端巨大症、Acromegaly）。巨大症を発症するのは、必ず骨端軟骨が完全には閉鎖しておらず、身長が伸びる可能性がまだある場合のみである。骨端軟骨がうまく閉鎖した後では、先端巨大症だけではなく、舌、唇のほか、一部の内臓（肝臓、心臓など）が肥厚する。

7.5　松果体

松果体（Epiphysis）はトウモロコシ粒ほどの大きさで、間脳の一部であり中脳の上側に位置する。結合組織および数多くの血管を有する葉構造を呈し、視床下部のホルモン産生・分泌プロセス調整に重要な役割を担う。松果体が産生するホルモンの中で最も重要なものは、セロトニンを前駆物質とするメラトニンである。メラトニンは光依存的に産生され（夜間は血中濃度が高く、日中

は血中濃度が低い)、季節に応じて産生量が変わることもある。このことから松果体は「生体時計(Biological clock)」とも呼ばれる(概日リズム)。メラトニンは小児期には性腺刺激ホルモンの放出を抑制して、生殖腺の発育を抑える。近年、メラトニンの持つ他のさまざまな作用も発見されており、このホルモンを医薬品として用いる国もある。たとえば、メラトニンには日周リズムを調節する作用がある(特に交代制労働時や長時間の飛行後に時間間隔が混乱する時差ボケ時に睡眠薬として用いる)ほか、非常に有効な酸化防止薬として、フリーラジカルを排除したり、免疫機構を強化したり、心臓や循環系の疾患や腫瘍を予防する上、老化プロセスを遅延させる作用もある。

メラトニンの体内合成量は加齢とともに減少し、松果体に退行性変化が現れたり、石灰が沈着することもある。そのため、松果体は頭部X線画像で異常の指標とされる。

機能が低下すると：ヒトの思春期早発症(Pubertas praecox)は、松果体の機能低下が原因であると考えられる。

7.6　甲状腺

甲状腺は15〜60gの重さの内分泌腺で、峡部(lsthmus)で連結された2つの葉からなり、喉頭の直下で気管の両側に位置する(**図7.5a**)。甲状腺は結合組織性の被膜に包まれ、結合組織によっていくつかの小葉に分けられる。小葉の中には、管状で大きさが異なる多数の濾胞がある。この濾胞はホルモン産生腺上皮細胞に囲まれており(**図7.5c**)、産生されたホルモンが大量に貯蔵される(濾胞腔)。ホルモンは必要に応じて腺上皮細胞から再び取り出されて、隣接する血管に放出される。

甲状腺では次の2つのホルモンが産生される。

- サイロキシン(T4、テトラヨードサイロニン[Tetrajodthyronin])
- トリヨードサイロニン(T3、Trijodtlryronin)

どちらのホルモンもヨードを含み、細胞の物質代謝を刺激することが大きな

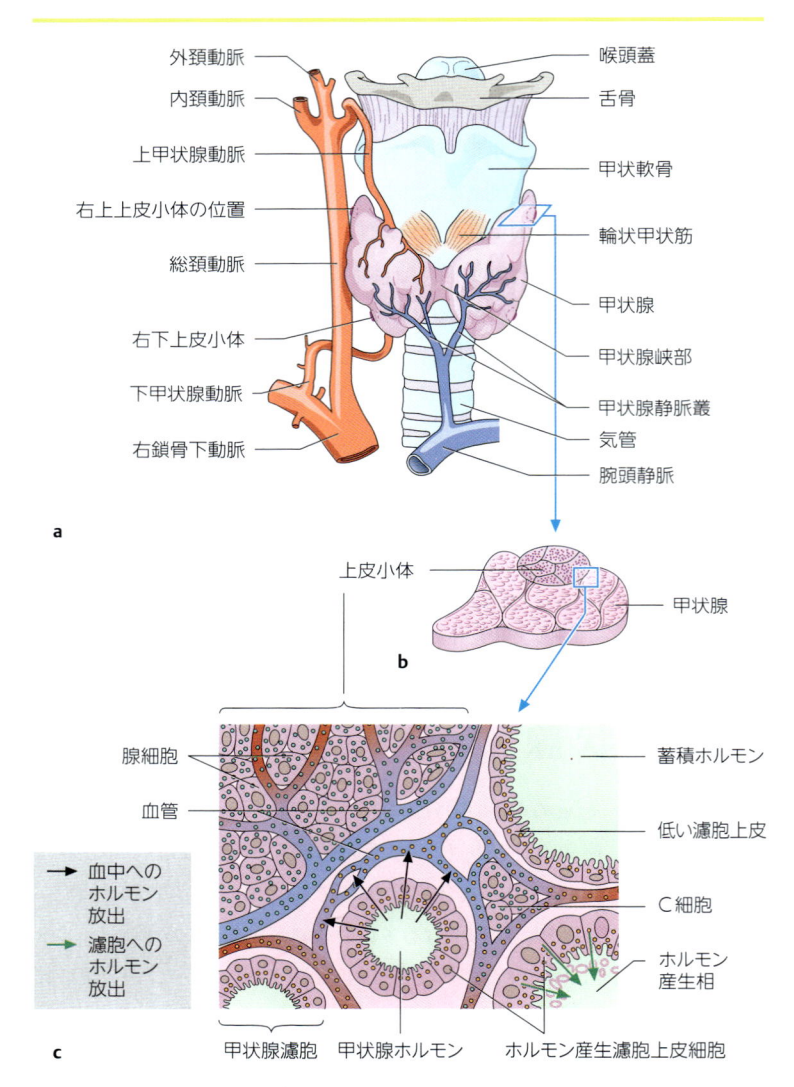

図7.5　甲状腺：甲状腺および上皮小体の位置、組織学、血液供給、**a** 甲状腺前面、**b** 左上上皮小体と隣接する甲状腺組織で切断した断面図、**c** b の拡大図（組織断面図）。左上は上皮小体の細胞で、右下は複数の甲状腺濾胞。さまざまな活動時の状態を示してある。ホルモン貯蔵中は濾胞の上皮は低く、ホルモン産生時および放出時はホルモンが濾胞に放出されるか、上皮を介して血中に放出される。甲状腺の血管の間には、C 細胞の集団がある。

特徴である。トリヨードサイロニンはサイロキシンのヨード原子が分裂してできたもので、事実上活動する甲状腺ホルモンである。T3およびT4は正常なからだの成長に不可欠である。どちらのホルモンも、TSH（甲状腺刺激ホルモン）を介して視床下部—下垂体系で産生され血中に放出される。たとえばサイロキシンの血中濃度が低下すると、視床下部に記録され、その結果、制御ホルモンが分泌されて腺下垂体がTSHを産生する。こうして作られたTSHは甲状腺を刺激し、サイロキシンが血中に放出される。

機能が亢進すると： 甲状腺機能亢進症（Hyperthyreoidism）の代表的な症状には次の4つがある。

- 細胞の代謝が活発化し（基礎代謝の上昇）、その結果、るい痩（体重低下）、体温上昇、心拍数上昇にいたる
- 眼球が眼窩から突出する（眼球突出症、Exophthalmus）
- 瞳孔散大
- 多くの場合、神経過敏

機能が低下すると： 甲状腺機能低下症の代表的な症状には次の3つがある。

- 代謝緩徐、成長遅延
- 精神活動低下
- よくある症状として、皮膚の肥厚および腫脹（粘液水腫、Myxedema）

よくある甲状腺機能低下症の原因は、食餌（または飲料水）から摂取するヨード量の不足である。ヨードが不足すると下垂体からのTSH放出量が増えて、甲状腺が拡大し、甲状腺腫（Struma）が生じる。先天性機能低下症では、小人症や精神薄弱といったクレチン病（Cretinism）が見られる。

7.6.1　甲状腺のC細胞

甲状腺では、サイロキシンおよびトリヨードサイロニンのほかにも、C細胞と呼ばれる少量の傍濾胞細胞（Parafollicular cell）によってカルシトニンというホルモンが産生される。カルシトニンは血中カルシウム濃度を低下させて、骨形成を促進する（**図7.5c**）。

7.6.2　上皮小体（副甲状腺）

　上皮小体（Glandulae parathyroideae、副甲状腺ともいう）は4つあり、甲状腺の後側に位置する。甲状腺の被膜に埋没しているため、外側からは見えない（図7.5a、b）。形状は平らな楕円形でレンズに似ている。上皮小体の細胞は細網結合組織と数多くの毛細血管に覆われる。ここで産生されるホルモンはパラソルモンと呼ばれ、カルシウムおよびリンの代謝調節に関与する。特に破骨細胞を刺激して、骨吸収を促進し、血中カルシウム濃度を上昇させる。したがって、カルシトニンに対する拮抗作用もある。

機能が亢進すると： 上皮小体機能が亢進すると次の3つの症状が現れる。
- リン酸排出量の増大（低リン血症）
- 骨吸収亢進（骨粗鬆症）
- 血中カルシウム濃度が上昇し、血管壁にカルシウムが蓄積

機能が低下すると： 上皮小体がうまく機能しなくなると、次の症状が現れる。
- 細胞外カルシウム濃度低下
- 神経過敏。筋が過剰に反応して拘縮（テタニー、Tetany）することがよくある。

7.7　副　腎

　左右の副腎（Glandulae suprarenales、腎上体ともいう）はほぼ5gの重さで、左右の腎臓の上端に帽状に位置する。副腎は、腎臓の脂肪被膜（Adipose capsule）に包まれ、血管および神経が入り込む。死亡直後に採取したヒトの副腎標本の断面図（図7.6a、b）から、副腎を次の2つの構造に大別できる。
- 皮質（Adrenal cortex）：濃い黄色で、副腎の80%を占める
- 髄質（Adrenal medulla）：赤灰色の部分

　副腎皮質と副腎髄質は、発生的にも機能的にも異なる内分泌腺である。

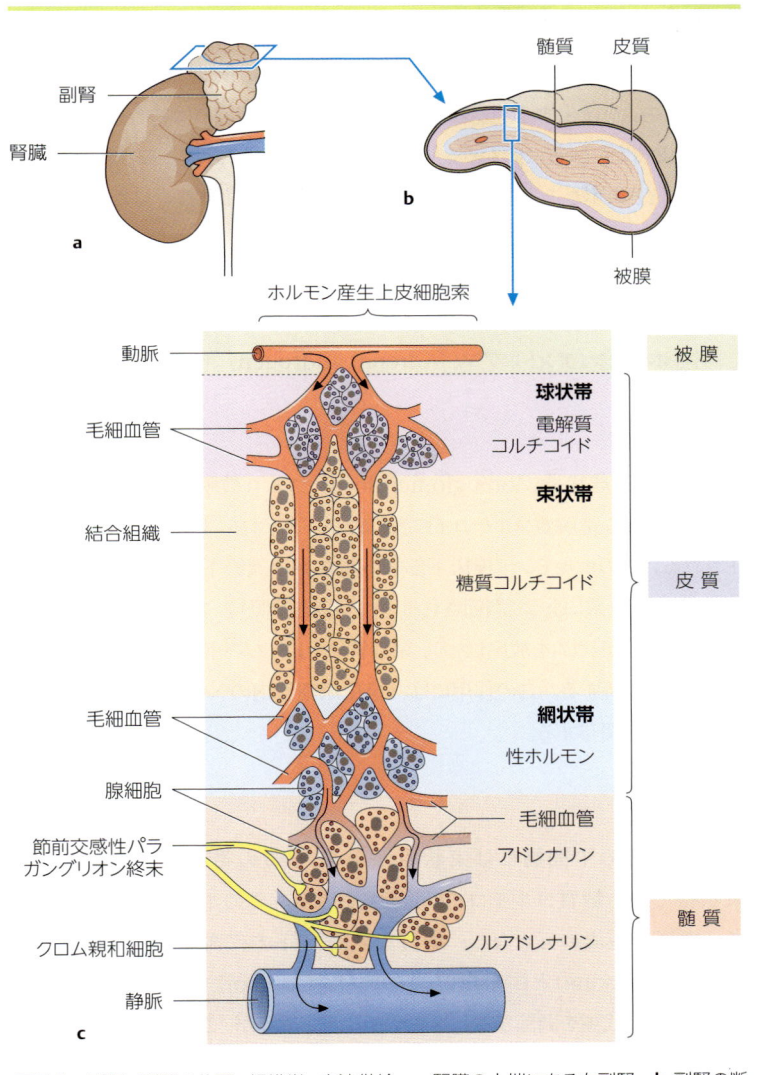

図7.6　副腎：副腎の位置、組織学、血液供給、**a** 腎臓の上端にある右副腎、**b** 副腎の断面図、**c** b の一部拡大図。ホルモンを産生する上皮細胞索は、副腎皮質内にあり、副腎髄質まで伸びる。

7.7.1 副腎皮質

副腎皮質は、形態学的および機能的に幅の異なる3つの層からなる。どの層もホルモンを産生する上皮細胞索で構成され、各層間には結合組織、血管、神経が皮質から髄質に向かって放射状に伸びる（図7.6c）。この3層はすべてステロイド系ホルモンであるコルチコステロイドを産生する。コルチコステロイドは次の3つのグループに分類できる。

- 電解質コルチコイド(Mineralocorticoids)
- 糖質コルチコイド(Glucocticoids)
- 男性ホルモン（アンドロゲン、Adrenal androgen）

外側の層

外側の層は球状帯(Zona glomerulosa)といい、被膜の真下に位置する。ここでは重要な電解質コルチコイドであるアルドステロン（Aldosteron）が産生される。このホルモンは視床下部―下垂体系の調節下にはなく、レニン―アンギオテンシン系によって調節される（p.513を参照）。アルドステロンは腎臓に作用して、カリウムを放出したり、尿細管にナトリウムを回収したりして電解質バランスを維持する。この作用には、遠位尿細管内のNa^+/K^+-ATPアーゼという酵素が関与する。

中間層

副腎皮質の中間層には束状帯がある。3つの帯の中で最も幅広の束状帯では、糖質コルチコイドが産生される。このホルモンは濃い黄色で、皮質の色素の元となる。糖質コルチコイドの代表はヒドロコルチゾン(Hydrocortisone)とも呼ばれるコルチゾル(Cortisol)で、炭水化物、脂肪、タンパク質の代謝を調節する。血糖値を上昇させるが、ここでタンパク質代謝で得たアミノ酸を要する。このアミノ酸は、糖新生（Gluconeogenesis）と言われる特定の代謝プロセスを経て、最終的にブドウ糖に変換される。糖質コルチコイドはさらに、血中のリンパ球数を減少させるほか、果粒球および単球の食作用を抑制し、炎症を抑える。ただし同時に免疫機構の活動も抑制する。

免疫防御を阻害する作用があることから、糖質コルチコイドはアレルギー性疾患の治療にも効果があると言われている（アレルギーは、過剰な免疫応答）。ただし同時に創傷治癒を遅らせることにもなる。糖質コルチコイドは、飢餓、口渇、極端な温度差、肉体への過大負荷（ストレス）などからだを酷使し、血中の糖質コルチコイド濃度が上昇した時に重要となる。

血中糖質コルチコイド濃度は1日の時間内で変化し（概日リズム、Circadian rhythm）、午前6〜9時までは高く、深夜に最低となる。

内側の層

内側の層は網状帯（Zona reticularis）といい、主に男性ホルモン（アンドロゲン、Androgen）を、わずかではあるが女性ホルモン（エストロゲン、Estrogen）を産生する。どちらのホルモンも男性と女性で同量存在する。ただし、この中間層にはコルチコステロイドの分解・構築段階でできる中間生産物としても両ホルモンが産生される。アンドロゲンはタンパク質代謝と筋構築を刺激することから、タンパク質同化作用（筋肉増強作用）がある。

このホルモンを前駆物質とするタンパク同化ホルモン（Anabolic steroid）は、競技スポーツで筋重量を増大させるために、ドーピング剤として用いられることが多い。

副腎皮質の中間層および内側層は、視床下部―下垂体系の支配下にあり、ACTHによって作用が調節される。したがって、腺下垂体からのACTHの放出量が増減すると、まず中間層および内側層が影響を受ける。

機能が低下すると：左右の副腎皮質がうまく機能しなくなると、アジソン病（Morbus Addison）と呼ばれる原発性副腎機能不全となり、球状帯内で、特に電解質コルチコイドの産生・放出に影響が見られる。このホルモンが欠乏すると、鉱質代謝がうまくいかなくなり、電解質のバランスが損なわれる。アルドステロンが著しく欠損すると、次のような問題が生じる。

- 血中ナトリウム濃度が低下
- 細胞外液中の塩化カリウム濃度の上昇

血中カリウム濃度が上昇すると、不整脈のリスクが上昇する上、虚弱で疲れやすくなる。反対に束状帯がうまく機能しなくなると、血糖値が低下する(低血糖症、Hypoglycaemia)。

機能が亢進すると：副腎皮質腫瘍（良性腺腫など）や、腺下垂体からのACTH放出量増加(副腎皮質が継続的に刺激される)によって、糖質コルチコイド(コルチゾルなど)の分泌量が増大し、次のような症状を伴う「クッシング症候群、Cushing-Syndrome)」を呈する。

- 満月様顔貌
- からだへの脂肪蓄積(中心性肥満、Central obesity)

血中アンドロゲン濃度が上昇しすぎると、次の症状が現れる。

- 思春期早発症(Pubertas praecox)
- 女性の第二次性徴の男性化(多毛など)

7.7.2 副腎髄質

副腎髄質は、自律神経系と内分泌系の間で特別な位置にある。副腎髄質細胞は交感神経の節後ニューロンにあたり、細胞質突起を出しておらず(p.694「交感神経系」を参照)、自律神経系の交感神経の節前線維によって支配されている。副腎髄質の細胞は微細果粒を含み、毛細血管と太く強靭な静脈の間に巣を張るように存在する(図7.6c)。

ここでは次の2種のホルモンが産生される。

- アドレナリン(Adrenalin、80%)
- ノルアドレナリン(Noradrenalin、20%)

アドレナリンとノルアドレナリンは、ストレスがかかると血路に放出され、生体全体に作用してエネルギー発散を亢進させる。どちらのホルモンにも次の作用がある。

- 貯蔵された脂肪から脂肪酸を遊離させる
- 肝臓に蓄積されたグリコーゲンからブドウ糖を合成する(血糖値上昇)
- 血圧および心臓の一回拍出量を上昇させる
- 特定の血管領域の血管を収縮させる(血管収縮)

7.8 膵臓

> **膵島（別名ランゲルハンス島、Insula pancreatica）**：膵臓の内分泌部には、約100～200万個の内分泌細胞群が散在する。この細胞群は膵島（またはランゲルハンス島）と呼ばれる。

膵島は球形または楕円形で、膵臓外分泌組織（p.475「膵臓」を参照）の間に存在し、多数の毛細血管に囲まれた腺細胞からなる（図7.7）。ここでは次の3つの重要なホルモンが産生される。

- インスリン（B細胞）
- グルカゴン（A細胞）
- ソマトスタチン（D細胞）

インスリンとグルカゴンは拮抗的に作用する。反対にソマトスタチンは、パラクリン作用によってインスリンとグルカゴンの放出を抑えて、腸管から吸収される栄養素を利用しにくくする。膵島細胞の約60％がインスリンを、25％がグルカゴンを、15％がソマトスタチンを産生する。

インスリンとグルカゴンには次のような作用があり、両者とも炭水化物の代謝調節に欠かせないホルモンである。

- インスリンは、摂取された食餌をグリコーゲンおよび脂肪として貯蔵させる。
- グルカゴンは、絶食時またはストレス状態にあるときに貯蔵エネルギーを引き出す（前ページの「アドレナリンおよびノルアドレナリン」の項を参照）。
- どちらのホルモンも血中ブドウ糖濃度（血糖値）を調節し、一定に維持する（ブドウ糖60～100mg／血液100mℓ）。
- インスリンは肝臓のグリコーゲン合成を促し、血糖を細胞に取り込みやすくして、血糖値を低下させる。
- グルカゴンの作用下で、肝臓内のグリコーゲンはブドウ糖に分解され、血糖値が上昇する。

機能が低下すると：インスリンを産生する細胞の機能が低下すると、糖尿病（Diabetes mellitus）となる。日本では全人口の約8％が糖尿病に罹患し

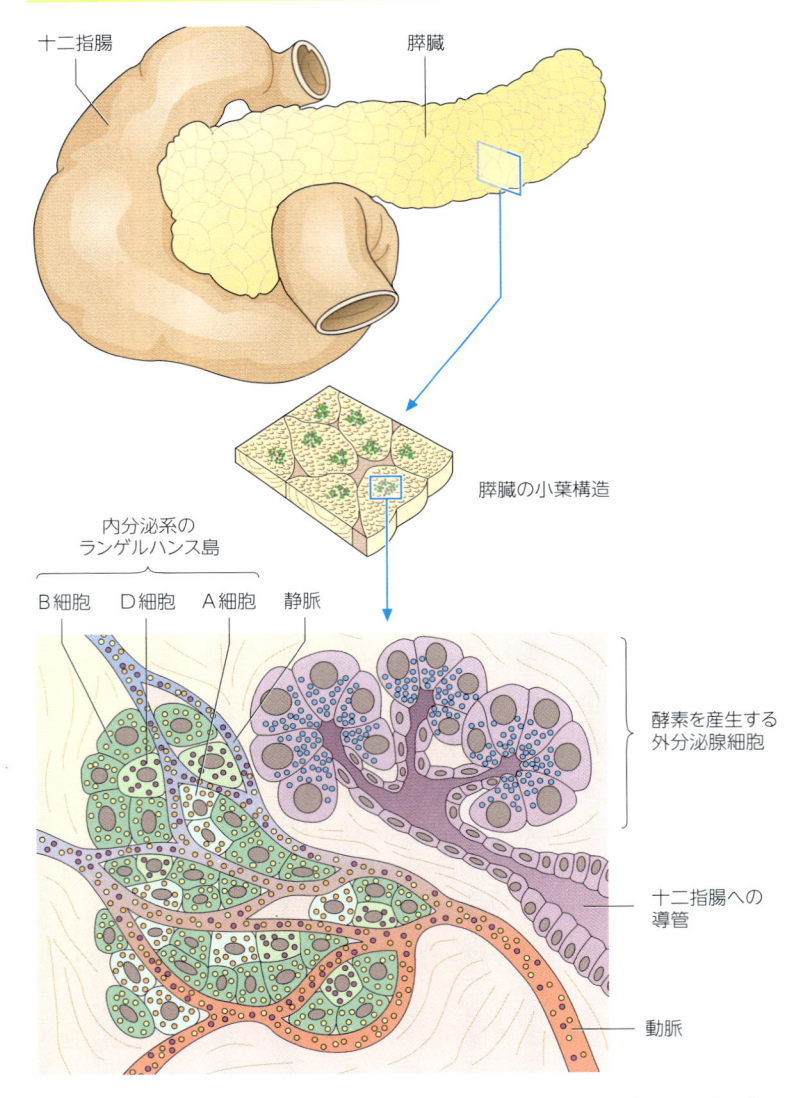

図7.7　膵島：外分泌部にある膵臓組織内には、ホルモンを産生するランゲルハンス島の細胞が散在する。A細胞はグルカゴンを、B細胞はインスリンを、D細胞はソマトスタチンを産生・分泌する。

ている(2011年度現在)。糖尿病のうち最も多いのはⅠ型とⅡ型である。Ⅰ型(全体の5％)は、小児期に発現するのが一般的である。この疾患はインスリン産生細胞が自己免疫応答によって損なわれて発生するため、罹患者は生涯にわたりインスリン投与が必要となる。糖尿病患者の95％がⅡ型に罹患している。Ⅱ型はⅠ型よりも発現が遅く(35歳以降)、末梢組織へのインスリン作用が損なわれて発生する(インスリン抵抗性、Insulin resistance)。どのタイプの糖尿病も、血液から細胞にブドウ糖が取り込まれにくくなり、血糖値が上昇する。すると細胞のエネルギー源であるブドウ糖が欠乏し、脂肪酸や体内合成タンパク質などの他のエネルギー源が異常に放出されてしまう。その結果、特に脂肪の代謝が損なわれて脂肪が血管壁に蓄積される(早期発現進行性動脈硬化と、後続する血流障害を伴う糖尿病性大血管障害)。血糖値が高いため、尿とともに排泄されるブドウ糖量が増す(糖尿、Glucosria)。それに伴う浸透圧利尿によって尿量が異常に増加し(多尿症、Polyuria)、顕著な水分喪失と病的な口渇(多渇症、Polydipsia)が認められるようになる。病状が進行すると、酸性の物質代謝産物(ケトン体など)が発生し、血液が過酸化する。治療をしなければアシドーシス(Acidosis)という生命を脅かす急性ショック状態にいたる。アシドーシスは、呼吸が深く速くなるクスマウル呼吸(Kussmaul respiration)、痙攣、糖尿病性昏睡(Diabetic coma)といった症状を伴う。

　糖尿病の治療は、炭水化物を厳しく制限した食事療法と、定期的なインスリン投与を基本とする。血糖値管理を確実に行わないと、高血糖症(Hyperglycemia)となり、小血管や毛細血管が損なわれる糖尿病性小血管障害など重篤な後発性障害が発現することもある。血糖値が上昇すると、非酵素的にグルコシル化されたタンパク質が増加する。その結果、基底膜が肥厚し、血管内皮が変性する。その際、影響を受けるのは主として網膜の血管(網膜症、Retinopathy)と、腎臓(腎症、Nephropathy)である。

7.9　生殖器

　生殖器で産生される性ホルモンは、男性および女性の性徴の構築、発育、

からだおよび精神の成熟、生殖(胚細胞生成、妊娠、母乳生成)などに携わる。どれもステロイド系ホルモンで、量と産生部位は異なるが、男女どちらでも産生される。もっとも重要な女性ホルモンには次の2つがある。

- 卵胞ホルモン(別名エストロゲン、エストラジオールなど)
- 黄体ホルモン(プロゲステロンなど)

男性ホルモン(アンドロゲン)には次の2種がある。

- テストステロン(Testosteron)
- ジヒドロテストステロン(Dihydrotestosteron)

卵胞ホルモンと黄体ホルモンは、女性では主に卵巣と胎盤で産生され、男性では精巣で少量産生される。アンドロゲンは、男性では主に精巣で産生され、いくらかは副腎皮質でも産生される。女性では主に卵巣と、男性と同じく副腎でも産生される(男性および女性ホルモンの作用と調節に関しては、p.531「生殖器」と、p.569「生殖、発生、出生」を参照)。

7.10 ホルモンを産生するその他の組織と単一細胞

ホルモン産生組織や広範に散在する単一細胞(表7.1)で生成された信号物質は、血液を介して標的細胞に到達する(たとえばエリスロポエチンは腎臓で生成されて、骨髄の赤血球に作用して成熟させる)。ただし、こうした物質の多くは産生部位で作用を発揮する(パラクリン機構、オートクリン機構)。そのため、たとえば消化器機能の調節や神経系シナプスの化学信号伝達には、パラクリン機構が特に重要であるほか、ヒスタミンやプロスタグランジンなど多くの組織ホルモンも、パラクリン機構で作用する。それぞれの作用に関しては、消化器系(p.428)、心臓と血管系(p.232)、泌尿器系(p.498)、中枢神経系と末梢神経系(p.606)、免疫機構(p.319)を参照のこと。

要 約

内分泌系

総 論

- 内分泌系には、ホルモンを産生する全器官（p.352「内分泌腺」）と、細胞系（p.353「ホルモンを産生する組織と単一細胞」）が属する。

ホルモン

- ホルモン（p.351、信号伝達物質または化学的伝達物質とも呼ばれる）は、通例、血路またはリンパ路を通って標的細胞に到達する。ただし、パラクリン分泌とオートクリン分泌は例外である。パラクリンは作用部位が隣接しているもの、オートクリンは作用部位が産生細胞自体であるものをいう。ホルモンは自律神経系のように協調して作用するが、伝達は「ワイヤレス通信システム」であり、自律神経系よりも緩徐である一方、長時間作用し、遠隔の臓器に作用する。標的細胞は特異なホルモン受容体を有し、このホルモンにのみ対応する。ホルモンは、作用機序に従い水溶性と脂溶性に分類できる。
- 水溶性ホルモン（p.351、ほとんどがタンパク質およびペプチド）は、細胞の活動に影響を与える。標的細胞のホルモン受容体は、細胞膜上にあることが多い。ホルモン（「ファーストメッセンジャー」）は、「セカンドメッセンジャー」の合成を促す。このセカンドメッセンジャーを介して、細胞中の特定の代謝路が影響を受ける。
- 脂溶性ホルモン（p.351「ステロイド系と甲状腺ホルモン」）は、細胞の成長と増殖に直接影響を及ぼす。標的細胞のホルモン受容体は、細胞質か細胞核にある。ホルモンは細胞核に侵入し、タンパク質の合成を調整する。
- 内分泌腺からのホルモン分泌は、フィードバック機構（p.356）で調節される。
- 上位中枢は、視床下部（p.624を参照）である。視床下部は血中のホルモ

ン濃度に応じて制御ホルモンを産生する。制御ホルモンは腺下垂体におけるホルモンの分泌を抑制するか（スタチン類）、亢進する（リベリン類）（視床下部—下垂体—フィードバック調節機構）。これがさらに非内分泌腺刺激ホルモン（標的組織に直接作用する）か、内分泌腺刺激ホルモン（まず内分泌腺に作用して、次いでこの内分泌腺が標的組織に作用するホルモンを分泌する）のいずれかを産生する。

下垂体

- 下垂体後葉（p.358「神経下垂体」）は脳の一部で、ここではホルモンは産生されないが、視床下部で産生されたエフェクターホルモンを蓄積・分泌する。ホルモンは、軸索を介して神経下垂体に輸送される。これを神経分泌（Neurosecretion）という。
    - 抗利尿ホルモン（ADH、バソプレシン）：腎臓の水吸収を促進
    - オキシトシン：子宮の陣痛を促進
- 下垂体前葉（p.358「腺下垂体」）は、ホルモンを産生する腺である。ここで産生されたホルモンは、視床下部制御ホルモンによって調節・放出される。
- 腺下垂体で産生される非内分泌腺刺激ホルモン（p.359）：
    - ソマトトロピン（STH）：成長ホルモンの1つで、小児期に不足すると小人症を呈し、小児期に過剰産生されると（腺腫が原因のケースが多い）、巨大症や、成人では先端巨大症にいたる。
    - メラノトロピン（MSH）：特に皮膚の色素沈着を調節
    - プロラクチン（PRL）：授乳期に母乳の生成を刺激
- 腺下垂体で産生される内分泌腺刺激ホルモン（p.359）は、性腺刺激ホルモンと、非性腺刺激ホルモンに分類できる。
- 性腺刺激ホルモン（生殖腺に作用）には、次の3つがある。
    - フォリトロピン（FSH）：女性の卵胞を刺激し、男性の精子形成を促進する。
    - ルトロピン（LH）：卵巣の間質細胞に作用して、排卵を開始させたり黄体

を形成するほか、精巣の間質細胞に作用してテストステロン産生量を増加する。
  - 性腺刺激ホルモンが不足すると、月経周期停滞や、精巣縮小、生殖不能といった障害が起こる。
- 非性腺刺激ホルモン（この他の内分泌器官に作用）には、次の２つがある。
  - コルチコトロピン（ACTH）：副腎皮質でのホルモン産生を促す。不足すると副腎皮質不全を呈する。
  - チロトロピン（TSH）：甲状腺ホルモンの産生を促す。不足すると甲状腺機能低下症が発現する。

松果体

- 松果体は間脳の一部である。ここで産生される重要なホルモンはメラトニン（p.360）という強力な抗酸化物で、日周リズムを調節する作用もある。メラトニンは加齢とともに産生量が低下する。

甲状腺

- 甲状腺は「貯蔵作用」を有する一種のホルモン腺であり（p.361）、喉頭の直下で気管の両側にある。ここで産生されるホルモンは、濾胞腔に貯蔵される。ホルモンの産生・分泌は、視床下部―下垂体系のTSHを介して調節される。
- サイロキシン（p.361）とトリヨードサイロニン（p.361、サイロキシンの活性型）というヨード含有ホルモンは成長ホルモンで、細胞の代謝を促す。
- 甲状腺の機能が亢進すると（甲状腺機能亢進症）、特に基礎代謝が亢進し、るい痩や心拍数上昇といった症状が発現する。
- 甲状腺機能が低下すると（甲状腺機能低下症、たいていはヨード不足で起こる）、代謝、成長、精神活動が緩徐となり、甲状腺の代償性肥大（甲状腺腫）が認められるようになる。
- Ｃ細胞（p.363）は、カルシトニンというホルモン（血中カルシウム濃度を低下させる）を産生する数少ない傍濾胞細胞である。

- 上皮小体（副甲状腺とも呼ばれる、p.364）は、甲状腺の後側にある4つの器官で、ここではパラソルモンというホルモンが産生される。パラソルモンはカルシウムおよびリン酸の代謝を調節し、カルシトニンと拮抗作用する。上皮小体の機能が亢進すると、骨吸収の進行、血中カルシウム濃度の上昇、血管壁へのカルシウム蓄積などが生じる。反対に機能が低下すると、細胞外カルシウム濃度が低下して、神経過敏による筋痙攣が起こる。

副腎

- 副腎の80％が副腎皮質（p.366）で占められる。副腎皮質は3層からなり、どれもコルチコステロイドというステロイド系ホルモンを産生する。
  - 外側の層である球状帯（Zona glomerulosa、p.366）は電解質コルチコイドを産生する。代表的なものはアルドステロンで、カリウムを放出しナトリウムを腎臓に再吸収することによって電解質バランスを維持する。
  - 中間層である束状帯（Zona fasciculata、p.366）は糖質コルチコイドを産生する。代表的なものはコルチゾル（ヒドロコルチゾン）で、炭水化物、脂肪、タンパク質の代謝を調節し、ストレス下にあるときに糖新生によって血糖値を上昇させる。糖質コルチコイドは、抗炎症および免疫抑制という作用もある。
  - 内側の層である網状帯（Zona reticularis、p.367）は、主に男性ホルモン（アンドロゲン）を産生するが、同時にエストロゲンも作る。産生量は両性で同じである。アンドロゲンはタンパク質代謝を促進する（タンパク質同化作用）。
- 束状帯と網状帯は視床下部―下垂体系で調節され（ACTH）、球状帯はレニン―アンギオテンシン系で調節される。
- 左右の副腎皮質の機能が損なわれると、アジソン病（Morbus Addison）となり、血中カリウム濃度上昇により不整脈が現れる。
- 反対に機能が亢進すると、たとえばACTH過剰分泌や副腎皮質腫瘍などが生じてクッシング症候群（Cushing-Syndrom、p.368）が現れる。糖質コルチコイド産生量が増加して中心性肥満が見られるほか、アンドロゲン

産生量が増加して思春期早発症（p.368）となり、女性の第二次性徴が男性化する。
- 副腎髄質（Adrenal medulla、p.368）は、その細胞が交感神経系の節後ニューロンが分化したものであり、終末を持たないことから、自律神経系と内分泌系とを連結する内分泌器であるといえる。副腎髄質は、自律神経系の節前交感神経線維に支配される。副腎髄質はストレスホルモンであるアドレナリンとノルアドレナリンを産生する。両者には、貯蔵された脂肪とブドウ糖を活性化し、血圧と心拍数を上昇させる作用がある。

膵臓

- 膵外分泌組織の中には、100〜200万もの膵島（ランゲルハンス島、p.369）が散在する。各島は次の3つの細胞で構成される。
  - B細胞（60％）：インスリンを産生
  - A細胞（25％）：グルカゴンを産生
  - D細胞（15％）：ソマトスタチンを産生
- インスリン（p.369）は、グリコーゲンの合成を促進して血糖値を低下させ、細胞の血糖取り込みを促す。
- グルカゴン（p.369）は、インスリンに対して拮抗作用を有し、グリコーゲンを分解して血糖値を上昇させる。
- ソマトスタチン（p.369）は両ホルモンの作用を抑制して、腸で吸収された食餌が利用されるのを妨げる。
- 機能が低下しやすいのは、インスリンを産生するB細胞である（p.369）。B細胞の機能が低下すると、糖尿病（Diabetes mellitus）となり、ブドウ糖が細胞に取り込まれにくくなって血糖値が上昇する。

生殖器

- 性ホルモン（p.371）には次の4つの作用がある。
  - 性徴の発達
  - 成長

- 肉体的・精神的成熟
- 生殖
- 卵巣(p.372)はエストロゲン(エストラジオール)と、黄体ホルモン(プロゲステロン)を産生する。
- 胎盤(p.372)は、プロゲステロンと絨毛性ゴナドトロピンを産生する。
- 精巣(p.372)は、男性ホルモン(テストステロン、ジヒドロテストステロン)を産生する。

ホルモンを産生するその他の組織と単一細胞

- ホルモンを産生する細胞には、神経系(p.607)および免疫器官にある信号物質や伝達物質を産生するものも含まれる。
  - 神経系では神経伝達物質という。
  - 免疫細胞は、サイトカイン、リンフォカイン、モノカインを産生する。
- 視床下部の領域や細胞は、リベリン類(放出ホルモン)やスタチン類(抑制ホルモン)を産生する。
- 特定の腎細胞は、エリスロポエチンおよびレニンを放出する。
- 特定の肝細胞はアンギオテンシノーゲンやソマトメジンを産生する。
- 組織ホルモン産生細胞は、プロスタグランジン、ヒスタミンなどを放出する。

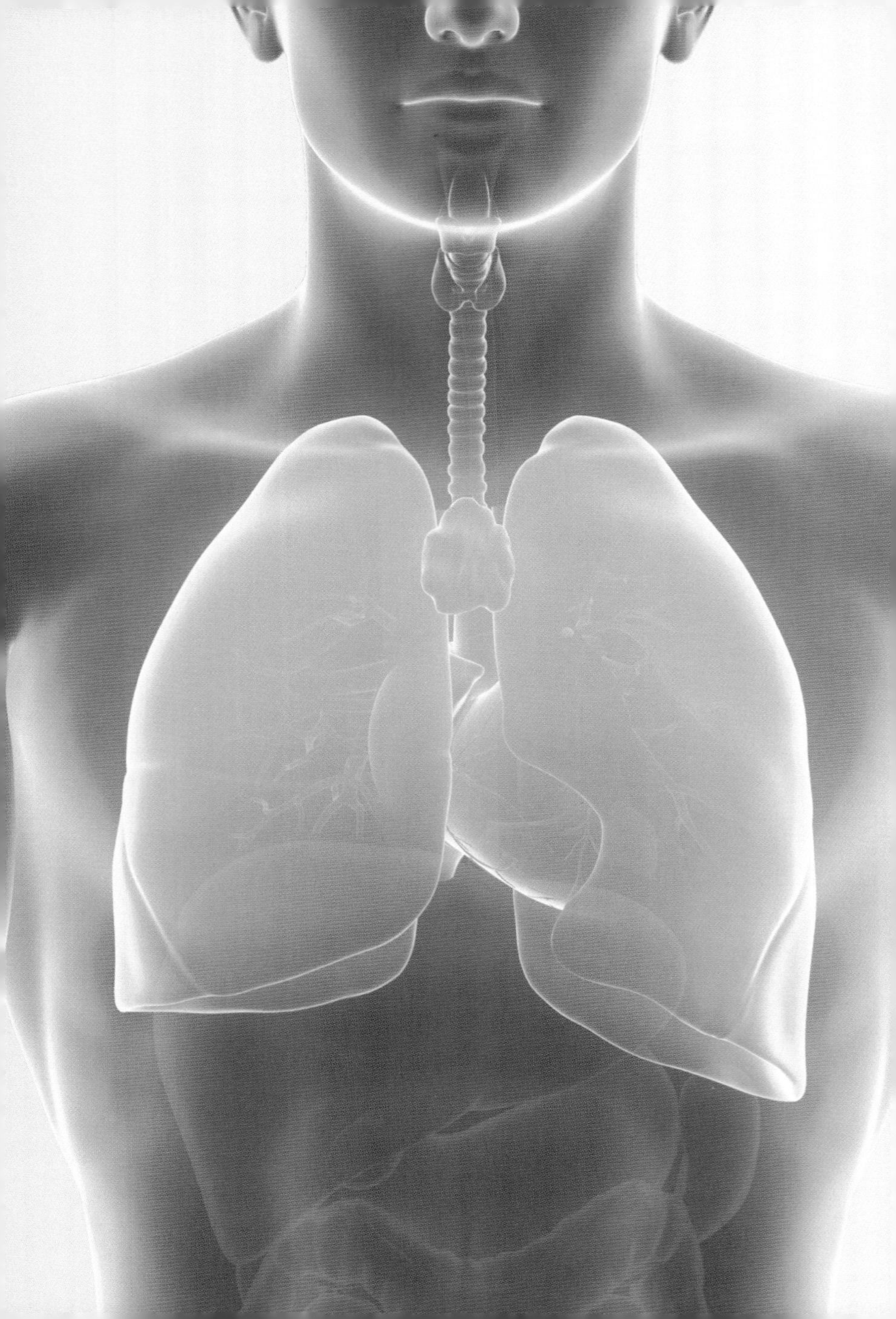

8 呼吸器系

8.1	総論	382
8.2	酸素が細胞に届く経路：外呼吸と内呼吸	382
8.3	気体を誘導する呼吸器	383
8.3.1	鼻腔と副鼻腔	383
8.3.2	咽頭	387
8.3.3	喉頭	387
8.3.4	気管と気管支	392
8.4	胸腔と腹腔の漿膜と漿膜腔	396
8.5	肺	396
8.5.1	肺胸膜と肋骨胸膜	398
8.5.2	肺の表面構造	398
8.5.3	肺の内部構造	399
8.6	肺換気	401
8.6.1	肺気量と呼吸量	402
8.6.2	分時換気量	404
8.6.3	肺胞換気と死腔換気	404
8.7	ガス交換と血液空気関門	405
8.7.1	肺のガス交換	406
8.7.2	血液空気関門	410
8.7.3	酸素負債―酸素欠乏症、無酸素症	411
8.7.4	人工呼吸	412
8.8	呼吸調節	412
8.8.1	中枢性呼吸調節	412
8.8.2	化学性呼吸調節	413
8.8.3	非特異的呼吸刺激	414
8.9	呼吸機構	415
8.9.1	肺内圧	415
8.9.2	吸息	416
8.9.3	呼息	417
8.9.4	呼吸抵抗	417
8.9.5	呼吸運動	418
8.9.6	動的呼吸機能検査	418
	要約	420

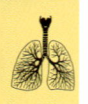

8.1 総論

生体は、変化する条件の下、呼吸器を使って酸素(O_2)を取り入れて余分な二酸化炭素(CO_2)を体外に放出しながら、腎臓とともに酸と塩基のバランスを調整する(p.310「二酸化炭素の運搬」、p.511「ナトリウム―カリウムポンプ」を参照)。呼吸器は次の2つの構造に分類される。

- 気体を誘導する部位(上および下気道)
- 気体と血液間のガス交換を行う肺胞(Alveolar)

下気道では、呼吸気が気管から気管支に入る。気管支は肺に属する器官で、分岐を繰り返しながら細くなっていき、終末細気管支(Bronchiole)となる。この終末細気管支は、さらに分岐を繰り返して、肺胞に続く肺胞管となる。

8.2 酸素が細胞に届く経路:外呼吸と内呼吸

ヒトのからだは、栄養素を燃焼(酸化分解)させてエネルギーの大半を得ているため、生体の各細胞に常に酸素が供給されなければならない。栄養素が酸化分解されると二酸化炭素が発生する。細胞内に生じた二酸化炭素は、外気へと放出する必要がある。

> *内呼吸/外呼吸:こうして物質代謝の範囲で起こる燃焼プロセスを「内呼吸」または組織呼吸(Tissue respiration)という。これに対して、肺で起こる生体と環境との間のガス交換は「外呼吸」と呼ばれる。*

単細胞生物とは異なり、ヒトのからだのほとんどの細胞は外気から遠く離れているため、呼吸気は対流(気体を誘導する呼吸器と血液循環を利用した運搬)と薄い境界面での拡散(肺胞と組織におけるガス交換)を交互に繰り返しながら長距離にわたり運搬されることになる。この外界から各体細胞への酸素運搬プロセスは、次の4つに分けることができる。

- 1. 肺換気によって酸素が肺胞(Alveolar)に運搬される

- 2. 拡散によって二酸化炭素が肺毛細血管の血流に入る
- 3. 血液を利用して酸素が組織毛細血管に運搬される
- 4. 酸素が組織毛細血管から隣接する細胞に拡散する

各細胞から出る二酸化炭素は、この逆のプロセスで外界へと搬出される。

8.3 気体を誘導する呼吸器

気体を誘導する呼吸器（図 8.1）に属するのは、上気道（鼻腔、口腔、副鼻腔、咽頭、喉頭）と、下気道（気管、気管支）である。上下気道は呼吸気の

- 運搬
- 加温
- 加湿
- 清浄
- 調節（匂いの感知）に携わる。

喉頭は、声門を閉鎖する発声器官として音を形成する。

気体を誘導する気道は、いくつかの例外はあるものの、長い線毛の多列円柱上皮を持つ粘膜（Mucosa）で覆われる。多量の粘液を形成する杯細胞や、粘膜混合腺が粘膜をうるおしている。上皮のほとんどの部位には動毛が付いており、これが咽頭に向かって動いて粘液と粘液に取り込まれた粉塵を外界に排出する。

8.3.1 鼻腔と副鼻腔

左右の鼻腔（Cavitates nasi）は、骨性部と軟骨部からなる鼻中隔（Septum nasi）で分割されている（図 8.2b）。鼻腔の側壁は、上・中・下の鼻甲介によって表面積が拡大している。鼻甲介（Conchae nasales）は粘膜で覆われた骨であり、鼻道を隔てる（図 8.3）。鼻腔底は、硬口蓋と軟口蓋で構成される。鼻腔は、鼻孔で外界とつながる。左右の鼻孔にはそれぞれ短い鼻毛（Vibrissae）が付いており、異物が入りにくい。咽頭への移行部に後鼻孔

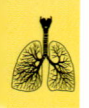

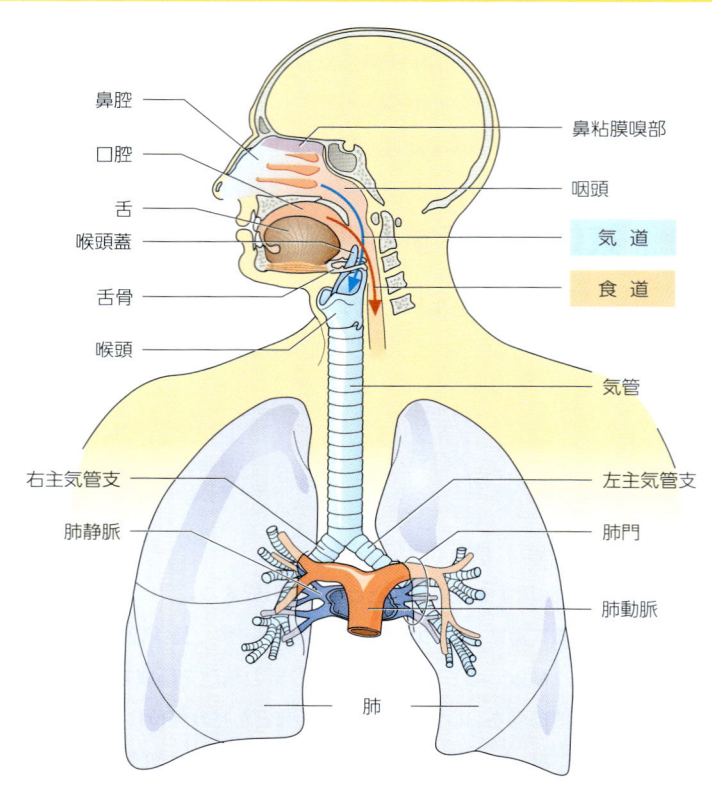

図8.1　呼吸器：呼吸器の概観。咽頭で気道と食道が交差する。

(Choanen) がある。

　上鼻甲介と鼻中隔上部あたりに嗅粘膜があり、鼻粘膜嗅部（Regio olfactoria）と呼ばれる。この領域には、鼻腔の上部で篩骨の篩板から出る多数の嗅神経（Nn. olfactorii）が分布する。粘膜で覆われたこれ以外の鼻腔領域は鼻粘膜呼吸部（Regio respiratoria）と呼ばれ、吸入気を加温、加湿、清浄する。鼻粘膜呼吸部には多数の静脈が分布する。特に鼻甲介壁には海綿叢が発達しており、粘膜の表面積は著しく拡大されている。

　副鼻腔（Sinus paranasales）（**図8.2**）には次の4つがある。

気体を誘導する呼吸器

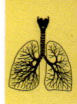

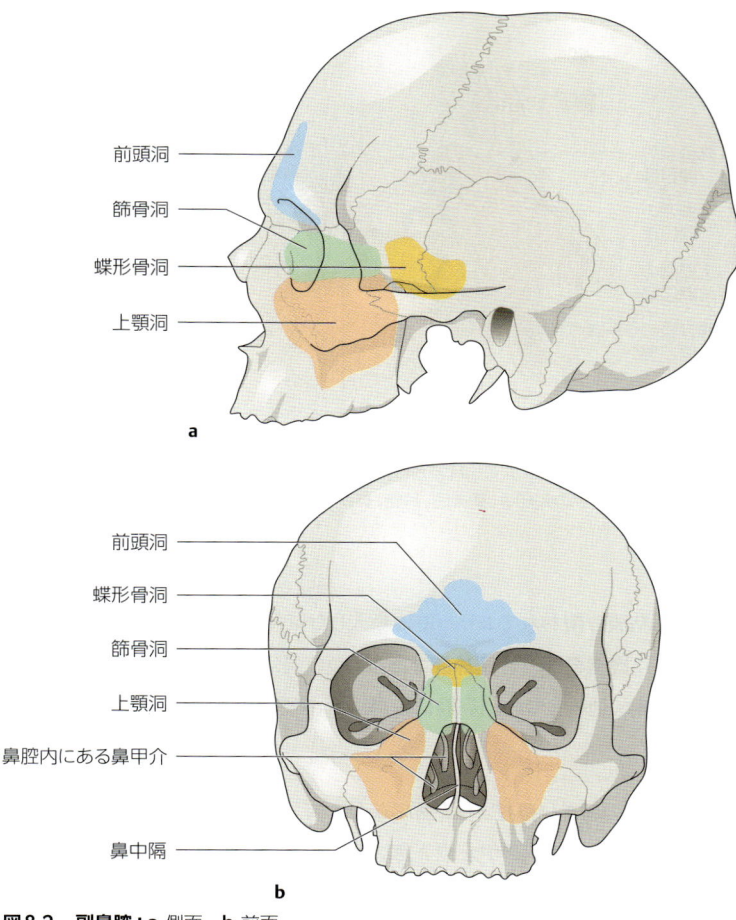

図中ラベル（a 側面）:
- 前頭洞
- 篩骨洞
- 蝶形骨洞
- 上顎洞

図中ラベル（b 前面）:
- 前頭洞
- 蝶形骨洞
- 篩骨洞
- 上顎洞
- 鼻腔内にある鼻甲介
- 鼻中隔

図8.2　副鼻腔：a 側面、b 前面

- 前頭洞（Sinus frontalis）
- 上顎洞（Sinus maxillares）
- 篩骨洞（Sinus ethmoidales）と篩骨蜂巣
- 蝶形骨洞（Sinus sphenoidales）

385

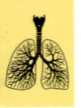

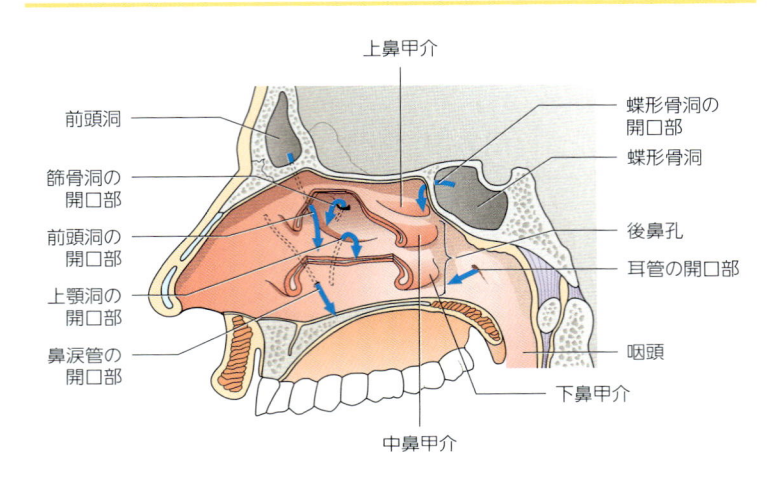

図8.3 鼻腔：副鼻腔、鼻涙管、耳管から鼻腔への開口部。鼻腔右壁内側面、一部鼻甲介を除いてある。青色の矢印は、副鼻腔、耳管、鼻涙管それぞれの開口部を示す。

どれも粘膜で覆われており、主に吸入した気体の加温と、声音を響かせる（共鳴腔）機能を持つ。副鼻腔である4つの洞はどれも鼻腔に連絡する。蝶形骨洞を除く他の3つの副鼻腔は、鼻甲介下側の上・中鼻道に合流する（図8.3）。

左右上顎洞の導管は鼻腔より上側にあるため、分泌物が排出されにくい構造となっている。導管は中鼻甲介の下側に開口する。副鼻腔の炎症である副鼻腔炎（Sinusitis）は、上顎洞に起こりやすい。

鼻涙管（Ductus nasolacrimalis）は下鼻道に開口し、眼から出る涙液は鼻腔に排出される。

8.3.2 咽 頭

　気道は、鼻腔から後鼻孔（図8.3）を通過して咽頭（Pharynx）にいたる。吸入された空気はまず上咽頭（Epipharynx）に入り、中咽頭（Mesopharynx）領域で食道と交差して、下咽頭（Hypopharynx）で喉頭にいたる（図8.1、9.10）。後鼻孔のすぐ後側では、咽頭左右両側面に耳管（Tuba auditiva）の開口部がある（図8.3）。この開口部は鼓室につながり、鼓室の換気および圧力調整ができるようになっている。

8.3.3 喉 頭

　喉頭は、下気道（気管および気管支）を咽頭から遮断して、いきんだり咳をしたりする際に、胸腔および腹腔内の圧力を上昇させる。喉頭はまた発声に欠かせない器官である。粘膜で覆われた軟骨構造（喉頭軟骨）の大部分には、喉頭筋群（Laryngeal muscles）が起始・停止する。喉頭は外側の靱帯によって、上方では舌骨（Os hyoideum）と、下方では気管（Trachea）とつながっている（図8.1、8.4）。内部の靱帯は、喉頭軟骨どうしを連結する。

喉頭軟骨

　喉頭軟骨は、大部分が甲状軟骨、輪状軟骨、披裂軟骨といった硝子軟骨（Cartilago hyalina）と弾性軟骨（喉頭蓋）からなる。男性では、特に甲状軟骨の成長に男性ホルモンが必要である。思春期が終わると、程度は異なるが、男女ともにまず甲状軟骨の一部の骨化が開始する。

　甲状軟骨（Cartilago thyroidea）の左右の壁が、頚部中央部で膨隆する。これは、アダムのリンゴまたは喉仏（のどぼとけ）と呼ばれる喉頭隆起である（図8.4）。甲状軟骨の後方は開放されている。軟骨板後縁では、上を向く突起（上角、Cornu superius）と下を向く突起（下角、Cornu inferius）がそれぞれ1つずつ出る。下側の左右突起は輪状軟骨（Cartilago cricoidea）と関節している。披裂軟骨は前側が輪で、後側が板の印章付き指輪形を呈する。この板の上には2つの錐体形の披裂軟骨（Cartilagines arytaenoideae）

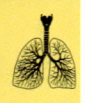

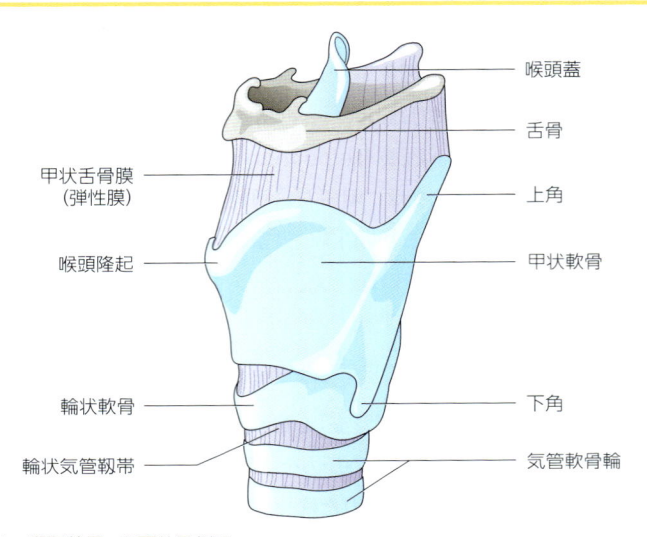

図 8.4　喉頭軟骨： 喉頭軟骨側面

が乗って関節している。披裂軟骨には前方を向く声帯突起（Processus vocalis）と、側方に向く筋突起（Processus muscularis）が付いている（図 8.6b）。両側の声帯突起からは声帯靱帯（Lig. vocale）が前方に伸びて、甲状軟骨の後面にいたる。声帯靱帯と声帯筋は、声帯ヒダ（Plica vocalis）を形成する（図 8.7）。輪状軟骨が後方に傾くと、声帯靱帯が緊張する。

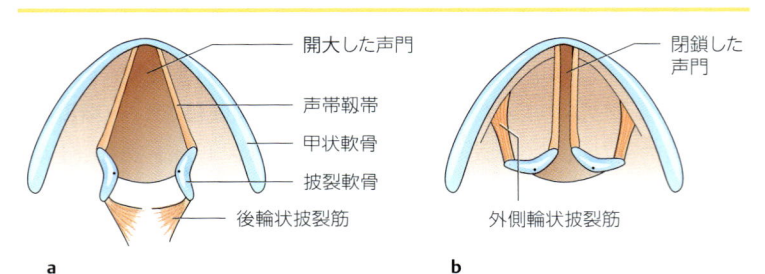

図 8.5　声門： 声門（Glottis）上面。**a** 後輪状披裂筋によって開大した声門、**b** 外側輪状披裂筋によって閉鎖した声門

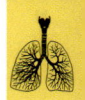

左右の披裂軟骨は、互いに近づいたり、離れたりして、縦軸を中心に回転し、両方の声帯ヒダ間にある声門（Glottis）が開大・閉鎖する（図8.5）。甲状軟骨後面にある左右の声帯靱帯固定部の真上に、喉頭蓋（Epiglottis）が固定されている。嚥下すると喉頭蓋は喉頭口を塞ぎ、食物が気管に入るのを防ぐ（図9.11a、b、p.455）。

喉頭筋群

舌骨上筋群と舌骨下筋群（p.209を参照）は喉頭を挙上・下制する作用がある一方、喉頭の筋は喉頭の各部を対立運動させる（図8.6a-d）。喉頭の横紋筋（随意筋）は声門裂を開閉して、声帯靱帯の緊張を変化させる。喉頭の筋はすべて、第X脳神経（迷走神経、N. vagus）に支配される。

声門裂を開く唯一の筋である後輪状披裂筋（M. cricoarytaenoideus posterior）は、後側の輪状軟骨板から披裂軟骨の筋突起にのびる。この筋は声門裂を開いて、呼吸気が通過できるようにする（図8.5a、8.6）。これ以外の筋、たとえば外側輪状披裂筋（M. cricoarytaenoideus lateralis）、甲状披裂筋（M. thyroarytaenoideus）、斜披裂筋（M. arytaenoidei obliquus）、横披裂筋（M. arytaenoidei transversus）はどれも声門を狭くし、輪状甲状筋（M. cricothyroideus）や声帯筋（M. vocalis）のように声帯靱帯を緊張させる（図8.5b、8.6）。いずれの筋も声帯靱帯を発声位にして音を作るほか、緊張を微調整する。披裂喉頭蓋筋（M. aryepiglotticus）は、喉頭口の狭小化を補助する。

喉頭の粘膜

喉頭軟骨、靱帯、喉頭の筋の内面は粘膜で覆われている（図8.7）。粘膜は喉頭蓋と披裂軟骨の間の両側で披裂喉頭蓋ヒダ（Plica aryepiglottica）となり（図8.6c）、これが喉頭口を形成する。ヒダの外側には梨状陥凹（Recessus piriformis）という粘膜の溝があり、ここを通って食物が喉頭口を迂回して食道に入る。

喉頭腔は下に向かうほど狭くなる矢状のスリットを呈し、前庭ヒダ（Plicae

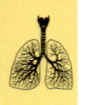

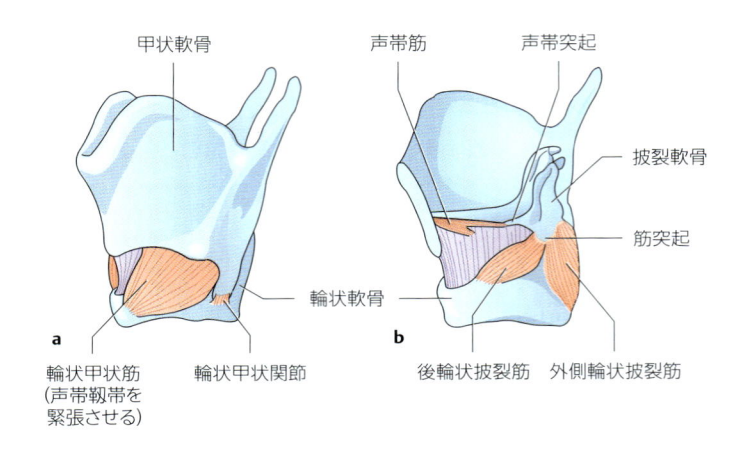

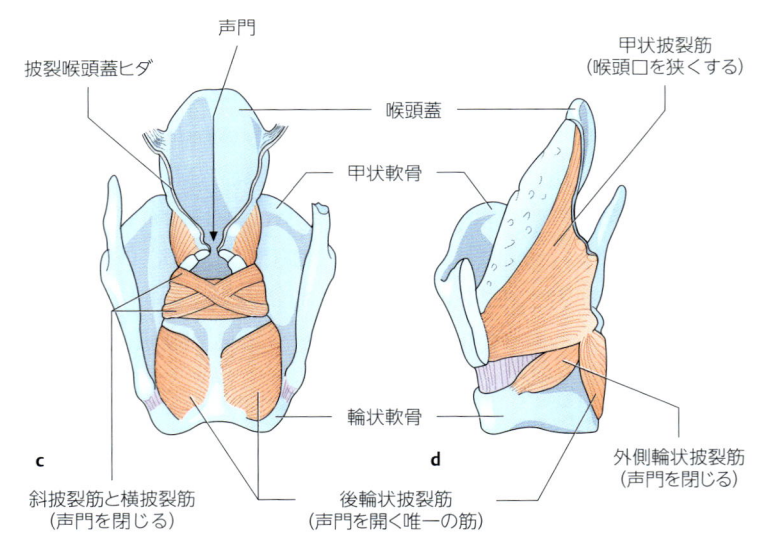

図8.6 喉頭の筋群：喉頭の筋とその作用、**a** 側面、**b** 側面、喉頭蓋と喉頭蓋筋を除いてある、**c** 後面、**d** 側面、甲状軟骨板の左半分を除いてある。

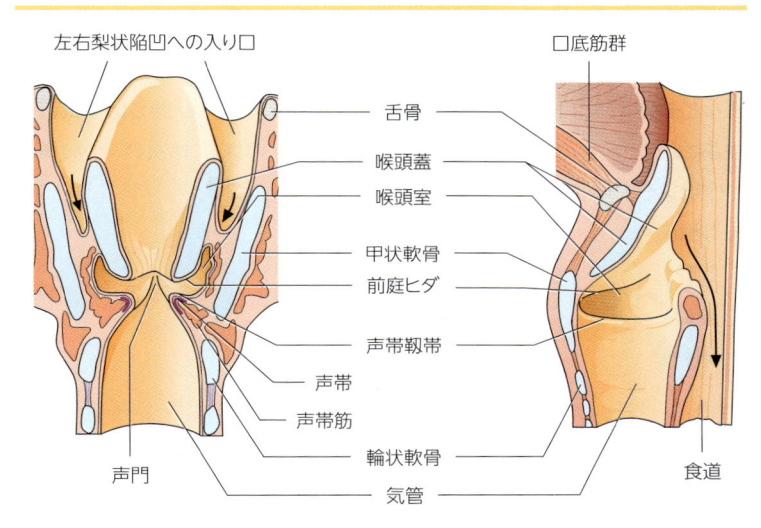

図中ラベル: 左右梨状陥凹への入り口、舌骨、喉頭蓋、喉頭室、甲状軟骨、前庭ヒダ、声帯靱帯、声帯、声帯筋、輪状軟骨、声門、気管、口底筋群、食道

図8.7　喉頭の内側：a 正面断面図（後面）、**b** 喉頭の矢状断面図。矢印は食物の移動方向を示す(Leonhardtより転載)。

vestibulares)と呼ばれる2つのヒダを分離する。前庭ヒダは、偽声帯ヒダとも呼ばれる。喉頭室（Ventriculus laryngis）は左右のヒダの下方で左右に広がり、その真下で前後方向に伸びる声帯ヒダ(Plicae vocales、真声帯ヒダとも呼ばれる) によって狭くなる。声帯ヒダは声帯靱帯 (Ligg. vocalia) と声帯筋(Mm. vocales)からできており、声門を閉じる作用を有する(**図8.7**)。

声帯ヒダを除いた下層組織では粘膜が比較的緩く重なっているため、声門水腫 (Glottis edema) など腫脹が起こり窒息する危険がある（虫刺され後のアレルギー反応に起因する場合もある）。

発声

　声帯ヒダが重なり、吸入した空気を圧搾してヒダを振動させると発声 (Phonation) する。声帯靱帯の緊張を随意で変化させると、たとえば母音

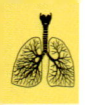

の高さを変えて歌うことができる。母音は、声門を開閉したり、声帯靱帯を緊張させたりして声道の形を変えれば生じ(図8.5)、反対に子音は口蓋、舌、歯、唇などを利用して口内で音を形成することで生じる。声の大きさは空気流の強さに応じて、音の高さは振動数に応じて決まる。共鳴には次の4つの構造が作用する。

- 咽頭
- 口腔
- 鼻腔
- 副鼻腔

8.3.4　気管と気管支

下気道(図8.8)は、次の4つの器官で構成される。
- 気管
- 主気管支
- 葉気管支
- 区域気管支

気管支は、肺の中で気体を誘導する部位のことをいい、分岐しつづけて非常に細かく枝分かれした気管支樹を形成する。気道の終末部には肺胞(Alveoli pulmonis)があり、ここでガス交換が営まれる。気管支とともに肺循環の血管(肺動脈および肺静脈)が併走し(図8.9)、肺胞の周囲で大きな毛細血管網をなす。

図8.8　喉頭、気管、気管支(前面)：a 気管支と肺翼の位置、**b** aの一部拡大図。図b中の数字は区域気管支に支配される肺区域を示す(図8.11も参照)。左下葉には第7区がない。上葉の枝は赤色、中葉の枝は黄色、下葉の枝は青色で示してある。矢印はリンパの流れの方向を示す。

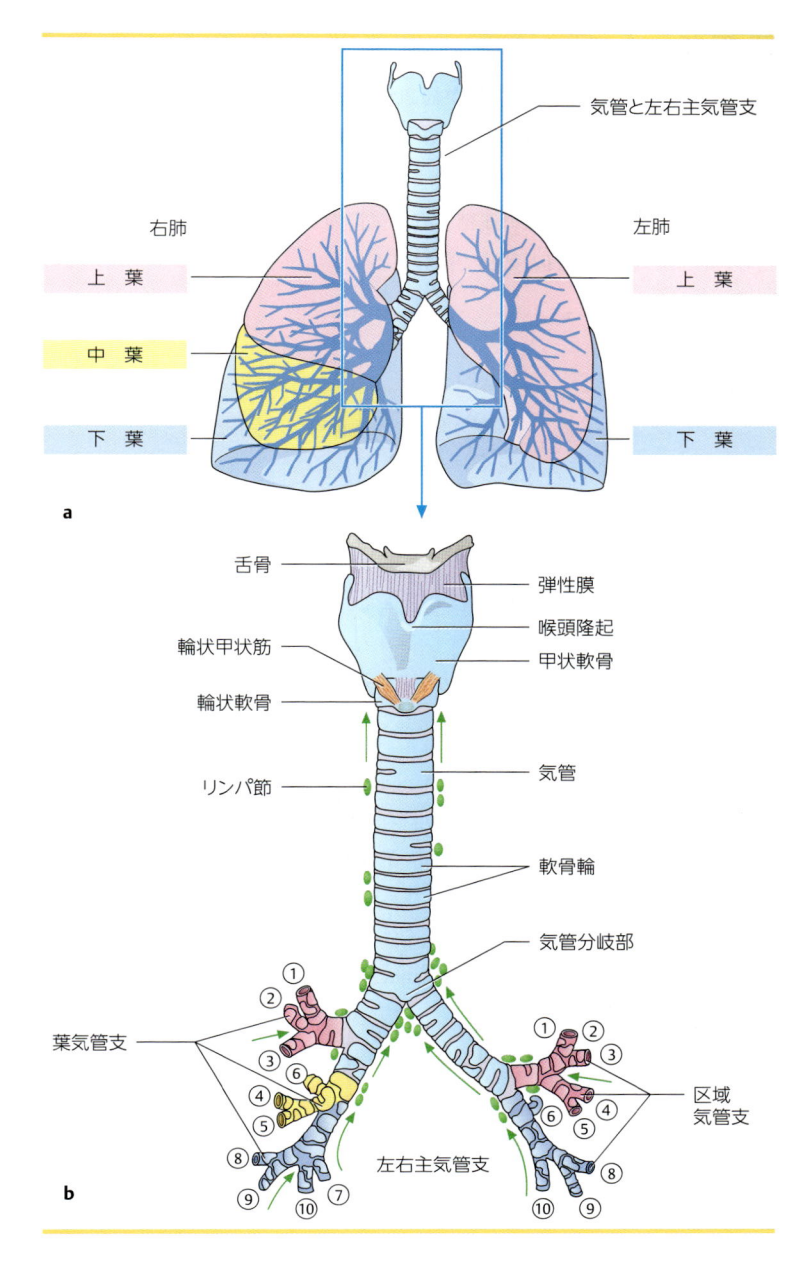

気体を誘導する呼吸器

a

- 気管と左右主気管支
- 右肺
- 左肺
- 上葉
- 上葉
- 中葉
- 下葉
- 下葉

b

- 舌骨
- 弾性膜
- 輪状甲状筋
- 喉頭隆起
- 甲状軟骨
- 輪状軟骨
- リンパ節
- 気管
- 軟骨輪
- 気管分岐部
- 葉気管支
- 区域気管支
- 左右主気管支

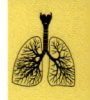

393

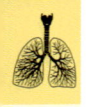

気 管(Trachea)

　気管は長さが10〜12cm、幅が約2cmの管状構造で、後方に開いた蹄鉄形の軟骨輪20個ほどが縦に並んで、後側が軟骨を欠いた形状を呈する（**図8.8**）。軟骨輪は、前壁と側壁が靱帯で支持されている。後壁は、結合組織と気管筋（M. trachealis）で連結する。気管のすぐ後側には食道がある。気管の内側は、気道に特有の粘膜で覆われる。

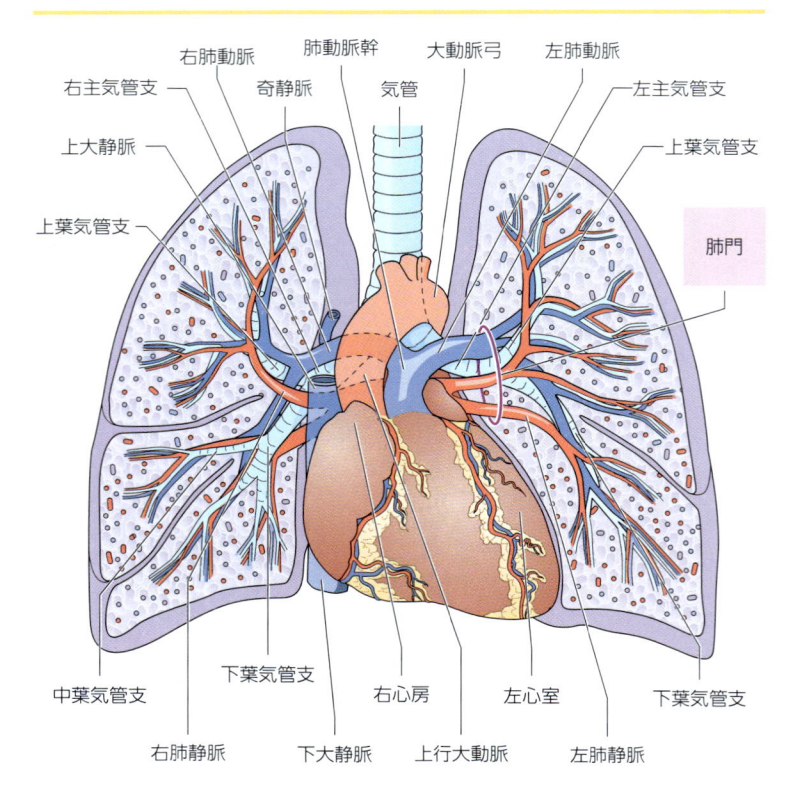

図8.9　心臓と肺(前面)：肺血管と主気管支は肺門を通って肺に入る。

気管支

気管は気管分岐部（Bifurcatio tracheae）（図8.8b）で左右の主気管支に分かれたあと、左右の肺にいたる。その際、左気管支よりも右気管支の方が太く、急傾斜して下行する。

この解剖学的特徴により、異物は吸引されてもほとんどが右主気管支に入る(図8.8a、8.9)。

左主気管支の上に大動脈弓があり、この下側の左主気管支の前側で、肺動脈幹が分岐して左右肺動脈となる(図8.9)。主気管支はわずかに進んだ位置でそれぞれ分岐して、右側は3葉、左側は2葉気管支となる。葉気管支はその後、それぞれ10個の区域気管支に分かれる。ただし、左側では通例、第7区域気管支が第10区域気管支と癒合する(図8.8b)。その後、区気管支は分岐を繰り返して細くなっていき、最終的に直径が1mmに満たない終末細気管支となる。これ以前の分枝では、気管の壁と同じく、枝の壁は軟骨で支持されているが、細気管支には軟骨がない。細気管支は平滑筋に富み、弾性線維によって管腔の空洞状態が維持される。

粘膜

気管支の粘膜は、気体を誘導する他の気道と同じく呼吸線毛上皮と多数の杯細胞を有する(p.83を参照)。その他、特に太い気管支には、上皮を構成する細胞群の中に内分泌細胞が多く存在する。この内分泌細胞は、肺の血流と気管支の筋群の緊張状態を調節すると考えられている。

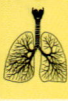

8.4 胸腔と腹腔の漿膜と漿膜腔

胸腔と腹腔には漿膜腔があり、腔内の内臓の一部を筋性および骨性の体幹壁から隔絶したり、内臓が体幹壁に向かって移動したり、内臓どうしが近づかないようにしている(図8.10b)。漿膜腔には次の3つがある。

- 胸膜腔(Cavitas pleuralis)
- 心膜腔(Cavitas pericardialis)
- 腹膜腔(Cavitas peritonealis)

> **漿膜 (Serosa)**:*漿膜は薄く光沢のある上皮のような層で、結合組織によって体幹壁や臓器表面を覆っている。漿膜によって各腔と周辺臓器との活発な液体代謝が可能で、多くの部位で漿膜腔に出た大量の液体を吸収できる。*

漿膜は臓側葉として臓器を覆い、たとえば肺では肺胸膜(Pleura visceralis)がこれにあたるほか、壁側葉として肋骨胸膜など漿膜腔の壁を形成する(図8.10)。

8.5 肺

> **肺**:*肺は対になった臓器で、胸郭(Thorax)内で縦隔(Mediastinum)を挟んだ左右両側にある胸膜腔に囲まれて存在する。*

縦隔は、左右胸膜腔の間で胸郭中央部にあり、心臓、大血管、気管、食道が存在する。下側は横隔膜を、側部および上側は胸郭を境界とする。肺尖(Apex)は胸郭上口から上方に延びて第1肋骨よりも高い位置にある。

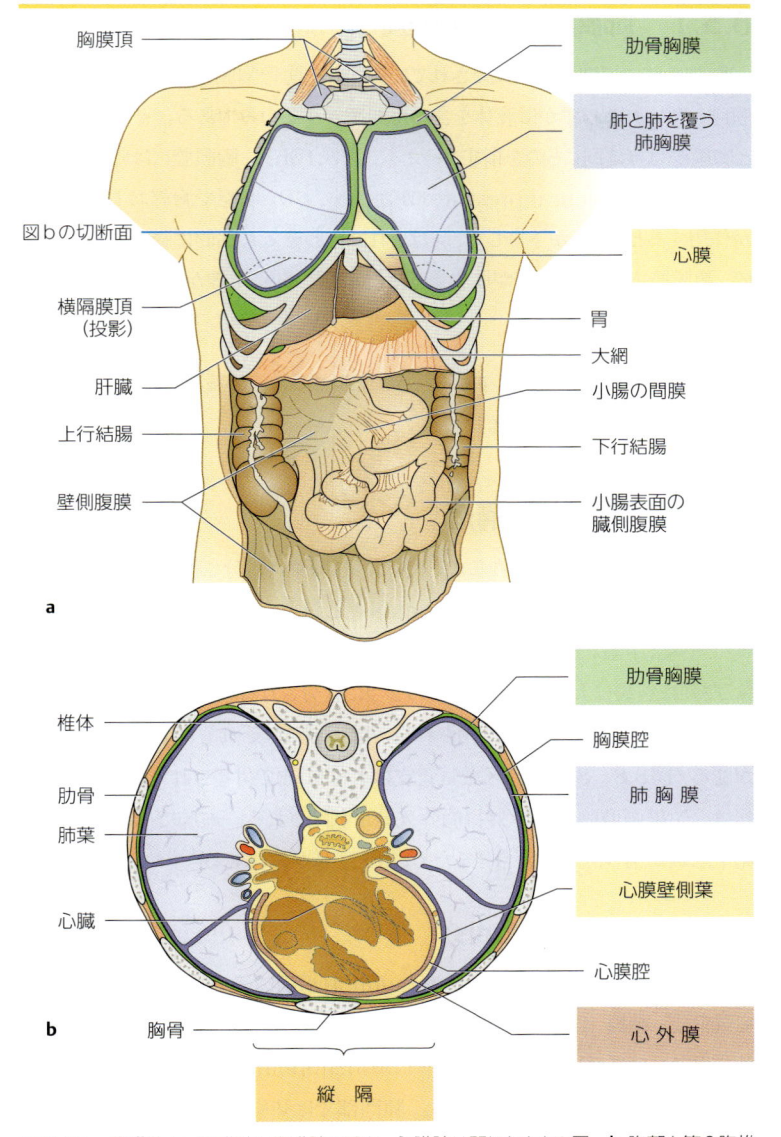

図8.10　漿膜腔：a 胸膜腔と腹膜腔を開き、心膜腔は閉じたままの図、b 胸郭を第8胸椎の高さで切断した水平断面図。

397

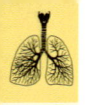

8.5.1 肺胸膜と肋骨胸膜

胸腔は肺でほぼ完全に満たされているため、肋骨胸膜と肺胸膜の間には胸膜腔と呼ばれるわずかに液体を含んだ間隙があるのみである。そのため胸腔と胸膜腔はほぼ同じものを指すといえる（図8.10b）。胸膜腔には陰圧（胸膜腔内圧、Intrapleural pressure）がかかっており、吸息で胸郭および横隔膜が作用すると、内圧が下降して、肺はこれに合わせて必然的に膨張する。その際、胸膜腔内の液体物質が肋骨胸膜と肺胸膜の間に摩擦が生じないよう保護する。

負傷で胸膜腔に気体が流入すると、肺は虚脱する。この病態を気胸（Pneumothorax）という（p.416を参照）。

8.5.2 肺の表面構造

肺は左右共に、深部にいたるまで次のように肺葉に区分されている。

- 右肺は水平裂（Fissura horizontalis）と斜裂（Fissura obliqua）によって上葉、中葉、下葉の3つに区分される。
- 左肺は斜裂によって上葉と下葉の2つに区分される。

肺葉はさらに肺区域にも分割される。肺区域にはそれぞれ1つの区気管支が通る（図8.8、8.11）。区域気管支は1～10まで付番されている。この番号は、X線画像診断時や外科的介入時に利用される。左肺では、一般的に第7区域が第8区域に癒合するため、第7区域が欠落する。

肺門（Hilum pulmonis）

縦隔に向かった側に肺門（Hilum pulmonis）がある（図8.9）。ここを通って気管支、動脈、自律神経が入り、静脈とリンパ管が出る。肺門領域には、気管支肺リンパ節（Nodi lymphatici bronchopulmonales）というリンパを肺から取り込む重要な器官がある。肺門部では肺胸膜が反転して壁側胸膜（縦隔胸膜）に移行するが、下方が横隔膜の方向にヒダ状に伸びている。この膜を肺間膜（Lig. pulmonale）という。

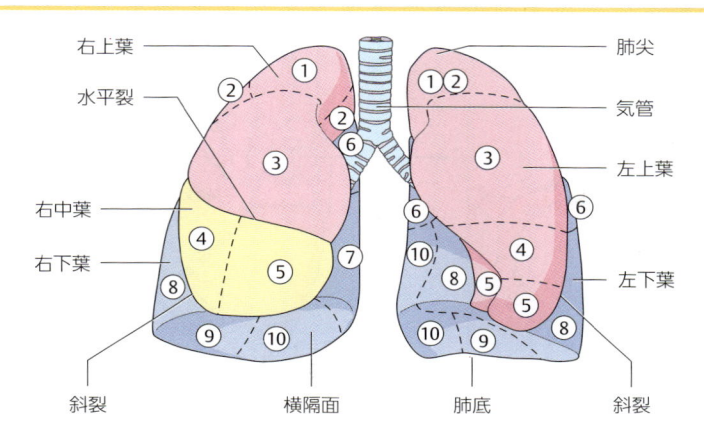

図8.11　肺区域(前面)：数字は第1～10の肺区域を示す(左下葉には第7区域はない)。点線は区域の境界を示す。

8.5.3　肺の内部構造

　気管支樹の終枝(終末細気管支、Bronchioli terminales)は、さらに細い呼吸細気管支(Bronchioli respiratorii)に分岐する。呼吸細気管支はそれぞれ最終的に2つの肺胞管(Ductuli alveolares)に分かれる。肺胞管は、肺胞嚢(Sacculi alveolares)にいたる。肺胞嚢の壁では肺胞が密に並び、ここでガス交換が営まれる(図8.12、8.13)。終末細気管支が通る肺胞は全て、約200個の肺胞が集まった肺細葉(Acinus)と呼ばれる肺の構造単位の1つを形成する。小葉(Lobulus)は、複数の細葉が集まってできたものである。小葉どうしは結合組織性隔壁によって隔てられ、周囲が0.5～3cmほどの長さの多角形として肺表面に認められる。

左右両肺には、直径約0.2mmの肺胞が計3億個ほどある。この数字から算出すると、成人の吸気でガス交換に利用できる面積は、約100m²となる。

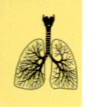

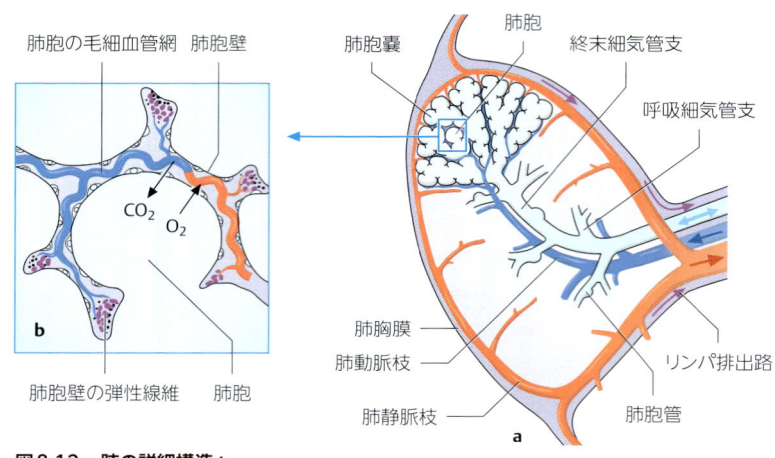

図8.12　肺の詳細構造：
a 細葉の栄養供給血管（矢印は血流の方向を示す）、b 肺胞のイラスト。

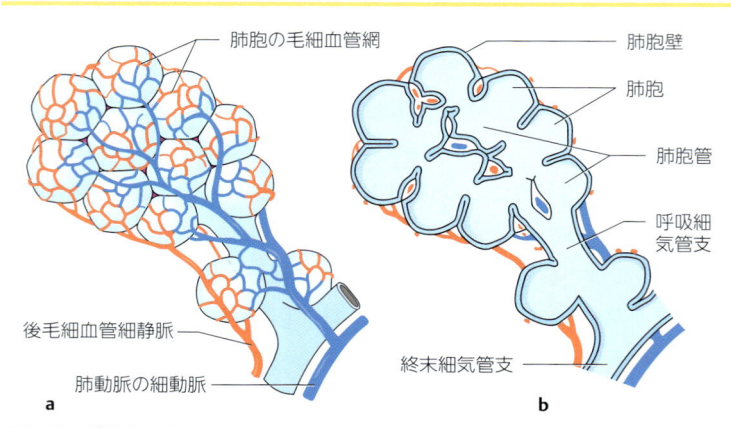

図8.13　肺胞嚢： 肺胞嚢の血管、a 肺胞嚢、b aの縦断面。

肺の血管

　肺動脈の枝は、気管支樹と併走して分岐を繰り返し、最終的に肺胞を取り囲んで毛細血管網を形成する（**図8.12、8.13**）。後毛細血管細静脈は、小葉間の結合組織と、肺区域間の結合組織を通り、最終的に太い静脈となって動脈と気管支を取り囲む。肺動脈および肺静脈の枝は、肺胞で営まれるガス交換に関与する（機能血管系、Vasa publica）。

　これ以外に、肺実質を栄養する血管網もある（栄養血管系、Vasa privata）。ここでは気管支動脈と気管支静脈が、気管支、胸膜、肺の結合組織性構造を栄養する。動脈は主に大動脈から出て、気管支樹と併走して分岐を繰り返す。気管支静脈の血液は、大部分が肺静脈を通って出ていく。

肺の神経とリンパ管

　副交感神経と交感神経は、肺門を通って肺の血管筋群および気管支の筋群に分布する。リンパ管は肺胸膜下にある疎性結合組織、結合組織性小柱、血管および気管支周囲の結合組織から出てリンパ管網を作り、リンパを肺門に近接する局所所属のリンパ節に送る。

8.6　肺換気

　肺胞と血液間のガス交換には、肺換気が必要である。吸気（Inspiration）と呼気（Exspiration）が一定のリズムで交互に営まれると、酸素に富む新鮮な気体が肺胞に入り、酸素が欠乏し二酸化炭素が含まれた気体が肺胞から外界に放出される。その駆動力は、胸腔を拡張・縮小させる胸郭と横隔膜の運動である（p.415「呼吸機構」を参照）。

　吸気および呼気の量を表すときには、次の3種類の容量が用いられる。

- 肺気量と呼吸量
- 分時換気量
- 肺胞換気量、死腔換気

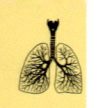

8.6.1　肺気量と呼吸量

　1回の呼吸の容量を呼吸量（標準呼吸量）という。安静時の呼吸量はほぼ0.5ℓで、これは5ℓという肺の総含気量と比べると、比率的に少ない（図8.14）。ただし、吸気量も呼気量も、標準呼吸量をはるかに超えることがある。たとえば正常吸息した後でも、まだ約2.5ℓ余分に吸気できる。これを予備吸気量（Inspiratory reserve volume、IRV）という。一方、正常呼息した後でも、まだ約1.5ℓ余分に呼気できる。これを予備呼気量（Expiratory reserve volume、ERV）という。

> **肺活量（Vital capacity）**：*最大肺換気量を肺活量といい、1回の正常呼吸量、予備吸気量、予備呼気量を合わせたものをいう(約3〜7ℓ)。肺活量は、肺および胸郭の伸張能(最大吸気位から最大呼気位)を測る目安であり、年齢、性別、体格、からだの訓練状態などで左右される。*

　ただし、最大呼気時には一定（約1〜2ℓ）の気体が肺に残る。これを残気量（Residual volume）という。以上のことから、肺活量と残気量を合わせたものを全肺気量という。

残気量（肺内の容量が変動しない）を除き、変動する呼吸量および肺気量はスパイロメータ（図8.14）で測定できる。この装置は、気密空間を基本構造とし、これを通して吸息・呼息することで肺気量を測るものである。被検者の気道をスパイロメータに連結すると、被検者の肺気量の変化が、縦軸を呼吸量、横軸を時間としたスパイログラムに記録される。残気量は、ガスを利用した方法で測定する。この方法では既知量の水に溶けにくいガス（ヘリウムなど）を肺内の気体と混合し、混合後のヘリウムの濃度から肺気量を算出する。残気量の測定には、この他にも体プレチスモグラフという方法がある。

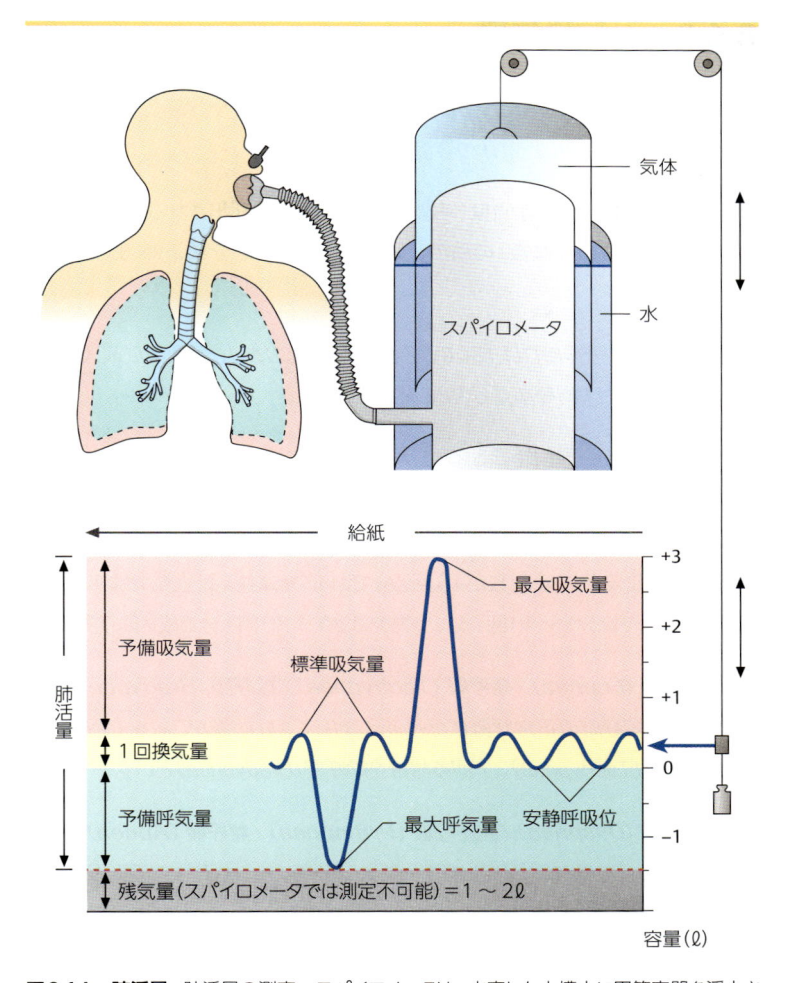

図8.14　肺活量：肺活量の測定。スパイロメータは、水密した水槽中に円筒容器を浮上させた装置である。被検者に装置の排出口をくわえさせて、気道と気密空間とを連結させる。スパイロメータ内のガス容量が弁の高さで示され、これが容量単位（ℓ）で算出される。吸気時と呼気時の変化は、レコーダで記録される。

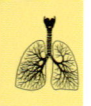

8.6.2 分時換気量

> *分時換気量(Respiratory minute volume)：分時換気量とは、一定時間（分）当たりに呼吸した気体の容量のことである。*

　分時換気量は、1回呼吸量（呼吸1回当りに吸入・呼出される気体の容量）と、呼吸数（毎分の呼吸数）の積で、安静時は約7.5ℓ／分（0.5ℓ×呼吸15回）とされている。

分時換気量は、労作時には100ℓ／分を超えることもあり、呼吸数は最大50回／分まで上昇し、1回呼吸量は2ℓを超える。

　1分間に吸入・呼出できる最大量を分時最大換気量（Maximum voluntary ventilation）といい、標準値は120～170ℓ／分とされている。これは、肺活量の20～25倍に相当する。

　成人の正常安静時呼吸数が15回／分であるのに対し、新生児では40～50回／分、幼児では30～40回／分、小児では20～30回／分と成人より多い。

> *正常呼吸(Eupnea)／頻呼吸(Tachypnea)／徐呼吸(Bradypnea)：一般的に、安静時の正常呼吸(Eupnea)に対して、呼吸数がこれを上回る場合を頻呼吸(Tachypnea)、下回る場合を徐呼吸(Bradypnea)という。*

> *呼吸困難(Dyspnea)／起座呼吸(Orthopnea)／無呼吸(Apnea)：呼吸困難(Dyspnea)は、主観的感情が伴うことが多い。水平位で呼吸困難が生じ、座位で改善が見られた場合には、起座呼吸(Orthopnea)といい、呼吸が停止した場合を無呼吸(Apnea)という。*

8.6.3 肺胞換気と死腔換気

　安静時の分時換気量7.5ℓ／分のうち、ガス交換が営まれる肺胞に達するのは一部のみで（肺胞換気、Alveolar ventilation）、残りは気道（解剖学的死腔、Anatomical dead space）に残る。成人では死腔（口腔、鼻咽腔、気管、

気管支）の平均容量は約150mℓで、呼吸数は15回/分であるが、このうち死腔換気は約30%（150mℓ×15回/分＝2.25ℓ）、肺胞換気が約70%（5.25ℓ）を占める。

ただし、ここでいう肺胞換気と死腔換気の割合は、特定の肺疾患があり、肺胞の一部で換気はあるが血流がなく、ガス交換が営まれない場合には必ずしも当てはまらない。その場合、解剖学的死腔に比べて、機能的死腔が拡大する。

　正常な安静時呼気時には平均約3.5ℓの気体がまだ肺内に残っており、そのうち約2ℓが残気量で、1.5ℓが予備呼気量であることから、呼吸毎に新鮮気体が約350mℓ（1回呼吸量500mℓ－死腔量150mℓ）混合されることになる。この量は、肺胞内にある気体の約10倍に相当する。こうして常に気体が混合されると、肺胞内の酸素濃度が比較的安定し、吸気および呼気時にほとんど変動しないという大きな利点がある。

ただし肺胞に入出する気体の濃度は、当初は7.5ℓ/分という正常分時換気量であったものが、呼吸が浅くなったり吸息になったりした場合には急速に低下する（たとえば急性ショック状態にあるときは、1回呼吸量が220mℓ、呼吸数が34回/分となる）。そうなると、換気はほぼ完全に解剖学的死腔で起こり（150mℓ）、下流にある肺胞にはほんのわずか（70mℓ）の新鮮換気気体しか入らなくなる。そして死腔換気が顕著に増大し（150mℓ×呼吸数34回/分＝5.1ℓ）、これに対応して肺胞換気が減少する（70mℓ×呼吸数14回/分＝2.4ℓ）。深呼吸は1回行うたびに肺胞換気が増す。

8.7　ガス交換と血液空気関門

　肺胞：肺胞は、いわゆる肺の換気室である。肺胞はそれぞれ多数の毛細血管に囲まれている。毛細血管には、継続的血流保持に関与する「静止毛細血管」と、酸素需要増大時のための「活動毛細血管」に区別されるとの説がある。

405

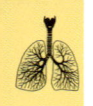

肺胞壁は小さなI型肺胞上皮細胞（Type I alveolar cell）で構成されている。この細胞は基底膜の上にあり、表面に毛細血管が密集する（図8.16）。肺胞壁のI型肺胞上皮細胞の間には、リン脂質からなる「界面活性物質（Surfactant）」を生成する大きなII型肺胞上皮細胞（Type II alveolar cell）が、個々に、または小さな集団をなして存在する。この界面活性物質は、肺胞の内面を覆い、表面の緊張が失われて呼息時に肺胞が虚脱するのを防ぐ。

8.7.1 肺のガス交換

1回の呼吸で入出する気体の分圧（Partial pressure）

われわれが吸入する乾燥した環境の気体は、次の成分でできている。
- 窒素（78.1％）
- 酸素（20.9％）
- 微量の二酸化炭素（0.03％）とアルゴンなどの希ガス

この組成は、海抜高度に関係なく一定であるが、反対に大気圧は、海抜高度に応じて変化する。海面では、気圧は水銀柱で760mmとなり、これは760mmHgまたは101.3kPaと表示される。

混合気体の中では、それぞれの気体の分圧が加算されて混合気体の総圧力となるが、その際、総容量における各気体の相対比（各気体の分画濃度）によって分圧が決まる。かつては、総容量中に占める気体の含有率は、Vol.-%（mℓ/100mℓ）と表示されていたが、新しい国際単位系（p.770「測定値と測

表8.1　海抜ゼロ地帯の乾燥気体の組成とその分圧

気体	%（F）	分圧：mmHg（kPa）
酸素（O$_2$）	20.9（0.209）	158.8（21.17）
二酸化炭素（CO$_2$）	0.03（0.000.3）	0.23（0.03）
窒素（N$_2$）+希ガス	79.1（0.791）	601（80.1）
乾燥気体	100（1.0）	760（101.3）

定単位」を参照)に従い、このようにパーセント表示ではなく小数で表示することとなった(たとえば酸素含有量は20.9%ではなく0.209とする)。これに関連して、気体の場合は分画濃度(Fractional concentration、略してF)と表示する。海抜ゼロ地帯の乾燥気体の組成と、その分圧を**表8.1**に示す。

分かりやすく簡素化するために、これ以降、気体の容量はパーセント表示(Vol.%)とする。また圧力は水銀柱ミリメートル(mmHg)で統一する。新しい国際単位系(SI)で定められた全容量中に占める気体の割合を示す分画濃度(F)と、圧力を示すキロパスカル(kPa)も、カッコ内に表示しておく。

肺胞内の呼吸気の組成

吸入された気体は、上および下気道を通過する際に水蒸気で飽和され、肺胞中の水蒸気の分圧は37℃の体温下で最大約47mmHg(6.27kPa)まで上昇する。それに従い、酸素と窒素の分圧は低下する。毛細血管内の血液に取り込まれた酸素の気体容量は、成人で安静時の平均が300mℓ/分であり、放出された二酸化炭素の気体容量は平均250mℓ/分であるが、これらを考慮に入れると、肺胞内の呼吸気の組成は次のようになる。

- 酸素14%(100mmHg=13.3kPa)
- 二酸化炭素5.6%(40mmHg=5.3kPa)
- 残りは水蒸気(47mmHg=6.27kPa)、窒素と微量の希ガス(計573mmHg=76.37kPa)

表8.2 吸入気、肺胞気、呼出気のO₂およびCO₂含有量

	気体	Vol.%	分圧(mmHg)
吸入気(乾燥)	O_2	20.9	158
	CO_2	0.03	0.23
肺胞気	O_2	14.0	100
	CO_2	5.6	40
呼出気	O_2	16.0	114
	CO_2	4.0	29

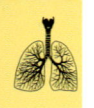

呼出気は死腔内の気体と混合されることから、肺胞気の組成と比べると、酸素含有率が16％（114mmHg＝15.2kPa）と高く、反対に二酸化炭素の含有率が4％（29mmHg＝3.9kPa）と低い（表8.2）。

呼吸気の拡散

肺内のガス交換によって酸素が少なく二酸化炭素に富む静脈血が、酸素含有量が高く二酸化炭素含有量の低い動脈血に変わる（図8.16）。実際にこの呼吸気拡散を駆動するのは、肺胞気と血液間の分圧差である。肺動脈（A. pulmonalis）を流れる静脈血の分圧は、O_2（pO_2）が40mmHg（5.33kPa）前後、CO_2（pCO_2）が46mmHg（6.13kPa）前後であることから、肺胞内のO_2の分圧100mmHg（13.3kPa）と、肺胞内のCO_2の分圧40mmHg（5.33kPa）間には分圧差が生じる。つまり肺胞内と毛細血管内の酸素に

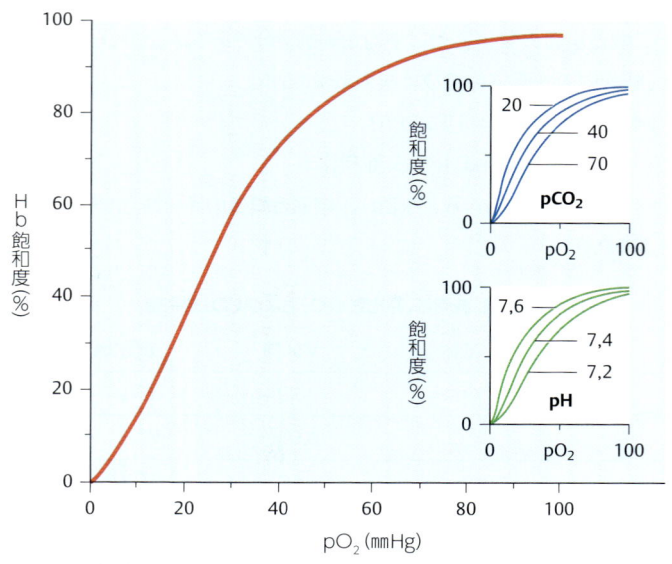

図8.15　酸素解離曲線：
CO_2分圧とpH値に応じて変化するヘモグロビンの酸素解離曲線

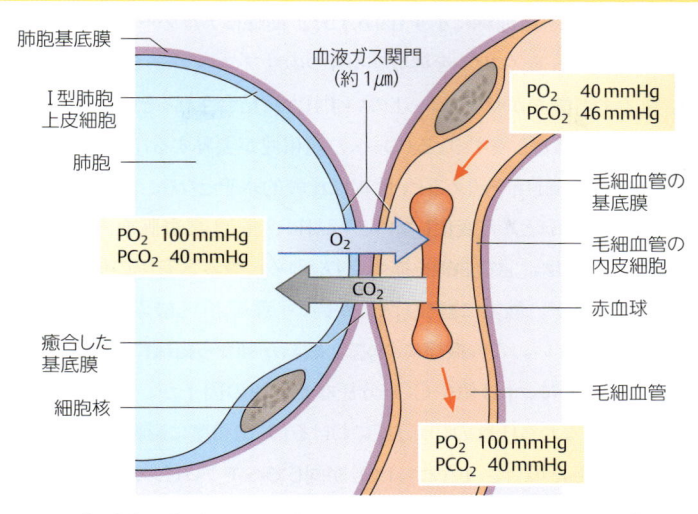

図8.16　ガス交換： ガス交換は血液空気関門を通って営まれる。この関門は平均1μmの厚さがあり、次の構造からなる。
1. 毛細血管内皮細胞
2. Ⅰ型肺胞上皮細胞細胞質
3. 上記2つの構造間で癒合した基底膜

ガス交換が営まれる合計面積は、少なくとも100m²あると考えられている。

は、60mmHg（100−40mmHg）の分圧差があるが、二酸化炭素の分圧差は反対に肺胞内の方が約6mmHg（46−40mmHg）低いということになる。血液と肺胞腔の分圧が等しくなると（下記参照）、動脈血内のO_2分圧は100mmHg（13.3kPa）、CO_2分圧は40mmHg（5.33kPa）となる（**図8.16**）。

血液の酸素解離曲線

赤血球内では酸素がヘモグロビンに可逆的に結合しており（第6.2.6項および**図6.4**を参照）、酸素含有量の少ない環境では比較的容易に放出される。つまり、結合酸素量はO_2分圧に応じて変化し、O_2分圧が高いほど、より多くの酸素が結合する。飽和度100％は、血液検体の総ヘモグロビン量が完全に酸素と結合している状態のことである。ヘモグロビン飽和度とO_2分圧との関

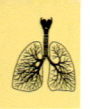

係を、血液のO_2解離曲線に示す（図8.15）。曲線はアルファベットのSの形をするが、これはヘモグロビンを構成する4つのサブユニットの相互作用に起因する。すなわち酸素がサブユニットのいずれかに結合されると、残りのサブユニットにもO_2が結合しやすくなる（O_2への親和性が上昇する）。

O_2分圧が60mmHgを超えると、曲線は比較的水平となり、pO_2が変化してもO_2の飽和度はほとんど変化しない。反対に、主として静脈血内または組織内のpO_2領域では、急な曲線を描く。すなわち、酸素含有率の低い（pO_2が低い）環境の方が、酸素に富む（pO_2が高い）環境よりも酸素がヘモグロビンから解離されやすい。この機序によって、酸素が肺から組織に運搬されやすくなっている。さらに、pH値やCO_2分圧など一連の因子が、ヘモグロビンのO_2親和性、すなわち任意のO_2分圧におけるO_2飽和度に影響を与えている。親和性が低下した場合、すなわちpO_2が同じでヘモグロビンの酸素結合度が低下した場合には、曲線が右方移動する。このため、組織にO_2が放出されやすくなり（低pH値、高pCO_2）、肺にO_2が取り込まれやすくなる。

8.7.2 血液空気関門

効果的な拡散プロセスには、理学的規則に基づき次の条件が必要となる。
- 交換面積が広いこと
- 拡散経路が短いこと
- 1つ1つの赤血球が肺胞内の混合気体と接触する時間が十分にあること

肺の内部は、この3つの条件をほぼ満たしている。つまり、呼吸気の拡散面積は100m²近くあり、その際に通る血液空気関門（毛細血管内皮細胞、I型肺胞上皮細胞の細胞質、その間にある融合した基底膜で構成される）は厚さが約1μm（1/1000mm）で、通過には0.3秒とかからない（図8.16）。この0.3秒という比較的短い接触時間は、血液と肺胞腔の呼吸気の分圧を完全に均衡させるのに十分である。というのも、血液空気関門のCO_2の拡散抵抗はゼロに極めて近いため、CO_2分圧差が6mmHgと比較的小さくても、肺内に有効にCO_2を放出するのには十分である。

血液の「動脈血化（Arterialization）」の程度は、血液空気関門を介したガス交換が障害なく営まれるかどうかという点のほか、肺胞の換気が十分であるか、肺毛細血管の血流が十分であるかという点に左右される。静脈血に適切に酸素を供給するためには、さらに各肺区域への「動脈血化効果」を均等に配分することも必要となる。その結果、十分に換気された肺区域からの酸素に富む血液が、換気の悪い肺区域からの適度に動脈血化された血液と混合されて、左心に流れる血液中に酸素のみが含まれるということはない。

*健康な若年層の動脈のO$_2$分圧は、平均95mmHg (12.6kPa) 前後であるのに対し、40歳では約80mmHg (10.6kPa)、70歳では平均70mmHg (9.3kPa) とされている。このように高齢者の分圧は低いが、O$_2$解離曲線ではO$_2$分圧高域で曲線が非常に平坦に伸びていることから、ヘモグロビンのO$_2$飽和度は十分であるといえる**(図8.15)**。*

8.7.3　酸素負債─酸素欠乏症、無酸素症

酸素に富む血液が明るい赤色であるのに対し、酸素含有量の低い血液は暗い赤色である。そのため、血中酸素負債（酸素欠乏症）になると、特に皮膚および唇が青紫に変色する（チアノーゼ、Cyanosis）。血中酸素含有量が不足して、細胞に十分なO$_2$が行きわたらなくなる状態を無酸素症（Anoxia）という。無酸素症は、肺内および血中へのO$_2$取り込み量の不足、血中のO$_2$運搬障害、毛細血管の血流不良、細胞内のO$_2$利用障害などさまざまな原因で生じる。

無酸素症になると、さまざまな臓器、組織、細胞が多様に反応する。特に敏感なのは脳で、無酸素状態が15秒続くと既に意識喪失となる。無酸素症が3分以上続くと、脳の一部が損傷して回復不能となり、無酸素状態が5分以上続くと、まず脳死となる。

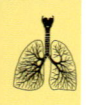

8.7.4　人工呼吸

　人工呼吸は、心拍動が維持された状態で自発呼吸が不十分であるときなどに必要となる。突然呼吸が停止した場合は、口うつし法（Mouth-to-mouth breathing）か口—鼻式人工呼吸法（Mouth-to-nose breathing）を緊急に実施する。ただし、人工呼吸を開始する前には、必ず気道を確保しておく必要がある。気道は、血液、異物、吐瀉物などや、舌根沈下によって閉塞していることが多い。したがって、まず口腔および咽頭を清浄し、頭を後方に傾けると同時に下顎を挙上して、舌根による気道閉塞を除いておく。

　鼻または口から大気を吹き込むと、胸腔内圧が胸郭に作用する大気圧よりも大きくなり、肺および胸郭が伸張できる（吸気）。口または鼻からの吹込みをやめると、肺の弾性によって大気が受動的に放出される。吸息および呼息は、胸郭が上下することで簡単に視認できる。

人工呼吸時の呼出気にはまだ16Vol.-%の酸素が含まれていることから（上述参照）、動脈血のO$_2$飽和度が90%を超えるように、吹き込みは5秒に1回とする。

8.8　呼吸調節

　呼吸は次の3つの機序で調節される。
- 中枢性呼吸調節
- 化学性呼吸調節
- 非特異的呼吸刺激

8.8.1　中枢性呼吸調節

　呼吸は、呼吸刺激のフィードバック（「化学性呼吸調節」を参照）によって常に生体の受容に合わせる中枢神経管理メカニズムで調節される。胸郭および横隔膜が呼吸によって運動すると、延髄（Medulla oblongata）（p.630「延髄」を参照）の中で呼吸中枢の神経細胞が一定のリズムで興奮して調整され

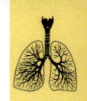

る。吸息ニューロン(Inspiratory neuron)が、脊髄を介して吸息筋である外肋間筋（Mm. intercostales externi）や横隔膜に神経インパルスを送ると、胸郭内腔が拡張して肺が伸張する。この興奮は肺内の特定の感覚細胞（伸張受容体）に伝わり、感覚細胞からは呼吸中枢に神経インパルスが送られる。その結果、吸息に関与する神経細胞の働きが抑制されると同時に、呼息に関与する神経細胞(呼息ニューロン）が興奮する。

8.8.2　化学性呼吸調節

呼吸調節において重要な役割を担うのは次の2つの因子である。
- 動脈血内の気体(CO_2およびO_2の分圧）の変化
- 動脈内のpH値(血中水素イオン濃度）の変化

　以上のように、化学性呼吸調節は血中の恒常性（ホメオスターシス、p.30を参照）に関与し、生体の物質代謝に呼吸を適応させる。このフィードバック性呼吸刺激は、化学受容体である神経節細胞(Ganglion cell) が仲介する。この細胞は、大動脈傍体(Glomus aorticum)、左右頚動脈小体(Glomus caroticum)、呼吸中枢付近にあり、神経を介して呼吸中枢と連結する。

　末梢の化学受容体が主に動脈内のO_2分圧低下を測定する一方、中枢の化学受容体は血中および脳髄液のCO_2上昇とpH低下に反応する。動脈血O_2分圧が低下したり、CO_2濃度が上昇し、それに関連して動脈血のpH値が7.4を下回ると、十分なO_2が取り込まれるか、CO_2が呼出されるまで呼吸が激しくなる(分時換気量の上昇)。

　二酸化炭素、水素イオン濃度、酸素という3つの化学性呼吸刺激因子のうち、CO_2の作用が他の2つよりも顕著に大きい。このことから、分時換気量を上昇させる駆動力となるのは、O_2濃度の低下というよりも、CO_2濃度の上昇であることがわかる。たとえば血中CO_2分圧が46mmHgから70mmHgに上昇すると、換気は8～10倍(分時換気量75ℓ／分に相当)に亢進する。ただし、CO_2分圧がさらに上昇すると、呼吸中枢が麻痺する(呼吸停止)。

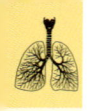

同様に長時間可能な限り速く深く呼吸すると(過換気、Hyperventilation)、血中二酸化炭素量が著しく減少して呼吸中枢の駆動力がなくなるため、呼吸停止となる。過換気は、特にボンベを付けないでダイビングをする際に生命の危険となることもある。ダイバーは潜水時間をできる限り長くするために、ダイビング前に長時間にわたって過換気状態にしておく。すると潜水したときに、呼吸中枢が活性化するまで血中CO_2レベルが回復するまで、残留O_2が無意識のうちに利用されることになる。その結果、O_2不足になったダイバーは、水上に出て吸気する刺激が送られなくなり突然意識を失う。

喘息などで動脈血CO_2分圧が上昇する慢性高炭酸血症(Hypercapnemia)と、これに伴う肺機能障害があると、中枢のCO_2化学受容性が喪失して、自発呼吸が主に動脈血の酸素欠乏に依存することになる。この場合に純酸素を与えると、動脈血に酸素が行きわたり、最も有効な呼吸駆動力である酸素欠乏という状態が損なわれるため、無呼吸となり死に至ることもある。

8.8.3 非特異的呼吸刺激

たとえば化学性呼吸刺激によってフィードバック呼吸調節が作動するのに対し、非特異的呼吸刺激は、フィードバックなしで呼吸を促進する。非特異的呼吸刺激因子には、次の5つがある。

- 疼痛刺激と温度刺激
- 精神的刺激(不安など)
- 圧受容体の動脈圧刺激(血圧低下後など)
- 筋作業
- ホルモン(妊娠中の血中プロゲステロン値上昇など)

8.9 呼吸機構

8.9.1 肺内圧

肺胞と外界間のガス交換は、さまざまな圧力が駆動力となって営まれる。胸郭に外圧がかかっていない状態では、肺胞の圧力（肺内圧）は、吸息（Inspiration）時には外圧より低く、呼息（Expiration）時には外圧より高い。

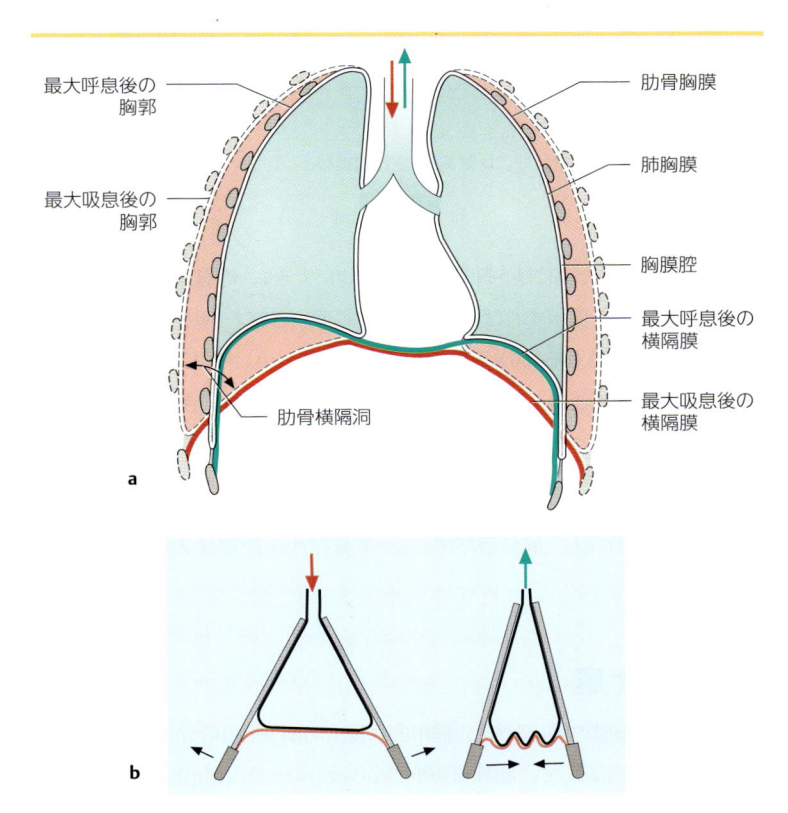

図8.17 呼吸機構：a 吸息位および呼息位の肺の正面断面図（ピンクおよび青色部分）、肋骨横隔洞（黒色の矢印）は吸息位で拡張する。**b** ふいごに見立てた肺の動き。腔が拡大すると空気が流入し、縮小すると空気は排出される。

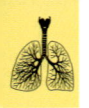

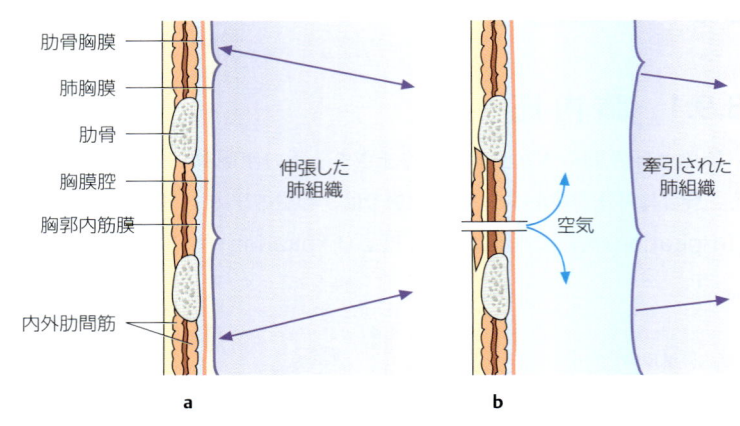

図8.18　胸膜腔：a 正常状態、**b** 気胸（胸壁負傷後など）。

この圧力差を得るためには、肺容量が吸息時に大きく、呼息時に小さくなる必要がある。胸腔を拡張すれば、大気が肺内に吸引されて（吸息）、縮小すれば再度排出（呼息）される（**図**8.17）。胸膜腔（**図**8.18a）内には陰圧がかかっていることから、肺は受動的に運動し、同時に横隔膜が運動し始める。この横隔膜呼吸（横隔膜が上下に運動して空気を出し入れする）は、肋骨呼吸によって補助される。

安らかな呼吸時には、横隔膜呼吸によって胸腔内の容量は75％前後に変化する。

8.9.2　吸息

吸息時に横隔膜の筋は収縮し、腱中心（Centrum tendineum）（p.169、**図**4.22を参照）は下降して、肋骨横隔洞（Recessus costodiaphragmaticus、**図**8.17a）と呼ばれる横隔膜と胸壁の間の空隙が広がる。広がった空隙は、肺が容量を増して埋める。肋骨呼吸の吸息時には、外肋間筋（Mm. intercostales externi）によって斜めに並んだ肋骨が挙上されて胸郭が

拡大する。強制吸息時には、斜角筋（Mm. scaleni）や胸鎖乳突筋（M. sternocleidomastoideus）、大胸筋（M. pectoralis major）などの呼吸補助筋がさらに胸郭を挙上する。

8.9.3　呼 息

呼息時には横隔膜が弛緩して、腹腔内からかかる圧力によって挙上する。ここで腹壁筋が腹圧をかけて補助し、横隔膜をさらに持ち上げる（p.168「横隔膜」を参照）。胸郭は構造に弾性があるため、吸息後は受動的に、いわゆる安静呼吸位に戻る。強制呼息時にのみ、内肋間筋（Mm. intercostales interni）によって自動下制する。ここで広背筋（M. latissimus dorsi）が補助して、胸郭をさらに縮小する。

8.9.4　呼吸抵抗

呼息時には、次のような抵抗が生じる。
- 弾性呼吸抵抗
- 粘性呼吸抵抗

肺には自己弾性（弾性線維の伸張）があり、肺胞表面が緊張しているため、容量を縮小しようとする。その時、胸膜腔内の液状物質は伸張できないため、肺が胸郭内面に付着することになり、胸膜腔内圧がかかる（**図8.18a**）。胸壁が負傷したり、肺表面の空気が胸膜腔内に侵入したりすると（気胸）、肺門（Hilus）に向かって伸びる弾性線維が短縮して肺が収縮する（**図8.18b**）。

弾性の呼吸抵抗がかかるのは、通常は吸息時にのみであるのに対し、粘性の呼吸抵抗（肺および胸郭の気流抵抗および摩擦抵抗）は、呼息時にも吸息時にも作用する。その際、実際には気流抵抗は空気が運ばれる気道の断面の大きさに左右される。たとえば気管支の断面積が小さくなるほど、抵抗は大きくなる。

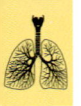

気管支喘息 (Bronchial asthma) など肺内、特に気管支樹の細分枝である細気管支などに入った特定異物に対するアレルギー性過敏症が発生したときは、粘膜が腫脹するとともに、粘液分泌が亢進し、気管支壁の平滑筋が収縮する。その結果、外気を導く気道が狭窄し、呼吸抵抗が著しく増大する。さらに1回呼吸量が減少するが、その際、吸息よりも呼息の方が阻害される。最終的に血中CO_2量が増大して、呼吸困難におちいる。気道の断面積が少しでも狭くなると、気流抵抗が顕著に大きくなる (p.278「ハーゲン・ポアズイユの法則、Hagen-Poiseuille's law」を参照)。

8.9.5 呼吸運動

呼吸抵抗を克服するには、呼吸筋の生理的運動が必要となる。この運動は肺および胸郭の弾力に対するだけではなく、気流抵抗や摩擦抵抗にも対抗しなければならない。その際、肺および胸郭の弾力は、呼息の補助にもなるため、吸息時にのみ重要となる。気流および摩擦の抵抗力に対抗する運動は、吸息時と呼息時に同じ程度営まれる必要がある。

8.9.6 動的呼吸機能検査

気流抵抗が少しでも増大すると、肺換気が困難となり、呼吸運動を増さなければならなくなるが、症状が顕著な患者では呼吸困難(Dyspnoe)(p.404を参照)として感じられる。こうした呼吸制限があるかどうかは、動的呼吸検査で診断できる。臨床的には、呼気検査やティフィノー検査(Tiffeneau-Test)などで1秒量や1秒率を診断することが重要となる。

> ***1秒量***:1秒量とは、最大吸息した後の1秒間に強制的に呼出した空気の容量、言い換えると呼息の最大深度および速度のことをいう **(図8.19)**。この容量は肺活量に対する割合で示される(p.402を参照)。

たとえば肺活量が5ℓで、最初の1秒間に3.5ℓ呼出した場合、1秒率は正

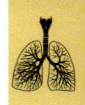

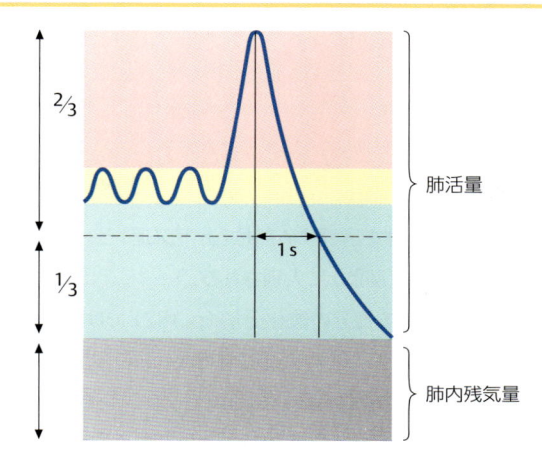

図8.19　呼気：呼気グラフ(ティフィノー検査)。最大まで吸息した後に1秒間に、少なくとも肺活量の3分の2量が呼出される。

常値の75%となる。これよりも低ければ換気不全で、たとえば慢性気管支炎または気管支喘息で粘液が増大して気道が内側から狭窄しているか、甲状腺拡大によって気道が外側から狭窄していることが疑われる。こうした病像を閉塞性呼吸困難といい、左右胸膜の癒着などが原因で肺および胸郭の拡大が制限されたり、肺水腫(Pulmonary edema)や肺線維症(Pulmonary fibrosis)によってガス交換面積が狭くなる拘束性呼吸困難と区別する。拘束性呼吸困難では換気には問題がないため、患者の1秒率は正常である。

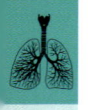

要 約

呼吸器系

総論

- 呼吸器(p.383)は、気体を誘導する部位(上下気道)と、空気と血液間のガス交換に関与する部位(肺胞)に大別される。
- 生体の各細胞で営まれる養分の酸化分解(p.382)では酸素を要し、二酸化炭素が生じる(内呼吸)。酸素は周辺環境から肺を介して取り込まれ、代わりに二酸化炭素が放出される(外呼吸)。
- 肺胞内で空気と血液間のガス交換(p.405)が終わると、酸素は血道を通って体細胞に運搬される。体細胞で酸素は二酸化炭素と交換される一方、二酸化炭素は逆の順序で体細胞から搬出される。

気体を誘導する呼吸器

- 上気道(p.383)には、次の3つの構造が属する。
  - 鼻腔、口腔、副鼻腔
  - 咽頭
  - 喉頭
- 下気道(p.383)は、気管と気管支樹からなる。
- 気体を誘導する気道の粘膜(p.384)には、口腔、中咽頭および下咽頭を除き、多数の杯細胞が混じった線毛上皮がある。
- 左右鼻腔(p.383)は、鼻中隔で分離されている。外側に向かって鼻孔が開き、内側は後鼻孔を通って咽頭に続く。底部は軟口蓋と硬口蓋で形成される。側壁表面は、鼻甲介という粘膜で覆われた骨でできており、表面積が大きい。鼻甲介は上、中、下1つずつある。上鼻甲介には鼻粘膜嗅部(Regio olfactoria)があるが、中・下鼻甲介には鼻粘膜呼吸部(Regio respiratoria)があり、吸入気体の加温と清浄に関与する。上・中・下鼻甲介は、それぞれ鼻道を分割する。

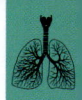

- 副鼻腔（p.385）は、粘膜で覆われた器官で、吸気を加温するほか、共鳴腔としての働きもある。副鼻腔は、次の構造で構成される。
  - 前頭洞1つ
  - 上顎洞2つ
  - 篩骨蜂巣でできた篩骨洞2つ
  - 蝶形骨洞2つ
- 全副鼻腔は鼻腔に開口している。
- 咽頭（Pharynx、p.387）は、次の3つの空間に区分される。
  - 上咽頭（Epipharynx）：鼻腔から後鼻孔を越えて咽頭にいたる領域
  - 中咽頭（Mesopharynx）：呼吸器と消化器が交差する領域
  - 下咽頭（Hypopharynx）：「喉頭」にいたるまでの領域
- 喉頭（Larynx、p.387）は、気道を咽頭から隔離して、気道と食道を分離する機能を有する。その結果、胸郭と腹腔内の圧力が変化して、加圧や咳のほか、発声も可能となる。喉頭は次の4つの構造で構成される。
  - 粘膜で覆われた軟骨骨格要素（甲状軟骨、輪状軟骨、硝子軟骨でできた1対の披裂軟骨、弾性軟骨でできた喉頭蓋）
  - 外側の喉頭靱帯（輪状気管靱帯および甲状舌骨膜）
  - 内側の喉頭靱帯（骨格要素を連結）
  - 筋
- 甲状軟骨（p.387）は後側に開いた軟骨で、前側で喉頭隆起を形成する。後縁には両側に上下に向いた突起がついている。下側の突起は、輪状軟骨と関節する。
- 輪状軟骨（p.387）は、前側では1つの輪の形をし、後側では板状である。この板状部で披裂軟骨と関節する。
- 披裂軟骨（p.388）には声帯突起が付いており、ここから声帯靱帯が甲状軟骨の裏側に伸びる。声帯靱帯と声帯筋は声帯ヒダを形成する。声帯ヒダの間のスペースが声門（Glottis）である。
- 喉頭蓋（p.388）は弾性膜によって甲状軟骨の裏側に固定されている。嚥下時に喉頭口を閉鎖する。

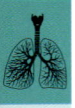

- 喉頭の筋（p.389）には次の筋群が属する。
  - 舌骨上・下筋：喉頭の挙上・下制
  - 横紋筋（喉頭筋）：軟骨の運動、声門の開閉（開くのは１つの筋のみ）による発声、声帯靱帯の緊張変化
- 気管（Trachea、p.392）は約20の軟骨輪からなる粘膜で覆われた長さ10～12cm、直径2cmの管状器官である。気管は気管分岐部（Bifurcatio tracheae）で左右主気管支に分かれる。
- 気管支樹（p.395）は左右の主気管支からなり、葉気管支（右３本、左２本）に分岐した後、左右各10本の区域気管支（左側は第７と第８気管支が癒合するため９本）に分かれて、各肺区域を支配する。区域気管支はさらに分岐を続け、軟骨で覆われていない終末細気管支（Bronchioli terminales）となる。

胸腔と腹腔の漿膜と漿膜腔

- 肺は胸腔の中にある（p.396）。胸腔を覆う漿膜は、肺胸膜（Pleura visceralis/pulmonalis）と肋骨胸膜（Pleura parietalis/costalis）である。
- 心臓は漿膜性心膜によって他の臓器から隔てられている。心膜には臓側葉と壁側葉があり、両者の間には心膜腔（p.396）が存在する。
- 腹腔（p.396）には腹膜腔が存在する。腹膜腔を覆う漿膜は、臓側腹膜（Peritoneum viscerale）と壁側腹膜（Peritoneum parietale）である。
- 臓側腹膜（p.396）は臓器を覆い、壁側腹膜は漿膜性の壁を形成する。両腹膜間（腹膜腔）には漿液があるため、臓器は体幹壁に向かって動くことができる。

肺

- 肺（p.396）は胸郭の中にあり、縦隔（Mediastinum）の左右にある胸腔をそれぞれ満たす。胸腔には、肺胸膜と肋骨胸膜間にある漿液で満たされ

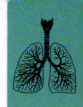

たスペースがある。この部分は胸膜腔と呼ばれ、内部は陰圧がかかっている。そのため肺は、吸息時の胸郭および横隔膜の運動に合わせて動く。

- 肺の表面構造(p.398)は、右肺の上葉、中葉、下葉、左肺の上葉と下葉に区分できる。左右の肺はどちらも、さらに10個の肺区域に分割され、それぞれ対応する区域気管支が通る。左右の肺の内側には肺門があり、ここから気管支、動脈、自律神経、交感神経、副交感神経が入り、静脈およびリンパ管が出る。
- 肺の内部構造 (p.399)：終末細気管支 (Bronchioli terminales) から呼吸細気管支 (Bronchioli respiratorii) が分岐し、次いで数本の肺胞管となる。この肺胞管から肺胞嚢が始まる。肺胞嚢にはひとつひとつの肺胞が存在する（両肺を合わせると3億あり、ガス交換に利用される面積は100㎡に相当する）。
- 肺細葉(p.399)は肺の構造単位で、約200個の肺胞で構成される。ここを終末細気管支が通る。
- 肺小葉は複数の細葉でできている。
- 肺には次の血管が通る(p.401)。
  - 機能血管系(Vasa publica)：肺胞でのガス交換に関与する血管。肺の動静脈の分枝からなる毛細血管網が肺を取り囲む。
  - 栄養血管系 (Vasa privata)：肺組織を栄養する血管。気管支の動静脈からなる。

肺換気

- 肺気量(p.402)は、肺内の総含気量に相当する(約5ℓ)。
- 1回呼吸量(p.402)は、安静時の呼吸1回あたりの正常呼吸量のことをいう(0.5ℓ)。
- 予備吸気量(p.403)は、正常な吸息後にまだ吸入できる気体容量のことをいう(約2.5ℓ)。
- 予備呼気量(p.403)は、正常な呼息後にまだ呼出できる気体容量のことをいう(約1.5ℓ)。

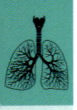

- 肺活量 (p.403) は、最大呼吸量のことで、1回呼吸量＋予備吸気量＋予備呼気量 (3～7ℓ) という式で算出できる。肺活量は年齢、身体の訓練状態などで左右される。
- 残気量 (p.403) は、最大呼息後に肺内に残留する総含気量のことである (約1～2ℓ)。
- 肺の総容量 (p.402) は、肺活量と残気量の和となる。
- 残気量を除くどの容量も、スパイロメータ (p.403) で計測できる。
- 残気量は体プレチスモグラフで測定できる。
- 分時換気量 (p.404) は、時間単位（分）当りの総吸入気量と呼出気量の和に相当する。分時換気量は、1回呼吸量と1分間の呼吸回数（呼吸数）の積で、安静時は約7.5ℓ／分 (0.5ℓ×呼吸15回)、労作事は最大100ℓ／分になる。
- 分時最大換気量 (p.404) は、1分間に換気できる最大総気体量のことである (120～170ℓ／分)。
- 肺胞換気 (p.404) は、実際に肺胞に入りガス交換に利用される分時換気量の割合である (7.5ℓの70％＝5.25ℓ)。
- 死腔換気量 (p.404) は、気体を誘導する気道に残留してガス交換に利用されない換気気体の容量のことである (約150mℓ)。
- 死腔換気 (p.404) は、気体を誘導する気道に残留する分時換気量の割合である (150mℓ×呼吸15回＝2.25ℓ＝30％)。
- 換気気体の混合 (p.405)：静かに呼息した後には肺内に約3.5ℓの気体が残るため（予備呼気量）、呼吸毎に混合される新鮮気体は、わずか350mℓ (10分の1) (1回呼吸量500mℓ－死腔気体量150mℓ) となる。

ガス交換と血液空気関門

- ガス交換は、毛細血管網 (p.405 いわゆる「静止毛細血管」と「活動毛細血管」) に囲まれた肺胞で営まれる。小肺胞上皮細胞（肺細胞）と大肺胞上皮細胞は、「界面活性物質」を生成する。
- 呼吸気の分圧 (p.406) を加算すると、混合気体の総圧力（大気圧）となる。

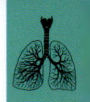

大気圧は海抜高度が上昇するにつれて小さくなるが、大気中の呼吸気の組成は比較的一定である（海抜ゼロメートル地点の大気圧：760mmHgまたは101.3kPa）。その内訳は次のとおり。
- 窒素78.1ℓ Vol.-%
- 酸素20.9Vol.-%
- 二酸化炭素0.03Vol.-%と微量の希ガス

- 肺胞内の呼吸気の組成（p.407、ガス交換が営まれている状態）：酸素14%（100mmHg）、二酸化炭素5.6%（40mmHg）、水蒸気（47mmHg、湿気のある上下気道の粘膜を通過中に混合される）、窒素、微量の希ガス。
- 呼出気（p.407）は死腔気体と混合されるため、肺胞内の組成と比較すると酸素含有率が幾分高く（16%）、二酸化炭素含有率が幾分低い（4%）。
- 肺内のガス交換（p.409）で、酸素が少なく二酸化炭素に富む静脈血は、酸素に富み二酸化炭素の少ない動脈血になる。呼吸気を拡散させる駆動力は、肺胞（酸素100mmHg、二酸化炭素40mmHg）と毛細血管内の静脈血（酸素40mmHg、二酸化炭素46mmHg）間の分圧差である。血液と肺胞間の分圧差が相殺されると、毛細血管内の動脈血の酸素分圧は100mmHg（二酸化炭素40mmHg）となる。
- 全肺胞が作る100㎡という広大なガス交換面積（p.410）と、血液空気関門（毛細血管内皮細胞、肺胞壁、融合した基底膜が作る壁：1μm＝1000分の1mm）が狭いことから、有効な拡散が営まれる。そのためには、肺胞の換気が十分であることと、肺の毛細血管の血流が十分であることが必要となる。

呼吸調節

- 呼吸は、延髄（Medulla oblongata）内の呼吸中枢（p.630）で調節される。
- 動脈内の酸素と二酸化炭素の分圧およびpH値が変化すると、神経線維を介して呼吸中枢と連結する次の2つの化学受容体（p.413）によって感受される（フィードバック性呼吸刺激）。

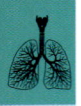

- 大動脈内の大動脈傍体（Glomus aorticum、p.413）：動脈内の酸素分圧低下に反応
- 頚動脈内の頚動脈小体（Glomus caroticum、p.413）：大動脈傍体と同じ反応

■ 呼吸中枢に近接する中枢化学受容体(p.413)は、血中の二酸化炭素濃度の上昇と、これに伴うpH値の低下に反応する。

■ 血中の二酸化炭素量が増大すると、これが非常に強い化学性刺激となり、分時換気量が増す（酸素含有量の増大ではない。例外は慢性高炭酸ガス血症）。過換気(p.414)になると、血中二酸化炭素量が低くなり、呼吸中枢の駆動力がなくなるため、長時間続くと呼吸停止になることもある。

■ この他にも非特異的でフィードバック機構のない、たとえば疼痛刺激、温度刺激、精神的刺激、筋肉作業、ホルモンといった呼吸刺激がある。

呼吸機構

■ 肺胞と外界とのガス交換を促すのは、次の因子で生じる圧力差(p.416)である。
- 吸息（Inspiration、p.416）：胸腔の能動的拡張→胸膜腔内の陰圧によって肺が受動的に反応→横隔膜が収縮（横隔膜呼吸75%）→外肋間筋が胸郭を挙上・拡張→気体が吸収される→肺胞内の圧力が外圧よりも低くなる。強制吸息時には、斜角筋など別の呼吸補助筋が作用する。
- 呼息（Exspiration、p.417）：胸腔が受動的に縮小→気体の排出→肺胞への圧力が外圧を超える→横隔膜が弛緩→腹壁筋が横隔膜をさらに上方に挙上する（腹圧）。強制呼息時には、特に内肋間筋が作用する。

■ 吸息は、弾性の呼吸抵抗に対抗して営まれる。肺特有の弾性(p.417)は、気体が胸膜腔に入った時（気胸）に、特に顕著である。したがって呼吸筋は、能動的に作用しなければならない。呼息は受動的に営まれ、弾力によって補助される。

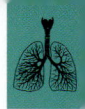

- 気流抵抗および摩擦抵抗(p.417)は、肺の断面積と、気体を流入・排出する気道に応じて変化するが、こうした抵抗は吸息時にも呼息時にも克服されていなければならない(たとえば粘液生成量が増大したり、アレルギー性喘息で気管支が狭窄して吸息や呼息が困難になるなど)。
- 呼吸には、次のような種類がある。
  - 正常呼吸(Eupnoe、p.404):正常な安静呼吸
  - 呼吸困難(Dyspnoe、p.404):呼吸が困難な状態
  - 起座呼吸 (Orthopnoe、p.404):臥位では呼吸が困難ではあるものの、座位になると改善する。
  - 頻呼吸(Tachypnoe、p.404):呼吸数の増大
  - 徐呼吸(Bradypnoe、p.404):呼吸数の減少
  - 無呼吸(Apnoe、p.404):呼吸の停止

9 消化器系

9.1	**総論**	**430**
9.2	**物質代謝、エネルギー需要、栄養素**	**430**
9.2.1	物質代謝	430
9.2.2	エネルギー需要	431
9.2.3	栄養素	434
9.2.4	抗酸化物質（フリーラジカル中和物質）	440
9.2.5	植物性作用物質	441
9.2.6	繊維質	442
9.3	**消化器**	**443**
9.3.1	口腔	444
9.3.2	咽頭	454
9.3.3	食道	456
9.3.4	胃	458
9.3.5	小腸	464
9.3.6	大腸	469
9.3.7	腹部臓器―腹膜の位置関係と腸間膜	475
9.3.8	膵臓	475
9.3.9	肝臓	479
9.3.10	胆嚢と胆管	483
9.4	**消化プロセスの概要**	**484**
9.4.1	脂肪の消化	484
9.4.2	炭水化物の消化	485
9.4.3	タンパク質の消化	487
	要約	**489**

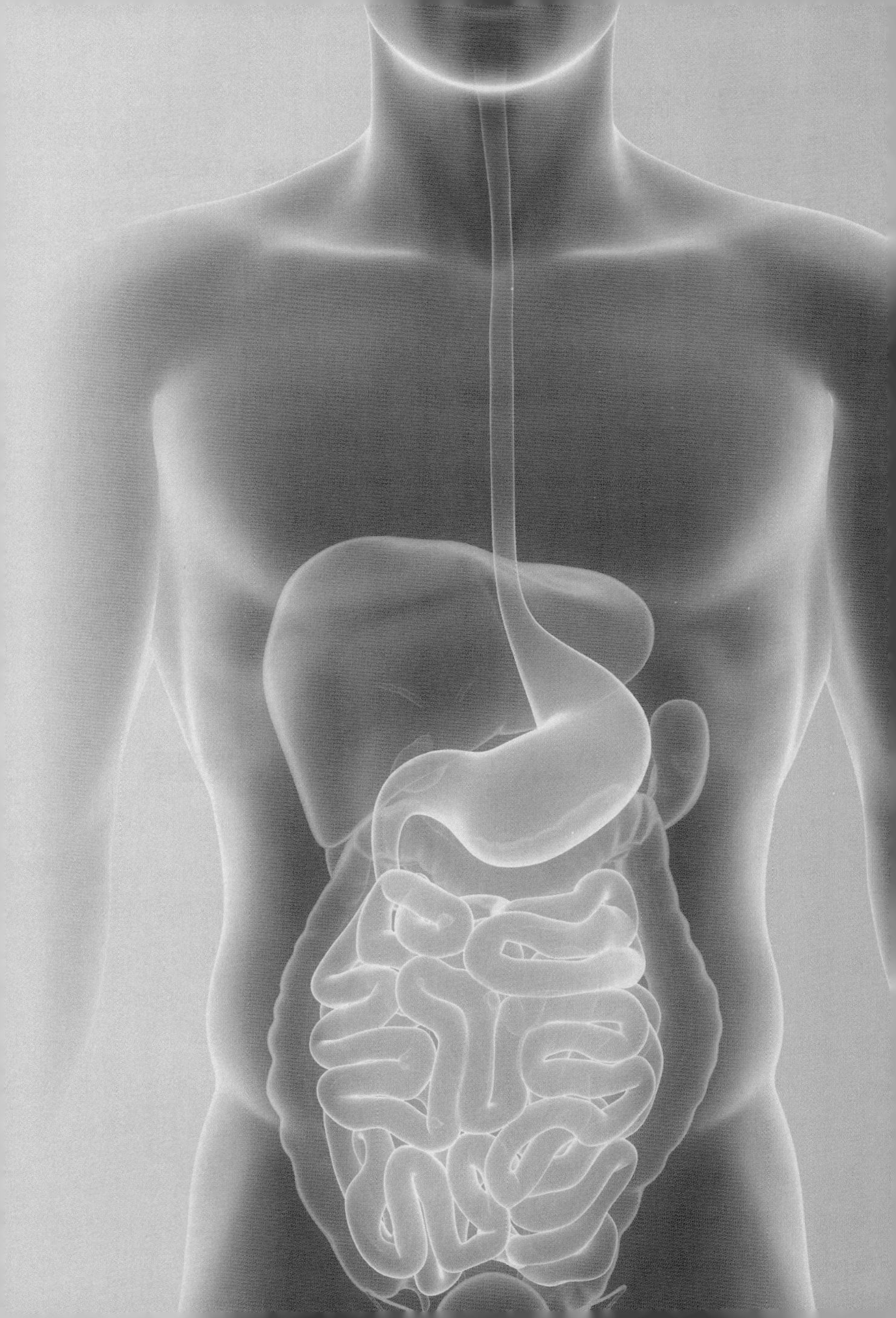

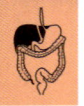

9.1 総論

　生物は、タンパク質、脂肪、炭水化物、ビタミン、ミネラル、微量元素といった栄養素を体内に取り込み、その養分を「燃焼」させて、生体組織(栄養素の代謝、基礎代謝、エネルギー代謝)と、それに伴う生体機能(成長、細胞再生、体温維持、機械的・化学的作用)を正常に維持するためのエネルギーを得る。取り込まれた養分は、さまざまな消化管区域に入り、消化腺からでる酵素によって砕かれた後、吸収可能な化合物に分解されて消化管粘膜から吸収される。こうして血液に移行したエネルギーに富む化合物(脂肪酸、アミノ酸、ブドウ糖など)は、門脈循環を経てまず肝臓(p.479「肝臓」を参照)に到達し、最終的に体細胞に入って、ミトコンドリア内で酸素を利用しエネルギー量の少ない化合物(CO_2およびH_2O)に分解される(生体酸化)。ここで放出されるエネルギーは、反応連鎖によってエネルギーに富むATP内に保存される(ミトコンドリアの呼吸鎖)。ATPは、エネルギーを要するプロセス(タンパク質の合成、筋活動など)で利用される。リン酸分子が分裂して、ATPからエネルギーが放出される(p.11「ミトコンドリア」を参照)。

9.2 物質代謝、エネルギー需要、栄養素

9.2.1 物質代謝

　生命維持に必要な生体の合成、再合成、分解という生化学プロセスを物質代謝(Metabolism)という。物質代謝は次の2つに大別できる。

- 同化作用(Anabolism)
- 異化作用(Catabolism、エネルギー代謝ともいう)

> *同化作用:同化作用(Anabolism)とは、細胞物質から新たな物質を生合成すること、つまり自己物質(タンパク質、炭水化物、脂肪など)生体の成長に関与する物質を合成することをいう。*

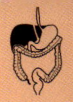

総体的に同化作用は、取り込まれた非自己物質を自己物質に変換するために営まれる同化プロセス（合成または同化反応）のことをいい、エネルギーを要する。光合成（Photosynthesis）と呼ばれる植物の同化作用では、エネルギーを太陽光から得て、取り込まれた低エネルギーの無機物質を高エネルギーの有機物質に変換する（自己栄養体）。ヒトや動物など従属栄養体は、他の生物によって作り上げられた高エネルギー物質を含んだ養分を体内に取り込んでエネルギーを供給する。

> ***異化作用：*** *異化作用またはエネルギー代謝（Catabolism）とは、生体内でエネルギーを放出しながら高エネルギー物質（脂肪、炭水化物、タンパク質など）を低エネルギー化合物に分解することをいう（Dissimilation）。*

　異化プロセスは、分解反応である。上述の生体酸化は、重要な異化プロセスの1つである。ATPという形で保存されたエネルギーは、同化作用と異化作用の両方で利用される。すなわち、ATPは生命維持に必要な体温維持、筋活動、細胞膜の吸収・運搬プロセス、神経の刺激伝達といったプロセスを正常に維持するのに利用される。こうしたプロセスでは、熱エネルギーなどのかたちで大量のエネルギーが失われる。ヒトや動物は植物のように光合成で有機物質を分解できるわけではないため、養分を定期的に取り込んでエネルギー源を保存している。

9.2.2　エネルギー需要

　ヒトの生体のエネルギー需要、つまりエネルギー代謝は、年齢、性別、体重、環境の温度、身体活動などさまざまな条件で異なるほか、完全に安静状態にあっても同一ではない（基礎代謝）。

> ***基礎代謝／活動代謝：*** *基礎代謝とは、標準化した条件のもと（毎朝、空腹時、安静時、正常体温、快適環境温度下など）で測定した代謝で、活動代謝とはさまざまな身体活動時に測定した代謝のことをいう。*

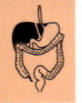

栄養素のエネルギー量

　代謝プロセスで得られるエネルギーの量は、主にどの栄養素に変換されるか（タンパク質、脂肪、炭水化物）によって変わってくる。たとえば体外の各栄養素のエネルギー量を知りたいときは、熱量計（Calorimeter）で栄養素を燃焼させて、そこで放出される熱量（エネルギー量）を測定すればよい（物理的熱量）。かつては熱量の単位としてカロリー（cal）が用いられていたが、今日ではジュール（Joule、J）が国際単位系で基本単位として認められている（1ジュール＝0.239cal、1cal＝4.185J）。ただし一般的には未だにキロカロリーが広く用いられている（1kcal＝1000cal、1kJ＝1000J）。以下に主要栄養素の熱量を示す。

- 炭水化物：17kJ/g
- 脂肪：39kJ/g
- タンパク質：22kJ/g

　栄養素が生体内で完全に「燃焼」されると、つまり酸素を利用して二酸化炭素と水に分解されると、たとえば栄養素が脂肪および消化可能な炭水化物である場合は、からだが利用できるエネルギー量（生理的熱量）は、物理的熱量とほぼ同等である。反対にタンパク質が分解されると、CO_2と水の他にも生体内に尿素ができる。尿素が完全に燃焼されれば、再度エネルギーが発生して、タンパク質の生理的熱量は物理的熱量を上回る。生理的条件下で、各栄養素から発生する熱量は次のとおりである。

- 炭水化物（でんぷんなど）1g：17.6kJ（4.2kcal）
- 脂肪（トリグリセリドなど）1g：38.9kJ（9.3kcal）
- タンパク質（動物性タンパク質など）1g：17.2kJ（4.1kcal）
- アルコール（エチルアルコールなど）1g：30.0kJ（7.1kcal）

安静時のエネルギー需要（基礎代謝）

　既に述べたように、基礎代謝はさまざまな要因によって変わる（上述参照）。次の数値を標準値として参考にするとよい。

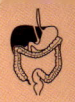

成人男性の基礎代謝は、体重1kg当り1時間で4.2kJ（1kcal）とされている。したがって、体重が70kgであれば、1日の基礎代謝は約7,000kJ（1700kcal）となる。成人女性の場合、体重が同じでも基礎代謝はおよそ10〜20％低い。

身長、体重、年齢、性別の他にも、安静時のエネルギー量は、次のような要因でも左右される。たとえば精神活動、感情的反応（喜び、不安）、発熱、甲状腺機能亢進（Hyperthyreosis）などは基礎代謝を上昇させる因子であるし、反対に睡眠、麻酔、甲状腺機能低下（Hypothyreosis）は基礎代謝を低下させる。

身体活動時のエネルギー需要（活動代謝）

身体活動時にはエネルギー需要が上昇する（活動代謝）。つまり、1日の代謝量が余暇代謝（近年の平均的な余暇活動時のエネルギー代謝のことで、運動量は多くない）を、約1万kJ（2300kcal）/日超える。この数字は次のように、運動の程度によって異なる。

- 軽い労作（デスクワークなど）時：約1万2000kJ（2760kcal）
- 中程度の身体活動（芝刈りなど）時：約1万6000kJ（3680kcal）
- 重労働（部屋の模様替えや引っ越しなど）時：約2万kJ（4600kcal）

例外はマラソン走者やトライアスロン競技者など競技スポーツ選手で、エネルギー代謝は短期間に最大7万kJ（1万6100kcal）/時間に上昇するものの、1日の代謝量はこれよりも明らかに少ない。

エネルギー代謝評価

エネルギー代謝を正確に評価するには、身体の熱総産生量を測定する必要があるが、生体内のエネルギー消費量を酸素消費量（肺のO_2取り込み量）で算出する方が容易である。

熱当量： 単糖類（ブドウ糖）1mol（＝180g）を完全燃焼（酸化）させるには、酸素が134ℓ必要である。その際、約2780kJのエネルギーが産生される。つまり1ℓの酸素は20.7kJのエネルギーに変換される。この値を「熱当量」という。

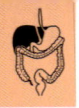

生成されるCO_2と消費されるO_2の量は、酸化される栄養素の種類（炭水化物、タンパク質、脂肪）に応じて変わるため、呼吸商（Respiratory quotient、RQ）と呼ばれるCO_2産生量とO_2消費量の比を利用すれば、どのエネルギー供給栄養素が燃焼されているかがわかる。タンパク質の含有率が同じであれば、炭水化物の割合が高い食物のRQは1.0、脂肪の割合が高い食物のRQは0.7となる。以下に詳細な計算式を示す。

- 炭水化物（ブドウ糖）：$C_6H_{12}O_6 + 6O_2 = 6CO_2 + 6H_2O$（RQ：6/6＝1）
- 脂肪（トリグリセリド）：$2\ C_{51}H_{98}O_6 + 145O_2 = 102\ CO_2 + 98\ H_2O$（RQ：102/145＝0.7）

9.2.3　栄養素

バランスのとれたヒトの食物には、次の栄養素が含まれる。

- タンパク質
- 炭水化物
- 脂肪
- ビタミン
- 無機質（ミネラル）
- 微量元素
- 十分な水

できれば上述の栄養素の他にも、セルロースなど繊維質と呼ばれる消化管で消化されず、大きく膨張して腸の活動を刺激する植物構成成分を毎日摂取するのが好ましい。

三大栄養素（タンパク質、脂肪、炭水化物）の1日標準摂取量は、たとえば体重が70kgで軽労働の男性の場合、次のように定められている。

- タンパク質56g
- 脂肪75g
- 炭水化物340g

生理的熱量を考慮すると、タンパク質、脂肪、炭水化物は、それぞれ1日のエネルギー需要の約10％、30％、60％を供給することになる。エネルギー

代謝が増加するに従い、炭水化物に代えて食物中の脂肪量を増やし、エネルギー代謝が低下すれば脂肪量を減らす。

タンパク質

> *タンパク質：タンパク質は、アミノ酸供給源であり、自己タンパク質を生合成するのに欠かせないアミノ酸を生体に供給する。*

　生体が体内でタンパク質を生合成するのに必要な約20種の天然アミノ酸の中には、生体が自己合成できないものが8種ある。この8種を「必須アミノ酸」といい、ロイシン、リシン、メチオニン、フェニルアラニン、イソロイシン、バリン、スレオニン、トリプトファンが属する。乳児および幼児には、ヒスチジンというアミノ酸も必須であると考えられている。多くの植物性食品には含まれていないか、含まれていても微量であるリシンを除き、必須アミノ酸は植物性タンパク質にも動物性タンパク質にも含まれる。

脂肪（脂質）

> *脂肪：脂肪はエネルギー量が最も多い栄養素で（p.432「栄養素のエネルギー量」の項を参照）、主としてエネルギー供給源であるが、エネルギー貯蔵庫としての役割も担う。*

　さらに、脂肪は必須脂肪酸（植物油に存在する多重結合の不飽和脂肪酸リノール酸およびα-リノレン酸）を含んでおり、食物中に全く含まれなければ、欠乏症が現れる。必須脂肪酸は、たとえば生殖器に高濃度で存在し、細胞膜脂質の大部分を構成する。また、細胞膜やホルモン前駆体としてコレステロールも含むほか、脂溶性ビタミン（ビタミンA、ビタミンEなど）を消化管に完全に吸収させる溶媒としての作用もある。

　食物で摂取される脂肪の大部分はトリグリセリドまたは中性脂肪であり、3分子の脂肪酸と3価アルコールであるグリセロール（グリセリンと称されていた）が結合した化合物である。代表的な脂肪酸には、パルミチン酸、ステアリン酸、オレイン酸、リノール酸がある。海魚を除き、動物性脂肪が主に飽和脂肪

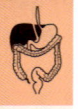

酸を含むのに対して、ヤシ油を除き植物性脂肪は不飽和脂肪酸を多く含む。

炭水化物

> *炭水化物：炭水化物は、多くの生体が好んで摂取するエネルギー源である。ヒトに栄養を供給する重要な化合物（炭水化物）は、次の3種類である。*

- 単糖類（ブドウ糖など）
- 二糖類（乳糖など）
- 多糖類（デンプンなど）

われわれの食物の中では、単糖類は主に蜂蜜と果物に、二糖類はミルクや家庭で使用される砂糖サッカロース（粗糖）で甘味された食品に、多糖類は植物性食品（デンプン）や動物性食品（グリコーゲン）中に含まれる。炭水化物は、生体内にほとんど蓄積されない。たとえば肝臓や骨格筋群に蓄積されるグリコーゲン（約300〜400g）は、空腹になると1日以内に消費される。

単糖類や二糖類は甘味があるため非常に好まれ、用途も多種多様であり、食品の腐敗を防ぎ保存させるのにも適している。ただし単糖類は、膵臓に極めて大きな負担をかける。小さな分子は迅速に血中に到達し、血糖値を大きく上昇させる。膵臓は、血糖値を下げるために多量のインスリンを産生するが、それに対して血糖値が大幅に低下して、その結果、非常に強い空腹感と疲労困憊が現れる。糖分を摂取し続けると、血圧は再度上昇する。糖分の多い食事をとると、血糖値が不安定になり、作業能力が上下して問題が生じる。また単糖類にはほとんど栄養価がなく、「空の」エネルギー供給源である。全粒製品（デンプン+ビタミン+繊維質を含む、第9.2.6項「繊維質」を参照）を摂取後は、満腹感が長時間続き、早朝の血糖値上昇を防ぐ。

ビタミン

> *ビタミン：ビタミンは、ヒトおよび動物の物質代謝に不可欠な有機化合物であり、生体内で合成されないか、されても微量である。*

ビタミンは食物と一緒か、サプリメントとして定期的に摂取しなければならな

い。ビタミンは、食品中にビタミンとして、あるいは体内でビタミンに返還される前駆体プロビタミンとしてさまざまな量で含まれる。もっともよく知られているものは、プロビタミンAとも呼ばれているβ-カロチンである。これとは異なり、ビタミンD_3は、皮膚内に存在するプロビタミンであるデヒドロコレステロール（代謝中間生産物）が太陽光の紫外線照射を受けて合成されたものである。

ビタミンはエネルギー供給源でもからだを作る要素でもなく、生体内での触媒作用または調節作用に関与する。ビタミンは溶媒に従い次の2種類に大別できる。

- 脂溶性ビタミン：ビタミンA（レチノール）、ビタミンD（カルシオール）、ビタミンE（トコフェロール）、ビタミンK（フィロキノン）
- 水溶性ビタミン：ビタミンC（アスコルビン酸）、ビタミンB_1（チアミン）、ビタミンB_2（リボフラビン）、ビタミンB_3（ナイアシン）、ビタミンB_5（パントテン酸）、ビタミンB_6（ピリドキサール）、ビタミンB_9（葉酸）、ビタミンB_{12}（コバラミン）、ビオチン（ビタミンH）

準必須であるイノシトール（レシチンの成分）も、ビタミンBに数えられることが多いが、食物からの摂取量よりも体内合成量の方が数倍も多い。

水溶性ビタミンは体内にほとんど保存されず、体細胞での反応に利用されるまで血中を巡回する。脂溶性ビタミンは、主に脂肪に富む食品に含まれており、脂肪が完全に消化・吸収されれば十分な量が取り込まれて、体内の肝臓および脂肪組織に保存される。

ビタミンは化学的にさまざまな成分群に属し、作用別に次の2つの群に大別される。

- ビタミンBとビタミンKは、補酵素の成分として、炭水化物、脂肪、タンパク質の代謝を触媒する。中間代謝の基礎プロセスで作用することから、生存細胞には不可欠である。
- これとは異なり、ビタミンA、D、E、Cは、特定臓器の機能維持に必要な高度分化段階になってから検出される。これらのビタミンは高度に専門化した作用物質であり、特定の細胞・器官系に特化している。ビタミンAを除き、どれも補酵素の成分ではない。系統発生的に見ると、これらのビタミン

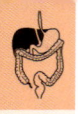

に依存するようになったのは高度無脊椎動物が最初であり、ビタミンDに依存するのは脊椎動物のみである。

ビタミンの需要

ヒトが必要とするビタミンの量は、年齢、性別のほか、妊娠、身体への負荷、栄養摂取状態などの生理的要件で左右される。たとえば栄養失調、誤った栄養摂取（高齢者やアルコール中毒者の場合や、ファストフードによる栄養摂取など偏った食事）、消化管の吸収障害があると、ビタミン不足症（Hypovitaminosis）になる。また薬物治療によって、たとえば腸内細菌叢のバランスが崩れると、細菌がビタミンを合成しなくなるため、ビタミン不足になることがある（特にビタミンB_{12}とビタミンK）。

ビタミンが不足すると、重篤な疾患にかかる。そのうち、壊血病（Scorbutic、ビタミンC欠損）、脚気（Beriberi、ビタミンB_1欠損）、ペラグラ（Pellagra、ビタミンB_3欠損）、くる病（Rachitis、ビタミンD欠損）などがよく知られている。このほかにもビタミンAが不足すると夜盲症に、ビタミンB_{12}が不足すると悪性貧血に、ビタミンKが不足すると凝血障害が発現する。

反対に過剰摂取によってもビタミン過剰症（Hypervitaminosis）となるが、これは脂溶性ビタミンであるAとDの場合のみである。ただし、ビタミンAの水溶性前駆体であるβ-カロチンは過剰症となることはない。水溶性ビタミンは、通常は摂りすぎてもすぐに尿とともに排出される。

無機質（多量元素と微量元素）

体内の濃度に従い、無機質は次の2種に大別される。
- 多量元素（体重1kg中に50mg以上存在）
- 微量元素（体重1kg中に50mg未満存在）

ただし例外もあり、鉄は体内での含有量からは多量元素に属し、1日の必要摂取量からは微量元素に分類される。これは鉄は体内で有効に再利用されるためである。

多量元素

多量元素に属するのは、カルシウム、マグネシウム、リン酸、ナトリウム、カリウム、塩素、硫黄である。生体内にはカルシウムが1.5kg含まれ、多量元素中最も含有率が高い（99%が骨格中、残り1%が体液と組織中）。多量元素は生体内で同一の生物学的機能を果たす訳ではない。無機質は、骨と歯の構築、維持、定期的な新生に携わり、主に酵素の活性化に関与する。また神経系の刺激伝導、筋機能、体液のイオン組成調整、電解質バランスの調節のほか、血中および体液の浸透圧とpH値を常時正常に維持する役割も担う。

微量元素

微量元素の1日必要摂取量は、100mg未満である。

微量元素に属するのは、クロム、鉄、フッ素、ゲルマニウム、ヨウ素、コバルト、銅、マンガン、モリブデン、ニッケル、セレン、ケイ素、バナジウム、亜鉛、錫であり、合計しても体内重量は8〜9gしかない。この他にも、アルミニウム、ヒ素、バリウム、金、ルビジウムなどが血中に認められるが、重要性は一部まだ確認されていない。

微量元素の中では、特に鉄およびヨウ素を十分に摂取するよう心掛けなければならない。鉄は、4〜5gと量的に最も多く体内に存在する微量元素であり、ヘモグロビンとミオグロビンの構成要素として知られる（1日必要量10mg、女性では15mg）。ヨウ素は、甲状腺ホルモンであるサイロキシンの産生に関与する（1日必要量は0.18〜0.2g）。ヨウ素は海に囲まれた日本では十分に摂取されているが、ドイツなど大陸中央部では不足しがちである。ヨウ素を大量に含むのは海魚のみであることから、たとえばドイツでは1993年以来、食塩にヨウ素が添加されている。フッ素は必須ではないが、毎日使用すると、特に歯表面の再石灰化を促進できる。その他の微量元素は、主に重要酵素の成分として存在する。

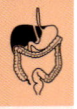

9.2.4　抗酸化物質（フリーラジカル中和物質）

　セレン、マンガン、亜鉛、モリブデンなどの微量元素や、多くの植物性作用物質（下記参照）が抗酸化作用を持つのと同じように、ビタミンA（β-カロチン）、E、Cも特殊な役割を担い、物質代謝で生じるフリーラジカル（スーパーオキシドやヒドロキシルラジカルなど）を不活性化し、体内で合成される抗酸化酵素（グルタチオンペルオキシダーゼなど）を補助する。

> **フリーラジカル：** フリーラジカルは、不対電子を持ち化学的に不安定であるため化学反応性が高い分子である。

　栄養素の酸化に必要な酸素も、基本的にラジカル（不対電子を2つ持つビラジカル）である。細胞のミトコンドリア内で営まれるエネルギー（ATP）供給反応（酸素＋水素→水）は、酸素の高反応性がなければ成立しない。ただしその際には、反応性があり非ラジカルな1種の酸素混合物（オキシドールなど）が生じる。こうした物質は、一部まだ、他の分子の電子を追いやるほど強力な反応性を有する。こうして新たなラジカルが発生し、これらが安定状態を維持するために他の分子を酸化させて、細胞構造に以下のような障害をもたらす。

- 染色体DNAが損なわれ、遺伝物質が変性したり、細胞分裂が調整できなくなる（細胞変性、癌腫形成）。
- 血中に酸化LDL（p.306「血漿タンパク」を参照）が蓄積し、その結果、特に血管壁が硬化（動脈硬化）が生じる。抗酸化物質は血管壁の酸化を防ぐ。
- リン脂質の脂肪酸が酸化し、過酸化物が発生すると（脂質過酸化反応、Lipid peroxidation）、細胞膜が損なわれて、たとえば早期老化などが起こる（細胞死亢進、酸化物質の蓄積）。抗酸化物質は、細胞膜の過酸化を防ぎ、酸化物質による細胞死や細胞機能障害を抑制する。

激しい身体活動、急性炎症の他にも、環境破壊物質（オゾン、酸化窒素など）、紫外線・放射線照射なども、細胞の物質代謝中でフリーラジカルが生成されやすくなる要因である（酸化ストレス）。

9.2.5　植物性作用物質

　果物や野菜はビタミン、無機質、微量元素、繊維質の他にも、危険な太陽光成分、有害生物、環境が発する悪影響から植物を守り、特定の疾患からヒトを守る多数の物質を含む。各種の果物や野菜が含む何千もの化合物の中で、抗酸化物質として作用するものや、抗ガン治療で重要とされるものは、学術的観点から今日非常に注目されている。これまでに研究された植物性作用物質の多くは、フリーラジカル中和物質や、発癌物質の無害化・発生抑制物質である。こうした物質には、次のようなものがある。

- p-クマリン、クロロゲン酸（トマト、ピーマン、イチゴ、パイナップルに含有）：発癌性のあるニトロソアミンの合成を抑制
- インドール（ブロッコリー、カリフラワー、芽キャベツ、キャベツ、チリメンキャベツに豊富）：エストロゲン合成を抑制して、ホルモン（エストロゲン）依存性腫瘍のリスクを低下させる。その他、発癌性物質を分解する肝臓内の特定解毒酵素の活性を亢進する。
- アリシン（ニンニク、西洋ネギ、タマネギ、アサツキなどネギ類）：抗菌作用がある。その他、ネギ類には肝臓内の酵素解毒系を活性化する有機硫黄化合物が含まれる。
- イソチオシアン（全キャベツ類）：解毒酵素を活性化し、DNAを変性させる反応（フェニルエチルアルコール-イソチオシアン酸）。スルフォラファン（sulforaphane）は、その単独作用が十分に研究され、人工合成できる数少ない作用物質の1つである。特定の解毒酵素を活性化させて、発癌物質を無害化する。
- フラボノイド（Flavonoid）、イソフラボノイド（Isoflavonoid）（果物と野菜のほぼ全種に独特のフラボノイドが含まれる）：これまで800種以上のフラボノイドが知られている。そのうちの多くに、抗酸化作用、抗菌（抗真菌作用）、血行促進、消炎作用、抗ウイルス作用、抗アレルギー作用、抗癌作用がある。抗酸化作用および抗癌作用があるのは、カテキン、ノビレチン、ヘスペリジン、クエルセチン、クエルチトリン、モリン、ロビニン、ミリセチン、ルチン、ケンフェロール、ネオポンシリンなどである。イソフラボノイドの1つであるゲ

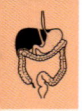

ニステイン (Genistein) は大豆製品で、腫瘍の成長を抑えて転移を防ぐ。ほかのフラボノイドには、動脈硬化予防作用がある。そのうちたとえばモリン (Morin) やシリマリン (Sylimarin) は、LDLの酸化と血管壁への蓄積を防いだり (抗酸化作用)、コレステロールの合成を抑制したりする。

- サポニン (Saponine)：大豆製品に含有されており、腫瘍細胞内にDNAが合成されるのを抑制する
- テルペン (Terpene)：柑橘類であるレモンオイルに含まれるリモネンなど、精油の多くに含まれる。どれも極めて有効な抗酸化作用を持つ。

植物性作用物質の大半は、ビタミンとは異なり、処理プロセス、加工、長期保存期間などで変質することはない。トマトを見ても、1万種類もの作用物質を含んでいるが、そのうち研究されているのはほんの一部のみである。他の植物作用物質から分離後も成分の作用が維持されるかどうか（たとえば各化合物間に相互作用の可能性がある）、分離後に作用が反転するかどうかといった点は、わずかな例外はあるものの、ほとんど解明されていない。いずれにせよ、繊維質が含まれていることからも、果物と野菜は摂取し続けるべきである。

9.2.6 繊維質

われわれの食物で特別な役割を担うのは、繊維質として知られているセルロース (Cellulose) やヘミセルロース (Hemicellulose) などの消化されない植物性炭水化物である。セルロースは、植物の細胞壁の成分である。したがって、果物、野菜、全粒製品が繊維質豊富な食品であるといえる。繊維質は腸活動を促進するだけではなく、満腹作用によって胃内での食物貯留時間を延長させると同時に、血糖値の急上昇を防ぐこともできる。吸水面積が広く、糞便量を増大させて、腸の活動を促進する。その結果、腸通過時間が短縮され、定期的に排便できるようになる。

9.3 消化器

消化器は、機能的に頭部と体幹部（頭腸と体幹腸）に大別される（図9.1）。頭腸には次の2つの構造が属する。

- 口腔と唾液腺
- 咽頭の中部および下部

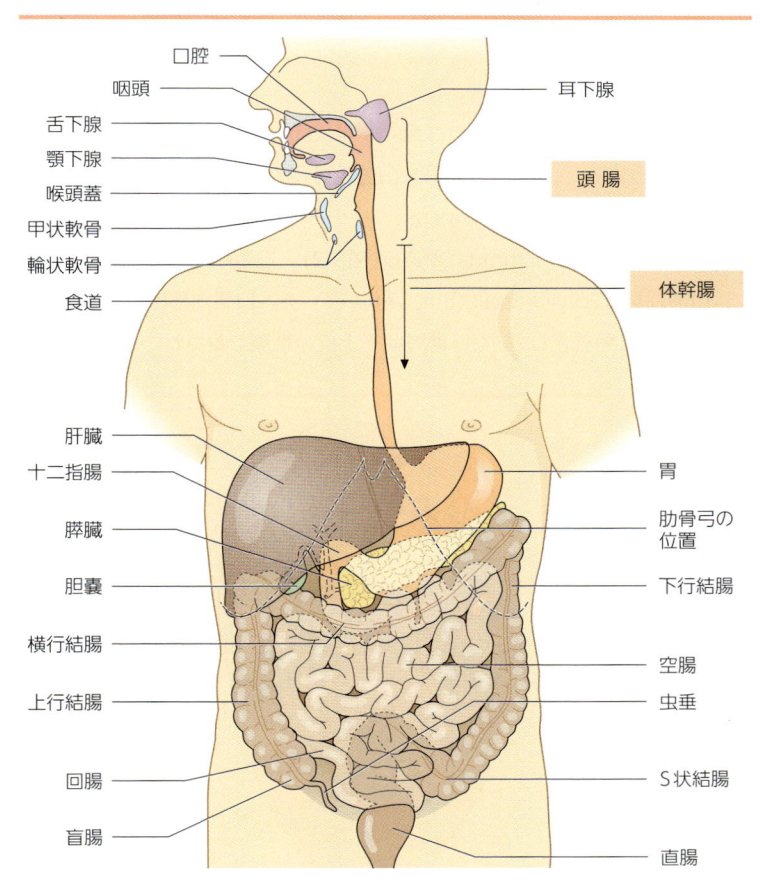

図9.1　消化器：頭腸には、食物の取り込みと分解のための臓器が位置しているのに対し、体幹腸には実際の消化、つまり吸収可能な養分を取り出して吸収する臓器が収容されている。

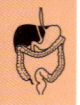

体幹腸には次の5つの構造が属する。

- 食道
- 胃
- 小腸（十二指腸と空腸）および回腸
- 大腸（盲腸、虫垂、上行結腸、横行結腸、下行結腸、S状結腸、直腸）
- 消化腺（肝臓、膵臓）

9.3.1　口腔

　口腔の前縁には唇、側部の縁には頬、下縁には筋性の口腔底、上縁には硬口蓋と軟口蓋がある。口腔の後縁には、口蓋舌弓（Arcus palatoglossus）、口蓋咽頭弓（Arcus palatopharyngeus）、中央部の口蓋垂（Uvula）に囲まれた咽頭峡（Pharyngeal isthmus）がある（**図9.2**）。口蓋咽頭弓と口蓋舌弓の間には口蓋扁桃（Tonsilla palatina）が付いている。口腔内部は、舌でほぼ完全に満たされ、角質化していない重層扁平上皮の粘膜で覆われている。

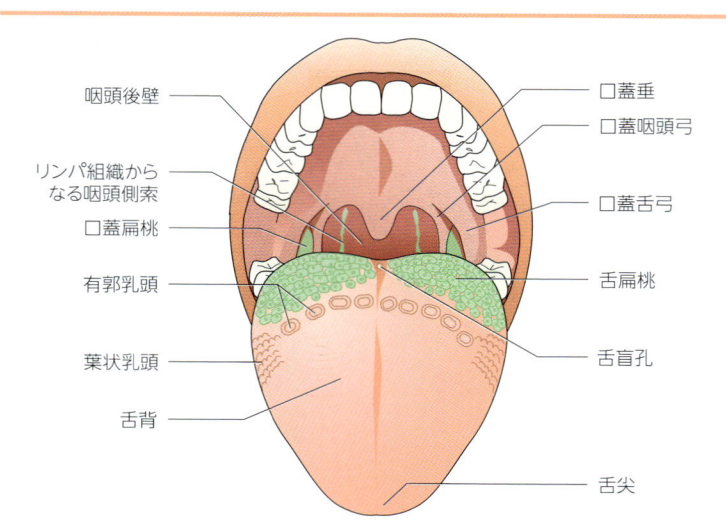

図9.2　口腔：舌を突出させた口腔のイラスト

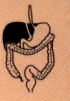

下記のように、食物の摂取、咀嚼、半液体状に至るまでの消化、咽頭方向への運搬などが口腔内で営まれる。

- 食物は、歯、唇、舌によって、摂取・咀嚼粉砕される。
- 味覚受容体および嗅覚受容体が化学的性質をコントロールする。
- 唾液腺から分泌物を出して食物の嚥下を容易にする。
- その他、特定の唾液酵素（アミラーゼなど）によって炭水化物（デンプンなど）を部分的に口内で分解する。

舌（Lingua）

> **舌**：舌は粘膜で覆われた筋性の運搬器で、咀嚼および吸引を補助するとともに、味覚や触覚の感覚器も持ち合わせている。さらに舌は、言語形成に重要な役割を担う。

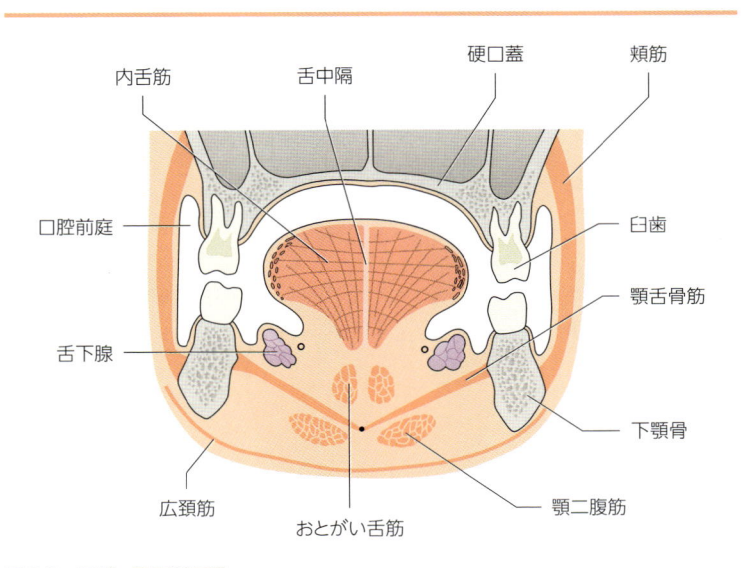

図9.3　口腔：正面断面図

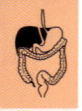

舌の筋群は舌の内部と外部に分類される（図9.3）。外舌筋の中で最も重要で強靭であるのはおとがい舌筋（M. genioglossus）である。この筋は下顎中央に起始し、舌尖から舌根まで舌に向かって扇状に広がる。舌全体を前方に牽引し、同時に舌背を平坦にする。内舌筋は、口腔内で3方向に伸びる。主な役割は、舌体の変形である。

触覚および味覚に関与する舌乳頭

舌背には多種多様な舌乳頭が付いており、触覚および味覚に関与する（図9.4）。糸状乳頭（Papillae filiformes）は舌背全体に散在し、主に触覚、圧覚、温覚、痛覚に携わる。味覚乳頭は次の3つに分類される。

- 茸状乳頭（Papillae fungiformes）
- 有郭乳頭（Papillae vallatae）
- 葉状乳頭（Papillae foliatae）

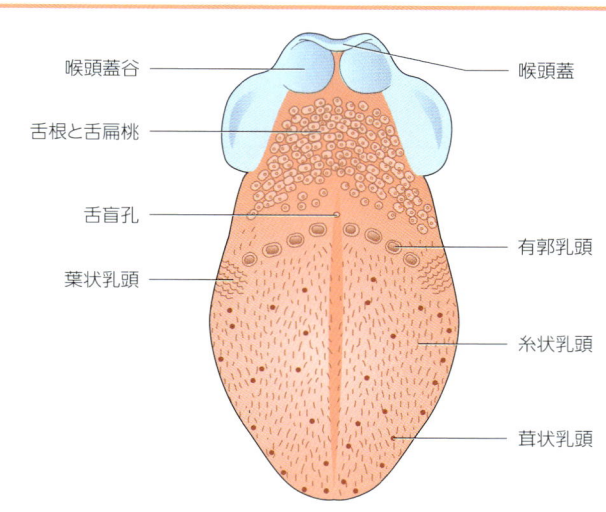

図9.4　舌乳頭：触覚乳頭と味覚乳頭

| 甘味 | 塩味 | 酸味 | 苦味 |

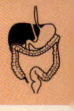

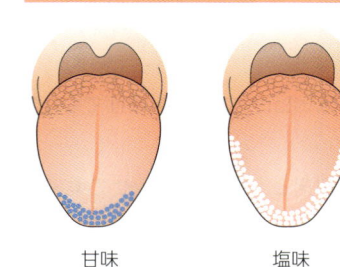

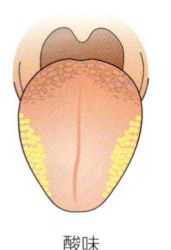

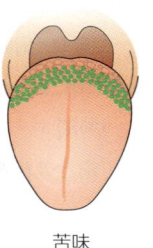

図9.5　味覚：味覚分布地図

　乳頭には味蕾が付いている。味蕾は舌背で限局して見られ（図9.4）、次の5つの味を認識できる（図9.5）。
- 酸味
- 塩味
- 苦味
- 甘味
- うま味

　ただし、1つの味を1つの舌乳頭が認識するわけではない。うま味（p.743も参照）は、主にうま味成分であるグルタミン酸に由来し、認識する舌の領域を特定することはできない。

味の認識には、嗅覚も関連する。たとえば風邪で鼻が詰まっているときなどは、味覚がない。V字状に並んだ有郭乳頭の後側に、舌扁桃（Tonsilla lingualis）のついた舌根がある。舌中央部でV字の尖端のすぐ後ろには、舌盲孔（Foramen coecum）と呼ばれる甲状腺形成部位がある。

歯（Dentes）

　ヒトの歯は上下2列の歯列弓をなして上下顎に固定されている。まず乳歯が形成され、後に永久歯に生え変わる。ヒトの歯は、次に示すように、役割に応じてそれぞれ異なる形状をする。

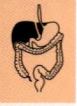

- 切歯：噛み切る
- 犬歯（切歯の横側に並ぶ）：切り裂く、保持する
- 犬歯に続く小臼歯（Premolar）と大臼歯（Molar）：大きな咀嚼面でものをすり潰す

切歯と犬歯を合わせて前歯ともいう。小臼歯と大臼歯は合わせて奥歯という。

歯の構造

歯は解剖学的に3つの部分からなる。
- 歯冠
- 歯頸
- 歯根

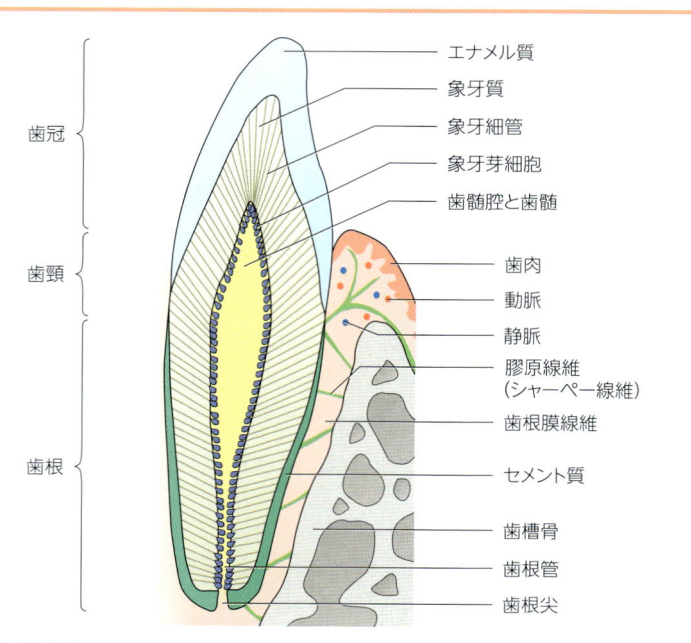

図9.6　切歯：下顎切歯の縦断面図

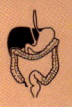

歯冠は歯肉から上の部分で、エナメル質に覆われる(図9.6)。歯根は、上下顎の歯槽(Alveolar)の中に埋もれており、セメント質で覆われて、歯周組織(歯根膜)で骨内に固定される。エナメル質とセメント質の境界を歯頸という。歯根尖から根管が開き、そこを通って血管と神経が歯髄腔内に入る。歯髄腔内には歯髄がある。歯髄は血管と神経の通る結合組織で、歯を栄養する。歯髄と象牙質の間の露出した境界には、象牙芽細胞(Odontoblast)があり、適宜象牙質を形成し、象牙芽の中に象牙芽細胞突起(Odontoblastic process)を突出させる。この突起は血管および神経とともに象牙細管(象牙質にやや波打った放射状の縞模様を付けている)を併走する。

歯は、以下の3種の歯様硬質物質で構成される。

- 象牙質(Dentin)
- エナメル質(Enamelum)
- セメント質(Cementum)

歯の主要部は象牙質であり、歯髄腔のすぐ外側に位置する(図9.6)。象牙質は、歯冠部ではエナメル質に覆われ、歯根部ではセメント質に覆われる。象牙質には疼痛感受性がある。

エナメル質はヒトのからだの中で最も硬い組織であり、全体の97%が無機塩からなる(主にヒドロキシアパタイト、Hydroxylapatite)。反対に象牙質とセメント質には無機質がエナメル質よりも少なく、それぞれ70%と65%である。

歯周組織(歯根膜、Parodontium)

歯は、膠原線維の歯周組織(歯根膜線維、Desmodontium)によって骨性歯槽に固定されている(図9.6)。膠原線維(シャーペー線維)は、歯槽壁とセメント質の間を走行し、大部分が歯根尖方向に向かって伸びる。この走行に起因して咀嚼圧の負荷がかかる。歯根膜には血管網と知覚神経(圧覚)が十分に広がっている。歯頸部では歯根膜が歯肉(Gingiva)で覆われ保護されている。歯周組織は、歯槽骨、歯肉、歯根膜、セメント質で構成される。

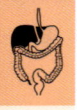

歯式 (Dental formula)

ヒトの永久歯は32本の歯で構成される(切歯8本、犬歯4本、小臼歯8本、大臼歯12本)。歯は、顎の中央から左側および右側に向かって次のように並ぶ(図9.7b)。

- 切歯2本(Dentes incisivi＝I)
- 犬歯1本(Dens caninus＝C)
- 小臼歯2本(Dentes praemolares＝P)
- 大臼歯3本(Dentes molares＝M)

歯式：各歯の数と並び方を簡単に示したものが歯式である。歯は顎の正中線を境に左右対称であるため、左右どちらか半分のみが、[I2、C、P2、M3]と示される。

歯科医で一般的に用いられる歯列の記載方法は特殊で、顎は、右上顎が1、左上顎が2、左下顎が3、右下顎が4と、上下顎の各半分に付番されている。

歯は、顎の正中線を境に左右いずれかの後方に向かって1～8番まで付番されている。こうして各歯に2ケタの番号が付けられる。2ケタのうち、左側が顎の番号で、右側が歯の番号である。たとえば13は右上顎の犬歯を、31は左下顎の第1切歯を表す。

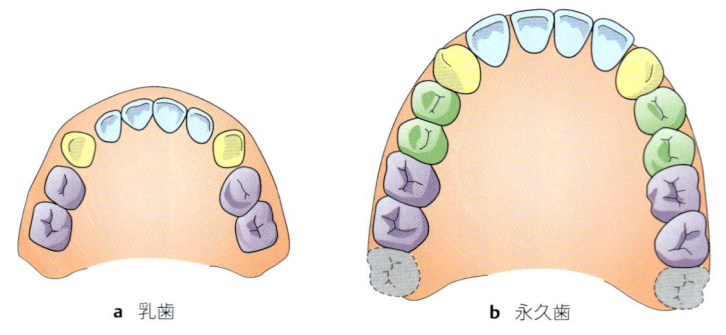

a 乳歯　　　　　b 永久歯

図9.7　乳歯と永久歯：それぞれ上顎を示してある。**a** 切歯(青)、犬歯(黄)、乳臼歯(紫)、**b** 切歯(青)、犬歯(黄)、小臼歯(緑)、大臼歯(紫)、第3大臼歯(灰色)（別名：智歯、親知らずともいい、図中ではまだ萌出していない状態）

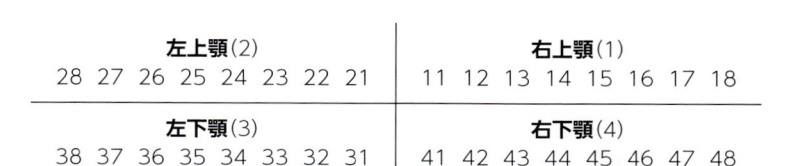

左上顎(2)	**右上顎**(1)
28 27 26 25 24 23 22 21	11 12 13 14 15 16 17 18
左下顎(3)	**右下顎**(4)
38 37 36 35 34 33 32 31	41 42 43 44 45 46 47 48

永久歯の形状

切歯の歯冠部はトウモロコシ形で、平行な切縁は鋭い。犬歯は歯の中で最も長く、歯冠部の切縁は先端に向かってＶ字状に伸びる。小臼歯には1つの咀嚼面があり、歯冠部には2つの隆起がある。歯根部は、特に上顎の小臼歯で溝が付いていることが多い。大臼歯は咀嚼筋群の走行上にある。咀嚼面には4つの隆起があり、上下の歯をかみ合わせると、上顎大臼歯の隆起が下顎大臼歯の溝に入り、下顎大臼歯の隆起が上顎の溝に入る。上顎大臼歯に歯根が3本あるのに対し、下顎の大臼歯には2本しかない。3本目の大臼歯（智歯）は、他の大臼歯とは形状が異なり、萌出しないこともある。

乳歯と歯の萌出

乳歯（第1生歯）は永久歯（第2生歯）と区別される。乳歯は20本あり（**図9.7**）、歯数は小臼歯を除き永久歯と同じである（切歯8本、犬歯4本、乳臼歯8本）。生後6〜12ヵ月の間に、乳歯のうち、まず切歯が萌出する。通例は、2歳になるまでに全乳歯が生え揃う。

永久歯のうち、最初に萌出するのは第1大臼歯である（**図9.8**）。この歯は6歳になると萌出するため、6歳臼歯（Sixth-year molar）とも呼ばれる。最後の大臼歯（智歯）は、萌出が遅いか、退化して出てこないこともある。永久歯の萌出時期（年齢）を、以下に示す。

- 歯：　　　　　　　I1　I2　C　P1　P2　M1　M2　M3
- 萌出時期(年齢)：　7　8　11　9　10　6　12　?

7. 8.　11.　9.　10.　　6.　　12歳〜

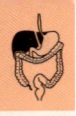

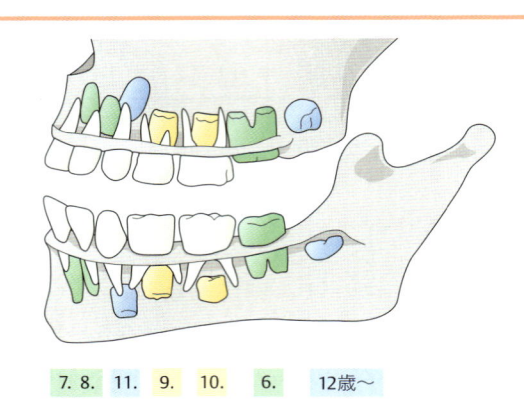

図9.8　永久歯の萌出時期：歯萌出時の乳歯と永久歯。白色は乳歯、永久歯は歯の種類に応じて色別してある。第3大臼歯（智歯）はまだ萌出段階にない。

唾液腺（Glandulae salivariae）

> **唾液腺**：唾液腺は外分泌腺で、内分泌腺とは異なり導管を介して分泌物を体外に放出する。口腔の唾液腺は、小唾液腺と大唾液腺に分類される。

　小唾液腺は導管が短く、唇、頬、舌、口蓋の粘膜に位置する。大唾液腺（**図9.9**）には、次の3つの腺が属する。

- 耳下腺（Glandula parotis）
- 顎下腺（Glandula submandibularis）
- 舌下腺（Glandula sublingualis）

　耳下腺は最も大きく、耳の前、下顎骨の下顎枝上に位置する。厚さ3mm、長さ5〜6cmの耳下腺管（Ductus parotideus）は、頬筋（M. buccinator）を貫き、上顎第2臼歯の高さで口腔に至る。顎下腺は下顎の下方に密接し、顎下腺管は顎舌骨筋（M. mylohyoideus）の後縁を廻って前方に伸びて、舌の左右下側の顎舌骨筋（M. mylohyoideus）上に位置する舌下腺管と合流する。合流した両腺管は、舌尖下側の舌下小丘（Caruncula sublingualis）に開く。さらに細い舌下腺管がいくつか、舌下小丘の両側に

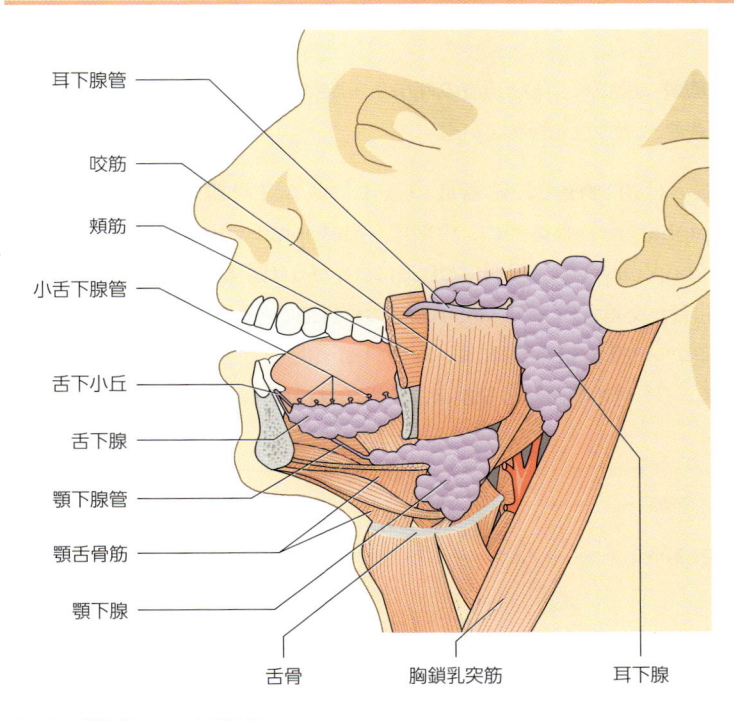

図9.9　**唾液腺**：口の大唾液腺

注ぐ。

唾 液(Saliva)

　全唾液腺から1日に約1〜1.5ℓの唾液が分泌される。唾液は、粘性の粘液性唾液と、サラサラの漿液性唾液に区別される。どちらも大小唾液腺で産生される。咀嚼された食物は、唾液が混ざることで滑りやすくなる。糖分解酵素であるアミラーゼが含まれているため、漿液性唾液は口内で消化活動を開始する。唾液分泌は、自律神経系が支配する。副交感神経は唾液産生を促進し、交感神経は、唾液産生を抑制する。

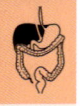

9.3.2　咽頭

> *咽頭：咽頭は、気道と食道の両方の一部をなし、*
> *鼻腔と口腔から連続している。*

　長さは約12cmで、頭蓋底の直下にある管状器官である。上咽頭（Epipharynx）は鼻腔に、中咽頭（Mesopharynx）は口腔に、下咽頭（Hypopharynx）は喉頭口と食道につながる（**図9.10**）。中咽頭は気道と消化管が交差する。鼻腔から咽頭への移行部である後鼻孔（Choanen）と、咽頭から口腔への移行部には、扁桃（Tonsillen）が並んだリンパ性咽頭輪がある。リンパ性咽頭輪の役割は、特異防御機構を活性化して早期に病原体

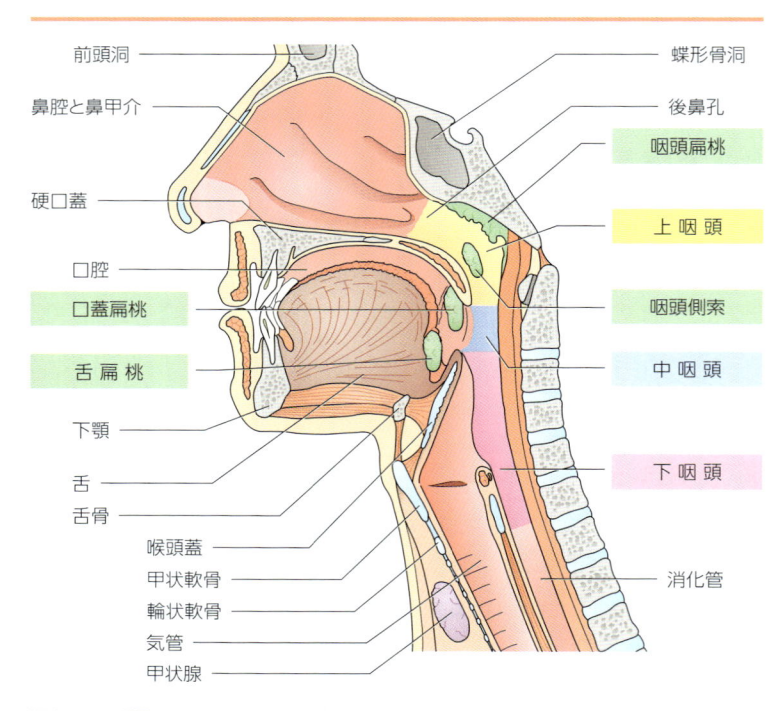

図9.10　咽頭：咽頭の局所解剖図（正中矢状断面図）

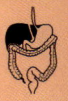

を攻撃することにある。扁桃は位置に応じて次の4つに分類される（**図9.2、9.10**）。

- 咽頭扁桃（Tonsilla pharyngea）：不対で、咽頭蓋部にある
- 口蓋扁桃（Tonsillae palatinae）：左右対で、口蓋咽頭弓と口蓋舌弓の間にある
- 舌扁桃（Tonsilla lingualis）：不対で、舌根にある
- 耳管扁桃（Tonsilla tubaria）：耳管（Tuba auditiva）への入口を囲んだ咽頭側壁のリンパ組織（咽頭側索）

耳管は中耳の鼓室と咽頭を連絡する（p.732「中耳」を参照）。

咽頭壁は、粘膜、横紋筋、結合組織性の外膜からなる。咽頭筋は、嚥下活動に関与する咽頭収縮筋と咽頭挙筋に分類される。咽頭収縮筋（Mm. constrictores pharyngis）は強靭な筋で咽頭を収縮するとともに、喉頭と舌骨を挙上する一方（**図9.11**）、相対的に弱い咽頭挙筋（Mm. levatores pharyngis）は咽頭を挙上収縮する。

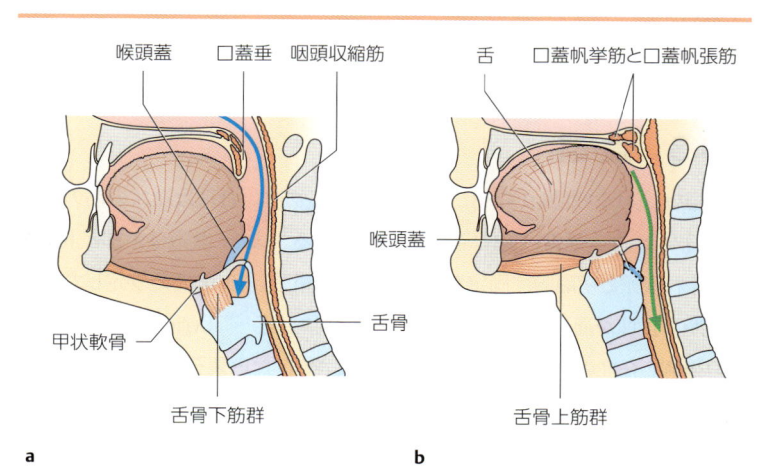

図9.11　嚥下作用：a 気道、**b** 食道。中咽頭で気道（図a中の青色矢印）と消化管（図b中の緑色矢印）が交差する。嚥下作用は随意段階（口腔底の収縮と軟口蓋方向への食塊運搬）と気道の反射的閉鎖段階（軟口蓋の挙上、上気道の閉鎖、舌骨と喉頭の挙上、喉頭蓋で喉頭口を閉鎖）に分けられる。

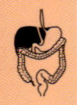

嚥下作用

食物は、嚥下作用が作動するため気管には入らない。嚥下作用には、随意段階と不随意(反射)段階がある(図9.11)。この2つの重要且つ複雑な段階は、延髄にある嚥下中枢の働きによって営まれる。嚥下作用のプロセスを以下に示す。

- 口腔底が収縮し、食塊とともに舌が軟口蓋に圧迫されて、嚥下作用が随意的に開始する。その結果、不随意的な嚥下反射が開始し、気道が閉鎖される。不随意段階に移行する。
- 軟口蓋が、口蓋帆挙筋(M. levator veli palatini)と口蓋帆張筋(M. tensor veli palatini)によって咽頭後壁に向かって挙上し、上気道と口腔が隔絶される。
- 口腔底が収縮して舌骨と喉頭が挙上し、(咽頭収縮筋と口底筋群の作用)、喉頭蓋(Epiglottis)が喉頭口に近づく。
- 同時に声門が閉鎖し、呼吸が停止する。その結果、下気道と食道が隔絶される。
- 嚥下作用が終了すると、舌骨下筋群が喉頭を下制し、気道が再び開く。

9.3.3 食道

食道は、食塊を咽頭から胃に運搬する器官である。食塊は環状の筋の収縮(蠕動)によって、通常は胃に向かって運搬される。また、食道は上部と下部がそれぞれ喉頭と横隔膜で固定されて縦方向に緊張しているため安定しており、嚥下時に食塊が通過しやすい。成人の食道は約25〜30cmの長さがあり、気管の後側と脊柱の前側に位置する。食道はさらに食道裂孔内を降下して、横隔膜を通過し、その後すぐに胃に注ぐ。食道は、次の3つの部分に区分される(図9.12)。

- 短い頚部(Pars cervicalis)
- 胸部(Pars thoracica)
- 腹部(Pars abdominalis)

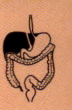

食道には、食道狭窄（Esophageal constriction）と呼ばれる狭くなった場所がある（図9.12）。最上部の上食道狭窄は、輪状軟骨の高さにあり、直径は約14mmと最も細い。中食道狭窄は、気管分岐部との交叉が原因で狭い。下食道狭窄は、横隔膜通過位置にあたり、複雑な閉鎖機構と関連する。

消化器

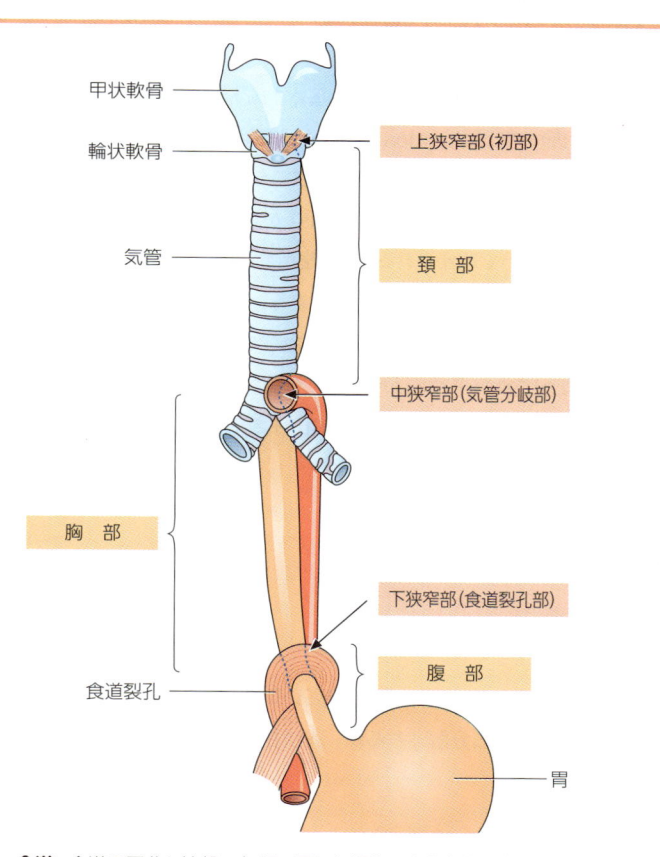

図9.12 食道： 食道の区分と峡部。矢印で示した部分は生理学的峡部で、これを境界に食道は3つの領域に区分される。頚部（Pars cervicalis）は脊柱と気管の間の輪状軟骨峡部から大動脈弓峡部までの領域をさす。胸部（Pars thoracica）は後縦隔（**図8.10b**）の脊柱と心臓の間の領域で、食道裂孔（横隔膜の一部）の高さから腹部（Pars abdominalis）となる。腹部は長さが1〜3cmほどで、3つの区分の中で最も短い。

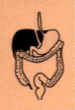

胸やけ (Pyrosis)：食道から胃にいたる部位の閉鎖機構がうまく機能しなくなると、胃液が食道に逆流して、粘膜が損傷・炎症する。これを胸やけという。慢性逆流性疾患が長期持続すると、遠位食道粘膜が変性し、悪性病変となりうる。

狭部には、大きな食塊が詰まり、強い痛みが生じることがある。さらに、狭部は食道癌の好発部位でもある。

食道の壁の層構成は、消化管の基本的な構造である（p.466を参照、図9.17）。内層の粘膜(Tunica mucosa)には、疎性結合組織層である粘膜下組織(Tunica submucosa)があり、ここを大血管およびリンパ管が通る。その外周には筋層(Tunica muscularis)があり内輪走筋、外縦走筋からなる。食塊が胃に向かって運搬されるのは、輪走筋と縦走筋が区画ごとに交互に収縮（蠕動）できる構造を持つことに由来する。食道の筋層の上部3分の1は横紋筋からなり(咽頭筋の末端)、随意運動する。その下の食道の3分の2は自律神経に支配された平滑筋からなり、不随意運動する。最も外周の層は結合組織層である外膜(Tunica adventitia)で覆われ、周辺組織との境界をなすとともに、食道の固定にも関与する。

9.3.4　胃

胃の機能

胃の中では食物が非常に酸度の高い胃液（pH1.5～2、1日の分泌量2～3ℓ）で、化学的に分解されるか、液状化される。胃液の主要成分は次の4つである。

- 水
- 粘液
- 塩酸
- タンパク質分解酵素ペプシン(Pepsin)

半流動性となった糜粥（キームス）は胃の中でこねられ、1～5時間胃の中

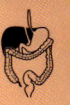

に滞留した後、少量ずつ小腸に送られる。胃液分泌プロセスには、次の3つの相がある。

- 神経(反射)相
- 局所(胃)相
- 小腸相

神経相の分泌では第Ⅹ脳神経である迷走神経（N. vagus）が作用する。迷走神経は、感覚的印象(味、匂い、見た目)に刺激される。この相は胃が空の時にも作用する。

胃相での分泌は、食物が胃の中に入ると食物そのものが刺激となり、開始する。まずガストリン（Gastrin）など胃粘膜のホルモン類似物質が胃入口で分泌され、同時に機械的要因(伸張など)や、化学的(アミノ酸やアルコールなど)要因も関与する。ガストリンは血路（内分泌部の活性化）を通って胃の他の部位(胃体および胃底、**図9.14**)にいたり、そこで壁細胞を刺激して塩酸を生成させる。

腸相での胃液分泌は、十二指腸が遡及的に影響をおよぼす。具体的には、十二指腸内の糜粥の組成と量を基にホルモンが分泌され、分泌されたホルモンがたとえばセクレチンであれば胃液分泌が抑制され、ガストリン（小腸でも分泌されると考えられている）であれば胃液分泌が促進される。以上のようにして、十二指腸は胃から送られてくる糜粥を小腸で消化できるようにする。

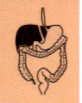

胃の形状と位置

　胃は左上腹の横隔膜の下側に位置するが、形状と位置は機能に応じて（充満の程度）変化する。胃の容量は約1200 ～ 1600mℓである。胃は次の5つの領域に区分される。

- 噴門（Cardia）
- 胃底（Fundus）
- 胃体（Corpus）
- 幽門洞（Antrum）
- 幽門（Pylorus）

　横隔膜の真下で、食道が胃に連結する部分が噴門である。食道と胃の合流部の左側にあるドーム形の部分が胃底で、X線画像でこの部分一

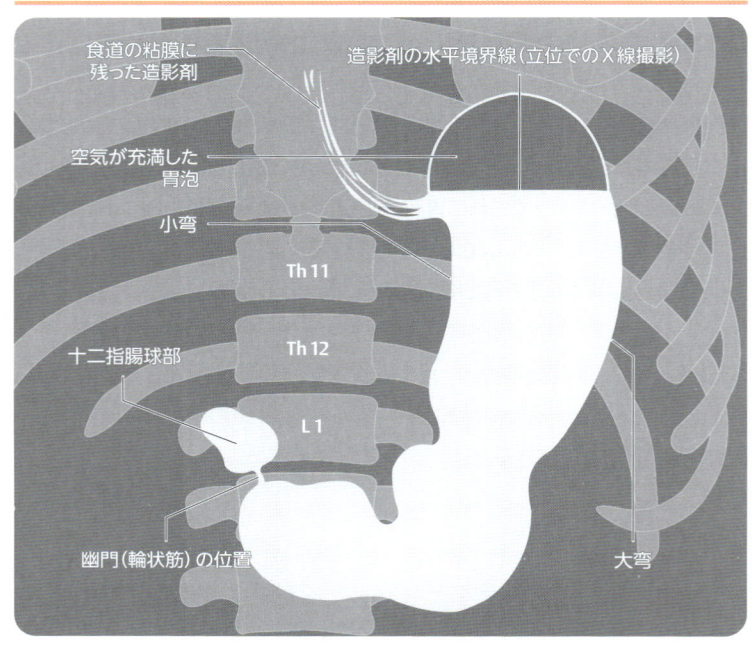

図9.13　上腹部のX線写真：造影剤投与後に立位で撮影した食道（下部）、胃、十二指腸開始部の画像

消化器

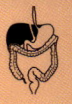

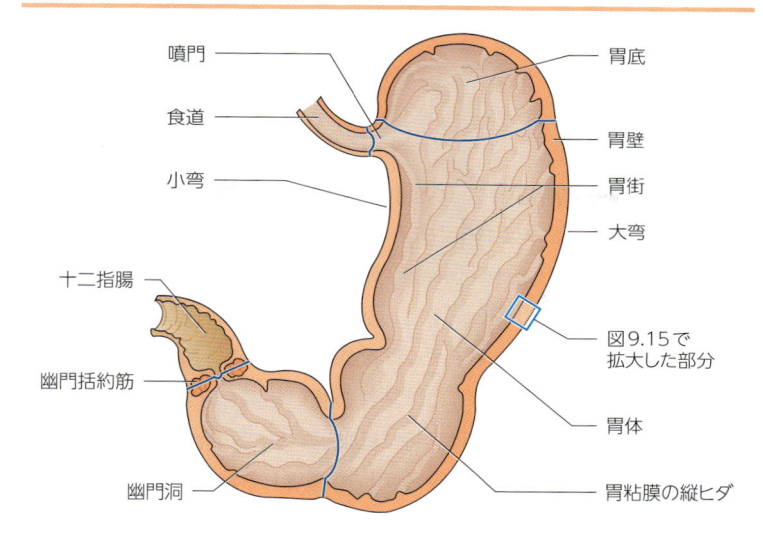

図9.14 **胃**：胃の縦断面の局所解剖図（青線は各領域間の想定境界）

様に「胃泡（Stomach bubble）」と呼ばれる胃底に集まった空気泡が見られる（**図9.13**）。胃体は、小弯（Curvalura ventriculi minor）と大弯（Curvatura ventriculi major）に挟まれた部分である（**図9.14**）。十二指腸（Duodenum）への出口に幽門洞（Antrum pyloricum）と呼ばれる胃の出口があり、その直後に幽門（Pylorus）と呼ばれる輪状の括約筋がある。胃の外面は腹膜（Peritoneum）で覆われているため、他の臓器に比べると移動能が高い（p.396「漿膜と漿膜腔」およびp.476、**図9.25**「腹膜の位置関係」を参照）。

胃の粘膜と筋層

胃は次のような消化管特有の壁層を有する（**図9.15**）。

- 内層の粘膜（Mucosa）
- 血管およびリンパ管が走行する中間の結合組織層（粘膜下組織、Submucosa）

461

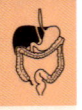

- 外層の筋層（Muscularis）

粘膜と筋層にはいくつかの特徴がある。

粘 膜（Mucosa）

粘膜表面には、胃粘膜ヒダ（Gastric folds）という縦方向に伸びる多数のヒダがある。このヒダは小弯で胃街を形成する（図9.14）。ヒダの上には非常に小さな胃小区（Gastric areas）があり、これを拡大鏡で見ると胃小窩（Foveolae gastricae）という密に並んだ微小なくぼみを認める。各胃小窩から、塩酸および酵素を産生する胃腺が複数伸びる。粘膜細胞は、塩酸で細胞自体が消化されないように、粘性の強い粘液を分泌して粘膜表面を覆う。粘膜深部に伸びる胃腺は、特に胃底と胃体に多く存在する。この胃腺は、腺頚と頚体に区分され、4種の細胞で構成される（図9.15）。腺頚には、粘液を産生する副細胞と、細胞再生に携わり多くの有糸分裂像を見せる多数の主細胞がある。

そこからかなり下方の胃腺頚体には、主細胞と壁細胞がある。主細胞は、タンパク質分解酵素ペプシンの前駆物質であるペプシノーゲン（Pepsinogen）を産生する。ペプシノーゲンは、壁細胞で産生される塩酸によって活性化される（p.487「タンパク質の消化」を参照）。塩酸にはこの他にも殺菌作用があり、食物とともに侵入する細菌の大部分を死滅させる。壁細胞は塩酸の他に「内因子（Intrinsic factor）」と呼ばれる回腸でのビタミンB_{12}吸収を可能にする物質を産生する。

筋 層（Muscularis）

胃壁を作る平滑筋は、輪走筋、縦走筋の他に最内を斜走する最内層に区分される（図9.15）。輪走筋は幽門で強靭な括約筋を構成する。胃が充満すると、胃底から幽門に向かって約3分毎に蠕動が起こる。胃の内容物は、主に胃と小腸の間に生じるさまざまな内圧差によって排出され、組織ホルモンが排出を調節する。

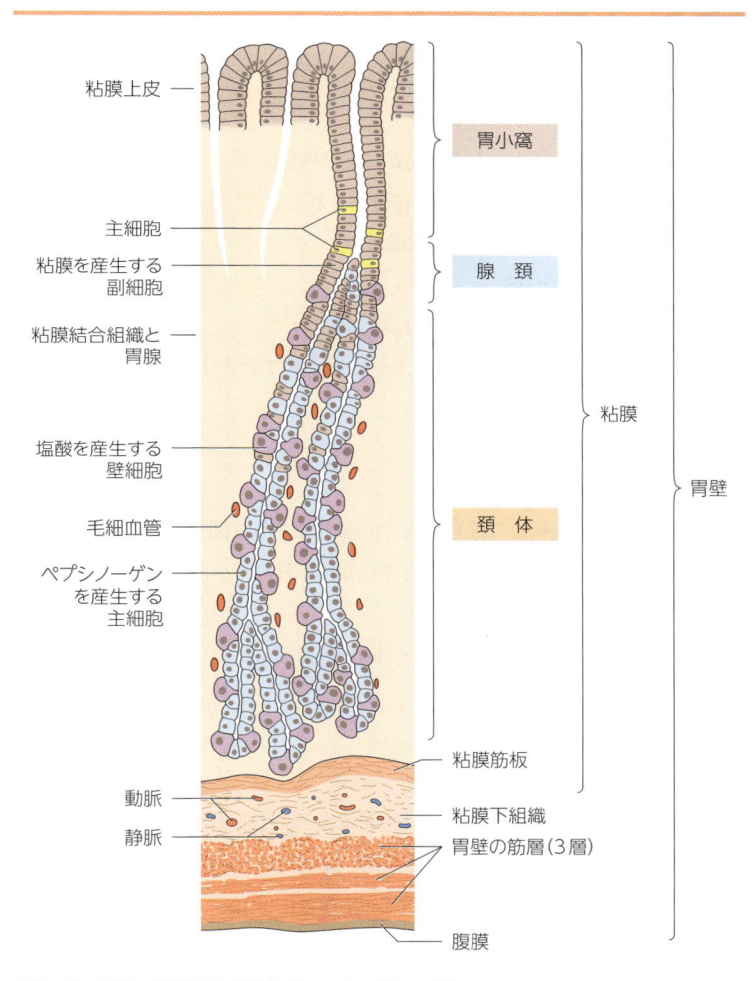

図9.15　胃腺：胃腺の模式図（図9.14の一部拡大図）

粘膜上皮
主細胞
粘膜を産生する副細胞
粘膜結合組織と胃腺
塩酸を産生する壁細胞
毛細血管
ペプシノーゲンを産生する主細胞
動脈
静脈

胃小窩
腺頸
頸体
粘膜筋板
粘膜下組織
胃壁の筋層（3層）
腹膜

粘膜
胃壁

消化器

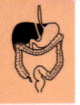

9.3.5 小腸

小腸の機能

小腸では、本来の消化と食物成分の吸収が営まれる。養分は、膵臓の酵素によって次のような吸収可能な成分に分解される。

- 炭水化物から単糖類(Monosaccharide)へ
- タンパク質からアミノ酸へ
- 脂肪から脂肪酸とグリセリン(またはグリセロール)へ

脂肪の消化には胆汁酸が不可欠である。胃で分解された糜粥は、小腸内で混合されながら大腸まで運搬される。

小腸の形状と位置

小腸は幽門から大腸との接合部までの部分である（図9.16）。長さは縦走筋の収縮状態によって変わるが、約3〜5mである。小腸は次の3つの領域に区分できる。

- 十二指腸（Duodenum）：25〜30cm。ほぼ12本の指幅であることから名づけられた。
- 空腸(Jejunum)
- 回腸(Ileum)

十二指腸は膵頭を囲むようにC字形をしており、体壁の背側に固定されている。下行部には大十二指腸乳頭（Papilla duodeni major）という隆起があり、ここに総胆管（Ductus choledochus）と大膵管（Ductus pancreaticus）が一緒に開口する（p.475「膵臓」および図9.26を参照）。十二指腸に続いて空腸と回腸がある。双方には明確な境界がなく、小腸ループを形成する(約5分の2が空腸、5分の3が回腸)。空腸と回腸はどちらも、腸間膜（Mesenterium）によって腹腔後壁からつり下げられている（図9.16、9.17）。腸間膜には、血管と神経が走行する（p.475「腹膜の位置関係」を参照）。

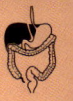

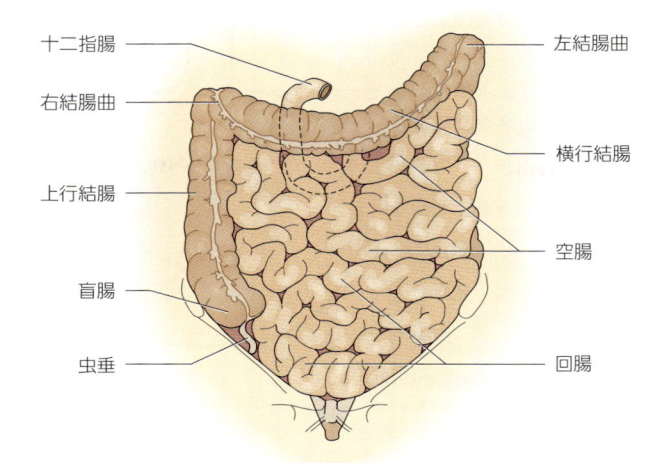

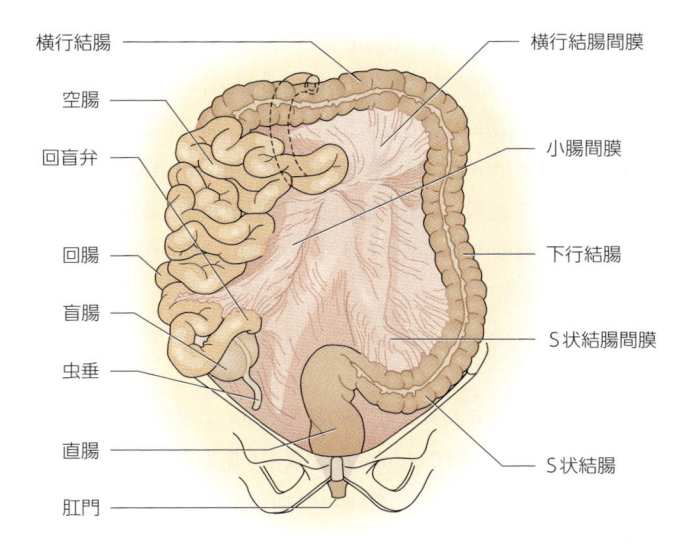

図9.16 小腸と大腸：小腸と大腸の位置、**a** 正常、**b** 小腸を右に移動し、横行結腸を上方に移動したケース。十二指腸は腹膜の背側に位置する(点線)。

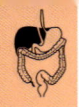

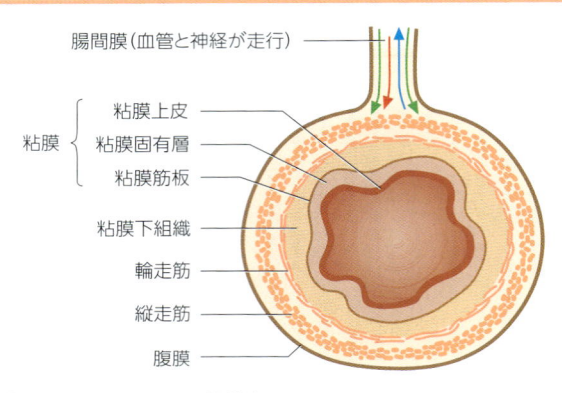

図9.17　小腸：小腸の横断面の層状構造

小腸の運動

　小腸の外表面は腹膜（Peritoneum）で覆われている。その内側には平滑筋層があり、外側が縦走筋、内側が輪走筋である（図9.17）。縦走筋と輪走筋が収縮と弛緩を周期的に繰り返すことによって、腸内物質が混合される（振子運動［Pendular movement］、分節運動［Segmentation］）。腸内物質は、蠕動運動によって運搬される。蠕動運動は腸が充満して腸壁が伸張すると開始し（p.701「腸壁内神経系」を参照）、筋層によって作られる収縮輪が移動して、腸内物質を推し進める。

小腸の粘膜

　特に空腸に見られるように、小腸の粘膜表面にはヒダ、絨毛、微絨毛が付き表面積が著しく拡大されているため、栄養素が吸収されやすい（図9.18）。合計600個ほどのケルクリングヒダ（Kerckring-folds）という輪状ヒダは、粘膜下組織をともなったヒダとして腸内腔に1cmほど突出し、小腸表面を約1m²拡大する。

　小腸の絨毛は、高さが1mm、厚さが0.1mmほどの指状をした、腸内腔に向かう粘膜のヒダである。腸内腔がビロードのように見えるのは、この絨毛に由来

消化器

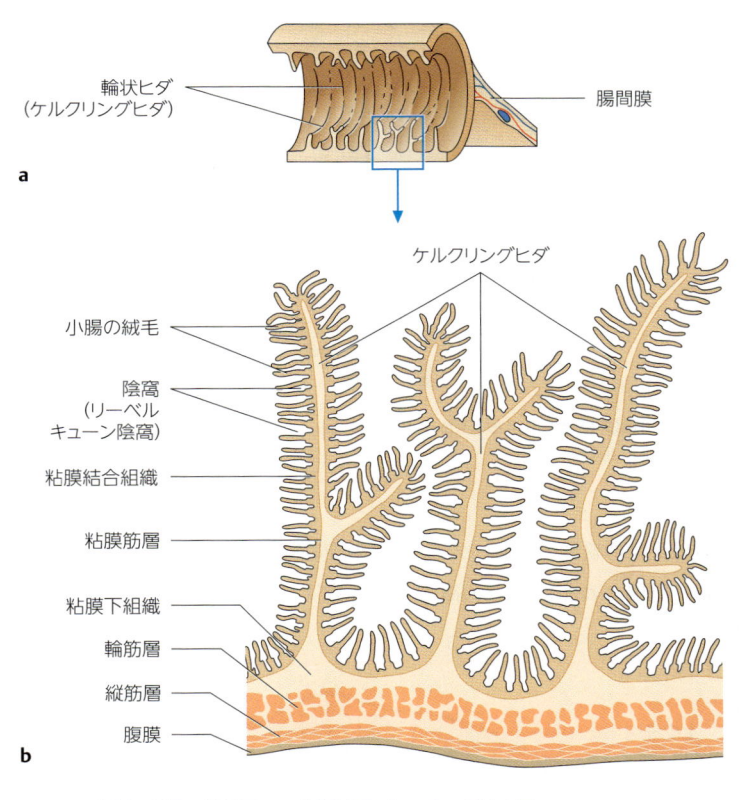

図9.18 空腸: 空腸の縦断図。**a** 小腸断面、**b** aの一部拡大図

図中ラベル: 輪状ヒダ(ケルクリングヒダ)、腸間膜、ケルクリングヒダ、小腸の絨毛、陰窩(リーベルキューン陰窩)、粘膜結合組織、粘膜筋層、粘膜下組織、輪筋層、縦筋層、腹膜

する。絨毛と絨毛の間にある陰窩は、リーベルキューン陰窩（Lieberkuhn's crypts）と呼ばれる。粘膜1㎟には、最大40本の絨毛があり（図9.18b）、表面積を約5～6㎡に拡大する。どの絨毛も結合組織を基盤とし、動脈、静脈、毛細血管網（図9.19）、中心リンパ管が走行する。絨毛上皮は単層で、円柱細胞である吸収細胞（Absorptive cell）と粘液を産生する杯細胞からなる（図9.20）。吸収細胞は吸収に関与し、細胞膜には腸内腔に向かって伸びる微絨毛(Microvilli)が付いている。

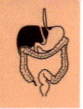

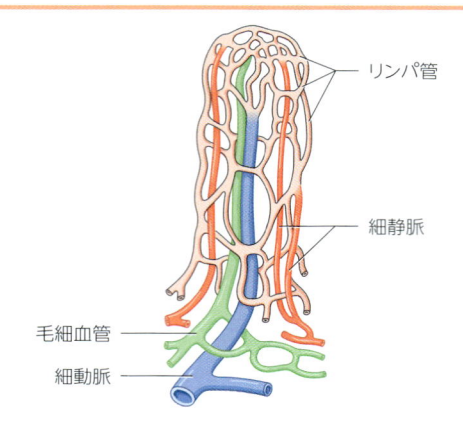

図9.19　小腸の絨毛：小腸絨毛内の脈管：細動脈、毛細血管、細静脈、リンパ管
（Lüllmannより転載）

　微絨毛は形質膜の滑膜ヒダで、1つの細胞に約3000本、1mm²に約2億本並ぶ。小腸の表面積は、この微絨毛によって約120m²に増大する。

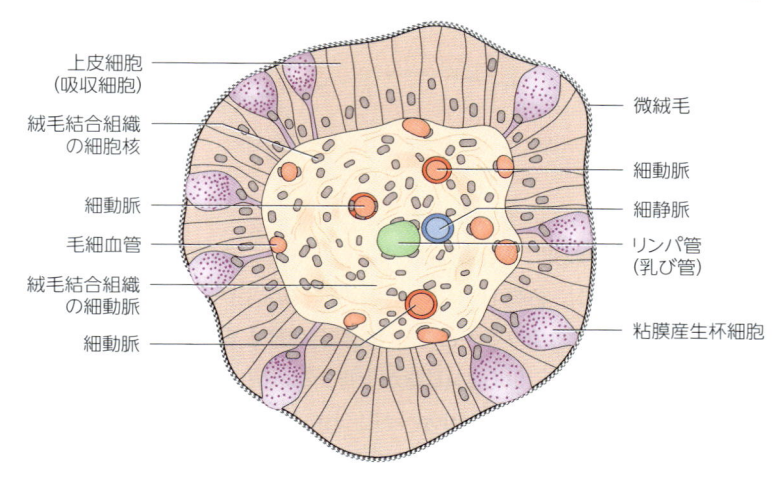

図9.20　小腸の絨毛：小腸絨毛断面拡大図

栄養素の吸収

　小腸の絨毛は、糜粥吸収のための1つの機能単位である。養分（アミノ酸、糖、遊離脂肪酸など）は、毛細血管網で取り込まれて血流に入ると、門脈静脈を通って肝臓に送り込まれる。絨毛上皮ですでに再合成された脂肪（トリグリセリド）は、中心リンパ管（乳び管）を通りカイロミクロンとして搬出され、胸管（Ductus thoracicus）を通って静脈血流に入る（p.484「脂肪の消化」を参照）。

　小腸粘膜の表面積は小腸始部では絨毛によって著しく拡大しているが、末端に行くほど徐々に小さくなる。これは、吸収される養分が減少し水分が増大するためである。回腸ではヒダが展退し、絨毛は低くなる。

腸管付属リンパ組織

> **腸管付属リンパ系：** 消化管の粘膜内には多数のリンパ小節が単独または群となって存在する。このリンパ小節と、散在するリンパ球とまとめて腸管付属リンパ系と呼ぶ。

　腸管付属リンパ系は特異生体防御機構の一環であり、腸で抗原を攻撃する。特に回腸と虫垂（盲腸の虫垂）の粘膜にはリンパ小節が密に並び、パイエル板（Peyer's patch）という集合リンパ小節を形成する（p.334「腸管付属リンパ系」を参照）。

9.3.6　大 腸

大腸の機能

　大腸の主要な役割は、消化液とともに腸に運搬される水および塩分の再吸収にある。大腸内に入ってくる未消化養分は、細菌によって発酵・腐敗される。大腸は次の3つに区分される。

- 盲腸（Caecum）
- 結腸（Colon）
- 直腸（Rectum）

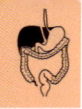

大腸の形状と位置

　右下腹部では、回盲弁（Valva ileocaecalis）の高さで回腸が約1.5～1.8m長の大腸に合流する（図9.16b、9.21）。回盲弁の下側では、大腸始部である盲腸が下方にくびれ出ている。この部分には長さが約8cm、太さが約0.5～1cmの虫垂（Appendix vermiformis）が下がっている。この虫垂はヒトの腸の特異生体防御機構で重要な役割を担う（p.334「腸管付属リンパ系」を参照）。盲腸の上方には結腸が続き、額縁のように小腸を囲む。

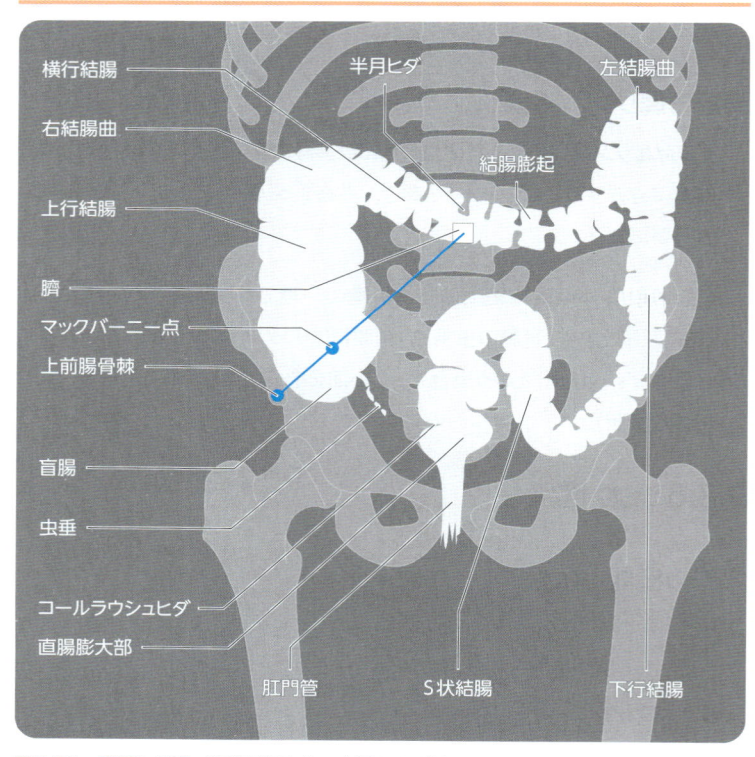

図9.21　直腸と結腸： 造影剤投与後の直腸および結腸のX線写真（前面）。四角で囲んであるのは、臍にあたる部位。マックバーニー点（上前腸骨棘から臍までの距離の3分の1にある部位）は、虫垂炎（Appendizitis）で圧痛点とされる。

結腸は、右側の上行結腸（Colon ascendens）から開始する。上行結腸は肝臓下側で左方向に屈曲し（右結腸曲、Flexura coli dextra）、横行結腸（Colon transversum）として左方向に走行する（図9.21）。さらに左結腸曲（Flexura coli sinistra）で下方向に屈曲し、下行結腸（Colon descendens）として腹部側壁を下行する。結腸は左腸骨翼付近でS字状に弯曲してS状結腸（Colon sigmoideum、Sigmoid）となり、その後、小骨盤に入る。S状結腸は第2〜3仙椎の高さで約15cm長の直腸（Rektum）に移行し（図9.23）、直腸は肛門管に移行して肛門で終わる。直腸は、S状結腸、盲腸、横行結腸とは異なり、腹膜腔外で小骨盤内に位置する。そのため、直腸には結腸間膜（Mesocolon）がない。また、上行結腸と下行結腸にも腸間膜はない。両者とも腹膜腔外にあるためで、S状結腸とは違い、腹膜の後側に位置する（p.475「腹部臓器―腹膜の位置関係と腸間膜」を参照）。

結腸ヒモと結腸膨起

大腸の表面には、形態学的に特徴的な縦走筋束（結腸ヒモ）、絞輪部、囊胞状の突起（結腸膨起）、脂肪を内包した突起（腹膜垂）が見られる。結腸ヒモ（Taeniae coli）は、外側の縦走筋が固く集約してできたものである。結腸ヒモは3ヵ所で見られ、1つは走行が完全に視認できる自由ヒモ（Taenia libera）で、あとの2つは間膜ヒモ（Taenia mesocolica）および大網ヒモ（Taenia omentalis）と呼ばれ、結腸後面に覆い隠されているため本来の位置では視認できない。結腸ヒモに沿って、多数の先端が尖った腹膜垂（Appendices epiploicae）が付いている（図9.22）。輪走筋が収縮すると、結腸半月ヒダ（Plicae semilunares）と呼ばれる大腸特有の絞輪部ができて、大腸内腔に突出する。結腸半月ヒダの間には大腸壁が外側に突出する。この突出部を結腸膨起（Haustra coli）という（図9.21、9.22）。

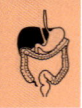

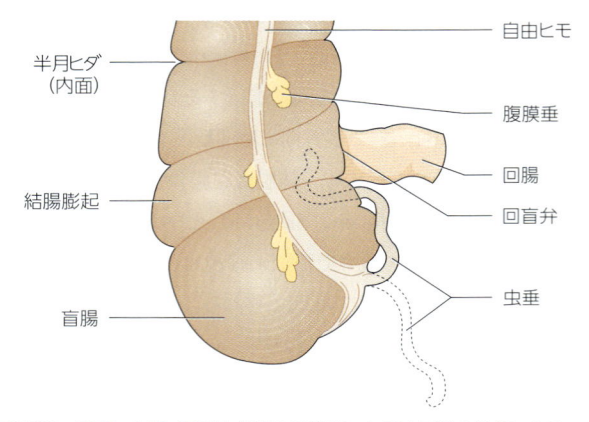

図9.22　盲腸、虫垂、回腸と大腸の接合部：虫垂は回腸の後側にある。点線で示してあるのが正常位置。

大腸の粘膜

　大腸の粘膜は、小腸の粘膜に見られるような絨毛はなく、表面にあるリーベルキューン陰窩という深い陰窩によってのみ表面積が拡大している。粘膜上皮は水分を大量に再吸収する必要がありことから、粘膜を形成する杯細胞と、微絨毛の付いた上皮細胞で占められる。粘膜には大量のリンパ小節が見られる。

大腸の運動

　結腸は次の2つの運動をする。
- 輪走筋と縦走筋が交互に収縮・弛緩運動によって蠕動が起こり、これが横行結腸から左右に広がり腸内容物を撹拌する。
- 直腸にわずかに広がる運搬運動によって腸内容物が、左結腸曲を通ってS状結腸から最終的に直腸に到達する。

　直腸膨大部（Ampulla recti）が充満すると排便機構が作用しはじめる（図9.21、9.23）。直腸膨大部は、直腸の一部で、中直腸横ヒダ（別名コールラウシュヒダ［Kohlrausch folds］）の下側（図9.21、9.24）、肛門から約8cm上

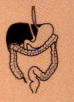

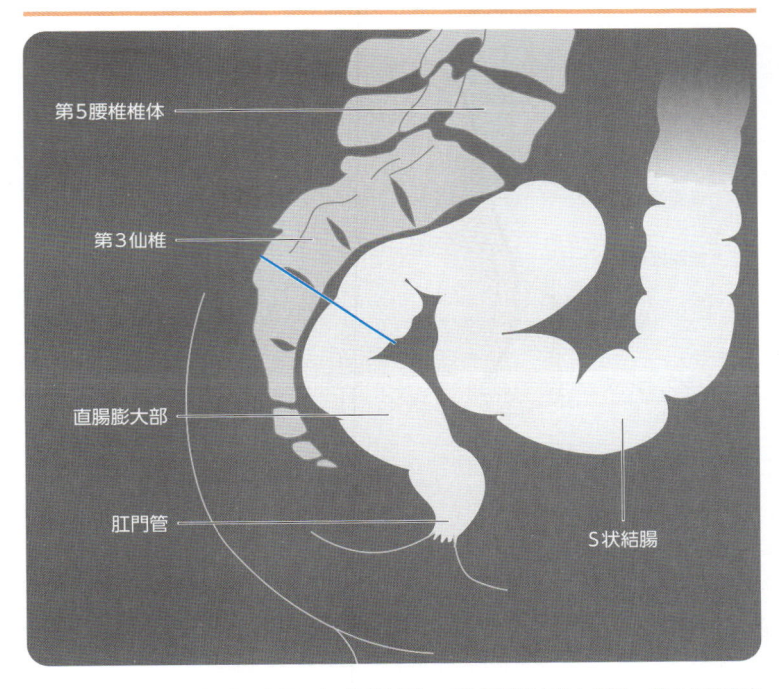

図9.23　骨盤X線側面像：直腸およびS状結腸への造影剤投与後に撮影。第3仙椎の高さにある青線は、S状結腸と直腸の境界を示す。

コールラウシュヒダより下側は、癌検診（直腸診）で触知できる。

肛門

肛門管は次の3つの筋で閉じられる（図9.24）。

- 内肛門括約筋（M. sphincter ani internus）
- 外肛門括約筋（M. sphincter ani externes）
- 恥骨直腸筋（M. puborectalis）（肛門挙筋の一部）

結腸の内輪走筋は、肥厚して内肛門括約筋をなす。その外側では、随意筋

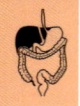

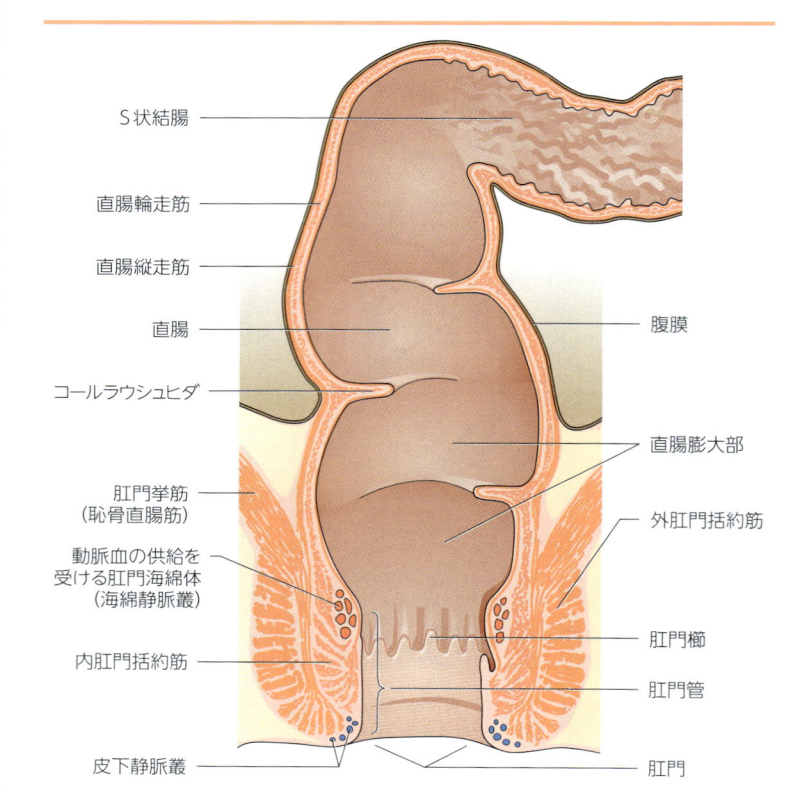

図9.24　直腸：直腸の正面断面図

である外肛門括約筋がカフスのように内肛門括約筋を覆う（**図9.24**）。内・外括約筋の上側には肛門挙筋（M. levator ani）の一部である恥骨直腸筋（M. puborectalis）があり、前側から直腸をとり囲むように伸びている。恥骨直腸筋は肛門を閉じる重要な筋であり、内・外括約筋が負傷したときよりも重度の失禁（Incontinence、排便抑制機能の低下）を呈する。3つの筋の他にも、肛門管の付近にあり動脈に富む肛門海綿体（Corpus cavernosum ani）という海綿叢が肛門を閉める。海綿叢は粘膜下に位置し、病的に腫脹して痔（Hemorrhoid）となることが多い。

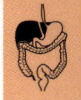

9.3.7　腹部臓器―腹膜の位置関係と腸間膜

腹膜腔は腹膜で囲まれた腔所で、わずかな漿液で満たされている（p.396「漿膜腔と漿膜」を参照）。腹膜腔は臓側腹膜（Peritoneum viscerale）に覆われた臓器で完全に満たされている。多くの場合、腹膜腔は、血管および神経が臓器に向かって伸びる小腸の腸間膜、大腸の結腸間膜、脾臓間膜などの間膜（図9.25）によって、腹膜腔外で壁側腹膜に覆われた体幹壁の結合組織層と結合する。壁側腹膜は、間膜の起始部で臓側腹膜に移行する（図9.25）。

腹膜腔内にある胃、肝臓、小腸、盲腸、虫垂、横行結腸、S状結腸、卵巣などの臓器の位置は、腹膜腔内（Intraperitoneal）という。腹膜腔の外側にある臓器のうち、腹膜の後側にある腎臓、膵臓のほか、十二指腸、上行結腸、下行結腸の一部の位置は腹膜後（retroperitoneal）といい、小骨盤内にある直腸、膀胱、子宮、前立腺の位置は腹膜腔外（extraperitoneal）という（図9.25）。腹膜腔外にある臓器には間膜がない。

9.3.8　膵 臓

膵臓の機能

> *膵臓：膵臓は重要な消化腺であり、外分泌腺（p.83を参照）として膵液（Pancreatic juice）を産生する（1日に約2ℓ）。内分泌腺である膵島（ランゲルハンス島）は、血糖値調節に関与するホルモン（インスリンやグルカゴンなど、p.369「膵臓のランゲルハンス島」を参照）を産生する。*

膵液は炭酸水素塩イオン（HCO_3^-イオン）含有率が高くアルカリ性であり、酸性である十二指腸内の環境を中和する。膵液には、脂肪消化酵素（ホスホリパーゼA_2などリパーゼ）、タンパク質消化酵素（トリプシン、キモトリプシンなどプロテアーゼン）、炭水化物消化酵素（アミラーゼ）が大量に含まれる。これらの酵素は、トリプシノーゲンなど不活性前駆物質として十二指腸に放出され、そこで活性化する。

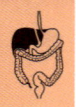

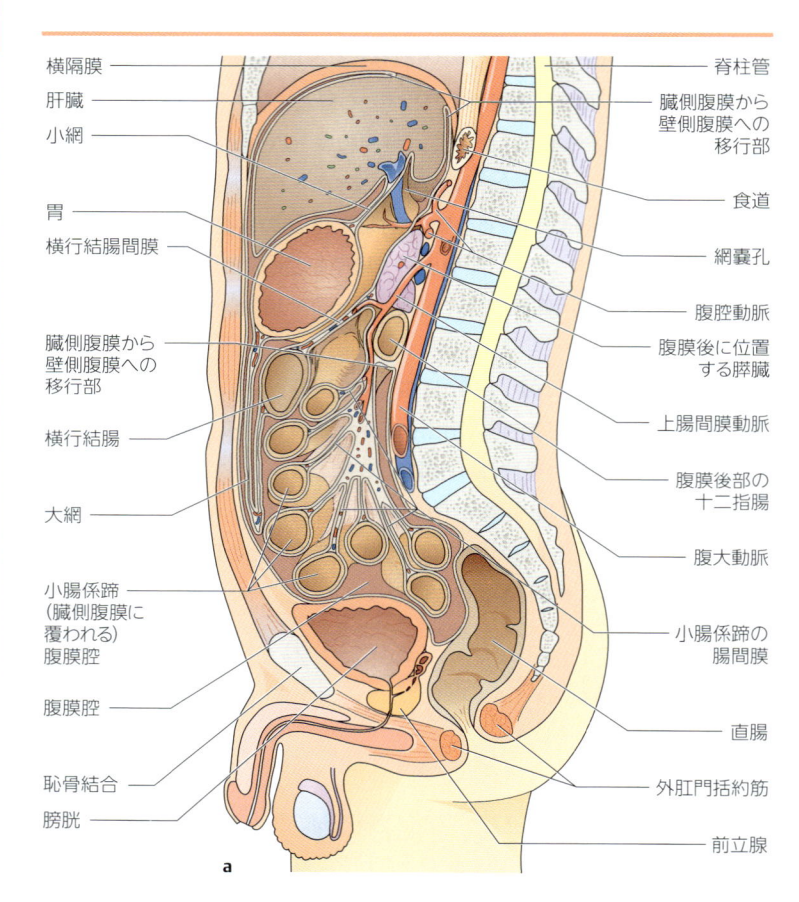

図9.25　腹膜の位置関係：腹膜の位置関係と腹部および骨盤内の臓器の間膜、a 矢状断面図、b 上腹部臓器の高さで切断した横断面

　膵液の酸性と組成は、迷走神経（N. vagus）とともに、主として十二指腸の粘膜で産生されるホルモン（セクレチン―パンクレオチミン―コレシストキニン）が調節する。こうしたホルモンは、1つには脂肪、もう1つには胃から送られる低pH値の糜粥が放出を促進する。

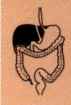

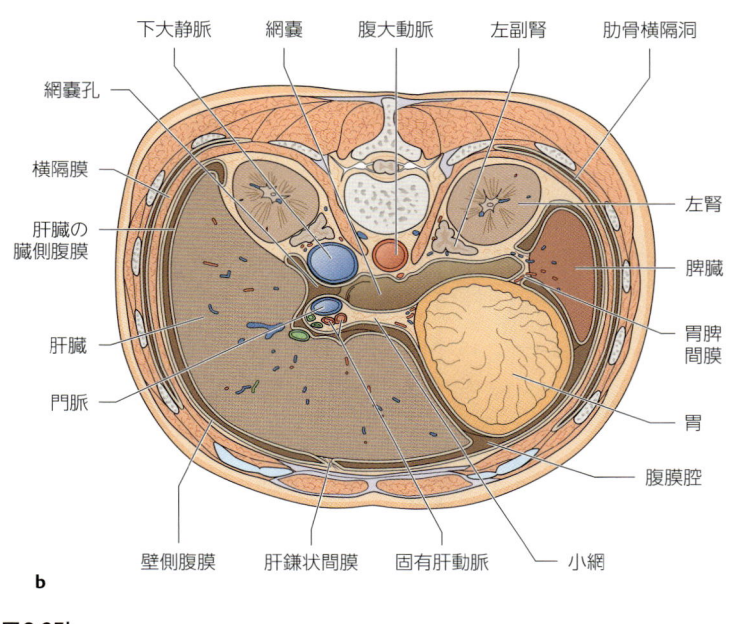

図9.25b

膵臓の形状と位置

　膵臓は胃の後側の第2腰椎の高さにあり、横向きの楔形を呈する。十二指腸のC状カーブに膵頭（Caput pancreatis）があり、そこから膵体（Corpus pancreatis）と膵尾（Cauda pancreatis）が左腹部の脾門（p.331「脾臓」を参照）のすぐ近くまで伸びる（**図9.26**）。直径約2mmの膵管（Ductus pancreaticus）は膵臓全長に沿ったのち、総胆管（Ductus choledochus）とともに十二指腸下行部の大十二指腸乳頭（Papilla duodeni major）に合流する（p.464「小腸」を参照）。

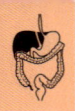

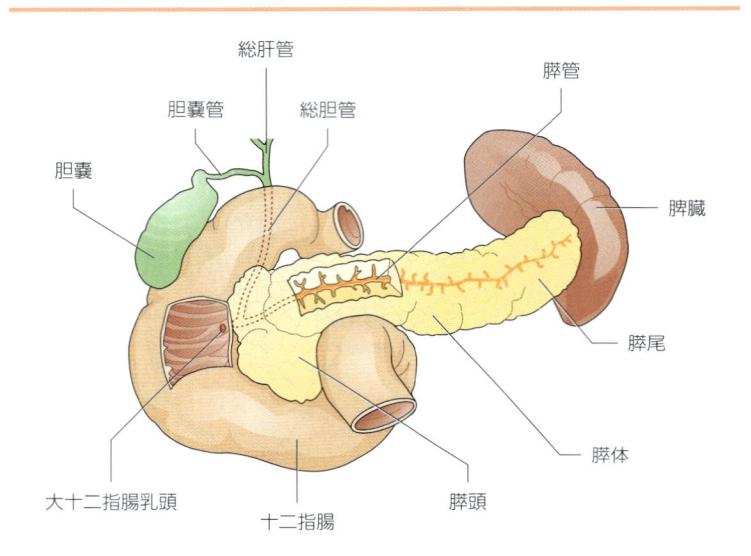

図9.26 十二指腸、膵臓、胆管、脾臓：膵臓は十二指腸の大部分とともに腹膜後にある。反対に胆嚢、胆管、脾臓は、腹膜腔内にある。

膵 島

　膵内分泌部は、ランゲルハンス島または膵島を構成する(p.348「内分泌系」を参照)。

9.3.9　肝 臓

肝臓の機能

> *肝臓*：肝臓は重さが1500〜2000gで、ヒトの体内で最大の腺であり、胆汁を分泌する外分泌腺である。

　胆汁の主成分である胆汁酸は、腸で脂肪を乳化して吸収しやすくする。ビリルビンなど胆汁色素はヘモグロビンの最終産物で、分解された赤血球が成分である。胆汁とともにコレステロールや無機質など多数の物質が排出される。
　肝臓は最大の代謝臓器であり、炭水化物、タンパク質、脂肪の代謝のほか、解毒でも重要な役割を担う。そのため、肝臓内の固有肝動脈には、酸素に富む血液が1分間に約1.5ℓ流れる。さらに小腸で吸収された養分が、静脈から門脈を通って肝臓に入る（p.271「静脈系」、図5.26を参照）。肝臓内では、炭水化物がグリコーゲンとして保存され、適宜放出される。脂肪とタンパク質は常に変換・分解されて（脂肪酸の合成、アミノ酸の分解、尿素の合成など）、医薬品や毒物など非自己物質は不活性化される。そのほか、肝臓は多数の血液成分（アルブミン、凝固因子など）の産生にも携わる。

肝臓の形状と位置

　肝臓は右上腹部の横隔膜真下にあり（図9.1）、横隔膜と一部癒合する（図9.27a、b）。側腹部では肝臓の下縁が肋骨弓に沿っている。左葉は胃の前側に達する。肝臓の横隔面に肝鎌状間膜（Lig. falciforme hepatis）という間膜構造が走行し肝臓を左右葉に分割する。肝鎌状間膜は腹壁内面に停止する。下縁には胎児期の臍静脈（V. umbilicalis）の遺残である肝円索が伸びている。

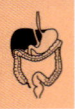

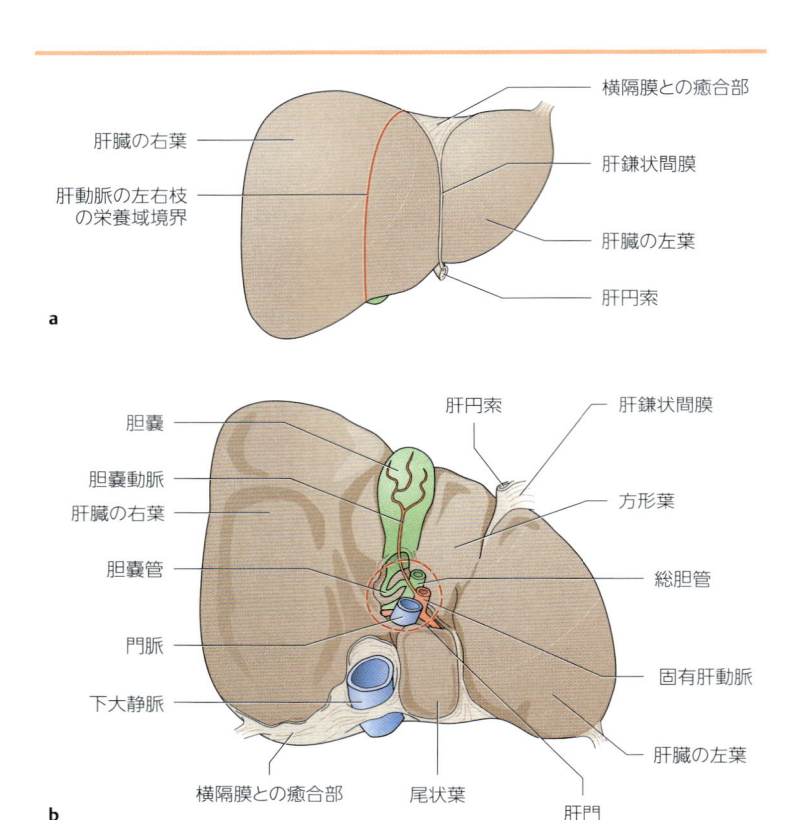

図9.27　肝臓：肝臓の横隔面、臓側面、血管、**a** 前面（横隔面）、**b** 下面（臓側面）

　臓側面（腸と接する面）には肝門（Porta hepatis）があり、脈管（入：門脈、固有肝動脈、出：胆管、リンパ管）と神経が出入りする。肝門の前側には方形葉（Lobus quadratus）があり、後側には尾状葉（Lobus caudatus）がある（図9.27b）。右側の右葉との境界部分に裂溝があり、その前側には胆嚢、後側には下大静脈が入る。左葉は肝門の左側に始まる。尾状葉と方形葉は、機能面から左葉に属する。

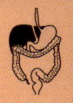

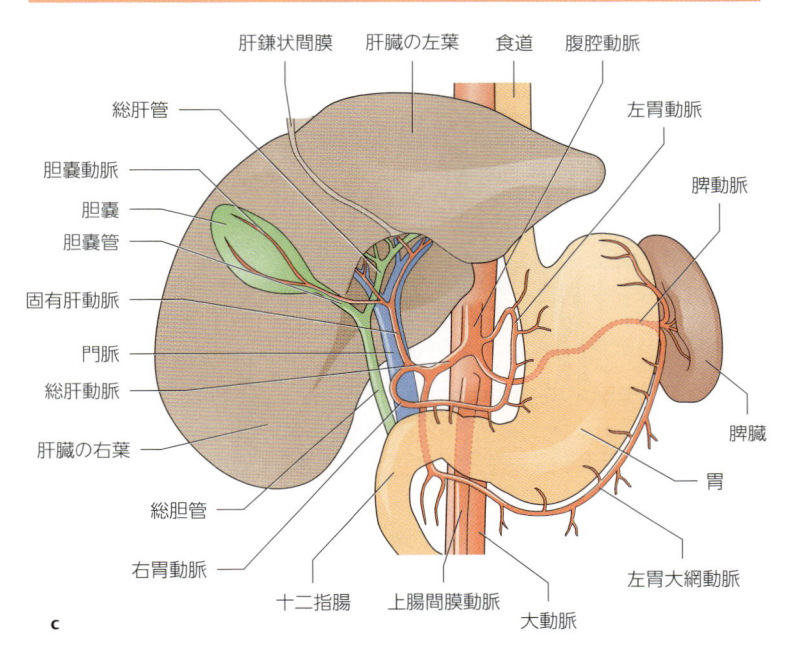

図9.27c：肝臓の前面（左右の葉は上側に反転させてある）

肝臓の微細構造

　腹膜の延長である強靭な肝被膜の下には、柔らかなスポンジ状の結合組織構造があり、その中を血管が走行する。肝組織は、直径約1〜2mmの肝小葉に区画される（**図9.28**）。肝小葉の断面図を見ると、中心に静脈が入った（中心静脈）六角形状であるのがわかる（**図9.28b**）。

　複数の小葉が接する部位には小葉間結合組織があり、その中を門脈、固有肝動脈、胆管といったそれぞれの枝が走行する（門脈域）。結合組織に囲まれた小葉の辺縁からは、肝細胞（Hepatocyte）が中心静脈を囲むように放射状に並ぶ。その細胞間を肝臓の類洞（Sinusoid、シヌソイドともいう）が走行しており、末梢からの血液が中心静脈に向かい、そこから小葉下静脈（V.

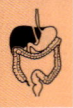

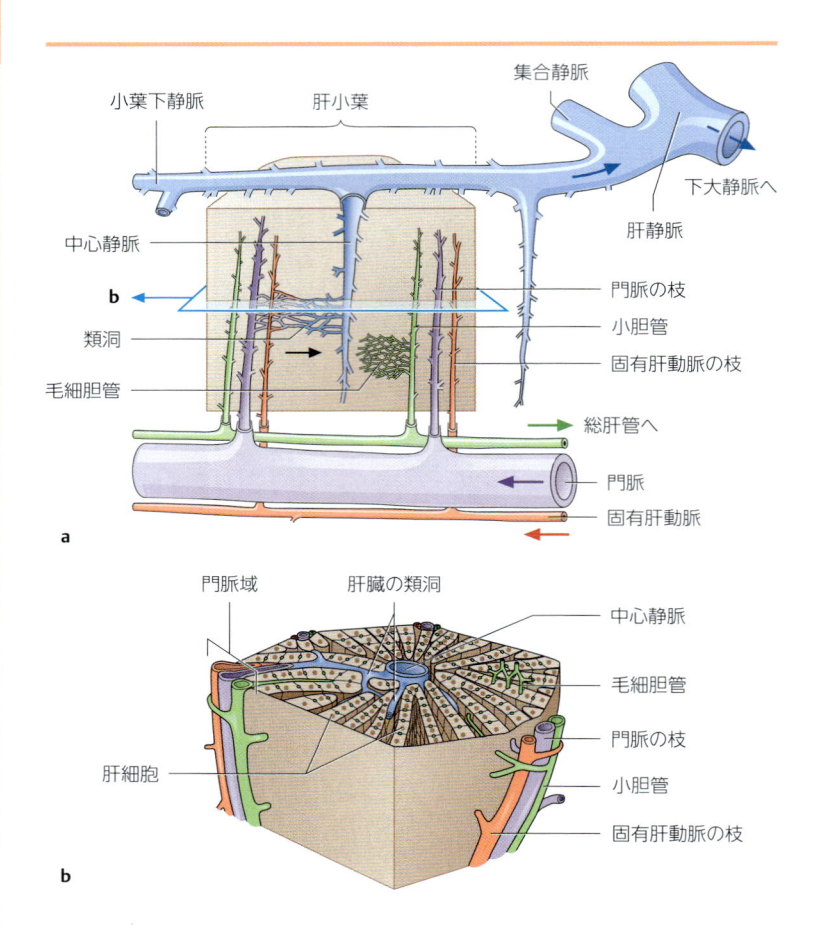

図9.28 肝小葉：a 縦断面簡略図、**b** 肝小葉の断面図。肝臓の血管と胆管を図示してある。矢印は血流の方向を示す。

sublobularis)に流れる。小葉下静脈は集合静脈に合流した後、肝静脈に注ぐ。血液は最終的に肝静脈から出て、下大静脈（V. cava inferior）にいたる。類洞の壁は内皮細胞からなり、内側にはクッパー星細胞が張り付いている。類洞は防御に携わり、食作用を持つ。

胆汁

　胆汁は血流と反対の方向に進み、毛細胆管に注ぐ。毛細胆管は、隣接する肝細胞間にあるが（図9.28）、細胞壁がなく、門脈域の小胆管につながる。この小胆管が集まって太い胆管となり、総肝管（Ductus hepaticus communis）として胆汁を胆嚢管（Ductus cysticus）を経て胆嚢まで運搬する（図9.26、9.27c）。

9.3.10　胆嚢と胆管

> *胆嚢：胆嚢は薄い壁の洋ナシ形をした袋で、ほぼ30～35mlの容量がある。*

　胆嚢は、固有肝動脈の枝である胆嚢動脈（A. cysrica）に栄養される（図9.27b、c）。肝臓の臓側面にあり、胆汁貯蔵庫と見なされる。胆汁は胆嚢の中で濃縮されて（胆嚢胆汁、Gallbladder bile）、必要に応じて胆嚢管（Ductus cysticus）を介して総胆管（Ductus choledochus）に放出される（図9.27b、c）。

> *総胆管：胆嚢管と総肝管が合流した太い胆管を、総胆管(Ductus choledochus)と称する。*

　総胆管は長さが6～8cmで、鉛筆ほどの太さがあり、十二指腸の後側を膵頭の方向に伸びる（図9.26）。膵管と合流後（全体の約77％）、大十二指腸乳頭で十二指腸に注ぐ（図9.26）。

　胆管の壁は平滑筋からなる。胆管が十二指腸に注ぐ直前に、輪状筋である総胆管括約筋（M. sphincter ductus choledochi）がある。この筋は、絶食状態時には収縮するため、胆汁は胆嚢管を通って胆嚢に戻る。食物を摂取すると、胆管合流部が開く。膵管合流部の付近の平滑筋は、胆汁が膵管に流れ込むのを防ぐ。

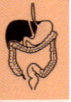

9.4 消化プロセスの概要

9.4.1 脂肪の消化

食物とともに摂取された脂肪は、中性脂肪（トリグリセリド）が90%を超え、残りはコレステロール、コレステロールエステル、リン脂質、脂溶性ビタミンからなる。脂肪は水に溶けにくいため、食物中の脂肪（脂質、Lipid）は消化管で特殊なプロセスを経て消化・吸収される（図9.29）。トリグリセリドが小腸で吸収されるためには、まずリパーゼという脂肪分解酵素によって遊離脂肪酸とモノグリセリドに分解されなければならない。脂肪は舌根で産生されるリパーゼとと

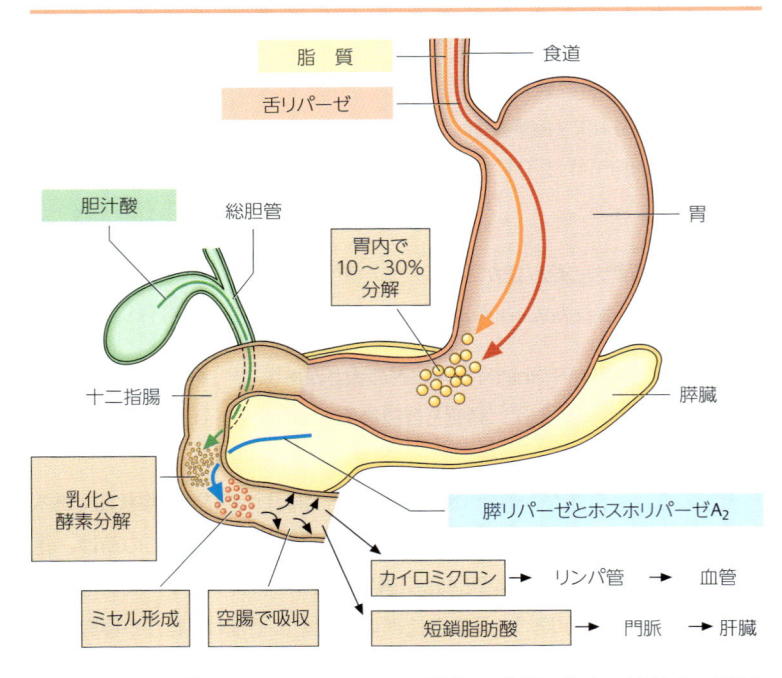

図9.29 脂肪の消化： 脂肪は水に溶けないため、消化には特殊なプロセスを要する。空腸上皮細胞で吸収されるためには、胆汁に含まれる胆汁酸とリン脂質で乳化されなければならない。

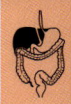

もに胃に運ばれる。脂肪は胃の中ですでに、10～30%分解され、十二指腸では膵リパーゼおよびホスホリパーゼA_2によって完全に分解される。

脂肪分解酵素が作用するためには、脂肪が乳化されなければならない。

> **乳濁液/乳化**：乳濁液は、ある液体がそれとは不混和性の液体の中で微細球(びじゅく)の形で分散しているものをいう。水分の多い糜粥の中で、肝臓から分泌された胆汁の中に含まれる胆汁酸によって微細な脂肪滴が形成されることを乳化といい、乳化で生成された液体物質を乳濁液という。

トリグリセリドが酵素分解されると、脂肪酸、モノグリセリド、コレステロール、リン脂質などの分解産物から「ミセル」という微小な脂肪球が形成され、これが拡散して小腸上皮細胞に入る。成分の一部が変換されると（特に長鎖脂肪酸とコレステロールのエステル化）、リン脂質とタンパク質とともにカイロミクロン（乳状脂粒とも呼ばれる、p.306「血漿タンパク」を参照）が生成されて、これが肝臓を通らずにリンパ管から胸管を通り静脈に運ばれる。カイロミクロンはここから筋組織や脂肪組織などに移動して、トリグリセリドの大部分が吸収される。反対に短鎖脂肪酸は、門脈を通って、直接肝臓に運ばれ、そこで代謝される。胆汁酸も小腸で吸収された後、血路を通って肝臓から再び胆嚢に運ばれ（腸肝循環、Enterohepatic circulation）、そこで胆汁とともに小腸に再度放出される。

9.4.2　炭水化物の消化

食物とともに摂取された炭水化物の大部分は、普通は多糖類であるデンプンで構成される。その他の炭水化物の成分には次の3つがある。

- 動物性グリコーゲン
- サッカロース（粗糖）や乳糖など二糖類
- ブドウ糖や果糖など単糖類

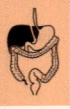

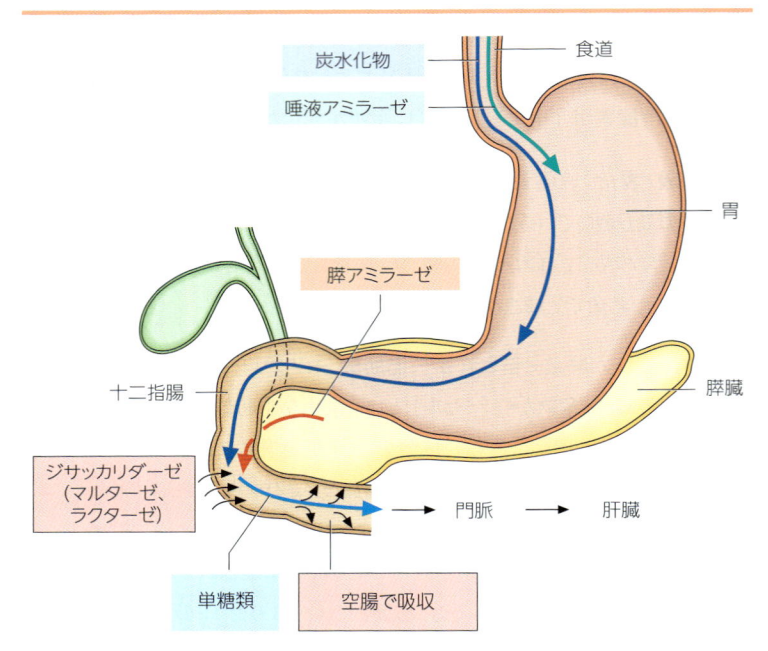

図 9.30　炭水化物の消化：炭水化物の消化に見られる特徴は、炭水化物は唾液アミラーゼの働きですでに口内で消化が開始するという点にある。そのためには、食物が十分に咀嚼されて、唾液と混合される必要がある。

　唾液に含まれるα-アミラーゼ（プチアリン）の働きで、炭水化物はすでに口内で消化され始め、中でもデンプンは酵素によってオリゴ糖や二糖などの小さな断片に分解される（図9.30）。ただし分解の程度は、咀嚼や唾液との混合の程度によって変わる。

　炭水化物は小腸で膵アミラーゼという別のα-アミラーゼと、小腸粘膜から分泌されるグリコシダーゼやジサッカリダーゼなど多数の糖分解酵素によってさらに消化される。ジサッカリダーゼ（マルターゼ、ラクターゼ、サッカリダーゼなど）によって分解されると、炭水化物消化の最終産物である単糖類（ブドウ糖、ガラクトース、果糖など）は、能動および受動輸送機構によって小腸上皮細胞に吸収されたのち、さらに肝臓に運ばれる（p.479「肝臓」を参照）。

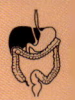

特定の酵素が欠損することも稀ではない。たとえばラクターゼが欠けていると乳糖が分解・吸収されず、乳糖不耐症（Lactose intolerance）となる。乳糖不耐症になると、浸透圧が亢進して水が小腸に留まるため、重度の鼓腸や下痢などが現れる。

9.4.3 タンパク質の消化

脂肪および炭水化物とは異なり、タンパク質は胃に入ってから消化し始める（図9.31）。胃の中に入ったタンパク質は、強酸性の胃液によって変性する。そのため、胃腺の主細胞でペプシノーゲンという前駆体として分泌されるタンパク質分解酵素によって容易に処理される。ペプシノーゲンは、胃の壁細胞が

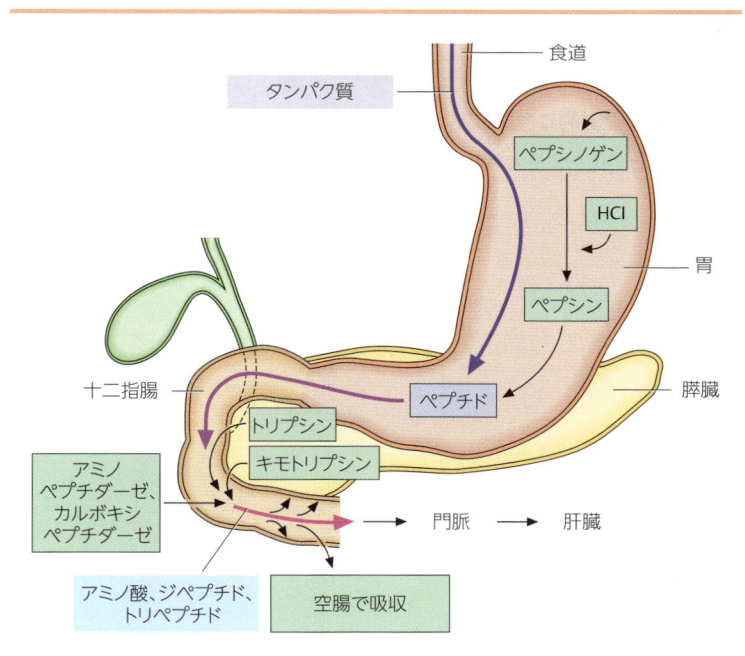

図9.31　タンパク質の消化： タンパク質が消化されるためには、酸性の胃液が産生されて、膵酵素が作用しやすいようにタンパク質が変性・予備消化される必要がある。

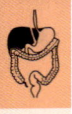

産生する塩酸によって、活性型のペプシンに変わる。ペプシンは、大きなタンパク質分子をポリペプチドやペプチドなど小さな断片に切断するエンドペプチダーゼである。

　十二指腸に運ばれた切断済みのタンパク質は、その時点で十二指腸内は中性ではなく、膵臓で分泌されるトリプシンやキモトリプシンなど特定の酵素によって分解される。酵素（エキソペプチダーゼ）は、それぞれ対応するペプチド鎖の末端に作用して、2つのアミノ酸からなるジペプチドや3つのアミノ酸からなるトリペプチドに分解する。ただし単アミノ酸、ジペプチド、トリペプチドが腸壁に吸収されるためには、膵臓と腸粘膜からカルボキシペプチダーゼやアミノペプチダーゼなど他の酵素が分泌されて、大部分のペプチドがまずアミノ酸にまで分解されなければならない。炭水化物とは異なり、タンパク質は基本構造である遊離アミノ酸だけではなく、ジペプチドやトリペプチドも完全な分子として吸収される。ジペプチド、トリペプチド、中性アミノ酸、酸性アミノ酸、塩基性アミノ酸にはそれぞれ特異な輸送系があり、小腸上皮細胞に能動的に吸収され、そこから受動的に血路に運ばれる。食物として摂取されたタンパク質の約10%は、未消化のまま大腸にいたり、最終的に大腸内の細菌の作用で分解される。

要 約

消化器系

物質代謝、エネルギー需要、栄養素

- 栄養素（p.430「炭水化物、タンパク質、脂肪」）は、消化管のさまざまな部位で酵素によって吸収可能な成分にまで分解され、小腸粘膜で吸収される。
- 栄養素は血路を通って体細胞に運搬され、ミトコンドリア内で酸素の作用によって「燃焼」される（生体酸化、p.430）。
- そこで放出されるエネルギーは、反応鎖（ミトコンドリアの呼吸鎖、p.430）というプロセスを経て、生物共通の普遍的な燃料であるATPとして保存される。ミトコンドリアから放出されたATPは、細胞の中でエネルギーを必要とする部位に運搬される。ATPは、必要に応じてリン酸分子に分解されて、その際に貯蔵エネルギーが放出される。
- 物質代謝（Metabolism）は、異化作用（Catabolismu、エネルギー代謝ともいう）と、同化作用（Anabolism）に区別される。
  - 異化作用（p.431）：エネルギーに富む物質をエネルギー量の低い物質に分解する作用で、生体酸化が一例である。ただし、生存に必要でATPを使用する（ATPを分解する）筋運動、神経線維の刺激伝導などのプロセスも異化作用である。
  - 同化作用（p.430）：細胞物質の新生や、エネルギーを利用した摂取非自己物質から自己物質への変換など。英語でAssimilationともいうが、この単語は光合成も意味するので注意する。
- 三大栄養素のエネルギー含有量（生理的熱量、p.432）
  - 炭水化物 1g＝4.2kcal（17.6kJ）
  - 脂肪 1g＝9.3kcal（38.9kJ）
  - タンパク質 1g＝4.1kcal（17.2kJ）
- ヒトのからだのエネルギー需要に応じて、代謝は次のように区別される。

- 基礎代謝（p.432）：朝の空腹時、標準の体温および環境温度時に生命維持に要するエネルギー量（成人男性：1kcal/体重kg/時間で、たとえば体重が70kgの男性の場合は、1700kcal/日。女性はこれよりも10～20%低い）
- 余暇代謝（p.433）：平均的な余暇活動時のエネルギー量。中等度の運動量のときで約2300kcal/日
- 活動代謝（p.433）：身体活動時のエネルギー需要。程度の差はあるが、余暇代謝を上回る。

■ 呼吸商（p.434、RQ＝CO_2放出量÷O_2取り込み量）は、代謝された栄養素の種類を示す（タンパク質含有量がほぼ同じであれば、炭水化物食＝1、混合食＝0.85、高脂肪食＝0.7）

■ タンパク質（p.435）は、1日のエネルギー需要の約10%を占める。自己タンパク質生合成に必要なアミノ酸を供給する。タンパク質中に存在する20種のアミノ酸のうち、8種が必須アミノ酸（体内で合成されないアミノ酸）である。多数の植物性食品に欠乏するリシン以外は、どの必須アミノ酸も植物性タンパク質と動物性タンパク質のどちらにも含まれる。

■ 1日のエネルギー需要の約30%を脂肪（p.435）とするのが勧められる。脂肪はエネルギー供給源であると同時に、エネルギー貯蔵庫でもあり、コレステロール（細胞膜構成要素、性ホルモン前駆物質）、必須脂肪酸（植物油中に含まれ膜脂質の構成成分であるリノール酸およびα-リノレン酸）を供給する。多くの場合、植物性脂肪（主に不飽和脂肪酸）よりも、動物性脂肪（主に飽和脂肪酸）が摂取される。

■ 炭水化物（p.436）は、1日のエネルギー需要の約60%を占める。重要なエネルギー供給源である炭水化物は、単糖類（ブドウ糖）、二糖類（粗糖）、多糖類（デンプン）に大別される。単純な糖類（単糖類および二糖類）はエネルギーをほとんど供給せず、血糖値を急上昇させるため、膵臓に大きな負担をかける。デンプン、ビタミン、繊維質をすべて含む全粒食品を優先するのが好ましい。

■ ビタミン（p.436）は、体内で合成されない（ただし、ビタミンD_3は例外）。エ

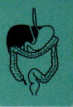

ネルギー源でも、からだの構成成分でもなく、生体触媒として作用する。ビタミンは脂溶性（A、D、E、K）と水溶性（C、B_1、B_2、B_3、B_5、B_6、葉酸、B_{12}、ビオチン）に大別される。ビタミンBとビタミンKは、炭水化物、脂肪、タンパク質の代謝に作用する補酵素の構成成分である（全細胞に不可欠であるため系統発生的に古くから存在する）。一方ビタミンA、D、E、Cは特定臓器の機能維持に必要である（系統発生的に新しく、高等無脊椎動物に始めて認められ、ビタミンDにいたっては脊椎動物にのみ認められる）。

- 無機質（微量元素および多量元素、p.438）は、生命維持に不可欠な無機物質で、代謝されない。微量元素は、1日の必要摂取量は100mg以下で、体内含有量が50mg／体重kg以下の無機質である（鉄は例外で、再利用されるため含有量が多い）。クロム、鉄、フッ素、ゲルマニウム、ヨウ素、コバルト、銅、マンガン、モリブデン、ニッケル、セレン、ケイ素、バナジウム、亜鉛、錫などがある。微量元素は、体内に計8～9g含まれる（そのうち4～5gが鉄）。多量元素は、必要摂取量が1日に100mg以上で、体内含有量が50mg／体重kgを超える無機質である。カルシウム、マグネシウム、リン酸、ナトリウム、カリウム、塩素、硫黄がある。カルシウムの体内含有率は1.5kgと最大である（そのうち99％が骨格内）。

- 抗酸化物質（フリーラジカル中和物質、p.440）：ビタミンA（β-カロチン）、E、C、微量元素セレン、マンガン、亜鉛、モリブデンは、代謝で生じたフリーラジカル（不対電子を有する高反応性で不安定な分子）を不活性化する。フリーラジカルは、酸素を利用した体内のあらゆる反応で産生され、有害物質、紫外線、放射線照射などで作用が増強する。その結果、細胞変性（癌）、動脈硬化、早期老化などが起こる。

- 植物性作用物質（p.441）は、植物およびヒトをも有害な環境の影響から守る化合物で、どの植物も大量に含んでおり、その大半がまだ解明されていない。複数の作用物質が相互作用する場合もある。

- 繊維質（p.442）は消化できない植物性炭水化物で、腸の運動を刺激して、満腹感を上昇させる。

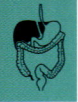

消化器

- 消化器（p.443）は、頭腸と体幹腸に大別できる。
- 頭腸（p.443）には次の2つの器官が属する。
  - 口腔および唾液腺
  - 咽頭の中部および下部
- 体幹腸（p.444）には次の6つの器官が属する。
  - 食道
  - 胃
  - 小腸（十二指腸、空腸、回腸）
  - 大腸（盲腸、虫垂、上行結腸、横行結腸、下行結腸、S状結腸、直腸）
  - 肝臓
  - 膵臓
- 口腔（p.444）は後方に向かって開き、咽頭峡（口蓋舌弓と口蓋垂）で終わる。口腔の役割は、食物の摂取、食物の咀嚼粉砕、食物と唾液との混合である。
- 舌（p.445）は筋性の輸送器で、咀嚼および吸引を補助する。舌背には触覚、圧覚、温覚、痛覚を感知する感覚器のほか、酸味、塩味、苦味、甘味を感知する味蕾（味覚乳頭）が付いている。
- 歯（p.447）には乳歯と永久歯がある。
- 永久歯は計32本ある。
  - 切歯8本（Incisivi）：噛み切る
  - 犬歯4本（Canini）：切り裂く、保持する
  - 小臼歯8本（Praemolar）：噛みくだして挽く
  - 大臼歯12本（Molar）：噛みくだして挽く
- 歯式（p.450）：I2、C1、P2、M3（顎正中線の左右片側）
- 乳歯は20本ある。構成は次のとおり。
  - 切歯8本
  - 犬歯4本
  - 乳臼歯8本

- 歯は次の3つの部分で構成される。
    - 歯冠（歯肉とエナメル質の間）
    - 歯根（歯槽とセメント質の間）
    - 歯頸（エナメル質とセメント質の境界）
- 象牙質（Dentin）を覆ってセメント質とエナメル質がある。歯の内側には歯髄腔があり、歯髄（Pulpa）で満たされている。根管から血管と神経が歯髄腔に入る。象牙質の内側にある歯髄の表層には、象牙芽細胞がある（p.449）。
- 唾液腺（p.452）は外分泌腺で、1日に1～1.5ℓの唾液を産生する。この唾液によって咀嚼された食物は滑りやすくなるとともに、唾液に含まれる酵素アミラーゼによって炭水化物が分解される。
- 唾液腺は2種類に大別される。1つは小さな（唇、頬、舌、口蓋それぞれの粘膜の中にある）唾液腺で、もう1つは大きな唾液腺（耳下腺、下顎腺、舌下腺）で、各導管は口腔につながる。
- 咽頭（Pharynx、p.454）は、呼吸器と消化器が共有する部位で、次の3つの領域に区分される。
    - 上咽頭部（Epipharynx）：鼻腔に開口
    - 中咽頭部（Mesopharynx）：口腔に開口し、呼吸器と消化器が交差
    - 下咽頭部（Hypopharynx）：喉頭口および食道に開口
- 鼻腔と口腔の境界には、咽頭扁桃、口蓋扁桃、舌扁桃、耳管扁桃などリンパ組織性の咽頭扁桃（Tonsilla、p.455）がある。
- 嚥下時（p.456）、喉頭口が喉頭蓋で閉じられ（一時的な呼吸停止）、食物は気管に入らない。こうした嚥下作用（口腔底の収縮）は、随意で開始する。次に嚥下反射が開始する（嚥下反射は不随意作用で、延髄の嚥下中枢で随意作用と協調）。
- 食物は咽頭の蠕動によって食道（Ösophagus、p.456）から胃に運搬される。食道は長さ25～30cmの器官で、頸部、胸部、腹部に大別され、頸椎と胸椎の高さの気管の後側を通る。横隔膜を貫通した後（食道裂孔、Hiatus oesophageus）、胃に合流する。食道の狭窄部（初部、気管分

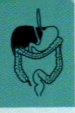

岐部、食道裂孔それぞれの狭部）には食塊が通りにくく、痛みを伴うこともある。

- 胃（p.459）は横隔膜の真下にある器官で、1200～1600mlの容量がある。噴門（食道と胃の間）、胃底、胃体、幽門洞、幽門（胃と十二指腸の間にある輪状括約筋）に区分される。胃の役割は、胃液を利用して食物を化学的に分解・液状化することにある。

- 胃液（p.459）のpH値は1.5で、1日に計2～3l分泌される。水、粘液、ペプシン、塩酸を成分とする。食物が胃の中に入ると、迷走神経（N. vagus）による感覚的刺激を受けて、胃粘膜の組織ホルモン（ガストリン）が刺激されて胃液が分泌される。十二指腸の組織ホルモンであるセクレチンが胃液分泌を抑制し、ガストリンが分泌を促進する。

- 胃の粘膜（p.461）は、胃粘膜ヒダを形成する。このヒダには、胃小区が並び、その表面から凹んだ胃小窩の深部に胃腺を伸ばす。胃腺は、塩酸を産生する壁細胞とペプシノーゲンを産生する主細胞からなる。腺頚には、粘液を産生し自己消化を防ぐ副細胞と、細胞再生に関わる主細胞がある。消化管の他の臓器の筋層は、輪筋層と縦筋層の2層からなるが、胃壁はこの2つの筋層の他に練り運動のための内斜走筋が付いた3層からなる。

- 小腸（p.464）は長さ3～5mの器官で、次の3つに区分できる。
  - 十二指腸（Duodenum）：長さが25～30cmで、幽門に始まる
  - 空腸（Jejunum）
  - 回腸（Ileum）

- 小腸は、膵臓から分泌される酵素によって食物を吸収可能な成分（ブドウ糖、アミノ酸、脂肪酸など）に分解し、食物成分を吸収することを役割とする。蠕動（縦走筋と輪走筋の交互の収縮・弛緩運動）によって、食物を運搬する。

- 小腸粘膜（p.466、特に空腸）にはケルクリングヒダ、絨毛（ヒダ上の突起）、リーベルキューン陰窩（絨毛間の陰窩）があるため、栄養素が吸収されやすい。絨毛上皮は単層で、微絨毛と粘液を産生する杯細胞のある吸収細胞で構成される。表面を拡大する構造を含めると、吸収表面積は約120m²に

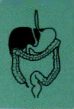

もおよぶ。絨毛には、食物成分を血中に送り込む毛細血管網、中心リンパ管（カイロミクロンの搬出）、絨毛を栄養する細動脈と細静脈がある。粘膜にはさらに、特異免疫防御の一環でパイエル板と呼ばれるリンパ小節（虫垂と回腸の粘膜に特に密集）がある。

- 大腸（p.469）は全長1.5～1.8mの器官で、回腸と結腸の境界には回盲弁がある。大腸は次の3つの領域に区分される。
  - 盲腸（Caecum）：回盲弁下方の膨隆で、虫垂（Appendix）が突出する。虫垂には特異免疫防御に関与するパイエル板が集中する。
  - 結腸（Colon）：上行結腸、横行結腸、下行結腸、S状結腸の4つの領域がある。
  - 直腸（Rectum）：長さ15cmで、膨大部、肛門管、肛門が区別され、消化管の末端臓器である。
- 大腸は、水と塩を再吸収し、未消化で残った食物を細菌の力で分解する。粘膜（p.472）は、主に粘液を分泌する杯細胞で構成される。陰窩があり、粘膜表面積が拡大されている。大腸では、輪状筋の収縮によって外表面で縦走筋束（結腸ヒモ）、絞輪部、突出部が視認できる。大腸の輪走筋と縦走筋は交互に収縮・弛緩を繰り返し、腸内物質を混合して、直腸方向に運搬する。
- 肛門管（p.473）の閉鎖には、次の3つの筋が関与する。
  - 不随意運動する内肛門括約筋（平滑筋）
  - 随意運動する外肛門括約筋（横紋筋）
  - 肛門挙筋（M. puborectalis）：骨盤底筋の一部で最も重要な括約筋
- 膵臓（Pancreas、p.475）は、膵頭、膵体、膵尾で構成される。膵頭は十二指腸に囲まれ、膵管（Ductus pancreaticus）は総胆管（Ductus choledochus）とともに十二指腸に合流する。
- 膵臓は胃の後側にあり、外分泌腺として1日に約2ℓの膵液（アルカリ性）を産生する。膵液には、次のような非常に重要な消化酵素である炭酸水素塩イオンが多量に含まれる。
  - 脂肪を消化するリパーゼ

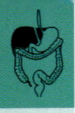

- タンパク質を消化するプロテアーゼ
- 炭水化物を消化するアミラーゼ
■ 膵液の産生は、迷走神経（N. vagus）が受ける感覚的刺激とともに、小腸粘膜が食物に刺激されて分泌する組織ホルモン（セクレチン）と消化管ホルモン（パンクレオザイミン―コレシストキニン）によって調節される。内分泌に関与する膵島は、血糖値調節のためのインスリンとグルカゴンを産生する。
■ 肝臓（p.479）は横隔膜の真下にあり、一部が横隔膜に癒合する。表層を走る肝鎌状間膜（Lig. falciforme hepatis）で左右の葉に分割され、さらに臓側面では尾状葉と方形葉という小さな葉に分かれる。肝門では右葉側に次の脈管と神経が出入りする。
- 門脈と固有肝動脈（入）
- 胆管（出）
- リンパ管と神経（入出）
■ 肝臓は重さ1500 〜 2000gの外分泌腺で、胆汁（胆汁酸は脂肪を乳化する）を分泌するとともに、最大の代謝・解毒器官でもある（腸で吸収された養分が門脈を通って肝臓に入る）。肝臓は肝小葉（p.481）で構成される。小葉は、肝細胞、中心静脈、毛細管（類洞、毛細胆管）からなり、直径1 〜 2mmの六角形を呈する。肝小葉の間には門脈域があり、門脈の枝、固有肝動脈の枝、胆管がそれぞれ1本ずつ通る。血液は門脈を通って肝小葉の中心静脈に入り、肝静脈から肝臓を離れて最終的に下大静脈にいたる。分泌された胆汁は、胆管から総肝管（Ductus hepaticus communis）および胆嚢管（Ductus cysticus）を通り、胆嚢にいたる。
■ 胆嚢（p.483）は、胆汁の貯蔵庫である（30 〜 50mℓ）。必要に応じて濃縮された「胆嚢胆汁」が胆嚢管を通って戻り、そこから総胆管（Ductus choledochus）を通って膵頭付近で十二指腸に入る。食物がない状態では、総胆管末端の輪状筋が作用するため、胆汁は十二指腸に流れ込まない。

消化プロセス

- 脂肪の消化（p.484）、つまり脂肪の分解は、舌リパーゼによってすでに胃で開始し（10～30％）、その後、胆汁酸で乳化されて、膵リパーゼとホスホリパーゼA$_2$により十二指腸で酵素分解される。脂肪酸、モノグリセリド、コレステロール、リン脂質は、脂肪滴（ミセル）として小腸粘膜に吸収されて、そこで各成分はタンパク質とともに一部変性し、すぐにカイロミクロン（脂質が体細胞に運搬される際の形状）になる。こうしてできたカイロミクロンは、肝臓を通らずにリンパ路を通って血管に入る。短鎖脂肪酸は、肝臓に向かう門脈を通って直接血中に入り、そこから体細胞に送られる。

- 炭水化物の消化（p.485「炭水化物の消化」）は、唾液アミラーゼによって、すでに口内で始まる（デンプンがオリゴ糖および二糖類に変換される）。その後、小腸で小腸粘膜から分泌される膵アミラーゼ、グリコシダーゼ、ジサッカリダーゼでさらに分解されて、ブドウ糖や果糖などの単糖類となる。この単糖類は小腸粘膜から吸収された後、血中に入り、肝臓に向かう門脈を通って体細胞に運ばれる。

- タンパク質の消化（p.487）は胃の中で開始する。タンパク質は酸性の胃液によって変性し、ペプシンによってポリペプチドとペプチドに分解される（胃腺主細胞内のペプシノーゲンは、壁細胞から分泌される塩酸によってペプシンに変性する）。タンパク質は中性の十二指腸内で、膵臓が分泌するトリプシンとキモトリプシンによってトリペプチドとジペプチドに分解される。そのうち一部は、十二指腸ですでに吸収される。アミノ酸は、膵臓および十二指腸粘膜が分泌するカルボキシペプチダーゼとアミノペプチダーゼによって分解・吸収された後（能動輸送系）、血管に入り、門脈を通って肝臓に運ばれてから体細胞に送られる。

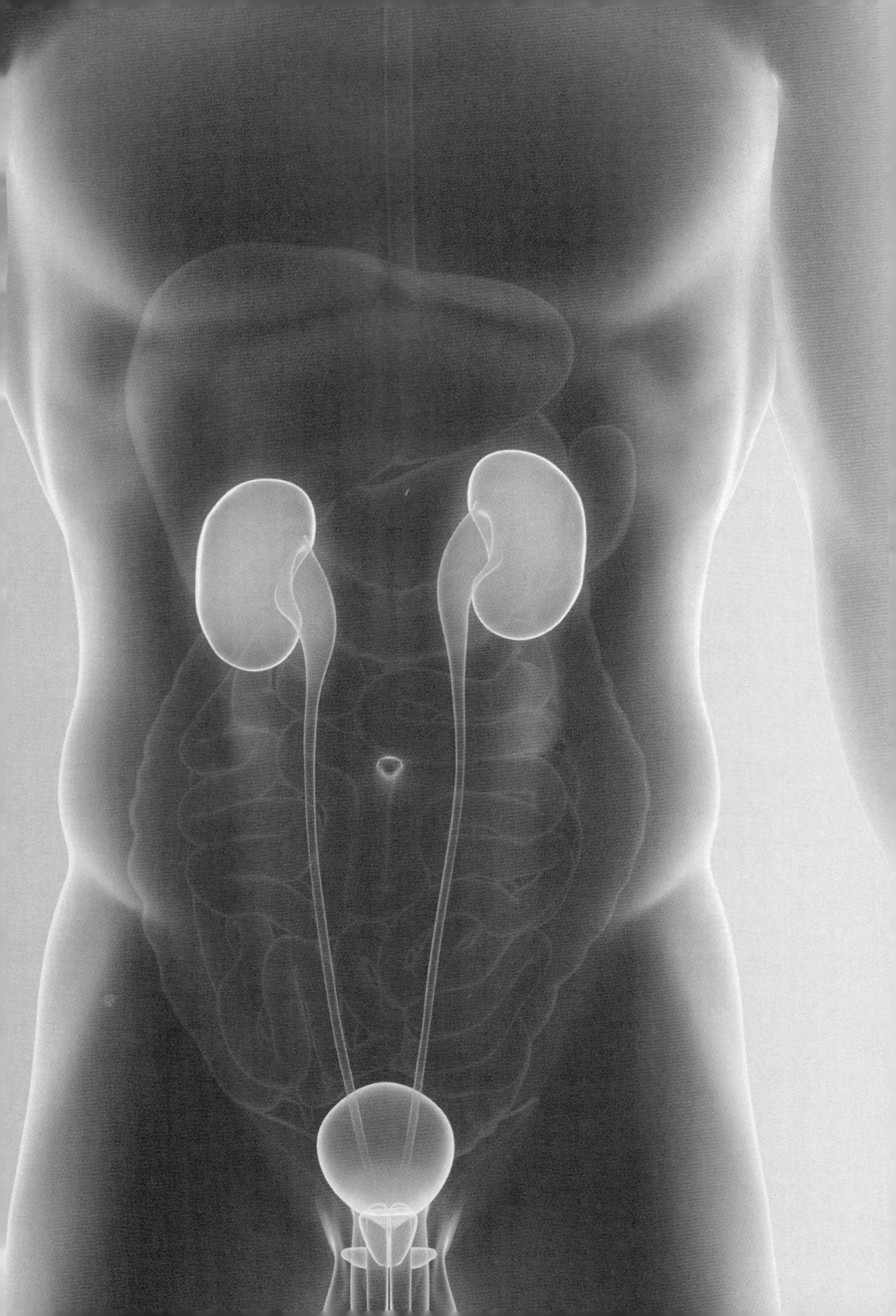

10 泌尿器系

10.1 **総論**	*500*
10.2 **腎臓**	*500*
10.2.1 腎臓の役割	*500*
10.2.2 腎臓の構造と機能	*500*
10.2.3 腎臓の形状と位置	*501*
10.2.4 腎皮質と腎髄質	*504*
10.2.5 腎臓の血管	*506*
10.2.6 腎小体と尿フィルター	*506*
10.2.7 糸球体ろ過機構	*509*
10.2.8 尿細管と集合管	*510*
10.2.9 尿の組成	*515*
10.3 **排尿路**	*516*
10.3.1 腎盂	*516*
10.3.2 尿管	*517*
10.3.3 膀胱	*519*
10.3.4 尿道	*522*
要約	*524*

10.1　総　論

発生学的に泌尿生殖器（Urogenital organ）の排出路は互いに密接に関連しあう。泌尿生殖系を胎生学的に分類すると、次の2つの領域に大別できる。

- 腎臓と排尿路（泌尿器系）
- 生殖器（生殖器系）

どちらも中間中胚葉（Intermediate mesoderm、p.583を参照）から発生し、両系の排出路は胎生初期に総排泄腔（Cloaca）を形成する。

10.2　腎　臓

10.2.1　腎臓の役割

腎臓の役割は、尿を生成して、有毒な物質代謝産物（有毒物質）を水とともに排出することにある。それによって組織内部の環境が調節されて、水分平衡が得られ、水素イオン濃度が一定に維持される（血液のpH値が正常に維持される）。腎臓の役割は、次の3つに大きく分けることができる。

- 物質代謝産物と有毒物質の排出（タンパク質代謝の分解産物である尿素および尿酸、医薬品成分など）
- 塩化ナトリウムや塩化カリウムなど電解質の濃度の維持、体液の酸塩基平衡、水分平衡、浸透圧の調節
- レニン、エリスロポエチンなどホルモン類似物質を産生して循環調節および血液産生に関与

10.2.2　腎臓の構造と機能

左右の腎臓には毎分心拍量（Cardiac output）の20％（毎分心拍量が5〜6ℓの場合、約1.2ℓに相当、p.277「心拍出量」を参照）が流れており、1日の血流量は約1700ℓにおよぶ。

ネフロン(Nephron、腎単位): *左右の腎臓はどちらも、120万個の非常に微小な構造単位でできている。この構造単位はネフロンと呼ばれ、単位ごとに尿を作る。このことから、ネフロンは腎臓の機能単位であり、腎臓全体の活動の大半を担うといえる。*

　ネフロンはそれぞれ1つの腎小体（Corpusculum renale）とそれに対応する1つの尿細管（Tubulus）からなる（図10.6）。腎小体は腎糸球体（Glomerulus）と、それを覆う尿細管の起始部でできている（図10.5a）。この尿細管の起始部分は糸球体包（glomerular capsule、ボウマン嚢 Bowman's capsuleとも呼ばれる）という2重の壁構造で、その内壁と外壁の間にある包内腔ではろ過が営まれ原尿(Primary urine)が作られる。

　原尿は限外ろ過液(Ultrafiltrate)で、その中にはタンパク質以外の溶解物質が血漿と同じ濃度で存在する。糸球体包を出た原尿（1日に約170ℓ）は、続く尿細管に送られて無機イオン、有機イオン、ブドウ糖、アミノ酸、小さなタンパク質分子、ビタミンなど特定の物質が水とともに再吸収される。原尿が再吸収されるのは、基本的に尿細管の各部を通過中である。数100個もの尿細管が集まって集合管となる。ここまでに原尿が約1％に濃縮されて、最終的な尿（1日に1.5ℓ）が生成される。尿は集合管から腎乳頭を介して腎盂に送られ、そこで排尿器(尿管、膀胱、尿道)を通って排出される。

10.2.3　腎臓の形状と位置

　腎臓は、ほぼ長さ10cm、幅5cm、厚さ4cmのソラマメ形の臓器である。腎臓には、上端、下端、内側縁、外側縁の部位がある。重量は120～300gで、脊柱の腰部左右(図10.2)の腹膜腔後側にある腹膜後隙と呼ばれる結合組織腔（p.475「腹部臓器―腹膜の位置関係と腸間膜」、図9.25bを参照）に位置する。右腎は肝臓の下側に、左腎は脾臓の下側にある。右腎の上端は左腎の上端よりも椎骨半分の高さ分だけ下方に位置する。脊柱側の陥凹には腎門（Hilum renale）があり、ここを脈管、神経、腎盂が出入する(図10.1)。

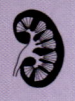

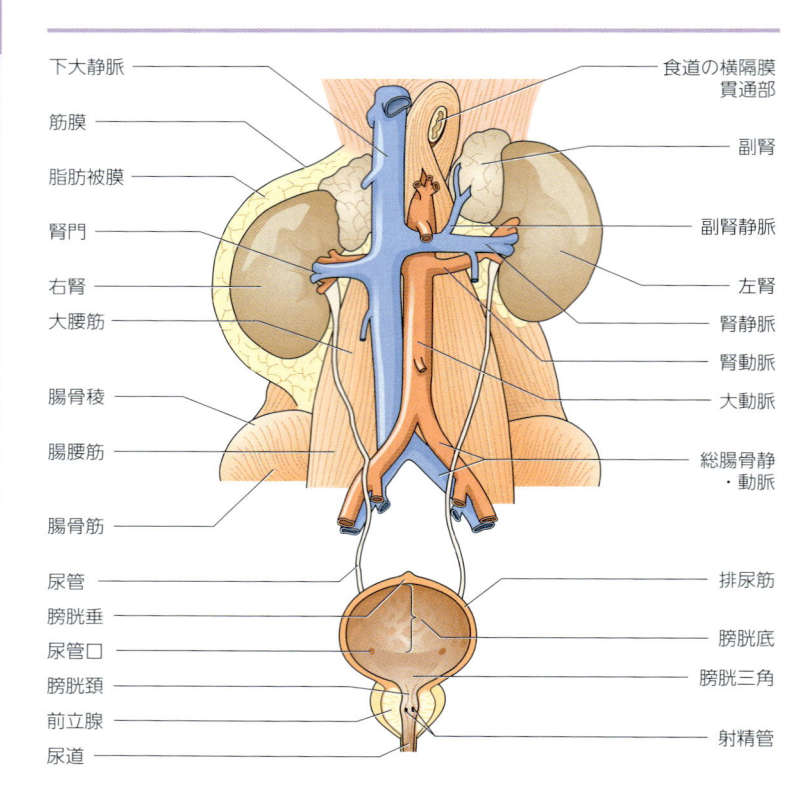

図10.1　男性の泌尿器：尿を生成する1対の腎臓と尿を運搬する臓器（腎盂、尿管、膀胱、尿道）をまとめて泌尿器という。

　左右の腎臓は脂肪被膜（Capsula adiposa）によって個別に覆われ、さらにその外側は筋膜（Fascia renalis）に包まれる。腎臓は2つの膜で包まれているが、動くことはできる。飢餓状態で脂肪組織（貯蔵脂肪）が激減すると、腎臓が移動しやすくなる。両腎の上端には副腎があり、腎臓とともに脂肪被膜で覆われる（**図10.1**）。

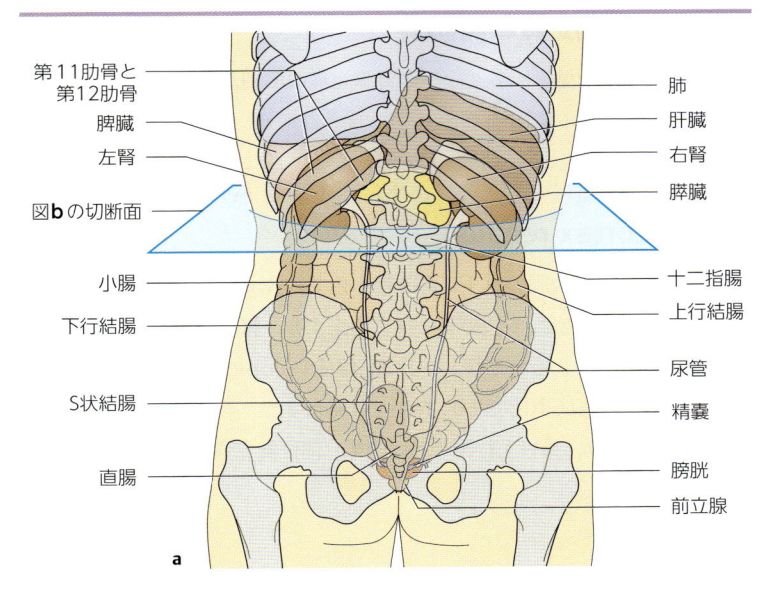

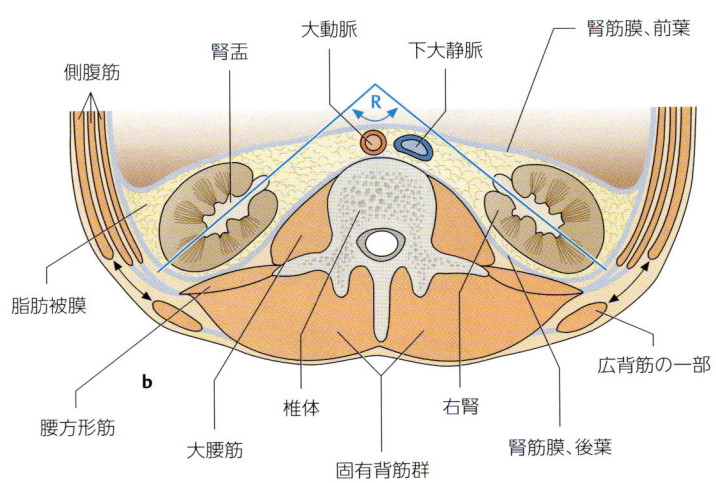

図10.2 腎臓の位置:a 体幹後壁の投影図、**b** 腎臓の位置で切断した水平断面図(図aで示す高さの断面図)。左右腎臓の軸は、脊柱の前側で直角に交わる。黒色の矢印は、腰三角(Trigonum lumbale)を示す。腰三角は、ほぼ三角形の結合組織で満たされた無筋領域である。

503

10.2.4 腎皮質と腎髄質

腎臓の縦断面を見ると、次の2つの腎臓組織の区別が確認できる。
- 腎皮質
- 腎髄質

腎皮質（Cortex renalis）

腎皮質は、線維被膜の真下にある暗赤色で約8mm幅の薄い層である（図10.3）。腎皮質の色は、多数の腎小体に由来する。腎小体はルーペで観察できるほどの大きさで、それぞれ1つずつ糸球体（Glomerulus）を持つ。尿細管は、ネフロンの構成単位であり、裸眼では見えない。その起始部と末端部は腎皮質の中にあり、長い上行脚と下行脚を一部腎髄質深部にまで伸ばす（図10.4）。

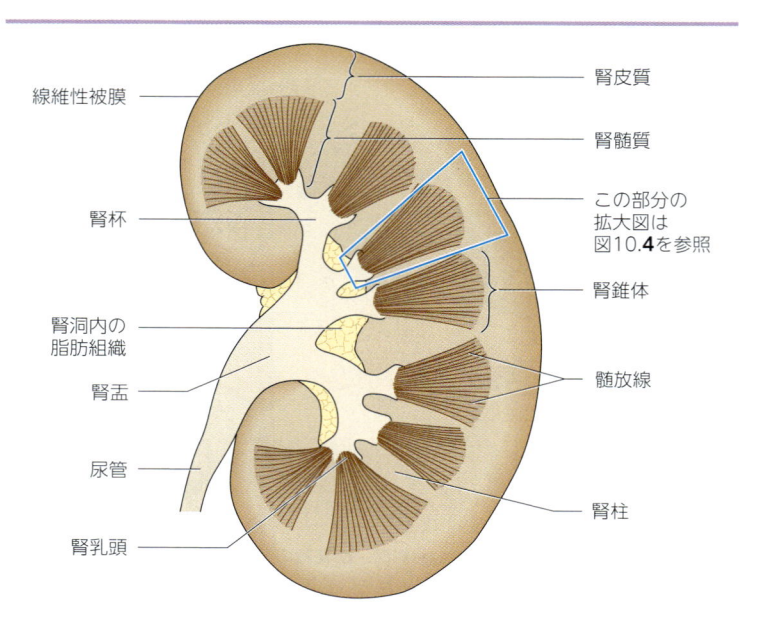

図10.3　腎臓：腎臓の矢状断面のイラスト

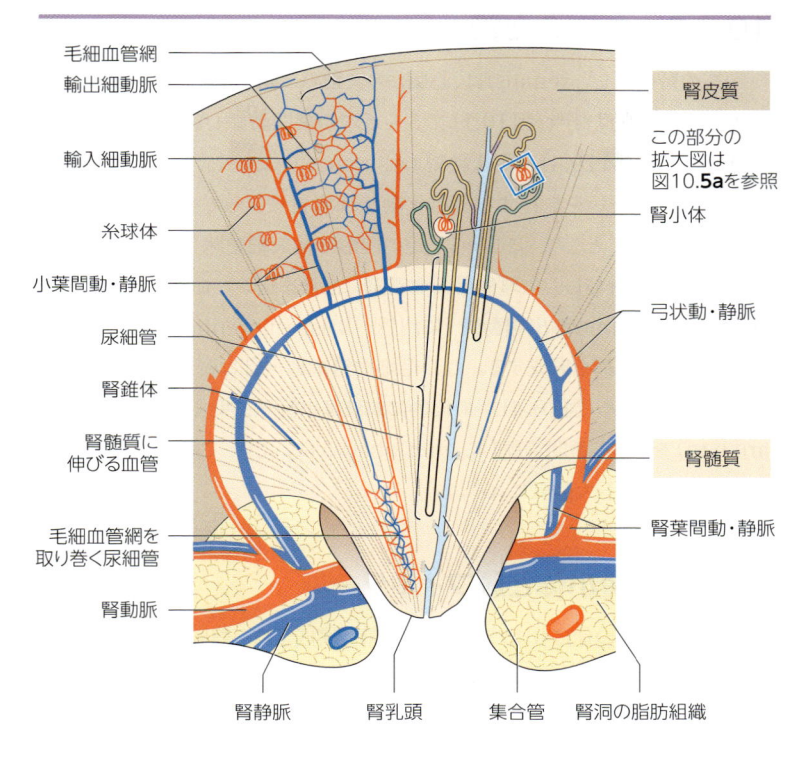

図10.4 腎臓の血管：腎臓内の血管（図10.3の一部の顕微鏡拡大図）。見やすいように、腎小体と尿細管、腎血管を別々に示してある。

腎髄質（Medulla renalis）

腎髄質は腎皮質の内側にあり、10～12個の腎錐体（Renal pyramids）で構成される。腎錐体の底面は腎皮質側にあり、髄放線が皮質に向かって突出する。腎錐体の間には、腎皮質が柱のように腎髄質深くに伸びる（**図10.3**）。錐体先端には腎乳頭があり、集合管が開口する。腎乳頭は、腎杯から腎盂（腎杯全体が腎盂の大部分を形成する）へと続く。腎杯の周囲には、疎性結合組織と脂肪組織からなる腎洞があり、この中を腎臓の脈管が通る。

10.2.5 腎臓の血管

左右の腎動脈（A. renalis）は、心臓から大動脈に向かう血液の約20％を輸送する。腎動脈は腎門（**図10.1**）で5～6本の葉間動脈（A. interlobares）に分かれた後（**図10.4**）、弓状動脈（A. arcuata）に続く。弓状動脈は髄質と皮質の境界沿いを走行する。弓状動脈は皮質に入って小葉間動脈（A. interlobularis）となり、ここから一定の間隔で輸入細動脈（輸入管、Vasa afferentia）に分枝し、糸球体毛細血管網に血液を送る。血液はその後、糸球体毛細血管網から輸出細動脈（輸出管、Vasa efferentia）となったのち、新たに毛細血管網を形成する。この毛細血管網の一部は腎髄質に向かって、尿細管を包囲する（**図10.4**）。最終的に血液は小静脈に集まり、弓状静脈（V. arcuata）を通って葉間静脈（V. interlobaris）にいたり、ここから腎静脈（V. renalis）を経て下大静脈に入る。

10.2.6 腎小体と尿フィルター

腎臓には血管の他にも、ネフロンと集合管で構成される細尿管系がある。ネフロンは腎臓の構造的、機能的単位であり、腎小体（Corpusculum renale、マルピギー小体［Malpighian corpuscle］ともいう）と、これに続く尿細管（Tubulus）からなる（**図10.4、10.6**）。左右腎臓に計240万個ある腎小体は、すべて腎皮質に存在する（**図10.4**）。腎小体には、血液から原尿をろ過する尿フィルターがある。尿細管では、再吸収によって最大90％の二次尿が生成される。尿は最終的に集合管で濃縮されて、腎盂に送られる。

各腎小体には次の2つの極がある（**図10.5a**）。

- 血管極
- 尿管極

血管極では、球根状の袋の形をした尿細管起始部の糸球体包に約30本の毛細血管からなる腎糸球体（Glomerulus）が入り込み、2重壁の糸球体包で包まれ、両壁の間隙に原尿が取り込まれ、尿管極の尿細管から排出される（**図10.5a**）。尿フィルターである糸球体ろ過関門は全体で1m²ほどの広さ

があり、実質的に次の3つの層で構成される（図10.5b）。

- 毛細血管内皮細胞
- 糸球体包内壁を構成する足細胞（Podocyte）
- 内皮細胞と足細胞の間にある基底膜

この3つの層のうち、基底膜と足細胞はろ過機構で特に重要である。基底膜はコラーゲンと糖タンパク質からなる緻密構造で、足細胞は、「ろ過細隙」と

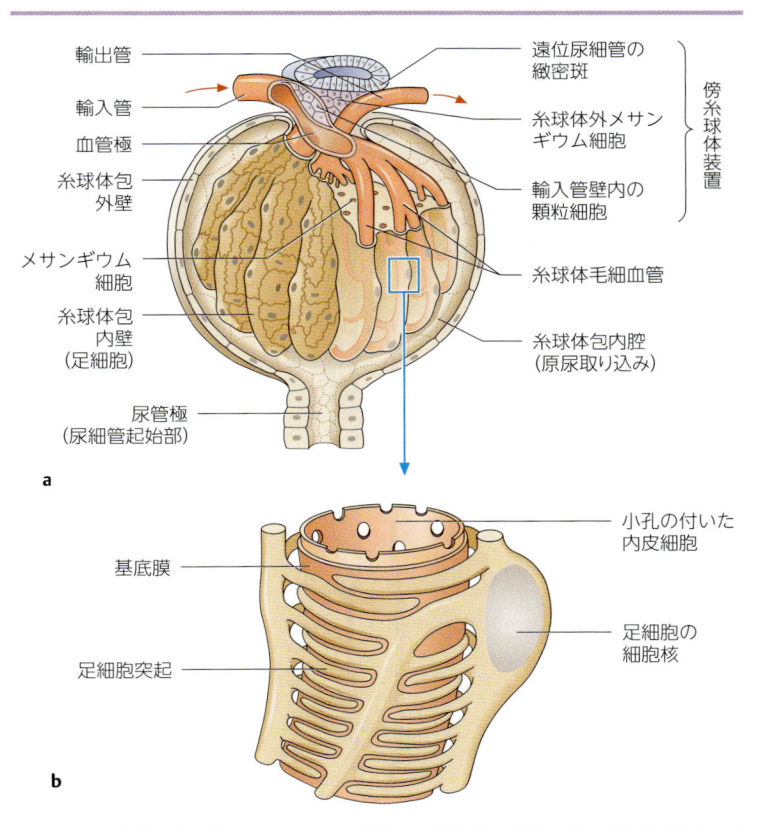

図10.5　腎小体： 腎小体と尿フィルターの構造　**a** 腎小体、青色で囲んだ部分を拡大してbに示してある。**b** 尿ろ過機構、aの一部拡大図。

呼ばれる複雑に重なり合った突起を持ち、一定の大きさの分子のみを通過させる。糸球体ろ過機構は、足細胞とともに、メサンギウム細胞(Mesangiocyte、**図10.5a**)によって完成される。メサンギウム細胞は毛細血管の間にあり、たとえば古くなった基底膜を除去する(食作用)。足細胞と内皮細胞は共同で、継続的に基底膜細胞を新生添加すると考えられている。

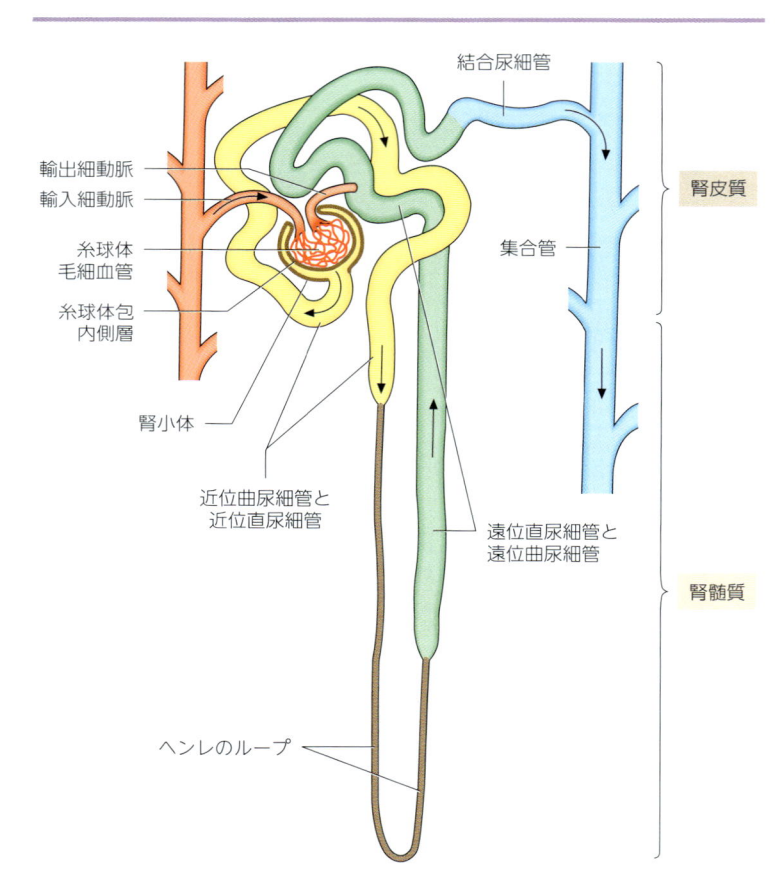

図10.6 ネフロン：ネフロンは腎臓の機能単位である。矢印はそれぞれ血液と尿の流れを示す。

尿フィルターの特徴

> **ろ過 (Filtration)**：尿フィルターを通るろ過は受動プロセスであり、その機能は実質的に動脈血圧、フィルターの特徴、ろ過される分子の特性に左右される。

尿フィルターはザルと同じように、その孔の大きさに応じて分子が透過できるかどうかが決まる（機械的ろ過）。水や小分子物質（尿素、ブドウ糖、塩分、アミノ酸、塩化ナトリウムなど）は問題なくフィルターを通過できるが、大きなタンパク質分子（アルブミン、グロブリン）や血球（赤血球など）は通常遮断される。

糸球体ろ過関門の基底膜は陰性に荷電しており（糖タンパク質）、こうした機械的ろ過機構だけではなく、電気ろ過機構も機能する。電気ろ過機構では、プラスに荷電された分子よりもマイナスに荷電された分子の方がはるかに通過しにくい。

10.2.7　糸球体ろ過機構

糸球体ろ過率（GFR）とクリアランス

> **糸球体ろ過率(Glomerular filtration rate、GFR)**：単位時間あたりに左右腎臓の全糸球体がろ過する水分量を糸球体ろ過率という。腎臓の清掃能（クリアランス）を測る単位で、正常値は1分間に約120mlとされている。

その際、腎血漿流量（Renal plasma flow、RPF）が考慮されるため、糸球体を1分間に還流する血漿量（ヘマトクリット0.5で約600ml）から、血漿量の約20％（GFR/RPF＝0.20）が原尿となると算出される（1日に約180ℓ）。

体重70kgのヒトでは、細胞外にあり代謝可能な液体物質が約14〜15ℓあることから（p.29「細胞内外の物質代謝」を参照）、細胞外液は10回以上、血漿（約3ℓ）は60回にもわたり1日に尿フィルターを通過することになる。

有効ろ過圧（Effective filtration pressure）

糸球体ろ過率は、有効ろ過圧と糸球体のろ過面積によって変動する。ろ過プロセスを推し進めているのは、糸球体毛細血管網の血圧（約48mmHg）である。ただしこの血圧の効果は、血液タンパク質圧（膠質浸透圧）（約20mmHg）と糸球体包内の静水圧（13mmHg）が拮抗的に作用するため低下する。したがって、有効ろ過圧は次の式で算出される。

- **有効ろ過圧：48－20－13＝15mmHg**

血圧は糸球体毛細血管末端までほとんど低下しないが、膠質浸透圧は、限外ろ過液が圧搾されて、血漿タンパク質濃度が上昇するため、糸球体の血液通路で大きく増す。このことから、膠質浸透圧は毛細血管末端に到達するまでに35mmHg前後に上昇するため、有効ろ過圧は低下し、ほぼゼロになると推測できる（48－35－13＝0mmHg）。これをろ過平衡という。

腎臓の血流が増大すると、ろ過平衡部位が毛細血管末端側に移動し、その結果、ろ過面積が広くなる。したがって血流が増せば、圧搾されるろ過液の量が増大し、それに伴い糸球体ろ過率も上昇する。

腎臓の血流自己調節

腎臓には、特定の糸球体ろ過率調整機構があり、血圧差が大きいときでもろ過率を比較的一定に維持できる。通常は、血圧が80mmHg（10.6kPa）から200mmHg（26.6kPa）の間にあれば、この調節機構は非常にうまく機能する。

反対に血圧が80mmHg未満に低下すると、腎臓の血流は迅速に減少し、ろ過が停止する（急性腎不全）。

10.2.8　尿細管と集合管

尿細管は長さが数cmの分岐のない単層上皮の管構造で、腎小体の尿管極に起始する（図10.5a、10.6）。尿細管は、次のように迂曲部と直線部に分け

られ、全域を通して周囲に血管が走行する。
- 近位尿細管(proximal Tubule)：まず迂曲を繰り返して(曲尿細管)その後で直走する(直尿細管)主部。
- 中間尿細管：ヘンレのループ(Henle's loop)ともいう。細い移行部。
- 遠位尿細管(distal Tubule)：まず直走し(直尿細管)、その後で迂曲する(曲尿細管)中間部。
- 結合尿細管 (Connecting tubule)：遠位尿細管と集合管を結ぶ短い尿細管。

　近位と遠位の曲尿細管の大部分が腎皮質内にあるのに対し、直尿細管と細い結合尿細管は腎髄質内にある。尿細管は短い結合尿細管を経て集合管系に入る。集合管は、腎乳頭の末端にある細かい開口部から腎盂に続く(p.504「腎皮質と腎髄質」と**図10.4**を参照)。

尿細管の輸送プロセス

　尿細管および集合管の壁は上皮細胞からなり、細胞を介した輸送(経細胞輸送、Transcellular transport)と細胞間の輸送(傍細胞輸送、Paracellular transport)が可能である(輸送上皮)。上皮細胞は領域によって機能が異なるため、ろ過される原尿は各領域を通過する間に組成が根本的に変わる。その際、無機イオン、有機イオン、ブドウ糖、アミノ酸など溶解している成分のほとんどと、水の99％が一部受動的に、一部能動的に吸収されて、こうした物質は尿細管周囲の毛細血管に入り、再び血液循環に戻る。その一方、特に近位尿細管内に多く含まれる水素イオン、尿酸、尿素、クレアチニンなどの物質やペニシリンなど特定の医薬品は、細胞外領域から尿細管内部に能動的に排出される。

ナトリウム―カリウムポンプ(Na^+-K^+-ATPアーゼ)

　ほとんどの場合、能動輸送と受動輸送は連動している(例：塩収支の調節)。たとえば食塩(NaCl)のナトリウムイオン(Na^+)が尿細管から細胞内に能動的に再吸収されると、交換に水素イオン(H^+)が排出される(腎臓の酸塩基平

511

衡機構)。すると電気的中性を維持するために、受動的にCl⁻が再吸収され、浸透圧維持のために水と水中に溶解した食塩が再吸収される。その際に必要なNa⁺の濃度勾配は、ナトリウム—カリウムポンプによって適宜維持されている。このポンプは尿細管上皮細胞の基底細胞膜内にある輸送体で、細胞内のNa⁺濃度が上昇すると、ATPを消費しながらNa⁺を血中に移送しつづける(第1.7項および図1.13も参照)。このプロセスが進みNa⁺濃度勾配が生じると、これが駆動力となってNa⁺が尿細管腔から細胞内に拡散する。一方、内腔細胞膜に微絨毛が密集し、表面積が広がった近位尿細管からは、極めて大量の塩と水が吸収される。以上のことから、NaClの能動輸送は、腎臓の濃縮機構の推進力であるといえる。

ナトリウムの排出

　原尿180ℓには、通常、平均1.3kgの食塩が含まれているが、そのうち最終的に排出される量は、ヒトが1日に食物とともに摂取する約8〜15gと同程度でなければならない。腎臓は、その際に放出されるNa⁺を、1日の塩摂取量で調整する。こうしてNa⁺濃度と、それに伴い細胞外液量が比較的一定に維持される。すなわち、食塩の約99%が(低塩食ではさらに高い割合で)原尿から再吸収されなければならないことになる。

　腎臓はナトリウム排出プロセスで、次の2つの段階を踏む。まず食塩の90%と、ろ過した水の約60〜70%を近位尿細管とヘンレのループで吸収する。一方、ナトリウム吸収量の微調整は遠位尿細管で営まれる。その際に腎臓内で産生された酵素レニンと、副腎皮質ホルモンであるアルドステロンが作用して、Na⁺-K⁺-ATPアーゼを活性化させ、Na⁺の吸収とK⁺の放出を促進する。こうしてアルドステロンもK⁺の血中濃度の上昇を抑える。血中カリウムイオン濃度が上昇すると深刻な転帰にいたることもある上、生命の危機につながる(カリウム濃度の上昇は心臓リズム障害の要因であり、2倍に上昇すると心細動が発現し死亡することもある)。この点で、このプロセスは非常に重要であるといえる。

　一方、放出する尿量を最終的に調整するのは、神経下垂体から分泌さ

れるホルモンであるバソプレシンなどの抗利尿ホルモン（Antidiuretic hormone、ADH)である（次ページの「尿の濃縮」に関する記載を参照）。

レニン―アンギオテンシン―アルドステロン系

第1章「細胞の生物学」で記載したように、細胞外液の量と血液の量を決定する主要要素は、Na^+の含有量である。そのため、Na^+の放出を調整することはきわめて重要である。Na^+は、レニン―アンギオテンシン―アルドステロン系という血圧調節の要であるホルモン制御系の管理の元で放出されている。その際に決定的な役割を担うのが「傍糸球体装置（Juxtaglomerular apparatus)」である（**図10.5a**）。この装置には次の3つの細胞が属する。

- 顆粒細胞：輸入細動脈（輸入管、Vas afferens）血管壁のレニン産生に特化した細胞
- 緻密斑細胞（Macula densa cell）：傍糸球体に属する遠位尿細管壁にあり、輸入管に隣接する細胞
- 糸球体外メサンギウム細胞（Extraglomerular mesangial cell）：糸球体血管極にある多数の結合組織細胞

傍糸球体装置の機能

傍糸球体装置の機能は、次の2つに大別される。

- 系統的な反応（血液循環に関与する）
- 局所的な反応（糸球体に関与する）

たとえば血漿量減少によって血圧が低下した場合（ショックなど）、輸入管の特殊細胞から血液にレニン（酵素）が分泌される。そこでレニンは、肝臓で産生されるタンパク質分子アンギオテンシノーゲンをアンギオテンシンIに分解する。さらにアンギオテンシンIから、「アンギオテンシン変換酵素」という別の酵素の作用でアンギオテンシンIIが生じる。アンギオテンシンIIは、非常に強力な血管収縮物質であり、その作用の元で末梢抵抗とともに血圧が上昇する。またアンギオテンシンIIは副腎皮質からのアルドステロン放出を促進し、遠位尿細管におけるNa^+の吸収量を増大する。その結果、腎臓から水が放出されにく

くなり、血液量が増して血圧が上昇する。これに関連して、アンギオテンシンⅡには渇感覚を生じさせる作用もある。

血中食塩量の影響

レニンの放出と、それに伴うレニン―アンギオテンシン―アルドステロン系の作用は、遠位尿細管の食塩含有量が高すぎた場合にも起こる。

> *化学受容野 (Chemosensitive Field)：遠位尿細管壁の緻密斑は「化学受容野」と呼ばれる。ここでは尿の食塩含有量が測定され、濃度が高すぎた場合には、糸球体外メサンギウム細胞を介してレニンが放出される。*

さらに血中アルドステロン値が上昇すると、遠位尿細管におけるナトリウムイオンの吸収が亢進する。しかしアンギオテンシンⅡの血管収縮作用で関連輸入管の血管収縮作用も開始して、糸球体ろ過率が上昇し、尿細管の食塩量が低下する。こうして傍糸球体装置は、遠位尿細管の組成（食塩含有量）に合わせて糸球体ろ過率を調節する。この一連の機能は、尿細管糸球体フィードバック機構（Tubuloglomerular feedback）とも呼ばれる。

尿の濃縮と希釈

体内の電解質バランスを維持するために、腎臓は適宜尿を濃縮したり希釈したりして排泄する。

- 高浸透圧尿：腎臓で最大に濃縮された尿。粒子含有量は細胞外液の4倍。
- 低浸透圧尿：飲みすぎたときなど、摂取水分を体外に除去しなければならないときに、腎臓で細胞外液の6分の1に希釈された尿。

集合管の尿濃縮機能

ナトリウムは、尿細管各部で能動的に吸収される。一方、腎臓の水分排泄作用（利尿、Diuresis）は、視床下部で産生されて神経下垂体で保存される抗利尿ホルモン（Antidiuretic hormone、ADH）で調節される。抗利尿ホルモンは、主に集合管に作用して、集合管壁の水透過性を高める。その結果、

浸透圧勾配に従い水が集合管から高張した間質に向かい、最終的に血中にいたる。以上のように、このホルモンは利尿（＝Diuresis）に対して拮抗的に作用する（＝Antidiuresis）。

抗利尿ホルモンの持つ電解質バランス調節作用は、視床下部の間脳領域（p.623「間脳」を参照）に中枢があるホルモン制御系に属する。この制御系では、浸透圧受容器（Osmoreceptor）という視床下部の特定の測定機構が、血漿の浸透圧濃度を監視しており、浸透圧に作用する粒子の血中濃度（たとえばNa^+-イオン濃度など）が上昇すると、隣接する下垂体後葉（神経下垂体）中にADHが放出される。このADHはさらに、血液循環に乗り腎臓に運搬される。その結果、集合管から血中に放出される水量が増加し、尿濃度が上昇する。抗利尿ホルモンの作用の下で、1日に約15～20ℓの水が再吸収される。

ADHが十分に分泌されなければ、尿崩症（Diabetes insipidus）を呈し、1日の尿量が最大20ℓにのぼる。

利尿薬（Diuretics）

> *利尿薬：*
> *利尿薬とは、利尿を促進する薬剤のことである。*

高血圧や水腫（組織内の水分蓄積）に対する治療薬として、細胞外液量を低減するために用いられることが多い。利尿薬の多くは、尿細管のNa^+吸収抑制を作用機序とする。

10.2.9　尿の組成

成人の尿量は24時間で0.5～2.0ℓであり、そのうち95％が水で占められる。淡黄色から濃黄色の尿の色素は、ヘモグロビンの分解で発生する胆汁色素が変化したウロクローム（Urochrome）という成分に起因する。尿は弱酸性で、ベジタリアンでは弱アルカリ性のこともある。尿には次の成分が含ま

れる。

- 有機物（主に尿素、尿酸、クレアチニン）
- 無機成分（ナトリウムイオン、カリウムイオン、塩素イオン、硫酸イオン、リン酸イオン、アンモニウムイオンなど）

無機物質は、尿沈渣で結晶化できる。疾患があると、赤血球、白血球、ブドウ糖（糖尿病）、血漿タンパク（特にアルブミン）の尿中濃度が高い。

10.3 排尿路

排尿路は次の構造からなる。
- 腎盂（Pelvis renalis）
- 尿管（Ureter）
- 膀胱（Vesica urinaria）
- 尿道（Urethra）

尿は、腎乳頭から腎杯に運搬された後、さらに腎盂に移動し、尿管を通って少量が蠕動で膀胱にいたる。さらに膀胱から尿道を通って排尿される。排尿路の壁には平滑筋層があり、壁の内側は、大部分が移行上皮（p.80「表面上皮」と**図3.2**を参照）である粘膜で覆われる。

10.3.1 腎盂

> **腎盂：**腎盂は漏斗状の短い管で、腎杯（Calices）という管状の突起が出て、その先に腎乳頭が付く**(図10.3)**。

腎杯の分枝の形状と長さに従い、腎盂の形状は次の2つの基本型に大別される。
- 樹状突起型
- 膨大型（**図**10.7）

膨大型の腎盂は、短く、少々不格好であり（短足）、樹状突起形は分枝して、腎杯は細長い。腎盂は平均3～8mℓの尿収容量を有する。この腎盂機能は、

a 樹状突起型　　　**b** 膨大型

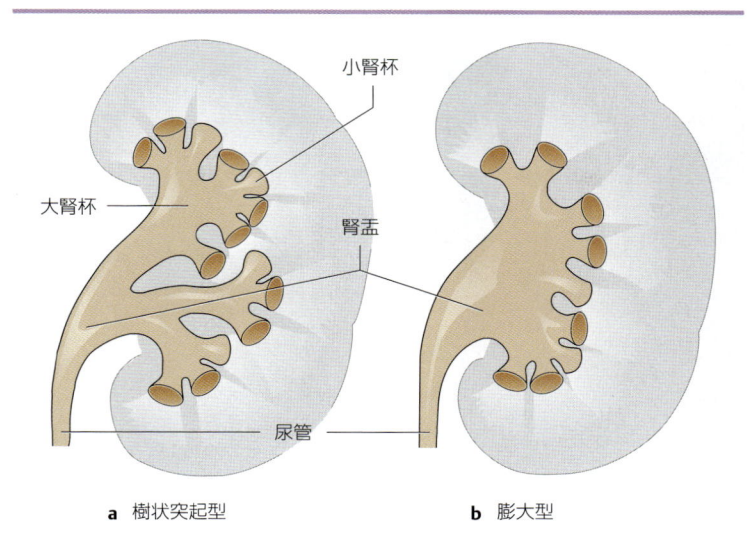

図10.7　腎盂：腎盂(Pelvis renalis)の基本型

造影剤を静脈から注入する排泄性尿路造影（Intravenous urography）で検査できる(**図10.8**)。

10.3.2 尿 管

　尿管は、尿を腎盂から膀胱に運搬する、直径約5mm、長さ25cmほどのやや扁平の管状器官である（**図10.1、10.8**）。左右尿管は腎盂に始まる。ここから後腹壁を大腰筋（M. psoas major）に斜めに沿って下行し、小骨盤入口で、総腸骨動脈（A. iliaca communis）および総腸骨静脈（V. iliaca communis）と交差する。その後、両側から膀胱底に伸びて、約5cmの間隔をあけて膀胱壁を斜めに貫き、スリット状で膀胱に開口する(**図10.1、10.9**)。

　尿管の走行経過には、次の部位に生理学的狭窄部が3ヵ所あり、腎結石が引っ掛かりやすい部位とされている(**図10.1**)。

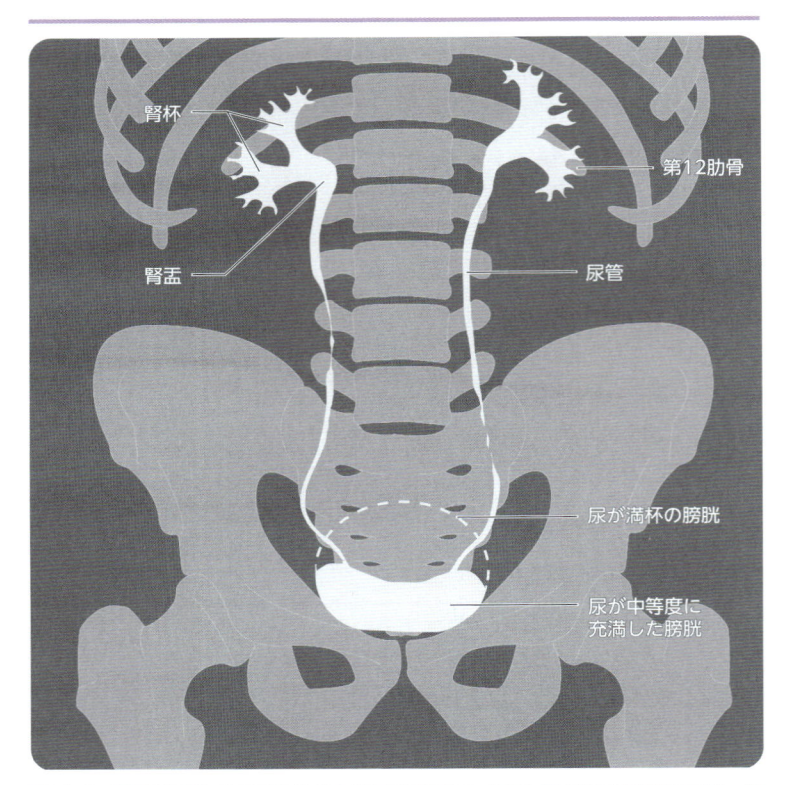

図10.8　腎盂X線像：造影剤静注後の簡易X線画像のイラスト図（静脈性腎盂造影像）。造影剤は腎小体でろ過された後、尿に現れる。イラストには腎盂、尿管、膀胱を描出してある。

- 腎盂からの起始部
- 総腸骨動・静脈との交差部
- 膀胱壁の貫通部

尿管の壁は次の3つの層からなる。

- 移行上皮でできた内側の粘膜層
- 筋層
- 結合組織でできた外膜

筋層のうち、尿管上部は脆弱な内側の縦走筋層（内縦層）と、外側の強靭な

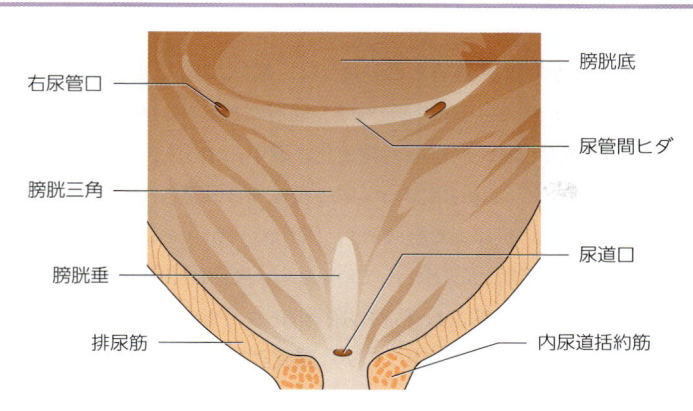

図10.9　膀胱三角： 膀胱三角（Trigonum vesicae）付近は粘膜と排尿筋が密に癒合しているため、尿管口および内尿道口は筋の作用でうまく閉鎖、開口される。

輪走筋層からなる。筋線維束は、筋細胞がさまざまに走行配列するためらせん状に並んでおり、尿管壁のこうした構造に起因して、尿管は大きく幅を広げることができるようになっている。尿管が蠕動すると、尿は少量ずつ（1分間に1～4回）膀胱に押し出される。

10.3.3　膀胱

　成人の膀胱は、腹膜下側（腹膜腔外、p.475「腹膜の位置関係」を参照）で小骨盤内にあり、恥骨結合の真後ろ、骨盤底上に位置する（**図10.8**）。側面と前面は疎性結合組織に囲まれ、そこを血管と神経が通る。膀胱体の上側はアーチ状（天蓋部）で、膀胱尖に向かって前上方向に伸びる。膀胱尖は、前腹壁に緩く固定されている。骨盤底側を膀胱底という。膀胱底は漏斗形で下に行くほど細く、膀胱頚から尿道に移行する（**図10.1**）。膀胱の大きさは尿の量に応じて変わる。

膀胱内の尿量が350mℓになると尿意促迫となるが、随意的にはその倍量を膀胱内に貯留できる。

膀胱の筋群と内面

　膀胱には、他の管腔器官と同じように、網状に走行する排尿筋（M. detrusor vesicae）という平滑筋でできた筋層がある（図10.1、10.9）。粘膜には移行上皮が付き、膀胱の容量変化に素早く対応できる。また上皮は、特殊な被蓋細胞（Crusta）によって尿の浸軟から保護されている。膀胱底の尿管口と尿道口の間にある膀胱三角（Trigonum vesicae）と呼ばれる領域では、粘膜が筋層と固く癒合しているため、表面が平滑である（図10.1、10.9）。左右尿管口の間には、粘膜の尿管間ヒダ（Plica interureterica）がある。膀胱三角の先端部は突出しており、膀胱垂（Uvula vesicae）と呼ばれる。その他の領域の粘膜は、膀胱の収縮・拡張状態に応じて膀胱内側に突出したヒダを形成する。

　膀胱三角の筋層は、尿管口および内尿道口の開閉に作用する。

尿管口の筋群

　尿管の外側筋線維は、尿管口をらせん状に囲む（図10.10）。筋線維束が収縮すると、尿管口が引き上げられて開口する（膀胱三角部の開口協力筋）。左右尿管口の間にある協力筋が尿管口を下方に引くと、尿管口は閉じる（膀胱三角部の閉口協力筋）。

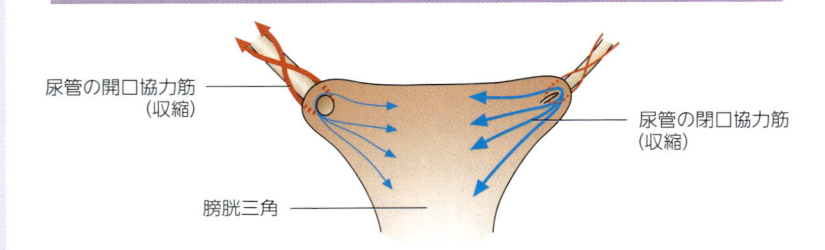

図10.10　尿管口の閉鎖機構：膀胱三角部の開口協力筋が収縮すると尿管口が開き、膀胱三角部の閉口協力筋が収縮すると尿管口が閉じる（赤色は開口協力筋線維、青色は閉口協力筋線維で、矢印は筋線維の牽引方向を示す）。

尿道口の筋群

膀胱頸の周囲には、膀胱の縦走筋層と輪走筋層の2層からなる不随意平滑筋層がある。この筋は、内尿道括約筋（M. sphincter urethrae internus）と呼ばれる（図10.9）。随意横紋筋層は、骨盤底筋である深会陰横筋（M. transversus perinei profundus）から分岐して尿道をらせん状に囲む筋線維からなる。この筋は外尿道括約筋（M. sphincter urethrae externus）と呼ばれる。

膀胱および尿道口の平滑筋は、自律神経系に支配される。交感神経からの信号が伝達されると、排尿筋（M. detrusor vesicae、膀胱の筋群）が弛緩し、不随意性である内尿道括約筋（M. sphincter urethrae internus）が収縮する。その結果、膀胱に尿がたまる（貯尿）。副交感神経からの信号が伝達されると、排尿筋（M. detrusor vesicae）が収縮し、平滑筋である内尿道括約筋（M. sphincter urethrae internus）が弛緩する。その結果、膀胱から尿が排出される（排尿）。

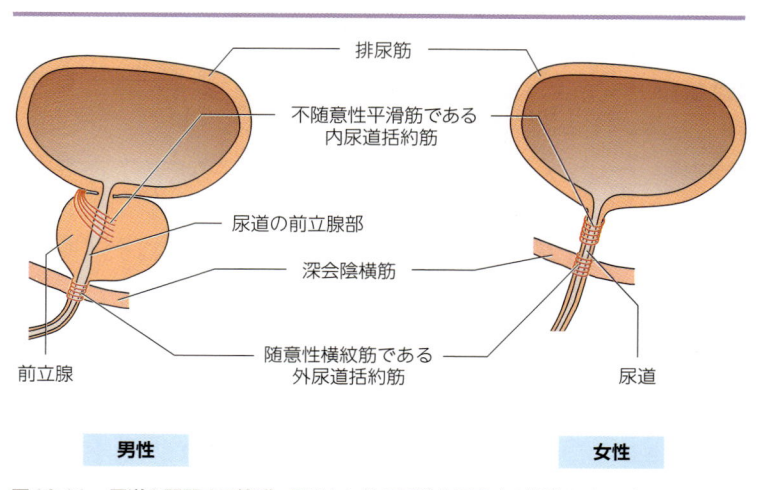

図10.11　尿道を開閉する筋群：男性と女性の尿道を開閉する筋群のイラスト

10.3.4 尿道

尿は尿道を通って膀胱から体外に排出される。男性と女性の尿道は長さが違うほか、男性では、同時に生殖産物の導管としての役割がある点で大きく異なる。

男性の尿道

男性の尿道は長さが20～25cmで、精管および生殖腺と合流して「尿—精液路」となる。男性の尿道は次の3つに区分できる(**図10.12**)。

- 前立腺部 (Pars prostatica)：長さ約3cmで、内尿道口から前立腺を貫くまでの領域

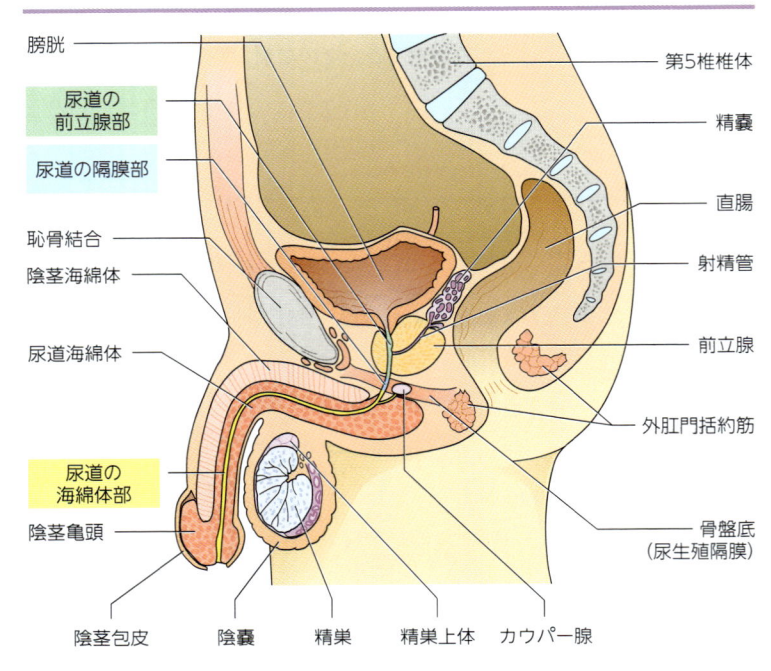

図10.12　男性の骨盤：男性の骨盤の正中矢状断面図

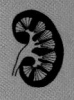

- 隔膜部(Pars membranacea)：非常に短く骨盤底を貫く狭窄部
- 海綿体部（Pars spongiosa）：尿道海綿体を貫通し外尿道口にいたる領域

前立腺部では、精管と精嚢が射精管(Ductus ejaculatorii、図11.1a)となって注ぐが、さらに前立腺管も注ぐ。隔膜部では、骨盤底の筋線維が随意性の尿道括約筋となる（上述参照）。海綿体部の起始部では、エンドウ豆大のカウパー腺が合流し、遠位に向かう途中で数多くの細い尿道腺が注ぐ（図10.12）。

尿道の粘膜には尿道稜（Crista urethralis）と呼ばれる縦ヒダが付いており、尿道閉鎖を補助する。前立腺部では、粘膜の移行上皮が尿道の多列円柱上皮に移行し、さらに陰茎亀頭（Glans penis）付近で重層非角質化扁平上皮に変わる。

女性の尿道

女性の尿道は長さ3～4cmと、男性の尿道よりも遙かに短い。骨盤底の真上に始まり、恥骨結合と膣の前壁の間を前方に向かう（p.545「女性の生殖器」と図11.8を参照）。尿道は下行して、陰核(Clitoris)の真後ろで外尿道口をなして膣前庭(Vestibulum)に開口する。

女性の尿道の粘膜には縦ヒダがあり、尿道管腔が狭い。その他にも粘膜結合組織には弾性線維網と静脈が絡み合い、クッションとなって尿道閉鎖に関わる。

要 約

泌尿器系

腎 臓

- 腎臓は主に次の3つの役割を担う(p.500)。
  - 物質代謝産物と有毒物質の排出
  - 体液の電解質濃度(酸塩基平衡)、水分平衡および浸透圧の正常維持
  - 循環調節と造血への関与(レニン、エリスロポエチン)
- 腎臓はインゲン豆の形状をした、重さ120～300gの臓器である(p.501)。脊柱左右の腹膜後隙にあり、左腎は脾臓の下側、右腎は肝臓の下側に位置する(p.501)。脂肪被膜と筋膜に覆われる。腎門には腎盂があり、脈管と神経がここから出入する。左右腎臓の上端にはそれぞれ副腎が乗る。
- 腎臓組織 (p.504) は、腎皮質 (Cortex renalis) と腎髄質 (Medulla renalis) で構成される。髄質には血管、ネフロン(腎臓の機能単位)および集合管が走行する。ネフロンは、腎小体(糸球体包および糸球体)と、それに属する尿細管(Tubulus)からなる。尿細管は集合管に注ぐ。集合管は皮質に始まり(皮質集合管)、髄質に至って(髄質集合管)腎乳頭に向かう。
- 腎皮質(p.504)は、約8mm幅の帯状部分で、線維被膜の直下にある。この皮質の中には腎小体(腎臓1個に付き120万個存在)、曲尿細管の主要部と中間部、髄放線状の皮質集合管がある。
- 腎髄質 (p.505) は10～12個の腎錐体からなる。腎錐体の底面は皮質の境界をなし、先端は腎乳頭を形成する。腎錐体から皮質に向かって髄放線が出る。腎錐体の間には、柱状の皮質が腎髄質深部に伸びる。腎髄質内には、直尿細管の主部および中間部、結合尿細管、髄質集合管が走行する。
- 左右腎臓は腎動脈 (A. renalis、p.506) を介して毎分心拍量の約20%を大動脈から得る。腎動脈は腎門の高さで5～6本の葉間動脈 (A. interlobaris)に分岐し、腎錐体の間を皮質に向かって走行して、さらに髄

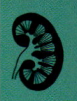

質と皮質の境界部で弓状に屈曲した後、弓状動脈（A. arcuata）となる。弓状動脈から葉間動脈が皮質に向かって分岐し、腎小体の糸球体はここから輸入管（Vasa afferentia）を介して血液の供給を受ける。血液はさらに輸出管（Vasa efferentia、p.506）を介して、腎髄質と腎皮質の両方に存在する毛細血管網に送られる。血液は最終的に大小の静脈に集まり、腎静脈（V. renalis）を介して下大静脈に注ぐ。

腎小体と尿フィルター

- 腎小体（p.506）はネフロンの先端にあり、尿フィルターを含む。このフィルターで血液から原尿がろ過される。フィルターは二重壁の容器である糸球体包と糸球体（Glomertilus）で構成される。糸球体毛細血管の間にはメサンギウム細胞がある。この細胞は支持細胞であり、食作用によって尿フィルターを清掃する。
- 腎小体には尿管極と血管極がある。血管極には輸入管が入り、輸出管が出る。尿管極では近位尿細管が起始する。尿フィルター（p.509）は総面積が約1㎡で、次の3層からなる糸球体ろ過関門を形成する。
  - 小孔の付いた毛細血管内皮細胞
  - 糸球体包の内壁（ろ過隙の付いた足細胞）
  - 内皮細胞と足細胞の間にある基底膜
- 糸球体ろ過機構（p.509）は、受動プロセスで、動脈血圧の高さ（80～200mmHgに自己調節）、フィルターの特性（機械的または電気的）、ろ過される分子の特性（大きさと電荷）に応じてろ過容量が変わる。
- 単位時間当たりに全糸球体がろ過する液体の容量を糸球体ろ過率（p.509）といい、120mℓ/分または＝180ℓ/日を標準値とする。
- 有効ろ過圧（p.510）は、糸球体毛細血管内の動脈血圧（48mmHg）、膠質浸透圧（20mmHg）、糸球体包内の静水圧（13mmHg）を基に算出され、48－20－13＝15mmHgとなる。
- 尿細管（Tubulus、p.510）は長さ数cmほどの単層上皮細胞でできた管構造で、次の4つの領域に区分される。

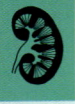

- 近位尿細管：まず屈曲し、その後まっすぐに伸びる主部
- ヘンレのループ：細い中間尿細管
- 遠位尿細管：まずまっすぐに伸びて、その後屈曲する中間部
- 短い結合尿細管

■ 尿細管は、結合尿細管から集合管（p.511）につながる。集合管は腎乳頭先端に開口し、腎盂に合流する。

尿細管の運搬プロセス

■ 腎小体でろ過された原尿（血漿の限外ろ過液、p.511）は、各尿細管領域を通過し集合管にいたるまでに濃縮されて（2次尿）、無機イオン、有機イオン、ブドウ糖、アミノ酸、小タンパク質分子、ビタミンなど特定物質のほか、特に水が再吸収され（2次尿として原尿の1%が排出される）、再び血液循環に戻される。一方、近位尿細管では、尿素、尿酸、クレアチニンをはじめとする物質が能動的に尿細管内部に搬出される。

■ 原尿の濃縮は、食塩（Na^+Cl）のナトリウムイオン（Na^+）再吸収に密接に連結する。Na^+はNa^+-K^+-ATPアーゼ（ナトリウム—カリウムポンプ、p.511）によって能動的に（すなわちATPを消費しながら）尿細管腔から再吸収される。その際、Cl^-と水も受動的に再吸収される。以上のことから、NaClの能動輸送が、腎臓の濃縮機構の機動力であるといえる。

■ 水の再吸収（p.512）は、2段階のプロセスで営まれる。まず水の60〜70%が近位尿細管とヘンレのループで再吸収され、残りが遠位尿細管（レニン-アンギオテンシン-アルドステロン系）と集合管（抗利尿ホルモン／バソプレシンの作用の下で）再吸収される。

■ 細胞外液の量とともに、血液の量は、主としてNa^+含有量で決まる。Na^+の放出量は、ホルモンによるレニン—アンギオテンシン—アルドステロン系（p.513）の管理の下、傍糸球体装置が作用して調節される。この作用系には次の3つの構造が含まれる。
  - 輸入管の管壁内にあるレニン産生細胞（p.513）

- 隣接し糸球体に属する遠位尿細管の壁内にある緻密斑（p.513）と化学受容器
- 血管極の糸球体外メサンギウム細胞(p.513)
■ 傍糸球体装置の作用は、全身反応と局所反応に分類できる。
■ 全身反応(p.513)：血圧が低下し（血漿量の低下など）、レニンが血中に放出される。レニンがアンギオテンシノーゲンをアンギオテンシンⅠに分解し、これが「変換酵素」であるアンギオテンシンⅡに変化する。アンギオテンシンⅡには、主として次の2つの作用がある。
  - 直接血管を狭窄して（血管収縮）、血圧を上昇させる。
  - アルドステロンを副腎皮質から放出させることで、特に遠位尿細管でNa^+-K^+-ATPアーゼを刺激し、水の再吸収を促進する。その結果、血液量が増大するとともに血圧が上昇する。
■ 局所反応（尿細管糸球体フィードバック調節機構、p.513）：遠位尿細管のNaCl濃度が高いと、緻密斑がこれを検知する。すると糸球体外メサンギウム細胞を介してレニンが放出される。レニンは、次のような全身反応の場合と類似する作用をもたらす。
  - 輸入管も含めて血管を収縮させ、糸球体ろ過率を低下させる。その結果、遠位尿細管のNaCl濃度が低下する。
  - アルドステロンを放出して、遠位尿細管内のNa^+再吸収を亢進させる。
■ 最終的な水搬出量（利尿）は、集合管内のホルモンによって調節される（p.514）。その際には抗利尿ホルモン（バソプレシン）が作用する。制御系では、視床下部の浸透圧受容器が、血漿の浸透圧濃度（特にNaCl濃度）を監視する。浸透しやすい粒子の濃度が上昇すると、視床下部で抗利尿ホルモン（ADH）が産生されて、これが神経下垂体を介して血中に放出される。ADHは集合管壁内の水の浸透度を上昇させて、集合管から細胞内腔へ、さらに細胞内腔から血中に受動的に水を流出させる。こうして尿は濃縮される（1日で15〜20ℓの水が再吸収されることになる）。

排尿路

- 腎盂、尿管、膀胱、尿道をまとめて排尿路(p.516)という。尿道を除き、排尿路の粘膜は移行上皮で覆われる。
- 腎盂(p.516)は短い漏斗状の管構造で、付随する腎杯には腎乳頭が突出する(3～8mℓの尿を集める)。
- 尿管(p.517)は、長さ約25cm、直径5mmの管状構造で、腎盂から膀胱に尿を運搬する役割を担う。平滑筋筋線維束がらせん状に走行するため、尿管は大きく拡張できる。尿管は1分間に1～4回蠕動し、尿を膀胱に向かって運搬する。
- 尿管には次の3ヵ所に生理学的狭窄部がある。ここには腎結石が詰まりやすい。
  - 腎盂からの起始部
  - 尿管と総腸骨動・静脈との交差部
  - 膀胱壁貫通部
- 膀胱(p.519)は腹膜腔外の小骨盤内にある管腔器官で、膀胱体(膀胱天蓋)、膀胱尖(前腹壁に固定)、膀胱底(骨盤底に隣接)、膀胱頸(尿道への移行部)からなる。膀胱の筋群(排尿筋、M. detrusor vesicae)は網状に走行する。内面は被蓋細胞という移行上皮で覆われて、尿で浸軟されないよう保護されている。膀胱三角(左右尿管口と尿道口が作る三角形の部位)の筋層は、尿管口を開閉させる協力筋であるとともに、膀胱頸付近の内尿道口も開閉する。壁内は不随意性の平滑筋である内尿道括約筋(M. sphincter urethrae internus)、壁外は随意性の横紋筋である外尿道括約筋(M. sphincter urethrae externus)が走行する。
- 男性の尿道は全長20～25cmで、次の3つの部分に分類される(p.522)。
  - 前立腺部(Pars prostatica)(p.522):前立腺内にあり、射精管と前立腺管が開口する。
  - 隔膜部(Pars membranacea)(p.522):骨盤底の高さの貫通部。随意性の尿道括約筋があり、カウパー腺が開口する。

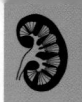

- 海綿体部（Pars spongiosa）（p.522）：最も長く、尿道海綿体内を走行し、外尿道口に開口する。
- 女性の尿道（p.523）は全長3〜4cmで、男性の尿道よりも明らかに短い。膣前庭に開口し、静脈叢が尿道を閉鎖するクッションのように広がる。

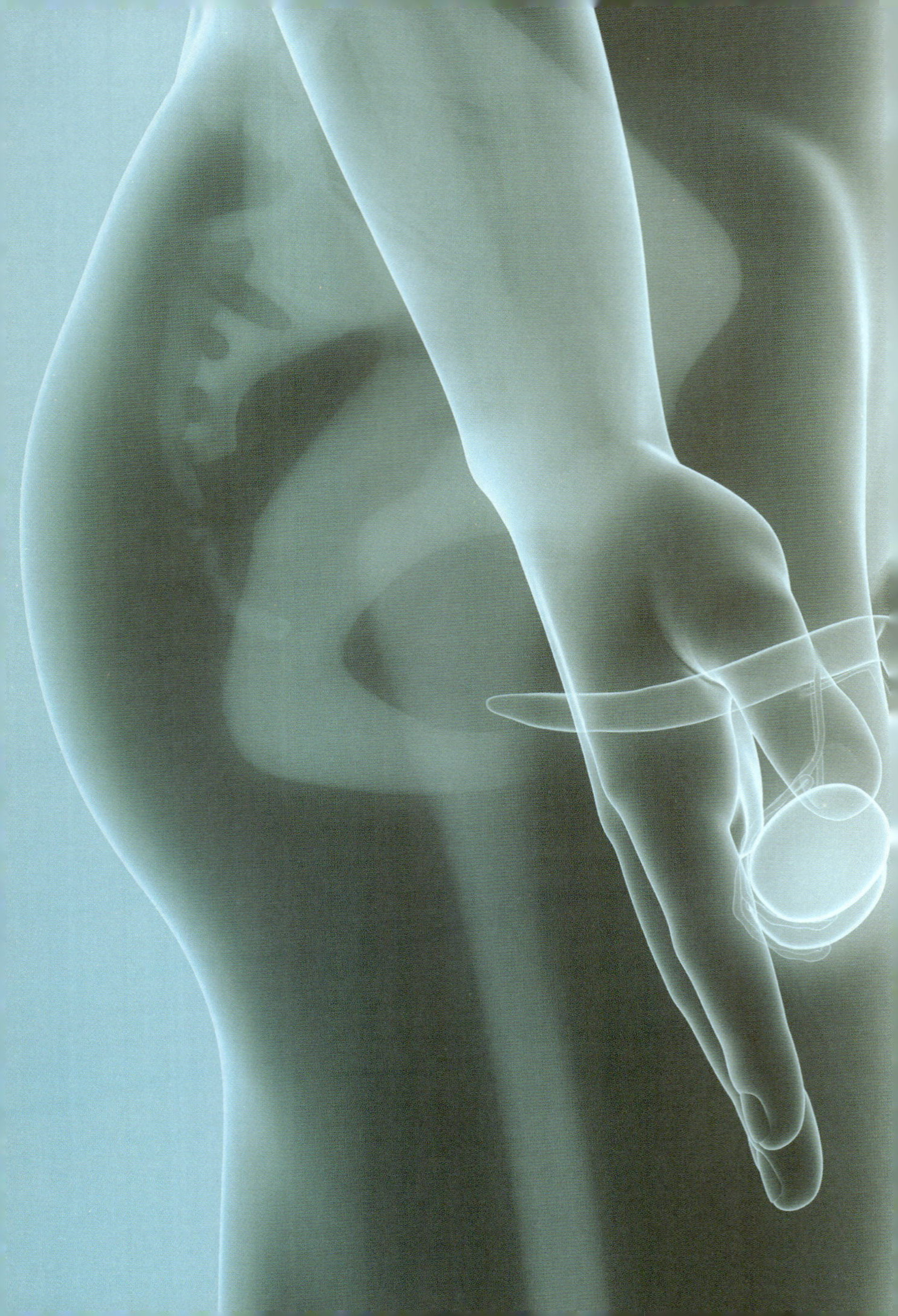

11　生殖器

11.1　生殖器の機能と構造 *532*

11.2　男性の生殖器 *532*
11.2.1　概要 *532*
11.2.2　精巣 *534*
11.2.3　精巣上体 *538*
11.2.4　精管 *539*
11.2.5　精囊 *539*
11.2.6　前立腺 *540*
11.2.7　尿道球腺（カウパー腺） *542*
11.2.8　射出精液の組成 *542*
11.2.9　不妊手術と去勢 *542*
11.2.10　男性の外生殖器 *543*
11.2.11　勃起 *544*
11.2.12　射精 *545*

11.3　女性の生殖器 *545*
11.3.1　概要 *545*
11.3.2　卵巣 *547*
11.3.3　月経周期 *553*
11.3.4　卵管 *554*
11.3.5　子宮 *555*
11.3.6　膣 *557*
11.3.7　女性の外生殖器 *558*
11.3.8　女性の乳房と乳腺 *559*

要約 *561*

11.1 生殖器の機能と構造

生殖器の役割は、生殖細胞の産生、受精および受精後の卵細胞の胚から胎児への成長の場を提供することにある。生殖器はその他にもホルモンを産生して、男女の外見的な性徴形成に関与する。

男女の生殖器には次の4つの器官が属する。

- 生殖腺（Gonada）：生殖細胞と性ホルモンを産生
- 生殖路：生殖産物の輸送器官
- 生殖腺：ここから出される分泌物によって卵細胞と精子の接合が助長される
- 外生殖器：交接に関与する

11.2 男性の生殖器

11.2.1 概 要

男性の生殖器は、発生段階で内生殖器と外生殖器に分かれる（図11.1a）。内生殖器には次の5つの器官が属する。

- 左右対の精巣
- 精巣上体
- 精管
- 精嚢
- 前立腺

外生殖器には次の器官が属する。

- 陰茎
- 陰嚢

精巣は生殖細胞と男性ホルモンを産生する器官で、そこから精子が出る。精子は、精細管系を通り精巣上体に輸送され、ここに貯蔵される。精子は鼡径管を貫通する精管を通って、前立腺の高さで尿道に入る。精管は尿道に合流する直前で、精嚢の導管と合する。前立腺の導管とカウパー腺の導管は、

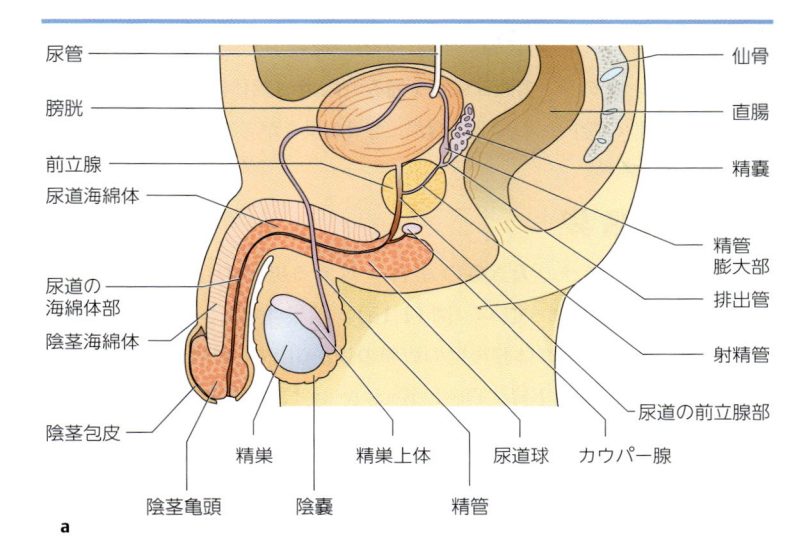

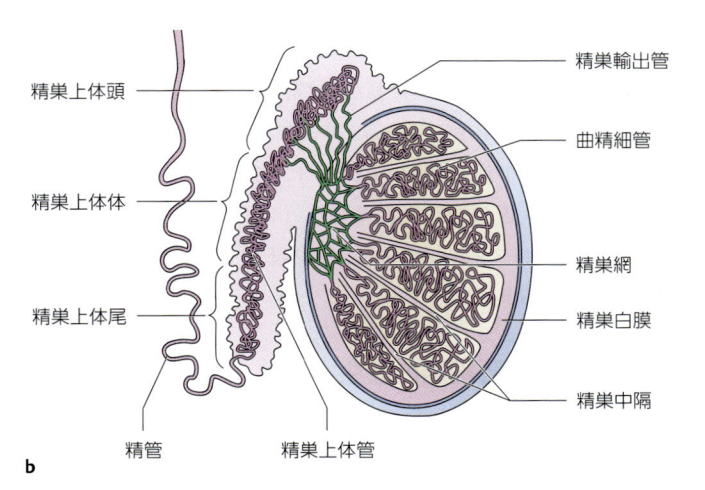

図11.1　男性の生殖器：男性の内外生殖器（矢状断面図のイラスト）
a 概観、**b** 精巣および精巣上体の細管

尿道に直接合流する。前立腺で産生される分泌物の作用の下で精子は運動能を獲得する。その後、精液は尿道を通る。尿道海綿体は、陰茎を直立させ（勃起）て、女性の膣内への挿入を容易にさせる働きがある。

11.2.2　精 巣

精巣はプラムほどの大きさの左右一対ある男性の生殖腺で、陰嚢（Scrotum）の中に収まっている（図11.1a）。精巣は本来、腹膜腔の後壁に発生し、胎児発生末期に体腔後壁の腹膜の袋から出て、鼡径管を通り陰嚢内に移動したもので（精巣下降、Descensus testis）、体幹外にあるため、体温によって精子の成熟が妨げられることはない。

精巣が腹膜腔または鼡径管の中に留まったものを停留精巣（Cryptorchism）という。

左右の精巣は、精巣白膜（Tunica albuginea）という強靭な膠原線維性の被膜に覆われている。この被膜からは精巣中隔（Septula testis）という結合組織性の薄板が内側に向かって伸びており（図11.1b）、精巣組織が200個を超える精巣小葉（Lobuli testis）に分割される。精巣小葉にはそれぞれ、2～4個の大きく屈曲した曲精細管（Tubuli seminiferi contorti）があり、その全長は350mにおよぶ。その上皮の中で精子が形成される（Spermatogenesis）（図11.1 b）。

テストステロン間質細胞の産生

精細管の間には間質細胞（ライディッヒ細胞　Leydig cell）という内分泌細胞があり（図11.2）、ここで男性ホルモン（主にテストステロン）が産生され血路に送られる。

テストステロンには次の5つの作用がある。
- 精子形成の促進
- 外生殖器の成長促進
- 性徴の決定

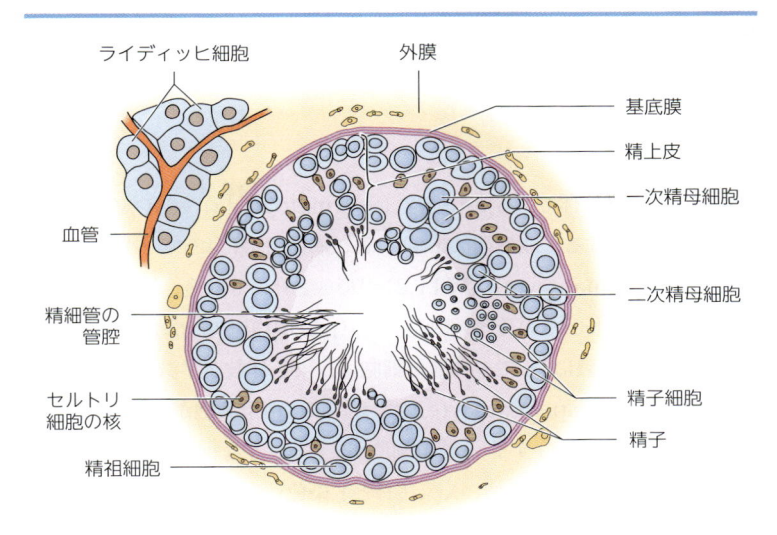

図11.2　精細管：曲精細管（Tubulus seminiferus contortus）の横断面

- 2次性徴（ひげの発毛、女性の乳房など）の発達への影響
- 物質代謝への同化作用

　ライディッヒ細胞におけるテストステロンの産生と精子の形成は、視床下部が放出ホルモンを介して調節する。このホルモンは腺下垂体でルトロピン（LH）とフォリトロピン（FSH）の産生を開始する。FSHは精細管の精子形成を直接促進し、LHはライディッヒ細胞を刺激してテストステロンを産生させる。こうして上昇した血中のテストステロン値は、フィードバック調節機構の一環で、再び視床下部―下垂体系に影響を与える（p.356「視床下部―下垂体系―フィードバック調節機構」を参照）。

精子の形成（Spermatogenese）

　精細管の壁は、基底膜の内側にある精上皮（図11.2）からなる。精上皮の中にはセルトリ細胞と呼ばれる支持細胞があり、その周囲に生殖細胞が埋め込まれている。精子形成は思春期に開始し、高齢になるまで続く。形成過程は、

細胞が精細管の辺縁から中心に向って移動する次の3つに分類される。
- 1. 増殖期
- 2. 成熟期
- 3. 分化期

増殖期には二倍体である精祖細胞（Spermatogonia）が有糸分裂して、精祖細胞を複製する。成熟期になると、再び有糸分裂によって一次精母細胞（Primary spermatocyte）（図11.2）が形成され、その後、第1減数分裂過程（相同染色体セットの分離）に移行する（p.26の第1項およびp.570の第2項を参照）。分裂によって一次精母細胞は、染色体数が半減した二次精母細胞（Secondary spermatocyte）となる。二次精母細胞がさらに第2細胞分裂（染色分体の分離）すると、精子細胞ができる。すなわち成熟期が終わると、1つの一次精母細胞から、X染色体とY染色体をそれぞれ1つずつ含む精子細胞が各2個、計4個できる（p.571を参照）。

分化期に入ると、精子細胞は精子（Spermatozoon、Sperm cell）という生殖細胞の輸送形に変わり、尾が精細管の管腔に向かって伸びる。

毎時約300万〜400万個の精子が精巣から精巣上体に移動する。秒単位では約1000個の精子が形成されるということになる。精細胞は計72日かかって形成される。

精子（Spermium）

> ***精子：** 精子は尾を持つ全長約50〜60μm（1120mm）の運動性のある細胞である。*

精子は長さ約4μm、幅2μmの楕円形の頭部と、長さ約60μmの尾部で構成され、全長にわたり軸糸（Axonema）が伸びる。頭には一倍体の細胞核と、先体（Acrosome）という帽状の構造がある（図11.3）。先体は酵素を含んでおり、その作用で精子は卵子の形質膜を通過できる（p.571「受精」を参照）。尾は、短い頚部、比較的太い中部、最も長い主部、終末部に区分できる。頚部

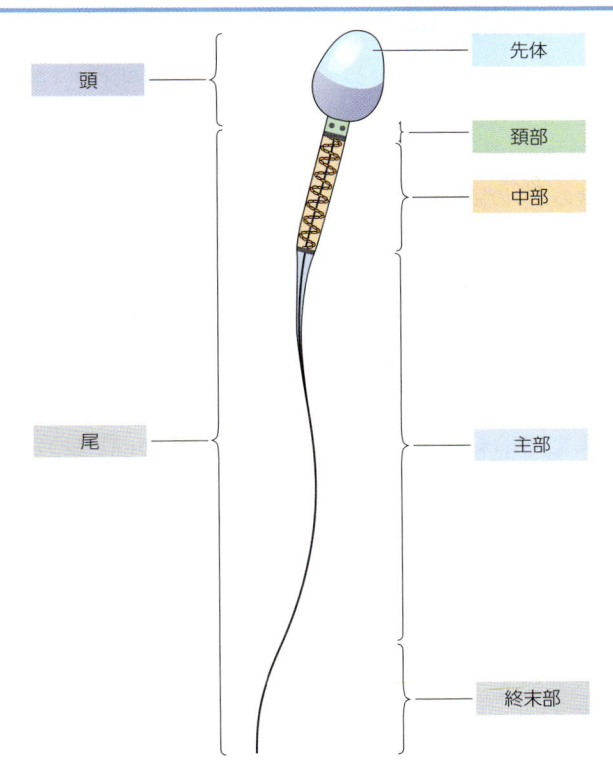

図中ラベル: 頭（先体、頚部）、尾（中部、主部、終末部）

図11.3　精子：精子の構造（約1650倍に拡大）

には中心小体があり、精子と卵細胞が接合し、軸糸が細胞核に固定された後に分裂紡錘体となる。中部には、軸糸開始部の周りに多数のミトコンドリアがらせん状に並び、運動のためのエネルギーを準備する。主部には軸糸が走行する。軸糸は終末部に向かって次第に消滅する。

　精子は尾を使って蛇行しながら、1分間におよそ3〜4mm前進する。精子は、子宮腔を通り、卵管を全長通過してようやく卵細胞に到達し受精できる。これには約1〜3時間要する。精子は卵管膨大部到達後、最長72時間（3日間）生存し、その間、受精が可能となる。

11.2.3 精巣上体

精子は、精巣網(Rete testis)という目の粗い空洞状の細管系を流体に乗って通り、精巣上体(Epididymis)に到達する。この精巣上体は、尻尾のような形で精巣に付く器官で、精子貯蔵庫の役割を担う(**図11.1b、11.4**)。精巣上体は、次の3つの領域に区分できる。

- 精巣上体頭
- 精巣上体体
- 精巣上体尾

精巣上体は、精巣輸出管(Ductuli efferentes)と、全長約5mの精巣上体管(Ductus epididymidis)で構成される(**図11.1b**)。精巣上体管は複雑に蛇行して、結合組織のように密着、一体化しているが、精巣上体尾で精管(Ductus deferens)に移行する(**図11.1b**)。

精巣上体管の上皮は、液体物質の大半を吸収する。さらに、精子の最終的な成熟と保護のために、精巣上体管内を酸性環境にする物質を分泌する。精

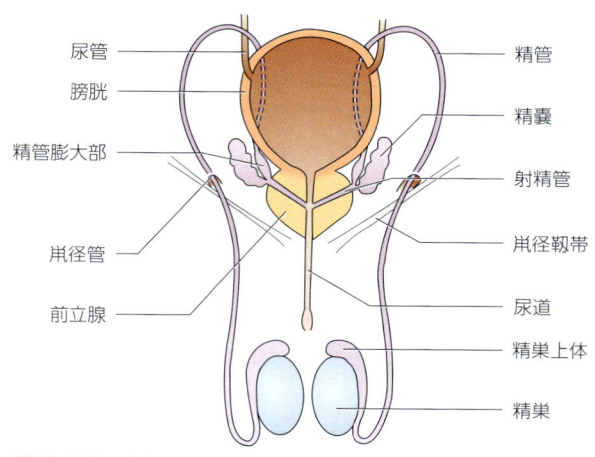

図11.4 精路: 精子の走行

子はアルカリ性環境の中でのみ運動できるため、この酸性環境では静止し、エネルギーを消費できなくなる。

精子が精巣上体を通過するためには、10～12日ほど要する。24時間以内に複数回射精すれば、精巣上体が完全に「から」になる。射精が長期間起こらなかった場合には、精巣上体尾で精子が分解されて、分解産物が上皮またはマクロファージに取り込まれる。

11.2.4　精 管

　精管は全長約50～60cmの器官で、射精された精子はここを通って運搬される（図11.4）。精管は、精巣まで伸びる脈管および神経とともに結合組織で束ねられて精索（Funiculus spermaticus）を形成する。精索は鼡径管を通って小骨盤にいたる。精管は末端にいくほど幅広の紡錘体で、広がった部分を精管膨大部（Ampulla ductus deferentis）という。膨大部には精嚢が開口し、射精管（Ductus ejaculatorius）となって前立腺（Prostata）を貫通し、尿道の前立腺部に合流する（図11.4、11.1a）。

　精管には厚さが約1.5mmの3層からなる平滑筋層がラセン状に並び、収縮時（射精時）に管腔を拡大すると同時に精管を短縮する。その結果、精子が精巣上体からうまく放出される。精管は硬いため、精索の中で容易に触知できる。

11.2.5　精 嚢

　左右の精嚢は、全長約10cmの大きな薄壁の管状器官で、膀胱の後側にあり直腸と境界をなす（図11.1a、11.5）。排出管（Ductus excretorius）は精管膨大部（Ampulla ductus deferentis）下側で精管に鋭角に開口し、そこから射精管（Ductus ejaculatorius）となって、前立腺をその後側から貫通し、尿道の前立腺部に合流する。

　精嚢という名称ではあるが精子が入っているわけではなく、タンパク質に富

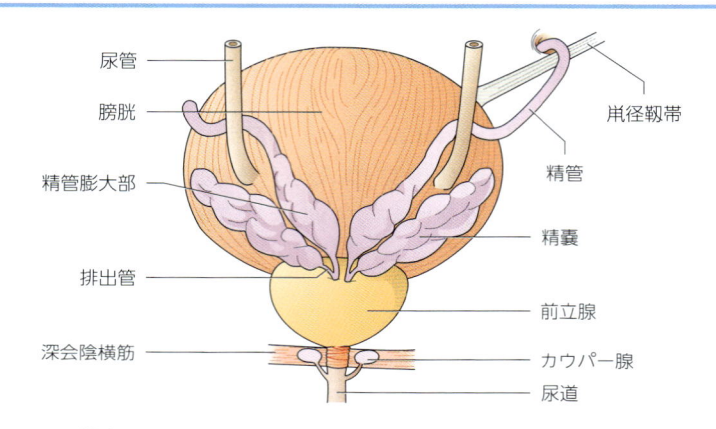

図11.5　精路：精路の走行

む弱アルカリ性の分泌物を産生し、精子が酸性の膣内でも運動できるようにしている。この分泌物はこの他にも単糖である果糖を含んでおり、精子が運動するためのエネルギーを供給する。

11.2.6　前立腺

　前立腺は形状と大きさが栗に似た器官で、尿生殖隔膜（Diaphragma urogenitale）と膀胱底の間に位置する（図11.1a、11.5）。後面は直腸と境界をなし、直腸からの指診で触れることができる（前立腺の直腸内指診）。前立腺は30〜50個の腺体からなり、小葉は強靭な結合組織包に囲まれる。導管は前立腺を垂直に貫通する尿道に注ぐ。前立腺の組織は主に平滑筋線維（線維筋性支質、Fibromuscular stroma）でできている。

　前立腺は、低粘性で栗に似た匂いのする弱酸性乳状混濁分泌物を産生する。この分泌物は、酸性ホスファターゼなど数多くの酵素や、免疫グロブリン、プロスタグランジンといった子宮を刺激する物質を含む。そのうちスペルミン（Spermine）は前立腺分泌物中のタンパク質の1つで、精子の運動性と受精能を高める。

精液が乾燥するとスペルミンが結晶化するため、法医学では膣内にその結晶があれば暴行の実証とする。

前立腺の腺組織は、およそ次の3つの領域に区分される(図11.6)。

- 辺縁領域(外腺)
- 中心領域(内腺)
- 尿道周囲領域：尿道粘膜直下にある領域

辺縁領域は前立腺被膜下にあり、腺組織の大部分を占める。この領域は、悪性腫瘍(前立腺癌)の好発部位である。前立腺癌は高齢の男性に最も多発する腫瘍である。尿道周囲領域内には、良性の前立腺腺腫が発生することが極めて多く、60歳以上の男性の罹患率は50％以上にのぼる。前立腺腺腫になると、尿道が狭窄し、その結果、排尿困難を呈する。

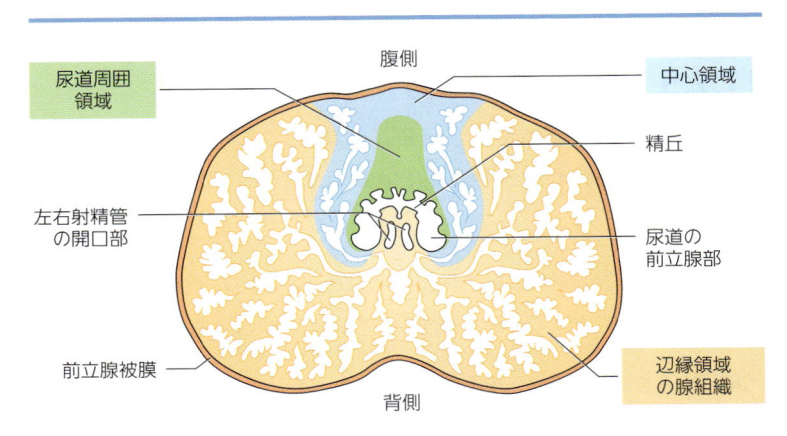

図11.6　前立腺：前立腺の水平断面図

11.2.7 尿道球腺（カウパー腺）

エンドウ豆大の左右のカウパー腺は、尿生殖隔膜（Diaphragma urogenitale）の肛門挙筋内にあり、導管が尿道の海綿体部（Pars spongiosa）に開く（図11.1a、11.5）。分泌物は弱アルカリ性で、射精の前に放出され、尿道の酸性環境を中和する。

11.2.8 射出精液の組成

射出精液は、主に前立腺（25%）と精嚢（75%）から分泌される。精液は全体として弱アルカリ性で、膣内の酸性環境から精子を保護する。

> *正常の射精液（Normozoospermia）／精子過少症（Oligozoospermia）／無精子症（Azoospermia）：3日間の禁欲すると、約3～6mℓの精液が射精される。精液1mℓ当りには、8000万～1億個の精子が含まれる。1mℓ中の精子数が2000万個までが、正常（Normozoospermia）とされる。射出精液中には、通常、未熟または奇形の精子が10～20%含まれる。精液1mℓ当りの精子数が2000万個以下であるものを精子過少症（Oligospermia）という。射精精液中に精子がまったくないものを無精子症（Azoospermia）という。*

11.2.9 不妊手術と去勢

悪性精巣腫瘍の治療などで、外科的介入によって左右精巣を除去することを去勢という。去勢すると生殖不能になるだけではなく、深刻なホルモン障害が発現する。

骨端成長が終了する前に去勢すると、宦官様巨人症となり、性成熟期開始前に去勢すると、これに加えて変声や男性の第2次発毛が起こらない。

精管のみを切除する介入を不妊手術という。不妊手術ではホルモン系は温存されるため、性欲や生殖能力は維持される。

11.2.10 男性の外生殖器

男性の外生殖器は、次の2つの器官で構成される。
- 陰嚢（Scrotum）
- 陰茎（Penis）

どちらも腹壁につながる。

陰嚢（Scrotum）

体腔の外にある陰嚢の中には精巣が入っている。陰嚢内の温度は、腹膜腔内の体温よりも約3℃低いが、この温度差は、最適な精子形成のためににに欠かせない条件である。陰嚢の皮膚には肉様膜（Tunica dartos）という多数の平滑筋細胞が走行しており、皮膚表面にしわを寄せたり伸ばしたりして表面積を変えることで温度を調節をしている。

陰茎（Penis）

陰茎は骨盤底と左右恥骨枝に固定された陰茎根と、末端に陰茎亀頭（Glans penis）を持ち運動自由な陰茎幹に区分される。陰茎の皮膚は陰茎表面を自由に移動でき、亀頭を覆うように陰茎包皮（Praeputium）が付く（**図11.1a**）。この包皮の開口が狭小であるものを包茎（Phimosis）という。

陰茎は交接器官であり、次の3つの海綿体によって勃起できるようになっている（**図11.1a、11.7**）。
- 左右対の精巣（Corpus cavernosum penis）
- 不対の尿道海綿体（Corpus spongiosum penis）

尿道海綿体は、尿道を囲み陰茎の下側を走行する。後部は膨大して尿道球（Bulbus penis）となり、前部は陰茎亀頭で終わる（**図11.1a**）。尿道球は、左右から伸びて中央で癒合する球海綿体筋（M. bulbospongiosus）で覆われる。この筋は、尿道から尿を押し出す際に作用する。陰茎背には、陰茎中隔（Septum penis）と呼ばれる結合組織性の隔壁で分離された左右の陰茎海綿体が走行する。陰茎海綿体は、2つの陰茎脚で恥骨下枝に固定されている。3つの海綿体はどれも、精巣白膜（Tunica albuginea）と呼ばれる1〜

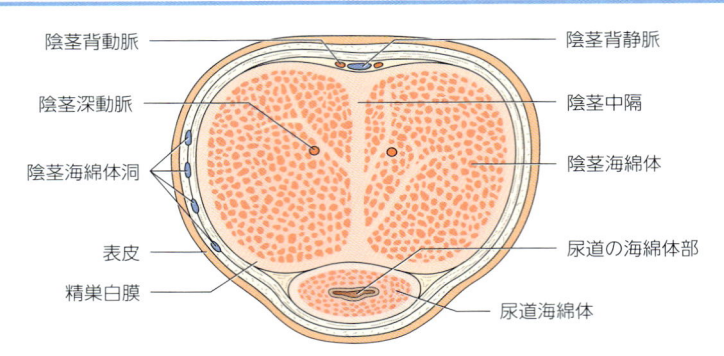

図11.7　陰茎：陰茎の横断面図

3mm厚の強靭な膠原線維性の被膜に包まれている(**図11.7**)。

陰茎の微細構造

　陰茎の微細構造は、海綿体の血管腔を特徴とする(**図11.7**)。左右対の陰茎海綿体は、膠原線維束と弾性線維結合組織からなり、内皮細胞に覆われたスポンジ状の構造物である。間質は血液が充満していないときは亀裂のように細いが、充満すると直径が数mmにも達する。反対に尿道海綿体は、大部分が密な静脈叢で満たされる。

　左右の陰茎海綿体には、それぞれ中央部に陰茎深動脈（A. profunda penis）が通り、ラセン動脈と呼ばれる分枝がラセン状に走行する。ラセン状動脈は盲端となった海綿体洞に開口している。海綿体洞からは導出静脈が起始し、強靭な被膜を貫通して、一部は陰茎背静脈（V. dorsalis penis）に合流する。

11.2.11　勃起

　勃起は次のプロセスで起こる。まず、ラセン動脈が開いて血液が流入し精巣白膜が緊張する。同時に強靭な被膜を通る導出静脈が圧迫されて血液が流出できず、流入する血液が多くなる。そのため陰茎海綿体が非常に硬くな

る。陰茎は次のプロセスを経て弛緩する。まずラセン動脈が閉じて、精巣白膜が弛緩する。その結果、静脈に流入する血液量が増す。

勃起が起こると、尿道海綿体の静脈叢には血液が充満してくるが、血液はいつでも流出できる。そのため、尿道海綿体は腫大しても比較的柔軟で、精液の尿道輸送は妨げられない。

11.2.12　射 精

勃起と射精は一対のプロセスで、自律神経系によって調節されている。勃起は副交感神経の作用で起こり、射精は交感神経によって誘発される。

射精時には、まず平滑筋性である前立腺筋、精囊、精管が収縮し、膀胱頚が閉鎖する。尿道後側の前立腺部内に精液が射出（Emission）され、骨盤底筋群が突然収縮する。その結果、瞬発的に精液が尿道開口部から射出される。

11.3　女性の生殖器

11.3.1　概 要

男性と同じように、女性でも生殖器は内外に分類される（図11.8、11.14）。内生殖器は小骨盤内にあり、次の4つの器官が属する。

- 左右卵巣
- 左右卵管
- 子宮
- 膣

外生殖器は次の5つの器官に分類される。

- 大小陰唇
- 陰核
- 膣前庭
- 前庭腺

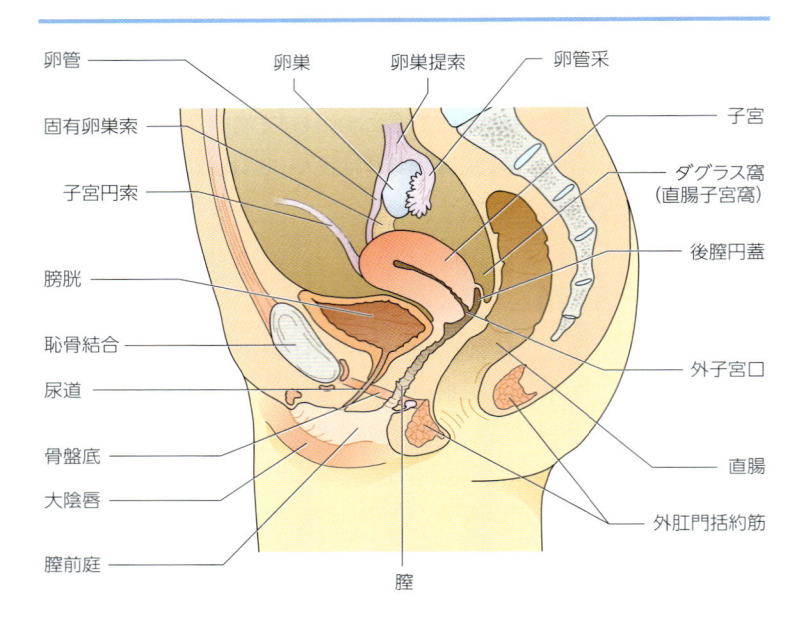

図11.8 女性の骨盤：女性の骨盤正中断面のイラスト

■ 乳腺

　女性の卵巣では卵細胞が周期的に成長し、排卵後、卵管内に吸入される。卵管膨大部で受精が起こると、初期胚は流体によって子宮に運ばれ、ホルモンによって形成された粘膜に着床する。初期胚は受精から数日後には、下垂体に妊娠の信号を出す。下垂体は卵巣のホルモン産生を促し、このホルモンの作用の下で子宮内膜が数ヵ月間維持される。子宮筋層は、胚の成長に合わせて肥厚する。その後、胎児部と母体部からなる胎盤が形成され、胎盤を介して初期胚に栄養と酸素が供給される。分娩時には子宮筋層が反復収縮し（陣痛）、胎児は産道を通って娩出される。胎盤は後産として粘膜から剥離する。

11.3.2　卵 巣

卵巣は精巣と同じように腹膜腔後壁に位置し、成長とともに小骨盤方向に下降する(卵巣下降)。下降後は、大小骨盤境界部、すなわち総腸骨動脈(A. iliaca communis) が外腸骨動脈と内腸骨動脈 (A. iliaca externa、A. iliaca interna) に分岐する部位に留まる。

卵巣は、靱帯構造である卵巣提索（Lig. suspensorium ovarii）で骨盤壁と、固有卵巣索（Lig. ovarii proprium）で子宮と結合し（図11.8、11.13a）、卵巣間膜（Mesovarium）を介して、子宮広間膜（Lig. latum Uteri）に可動的にぶら下がっている（図11.13）。卵巣は、形状も大きさもアーモンドとほぼ同じで、重さは片方10〜14gほどである。

卵細胞の成熟と貯蔵のほか、ホルモンを分泌し、血路を介して子宮と膣の間の相互関連を調整する(エストロゲン、プロゲステロン)。

卵巣の微細構造

卵巣は、卵巣皮質と卵巣髄質に分けられる。卵巣髄質には、卵巣間膜を通って卵巣に入る血管が走行する（図11.9）。生殖可能な年齢に達した女性の成熟した卵巣の卵巣皮質には、表面直下に次の構造が見られる。

- さまざまな成熟段階にある卵胞(一次、二次、三次卵胞、グラーフ卵胞)
- 退化中の卵胞(閉鎖卵胞、Atretic follicle)
- 正常であれば、黄体（Corpus luteum）と、白体（Corpora albicantia）と呼ばれる黄体の退化残留組織(図11.9、11.10)。

卵子発生(Oogenesis)と卵胞の成熟

卵細胞の形成は、精子形成と同じように増殖期と成熟期に分けられる。分化期はない。

高齢になるまで継続する男性の精子形成とは異なり、女性の卵細胞は、出生時点ですでに卵巣内で増殖期が完了している。

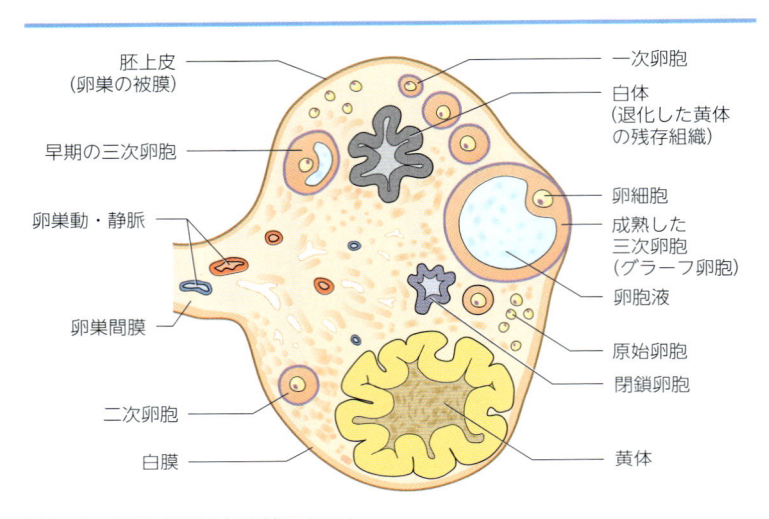

図11.9　卵巣：卵巣の矢状断面イラスト

　卵祖細胞(Oogonia)は胎児期末期に一次卵母細胞(Primary Oocyte)となり、第1分裂前期に入る (p.25「減数分裂」を参照)。卵細胞は、思春期開始または破壊されるまでこの段階に留まる(ディクティオテーン期または網糸期)。性成熟期に入り卵細胞が成熟すると(卵胞の成熟)(**図11.10**)、一次卵母細胞は第1減数分裂を完了し、その直後に排卵が起こる。この分裂では、1組の染色体を持ち大きさの異なる2個の卵細胞ができる(二次卵母細胞1個と第1極体、p.570「生殖細胞」を参照)。

　二次卵母細胞は排卵後、第2減数分裂を開始し、受精する前に分裂を完了する。第2減数分裂によって染色体が分離して、卵子(Ovum)と第2極体となる(p.570「生殖細胞」を参照)。

　卵胞の発育は成熟過程を経てなされる。卵細胞(一次卵母細胞)は、卵胞上皮細胞に包まれて栄養される。この一次卵母細胞を覆う上皮細胞(卵胞上皮)の種類に応じて、卵胞は次の4つに分類される(**図11.9、11.10**)。

- 原始卵胞
- 一次卵胞

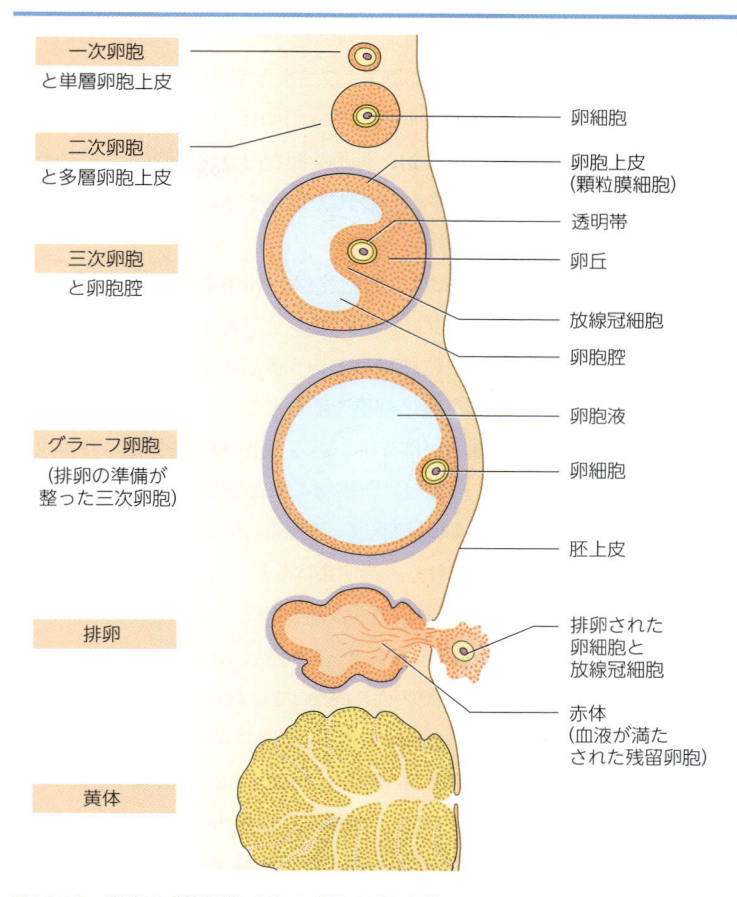

図 11.10　卵胞の成熟段階： 卵胞の成熟、排卵、黄体

- 二次卵胞
- 三次卵胞

　出生時点で、両卵巣には100万個の一次卵胞が存在するが、思春期までにその大半が退化する（卵胞閉鎖、Follicular atresia）。思春期に入ると残存する一次卵胞の一部が二次卵胞に成長し、そのうちいくらかが月経周期毎に失われ、残るわずかの卵胞が三次卵胞に成長する。

排卵(Ovulation)

　卵胞上皮は、一次卵胞から二次卵胞および三次卵胞に成長する過程で分裂し、下垂体が分泌する卵胞刺激ホルモン、フォリトロピン(Follitropin)の作用下で重層化する(図11.10、11.11)。卵胞を囲む内分泌細胞は、エストラジオールなど女性ホルモンを産生する。こうしたホルモンは血路を通って子宮にいたり、粘膜を増成する(増殖期)。

　三次卵胞(図11.10)の内側には、卵胞腔(Antrum folliculare)がある。卵胞腔は、ヒアルロン酸およびプロテオグリカンを含有する卵胞液(Liquor follicularis)で満たされ、顆粒膜細胞という多層の卵胞上皮によって内面が覆われる。顆粒膜細胞が卵母細胞を囲むところは、卵丘(Cumulus oophorus)という顆粒膜細胞が作る丘となる。卵母細胞を囲むこの顆粒膜細胞は、放線冠を形成する。放線冠は卵細胞に栄養を供給する細胞で、ギャップ結合で卵細胞と結合する。卵母細胞は、透明帯(Zona pellucida)という自家製の糖タンパク質層で囲まれる。透明帯は受精(p.571)および胚の初期発生段階である卵割(p.575)で重要な役割を担う。

　月経周期の中盤になると、成熟したグラーフ卵胞(Graafian follicle、排卵の準備ができた三次卵胞)が卵巣表面に向かって移動し、卵胞液の圧力および酵素の作用によって卵巣から放出される。これを排卵(Ovulation)という。流出する卵胞液は、卵細胞と、放線冠(Corona radiata、図11.10)という卵細胞の周囲の卵胞細胞の一部を、卵管采(Fimbriee tubae uterinae)から卵管に向かって押し流す。卵管采は、卵管先端部にあり、排卵時に卵管を線毛で覆う突起状構造である。卵細胞は卵管に吸引されて卵管膨大部(Ampulla tubae)に運搬される。ここでは受精も起こる(図11.13)。12時間以内に受精しなければ、卵胞は退化する。

黄体(Corpus luteum)

　卵巣に残った卵胞上皮は、下垂体から放出される黄体形成ホルモン(LH、ルトロピン)の作用で数日以内に黄体(Corpus luteum)となり、黄体ホルモン(プロゲステロンなど)の産生を開始する(図11.10、11.11)。黄体ホル

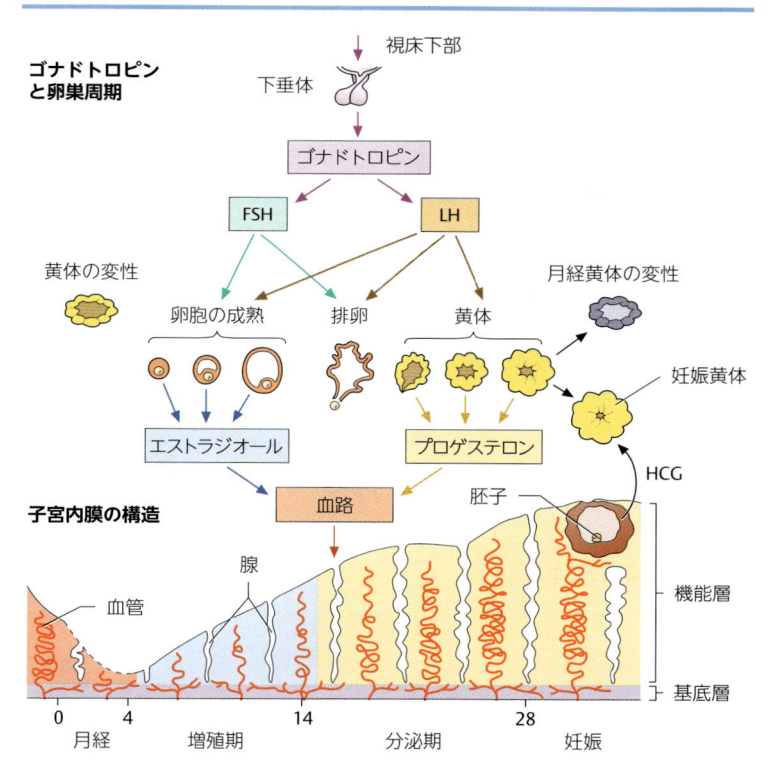

図11.11　ホルモンによって調節される女性の月経周期：卵巣周期と子宮内膜の変化。卵巣内では、下垂体前葉ホルモンである卵胞刺激ホルモン (FSH) および黄体形成ホルモン (LH) の作用下で、卵胞の成長、排卵、黄体形成が営まれる。エストラジオールおよびプロゲステロンという卵巣ホルモンが、血路を介して子宮内膜に働きかける。エストラジオールの作用で子宮内膜が厚くなり、子宮腺（粘液を分泌する管状腺）が発達する（増殖期）。子宮内膜は、排卵後に黄体で産生されるプロゲステロンの作用で、胚着床ができる状態となる（分泌期）。子宮腺の長さはこの段階で最長となり、機能層も最も高くなる。妊娠すると、着床した胚からヒト絨毛性ゴナドトロピン (humanes Choriongonadotropin、HCG) が産生され、このホルモンが黄体を刺激してプロゲステロンを分泌させる（妊娠黄体）。

モンは子宮内膜に作用して、受精卵の着床に備える（分泌期）。受精した場合には、数日後に胚がヒト絨毛性ゴナドトロピン（HCG）を産生しはじめる。このホルモンも黄体を刺激してプロゲステロンを分泌させる。黄体は妊娠黄体（Corpus luteum graviditatis）となり、胎齢4ヵ月あたりまでその役割を果たす。その後は退化し、胎盤が黄体の機能を引き継ぐ。

卵巣内で起こるプロセス

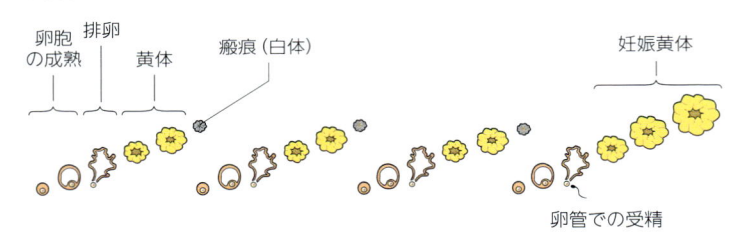

子宮内膜で起こるプロセス

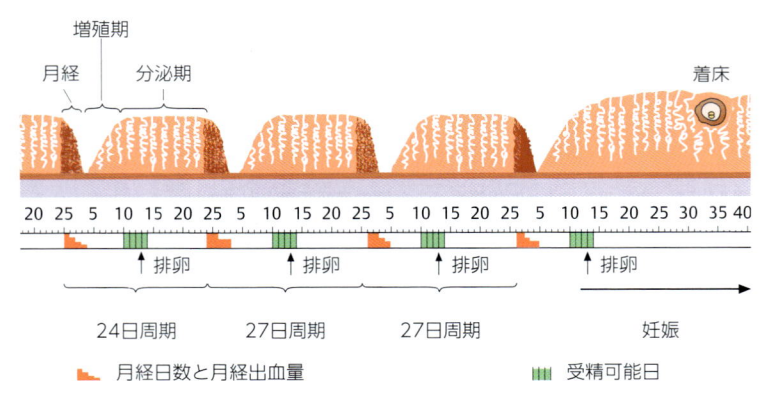

図11.12　卵巣周期と月経周期： 卵巣および子宮内膜に見られる周期的な変化の簡易表。受精可能日を算定する際には、男性の精子が女性の卵管内で最大72時間（3日間）生存できることを考慮に入れる。これとは異なり、卵細胞が受精できるのは、排卵後12時間、最大24時間である。このことを鑑みると、受精可能日は排卵のおよそ3日前から最大1日後までとなる。排卵時、体温は平温よりも0.5〜1℃上昇する。体温は、朝目覚めた時点に、舌下または膣内で5分間計測する。この体温を基礎体温といい、卵巣機能の異常の有無を知ることができるほか、周期の中ほどで排卵が起こることがわかる。

受精が起こらなかった場合は、黄体はホルモン産生を約2週間で停止する（月経黄体、Corpus luteum menstruationis）。これによって血中プロゲステロン値が減少すると、子宮内膜が剥離して月経出血が開始するとともに、粘膜が剥離する（月経期、図11.12）。

11.3.3　月経周期

性成熟期間中、卵巣周期に従い子宮内膜内で周期的な変化が起こり、定期的に粘膜が剥離する（月経出血）。月経周期は、10～15歳に開始する（初経）。

> **更年期(Climacterium)：** 50歳前後には月経は終了するが（閉経期）、その前、47歳前後に月経周期が不規則になる期間（閉経前期）がある。この期間中は、ホルモン分泌量の変動などで、一連の精神的および身体的な苦痛を伴う（顔面潮紅、うつ状態など）。閉経後も低量のエストロゲンが分泌されつづけるため、こうした不安定な期間は継続する（閉経後期）。閉経前期、閉経期、閉経後期をまとめて更年期という。

更年期中は、卵巣におけるホルモン産生量が漸減し、卵胞の成長および排卵が起こらなくなる。また子宮内膜も次第に薄くなる。

月経周期は3期に分けられ、平均約28日を1周期とする。ただし日数は前後することが少なくない（図11.12）。月経出血の第1日目を月経周期の第1日目とみなす。月経周期は次の3期に分けられる（図11.11）。

- 1. 月経期（剥離期）：1～4日目
- 2. 増殖期（卵胞期）：5～14日目
- 3. 黄体期（分泌期）：15～28日目

排卵日（28日周期の場合は14日目）に、増殖期から分泌期に移行する。分泌期は周期日数が前後しても、必ず約14日間継続するため、排卵日もこれに応じて前後する。

子宮内膜が剥離し月経出血が起こるのは、妊娠しないと13～14日後に黄

体が退化し、プロゲステロンが分泌されなくなるためである。出血と同時に、一時的に血小板数が減少し、血液凝固能が低下する。その直後に、残った基底層から粘膜が再生し始める（図11.11）。

次の増殖期になると、子宮内膜が厚くなり、子宮内膜腺が増殖する。このプロセスは、卵巣で成長する卵胞が産生し、血路を介して子宮内膜に到達するエストロゲンの作用で起こる。増殖期は14日目に完了し、同時に排卵が起こる。

次の分泌期になると、黄体から分泌されるプロゲステロンが作用し始めて、子宮内膜に初期胚が着床できるよう準備する。この期間に内膜腺が最長となり、粘稠な分泌物を産生する。排卵後はプロゲステロンの作用で体温が0.5〜1℃上昇する。

11.3.4 卵 管

卵管は全長10〜15cmの管状器官で、卵管間膜（Mesosalpinx）によって子宮広間膜（Lig. latum uteri）に固定されている（図11.13、11.14）。卵巣の高さで、卵管采（Fimbriae tubae uterinae）という房の付いた漏斗状の開口部に始まり、子宮の卵管角で子宮（Uterus）に注ぐ。卵管は、子宮近くの卵管峡部（Isthmus tubae）と、それよりも外側にあり受精が営まれる卵管膨大部（Ampulla tubae）に分けられる（図11.13a）。

卵管の粘膜表面は、縦走する多数のヒダによって著しく拡大している。粘膜には単層線毛上皮と、周期的に粘性分泌物を産生する多数の腺細胞が含まれる。線毛上皮には動毛が付いており、子宮方向への流れを作る。精子はこの流れに逆らって卵管内を進まなければならないが、受精後は受精卵が子宮に容易に運搬される。初期胚は、卵管の筋群による蠕動運動の力で卵管内を4〜6日かけて進む。

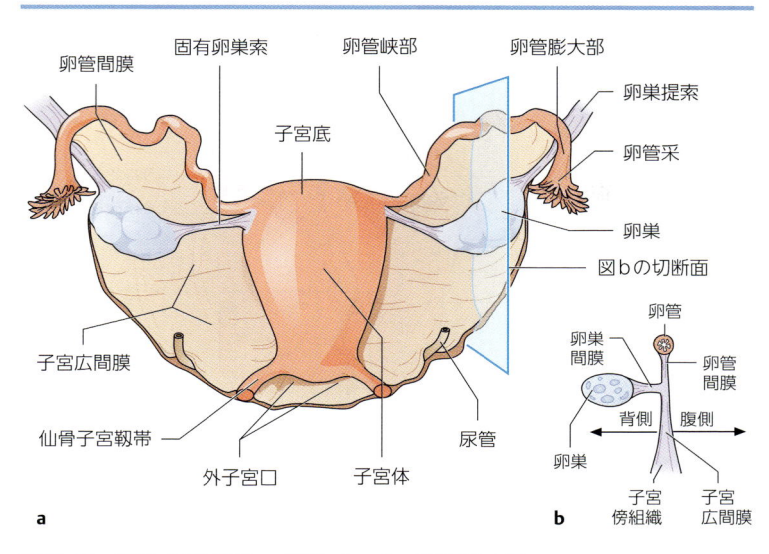

図11.13　子宮、卵管、卵巣：a 後面、b aの一部断面拡大図

11.3.5　子　宮

　子宮は妊娠中に接合子を成熟させる場である。洋ナシに似た形状と大きさで、膀胱と直腸の間にある（**図11.8**）。子宮は次の3つの部位に分けられる（**図11.13a、11.14**）。

- 子宮体（Corpus uteri）
- 子宮底（Fundus uteri）：左右卵管開口部の間に位置する
- 子宮峡部（Isthmus uteri）：子宮体から子宮頸（Cervix uteri）への移行部に位置する

　子宮頸部は輪状で、後方下方で膣円蓋と境界する。子宮頸は膣に向かって突出した、膣上皮で覆われた膣部（Portio vaginalis）があり、そこには外子宮口（Ostium uteri externum）と呼ばれる開口部がある（**図11.14**）。

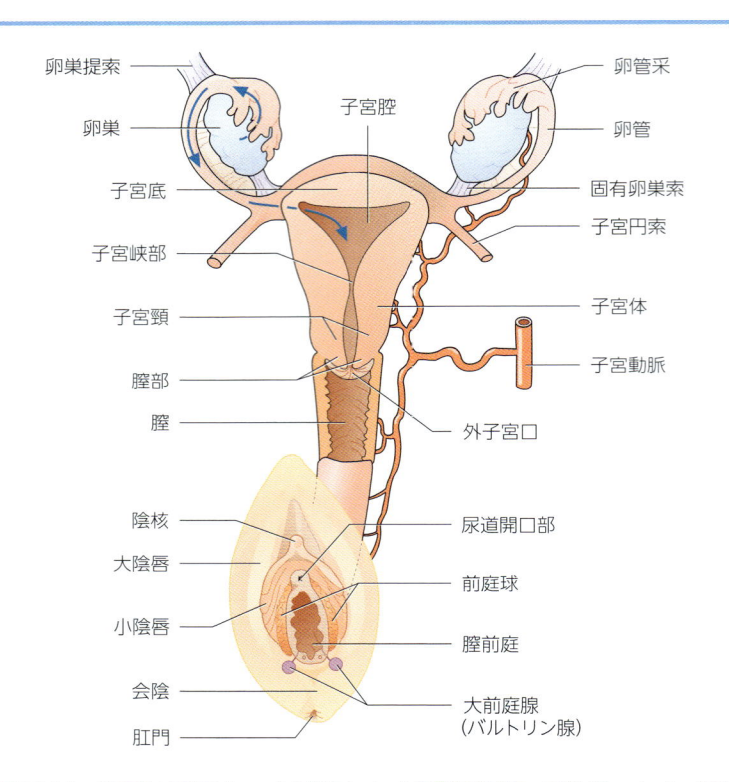

図11.14　生殖器：子宮（Uterus）と膣（Vagina）の前額断面図。卵巣（Ovarien）、卵管（Tubae uterinae）、外生殖器（青色の矢印は卵巣から子宮までの卵の通路）を示す。

　子宮腔（Cavitas uteri）は亀裂のように狭い部分で、子宮内膜で覆われる。子宮の壁層は筋層（Myometrium）で、頚部では外側に向かって広がり、厚さは最大2cmにおよぶ。さらに子宮体と子宮底（Fundus Uteri）は子宮外膜（Perimetrium）で覆われる。子宮の側面にあるこの外膜には結合組織が入る空間があり、この結合組織を子宮傍組織（Parametrium bezeichnet）という。この中には尿管や子宮に伸びる脈管（子宮動脈など）といった重要な器官が収められている（**図11.15**）。

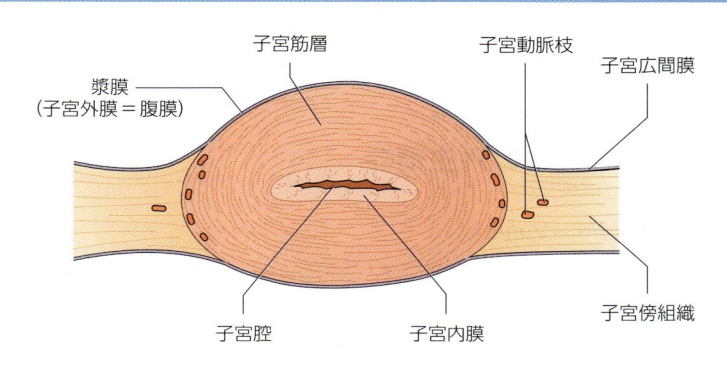

図11.15 子宮：子宮体の高さで切断したヒトの子宮の横断面

　子宮内膜は周期に応じて厚さが2～8mmの間で変動する。上皮は単層である。粘膜結合組織内には多数の管状腺があり、導管を伸ばして子宮腔に開口する。子宮内膜は、次の2つの層に分けられる。
- 基底層（Stratum basale）：筋層に隣接
- 機能層（Stratum functionale）：基底層を覆う層（**図11.11**）

　子宮内膜は周期的に厚さが変わるが、変わるのは主に機能層の厚さである。

11.3.6　腟

　腟は、全長約10cmの壁の薄い管で、筋層はほとんど発達していない（**図11.8、11.14**）。盲端部は子宮腟部を囲み、腟円蓋を形成する。腟口は腟前庭に開く。上皮は重層扁平上皮で、周期的変化が見られる。月経期には上皮細胞が次第に剥離するとともに、グリコーゲンレベルが著しく上昇する。子宮頚腺の粘液と、剥離した上皮細胞は、酸性の腟分泌物となる。このように腟内が酸性（pH4～4.5）を呈するのは、腟内には通常デーデルライン杆菌（Döderlein bacillus、アシドフィルス菌［Lactobacillus acidophilus］と同一であると考えられている）という乳酸菌が存在し、これが剥離した上皮細

胞のグリコーゲンを乳酸に分解するためである。膣内に存在するこの生理的寄生菌は、細菌や病原体が侵入するのを有効に防いでいる。

11.3.7　女性の外生殖器

> *外陰部(陰門、Vulva)：*
> *女性の外生殖器を総称して外陰部という。*

膣前庭(Vestibulum vaginae)
小陰唇(Labia minora)、大陰唇(Labia majora)
陰核(Clitoris)

　膣前庭には尿道および膣のほか、さまざまな前庭腺が開口する（**図11.14**）。膣前庭は、左右両側は大小陰唇と、前側は陰核と、後側は陰唇小帯（Frenulum）で囲まれる。男性とは異なり、左右の球海綿体筋は癒合しておらず小陰唇の両側にあり、会陰の高さで合流する。両筋は、男性の尿道海綿体にあたり、密で膨張可能な静脈叢でできた前庭球（Bulbus vestibuli）を覆う（**図11.14**）。

　大陰唇には、脂肪組織、脂腺、汗腺、体臭腺が存在する。陰核は、起始部で左右の陰核脚を恥骨枝に伸ばし、男性の陰茎亀頭に相当する海綿体でできた陰核亀頭で終わる。膣口は、最初の交接まで処女膜（Hymen）で一部が閉じていることがある。膣口の左右両側には、バルトリン腺（glandula Bartholini）と呼ばれる大前庭腺が全長1～2cmの導管で開口し、膣入口を湿らせる（**図11.14**）。

11.3.8　女性の乳房と乳腺

> **乳房：**女性の乳房と乳腺は皮膚の付属器官であり、女性では生殖器と機能的に関連する。思春期になるとホルモンの作用で成長し、腺、脂肪組織、結合組織で構成される**(図11.16、11.17)**。

　性成熟期の乳房は、変形可能な半球形をしており、第3～7肋骨の高さの大胸筋（M. pectoralis major）上に位置するが、固定はされていない。乳房は乳腺（Glandula mammaria）と、脂肪組織を含む結合組織性間質からなる（**図11.16**）。乳腺体は、10～20個の乳腺葉（Lobi glandulae mammariae）が集まったものである。乳腺葉にはそれぞれ乳管（Ductus

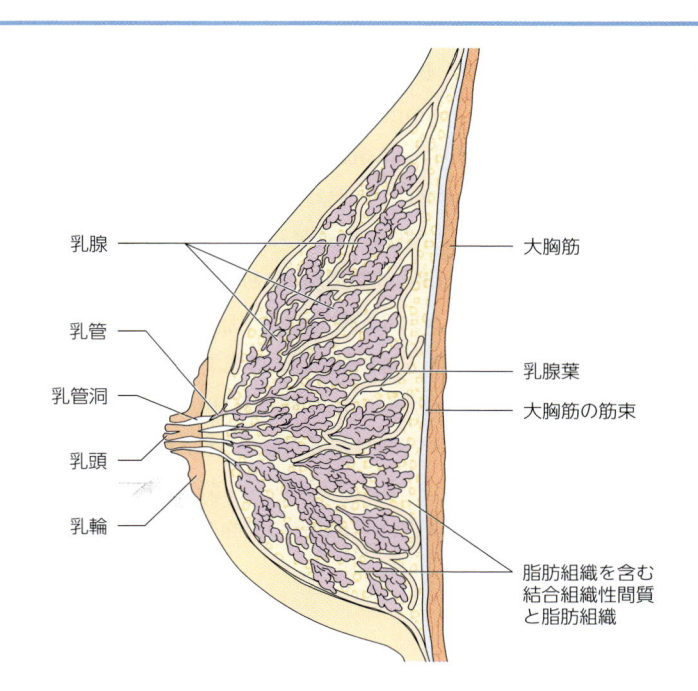

図11.16　女性の乳房：矢状断面図

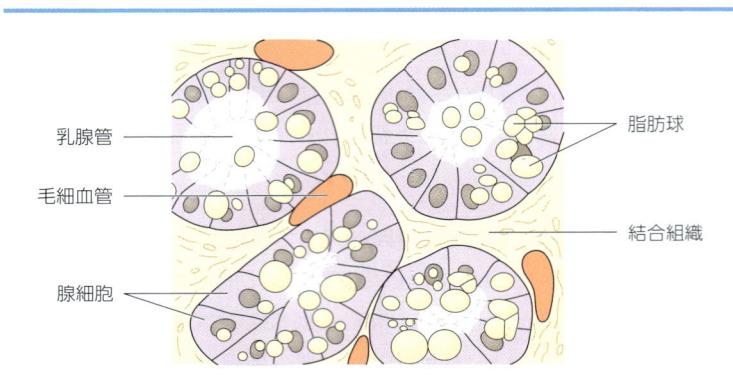

図11.17 **乳腺：**母乳分泌腺組織の組織断面図のイラスト。腺細胞は母乳の脂肪球を産生する。

lactifer colligens) があり、その紡錘状の乳管洞（Sinus lactifer）を介して乳頭（Mamille、Papilla mammaria）に開口する。著しく色素沈着した乳輪（Areola mammaria）の中心に、乳頭がある。

　妊娠すると、エストロゲンとプロゲステロンの作用で乳腺管系と乳腺体が発達し、乳腺は著しく拡大する。同時に乳頭が大きく突出し、乳輪が黒ずんでくる。妊娠末期になると、脂肪滴と剥離細胞から初乳（Colostrum）が産生される。初乳は後の母乳よりもタンパク質に富むが、脂肪が少なく、抗体も含有する。この抗体は新生児が自己の免疫細胞を形成するまで感染症から守る役割を果たす。分娩から数日経過すると、腺下垂体からプロラクチンというホルモンが分泌されて（p.359を参照）母乳が産生され、母乳が流れ始める。授乳中は神経下垂体からオキシトシンというホルモンが分泌される。このホルモンは乳腺周囲にある筋上皮細胞という特定の細胞を刺激して、乳腺を収縮させる。

要 約

生 殖 器

生殖器の機能と構造

- 生殖器(p.532)は、一倍体の生殖細胞を形成し、接合させ、受精卵を胚子、胎児へと成長させ、最終的に娩出させるという役割を担う。生殖器はさらにホルモンを分泌して、生殖細胞の成長を調節したり、子宮内膜を周期的に変化させたりする。こうしたホルモンは、ヒトのからだに現れる性徴にも関与する。
- 生殖腺(Gonade、p.532)は、生殖細胞を形成し、性ホルモンを分泌する。
- 生殖路(p.532)は生殖産物を運搬する。
- 生殖腺 (p.532) は、卵細胞と精子細胞の接合を助長する分泌物を産生する。
- 外生殖器(p.532)は、交接器である。

男性の生殖器

- 男性の内生殖器(p.532)は、左右対の精巣、精巣上体、精管、精嚢と不対の前立腺で構成される。
- 外生殖器(p.543)には、陰茎と陰嚢が属する。
- 左右にあるプラム大の精巣（p.534）は、それぞれ精巣白膜（Tunica albuginea）という強靭な結合組織の被膜によって包まれる。精巣の組織は、約200個の小葉に分割されている。小葉にはそれぞれ2〜4本の曲精細管（Tubuli seminiferi contorti）が迂曲しながら走行する。曲精細管の壁は、セルトリ細胞と精子細胞からなる精上皮という特殊な上皮でできている。
- 精子発生には、次の3つの段階がある(p.535)。
  - 増殖期：精祖細胞の有糸分裂（生涯にわたって営まれる）
  - 成熟期：精祖細胞から有糸分裂によってできた一次精母細胞は、第1

減数分裂期に突入して一倍体の二次精母細胞となる。この後、第2減数分裂期を経て精子細胞ができる。
- 分化期：精子細胞が、運動性の精子に発達する。

■ 約70日を要するこのプロセスは、腺下垂体（Adenohypophysis）（FSH）が調節する。

■ 精細管の外にあるライディッヒ細胞ではテストステロンが産生される（p.534）。産生過程は、腺下垂体（LH）が調節する。

■ 精子は精巣網（Rete testis）を通って精巣上体（Epididymis、p.538）にいたり、ここで10～12日間かけて成熟して貯蔵される。

■ 精管（p.539）は、全長約50～60cmの器官である。脈管および神経とともに精索（Funiculuss permaticus）内を通り、精子を精巣上体から尿道に運搬する。末端に向かって広がり、精管膨大部（Ampulla ductus deferentis）で精嚢に合流し、射精管（Ductus ejaculatorius）として尿道前立腺部に開く。

■ 精嚢（p.539）は、射出精液の大部分（約75%）を産生する。射出精液には、果糖がもっとも多く含まれており、精子の運動に要するエネルギー供給源となる。

■ 前立腺（p.540）は、栗ほどの大きさの腺器官で、膀胱底と骨盤底の間にあり、直腸後面と境界をなす（前立腺癌の直腸指診に重要）。前立腺の組織は辺縁領域（悪性腫瘍の好発領域）、中心領域、尿道周囲領域（良性前立腺腺腫の好発領域）に区分される。前立腺は精液の4分の1を分泌する。精液の主成分は、酸性ホスファターゼ、免疫グロブリン、プロスタグランジン、スペルミンである。前立腺管は、尿道の前立腺部に合流する。

■ 精液の組成（p.542）：3日間の禁欲後に射出される3～6mlの精液（主に精嚢と前立腺から分泌される）には、1ml中に約8000万～1億個の精子が含まれる（正常射精液）。精液1ml中の精子数が2000万個を下回る場合を精子過少症といい、精子がまったくない場合を無精子症という。

■ カウパー腺（p.542）はえんどう豆大の左右対の腺で、骨盤底筋付近に位置する。尿道海綿体部の起始部に注ぎ、アルカリ性の分泌物で尿道の酸

性環境を中和する。
- 陰嚢(p.543)は左右精巣を包み、精子形成に最適な温度(体温を3℃下回る)を提供する。
- 陰茎(p.543)は、陰茎根、陰茎幹、陰茎亀頭(Glans penis)、非固定性の陰茎皮膚で構成される。左右対の陰茎海綿体（Corpus cavernosum penis）と、不対の尿道海綿体（Corpus spongiosum penis）という3つの海綿体によって、陰茎は勃起する。海綿体は、精巣白膜（Tunica albuginea）という強靭な結合組織の被膜で覆われる。尿道海綿体は尿道の周りにあり、勃起中に精液を運搬する。
- 勃起（p.544）は副交感神経の支配下にあり、まず血液が陰茎深動脈から海綿体洞に流れて、精巣白膜が緊張する。その結果、ラセン静脈が圧迫されて、還流が妨害された状態でさらに血液が流入する。
- 射精(p.545)は交感神経の支配下にあり、まず前立腺の平滑筋群、精嚢、精管が収縮して、精液を尿道の前立腺部に送る(射出)。膀胱頸が閉鎖して、骨盤底筋が収縮すると、精液が尿道口から一気に射出する。

女性の生殖器

- 女性の内生殖器(p.545)は、左右卵巣、卵管、子宮、膣で構成される。
- 女性の外生殖器(p.558)には、大小陰唇、膣前庭、左右の前庭腺、陰核、乳房、乳腺が属する。
- 卵巣（p.547）は一対のアーモンド大の腹膜内にある器官で、卵巣提索（Lig. suspensorium ovarii）で骨盤壁に、固有卵巣索（Lig. ovarii proprium）で子宮に結合し、卵巣間膜(Mesovarium、血管の入出口)を介して子宮広間膜に固定されている。卵巣は、卵巣皮質（さまざまな段階の卵胞を含む）と、卵巣髄質(血管を含む)とに分けられる。
- 卵子発生(p.547)は、増殖期と成熟期に分けられる。増殖期は、出生前にすでに完了している。その増殖期が終わると、一次卵母細胞が単層扁平胞上皮に囲まれ（出生時点で100万個の一次卵胞が存在）、第1減数分裂が開始する。ただし第1減数分裂が完了するのは、生殖能を得た年齢に

なってからである（ディクティオテーン期、休止期）。
- 性成熟期に入ると、皮質で卵胞が成熟する（p.548「成熟期」、一次卵胞、二次卵胞、三次卵胞、排卵の準備ができたグラーフ卵胞）。
- 周期中盤の排卵直前（p.550「排卵」）には、一次卵母細胞が第1減数分裂を終了し（相同染色体の分裂）、その結果、二次卵母細胞と、一次極体という2つの一倍体細胞ができる。排卵中に第2減数分裂が始まり、その結果、成熟卵細胞（卵子）と極体がもう1つできる。ただしこの減数分裂は受精が成功した場合にのみ完了する。
- 卵胞の成熟は、ホルモンの作用で調節される。腺下垂体から月経周期に応じて分泌される性腺刺激ホルモンのうち、卵胞刺激ホルモン（FSH）（p.550）が卵胞を成熟させ、黄体形成ホルモン（LH）（p.550）が排卵を開始させる。排卵後に卵巣内に残った卵胞上皮は、LHの作用のもとで黄体（Corpus luteum）に変換する。
- 卵胞上皮が産生する女性ホルモンのエストラジオールと、黄体が産生する女性ホルモンのプロゲステロンは、血路を通って子宮内膜に到達する。子宮内膜ではこうしたホルモンの作用の下で、周期的に変化が起こる（月経周期）。
- 卵管（p.554）は、全長10～15cmの対の管状器官で、卵巣近くに漏斗状の開口部があり、子宮底で子宮につながる。膨大部で受精した卵子と精子は、卵管の繊毛上皮の働きで4～6日以内に子宮腔に運搬される。
- 子宮（Uterus、p.555）は、膀胱と直腸の間にあるナシ状の器官で、子宮体、子宮底（卵管が開口）、子宮腔、子宮狭部、子宮頚に区分される。子宮頚には膣に突出する膣部（Portio vaginalis）があり、外子宮口（Ostium uteri externum）という開口部がある。子宮壁は、内側から外側に向かって子宮内膜、子宮筋層、子宮外膜で構成される。子宮内膜は、基底層（Stratum basale）と機能層（Stratum functionale）に分けられる。
- 最初の月経は初経（p.553）と呼ばれ、10～15歳にあり、最後の月経（閉経期）は50歳前後にある。47歳前後になると閉経前期が始まり（ホルモン分泌と月経が不安定になる）、更年期に入る。更年期は、閉経後期を経

て終了する。平均月経周期は、28±3日とされている。
- 月経周期は、次の3つの段階に分けられる(p.553)。月経周期日は、月経出血第1日目とする。
  - 月経期(剥離期)：1～4日目
  - 卵胞期(増殖期)：5～14日目
  - 黄体期(分泌期)：15～28日目
- 月経周期中の子宮内膜の変化 (p.552)：排卵後に受精が起こらなかった場合には、約2週間後に黄体がプロゲステロンの分泌を停止し(黄体月経)、月経出血が開始して、内膜が剥離する(剥離期)。基底層から再生が始まる。次の増殖期になると、新たな内膜が形成される(エストラジオールの作用)。排卵(黄体形成)の時点で分泌期となり、内膜が初期胚着床に備える。受精が起こった場合は、着床後(月経周期20～23日目)に栄養膜がヒト絨毛性ゴナドトロピン(HCG)を産生して、そのホルモンの刺激で黄体がプロゲステロンを分泌する(妊娠黄体)。内膜は剥離せず、妊娠が持続する。
- 腟(p.557)は薄壁で筋肉の少ない管状器官で、腟前庭と子宮腟部の間をなす。腟の重層扁平上皮は、月経周期に応じて変化する。周期後半になるとグリコーゲンを含む表面上皮細胞が剥離する。剥離した細胞は、乳酸菌(アシドフィルス菌＝デーデルライン菌)によって乳酸に変換される。内部にこうした生理的寄生菌が常時存在するため (pH4～4.5)、腟は細菌や病原体から保護されている。また月経周期後半には、この寄生菌が特に有効である(着床受精卵の保護)。
- 女性の外生殖器(外陰部、p.558)には、腟前庭、大小陰唇、前庭管、陰核が属する。腟前庭(Vestibulum vaginae)には、尿道、腟、前庭腺が開口する。
- 女性の乳房と乳腺(p.559)は、皮膚の付属器官で、思春期にホルモンの作用で成長する。腺組織、脂肪組織、結合組織からなる。腺体は10～20個の乳腺葉で構成される。乳腺葉はそれぞれ乳腺小葉に分割されて、そこから導管を介して乳頭(Mamille)に開口する。妊娠するとホルモン(エ

ストラジオール、プロゲステロン）の作用で、腺体と導管系が発達する。出産後はプロラクチン（腺下垂体分泌ホルモン）の作用で、母乳産生が開始される。乳汁分泌は、神経下垂体分泌ホルモンであるオキシトシンによって促進される。

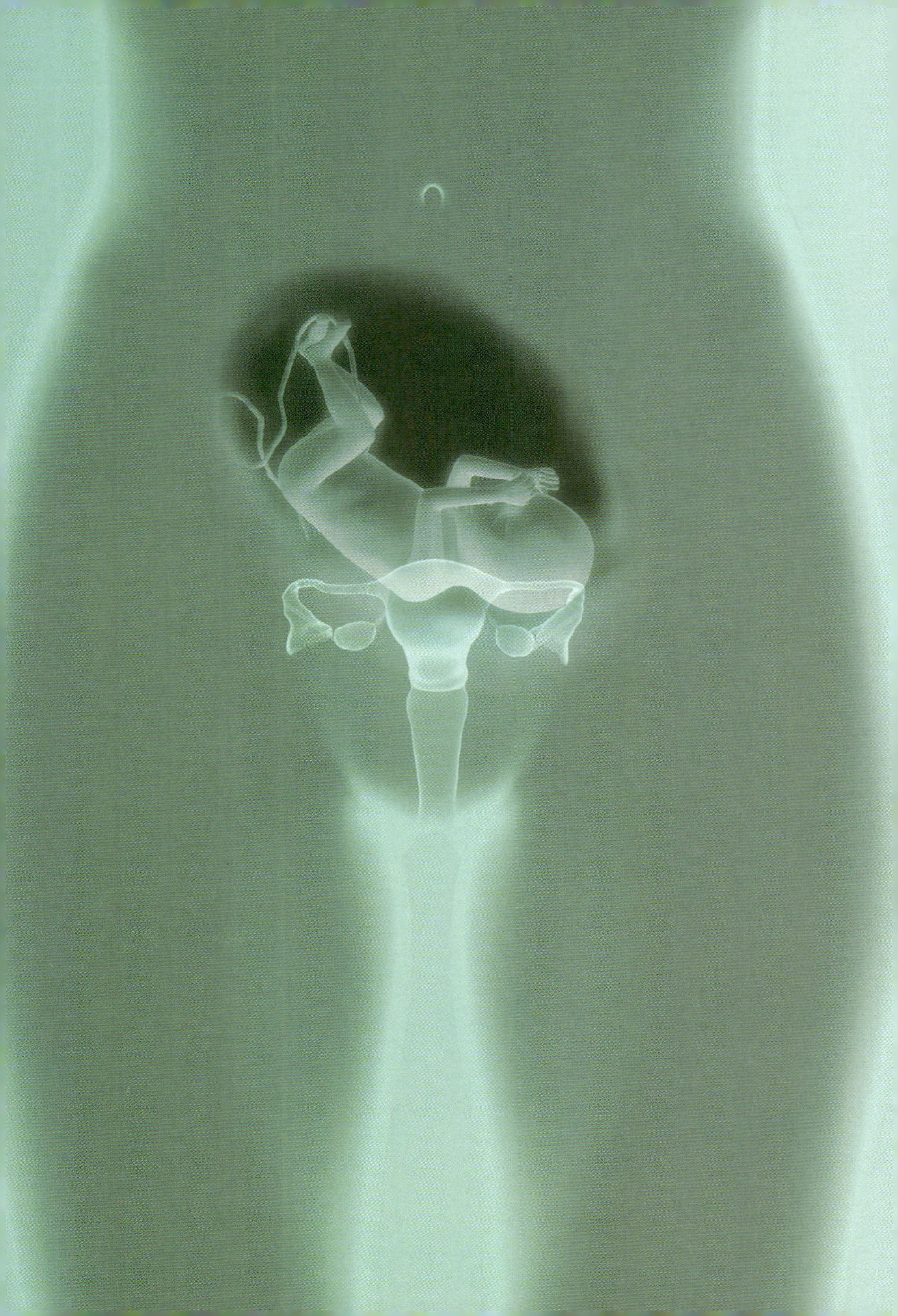

12 生殖、発生、出生

- 12.1 総論 *570*
- 12.2 生殖細胞 *570*
- 12.3 受精 *571*
  - 12.3.1 性の決定 *573*
- 12.4 卵管輸送と卵割 *575*
- 12.5 着床と胎盤形成 *577*
  - 12.5.1 胎盤の構造 *578*
  - 12.5.2 臍帯 *581*
- 12.6 初期発生と胚発生 *581*
  - 12.6.1 胚葉の分化 *583*
  - 12.6.2 形態形成 *583*
- 12.7 胎生 *584*
  - 12.7.1 成熟した胎児の特徴 *586*
  - 12.7.2 妊娠期間と分娩予定日 *587*
- 12.8 出産 *588*
  - 12.8.1 開口期 *589*
  - 12.8.2 娩出期 *589*
  - 12.8.3 後産期 *589*
- 12.9 生後の成長 *591*
  - 12.9.1 身長 *592*
  - 12.9.2 体重 *592*
  - 12.9.3 身体の比率 *592*
  - 12.9.4 骨格の成長 *593*
  - 12.9.5 思春期 *597*
- 12.10 解剖学的生物類型学 *598*
  - 12.10.1 痩せ型 (細長型) *599*
  - 12.10.2 肥満型 *599*
  - 12.10.3 筋骨型 *599*

要約 *600*

12.1 総論

ヒトの有性生殖は、以下に掲げるようにさまざまな段階に分けられる。
- 男性の精細胞と女性の卵細胞の接合（受精）
- その次に続く卵管を経由した初期胚の運搬
- 子宮内膜への初期胚の着床
- 生存能を持つ乳児への成長（初期成長と胎生）

妊娠8週目の終わりになると、各器官が形成される胚発生（Embryogenesis）が終了して、胎生期（Fetogenesis）に移行する。胎生期には臓器系が成長、分化する。

12.2 生殖細胞

卵子発生（Oogenesis）と精子発生（Spermatogenesis）が起こる胚発生期では、二倍体である卵祖細胞（Oogonia）と精祖細胞（Spermatogonia）という原始生殖細胞が、まず有糸分裂で二倍体の一次卵母細胞と精母細胞となり、これが第1および第2減数分裂（p.27を参照）によって一倍体の精子と卵細胞となる。受精が起こると卵細胞と精子が癒合し、接合子ができる（下記参照）。

女性の二倍体生殖細胞（一次卵母細胞）は44個の常染色体と2個の性染色体を有する（44XX）。これが最終的にそれぞれ22個の常染色体と1個のX染色体（22X）を有する4個の一倍体娘細胞を形成する（図12.1a）。ただし、そのうち1個だけが成熟した卵細胞（Ovum）となり、他の3個は細胞質をほとんど持たず、それ以降の成長期に退化する極体となる。男性の二倍体生殖細胞（一次精母細胞）には44個の常染色体と2個の性染色体があり（44XY）、女性と同じように4個の一倍体娘細胞（精子細胞）ができる。ただし染色体の内訳は、染色体22対とXおよびY染色体が1個ずつ（22Xと22Y）である（図12.1b）。卵子発生とは異なり精子発生では、娘細胞すべてが精子となる。

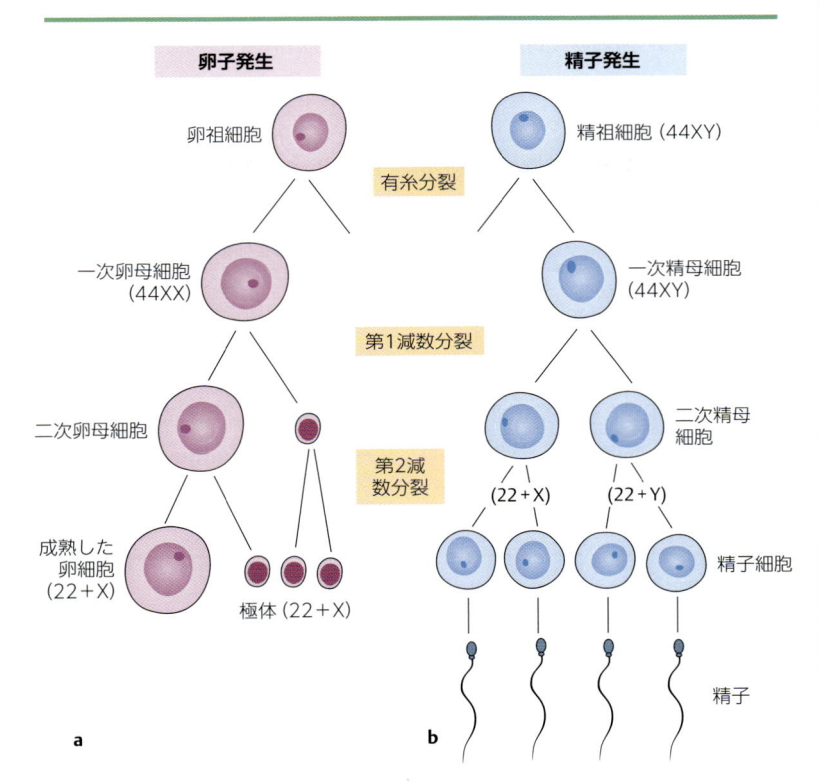

図12.1 卵子発生と精子発生：卵細胞と精子の形成　**a** 卵子発生では卵祖細胞が、まず有糸分裂で二倍体染色体セット（44XX）を持つ一次卵母細胞となる。一次卵母細胞は、続く第1および第2減数分裂で4個の一倍体細胞（22X）となる（成熟卵細胞1個と極体3個）。**b** 精子発生では二倍体の精祖細胞が有糸分裂で一次精母細胞（44XY）となる。一次精母細胞は減数分裂で、X染色体を持つ染色体セット（22X）が2個、Y染色体を持つ染色体セット（22Y）が2個、計4個の一倍体精子細胞を形成する。精子細胞は、運動性の精子となる。

12.3　受　精

　精子は受精のために能動的に卵細胞を探さなければならない。そのために、1分間に3mmの速度でほぼ1〜3時間、子宮腔から卵管膨大部に向かって果敢に移動する。交接によって2〜3億個の精子が膣円蓋後部に貯蔵され

るが、そのうち卵細胞に到達するのはわずか300個前後である。女性の生殖器内で3日間生存できる精子とは異なり、卵細胞は排卵後12〜24時間以内に受精しなければ死滅する。

受精のために、精子細胞は先体の酵素を利用して卵胞上皮細胞である放線冠（Corona radiata）および透明帯（Zona pellucida）を通過し、卵細胞に進入する。この受精プロセスは、次の3相に分類される（図12.2）。

- 第1相：放線冠への進入
- 第2相：透明帯の溶解
- 第3相：卵細胞の細胞膜と精子細胞の形質膜癒合

精子が放線冠と透明帯を通過する際には、先体反応とよばれる酵素反応が起こる。先体反応では、まずヒアルロニダーゼ（Hyaluronidase）とタンパク

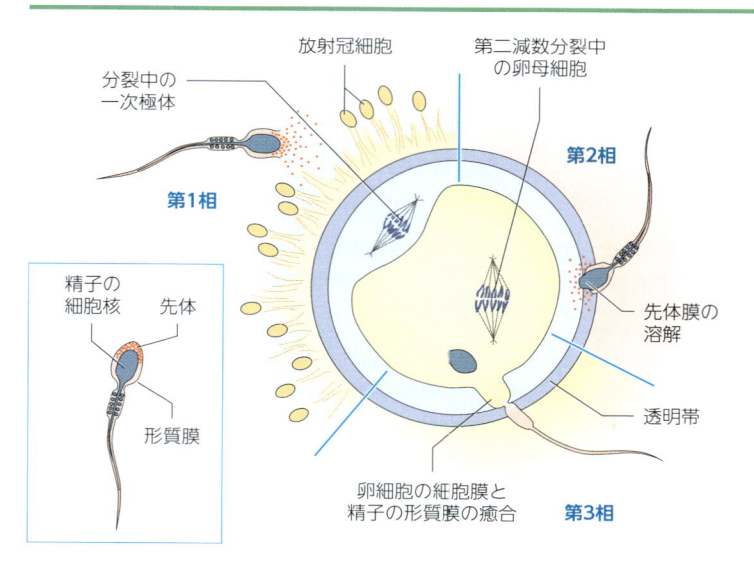

図12.2　受精：イラストによる受精プロセス。第1相で精子は放線冠細胞層を通過し、第2段階では先体から酵素が放出されて、その作用で透明帯が除去される。第3相になると卵細胞の形質膜と精子細胞の形質膜が癒合して、精子が卵細胞に到達する。

質分解酵素であるプロテアーゼ（Protease）という先体の酵素が遊離し、卵胞上皮細胞を押しのけて突破する。精子細胞が、精子に特化した結合部位のある卵細胞透明帯の糖タンパク質に接すると、精子の先体膜が溶解する。そこから放出される酵素によって透明帯の一部が消化され、卵細胞への進入経路ができる。次の相では、卵細胞と精子の細胞膜が癒合し、精子が卵細胞に進入する。

精子と卵細胞が接触すると、表層反応（Cortical reaction）が開始して、卵細胞表面の特定の膜受容体が活性化され、細胞膜全域に沿って活動電位が発生する。その結果、一種の連鎖反応によって卵細胞の細胞質内小胞（表層顆粒）のエキソサイトーシス（放出）が起こり、その内容物が卵細胞膜と透明帯の間にある卵黄周囲腔（Perivitelline space）に放出される。この反応によって、他の精子は卵細胞内に進入できなくなる（多精拒否、Polyspermy block）。

卵細胞に進入する精子の頭部は、膨張して男性前核となる（図12.3）。これとほぼ同時に卵細胞は第2減数分裂を終えて、女性前核と第3極体を形成する（図12.3）。さらに第1極体も第2減数分裂する。このプロセスで卵子発生が終了すると、それぞれ一倍体の女性前核と3個の極体ができる。母方の染色体を23個持つ一倍体前核と、父型の染色体を23個持つ一倍体前核は、融合して二倍体細胞となる。この細胞を接合子（Zygote）という。約30時間たつと、第1有糸分裂が開始して、それぞれ46個の染色体を持つ2個の娘細胞ができる。さらに有糸分裂が進むと、細胞数が倍加する。

12.3.1 　性の決定

男性前核の性染色体（XまたはY）に応じて、前核融合の際に性別が決定される。一倍体の卵細胞が持つのはX染色体のみであるが、精子が持つのはX染色体かY染色体のどちらかである（図12.4）。卵細胞に侵入する精子がどちらの染色体を有するかによって、前核融合後の接合子の性染色体はXX（女性）かXY（男性）のいずれかとなる。

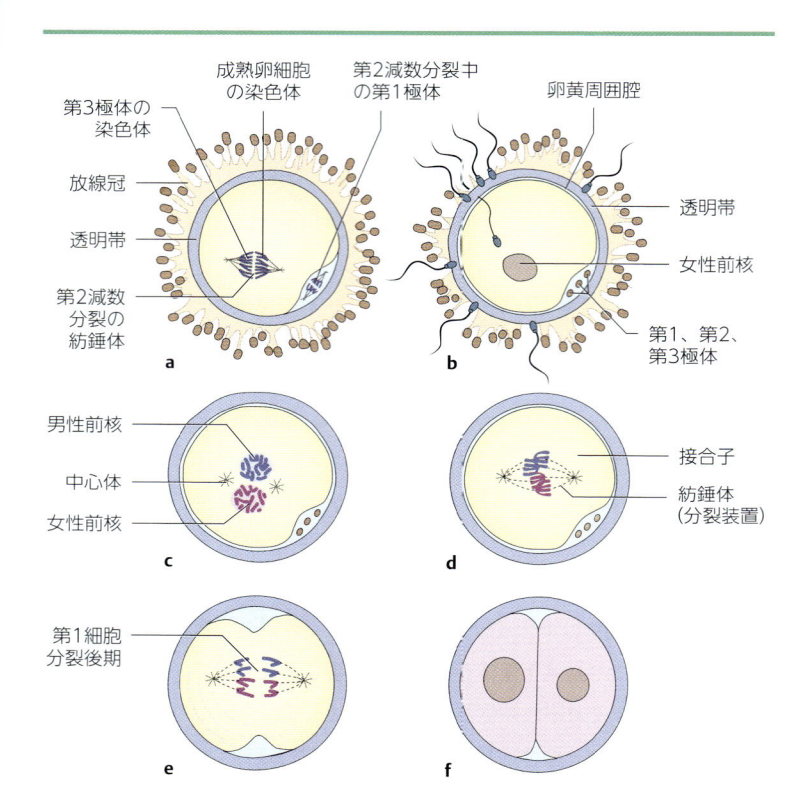

図12.3 卵細胞と精子細胞の融合：受精時の卵細胞と精子細胞の融合簡略図　**a** 第2減数分裂（後期）中の排卵直後の二次卵母細胞と細胞を取り巻く放線冠細胞。透明帯の下側で第1極体も分裂する。**b** 精子が卵細胞に進入すると、第2減数分裂が終了し、卵細胞は女性前核と第3極体となる。**c** 精子頭部は男性前核となる。**d** 接合子が形成され、第1有糸分裂が開始する。**e** 第1有糸分裂後期。3個の極体が退化する。**f** 2細胞期に入り、それぞれ完全な染色体セットを持つ。

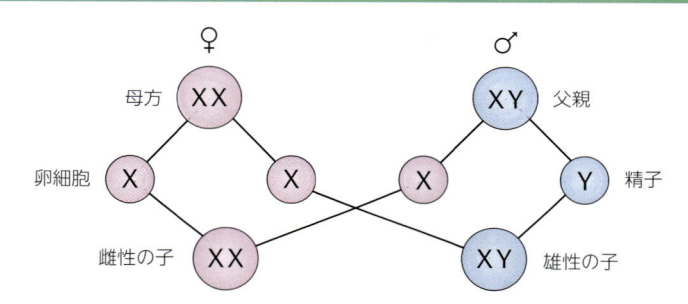

図12.4 性の決定： 一倍体の卵細胞は、性染色体として1個のX染色体を有する。一方、一倍体の精子は性染色体としてXかYのいずれかの染色体を1個有する。したがって論理的にいうと、卵細胞と精子の融合時に決定される性は、男女とも50％の確率であるといえる。

12.4 卵管輸送と卵割

卵管膨大部で受精した卵細胞は、4〜5日かけて卵管から子宮に移動する間に（図12.5、12.6）分割され（卵割）、16細胞期頃に子宮腔に到達する。受精卵は、流体の作用と線毛上皮の子宮方向への線毛運動によって、子宮に輸送される。

*卵管輸送中に障害が起こると、初期胚は卵管内膜に着床し、卵管妊娠（Graviditas tubaria）となる。卵管妊娠では、胚子の成長に伴い短期間（6〜9週）で卵管が破裂する（Tubal rupture）。その際、大量出血して、生命の危険が伴うことも少なくない。受精卵が腹膜腔内に入ると、腹腔妊娠（abdominal pregnancy）となる。腹腔妊娠では、受精卵がダグラス窩（p.546および**図11.8**を参照）に留まることが多い。*

細胞分裂が進んでできた卵割細胞は、受精卵とほぼ同じ大きさの桑実胚（Morula）となる（図12.6）。初期胚は、この段階で子宮腔に到達する（図12.5）。桑実胚は、その後2日以内に子宮腔内で胚盤胞（Blastocyst）となる。胚盤胞は、外細胞塊の栄養膜（Trophoblast）と、内部の内細胞塊

575

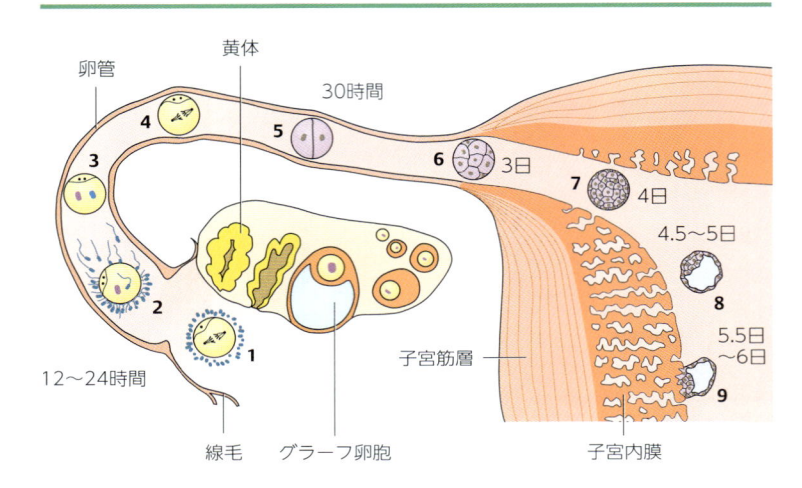

図12.5 受精、卵管輸送、着床：1週目のヒトの受精卵
1. 排卵直後の卵細胞
2. 12〜24時間内に受精
3. 男性前核と女性前核融合
4. 接合子、第1卵割
5. 2細胞期
6. 桑実期
7. 子宮腔に進入
8. 胚盤胞と胚盤胞腔
9. 着床初期

（Embryoblast、胚結節ともいう）に分けられる（**図12.6**）。初期胚は桑実期まで透明帯の内部で成長する。胚盤胞は、通例5日目に透明帯を離れる。初期胚は、この時点で酵素の作用によって子宮内膜に埋没する。このプロセスを着床（Implantation）という（**図12.5**）。透明帯は、初期胚が早期に卵管壁に着床するのを防ぐ働きをする。次のプロセスで内細胞塊が胚子へと成長する間、栄養膜は胎盤（Placenta）の胎児部を形成する。

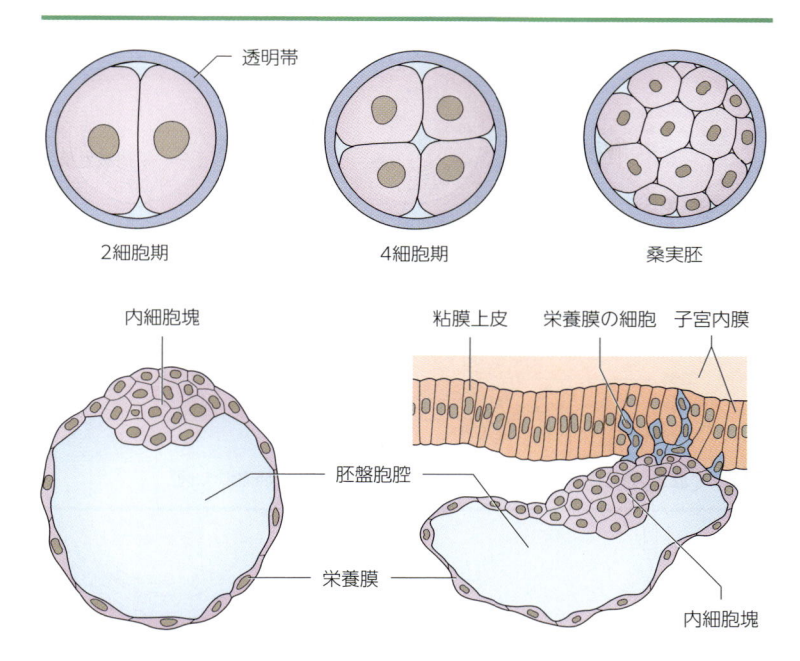

図中ラベル:
- 透明帯
- 2細胞期
- 4細胞期
- 桑実胚
- 内細胞塊
- 粘膜上皮
- 栄養膜の細胞
- 子宮内膜
- 胚盤胞腔
- 栄養膜
- 内細胞塊

図12.6 接合子：接合子（受精卵）の成長過程（2細胞期から5〜6日目に起こる子宮内膜への胚盤胞着床まで）

12.5 着床と胎盤形成

　通例、初期胚は子宮腔の底部である子宮底（Fundus uteri、図11.14）に着床する。子宮内膜は、排卵後5〜6日目の時点で分泌最盛期にあるが、胎児出生時に胎盤の一部として剥離するため、これ以降の妊娠経過中は脱落膜（Decidua）と呼ばれる。

　子宮内膜へ着床すると、栄養膜は発達を続けて絨毛膜（Chorion）となる（図12.7、12.9）。次いで絨毛膜は結合組織塊となり、後に胎児の血管となる（胎盤の胎児部）。絨毛膜は、子宮内膜の一部（胎盤の母体部）とともに円盤上の胎盤を形成する。胎盤は一つの器官であり、臍帯によって胚子（胎児）と

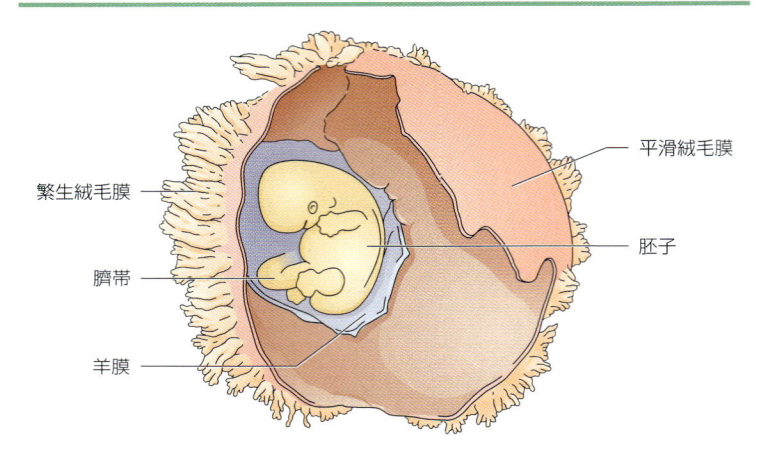

図12.7　胚子：胎齢2ヵ月のヒトの胚子（脱落膜および絨毛膜を開いた図）

連絡する。

> *胎盤：胎盤は、成長する初期胚に栄養を供給することと、母体と胎児の血液間のガスおよび物質交換に携わる器官である。*

12.5.1　胎盤の構造

　完成（成熟）した胎盤は、直径約18㎝、重さ450〜500gの平坦な鍋の形をした円盤状の器官である（図12.8、12.9a、12.10）。鍋底にあたる部位は子宮内膜層の基底脱落膜（Decidua basalis）で、鍋蓋にあたる部位は胎児の絨毛膜板（Chorionic plate）である。絨毛膜板からは、血液で満たされた胎盤母体部に向かって15〜20本の幹絨毛が突出する。母体の血液はらせん動脈を通り、脱落膜によって不完全に区画化された絨毛間腔に流れる（図12.9a）。成熟した胎盤の絨毛間腔には約150mℓの血液が含まれ、1分間に3〜4回交換される。絨毛膜板は羊膜で覆われ、その絨毛結合組織には胎児の血管が存在する（図12.9b）。成熟した胎盤の絨毛膜総表面積は、8〜14

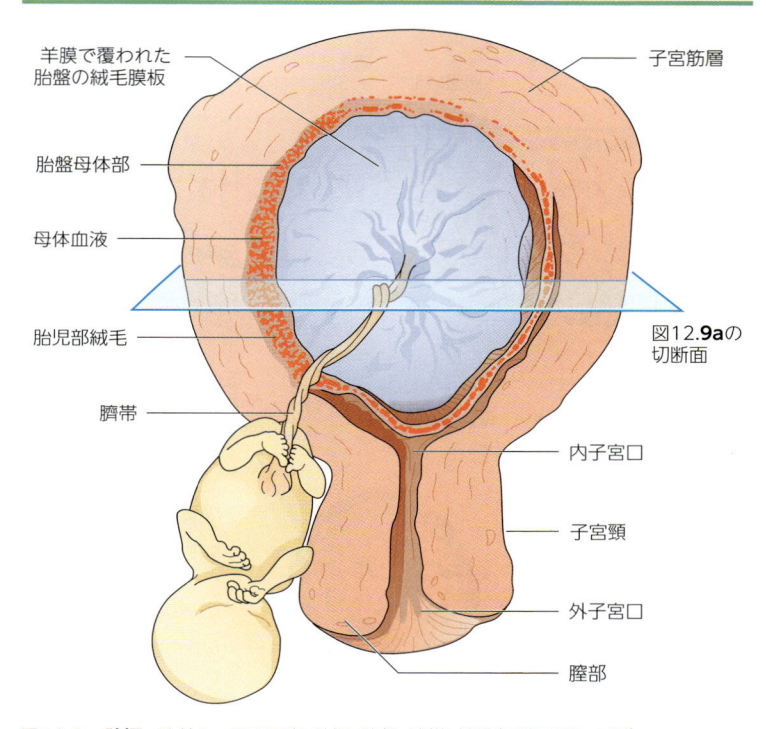

羊膜で覆われた胎盤の絨毛膜板	子宮筋層
胎盤母体部	
母体血液	
	図12.9aの切断面
胎児部絨毛	
臍帯	
	内子宮口
	子宮頸
	外子宮口
	腟部

図12.8　胎児: 胎齢6ヵ月の子宮、胎児、胎盤、臍帯、羊膜（子宮を開いた図）

m³におよぶ。母体と胎児の血液間では、絨毛栄養膜、絨毛結合組織、胎児の血管壁を通過してガスおよび物質が輸送される（胎盤関門）（**図12.9b**）。母体と胎児の血液が混合することはまずない。

> **後産：** 胎盤は、胎児出生後に子宮壁から剥離して、胎児と同じように「娩出」される。これを「後産」という。

図中ラベル（a）：母体の血液、臍帯の血管、胎盤絨毛、絨毛間腔に流れる母体の血液、絨毛膜板、羊膜、子宮筋層、母体のラセン動脈、基底脱落膜、母体の静脈、脱落膜から伸びる胎盤中隔、絨毛血管

図中ラベル（b）：絨毛栄養膜、絨毛結合組織、胎児の血管、母体の血液、⟷ = 胎盤関門

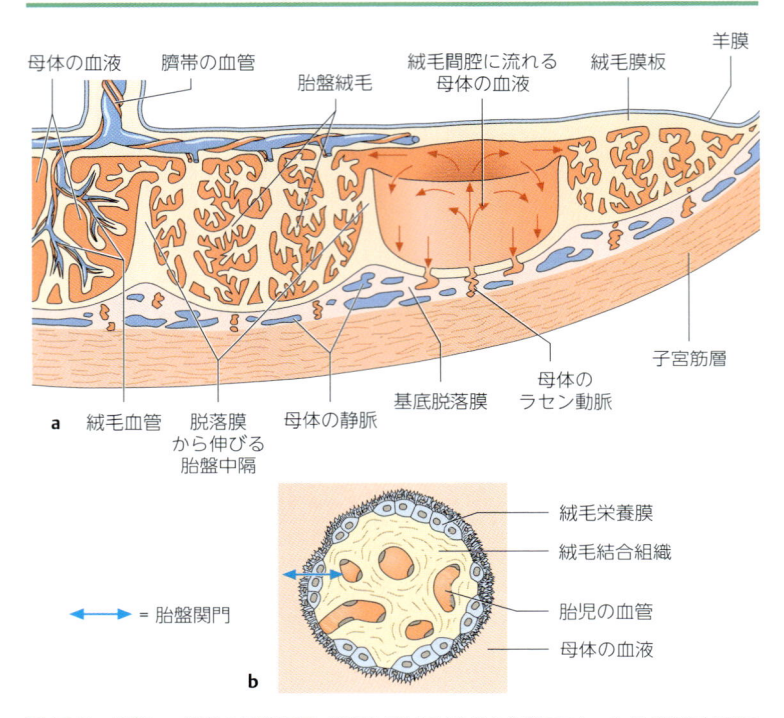

図12.9　胎盤：a 胎盤の横断面図、切断位置は図12.8を参照のこと　**b** 胎盤絨毛を通る切断面、絨毛には胎児の血管があり、母体の血液に浸っている。胎盤関門（矢印）は、絨毛栄養膜、絨毛結合組織、胎児の血管壁で構成される。

　胎盤の母体部には、基底脱落膜の層で覆われるやや隆起した箇所が15〜20個見られる。これを母体胎盤葉（Cotyledon）という。母体胎盤葉間には、脱落膜から伸びる胎盤中隔がある（図12.10b）。

　胎盤には、ガスおよび物質輸送の他にも、さまざまな役割があり、たとえば、下垂体および卵巣の役割を引き継いで妊娠を維持し、エストロゲン、プロゲステロン、絨毛性ゴナドトロピン（胎盤ホルモン）など重要なホルモンを分泌する。

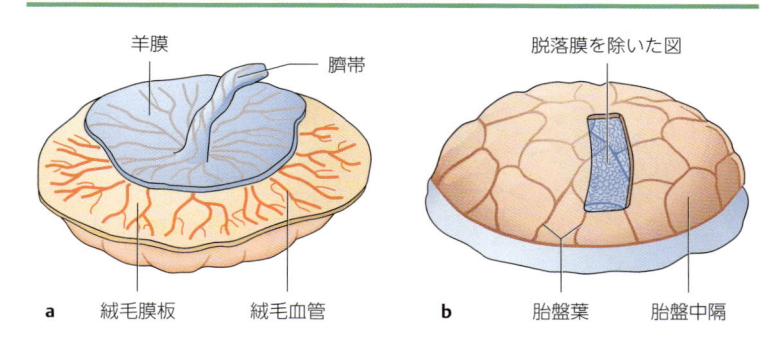

図12.10 娩出後の胎盤：a 胎児部側から見た図（羊膜上皮は一部取り除いてある）　**b** 母体部側から見た図(基底脱落膜の一部を取り除いてある)。母体胎盤葉は弯曲し、胎盤中隔で分画化されている。

12.5.2　臍 帯

胎盤内で酸素を供給された胎児の血液は、不対の臍静脈（V. umbilicalis）を介して胎児の生体に送られる。酸素の少ない血液は、2本の臍動脈（A. umbilicalis）を介して胎盤に戻る（p.265「胎児循環」を参照）。臍動脈と臍静脈は、厚さ約1.5cm、全長が最大1mにもおよぶ臍帯内の膠様結合組織に覆われて走行する(図12.8、12.9a、12.10a)。

12.6　初期発生と胚発生

ヒトの発生：ヒトの発生過程は、初期発生(1〜3週)、胚子期(4〜8週)、胎児期(9〜38週)に分けられる。これに応じて、初期発生段階にある個体を初期胚、胚子期の個体を胚子(Embryo)、胎児期の個体を胎児(Fetus)と呼ぶ。

胚結節（内細胞塊）は着床が完了すると、内側の内胚葉（Entoderm）と外側にあり胚子に成長する外胚葉（Ectoderm）を形成する（2層性胚盤）。内胚葉には卵黄嚢（Yolk sac）、外胚葉には羊膜嚢（Amnion）という液体物質

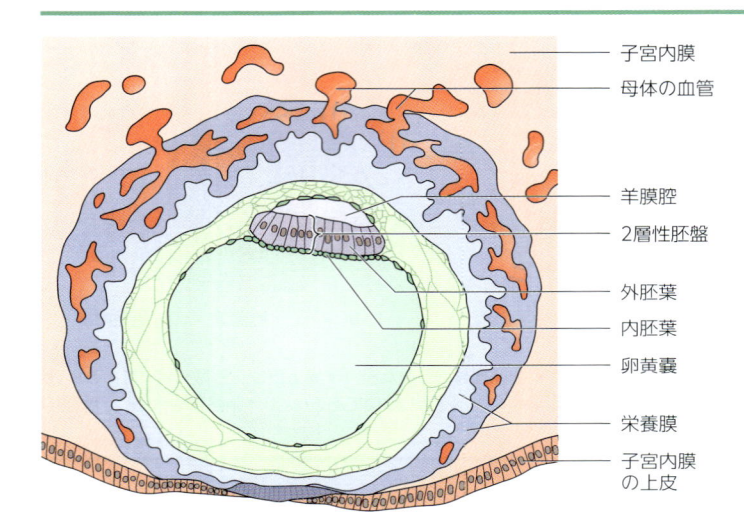

図12.11　胚盤胞： 胎齢12日のヒトの胚盤胞

（子宮内膜／母体の血管／羊膜腔／2層性胚盤／外胚葉／内胚葉／卵黄嚢／栄養膜／子宮内膜の上皮）

で満たされた小嚢がそれぞれ接する（**図12.11**）。卵黄嚢が次第に退化する一方、初期胚は羊膜が形成する羊膜腔に向かって成長する。妊娠末期になると、羊膜嚢は約1ℓの羊水（Amniotic fluid）で満たされる。羊水は、胎児の保護および栄養供給に携わる。

　胎齢約16日の初期胚には、外胚葉上面に原始線条（Primitive streak）という細い隆起が付いている。この線条の中央は陥没して、原始溝（Primitive groove）となる（**図12.12**）。原始線条の前端には原始結節（Primitive node）が付き、ここに原始窩（Primitive pit）がある。ここから脊索突起（Notochordal process）が、外胚葉の下側の後に頭部となる方向へと移動する。この領域では大規模な細胞移動が見られる（原腸形成、Gastrulation）。原始線条の近くの細胞は深部に向かい、内胚葉と外胚葉の間に中胚葉（Mesoderm）を形成する（3層性胚盤の形成）。

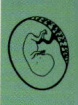

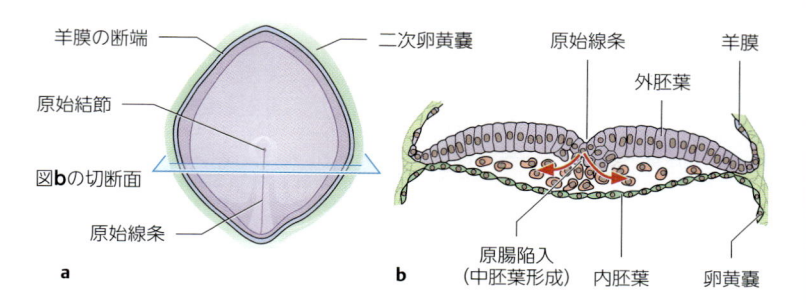

図12.12 胚盤：胎齢16日のヒトの胚盤　**a** 背面　**b** 胚盤の横断面、原始線条付近で細胞が陥入し、内胚葉(Entoderm)と外胚葉(Ectoderm)の間に中胚葉(Mesoderm)を形成する。

12.6.1 胚葉の分化

胚発生初期(妊娠3週目)に形成される3胚葉性胚盤は、分化して次のような3つの臓器となる。

- 外胚葉：主として中枢神経系(脳、脊髄、耳胞、嗅窩、水晶体)、上皮細胞(表皮)
- 中胚葉：骨格、骨格筋、循環器、泌尿生殖器
- 内胚葉：消化管および気道の上皮および腺構造

12.6.2 形態形成

初期胚は最初は平坦で甲羅状であるが、次第に頭端と尾端がくびれてくる。4週齢終わりには、体幹の基盤ができあがる。頭部は非常に速く成長し、胚子全長の約3分の1を占める。3つの脳胞と眼胚があることで認知できる。5週齢初めになると、体幹側部に奇妙な形状をした上肢と下肢(体肢芽)が現れる。体幹は、心筒と肝臓によって前方に弯曲し、後方に行くほど細くなり、弓状の臀部となる(**図12.13**)。

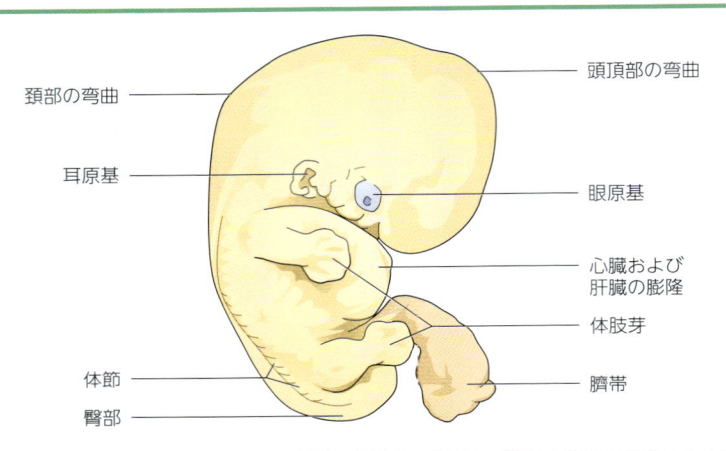

図12.13　胚子：胎齢6週のヒトの胚子。実物の大きさは、頭頂から臀部まで約13mmである。

　胚子は胎齢2ヵ月あたりで、特に頭頸部で著しく弯曲する。頭部は全長の半分となり、前脳の原基が目立つようになる。眼瞼がヒダ状で現れて、鼻、唇、顎も認められる。頸部への移行部には耳介も現れる。体肢芽には手指と爪の隆起が見える。

12.7　胎生

　胎生期になると、臓器系の成長と分化が段階的に進む。胎齢16週までは穏やかに成長するが、その後27週までは急速に成長する。それ以降37週まで最大の成長をとげる。この時期には、羊膜腔が最終的な大きさとなる（**図12.14**）。

　胎齢3ヵ月に入ると、頭部は全体長のほぼ半分を占め、5ヵ月齢では3分の1、出生時には4分の1となる（**図12.17**）。

　ヒトの胎児の身長と年齢の関係は、ハーゼの法則（Haase rule）で表される。この法則によると、胎齢4ヵ月と5ヵ月の胎児の全長（頭頂から踵までの

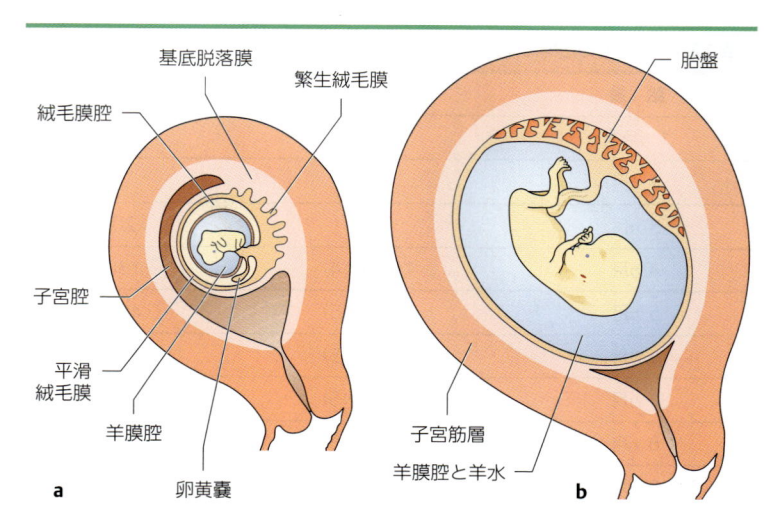

図12.14　羊膜と子宮：羊膜と子宮の関係　**a** 胎齢満2ヵ月：繁生絨毛膜（絨毛膜有毛部）が胎盤胎児部となるが、平滑絨毛膜（絨毛膜無毛部）は胎盤形成に関与しない。胎齢満2ヵ月時に絨毛膜腔は消失し、基底脱落膜が胎盤母体部を形成する。**b** 胎齢満3ヵ月時に胎盤が完成

長さ）は月齢の2乗で、6ヵ月齢以降は月齢の5倍とされる。表12.1に、月齢別の身長に加えて、平均体重も示した。胎齢1、2、3ヵ月のヒトの身長は、下肢がまだ短い突起であるため、ハーゼの法則は適用されず、頭頂から臀部までの長さを基準としている。

表12.1 ハーゼの法則に従ったヒト胎児の身長と体重

胎齢	身長（cm）	体重（g）
1ヵ月末	0.4	1
2ヵ月	3	3
3ヵ月	6	20
4ヵ月	16 （4×4）	130
5ヵ月	25 （5×5）	400
6ヵ月	30 （6×5）	700
7ヵ月	35 （7×5）	1100
8ヵ月	40 （8×5）	1800
9ヵ月	45 （9×5）	2750
10ヵ月	50 （10×5）	3300

胎齢1ヵ月から出生までに身長は50倍となる一方、体重は約1000倍に増える。出生後、成長が完了するまで、身長はせいぜい3.5倍に留まるが、体重は約20倍となる。

　胎児の成長は、超音波検査によって極めて正確に監視できる。超音波検査では胎児の頭部がはっきりと確認できるため、たとえば頭頂骨隆起間の距離である大横径（Biparietal diameter）を測定する。胎児のおおよその身長は、次の計算式で算定される。

- **大横径×5.5＝身長（cm）**

　出生時の大横径は、約9cmである。

12.7.1　成熟した胎児の特徴

　成熟した胎児は、出生時の頭頂から踵までの長さが約49〜51cm、座高（頭頂から臀部までの長さ）が約33cmある。体重は、日本では女児の平均が約2910g、男児の平均が約2980gで、2500g未満を低出生体重という（2010

年度）。成熟した胎児には、次のような特徴が認められる。

- 毳毛(ぜいもう)がほとんどなくなり、頭髪の長さが約2cmとなる
- 手足指先に爪が見える
- 新生男児では精巣が陰囊の中に収まり、新生女児では小陰唇が大陰唇に直接覆われる

  以上の他にも次の5つの点で新生児を評価できる。
- 皮膚の状態（色、緊張、皮下脂肪組織の構造）
- 鼻および耳軟骨の硬さ
- 一定の神経筋反射がある
- 呼吸、心拍数、筋緊張などの状態
- X線画像検査で、大腿骨の遠位骨端内に骨化点が認められる

12.7.2 妊娠期間と分娩予定日

妊娠期間は、最終月経出血のあった時点を基準として算定する。平均妊娠期間は、最終月経第1日目を起算日とすると280日である。一方、排卵日を起算日とした場合は266日となる。標準妊娠期間は簡単に、10ヵ月×28日＝280日＝4週間とされている。

正確な分娩予定日は、ネーゲレ換算法で算定される。この換算法では28日月経周期を基本とし、

最終月経第1日目−3ヵ月＋7日＋1年

を分娩予定日とする。

月経周期がちょうど28日でない場合には、その差を加減する。たとえば25日周期であれば、3日加算し、30日周期であれば2日減算する。

例：最終月経第1日目が2004年10月22日で、月経周期が28日であれば、

2004年10月22日−3ヵ月(＝2004年7月22日)＋

7日(＝2004年7月29日)＋1年

という式から分娩予定日は2005年7月29日となる。

月経周期が25日であれば、分娩予定日は2005年7月26日、月経周期が30日であれば、分娩予定日は2005年7月31日となる。

12.8　出産

妊娠末期になると、胎児のからだは屈曲し、腕と脚は交差して、子宮内で娩出に適応した姿勢をとる（**図12.15**）。頭部が子宮口に向いている場合を頭位、臀部が子宮口に向いている場合を臀位または骨盤位という。出産プロセスは、次の2つの段階に分けられる。

- 開口期
- 娩出期

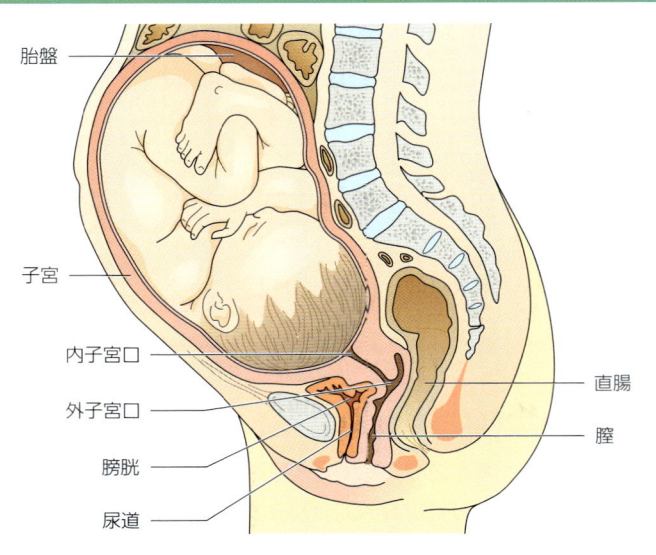

図12.15　出生間近の胎児：体腔と出生間近の胎児が入った子宮の矢状断面イラスト。最も多い胎位は前方後頭位である。この胎位は、胎児の頭部が楕円形の骨盤入口に横向きに接し、胎児の背は母体の左右どちらかを向く。

12.8.1　開口期

初産婦（Primipara）では妊娠末期に近づくと、経産婦（Multipara）では陣痛開始とともに、児頭が骨盤入口部に入る。開口期になると、羊水で満たされる羊膜嚢が形成される。ここを児頭が先行して、産道の軟部組織を広げる。その際、子宮頸、腟、骨盤底が一様の太さの管となり、「軟産道」を形成する。通例、子宮口がまだ完全に開く前の開口期中に、腟を通って羊水が流出する破水（Ruptura bursae aquarum）が起こる。ただし、開口期前の早期破水や、稀ではあるが娩出期中の適時破水、児頭娩出された後の遅滞破水などもある。

12.8.2　娩出期

> **娩出期：**
> 外子宮口が完全に開いた直後の段階を娩出期という。

腹圧と、子宮筋の収縮によるリズミカルな共圧陣痛の作用で、胎児が産道を通って前方に押し出される。骨盤入口部が横向きの楕円形であり、骨盤出口が縦方向の楕円形であることから、児頭は骨盤を通る際に90度回旋しなければならない（図12.16）。次に肩は、まず肩幅を横向きの骨盤入口部に合わせ、その後、縦向きの骨盤出口に合わせる。そのため、すでに娩出された児頭は新たに90度回旋する。その際、産科医または助産師が児頭を支えて補助する。児頭が外陰部を通過することを、産科学では「発露」という。

12.8.3　後産期

胎児が完全に娩出されると、臍帯が結紮、切断される。その結果、新生児の血液に炭酸ガスが混入して呼吸中枢が活性化する。新生児は「産声」とともに呼吸を開始する。同時に、胎児循環から新生児の体循環および肺循環への移行が開始する。

分娩後は子宮が収縮すると同時に、胎盤が子宮壁から剥離して、15〜30

12 生殖、発生、出生

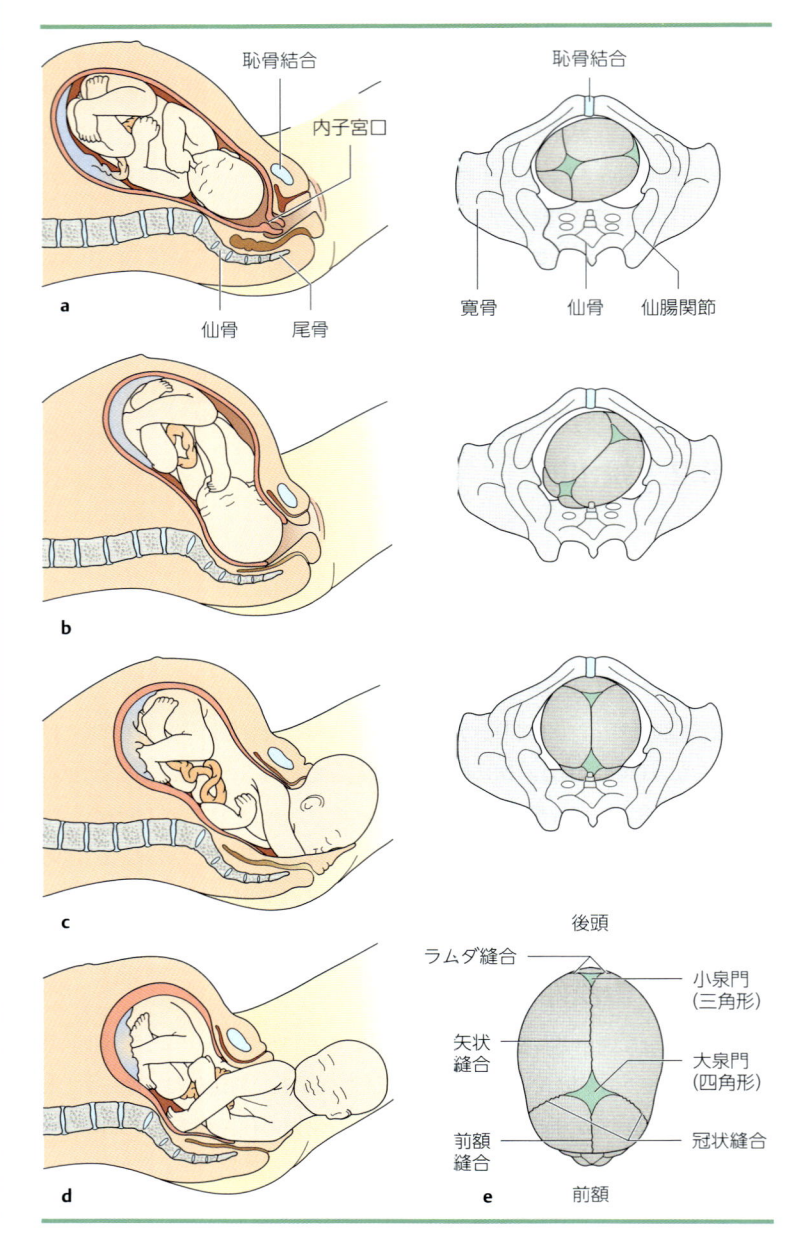

a
恥骨結合
内子宮口
仙骨　尾骨

寛骨　仙骨　仙腸関節

b

c

d

e
後頭
ラムダ縫合
矢状縫合
前額縫合
小泉門（三角形）
大泉門（四角形）
冠状縫合
前額

590

分後に胎児と同じように「娩出」される（後産）。

12.9　生後の成長

分娩まで続いた出生前成長に続き、いわゆる生後成長が開始する。成長段階は、実践的な理由から次の5つに分けられる。

- 新生児期：生後4週末まで
- 乳児期：1歳まで
- 小児期：5歳まで
- 児童期：14歳まで
- 思春期：成年期まで

各成長段階の中でも成長度が異なる。標準的な身体の発達を知るには、年齢の他に身長と体重を考慮に入れた「ソマトグラム（Somatogramm）」を用いる。出生時から身体発達終了時までの成長を追うと、成長の速い時期と遅い時期があるのがわかる。

◀ **図12.16　分娩の経過：** 分娩中の児頭の「発露」（横断面）。骨盤入口が横向きの楕円形であり、骨盤出口が縦向きの楕円形であることから、児頭は「発露」時に90度回旋しなければならない。**a** 骨盤入口で児頭位は変化しておらず、顎が胸部に密着し、母体の左右どちらかを向く。経腟検査で、児頭の矢状縫合が横断する裂溝として触知される。**b** 児頭が降下すると胎児はさらに回旋する。胎児の95%が、背が母体の腹壁に向くように回旋する。この段階では、矢状縫合が斜行するのが触知される。**c** 骨盤出口まで降下すると児頭の矢状縫合は縦方向となり、小泉門は恥骨結合側にある。**d** 肩が娩出される際には、胎児は再び元の胎位に戻り、肩が骨盤出口に合わせて縦方向となる。まず前側（恥骨結合に近い方）の肩が娩出され、次に後側が出る。**e** 児頭の頭蓋の縫合および泉門の位置。

12.9.1　身長

　ヒトが最大の成長を遂げるのは、生後1年間である。たとえば生後6ヵ月で身長は16cm伸びて、次の6ヵ月でその半分にあたる約8cm伸びる。満2歳で、そのヒトの最終的な身長のほぼ50%に達する。思春期（12.9.5項を参照）開始まで、身長は1年間にほぼ5～6cm伸びる。その後、男女とも著しい急成長が見られ（成長期）、1年間に男児で9～10cm、女児で8～9cmと、男児の方が顕著な成長を示す。女児では急成長が見られるのが男児よりも2年ほど早いため、11歳前後の女児は同年齢の男児よりも総体的に背が高い。女児は17～18歳で身長の発達が止まるが、男児は19歳まで発達し続ける。日本では、成人女性の平均身長は約158.8cmで、成人男性では172.1cmである。世界の地域別にみると、身長の発達時期は一定ではなく、平均身長もさまざまである。

12.9.2　体重

　身長と同じく、体重の変化も各成長段階で特徴がある。出生体重は約3000gで、それが生後5ヵ月で約2倍となり、満1歳になると3倍、4～5歳でほぼ5倍となる。成長終了時の体重は、出生体重のほぼ20倍となる。

12.9.3　身体の比率

　年齢ごとに、からだと各領域、関節、臓器の大きさの間には一定の比率が存在する。これは各部がさまざまな速さで発達するためである。出生前期と同じく、こうした比率の変化は、特に乳児期と小児期に顕著にみられる。たとえば、胎齢2ヵ月の胚子の頭長は身長の半分を占め（**図12.17**）、新生児では身長の4分の1、6歳児では6分の1、成人では8分の1となる。四肢が発達すると、臍の位置が変わり、新生児ではからだの中心にあった臍が上方に移動する。からだの中心は、成人ではほぼ恥骨結合の高さにある。

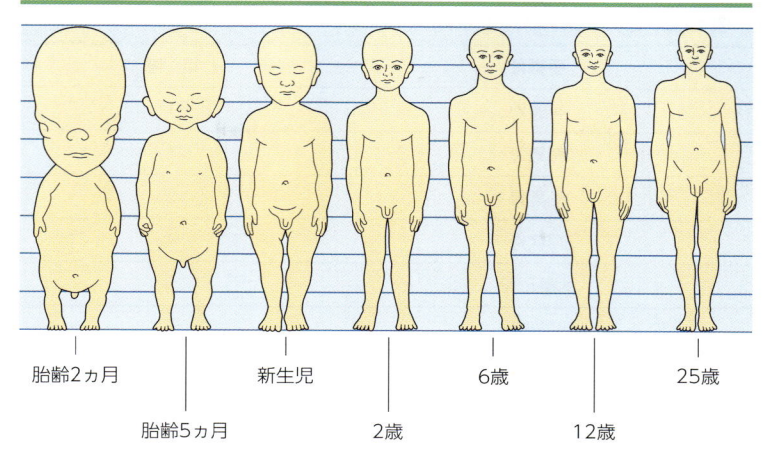

図12.17　**身体の比率**：成長期中に変化する身体の比率

胎齢2ヵ月　胎齢5ヵ月　新生児　2歳　6歳　12歳　25歳

12.9.4　骨格の成長

　骨格の発達、特に骨の成長は、生体全体の成長と深く関わっている。成長を確認する際には、X線画像診断が有意義で、たとえばどの時点で長骨、短骨、不規則骨の骨端および骨起内部に骨化点が形成されるかといったことがわかる。その結果、成長障害を認知したり、成長を予測したりできる。実際の年齢を表す歴年齢（Chronologic age）とは異なり、骨格年齢および骨年齢は、特に生体の生物学的な成熟度を示すものである。骨化点の形成時期を用いて個々の骨格年齢および骨年齢を定量すれば、今後の成長度や、最終的な成長を予測できる。一般的に、骨化の評価には手根骨の骨化点を基準とすることで合意されている。これはX線画像で認知できる。骨化点は1歳で2個出現し、9歳以降でほとんどすべてが確認される（**表12.2**）。7～8歳以降になると、手根の骨化状態と最新の身長から最終的な身長を予測できる（**図12.18**）。

　骨の成長は、その他、骨端軟骨の骨化でも評価できる。長骨の縦方向への成長は、骨端板の軟骨が完全に骨化し、骨性の骨端線となった時点で終了す

表12.2　左手手根骨の骨核出現時期

手根骨	年　齢
有頭骨	1
有鉤骨	1
三角骨	3
月状骨	4
大菱形骨	5
小菱形骨	5
舟状骨	6
豆状骨	9

る。骨端板が骨化する時点は、個人差だけではなく、性差もある。たとえば、上肢の長骨の骨端は、13〜25歳で骨化する（**図12.19**）。ほとんどの長骨は、思春期の終了とともに成長を終える（12.9.5項を参照）。

　母指基節骨の種子骨（Ossa sesamoidea）内にある骨化点は、12歳前後で現われ、思春期開始を意味する（12.9.5項を参照）。

　成長速度は必ずしも一定ではない。

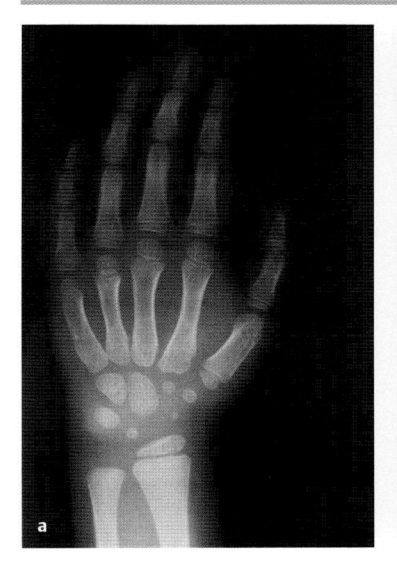

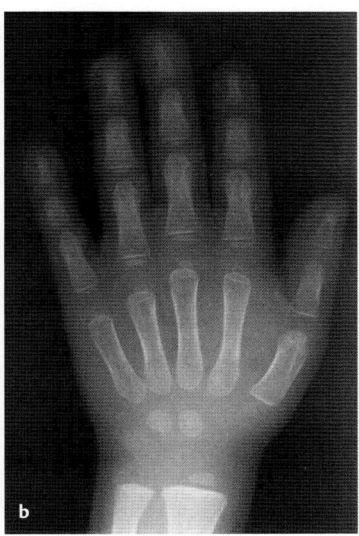

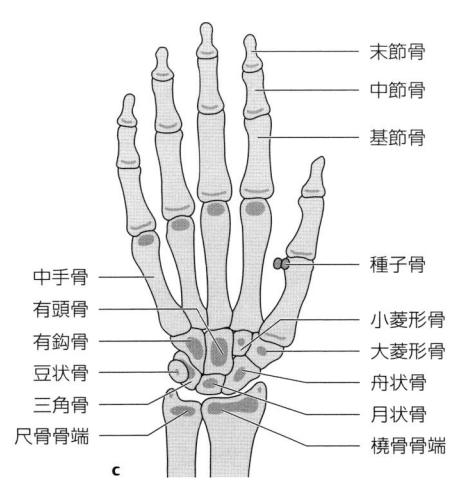

図 12.18　手の骨核のX線画像（Sitzmannより転載）：a 標準的に発達した4歳女児の骨化点　**b** 発達遅延が見られる4歳男児の骨化点　**c** 12歳児の手根骨。どの部位にも骨化点が認められる。

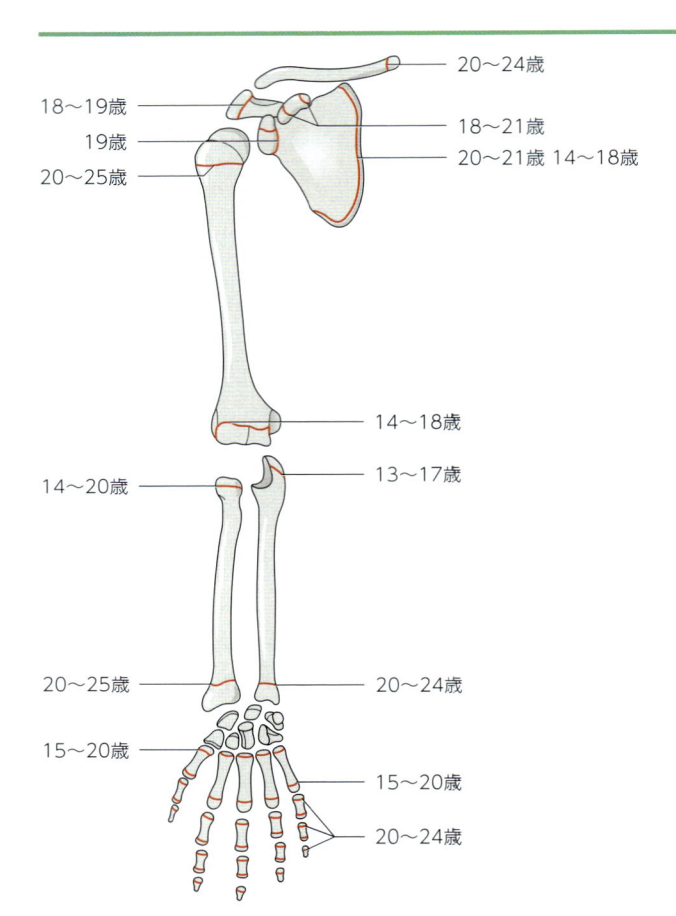

図12.19　上肢の骨化：骨端軟骨の閉鎖（骨結合）年齢

成長と発達は、さまざまな要因に影響を受ける。体重と、特に身長は、遺伝的要因もあるが、その他にも食物とともに摂取される栄養素の質および量といった外因にも左右される。

12.9.5 思春期

　児童期から青年期（Adolescence）の間には思春期（Puberty）と呼ばれる段階がある。この時期には最初の２次性徴が現れるとともに、性的成熟にいたる。こうした変化は、下垂体 - 視床下部の活動亢進の結果、生殖腺（精巣または卵巣）が刺激されて、性ホルモンの分泌量が増大することが誘因であると考えられている。思春期は 11 ～ 13 歳の間に始まり、身体的にも精神的にも著しい変化がもたらされる。からだに見られる最初の特徴は、女児では乳房の現れ、男児では精巣の増大である。次に陰毛が見られるようになり、男児では陰茎が増大し、筋重量が増大する。女児では、13 歳前後で初経という重大な変化がもたらされる。8 歳になるまでにこうした思春期の特徴が現れることを思春期早発症（Pubertas praecox）といい、実質的な発育が遅延するものを（15 ～ 16 歳以降）「思春期遅発症（Pubertas tarda）という。

　思春期の間には、男女とも性徴の発達とともに、身長も急成長する。ただし、女児の成長は男児よりも平均２年早く開始する（12.9.1 項も参照）。この急成長に関与するのは、特に生殖腺から分泌される性ホルモンである。女児の思春期急成長が、初経前の 12 歳で開始する一方、男児では変声直前の 14 歳に開始する。

　思春期の開始は、骨格年齢および骨年齢と密接に関連しており、手の種子骨の骨化点のＸ線画像（p.179、**図 4.29**）から、標準として女児で 11 歳、男児で 13 歳が開始時にあたることがわかる。骨格の発達遅延を伴う疾患があると、思春期が遅延するか現れず、骨格の発達亢進があると早期成熟となる。思春期の終了とともに、遺伝子と性によって定められたからだの構築計画は完了する。

12.10 解剖学的生物類型学

> **体質（Constitution）:** *ヒトの人格および体型は千差万別である。身体的・精神的特徴すべてと、その相互関係を「体質」という。*

　形態学的、機能的、病理学 - 臨床的、心理学的な一定の特徴を組み合わせて、1つの「型（タイプ）」で表現する必要性から、さまざまな類型学が考案された。最古の類型学の1つはヒポクラテスによるもので、体質が以下の4種に分類されている。

- 黄胆汁質（短気）
- 粘液質（沈着、無精）
- 多血質（快活）
- 黒胆汁質（陰鬱）

　世界的に知られたクレッチマー（Kretschmer）の類型論では、身体的特徴に基づき、体型が次の3つに分類される。

- 痩せ型
- 肥満型
- 筋骨型

　クレッチマーは、上述の体型から、性格および行動の個性を逆推論し、統計データから、特に精神的疾患では、体型と精神病の種類との間に何らかの関連があると確証した。ただし、彼の分類に対しては、この種の類型学で全個性を網羅できるわけではなく、把握されているのはほんの一部にすぎないと、精神科医側から多大な反論がなされた。さらにこの類型論では、行動と経験は社会的関係を全く考慮されずに説明されている。その上、言及した3つの体型になんとか分類できるのは人口の約60%であり、残る40%は混合型か、他の身体的特徴を持つ異型である。

12.10.1 痩せ型（細長型）

　この型は、特に細くしなやかな体型を特徴とする。筋肉、骨および関節は虚弱、四肢は細く、胸郭は平坦で、顔も細い。この型のヒトは、栄養状態が良くても痩身で、高齢になっても脂肪がない。クレッチマーの研究では、細長型のヒトに精神障害または情緒障害があると、精神分裂病（Schizophrenia）に罹る傾向が非常に高いとされている。精神分裂病の症状は、周囲の人々に対する比較的慎重な態度、注意散漫、敏感などで、ひどいときには不信感から人間嫌いになることもある。

12.10.2 肥満型

　中背でずんぐりとした体型を特徴とする。体幹に脂肪が蓄積しやすいため、からだの線が丸く柔らかい。四肢は体幹に比べてあまり発達しておらず、筋は柔軟で張りがない。手足は短く不恰好で、下顎がほとんど隠れて、段差なくそのまま頚部につながる。血行が良いため、皮膚は健康的な血色を呈する。クレッチマーの類型論によると、肥満型のヒトは躁うつ病の傾向があり、たいていは無意識のうちに理由もなく発病するとされている。気分は爽快で陽気（躁病）であるか、悲観的（うつ病）であるかどちらか一方で、実際にはうつ病が現れることが多い。

12.10.3 筋骨型

　筋骨型のヒトは、身長は中から高で、筋骨の良く発達したパワー溢れる体型を特徴とする。体幹は強靭で、腰部は比較的小さい。手は大きく、頭部は細長く、顎が目立つのがこの体型の特徴である。クレッチマーの類型論によると、筋骨型のヒトは癲癇性の傾向があるとされている。

要約

生殖、発生、出生

総論

- ヒトの有性生殖(p.570)は、次の4つの段階に分けられる。
    - 男性の精子と女性の卵細胞の接合(受精、p.571)
    - それに続く卵管を通した初期胚の輸送(卵管輸送、p.575)
    - 子宮内膜への着床(p.577)
    - 生存能のある乳児への発達(p.581)（胎生）

生殖細胞

- 卵子発生(p.571)は次の4つの細胞段階を経る。
    - 卵祖細胞(44＋XX)
    - 一次卵母細胞(44＋XX)
    - 二次卵母細胞(22＋X)
    - 成熟卵細胞(22＋X)と3個の極体(22＋X)
- 精子発生(p.571)は、次の5つの段階を経る。
    - 精祖細胞(44＋XY)
    - 一次精母細胞(44＋XY)
    - 二次精母細胞(22＋Xまたは22＋Y)
    - 精子細胞(22＋Xまたは22＋Y)
    - 精子(22＋Xまたは22＋Y)

受精

- 精子(p.572)は、排卵された卵細胞を卵管開始部で積極的に探す。約2～3億個の中で卵細胞に到達するのはわずか200～300個である（移動速度は3mm／分）。精子は卵管内で最長3日間生存できるが、卵細胞は12～24時間以内に受精しなければならない。

- 受精プロセス（p.572）は、次の3つの段階に分けられる。
  - 第1相：放線冠（Corona radiata）の貫通
  - 第2相：酵素が透明帯を溶解
  - 第1相と第2相を先体反応（Acrosome reaction）という。
  - 第3相：卵細胞と精子の細胞膜融合と、それに続いて他の精子が卵細胞に近づくのを阻止する表層反応（多精拒否、Polyspermy block）
- 受精と同時に卵細胞は第2減数分裂を終了し、女性前核（p.573）を形成する。前核は男性の前核と融合し二倍体の接合子となる。男性前核の性染色体（XまたはY）によって、初期胚の性別が決定する（女性＝XX、男性＝XY）。

卵管輸送と卵割

- 受精初期胚が5日間かけて卵管から子宮に輸送される間に、接合子は分割して（卵割、p.575）、接合子—2細胞期—4細胞期を経る。
- 16細胞期以降は、桑の実のように分割した形状から桑実胚（Morula、p.575）と呼ばれる。その後、栄養膜（Trophoblast）と内細胞塊（Embryoblast）からなる胚盤胞（Blastocyste）ができる。
- 卵管輸送が障害されると、卵管妊娠（p.575）になることがある。

着床と胎盤形成

- 排卵または受精の5～6日後に、胚盤胞が子宮内膜に埋め込まれることを着床（Implantation、p.577）という（子宮内膜は分泌期の頂点にある）。
- 栄養膜（Trophoblast、p.577）は、胎盤胎児部を形成する。
- 内細胞塊（Embryoblast、p.577）は、胚子または後の胎児を形成する。
- 胎盤（p.578）は、成長する初期胚への栄養供給、物質およびガス代謝、妊娠持続の確保、エストロゲン、プロゲステロン、絨毛性ゴナドトロピンといったホルモンの分泌に携わる。
- 胎盤は2つの部位からなる。1つは胎児側で、絨毛膜板と絨毛があり、その中には胎児の血管が走行する。もう1つは母体側で、基底脱落膜

(Decidua basalis)、ラセン動脈および脱落膜からなり、その間には母体の血液が入る絨毛間腔がある。絨毛の総表面積は、8～14㎡にもなる。胎盤は成熟すると、直径約18㎝、重さ450～500gになる。
- 胎盤関門（p.579）は、母体と胎児の血液を分ける働きがある。絨毛上皮、絨毛結合組織、胎児の血管壁からなる。特定の物質を選別して遮断する。
- 臍帯（Funiculus umbilicalis、p.581）は、胎児と胎盤を連結する器官で、1本の臍静脈（V. umbilicalis、胎盤から胎児に酸素に富む血液が流れる）と、2本の臍動脈（A. Umbilicalis、胎児から胎盤に酸素含有量の少ない血液が流れる）を含む。

初期発生と胚発生

- 1～3週目の初期発生（卵管輸送、着床、胚盤形成）に続いて、4～8週目までは胚子期が続く（p.581、初期胚が屈曲して胚子となり、器官が形成される）。この段階は胎齢8週で完了する。
- まず2葉の胚盤（p.583）が形成される。内側は内胚葉（Entoderm）、外側は外胚葉（Ectoderm）と呼ばれる。その後、中胚葉（Mesoderm）ができて、3葉の胚盤となる。中胚葉は、胚盤外胚葉表面の原始線条の近くにできて、深層に移動する。前側端の原始結節（Primitive node）に脊索突起ができる。
- 胚葉の原基は（p.583）、次の構造に発達する。
  - 外胚葉→中枢神経系と表皮
  - 中胚葉→骨格、骨格筋、循環器、泌尿生殖器
  - 内胚葉→消化管および気道の上皮
- 形態形成（p.583）
  - 4週目の終わりに胚盤からからだの基本形ができる。
  - 5週目の初めに四肢が形成される
  - 5～7週目の間に胚子が弯曲し、頭頂冠と頚屈が現れる
  - 胚子期終わりになると、頭の長さが全長のほぼ半分になる。
- 胚発生期が終了すると、胚子は羊水で満たされた羊膜腔（p.582）の中で

保護される。羊膜腔は拡大し続け、妊娠末期には羊水量は約1ℓになる。

胎 生

- 胎齢9週初めから出生予定日までの胚を胎児（Fetus）という（p.584）。胎児期は、生体系の成長期と分化期に分けられる。
- 身長の発達（頭頂から踵までの長さまたは頭頂から臀部までの長さ、p.585）は、ハーゼの法則に従い、胎齢を基に推測できる。たとえば胎齢4、5ヵ月の胎児の全長は月齢の4倍、6ヵ月では月齢の5倍となる。
- 胎生期の成長は、超音波器機で診断できる。大横径（p.586）×5.5＝体長（cm）。
- 出生時点で十分に成熟した胎児には次の特徴（p.586）がある。
  - 頭頂から踵までの長さが49〜51cm
  - 頭頂から臀部までの長さが33cm
  - 体重が3200〜3400g
  - 手足の爪が指先を覆っている。
  - 男児では陰嚢の中に精巣が認められる。
  - 女児では大陰唇が小陰唇を覆う。
- 胎児の機能が出生時に成熟しているかどうかは、次の特徴を評価する（p.587）。
  - 皮膚の色
  - 呼吸
  - 心拍数
  - 筋緊張
  - 神経筋の反射
- 妊娠期間（p.587）は、最終月経第1日目から計算した場合、280日（＝1ヵ月を28日として10ヵ月間）で、排卵日または受精日から計算した場合は266日とされている。
- 分娩予定日を算出するネーゲレ換算法（p.587）：最終月経第1日目－3カレンダー月＋7日＋1年（28日周期の場合）。

出産

- 開口期と娩出期がある。
- 開口期(p.589)には児頭が骨盤入口に入り、羊水で満たされた羊膜嚢が軟産道(子宮頸、腟、骨盤底)を広げ、外子宮口(Ostium uteri externum)が開く。
- 娩出期(p.589)に入ると、子宮の律動的な共圧陣痛(腹圧も寄与)が始まるとともに、児頭が産道内で90度回旋し、その後で外陰部を通って娩出される(「発露」)。
- 出生後は臍帯が結紮される。胎盤が剥離し、約30分後に後産(p.591)として娩出される。

生後の成長

- ヒトの一生は、次のようにいくつかの期間に分けられる(p.591)。
    - 新生児期：4週目末まで
    - 乳児期：1歳まで
    - 小児期：5歳まで
    - 児童期：14歳まで
    - 思春期：成年期まで
- 年齢に応じたからだの発達(成長度、体長、体重、身体の比率)は、ソマトグラム(p.591)を使って表わす。
- 骨年齢(p.593、骨化点の出現時期および骨端の閉鎖)は、生体の生理学的成熟状態を示すもので、成長余量および発達障害を知ることができる。骨年齢は次の事項を評価する。
    - 手根骨の骨化点の発現時期を考慮する。1〜9歳で次第に発現し、X線画像で認められる。
    - 骨端軟骨が閉鎖しているかどうかを知る。閉鎖していれば、長骨の長さの成長が終了したことを意味する(上肢の長骨の大半は13〜25歳で閉鎖する)。
- 思春期(p.597)は、最初の2次性徴が現れて、性的に完全に成熟するまで

の時期である。
- 思春期は11〜13歳の間に開始する。8歳までに開始した場合を思春期早発症、15〜16歳以降の場合を思春期遅発症という。
- 思春期の間には、著しい急成長が見られる(女児では12歳、男児では14歳)。
- 思春期が開始すると、手の種子骨の骨化点が閉鎖することから、骨年齢と密に関連するといえる。

解剖学的生物類型学

- 身体的および精神的特性とその相互作用を体質(p.598)という。
- 形態学的、機能的、病理学—臨床学的、心理学的なさまざまな形質を組み合わせて一定の「体質型」を表わす学問を類型説(p.598)という。
- 最古の類型説は、ヒポクラテス(p.598)によるもので、黄胆汁質(短気)、粘液質(沈着、無精)、多血質(快活)、黒胆汁質の4つに分類された。
- クレッチマー(p.598)の類型説では、身体的な特徴を基に、細長型(細く華奢な体型)、肥満型(中背でずんぐりとした体型)、筋骨型(背が高く強靭な体型)に分類した。人口の40%が、どの型にも完全には当てはまらない(混合型または異型、p.598)。クレッチマーの説によると、痩せ型は精神分裂病に、肥満型は躁うつ病に、筋骨型は癲癇に罹りやすいとされる。

13　中枢神経系と末梢神経系

- **13.1　神経系の区分と役割** *608*
  - 13.1.1　神経系の区分 *608*
  - 13.1.2　神経系の役割 *609*

- **13.2　神経系の発生** *609*

- **13.3　中枢神経系（CNS）** *610*
  - 13.3.1　中枢神経系の発生と分化 *610*
  - 13.3.2　脳 *613*
  - 13.3.3　脊髄 *633*
  - 13.3.4　錐体路 *642*
  - 13.3.5　錐体外路運動系 *646*
  - 13.3.6　下位運動ニューロンの損傷
    　　　（弛緩性麻痺） *647*
  - 13.3.7　上位運動ニューロンの損傷
    　　　（痙攣性麻痺） *648*
  - 13.3.8　脊髄反射 *649*
  - 13.3.9　髄膜 *652*
  - 13.3.10　脳脊髄液と脳室系 *656*
  - 13.3.11　脳への血液供給 *661*

- **13.4　末梢神経系（PNS）** *666*
  - 13.4.1　末梢神経 *666*
  - 13.4.2　神経節 *666*
  - 13.4.3　脊髄神経 *667*
  - 13.4.4　神経叢 *668*
  - 13.4.5　脳神経 *672*

  - **要約** *676*

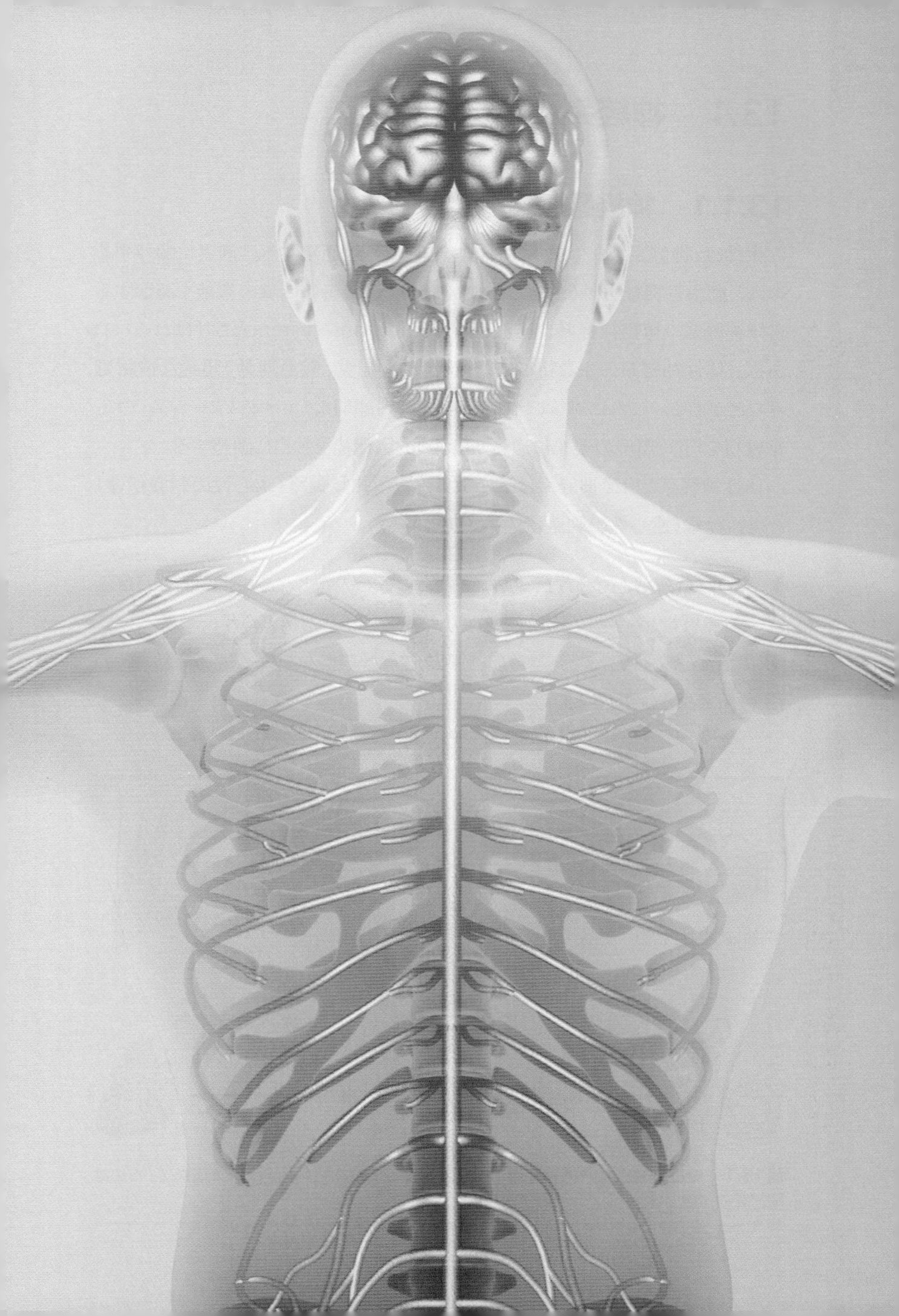

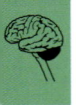

13.1 神経系の区分と役割

13.1.1 神経系の区分

生体は、神経系を介して、環境および自己臓器と連絡する。前者に関与するのは、動物性機能をつかさどる体性神経系で、後者は内臓の機能を調節する自律神経系（植物神経系、Vegetative nervous systemとも呼ばれる）である。体性神経系の主な特徴には、意識的な知覚、随意運動、迅速な情報処理などがある。これに対して自律神経系は、内部環境（ホメオスターシス）の定常維持を司り、環境の要求に適合するよう内臓機能を独自に調整する。

体性神経系と自律神経系はどちらも、感覚・知覚線維（求心性の刺激伝達）と運動線維（遠心性の刺激伝達）が連結する。

> **求心性伝導路と遠心性伝導路：** 末梢神経からの刺激（皮膚や臓器から伝達される感覚）を中枢（脳および脊髄）に伝導する経路を求心性伝導路という。中枢からの興奮を末梢（骨格筋、平滑筋、腺細胞など）に伝える経路を遠心性伝導路という**(図13.1)**。

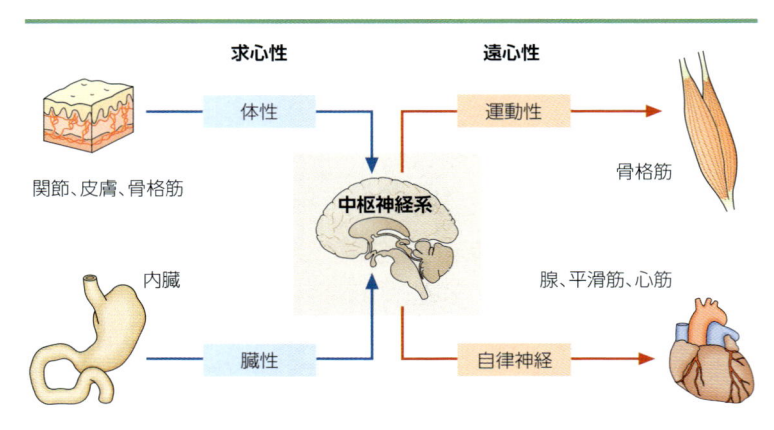

図13.1 中枢神経系と末梢神経系： 中枢神経系と末梢神経系の刺激伝導路。CNSには脳と脊髄が属する。

神経系は、体内での位置に応じて次の2つに分類される。
- 中枢神経系（CNS）
- 末梢神経系（PNS）

中枢神経系には脳と脊髄が属し、末梢神経系には神経節を含めて体性神経と自律神経すべてが属する。

13.1.2　神経系の役割

中枢神経系と末梢神経系には、次の2つの担当領域がある。
- 司令塔として、生体系の機能を神経を介して直接的に、あるいはホルモン分泌腺を介して間接的に調整する
- 運動器、呼吸器系、循環器系、消化器系、泌尿生殖系、内分泌腺系統の活動を調節する

中枢神経系は、送られてきた刺激を集積、評価する。その一方で、末梢神経系は、1つには中枢神経系で生じた興奮をからだの末梢に仲介し、もう1つにはインパルス（活動電位）を末梢から中枢神経系に送る（興奮伝導および伝達、p.116第3章「神経インパルス」およびp.118「シナプス」を参照）。さらに、中枢神経系は、高次神経機能（記憶、学習能力、思考能力、判断能力、言語能力）にも関与する。

13.2　神経系の発生

中枢神経系と末梢神経系は、外胚葉（Ektoderm）から発生する。最初の原基は、神経板（Neural plate）という胚盤外胚葉の層状肥厚部として胎齢18日前後に現れる（p.583を参照）。神経板では左右の2つの神経ヒダ間に神経溝が生じ、さらに発達してヒダどうしが融合して神経管となり、深部に転移する。神経ヒダのうち、神経管形成に関与しない部位は神経堤（Neural crest）となる（**図13.2**）。

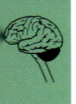

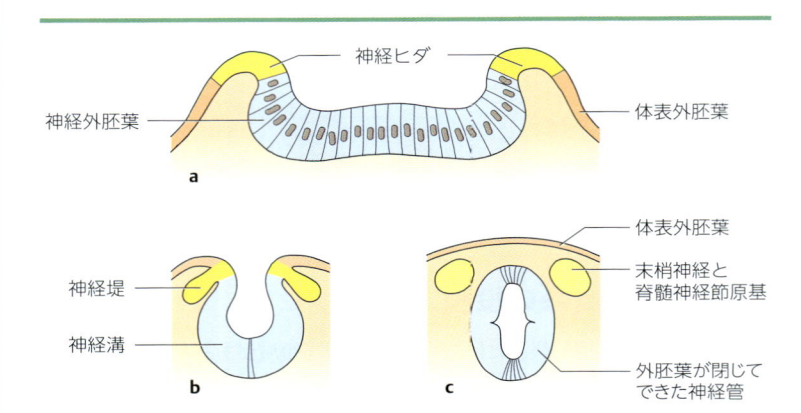

図13.2　神経系の発生：胎齢ほぼ20日のヒトの胚盤上部断面のイラスト　**a** 神経ヒダ付近で左右から体表外胚葉に移行する神経外胚葉（神経板）　**b** 神経溝の形態と神経堤の分化　**c** 神経溝が閉じて神経管となり、体表外胚葉下に定着する。神経管は分化して中枢神経系となり、神経堤細胞は主に末梢神経と脊髄神経節へと発達する。

神経管は中枢神経系（脳および脊髄）に分化し、神経堤は発達して末梢神経系（末梢神経および脊髄神経節）になる。

13.3　中枢神経系（CNS）

中枢神経系には次の2つの構造が属する。

- 脳（Encephalon）
- 脊髄（Medulla spinalis）

どちらも骨性の壁と、脳脊髄液（Liquor cerebrospinalis）の作用で外部の影響から十分に保護されている。脳は頭蓋骨に包まれ頭蓋腔内にあり、脊柱管内の骨髄は脊柱に包囲されている。さらに両者は、脳脊髄液で満たされた空所を含んだ髄膜に包まれている。

13.3.1　中枢神経系の発生と分化

神経管の前端では、前脳胞、中脳胞、菱脳胞という3つの一次脳胞

(Primary brain vesicles)から、それぞれ前脳、中脳、後脳(菱脳)が形成される(**図13.3**)。これらが後に以下の各脳部へと分化する(図13.4)。

- 大脳
- 間脳
- 中脳
- 橋
- 小脳
- 延髄

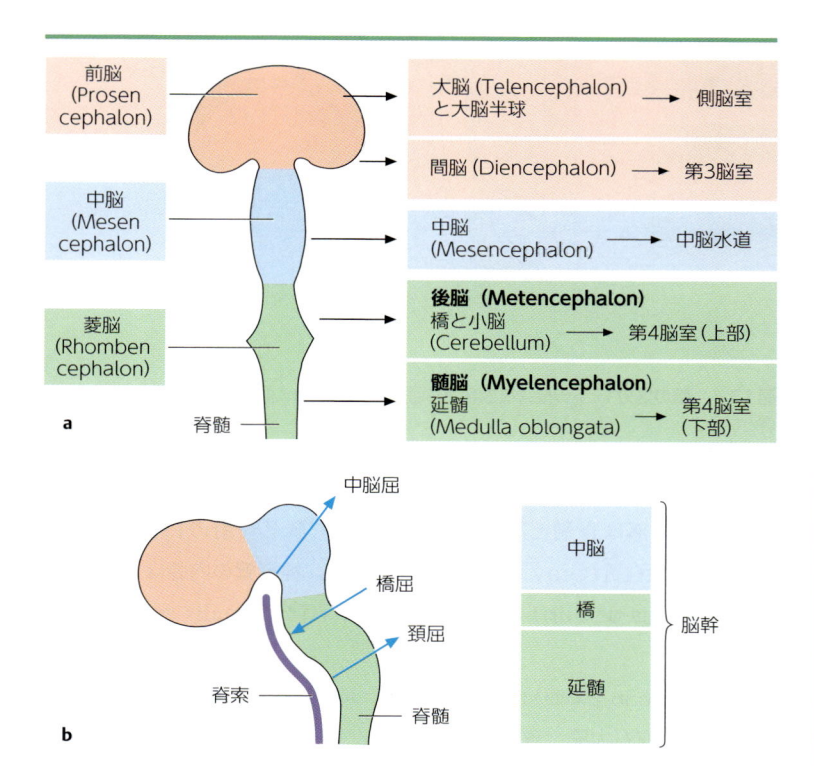

図13.3 脳の発生: 脳の発生(3脳胞期) **a** 一次脳胞の原基(各脳部と脳室)の概略図　**b** 側面。3つの一次脳胞が神経管前側にできる。神経管の後側は脊髄となる。

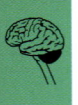

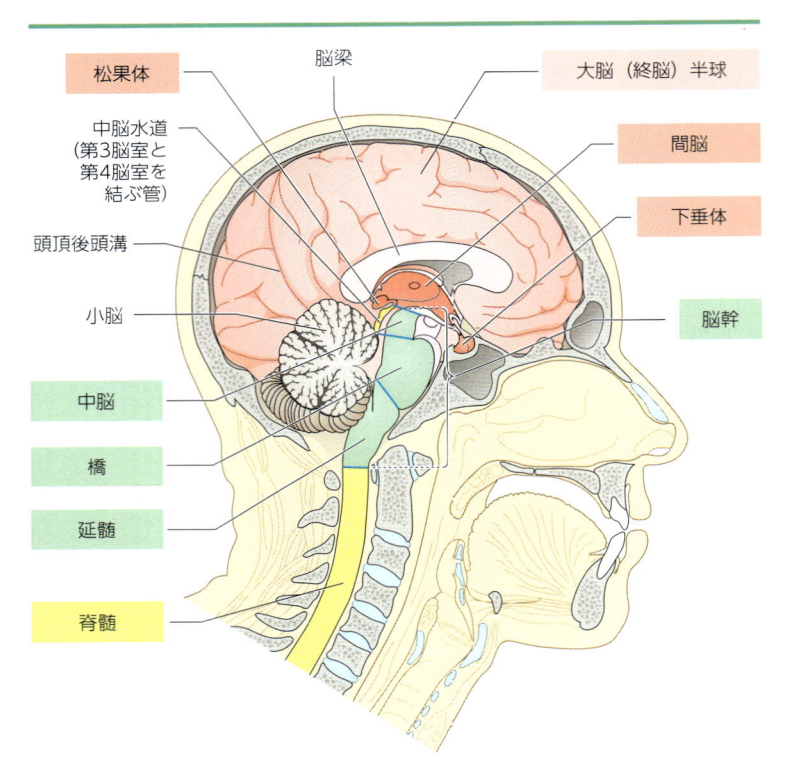

図13.4　脳の区分：ヒトの成人の頭部正中面（左半分内面）。中脳、橋、延髄をまとめて脳幹という。

　神経管後部は脊髄となる。神経管壁は、脳と脊髄の白質（White matter）と灰白質（Gray matter）に発達する。神経管の内腔は、脳で脳室（Ventriculus cerebri）となり、脊髄では中心管（Canalis centralis）となる。

　脳室系（p.656を参照）は、脳内にある4つの空隙からなる。

- 側脳室：左右大脳半球にある
- 第3脳室：間脳にある
- 第4脳室：菱脳にある

脳室の空隙は連結しており（たとえば第3脳室と第4脳室は中脳水道 [Aquaeductus cerebri] で連結）、脳脊髄液（Liquor cerebrospinalis）が流れる。

13.3.2　脳

新生児の脳の重さは約400gで、生後9ヵ月でほぼ800gに達する。脳は最終的に1310gほどになり、5〜7歳でこの重さに達する。脳は10歳で完成するというのが通説であるが、重量に関しては文献で大きく異なる（1100〜1600g）。

男性の脳は平均1375g、女性の脳は約1245gとされている。女性の方が軽いのは、運動器が男性よりも発達していないため、それを司る中枢神経系も発達していないことに由来する。ただし脳の絶対重量と体重を比較すると（脳と体重の相関関係）、女性は体重1kgあたり平均22gで、男性は20gで、女性よりも少ない。

脳の絶対重量は全く意味をもたない。シロナガスクジラが良い例であろう。体重約7万4000kgのクジラの脳の重さは約7kgである。脳の重量と体重を比較してみると、体重1kgに対する脳細胞はわずか0.1gとなる。もしヒトの脳と体重の比がクジラと同じであれば、ヒトの脳重量は平均7gというありえない数値になる。

大脳（終脳[Telencephalon]）

大脳半球

> **大脳(Cerebrum)**：大脳は中枢神経系の最上位にある統合センターで、ヒトの脳の中で最も特殊化した部位である。

大脳を構成するのは、左右大脳半球と、大脳基底核（Basal ganglion）という2つの構造である。運動活動の一部、特に緩徐な運動の信号伝導と実行を司るのが大脳基底核で、大脳半球深部にあり、脳を切断しなければ視認でき

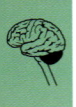

ない。左右大脳半球は非常に大きく、視認できる大脳実質の大半を占める。両半球の間には大脳縦裂(Fissura longitudinalis cerebri)が走行する(図13.7)。

大脳葉(Lobi cerebri)

大脳半球の表面は脳回(Gyri)でできており、脳回の間には大脳溝(Cerebral sulcus)がある。外側溝(Sulcus lateralis)と中心溝(Sulcus centralis)という2本の溝が、左右大脳半球を次の4つの葉に分ける(図13.5)。

- 前頭葉(Lobus frontales)
- 頭頂葉(Lobus parietalis)
- 側頭葉(Lobus temporales)
- 後頭葉(Lobus occipitalis)

中心溝の前側に前頭葉があり、後側に頭頂葉がある。側頭葉は外側溝の下側に位置し、正中矢状断面でのみ見える頭頂後頭溝(Sulcus parietooccipitalis)(図13.4)から下方に伸びる線が頭頂葉と後頭葉を隔

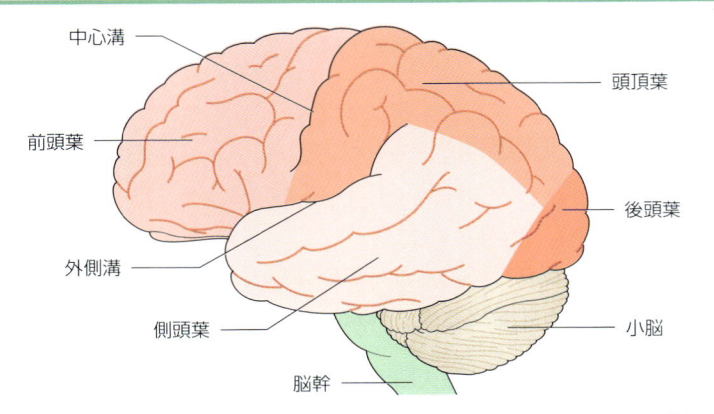

図13.5 大脳と大脳葉:左面。大脳葉内にある脳回と溝に由来して、終脳表面積が著しく拡大している。

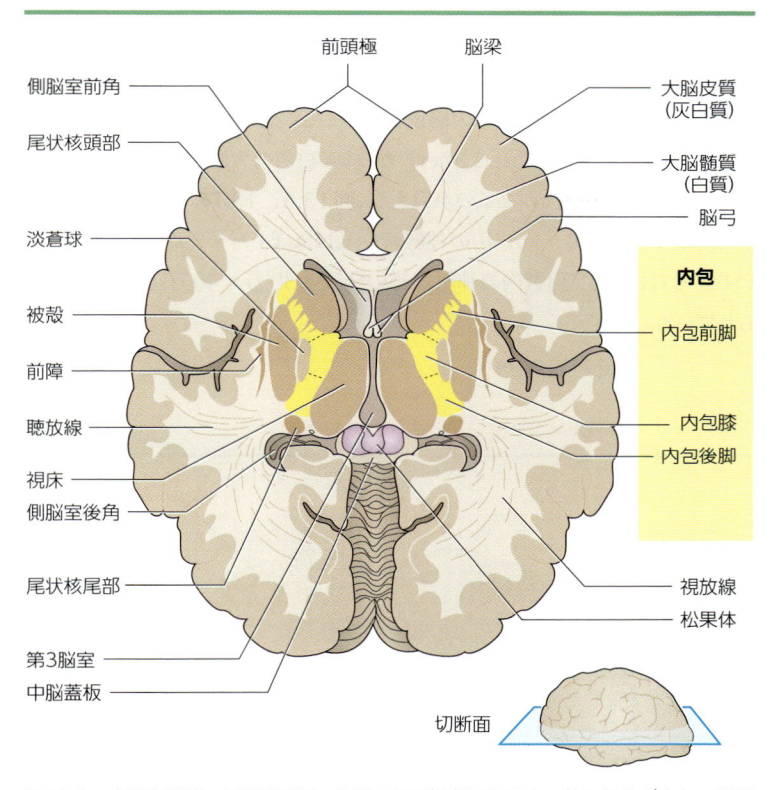

図の各部名称（左側、上から）：側脳室前角、尾状核頭部、淡蒼球、被殻、前障、聴放線、視床、側脳室後角、尾状核尾部、第3脳室、中脳蓋板

上部：前頭極、脳梁

右側（上から）：大脳皮質（灰白質）、大脳髄質（白質）、脳弓、**内包**、内包前脚、内包膝、内包後脚、視放線、松果体

切断面

図13.6 大脳と間脳：水平断面図。右下の図は切断面を示す。黄色部分が内包。間脳では視床、第3脳室、松果体が見られる。

てる。外側溝の深部には島（Insula、**図13.7**）があるが、前頭葉、頭頂葉、側頭葉で隠されている。島は5番目の大脳葉であると見なされることが多いが、ヒトの脳における機能は知られていない。

どの葉にも独自の脳回と溝がある。たとえば前頭葉の中心前回（Gyrus precentralis、**図13.10**）がこれにあたる。中心前回は中心溝の直前にあり、随意筋にインパルスを送る運動中枢である。最も前頭に近い場所にある膨隆部を前頭極（Polus frontalis、**図13.6**）といい、ヒトの能力に大きく関わるといわれる。

灰白質と白質

脳を水平面または前額面で切断すると、大脳半球の表層には主に細胞体を含む約2〜5mm厚の灰白色の大脳皮質（Cortex cerebri）があり、内側には有髄神経線維（Myelinated fiber）からなる白色の大脳髄質（Substantia medullaris cerebri）があるのが見える（図13.6、13.7）。大脳皮質の総表面積は約2200cm²で、1mm²当りの神経細胞数はほぼ1万〜3万個と見積もっている。それに対して白質内の神経線維の全長は30万〜40万kmになると考えられている。

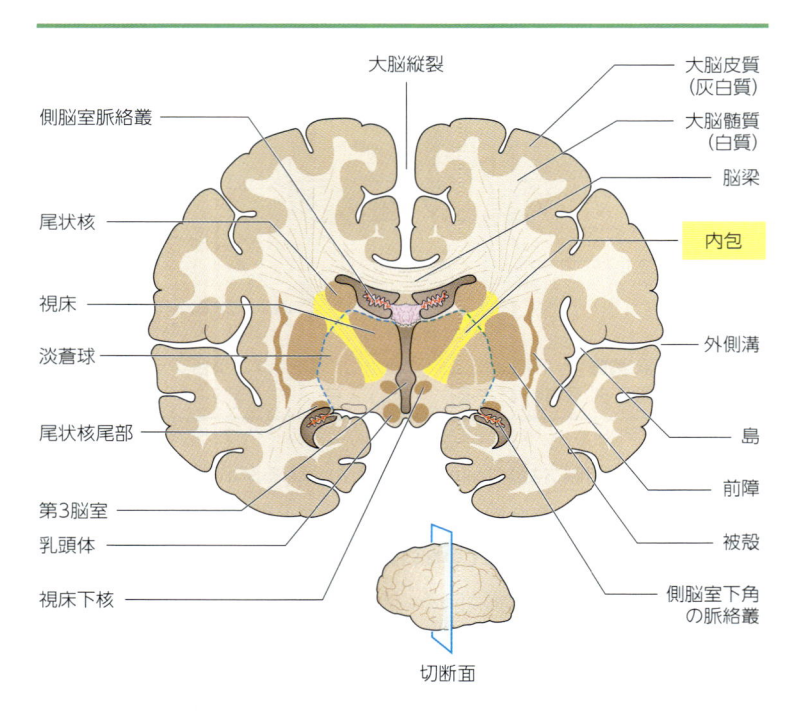

図13.7　大脳と間脳：前額断面図。右下図は切断面を示す。黄色は内包で、青色の点線は間脳と終脳の境界を示す。

白質と内包（Capsula interna）

> **交連線維（Commissural fibers）**：*大脳半球の左右間を連絡する神経線維を交連線維という。*

交連線維には、たとえば脳梁（Corpus callosum）（図13.4、13.6）がある。脳梁は、約2億本の神経線維からなるよく発達した線維組織である。

> **連合線維（Association fibers）**：*左右どちらか一方の半球内を走行する神経線維を連合線維という。連合線維は同じ半球内の大脳葉間または溝間を連絡する。*

> **投射線維（Projection fibers）**：*大脳皮質と中枢神経系の他の領域間を連絡する神経線維を、投射線維という。*

この投射線維は内包（Capsula interna）のほとんどを占める（図13.6、13.7）。内包は前脚（Crus anterius）、後脚（Crus posterius）、両者間にある膝（Genu）で構成される。

大脳基底核（Basal ganglion）

内包膝の外側には、淡蒼球（Globus pallidus）や被殻（Putamen）などいくつかの大脳基底核が位置する（図13.6、13.7、13.8）。淡蒼球と被殻をあわせてレンズ核（Nucleus lentiformis）という。内包前脚は、尾状核（Nucleus caudatus）頭部とレンズ核に挟まれている。この尾状核とレンズ核をあわせて線条体（Corpus striatum）という。内包後脚は、内側で視床（p.624「間脳」を参照）と境界をなすが、この視床は重要な間脳核領域であり、大脳基底核には属さない。

大脳基底核は、錐体外路運動系（p.646を参照）の中で重要な役割を担い、習慣や行動模範の習得を司る。最新の知識によると、基本的な機能は、随意運動の運動域と方向を管理することにあるとされている。

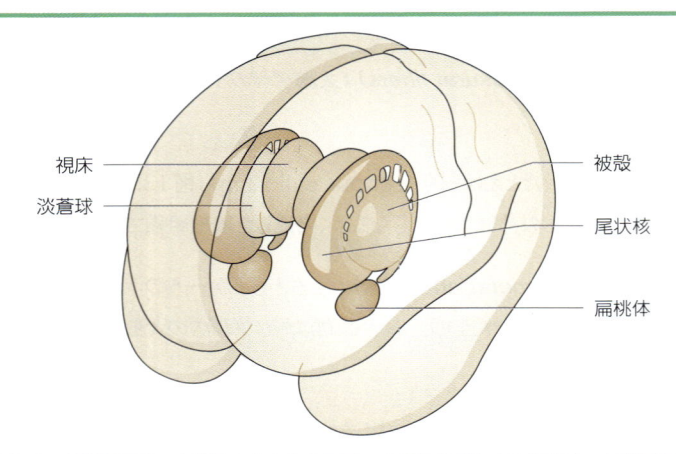

図13.8　大脳基底核： 大脳基底核の左前面図。位置的指標となる視床は、大脳基底核には属さない。被殻と淡蒼球をあわせてレンズ核といい、尾状核とレンズ核を合わせて線条体という。

大脳基底核を損傷すると、特に筋緊張と不随意運動が阻害される。錐体外路運動系障害の一例に、ハンチントン病（Chorea Huntington）がある。これは線条体と線条体に属する構造が損傷した遺伝性変性疾患である。

側脳室（Ventriculus lateralis）

左右大脳半球の内部に脳室系の一部である側脳室がある。側脳室は、脳脊髄液（Liquor cerebrospinalis）で満たされている。脳脊髄液は脈絡叢（Plexus choroideus）で産生され、左右の側脳室に流入する。左右側脳室は、それぞれ次の部位に分けられる（第13.3.10項および**図13.25**を参照）。

- 前角
- 中心部
- 後角
- 下角

左右側脳室は室間孔（Foramen interventriculare）で間脳の第3脳室

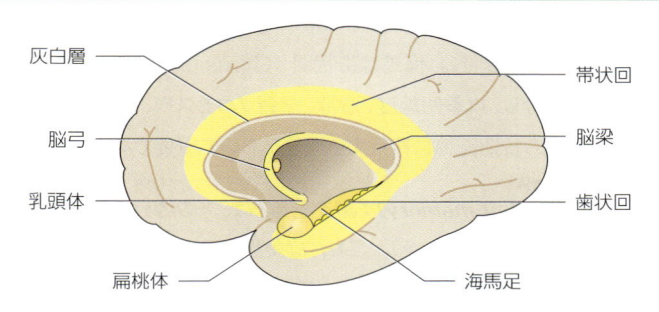

図13.9 大脳辺縁系： 右大脳半球の内側面。黄色で示した部位が大脳辺縁系である。

と連絡する。

大脳辺縁系（Limbic system）

「辺縁系」という名称は、脳梁（Corpus callosum）を「縁（Limbus）のように囲む局所解剖学的位置に由来する（図13.9）。大脳辺縁系は進化の途中で、主に古皮質（Paleocortex）および原皮質（Archicortex）で構成される古い大脳の一部から発生した。古皮質と原皮質はまとめて旧皮質（Allocortex）と呼ばれることが多く、たとえば下等哺乳類の大脳皮質の大部分を占める。ヒトでは、この古い脳部は、発生学的に見て若く著しく発達した新皮質（Neocortex、等皮質［Isocortex］ともいう）にとって代わられた。

古皮質は主として嗅脳（rhinencephalon）を構成する。原皮質には主に次の構造が属する。

- 扁桃体（Corpus amygdaloideum）
- 海馬（Hippocampus）
- 歯状回（Gyrus dentatus）
- 帯状回（Gyrus cinguli）
- 脳梁上の灰白層（Indusium griseum）

海馬から視床下部（Hypothalamus）の主に乳頭体（Corpus mamillare）に向かって脳弓（Fornix）と呼ばれる神経線維束が弧を描くように伸びており、

さらに乳頭体からは脳幹網様体（Formatio reticularis）に向かって線維束が伸びる（p.631を参照）。海馬は帯状回（Gyrus cinguli）とともに大脳辺縁系の中心部をなし、攻撃的態度、意欲、学習プロセスや、特に顕在記憶の内容を短期記憶から長期記憶に移行する機能において重要である。

> ***顕在記憶(Explicit memory)：*** *顕在記憶とは、その内容が意識的に熟考することで想起できる記憶をいう。これには短期記憶と長期記憶がある。短期記憶には前頭葉の大脳皮質が働き、長期記憶には大脳皮質全体が働くと考えられている。*

> ***潜在記憶（Inplicit memory)：*** *意識することなく思い出せる記憶の内容を潜在記憶という。これに属するのは、習慣および粗大運動プロセスの習得があり、大脳基底核(特に線条体)と大脳皮質の知覚・運動領域との相互作用によって顕在化する。*

辺縁系では経験内容が感情によって評価され、感情的反応として現れる。この領域を刺激すると、たとえば怒りの他にも欲情も反応として現れる。以上のことを踏まえると、神経線維束の大部分（間脳を参照）が、嗅覚や味覚など多くの感覚の主要協調中枢および反射中枢である視床下部で終わっているのも不思議ではない。視床下部は、自律神経系の調整中枢でもあることから（p.689を参照）、心的刺激が自律神経障害(血圧上昇、発赤、顔面蒼白など)として現れたり、その反対に自律神経障害が感情的な発言や心身症を引き起こすことも理解できる。

大脳皮質の機能領域

ヒトの大脳皮質（Cortex cerebri）は、非常によく発達しており（**図13.10**）、ヒトと動物の相違は、この領域の違いによる。

たとえば難しい運動に対して器用に手を使う能力、非常に高度な言語、論理的思考、性格、善悪の判断力などヒトの持つ特性である。こうした特性はすべて、特定の大脳皮質領域が損傷すると、喪失したり著しく減退することから、大脳皮

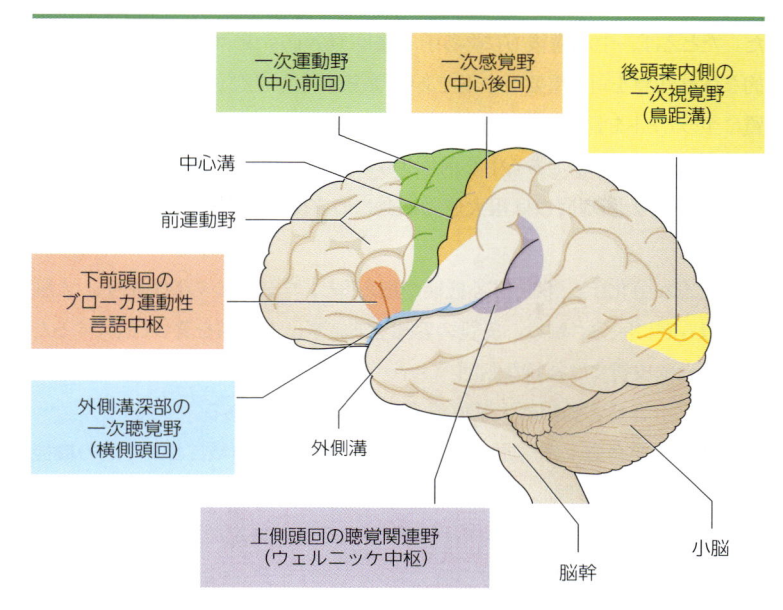

図13.10　大脳皮質領域：左大脳半球における皮質の機能局在

質に由来することが知られている。

　左右大脳半球を比べると、80～90％の割合で左半球の方が優勢であり、このことは大半が右利きであることでも立証されている（神経線維が交差するため、左半球は右半身に反映される。p.639「脊髄の上行路と下行路」およびp.642「錐体路」を参照）。そのほか、左右半球はそれぞれ異なる知能を司ることが知られている（半球優位性）。たとえば左半球では、読む、話す、書くという能力が特に優位であるが、記憶、言語理解、空間認知能力、音楽理解能力などは右半球が優位である。

　下等哺乳動物の大脳皮質は小さく、こうした動物にとって非常に重要な感覚である嗅覚の処理に主として携わる（原皮質、古皮質）。視床では感覚的および知覚的に受けた刺激を処理し、大脳基底核は運動中枢として機能する。

　大脳皮質は進化の途中で拡大し（新皮質）、他の機能も引き継ぐようになっ

た。たとえば、中心溝後方にある中心後回（Gyrus postcentralis）は意識的な体性知覚を司る重要な中枢であり、系統発生学的に古い視床は、大脳皮質に至ってヒトを覚醒させるあらゆる感覚的・知覚的刺激の移行・変換の中枢となる。運動中枢である中心前回（Gyrus praecentralis）が発達したために、ヒトの大脳基底核は粗大運動活動にのみ関与するようになった（p.617を参照）。

新皮質が分化して、関与する機能が増えると、ニューロンの数も増す。大脳皮質は6層に区分される。皮質の容量を変えずに表面積を著しく拡大するために、大脳皮質には独特な脳回（Gyri）と脳溝（Sulci）からなるヒダがある。ラットなど下等哺乳動物の大脳皮質表面は、まだ平滑である。

一次野と連合野：先に述べたように、大脳皮質は領域ごとに特定の機能を担う（p.620を参照）。こうした領域は一次野（Primary area）と連合野（Association area）に分けられる。一次野には特定の投射路が終始し、1つにはあらゆる感覚を認知する感覚路の一次終止部（一次感覚野、聴覚・視覚野）をなし、もう一方では錐体路を介して横紋骨格筋にいたる運動インパルスの起始部（一次体性感覚野）をなす。求心性投射路の情報は、「分析されることなくそのまま」視床（p.624を参照）を介して意識される。

大脳表面積の80％が連合野で占められる。連合野は各一次野を連結して、情報処理に携わる。連合野は知覚した認知事項を分析し（すなわち、情報を認識しながら分類し）、分析した認知事項を基に行動を起こすことに関与する。求心性と遠心性の両方があり、多数の一次野と連結する。

中心前回（Gyrus praecentralis、**図13.10**）は、随意運動を司り（一次運動野）、体性知覚中枢周辺の中心後回（Gyrus postcentralis）は意識的な感覚を司る（一次感覚野）。左右後頭葉の内側には、鳥距溝（Sulcus calcarinus）の両側に一次視覚野がある（**図13.10**）。ここは、視覚情報処理に携わる視覚連合野に連結されている。外側溝深部の横側頭回（Gyri temporales transversi）には、一次聴覚野がある。ここは聴覚連合野に連結されている（**図13.10**）。

感覚性失語症(Sensory aphasia)

優位半球にある聴覚連合野のウェルニッケ中枢(Wernicke's center、図13.10)に障害を受けた場合(言語に関しては大半のヒトおよび左利きのヒトでは左半球が優位半球)、聴覚性または感覚性失語症であるという。患者は物音や音声は聞こえるが、意味を解さず、外国語が話されているように聞こえる。

> **失語症(Aphasia)**:*言語として話されたり書かれたりした情報を、聴き取る、読み取る、理解する、伝達するということができない場合を失語症という。*

運動性失語症(Motor aphasia)

下前頭回(Gyrus frontalis inferior)には運動性言語中枢であるブローカ中枢がある(図13.10)。成人で優位半球にあるこの運動性言語中枢が損傷すると、喉頭筋群は正常であっても話ができなくなる。これを運動性失語症という。

患者は話したいことは分かっていても、唸り声しか出せないか、新たな言葉を再三再度繰り返す。小児期に損傷を受けた場合は、劣位半球を使えば、新たに言語を習得できる。

間 脳(Diencephalon)

間脳は左右大脳半球間にあり、第3脳室を囲む領域に位置する(図13.11、13.6、13.7)。感覚神経路(痛覚、温覚、圧覚、触覚、視覚、聴覚)の中枢である視床、その下にある視床下部および下垂体からなる。さらに間脳には松果体(p.360を参照)と、視床上部の主構造である手綱(Habenula)が属する。

視床は、嗅覚路を通る嗅覚インパルスを除き、送られてくるあらゆる求心性インパルスが中継される脳皮質下領域である。ここではニューロンのシナプスが変えられ、主に大脳皮質に送られる(「大脳皮質へのゲート」、「意識へのゲート」)。視床にはまた、視覚路および聴覚路の重要な中継地点である内側膝状体(Corpus geniculatum mediale)と外側膝状体(Corpus geniculatum laterale)がある。両者を合わせて視床後部

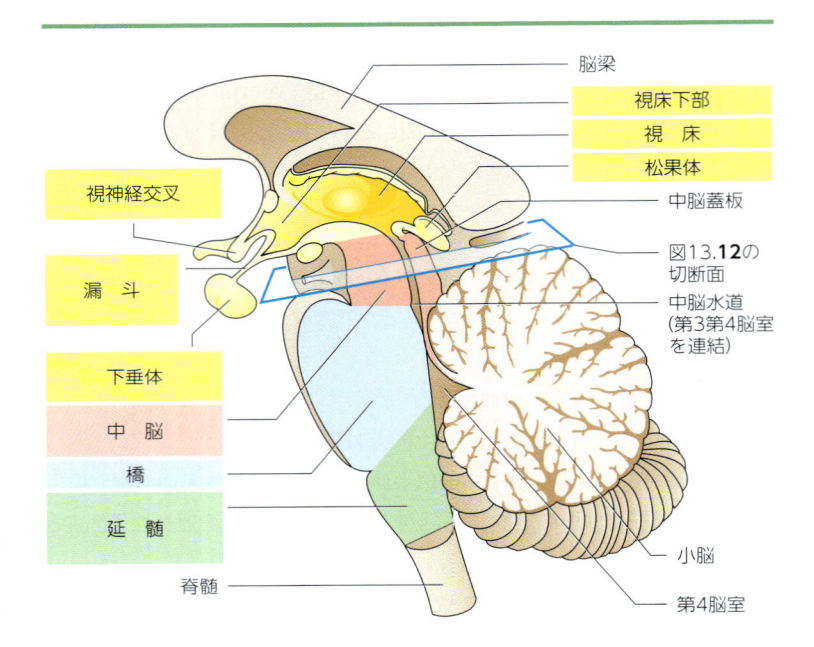

図13.11　間脳、脳幹、小脳：間脳、脳幹、小脳の矢状断面イラスト。間脳を構成する視床、視床下部、松果体、下垂体は黄色部分。脳幹を構成する中脳、橋、延髄は色分けしてある。

(Metarthalamus) という。視床下部 (Hypothalamus) は次のような機能を持ち、生存に欠かせない領域である。

- 体温調節
- 電解質バランスの調整
- 食物摂取の管理
- 性機能の調節
- 自律神経系の調節

　間脳は、ホルモン調節の主要臓器である下垂体と漏斗 (Infundibulum) で連結する (p.356を参照)。

中脳（Mesencephalon）

> *中脳：中脳は、間脳と橋の間に位置する脳の中で最も小さな領域である**（図13.11、13.12a）**。*

　第3脳室と第4脳室を連結する中脳水道（Aquaeductus cerebri、p.657）の背側（後面）には、4つの隆起「四丘体」からなる中脳蓋（Tectum）がある。上側の2つは上丘（Superior colliculus）、下側の2つは下丘（Inferior colliculus）という。ここから脊髄に向かって、視覚と聴覚の反射路が伸びる。

　中脳蓋の腹側に位置する中脳被蓋（Tegmentum）には、さまざまな線維束が走行する。ここには赤核（Nucleus ruber）、第3脳神経である動眼神経の核（Oculomotor nucleus）、第4脳神経である滑車神経の核（Trochlear nucleus）もある。中脳底には、内包の下行投射線維（錐体路など）でできた1対の強大な皮質神経線維束（狭義の大脳脚 Crura cerebri）がある。この皮質神経線維束と中脳被蓋の間に黒質（Substantia nigra）があり、この3者を合わせて広義の大脳脚（Pedunculi cerebri）と呼ぶ。赤核と黒質は、中脳にあるが大脳基底核の構成要素でもある。

*脳幹、特に中脳にテント切痕嵌頓が生じると**（図13.12b）**、出血などで意識喪失や昏睡に陥ったり、最悪の場合には死に至ることもある。*

黒質が変性するとパーキンソン病（Morbus Parkinson）になる。中脳の黒質は、大脳基底核において非常に重要な伝達物質であるドーパミンを産生する。ドーパミンは神経伝達によって線条体（Corpus striatum）に運ばれる。大脳基底核でドーパミンが不足すると、典型的な不随意運動が起こる（錐体外路系障害、p.618を参照）。

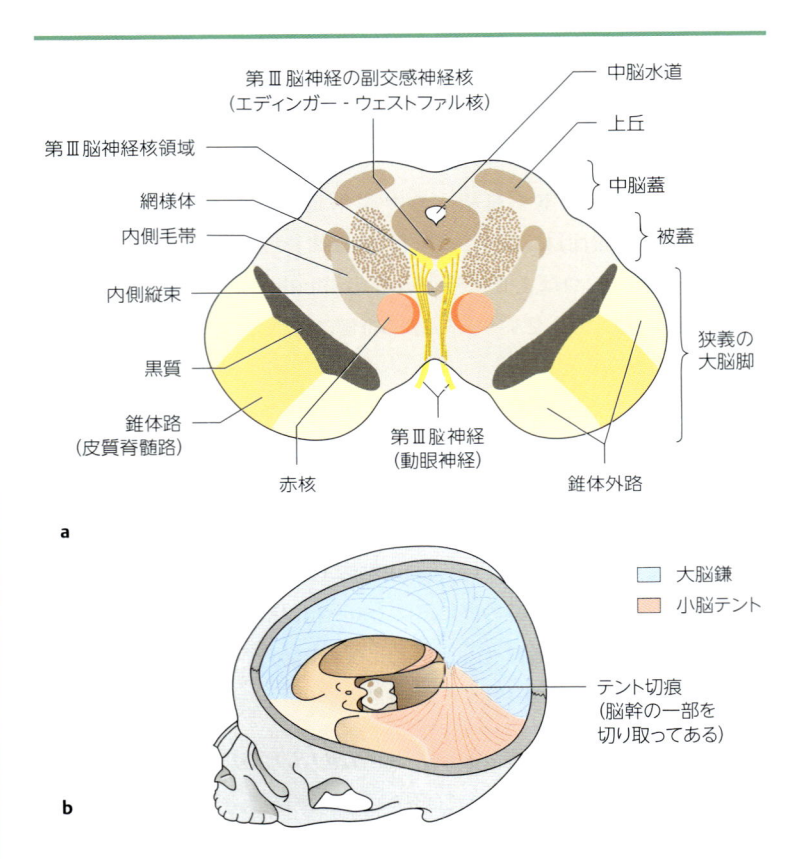

図13.12　中脳とテント切痕：a 上丘の高さで切断した中脳断面。錐体路の内部に各神経線維が体部を再現するように並ぶ。中脳水道周囲には中心灰白質（Substantia grisea centralis）がある。切断面は図13.11を参照。**b** 中脳は、小脳テントのスリット状の開口部であるテント切痕の高さにある。腫瘍、出血などが原因で頭蓋腔で圧迫が進むと、小脳テントの硬膜開口部のテント切痕で脳幹上部（中脳）が嵌入を起こす（テント切痕嵌頓）。

橋(Pons)と小脳(Cerebellum)

　橋と小脳を合わせて後脳(Metencephalon)といい(図13.11)、菱脳胞の一部をなす(p.611「橋、小脳、延髄」を参照)。小脳は、頭蓋窩の後部にあり、上側は大脳後頭葉に覆われるが、大脳とは小脳テント(Tentorium cerebelli、図13.23)で隔てられる。小脳の前面は、第4脳室の天井をなす。小脳脚で、中脳、橋、延髄と連絡する。小脳の機能には次の3つがある。

- 平衡感覚
- 筋緊張
- 随意筋活動(屈筋と伸筋など拮抗筋群の協調)

　小脳は大脳基底核(p.617を参照)と協調して、運動をプログラム化する。

　小脳は重さが約130〜140gで、中央の正中部および小脳虫部(Vermis cerebelli)、左右小脳半球で構成される(図13.13)。小脳表面には、大脳よりも顕著な多数の細かい脳回と溝がほぼ平行に走行する。大脳と小脳の総表面積を比較すると、小脳は重量は大脳の10分の1ほどであるのに、表面積は75%におよぶ。発生学的にみると、小脳は次の3つの領域に分けることができる。

- 原始小脳(Archicerebellum):発生学的に最も古い小脳領域で、小脳虫部の小節(Nodulus)と左右の片葉(Flocculus)からなる(図13.13b)。両者を合わせて片葉小節葉(Lobus flocculonodularis)といい、平衡感覚に関与する。
- 古小脳(Palaeocerebellum):発生学的に古い領域で、小脳半球の前葉(Lobur anterior)と小脳虫部の一部で構成される。主に筋緊張に携わる。
- 新小脳(Neocerebellum):発生学的に最も新しく最大の領域であり、小脳半球の後葉と、虫部の大部分からなる。随意筋活動を協調する。

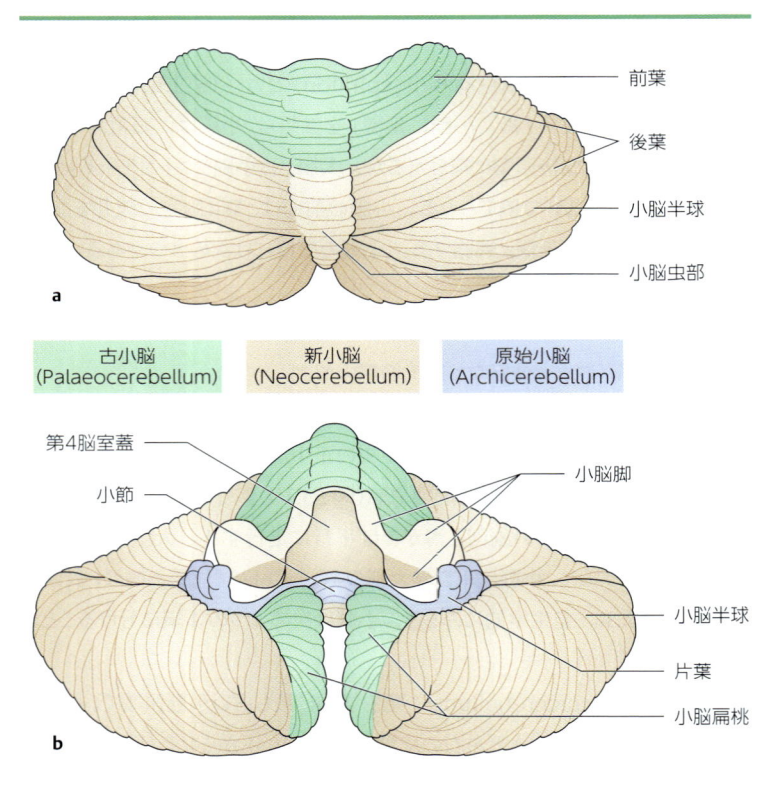

図 13.13　小脳：a 上面　b 下面（小脳脚を切断してある）

　小脳の表層には灰白質の皮質があり、その内部には白質である髄質がある。白質の中に重要な4対の神経核が存在する。この核のうち最も重要なものは、歯状核（Nucleus dentatus）である。小脳の正中断面を見ると、切断面が樹状構造をしているのがわかる。この構造は活樹（Arbor vitae）と呼ばれる（図13.11）。

　小脳に出入する神経路は、次の3つの小脳脚を形成する。

- 上小脳脚（Pedunculus cerebellaris superior）
- 中小脳脚（Pedunculus cerebellaris medius）

■ 下小脳脚（Pedunculus cerebellaris inferior）（図13.13、13.15）

橋は中脳と延髄の間に位置し、覆いかぶさる小脳との間には第4脳室がある。橋を経由してさまざまな上行・下行神経線維束が走行する。橋には第V脳神経（三叉神経、N. trigeminus）、第VI脳神経（外転神経、N. abducens）、第VII脳神経（顔面神経、N. facialis）の核がある（図13.14）。

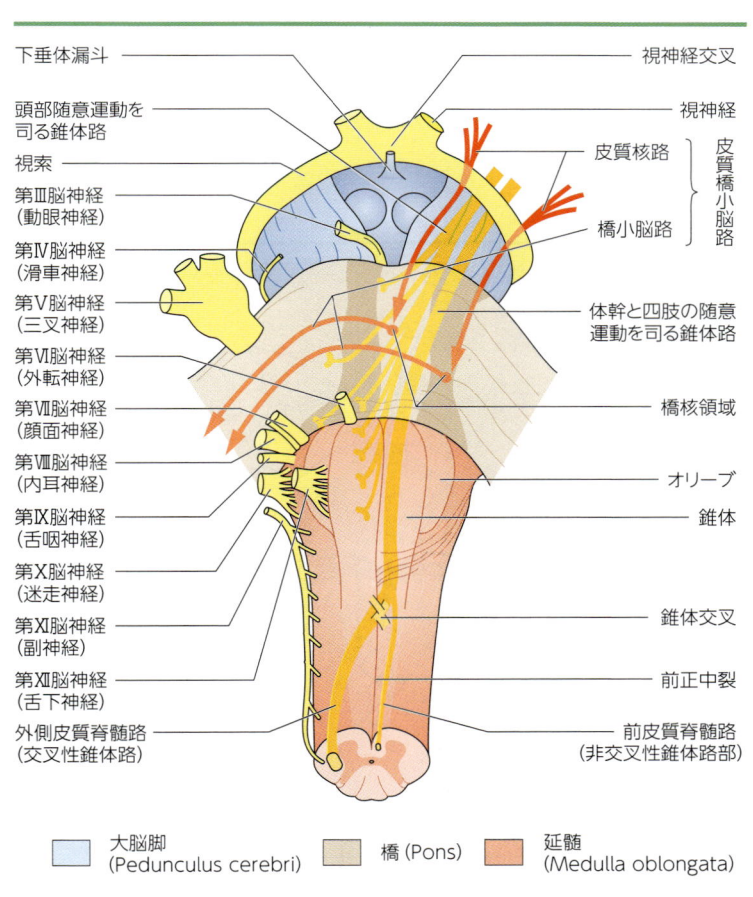

図13.14　脳幹：脳幹（橋、延髄）と大脳脚の前面。右側には脳神経、左側には重要な下行神経を示してある。

延髄 (Medulla oblongata)
髄脳 (Myelencephalon)
後脳 (Metencephalon)

延髄は全長約4cmで、脳から伸びて、大後頭孔（Foramen magnum）の高さで脊髄に移行する（図13.14、13.15）。前面を見ると、錐体交叉（p.644を参照）の神経線維で前正中裂（Fissura mediana anterior）が途切れているのがわかる（図13.14）。ここから錐体路が左右に分かれて走行する。錐体路は随意運動の重要な神経路であり（p.642を参照）、橋の下側で集まり錐体をなす。この外側には、オリーブの中でオリーブ核と呼ばれる皺が寄った灰白質がある（図13.14）。

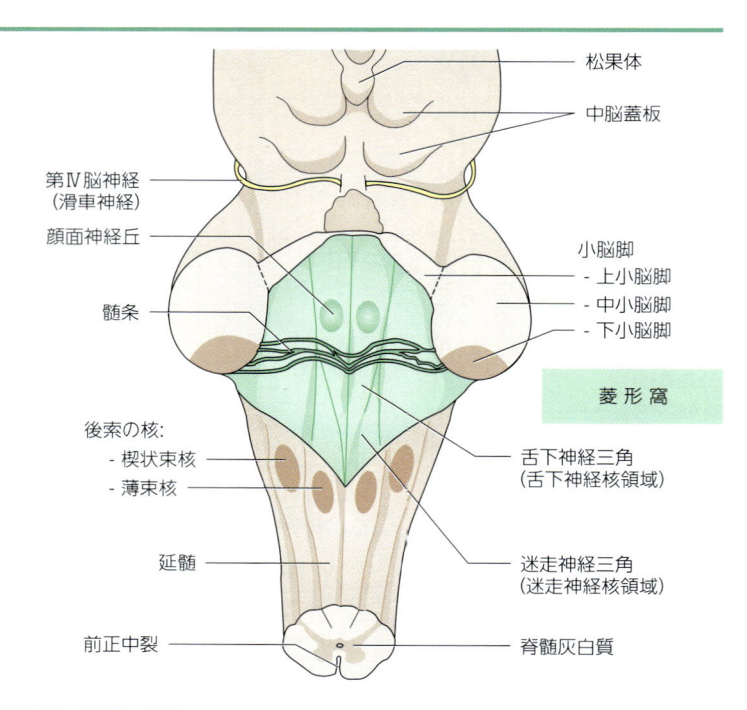

図13.15　脳幹：脳幹の後面。小脳を取り除き、菱形窩を開放してある。

後面は一部小脳に覆われる。小脳を取り除くと、第4脳室底が見える。ここは形状に由来して菱形窩と称される（図13.15）。菱形窩の前部は橋に帰属し、後部は延髄に帰属する。菱形窩の内部にある弯曲には、特定の神経核が位置する。延髄では、菱形窩の両側に楔状束核（Nucleus cuneatus）と薄束核（Nucleus gracilis）という2つの結節があり、そこで楔状束（Fasciculus cuneatus）と薄束（Fasciculus gracilis）という後索路の感覚線維がシナプス結合し、ここから視床にいたる。

橋および中脳と同じく、延髄にも上行線維と下行線維ならびに脳神経核（第Ⅷ～第Ⅻ脳神経）がある。ここには呼吸中枢と循環中枢もある。

出血や腫瘍などで頭蓋内圧が上昇すると延髄が圧迫されて、その結果、昏睡状態に陥ったり、死に至ることもある。

脳幹

クサビ状構造である脳幹は、大脳底から頭蓋の大後頭孔にいたる部分をいい、次の部位が属する。

- 中脳（Mesencephalon）
- 橋（Pons）
- 延髄（Medulla oblongata）

脳幹領域には脳神経核があり、左右12対の脳神経がここから出る。この中で第Ⅰ脳神経（嗅神経）と第Ⅱ脳神経（視神経）は例外で、これ以外の脳神経を解剖学的（真の）末梢神経という（p.666を参照）。

網様体（Formatio reticularis）

__網様体__：脳幹深部には、境界が漠然とした核領域があり、これを網様体（網様系）という__(図13.12)__。網様体は、延髄から脳幹全体を通り、間脳にいたる。中脳被蓋でもっともよく発達する。

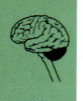

この核領域は、視床下部の線維束から刺激を受け取り、大脳基底核とも連絡する。下行路で脊髄にいたり、前角細胞および側角に存在する自律神経系の節前ニューロンとシナプス結合する。このほか重要なあらゆる感覚・知覚路（痛覚、温覚、圧覚、触覚、視覚、聴覚など）から情報を受けて、これを多数の感覚・運動神経線維の中継地点である視床に伝達する。伝達された情報は、最終的に大脳皮質に送られる。

網様体は、主に意識を保持し、意識のある覚醒状態を維持するとともに、睡眠覚醒リズムを調整するのに重要な役割を担う。覚醒状態や睡眠は、網様体を通して大脳皮質に届けられる刺激の量に応じて変わると推論されている。

たとえば環境からの刺激の量が少ないときは、注意が散漫しがちになり、傾眠状態となる。反対に大脳皮質に届く刺激量が増すと、注意が喚起されて覚醒状態に移行する。

脳波（Electroencephalogram、EEG）

大脳内の神経細胞は興奮するたびに、律動的な電気活動（電位）が数 μV（$1\mu V=0.000001V$）変動する。この変動を体表（頭蓋の頭皮）に装着した金属製電極で計測し、脳電図に記録する。EEGで計測される脳波（α、β、δ、θ波）は、脳の各領域の活動、特に振幅と周波数に応じて異なる。これを基に、脳の活動が正常であるか病的であるかを、かなり大まかに知ることができる。

睡眠と覚醒

大半の生物がそうであるように、ヒトでも正常な睡眠覚醒リズムは「生物時計（Biological clock）」で調節されている。

> ***概日リズム（Circadian rhythm）**：概日リズムの概日は、英語でCircadianというが、これは「概して」を意味するラテン語のcircaと、「日」を意味するラテン語のdiesからきている。*

自然な生活環境の下では、労働時間、自由時間、睡眠時間、日中と夜間の周期といった外的因子がタイムキーパーとして働き、さらに松果体、正確には松果体から分泌されるホルモンによってメラトニンが調節されることで、1日24時間周期で変動する概日リズムができる (p.360を参照)。

　覚醒中の生体が積極的に環境に接して、外的刺激に反応する間、睡眠中は環境との接触が大きく後退する。その上、睡眠中の脳波が示す通り、脳は単に休息しているのではなく、実際には別の意識状態にある。

睡眠の深度に応じて、EEGに特徴的な変動が見られる。睡眠周期はいくつかの相に分けられ、これが一夜の間に繰り返される。一般的には、睡眠は朝方になると浅くなる。

レム睡眠

　睡眠覚醒において重要な役割を担うのがレム睡眠 (REM＝rapid eye movement、急速眼球運動睡眠) である。この睡眠は、眼の迅速な痙攣様の運動と、筋緊張の著しい低下を特徴とする。こうしたレム相は平均約10～20分継続し、ほぼ1.5時間ごとに現れる。レム睡眠ではよく夢を見るが、これはこの相で中枢神経系が活発に働くことを反映している。注目すべき点は、特に乳児および小児において、総睡眠時間に対するレム睡眠時間の割合が約50%と比較的高いことである。これは、レム睡眠の割合が高いことと、活発な神経活動は、脳の成熟に重要だからであると考えられている。レム睡眠の相対比は、加齢とともに低下し、成人では総睡眠時間のほぼ20%にしかすぎない。

13.3.3　脊髄

> ***脊髄****：脊髄は、脊柱管内を走行する全長約40～45cmの指の太さほどの円柱状構造物である。大後頭孔 (Foramen magnum) に始まり、第1～2腰椎の高さに終わる。*

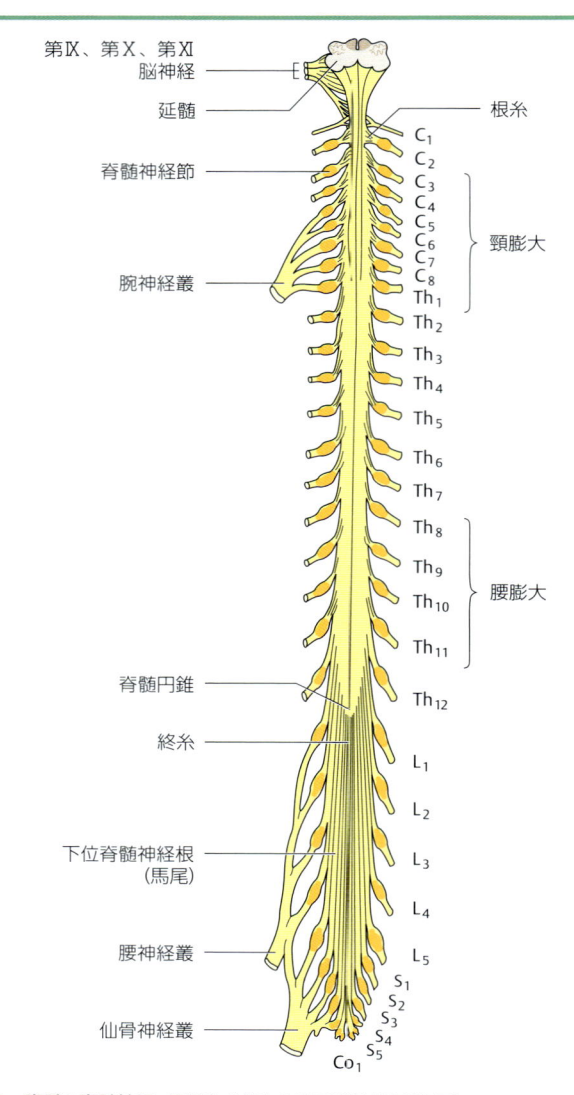

図13.16 **脊髄と脊髄神経**：脊髄と分節から出る脊髄神経（後面）

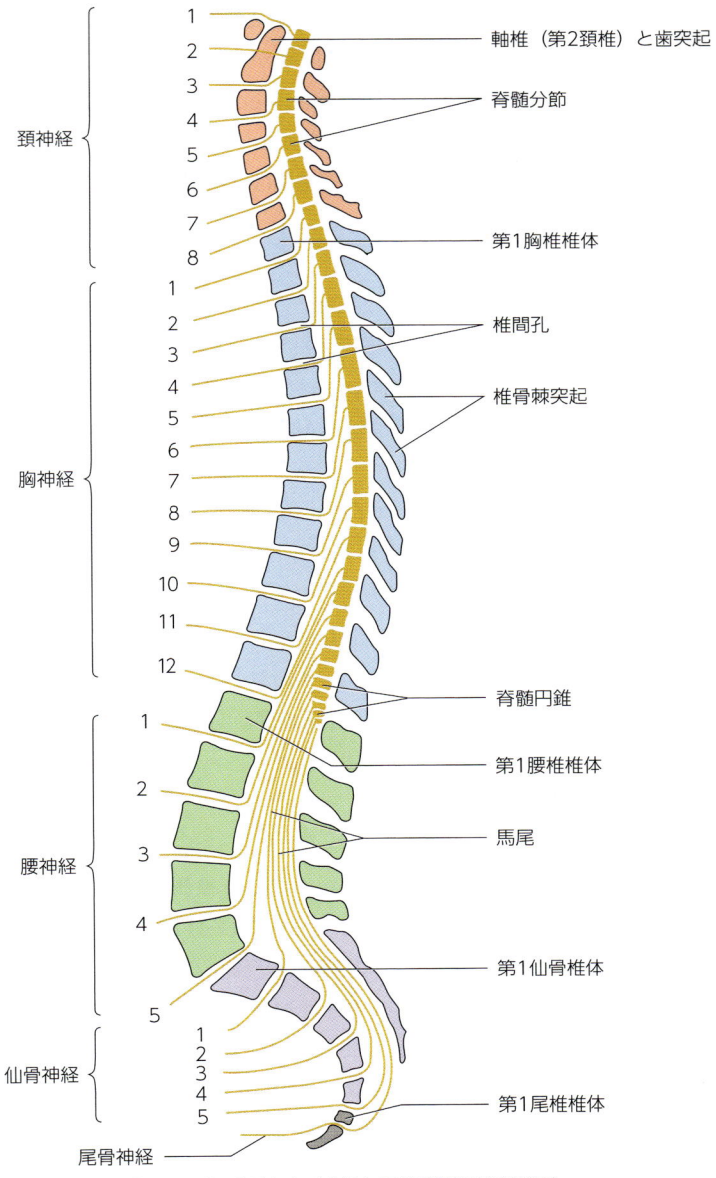

図13.17　脊柱管：脊柱管、脊髄および分節から出る脊髄神経（側面）

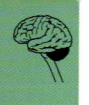

脊髄の中には上または下行神経線維束が走行し、末梢神経と大脳を連絡する。脊髄からは、31対の脊髄神経が末梢神経として出る（図13.16、13.17）。脊髄には頚膨大（Intumescentia cervicalis）と腰膨大（Intumescentia lumbalis）という肥厚部が1つずつあり、ここに特に多くの神経細胞が存在する（図13.16）。神経細胞は、左右対の脊髄神経を出して上肢と下肢を支配する。

脊髄神経（Nervi spinales）

　脊髄神経は隣接する2つの椎骨の間にある椎間孔（Foramen intervertebrale）から左右に1本ずつ出る（図13.17）。脊髄神経の数は、椎骨の数と同じである。ただし、頚部では頚椎は7つであるが、神経は8本である。各部には次の神経がある。

- 頚髄から出る頚神経8対（C1～C8）
- 胸髄から出る胸神経12対（Th1～Th12）
- 腰髄から出る腰神経5対（L1-L5）
- 仙髄から出る仙骨神経5対（S1～S5）
- 尾髄から出る尾骨神経1～2対（Co1～Co2）

　第1頚神経は、頭蓋底と第1頚椎（環椎）の間から出る。左右脊髄神経が出る脊髄の部分を「分節（Segment）」という。

脊髄神経の根

　脊髄神経は前側から前根（Radix ventralis）、後側から後根（Radix dorsalis）が出る（図13.18a、13.30）。どちらも根糸（Fila radicularia）として脊髄から出る（図13.16）。後根には脊髄神経節（Gangliion spinale）があり、この中には末梢神経からの求心性神経路をなす感覚神経細胞がある。脊髄から末梢に伸びる遠心性神経路は、前根にのみ見られる（図13.18）。両根は脊髄神経節のすぐ後側で合流し、混合性の脊髄神経（求心性神経線維と遠心性神経線維に）となり、1.5cmほど走行した後、まず前枝（R. ventralis）と後枝（R. dorsalis）に分かれる（図13.18、13.30）。

中枢神経系（CNS）

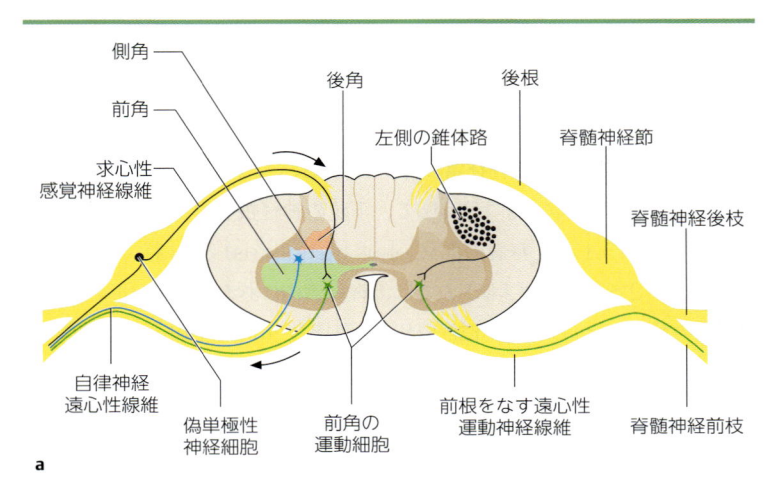

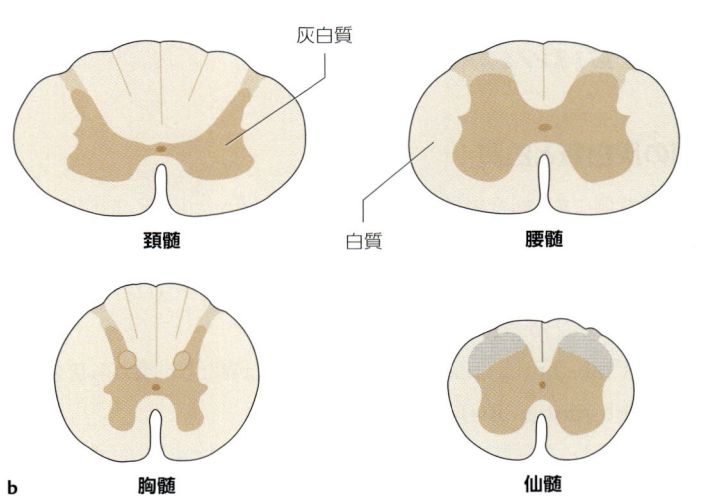

図13.18　脊髄：脊髄の横断面　**a** 後根と前根を付けた図　**b** 脊髄における灰白質と白質の分布

頭側の脊髄神経の根は、比較的短く、ほぼ水平に走行する。下方に行くほど斜めに降下し、脊柱管内を長く走行した後、椎間孔から出る。脊髄と脊柱管は元来は同じ長さで、各脊髄神経は同じ高さにある椎間孔から出る。

　成長過程で、脊髄よりも脊柱管の方が次第に長くなり、脊髄下端の位置が対応する椎骨よりも高くなる。したがって、下位の神経根の方が脊柱管内を長く走行する（図13.17）。脊髄円錐（Conus medullaris）と呼ばれる脊髄末端部の第1～2腰椎の高さより下方では、脊柱管内にあるのは神経根のみである。この神経根は、馬の尾に似た形状から馬尾（Cauda equina）と呼ばれる（図13.16、13.17）。

こうした脊髄と脊柱管の解剖学的な関係によって、この部位では脊髄を損傷することなく診断目的で脳脊髄液（Liquor cerebrospinalis、p.656を参照）を採取できるほか（腰椎穿刺）、麻酔薬など薬剤を注入して、下半身麻酔を実施できる（腰椎麻酔、図13.27を参照）。

脊髄の灰白質と白質

　脊髄は背側にある結合組織性の中隔（Septum dorsale）と、前側にある深い前正中裂（Fissura mediana anterior）で左右対称的に二分される（図13.19）。断面図を見ると、2つの領域に分かれており、それが脊髄の高さによって異なるのがわかる（図13.18b）。

- 灰白質（Substantia grisea）は、どれも大きさは異なるが蝶の形状をする。
- 白質（Substantia alba）が灰白質を包囲する。

　大脳半球とまったく同じように、灰白質は主に細胞体からなり、白質は髄質を含む神経線維で構成される。灰白質の背側の弓状部分を後角（Cornu posterius）といい、前側の弓状部分を前角（Cornu anterius）という。脊髄には、後角と前角の間に側角（Cornu laterale）もある（図13.18a）。灰白質の中心には、脳脊髄膜で満たされた中心管が通る（図13.19a）。

- 前角には運動神経細胞があり、その軸索が前根を通って脊髄から出て、主に横紋骨格筋を支配する。

- 後角には感覚神経細胞があり、ここに末梢から後根を通って入ってくる求心性神経線維の一部がシナプス結合する。
- 側角には自律神経系の運動神経細胞があり、その神経線維も前根を通って脊髄を離れ、たとえば内臓平滑筋、唾液腺、汗腺などに伸びる。

脊髄の上行路と下行路

脊髄の白質は、主に上行性（求心性）および下行性（遠心性）の有髄神経線維でできている。両者は、視覚的に明瞭な神経束（Fasciculus）と、不明瞭な神経路（Tractus）に分けられ、通例では走行の起始部と停止部を名称とする。神経束と神経路を合わせて神経索（Funiculus）という。灰白質の直近部には脊髄固有束（Fasciculi proprii）が走行する。固有束は脊髄内部に留まり、特に脊髄反射（下記参照）に関与する。ここから外部には、後索（Funiculus dorsalis）、前索（Funiculus ventralis）、側索（Funiculus lateralis）がある（図13.19a）。

上 行 路

上行（求心）路には次の神経路が属する。

- 前側索路（図13.19b、c）：視床を通って一次体性感覚野である中心後回（Gyrus postcentralis）にいたる求心性神経路で、四肢および体幹の圧覚、粗大触覚、接触覚、痛覚、温覚に関わる（外側脊髄視床路［Tractus spinothalamicus lateralis］と前脊髄視床路［Tractus spinothalamicus anterior］）。
- 後索路（図13.19d）：視床にいたる求心性神経路で、意識的な深部覚（関節位や筋緊張の情報＝固有受容感覚）、四肢および体幹の微細触覚、微細接触覚に関わる（薄束［Fasciculus gracilis］と楔状束［Fasciculus cuneatus］）。微細触覚とは、触覚計の先端を使って皮膚上の2ヵ所を同時に圧迫したとき、2つの圧迫を別個に認知できる能力をいい、これを2点識別能という。薄束と楔状束はそれぞれ、延髄の薄束核（Nucleus gracilis）と楔状束核（Nucleus cuneatus）に終わり、第2次ニューロン

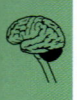

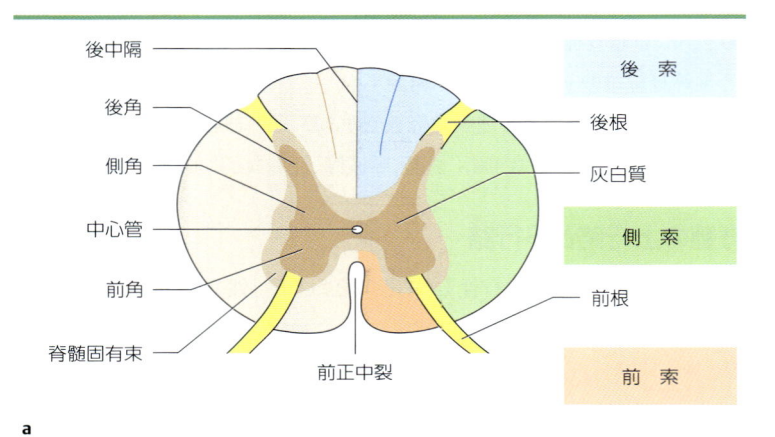

図13.19　脊髄の上行路：中心後回で終わる上行路（b-d）と、小脳で終わる上行路（e）
a 後索、側索、前索の3つが集まって白質を形成する。**b** 圧覚および温覚に関与する外側脊髄視床路。最近になって痒み、刺激、瘙痒、軽痒、性的感覚などの刺激にも関わることがわかっている。**c** やや粗大な圧覚、触覚、接触覚に関与する前脊髄視床路。**d** 意識的な深部覚（固有受容感覚）や、微細な触覚、接触覚（震動、圧迫、2点識別能）に関与する薄束と楔状束。**e** 無意識の深部覚（固有受容感覚）に関与する前脊髄小脳路と後脊髄小脳路。

に変わる。第2次ニューロンはここで核領域を離れて、内側毛帯となる。内側毛帯は交差して反対側に移行し（図13.12）視床で終わる。視床でニューロンは第3次ニューロンとなり、最終的に中心後回（一次体性感覚野）にいたる。

- 小脳側索路（**図13.19e**）：小脳にいたる求心性神経路で、筋、腱、関節の無意識の深部覚（固有受容感覚）に関与する（前脊髄小脳路［Tractus spinocerebellaris ventralis］と、後脊髄小脳路［Tractus spinocerebellaris dorsalis］）。

下 行 路

下行（遠心性）路には、次の神経路が属する。

- 錐体路：運動皮質から前角の運動細胞まで走行する遠心性路で、四肢

中枢神経系(CNS)

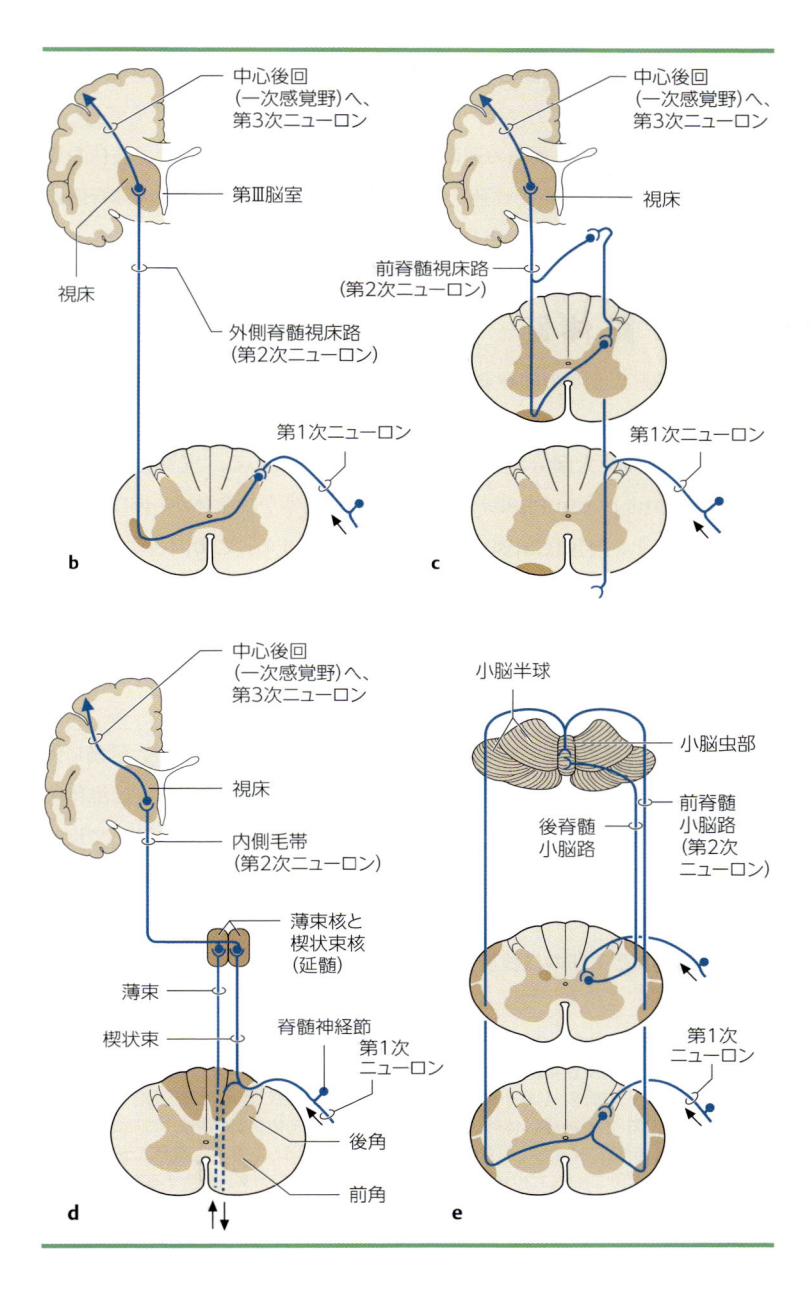

b
- 中心後回(一次感覚野)へ、第3次ニューロン
- 第Ⅲ脳室
- 視床
- 外側脊髄視床路(第2次ニューロン)
- 第1次ニューロン

c
- 中心後回(一次感覚野)へ、第3次ニューロン
- 視床
- 前脊髄視床路(第2次ニューロン)
- 第1次ニューロン

d
- 中心後回(一次感覚野)へ、第3次ニューロン
- 視床
- 内側毛帯(第2次ニューロン)
- 薄束核と楔状束核(延髄)
- 薄束
- 楔状束
- 脊髄神経節 第1次ニューロン
- 後角
- 前角

e
- 小脳半球
- 小脳虫部
- 前脊髄小脳路(第2次ニューロン)
- 後脊髄小脳路
- 第1次ニューロン

641

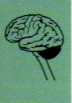

および体幹の随意運動と微細運動に関与する（皮質脊髄路 [Tractus corticospinalis]）。

- 錐体外路：脳幹から前角の運動細胞まで走行する遠心性路で、肢位や姿勢など不随意運動、自動性運動過程、共同運動に関与する（網様体脊髄路 [Tractus reticulospinalis] など）。

13.3.4 錐体路

皮質脊髄路は、全身の随意筋運動を支配する主要路で、大脳前頭葉の中心前回（Gyrus praecentralis）に起始する（図13.10、13.20）。ここに大きな細胞体がある。大部分がピラミッド状の形態をしている。皮質脊髄路は錐体路（Tractus pyramidalis）とも呼ばれる。軸索が細胞体から伸びて大脳皮質を離れると、内包（Capsula interna）を貫通する。この内包は、被膜を意味するCapsulaが付いているが、実際には被膜ではなく、上下行路すべてが通る道となっている。

頭部の随意運動

軸索は内包を離れると、中脳の大脳脚（Crura cerebri）を通り、延髄に到達する。脳幹を貫通する途中で、頭部の随意運動を司る神経線維は錐体路（Tractus corticonuclearis、別名は皮質核路）を離れると、交差して反対側に向かい、脳神経の運動性の脳神経核領域にいたる（図13.20）。ここでニューロンとシナプス結合し、このニューロンが脳神経線維とともに脳幹から出て、咀嚼筋群など頭部の横紋筋を支配する。

図13.20　錐体路の走行：錐体路は、主に中心前回の錐体細胞に起始する。頭部に伸びる線維部である錐体路（皮質核路）は次の脳神経の対側の運動核に終わる：(Ⅲ)動眼神経、(Ⅳ)滑車神経、(Ⅴ)三叉神経、(Ⅵ)外転神経、(Ⅶ)顔面神経、(Ⅸ)舌咽神経、(Ⅹ)迷走神経、(Ⅺ)副神経、(Ⅻ)舌下神経。体幹と四肢の随意運動を司る皮質脊髄路の線維は、主に延髄（外側皮質脊髄路）で交差して反対側に移行し、脊髄を下降した後、α-運動ニューロン（前角細胞、第2次運動ニューロンの細胞体）で終わる。前角でシナプス結合する高さになり初めて交差して反対側に移行する線維を前皮質脊髄路（Tractus corticospinalis anterior）という。

中枢神経系(CNS)

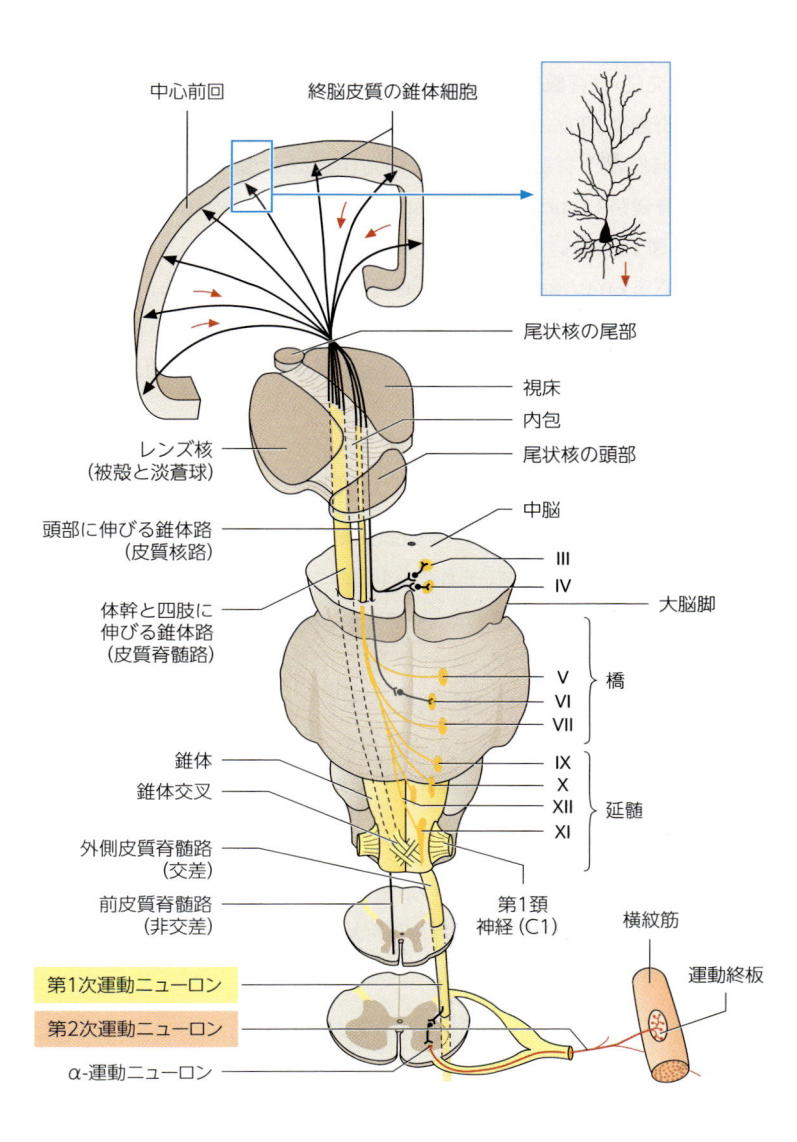

体幹と四肢の随意運動

錐体路の軸索の80-90%が延髄で交差して反対側（Contra lateral）に移行し（錐体交叉）、脊髄を降下する。下行線維は脊髄の側索を走行するため、外側皮質脊髄路（Tractus corticospinalis lateralis）と呼ばれる。延髄で交差しない軸索は、脊髄前索を通って同側（Ipsilateral）を下行する。そのため前皮質脊髄路（Tractus corticospinalis anteriorisまたはventralis）と呼ばれる（図13.20）。この神経線維は脊髄で交差する。

外側皮質脊髄路の軸索は、脊髄を走行中に髄鞘を失いながら、前角の灰白質に入る。そこで終止し、前角の運動細胞とシナプス結合する。前皮質脊髄路の軸索も、対応する脊髄の部位で交差して反対側に移行し、前角の運動細胞とシナプス結合して終わる。

上位運動ニューロンと下位運動ニューロン

ここで強調しておきたいのは、外側皮質脊髄路も前皮質脊髄路も、中心前回から前角までの走行を通して、それぞれ1個のニューロンからなるという点である。このニューロンは上位運動ニューロンまたは第1次遠心性ニューロンという。上位ニューロンは第2次ニューロンとシナプス結合する。第2次ニューロンの軸索は前根を通り、末梢で随意筋を支配する。この2次ニューロンを下位運動ニューロンという（図13.20）。上位運動ニューロンと下位運動ニューロンを区別するのは、後述する通り、臨床上、極めて重要である（p.647 第13.3.6項および13.3.7項を参照）。

身長が約1.80mのヒトの場合、足の指を支配する軸索の長さはおよそ90cmである。上位運動ニューロンは中心前回に起始し、下部脊髄に終わる。そこで下位運動ニューロンに接続し、軸索は足底の筋に達する。

体性局在

　上位運動ニューロンの細胞体は、中心前回の灰白質の中で、足と下肢の筋を支配するニューロンが脳回の上内側に来るように配列されている（図13.21）。下外側には、体幹、胸部、腕、手、顔の筋群を支配する領域がある。

*これを具象的に示したのが、足を大脳縦裂(Fissura longitudinalis)に、頭部を大脳皮質の外側溝縁においた、逆立ちをしたヒトを使った図である**(図13.21)**。これをからだ各部の体性局在といい、それぞれの領域の大きさに合わせて中心前回上に配列されている。*

　特殊な運動を営む筋群が存在する部分は、中心前回の中で著しく大きな範囲を占める。たとえば手を例にとってみると、手の運動を支配するニューロンは、手の大きさに合わず大きいが、これは手はバイオリン演奏、外科手術、記述など微細かつ複雑な運動を営むために大量のニューロンが必要であることが反映されている。体性局在は、上下行線維の主要路である内包にも存在する。大脳半球の水平切断すると(図13.6a)、内包に前脚、後脚、その間に両者を連結する膝が見える。顔面を支配する運動線維は、膝に配置され、その他のからだの領域の運動を司る線維は、後脚の前側3分の2にある。膝領域が損傷すると、顔面の筋が影響を受ける一方、後脚の中ほどが損傷した場合は、下肢の筋にインパルスが伝わらなくなる。

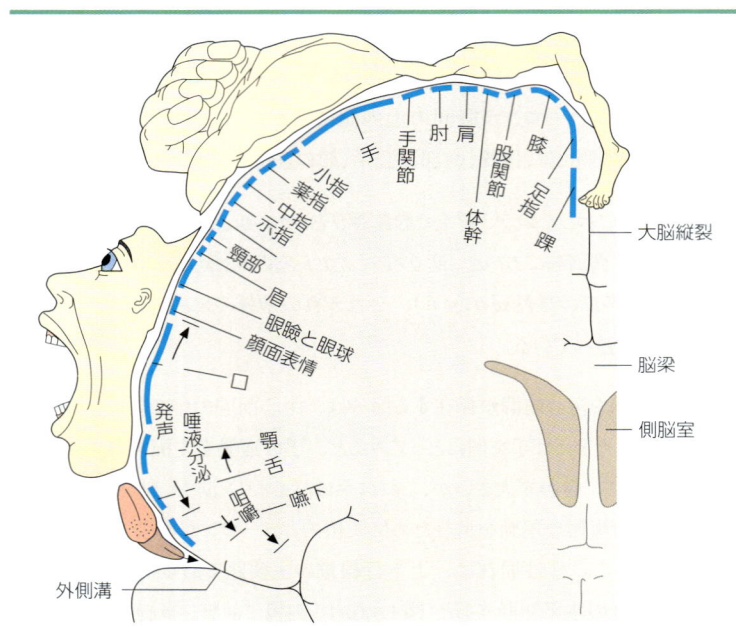

図13.21　運動野：運動野（前額断面図）とからだ各部の体性局在

13.3.5　錐体外路運動系

錐体外路運動系には、次の構造が属する。

- 大脳基底核（p.617を参照）
- 中脳の赤核（Nucleus ruber）と黒質（Substantia nigra）（p.625を参照）
- 前庭神経核（Nuclei vestibulares）（p.741を参照）
- 大脳皮質の一部（前運動野、**図13.10**）
- 小脳（p.627を参照）
- 脊髄に下行する運動性錐体外路

錐体路は主に随意筋の作動を命令するが、錐体外路運動系は、大脳基底核など運動性の脳神経核領域と伝導路で不随意筋活動を司るほか、随意運動

の運動域と方向を調節する。

　錐体外路運動系の中で重要な役割を担うのは小脳である。たとえば小脳には、運動性大脳皮質で計画される随意筋運動に関する情報がコピーされて入ってくる（皮質橋小脳路、［Tractus corticopontocerebellaris］、図13.14）。一方、小脳には同時に側索小脳路を介して筋群から情報が入ってくるため、運動計画と運動プロセスを調整できることになる。運動に修正が必要な場合は、小脳は神経核（p.628を参照）を介して脳幹の運動中枢、大脳基底核、大脳皮質のそれぞれに命令を送る。大脳皮質の前運動野（Premotor area、図13.10）に起始する線維は、随意筋に興奮インパルスを送るのではなく、下位運動ニューロンを抑制するよう作用して、感覚刺激に対する筋群の過剰反射反応を阻害する。

ただし最新の見解では、錐体路と錐体外路は密接に絡み合っていることを理由に、運動神経伝導路系の項目の中で別個に分類しないことが多い。

13.3.6　下位運動ニューロンの損傷（弛緩性麻痺）

　末梢神経が筋に走行する途中で切断されたり、小児麻痺の原因となるポリオウイルス（Poliomyelitis virus）に感染して前角の細胞体が選択的に損傷されたりすると、弛緩性麻痺が生じる。どちらのケースでも、筋を直接支配する神経が侵される。筋は収縮できなくなり、軟化、弛緩、委縮といった弛緩性麻痺特有の症状が現れる。反射弓の遠心路（p.650）が切断されるため、筋は当然、感覚刺激にも反応できなくなる。

13.3.7 上位運動ニューロンの損傷 （痙攣性麻痺）

　皮質脊髄路が、中心前回にある細胞体や、内包、脳幹、脊髄にある下行線維など、特定の領域で損傷すると痙攣性麻痺が生じる。もっとも損傷しやすいのは、大脳半球内で、錐体交叉の上側である。その原因の多くは、動脈閉塞や脳内出血で、酸素を供給されなくなった神経は死滅する（脳梗塞、卒中、卒中発作）。損傷が錐体交叉の上側で生じた場合は、体の反対側の筋に特有の麻痺症状が出る。脊髄の左側など損傷が錐体交叉の下側であれば、麻痺は同側に現れる。

　これが弛緩性麻痺と大きく異なる点である。まず第一に、弛緩性麻痺とは異なり、痙攣性麻痺では下位運動ニューロンが損傷されていないため、反射弓（下記参照）が無傷であり、反射運動が起こる。その代わりに、上位運動ニューロンの損傷によって密に隣接する錐体外路運動神経も必ず抑制されてしまい、下位運動ニューロンに対して作用しなくなる。その結果、下位運動ニューロンが無秩序にインパルスを送るため、筋が感覚刺激に対して過剰な反射反応を起こす。この状態を反射亢進（Hyperreflexia）といい、麻痺した上腕の手関節を握り、そのまま維持すると、筋が強い収縮と伸展を周期的に繰り返す間代性痙攣（Clonus）という現象が現れる。固有反射が亢進したこの現象は、上位運動ニューロンの損傷に由来し、同時に筋の痙攣性緊張亢進が見られる場合、痙攣性麻痺という。

13.3.8 脊髄反射

> **反射**：中枢神経系（CNS）が、環境または体内から受けた刺激に対して生体が無意識に不変の反応を起こすことを反射という。

たとえば反射ハンマー（打腱器）で膝蓋骨（Patella）下の腱を軽くたたくと、膝伸筋である大腿四頭筋（M. quadriceps femoris）が一瞬収縮（単収縮）する。この反射を膝蓋腱反射（Patellar reflex）という**(図13.22a)**。

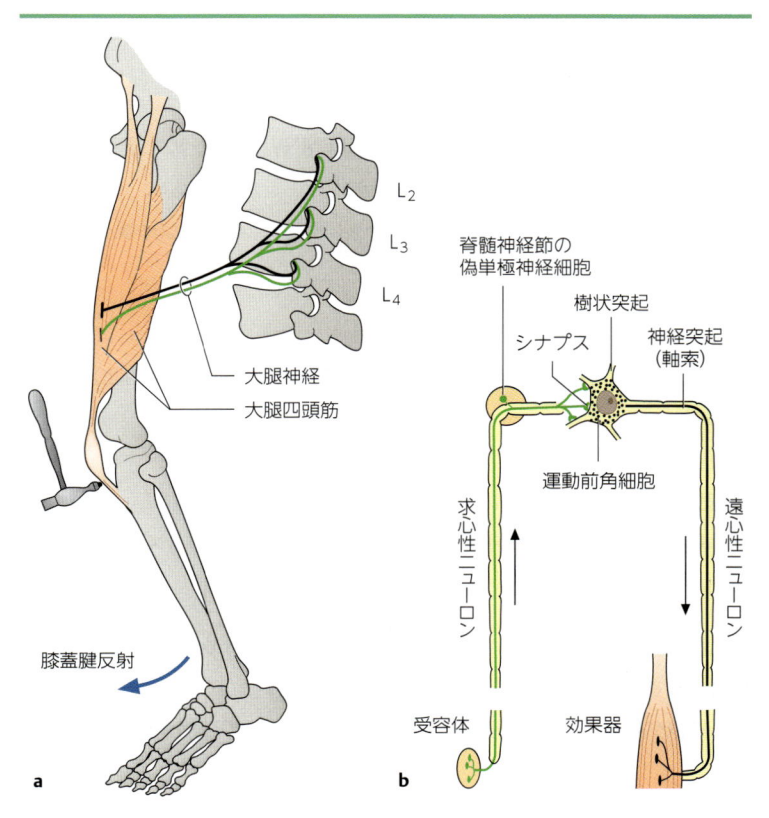

図13.22　単シナプス性固有反射（伸張反射）：a 膝蓋腱反射　**b** 反射弓の構造。求心性線維の受容体は筋にあり、筋の長さおよび緊張の変化に反応する。

反射弓

脊髄反射は、反射弓(Reflex arc)を介して起こる。この反射弓は、1つの機能単位であり、次の構造からなる(図13.22b)。

- 受容体(Receptor)：情報を認知して伝達する
- 求心性ニューロン(Afferent neuron)：インパルスを脊髄に伝達する
- シナプス(Synapse)：脊髄前角細胞への中継部
- 遠心性ニューロン(Efferent neuron)：脊髄からインパルスを送る
- 効果器(Effector)

固有反射(伸張反射)

> *単シナプス性固有反射(伸張反射)：膝蓋腱反射と同じように、求心性ニューロンと遠心性ニューロンを接合するシナプスが1つのみであり、受容体と効果器が同一の器官にある場合、単シナプス性固有反射または伸張反射という(図13.22)。*

この反射は次の3つの点を特徴とする。
- 反射時間が短い。刺激の開始から収縮の発現までの時間が約20〜50ミリ秒。
- 疲労しない。
- 固有反射は刺激の強さに関係なく開始する。

伸張反射は、特に反射時間の長さと筋の緊張状態(筋トーヌス)を調節して、重力の影響を調整するという点で、生理学的に重要である。

たとえば大腿四頭筋の筋トーヌスがなければ、直立姿勢のとき膝関節は絶えず屈曲するであろう。実際には、反射弓を介して、膝が少しでも屈曲し、それに関連して筋が伸張すれば、反射的に収縮が開始して、膝関節が再び伸張状態になる。

表在性反射（皮膚反射）

　表在性反射(皮膚反射)は、皮膚が刺激を受けると、これに対応して筋が収縮することをいう。たとえば腹部の皮膚に鋭利な先端を当てると、腹筋群が収縮する(腹壁反射、Abdominal skin reflex)。表在性反射では、固有反射とは異なり、受容体と効果器が分離され、異なる器官に位置する。

> **多シナプス性反射 (Polysynaptic Reflex)**：反射弓に必ず複数のシナプスと介在ニューロンが組み込まれた反射を、多シナプス反射という。介在ニューロンが作用して、隣接する脊髄分節とその反対側も反射の影響を受ける。

　表在性反射には次の3つの特徴がある。
- 反射時間が長い(たとえば眼瞼閉鎖反射では70～150ミリ秒)。
- 疲労しやすい、適応が迅速
- 閾値下の刺激の加重による現象

　1回では刺激応答が得られない小さな刺激を反復して反射を引き起こすことを加重という。

鼻粘膜を長くひっかくと、刺激が加重され閾値を超えてくしゃみが出る。他にもこうした保護反射として咳や涙がある。また嚥下や吸引など、栄養摂取を目的とした反射もある。

病的な反射

　病的な反射の典型的な例としては、錐体路の損傷を原因とする「バビンスキー反射(Babinski reflex)」が挙げられる。たとえば通常であれば、足の外縁を鋭利な先端でなでると足指は反射的に屈曲するが、錐体路が損傷していると、母趾が背屈し、他の4趾が底屈すると同時に広げた扇のように開く(開扇現象)。

651

13.3.9　髄 膜

　脳髄および脊髄の組織は、体内にある組織の中で最も繊細である。生体にとって非常に重要なこの2つの器官は、骨性の閉鎖空間である頭蓋と脊柱管で囲まれて保護されている。

脳の髄膜

　脳は、次の3層の髄膜(Meninx)に覆われて、硬い骨や頭部への打撃から守られている(図13.23a)。

- 脳硬膜(Dura mater encephali)：最外層の硬く厚い膜で、頭蓋の内面を覆い、骨膜(Periost)に密着する。
- クモ膜(Arachnoidea encephali)：硬膜の下にある中間層で、薄く繊細なクモの巣状の膜。
- 脳軟膜 (Pia mater encephali)：最も内側の層で非常に薄く繊細な毛細血管に富む膜。脳を密着して覆い、溝の中にも進入する。

　脳硬膜は頭蓋骨内面に密着するが、一定の条件下では剥離し、硬膜外腔(Epidural space)を作る。

> ***硬膜外血腫(Epidural hematoma)：** 自動車事故による頭蓋脳外傷で骨片が中硬膜動脈(A. meningea media)を損傷すると、高圧下にある動脈血が骨と硬膜の間に短時間に流出する。その結果、硬膜外腔が生じて硬膜外血腫が短時間で広がり、脳と脳幹を圧迫する。続いて昏睡状態から死亡にいたる。そのため、早急に止血するとともに、頭蓋を穿孔(Trepanation)して過剰な圧力を取り除かなければならない。*

　脳硬膜とその下のクモ膜は、脳脊髄液の圧力で硬膜下腔（Subdural space）が形成されるが、密着度が低いため、硬膜下出血が起こると解離する。

> **硬膜下血腫（Subdural hematoma）**：不意の転倒や頭部打撲で橋静脈**（図13.23a、13.29）**が1本以上断裂して、低圧で(静脈血であるため)血液が滲出する。血液は、非常に緩徐に硬膜とクモ膜の間に流入し、硬膜下血腫を形成する。この血腫はゆっくりと拡大し、次第に脳を圧迫する。数日後、場合によっては数週間後に頭痛、錯乱、意識不明、傾眠といった一般的な症状が現れるが、時間が経過しているため、これが事故に起因するものだとは考えられなくなっている。治療を施さなければ、死に至る。

クモ膜と脳軟膜の間には、脳脊髄液で満たされた比較的大きなクモ膜下腔（Subarachnoid space）がある。脳脊髄液は透明な液体で、クモ膜下腔を完全に満たして、クッションのように脳を保護する。

> **クモ膜下出血（Subarachnoid hemorrhage）/動脈瘤（Aneurysma）**：局所的に動脈壁が拡張した状態を動脈瘤という。脳では大脳動脈輪（Circulus arteriosus cerebri、**図13.28b**）で発生しやすく、袋状になることが多い。動脈瘤の50%が内頚動脈（A. carotis interna）の分岐部で発現する**（図13.28a）**。動脈瘤が破裂するとクモ膜下出血となり、たいていは短時間で死にいたる(p.661、13.3.11項も参照)。

この他にも脳は、クモ膜と軟膜の間に張り巡らされたクモ膜小柱といわれる結合組織束で保護される。脳はこの線維束でクモ膜と連結し、脳震盪時にも頭蓋から大きく移動しないようになっている。液体で満たされたクモ膜下腔には、動脈と静脈が流れる（**図**13.23a、13.28、13.29）。軟膜は脳と密着しており、両者の間に空隙はない。こうして軟膜は脳組織を固定する。

硬膜は大脳縦裂（Fissura longitudinalis cerebri）にも進入する。この左右大脳半球間の硬膜は大脳鎌（Falx cerebri）と呼ばれる（**図**13.23a～c）。小脳と後頭葉の間にも空隙があり、ここも硬膜が進入する。硬膜はこうして小脳をテント状に覆う小脳テント（Tentorium cerebelli）を形成する（**図**13.23b、c）。さらに硬膜は左右小脳半球にも伸びて小脳鎌（Falx cerebelli）となる。大脳鎌、小脳鎌、小脳テントを合わせて硬膜隔壁

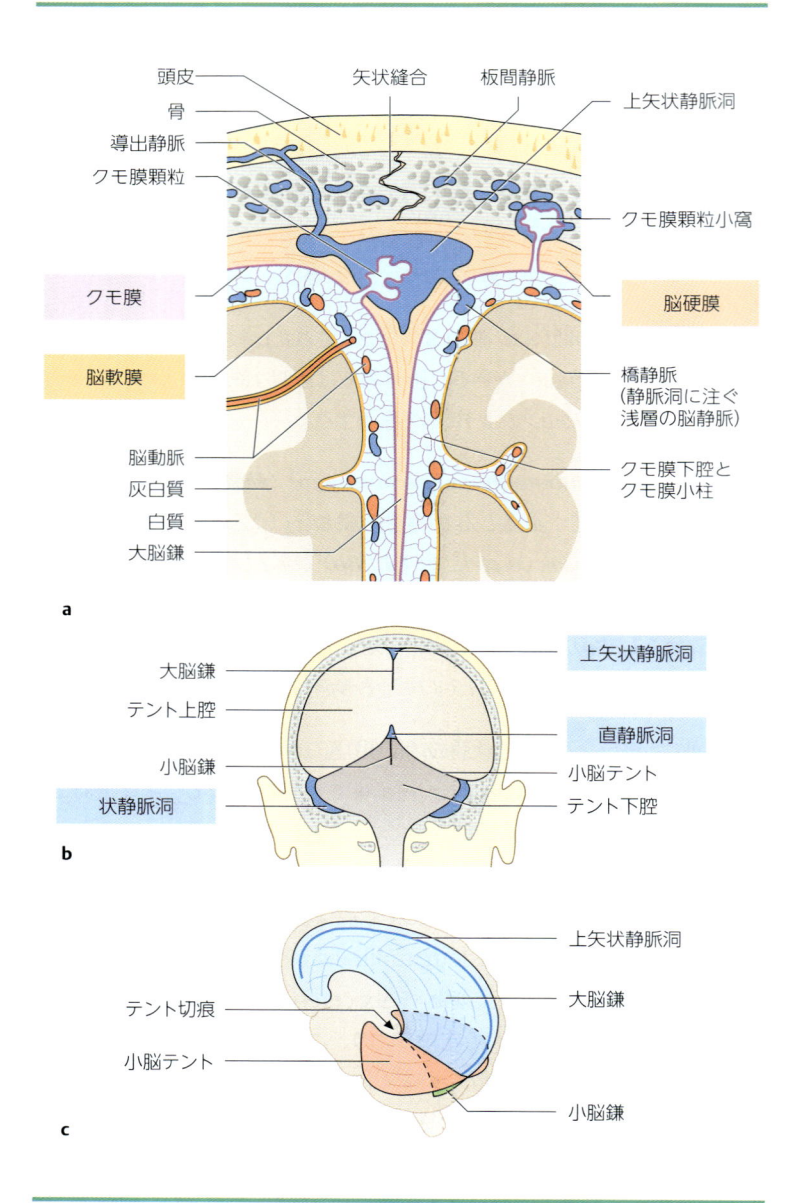

13 中枢神経系と末梢神経系

a

- 頭皮
- 骨
- 導出静脈
- クモ膜顆粒
- 矢状縫合
- 板間静脈
- 上矢状静脈洞
- クモ膜顆粒小窩
- クモ膜
- 脳硬膜
- 脳軟膜
- 橋静脈（静脈洞に注ぐ浅層の脳静脈）
- 脳動脈
- 灰白質
- 白質
- 大脳鎌
- クモ膜下腔とクモ膜小柱

b

- 大脳鎌
- テント上腔
- 小脳鎌
- 状静脈洞
- 上矢状静脈洞
- 直静脈洞
- 小脳テント
- テント下腔

c

- テント切痕
- 小脳テント
- 上矢状静脈洞
- 大脳鎌
- 小脳鎌

654

(Durasepten)と呼ばれることがある(図13.12b)。脳膜、クモ膜下腔、脳脊髄液は、頭蓋底の大後頭孔(Foramen magnum)を通過する。

脊髄の髄膜

　脳膜は大後頭孔(Foramen magnum)を通過すると脊柱管に入り、そこで脊髄膜として脊髄と脊髄神経根を覆う(図13.24)。脊髄硬膜(Dura mater spinalis)は硬膜嚢という強靭な袋状構造を作る。この硬膜嚢は、大後頭孔および椎間孔に固定されており、第2仙椎で終わる。脊髄硬膜は、頭蓋骨膜に密着する脳硬膜とは異なり、脊柱管に固定されてはおらず、硬膜上腔(Cavum epidurale)で隔てられている。硬膜上腔は、脂肪組織で満たされ、発達した静脈叢が入る。

　内側では、脊髄クモ膜が脊髄硬膜に密着し、繊細な結合組織束で脊髄軟膜((Pia mater spinalis)と接合する。脊髄クモ膜と、脊髄表面を覆う脊髄軟膜の間には、脳脊髄液で満たされたクモ膜下腔がある(図13.24)。

　脊柱管の中にある脊髄は、第1または第2腰椎の高さで終るが(図13.17)、脊髄軟膜は脊髄終糸(Filum terminale)に伴って尾骨背面に固定される(図13.16)。さらに脊髄軟膜は、脊髄全長にわたり歯状靭帯(Lig. denticulatum)を有する。この靭帯は硬膜とクモ膜の間に張って脊髄を安定させる。

　脊髄神経は、脊柱管を出たところで脊髄硬膜と脊髄クモ膜に覆われ、さらに進んで神経周膜(Perineurium)と神経上膜(Epineurium)に包まれる(p.123を参照)。

図13.23　脳膜：a 頭頂の大脳鎌(Falx cerebri)領域の正面断面図　**b** 頭蓋腔内の大脳鎌、小脳テント、小脳鎌の位置。頭蓋と脳の正面断面図(後面)　**c** 大脳鎌、小脳鎌、小脳テントの位置関係(左後上面)

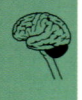

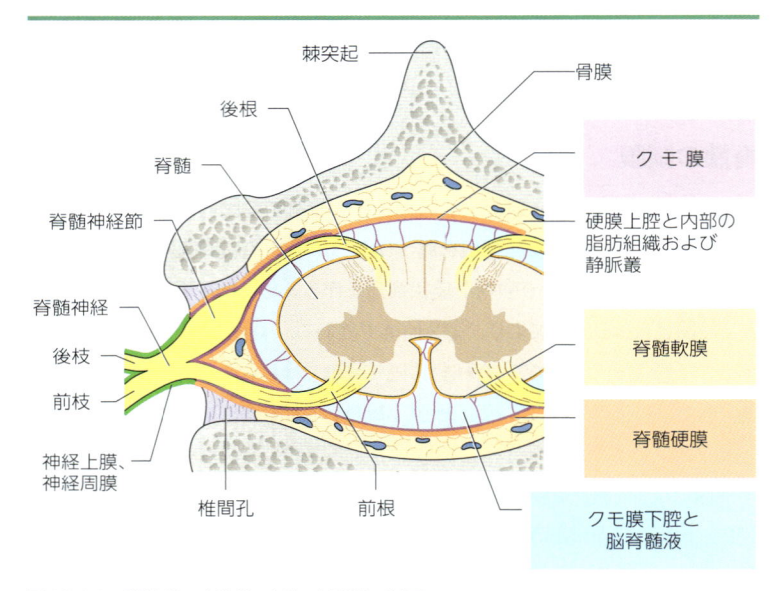

図13.24　脊柱管： 脊柱管、脊髄、脊髄膜の断面

13.3.10　脳脊髄液と脳室系

> ***脳脊髄液 (Liquor cerebrospinalis)：*** *脳脊髄液はクモ膜下腔を完全に満たす透明な液体で、総量は約130〜150mlである。*

　脳脊髄液は「液体クッション」のように、打撲や転倒が原因の震盪を緩和して、脳と脊髄を保護する。さらにこの液体が脳と脊髄を完全に包囲し、中枢神経全体が流体中に浮遊しているため（アルキメデスの原理）、脳の重量がほぼ90％軽減している。

　脊髄の中心管も脳脊髄液で満たされている。これに加えて、脳脊髄液は診断の際に非常に役に立つ。腰椎穿刺という比較的容易な方法を用いて、脳脊髄液を採取し検査すると、頭蓋および脳の疾患や異常を判定できる（中枢神経系内の障害時の髄液検査、p.659を参照）。

大脳深部には脳室系がある（**図13.25**）。脳室系は、上下に連結する空洞で、この中では脳脊髄液が産生および還流される。左右大脳半球には、次の部分を区別される側脳室が1つずつある。

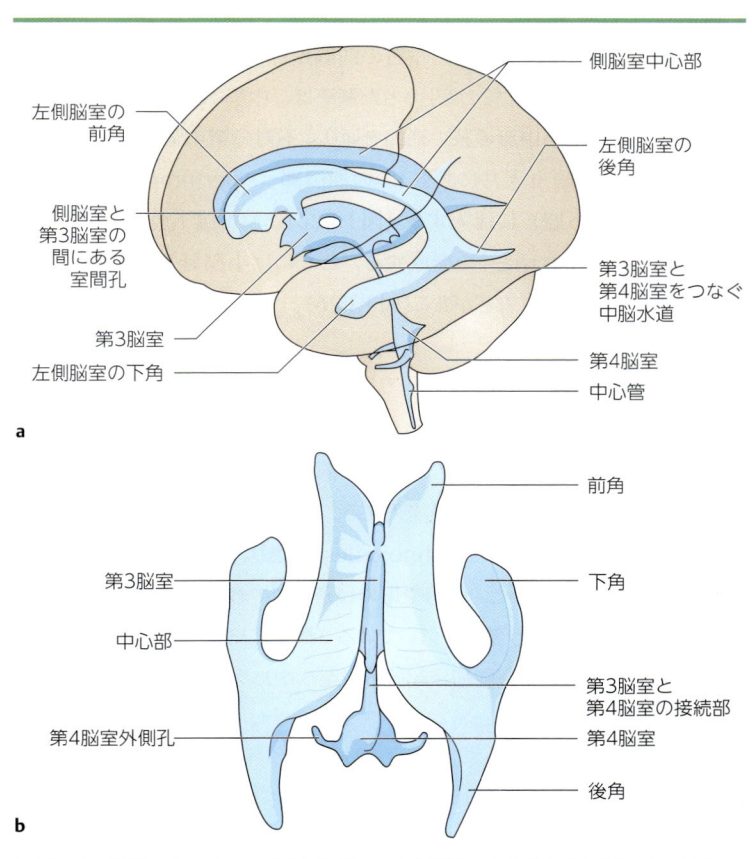

図13.25 脳室：イラストによる脳室各部　**a** 大脳縦裂を含んだ大脳の側面　**b** 上面

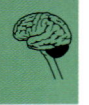

- 前頭葉の中にある前角（Cornu anterius）
- 前頭葉および頭頂葉の中にある中心部（Pars centralis）
- 後頭葉の中にある後角（Cornu posterius）
- 側頭葉の中にある下角（Cornu inferius）（図13.25）

　左右側脳室、第3脳室（間脳）、第4脳室（小脳の下にある）には、脈絡叢（Plexus choroideus）がある（図13.26）。脈絡叢は髄液の産生場で、髄液は拡散と能動輸送でここから脳室に運ばれる。

　髄液は左右側脳室からそれぞれの開口部である室間孔（Foramen interventriculare）を通って、左右の間脳壁間で正中線上にある不対の第3脳室にいたる。側脳室で産生された髄液は、中脳水道（Aquaeductus cerebri）と呼ばれる中脳の狭い通路を通り、不対の第4脳室にいたる。髄液はそこから第4脳室天井にある3つの開口部（Aperturae）を通り、外髄液腔（クモ膜下腔）に流入する（図13.26）。クモ膜下腔は随所で著しく拡大し、槽（Cisterna）を形成する。これには小脳延髄槽（Cisterna cerebellomedullaris）などがある（図13.26）。

髄液の循環経路

　髄液は1分間に平均30mℓ産生されるが、最終的にどこに流れるかはまだ不明な部分がある。クモ膜は上矢状静脈洞（Sinus sagittalis superior）周辺で狭い硬膜静脈洞に伸びて陥入する。集まった髄液は、その圧力でクモ膜顆粒（Granulationes arachnoidales）を通り、静脈流に乗る。このクモ膜顆粒を顕微鏡で見ると、砂糖や塩の粒子に似ており、そのことから「顆粒（Granulation）」という名称が付いている（図13.23）。次に髄液は、静脈叢とリンパ管が密集する脊髄神経起始部に至ってリンパ管に入る（図13.26）。

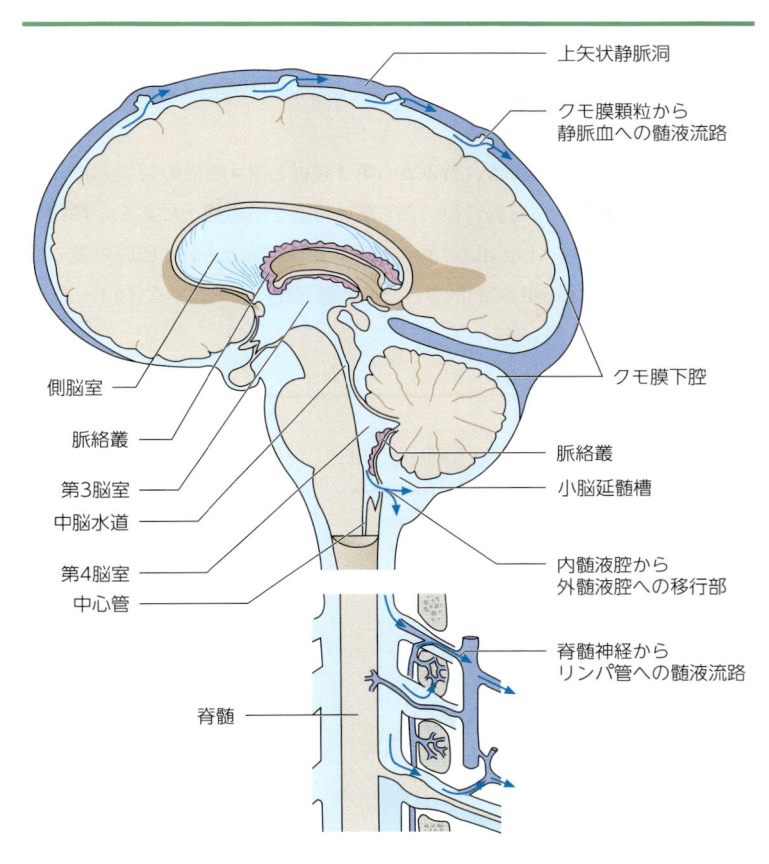

図13.26　髄液腔：内髄液腔（脳室）と外髄液腔（クモ膜下腔）のイラスト（Kahleより転載）

腰椎穿刺

　脳脊髄液を採取したり、特定の物質（薬剤、造影剤、麻酔薬など）を投与するには、腰椎穿刺を利用すれば脊髄を損傷する危険がない。これは、脊髄が第1または第2腰椎で終わる一方、髄液を含む硬膜嚢は第2仙椎の高さまで伸びるからである。脳脊髄液検査は、中枢神経系の炎症性疾患（髄膜炎など）や、クモ膜下腔内の出血時に特に重要となる。脊髄麻酔（腰椎麻酔）は、局所麻

酔薬をクモ膜下腔に注入し、感覚性線維束である後根で痛覚伝導を遮断する方法である。ただし同時に運動性線維束である前根も遮断するため、一時的な下半身麻痺が現れる。

腰椎穿刺や腰椎麻酔では、背部から第3腰椎と第4腰椎の棘突起間に長い針を刺し（刺入部は左右腸骨稜の最も高い位置を結ぶ線上にある）、隣接する椎弓間の黄色靭帯（Lig. flavum）と脂肪組織で満たされた硬膜外腔の間から、硬膜とクモ膜を通して髄液を含むクモ膜下腔に針を進める（図13.27）。

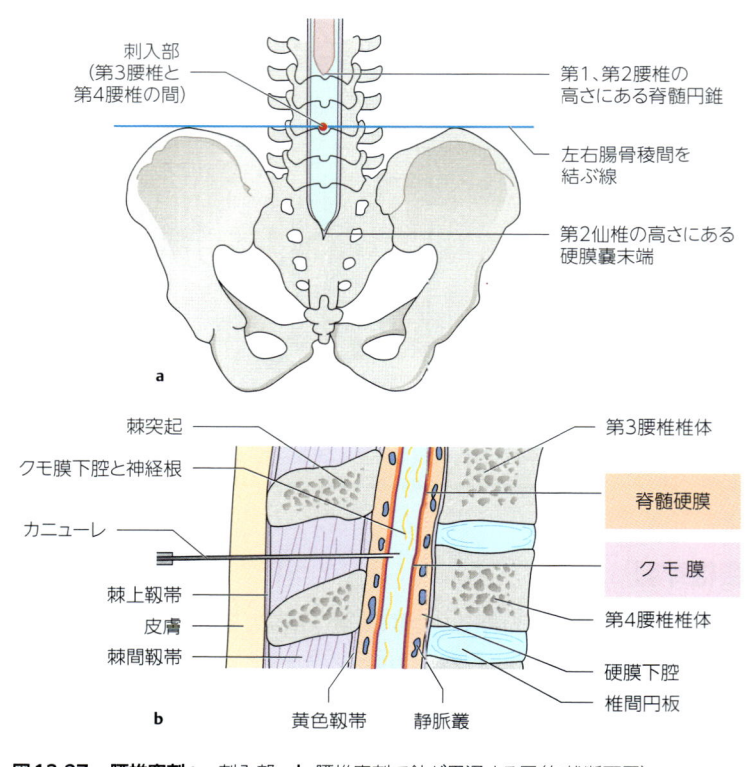

図13.27　腰椎穿刺：a 刺入部　b 腰椎穿刺で針が貫通する層（矢状断面図）

その際、長い神経根の馬尾は刺入する針からそれているため、傷害されることはない。

基本的に、腰椎穿刺は髄液圧亢進時には禁忌である。これは、穿刺によって髄液圧が降下すると、脳の一部、特に脳幹が大後頭孔に挟まれて、危険な大後頭孔ヘルニアにいたるためである。

13.3.11 脳への血液供給

神経細胞は酸素需要が高く、3〜4分酸素が供給されないとニューロンが死滅する。大脳皮質の神経細胞はもっとも影響を受けやすく、脳幹の神経細胞が最も死滅しにくい。

脳が十分な血液を必要とすることは、脳の重量が体重の2%であるにもかかわらず、毎分心拍量の15〜20%が消費されていることからもわかる。

動 脈

脳内には、対の内頚動脈（A. carotis interna）と対の椎骨動脈（A. vertebralis）という2つの動脈が走行する（**図13.28a**）。左右内頚動脈は、それぞれの総頚動脈分岐部から分枝せずに頭蓋底にいたり、頚動脈管（Canalis caroticus）を通って頭蓋内部に到達する。左右椎骨動脈は、それぞれの鎖骨下動脈に起始し、第1〜第6頚椎の左右横突起についている横突孔（Foramina transversaria）を通って環椎にいたる。続いて、大後頭孔（Foramen magnum）を通って内頚動脈と同じように頭蓋内部に到達する。この4本の動脈は大脳底部で集まり、大脳動脈輪（Circulus arteriosus）となる（**図13.28b**）。大脳動脈輪は、ここから出る全動脈とともにクモ膜下腔に走行する。

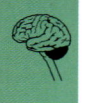

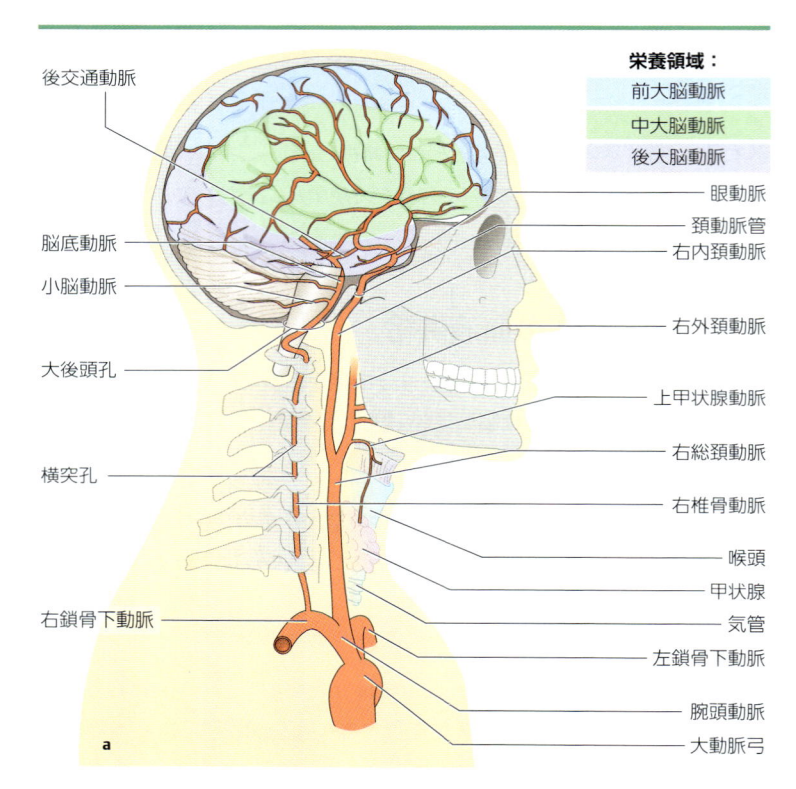

栄養領域：
前大脳動脈
中大脳動脈
後大脳動脈

後交通動脈
脳底動脈
小脳動脈
大後頭孔
横突孔
右鎖骨下動脈

眼動脈
頚動脈管
右内頚動脈
右外頚動脈
上甲状腺動脈
右総頚動脈
右椎骨動脈
喉頭
甲状腺
気管
左鎖骨下動脈
腕頭動脈
大動脈弓

図13.28 脳を栄養する動脈：a 脳に進入する主要大脳動脈（右椎骨動脈、右内頚動脈）と、大脳動脈が栄養する右大脳半球領域（右面）

　左右椎骨動脈は大後頭孔に入った後、延髄（Medulla oblongata）の前方を走行し、左右に後下小脳動脈（A. cerebelli inferior posterior）と前脊髄動脈（A. spinalis anterior）など脊髄動脈を出して脊髄を栄養する（**図13.28b**）。左右の椎骨動脈は橋（Pons）の下縁で合流して脳底動脈（A. basilaris）となり、ここから左右の前下小脳動脈（A. cerebelli inferior anterior）と左右の上小脳動脈（A. cerebelli superior）を出す。脳底動脈は橋の上縁で左右の後大脳動脈（A. cerebri posterior、**図13.28b**）に分か

中枢神経系（CNS）

前交通動脈
前大脳動脈
内頸動脈
中大脳動脈
後交通動脈

上小脳動脈
後大脳動脈
脳底動脈
椎骨動脈
前脊髄動脈
前下小脳動脈
後下小脳動脈

= 大脳動脈輪（ウィリス動脈輪）

b

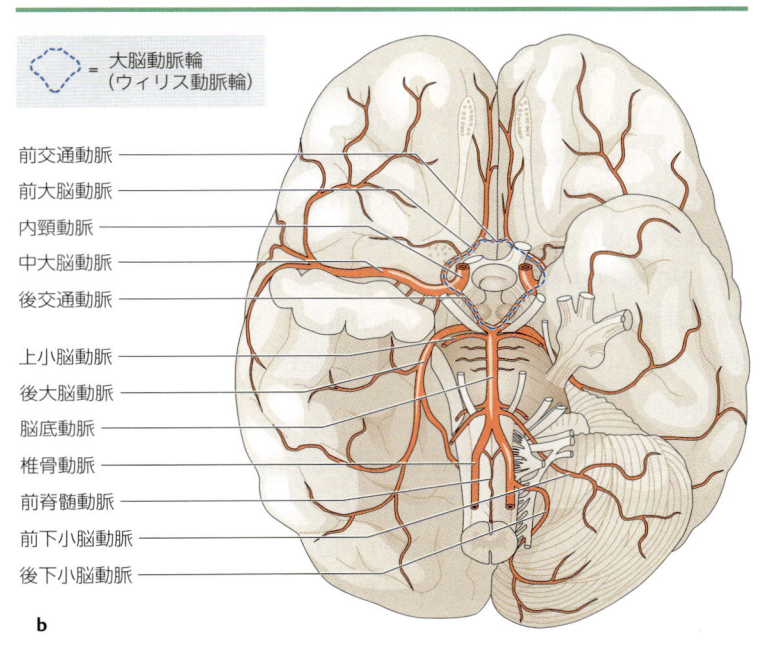

図13.28b 脳底と大脳動脈輪の動脈：右小脳半球と右側頭葉は除いてある。青色の点線で囲んだ部分が大脳動脈輪。

れ、この動脈が大脳後方に向かい大脳半球後部、特に側頭葉下面と左右後頭葉を栄養する(13.28a)。

　左右の内頸動脈は頭蓋底の頸動脈管を貫通直後に、眼および鼻の一部を栄養する左右の眼動脈(A. ophthalmica)を分枝し、それぞれ左右の前大脳動脈(A. cerebri anterior)と左右の中大脳動脈(A. cerebri media)に分岐する(図13.28b)。前大脳動脈は大脳縦裂内を走行し、まず前方に、次に脳梁上を後方に向かい、大脳半球に血液を送る。中大脳動脈は、側頭葉と前頭葉の間を外側に向かって走行する。その後、外側溝で扇状に広がり、大脳半球外側の大部分を栄養する（図13.28a)。中大脳動脈は前頭葉と側頭葉の間の外側溝を走行中に、内包に血液を供給する重要な血管である線条体動

663

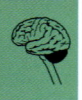

脈（A. striata）を分岐する。中大脳動脈は3つの大脳動脈の中で最も強靭で、内頚動脈の大終枝でもある。

　左右前大脳動脈は、前交通動脈（A. communicans anterior）で連結する。左右の後交通動脈（A. communicans posterior）は中大動脈と後大動脈を連結する（図13.28b）。こうして椎骨動脈と内頚動脈の間の大脳底に大脳動脈輪（Circulus arteriosus）ができ、4本の動脈のいずれかが閉塞しても、その動脈の栄養領域には他の動脈から血液が送られるため、この輪は臨床的に非常に重要な意味を持つ。大脳動脈輪は、袋状に血管壁が広がる動脈瘤の好発部位である。脆弱部は短時間に血圧が上昇すると破裂し、クモ膜下出血（p.653を参照）が生じる。

動脈血管の流路上で局所的に凝血塊（血栓）ができるか（動脈硬化に起因することが多い）、たとえば心臓から分離した血栓が脳の動脈に移動して閉塞すると（塞栓）、閉塞部位から後方には血液が供給されなくなる。酸素が供給されなくなると細胞はすぐに死滅し、虚血性梗塞（梗塞Ischemic Infarct、Ischemicは血液がないこと、乏血を意味する）となる。梗塞が起こると、たいていは脳卒中（Apoplexia cerebri）にいたる。卒中の重度は、閉塞した血管と閉塞部位によって左右される。ただし卒中は、動脈が寸断されて起こる出血性梗塞（Hemorrhagic infarct、Hemorrhagicは大出血を意味する）により神経細胞が死滅した場合にも生じる。

静脈

　脳の静脈血は、主に表層と深層の脳静脈ならびに静脈洞に送られる。静脈は脳の毛細血管領域から表層にいたり、上下大脳静脈となる。大脳静脈は、動脈と同じようにクモ膜下腔を流れて、橋静脈（図13.29）となり、硬膜付近の上矢状静脈洞（Sinus sagittalis superior）など静脈洞に注ぐ。脳の内部から送られる血液は、深層の大脳静脈に流れて、最終的に大大脳静脈（V. cerebri magna）を介して直静脈洞（Sinus rectus）に注ぐ。上矢状静脈洞と直静脈洞は後頭骨の内側の静脈洞交会（Confluens sinuum）で

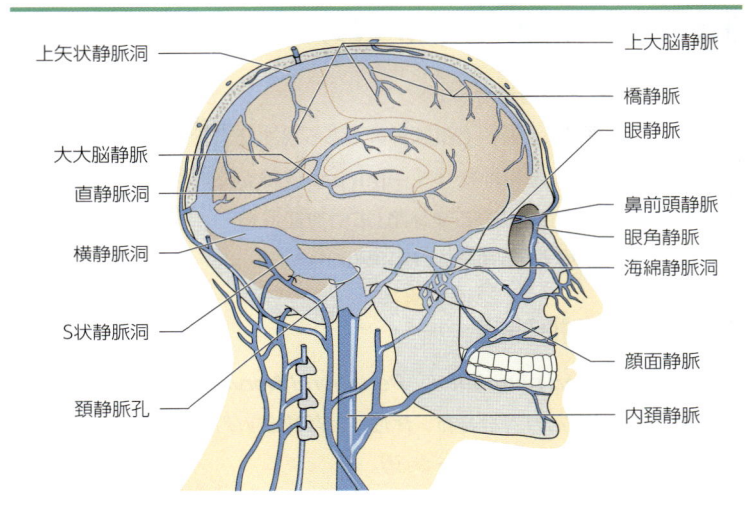

図13.29　脳の静脈：脳静脈と静脈洞(外側面)

　合流した後、左右の横静脈洞（Sinus transversus）に注ぐ。左右横静脈洞はさらに進んで、S状静脈洞（Sinus sigmoideus）となる（図13.29）。さらに、大後頭孔の側方にある頭蓋底の開口部である頸静脈孔を介して、左右の内頸静脈にいたる。トルコ鞍（Sella turcica）付近に位置する海綿静脈洞（Sinus cavernosus）には、表層の顔面静脈（V. facialis）、鼻前頭静脈（V. nasofrontalis）、眼角静脈（V. angularis）からの血液が流入し、頸静脈孔を介して左右の内頸静脈に流出する（図13.29）。

13.4 末梢神経系 (PNS)

末梢神経系は次の構造からなる。
- 脊髄（脊髄神経）と脳幹（第I脳神経である嗅神経 [N. olfactorius] および第II脳神経である視神経 [N. opticus] を除く脳神経、p.672を参照）と身体各部末梢間に伸びる神経路（末梢神経系）
- 神経細胞体が集まった神経節（Ganglion）

13.4.1 末梢神経

> *末梢神経 (Nervi peripheici、Peripheral Nerve)：末梢神経は、求心性神経線維と遠心性神経線維、体性神経線維と自律神経線維などが混在する混合神経である。(p.608を参照)。*

受容体（皮膚受容体、痛覚受容体など）から脊髄に伸びる（体性求心性）線維や、脊髄前角の運動細胞から骨格筋に伸びる（体性遠心性）線維を体性神経線維という。内臓、脈管、腺の求心性および遠心性神経線維を自律神経という。

13.4.2 神 経 節

> *神経節 (Ganglion)：神経や神経根にある数mm大の肥厚部で、神経細胞体を含有するものを神経節という。*

神経節は次の2つに分類できる。
- 感覚性
- 自律性

脊髄神経節や脳神経神経節など感覚性神経節は、求心性上位ニューロンの他に、体性神経系と自律神経系の細胞体を含有する。細胞体には、たとえば皮膚や内臓の痛覚受容体から伸びる末梢突起と、神経節と脊髄を連結する中枢突起が付いている。

自律神経節（第14章「自律神経系」を参照）は、副交感神経神経節や交感

神経幹神経節など遠心性の下位ニューロンの細胞体を含有する。神経節では、脊髄や脳幹から出る自律神経線維（節前線維＝遠心性上位ニューロン）が末梢の効果器（腺や平滑筋など）に向かう遠心性下位ニューロン（節後線維）の神経細胞体にシナプス結合する。

13.4.3　脊髄神経

脊髄神経（Nervi spinales、p.636第13.3.3項「脊髄神経」を参照）は、脊柱管を離れた後、通例、次の4本の枝に分岐する（図13.30）。

- 後枝（R. dorsalis）：背側の皮膚の感覚と、脊柱筋の大部分（固有背筋）の運動を支配する
- 前枝（R. ventralis）：後枝に支配されない体幹と四肢の感覚と運動を支配する

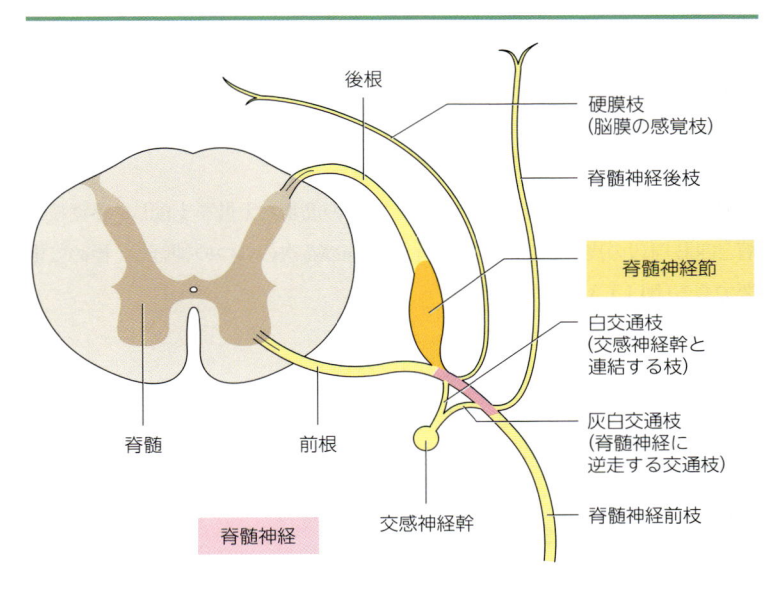

図13.30　脊髄根と脊髄神経：脊髄根および脊髄神経ならびにそれぞれの枝。脊髄の前根と後根は合流して脊髄神経となり、4つの枝に分岐する（後枝、前枝、硬膜枝、交通枝）。4本の枝は、末梢神経としてそれぞれの支配領域に分布する。

- 感覚枝：脊髄膜と脊柱の硬膜枝(R. meningeus)を支配する
- 白交通枝(R. communicantes albi)：自律神経系の交感神経の一部(図14.2)と体性神経系を連結する

13.4.4 神経叢

脊髄神経の前枝は、頚部、脊椎、仙椎でそれぞれ次のような神経叢を形成する。

- 頚神経叢(Plexus cervicalis、C1～C4)
- 腕神経叢(Plexus brachialis、C5～Th1)
- 腰神経叢(Plexus lumbalis、Th12～L4)
- 仙骨神経叢(Plexus sacralis、L5～S4)

頚神経叢(Plexus cervicalis)

頚神経叢の神経は、頚部と肩部の感覚を支配し、舌骨筋と横隔膜の運動性神経支配に携わる(横隔神経、N. phrenicus)。

腕神経叢(Plexus brachialis)

腕神経叢から伸びる運動神経は、上肢帯の筋群と上肢を支配し、感覚枝は肩と四肢周辺の皮膚に分布する。上肢に伸びる次の4つの神経は、極めて重要である(図13.31、13.32)。

- 尺骨神経(N. ulnaris)
- 筋皮神経(N. musculocutaneus)
- 正中神経(N. medianus)
- 橈骨神経(N. radialis)

腰神経叢(Plexus lumbalis)

腰神経叢の神経は、陰部、大腿の前側を支配する(図13.33b)。運動枝は、主に大腿筋群に分布し、その1つである大腿神経(N. femoralis)は、大きな大腿四頭筋(M. quadriceps femoris)を支配する。感覚性の大腿神経

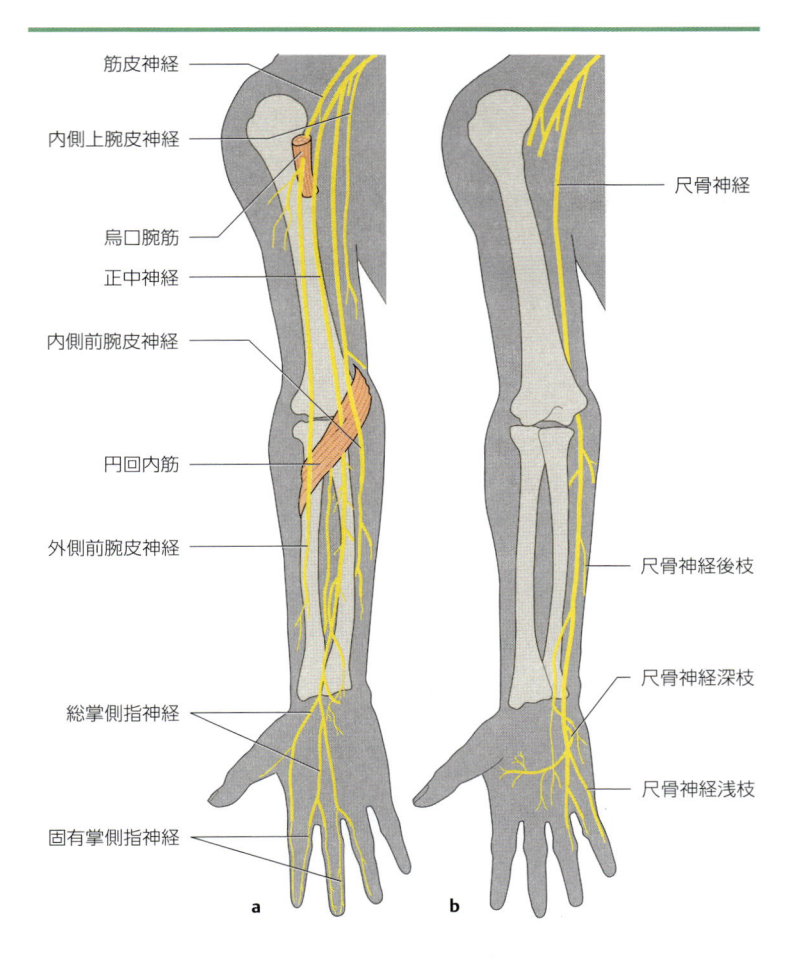

図13.31　上腕の神経：腕神経叢から上肢の前側に伸びる長い上腕の神経の走行　**a** 正中神経と筋皮神経の走行。aでは、他の神経を見やすくするために尺骨神経を除き、bに別個に記載した。**b** 尺骨神経の走行

(N. femoralis) の終枝は伏在神経 (N. saphenus) として下肢内側の皮膚に分布する。

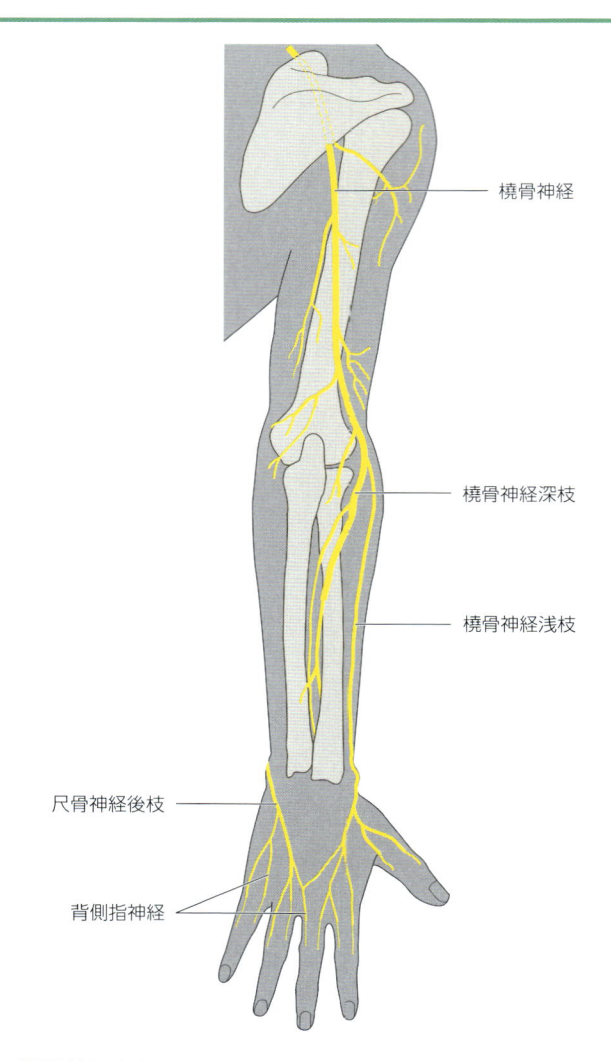

図13.32　橈骨神経：腕神経叢から上肢後面を走行する橈骨神経

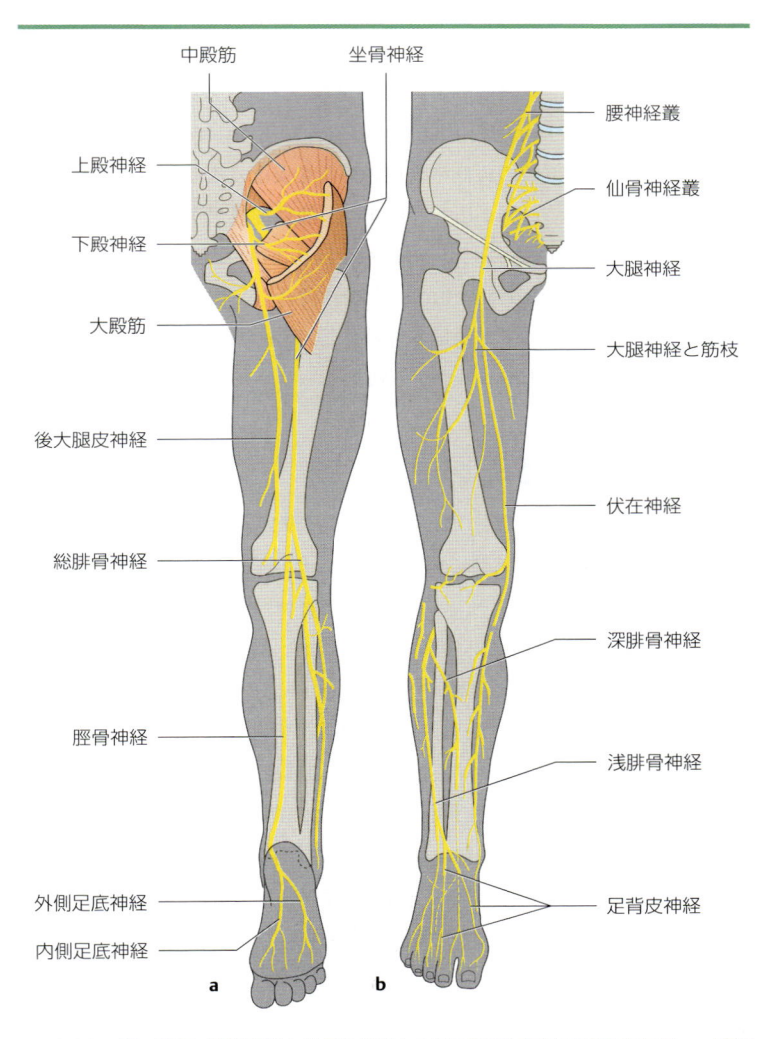

図13.33　脚の神経：腰神経叢と仙骨神経叢から出る重要な下肢の神経の走行　**a** 下肢の後側　**b** 下肢の前側

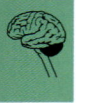

仙骨神経叢 (Plexus sacralis)

仙骨神経叢には、骨盤底筋群の運動をおよび感覚を支配する上殿神経 (N. glutaeus superior) と下殿神経 (N. glutaeus inferior)、生殖器後方(会陰周囲)と自由下肢の背側の皮膚の感覚を支配する後大腿皮神経 (N. cutaneus femoris posterior) が属する。仙骨神経叢からは、からだの中で最も強靭な坐骨神経 (N. ischiadicus、図13.33a) が起始し、途中で総腓骨神経 (N. peronaeus communis) と脛骨神経 (N. tibialis) に分岐する。足底付近で、脛骨神経から内側足底神経 (N. plantaris medialis) と外側足底神経 (N. plantaris lateralis) が分岐する。

13.4.5 脳神経

12対の脳神経 (図13.34) は、さまざまな基準で分類される。基準の1つは起始の位置で、頭側から順に付番される。その基準で第Ⅰ脳神経と呼ばれる嗅神経 (N. olfactorius) と、第Ⅱ脳神経と呼ばれる視神経 (N. opticus) は純粋な末梢神経ではなく、実際には大脳または間脳の中枢神経の延長である。第Ⅲ脳神経である動眼神経 (N. oculomotorius) と第Ⅳ脳神経である滑車神経 (N. trochlearis) は、中脳から起始する。第Ⅴ脳神経の三叉神経 (N. trigeminus)、第Ⅵ脳神経の外転神経 (N. abducens)、第Ⅶ脳神経の顔面神経 (N. facialis) は橋の高さに位置し、残る第Ⅷ脳神経の聴神経 (N. vestibulocochlearis)、第Ⅸ脳神経の舌咽神経 (N. glossopharyngeus)、第Ⅹ脳神経の迷走神経 (N. vagus)、第Ⅺ脳神経の副神経 (N. accessorius)、第Ⅻ脳神経の舌下神経 (N. hypoglossus) は延髄から起始する。

また、神経を構成するニューロンの機能を基に分類することもできる。脳神経の中には、以下に掲げるような感覚ニューロンのみで構成されるものがある。
- 嗅神経(Ⅰ):嗅覚の伝達
- 視神経(Ⅱ):視覚に関与
- 内耳神経(Ⅷ):聴覚と平衡感覚を伝達

以下の脳神経は、随意筋を支配する運動ニューロンのみで構成される。

- 滑車神経（Ⅳ）：外眼筋の1つである上斜筋（M. obliquus superior）を支配
- 外転神経（Ⅵ）：外眼筋の1つである外側直筋（M. rectus lateralis）を支配
- 副神経（ⅩⅠ）：頭部の外側、肩甲帯の2つの重要な筋を支配。僧帽筋（M. trapezius）と胸鎖乳突筋（M. sternocleidomastoideus）という頸部の外側をなす上肢帯にある重要な2つの筋を支配

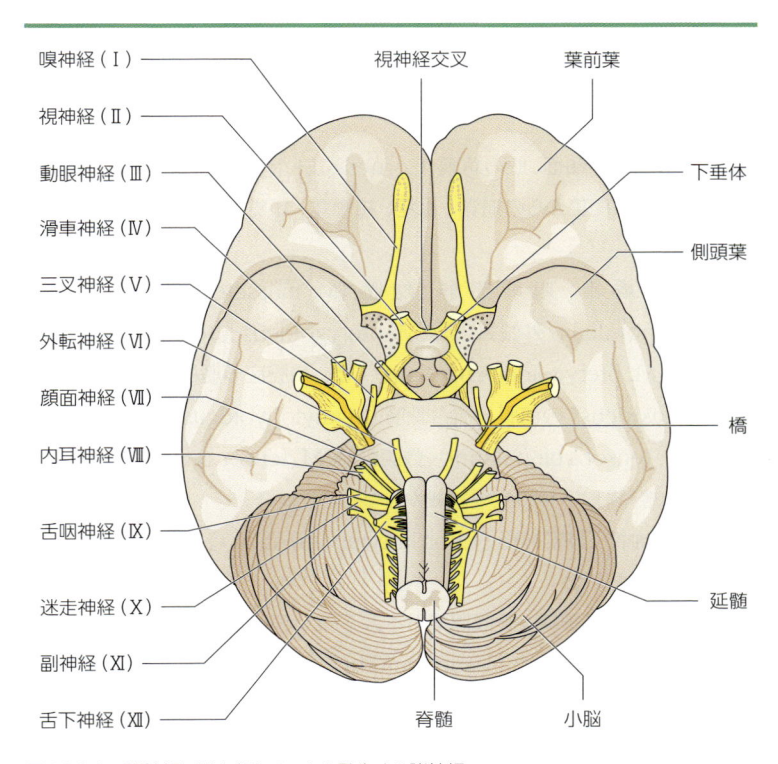

図13.34 脳神経：脳底部とそこから発生する脳神経

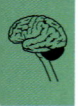

- 舌下神経（XII）：舌の筋全部を支配

これ以外の脳神経は、混合神経である。

- 動眼神経（III）：運動性および副交感線維（p.688第14章「自律神経系」を参照）には次の2種がある。
  - 随意運動線維：4つの外眼筋（上直筋［M. rectus superior］、下直筋［M. rectus inferior］、内側直筋［M. rectus medialis］、下斜筋［M. obliquus inferior］）と、上眼瞼挙筋（M. levator palpebrae superioris）を支配
  - 副交感神経線維：瞳孔を縮める瞳孔括約筋（M. sphincter pupillae）と、水晶体を調節する毛様体筋（M. ciliaris）を支配
- 三叉神経（V）：眼神経（N. ophthalmicus）、上顎神経（N. maxillaris）、下顎神経（N. mandibularis）という3本の終枝を出す。感覚線維と運動線維がある。
  - 感覚線維：顔面、眼の角膜（Cornea）、口、副鼻腔、舌、歯、脳膜、鼓膜外面、顎関節からの痛覚、温覚、接触覚、圧覚のほか固有受容感覚を仲介
  - 運動線維：咀嚼筋群（咬筋［M. masseter］、側頭筋［M. temporalis］、外側翼突筋［M. pterygoideus lateralis］、内側翼突筋［M. pterygoideus medialis］）と、口腔底の筋群（顎二腹筋［M. digastricus］の前腹、顎舌骨筋［M. mylohyoideus］）、口蓋帆張筋（M. tensor veli palatini）、鼓膜張筋（M. tensor tympani）を支配
- 顔面神経（VII）：3つの主要線維からなる混合神経。
  - 感覚線維：鼓索神経（Chorda tympani）といい、舌の前部3分の2の味覚を支配
  - 副交感神経線維：唾液腺である舌下腺（Glandula sublingualis）、顎下腺（Glandula submandibularis）と、涙腺（Glandula lacrimalis）のほか、口と鼻の腺細胞である口蓋腺（Glandulae palatinae）と鼻腺（Glandulae nasales）に分布
  - 随意運動線維：表情筋、茎突舌骨筋（M. stylohyoideus）、口腔

底の顎二腹筋（M. digastricus）の後腹、中耳のあぶみ骨筋（M. stapedius）に分布
- 舌咽神経(Ⅸ)：3本の枝を出す。
  - 感覚線維：舌の後部3分の1に分布する味覚ニューロン
  - 副交感神経線維：自律神経節である耳神経節（Ganglion oticum）を介して耳下腺（Glandula parotis）を支配
  - 感覚ニューロン：耳管、舌根、鼓膜内部表面、咽頭の痛覚、温覚、圧覚、接触覚を伝えるほか、頚動脈洞（Sinus caroticus）に伸びて血圧を低下させる。
- 迷走神経(Ⅹ)：生存のために重要な神経で、3つの主要部からなる。
  - 副交感性ニューロン：胸腔および腹腔から、左横行結腸曲にいたるまでの自律神経に支配される全器官（心臓、冠状動脈、気管支、胃、小腸の大小動脈と腺など）に分布
  - 運動線維：話すことと嚥下に必要な喉頭および咽頭の筋群を支配
  - 感覚ニューロン：喉頭、内臓、頚動脈内の化学受容体である頚動脈小体（Glomus caroticum）、頚動脈洞（Sinus caroticus）、後頭蓋窩の脳膜、咽頭の下部に分布

要 約

中枢神経系と末梢神経系

神経系の分節と役割

- 神経系 (NS、p.608) はその所在位置を基に中枢神経系と末梢神経系に分類される。
  - 中枢神経系 (CNS、p.610) は脳と脊髄からなる。
  - 末梢神経系 (PNS、p.666) は、末梢神経 (脳脊髄神経と、神経細胞集合体である神経節) からなる。
- 機能を基にした場合、神経系は体性神経系と自律 (植物) 神経系に分類される。
  - 体性神経系 (p.608) は生体と環境の間の、1. 意識的な認知、2. 随意運動、3. 迅速な情報処理の3つの機能を仲介する。
  - 自律 (植物) 神経系 (p.608) は、生体の臓器の間で、1. 体内環境の恒常性維持、2. 環境の需要に応じた内臓機能の調節という2つの機能を仲介する。その機能は無意識に「不随意的に」行われる。
- 体性神経系にも自律神経系にも求心性 (感覚性) と遠心性 (運動性) の興奮がある。
  - 求心性 (p.608) の興奮とは、末梢 (皮膚、内臓) から中枢 (脳、脊髄) に向かう興奮のことをいう。
  - 遠心性 (p.608) の興奮とは、中枢 (脳、脊髄) から末梢 (横紋骨格筋、内臓や血管の平滑筋、腺細胞など) に向かう興奮のことをいう。

神経系の発生

- CNSとPNSは、3胚葉性胚盤の外胚葉 (Ectoderm、p.609) から発生する。胎齢3週目末になると、脊索 (Chorda dorsalis) の上側に外胚葉肥厚部が現れる。これが神経の原基となる (神経板 [Neural plate] とい

う神経外胚葉部)。神経板の側面にある神経ヒダは神経溝を作り、これが発達して神経管になる。神経ヒダの一部は神経堤となる。神経管は発達してCNSとなり、神経堤は発達してPNSとなる。

中枢神経系（CNS）

- 中枢神経系（p.610）は、脳（Encephalon）と脊髄（Medulla spinalis）で構成される。どちらも神経管から発達した器官である。神経管の壁は脳と脊髄の灰白質と白質を形成し、神経管の管腔は前部で脳室を、後部で脊髄中心管となる。神経管の上部（一次脳胞）は脳となり、下部は脊髄となる。
- 3つの一次脳胞（p.611）は次の3つの構造に発達する。
  - 前脳胞（Prosencephalon）：大脳（Telencephalon、終脳）、左右側脳室、間脳（Diencephalon）、第3脳室
  - 中脳胞（Mesencephalon）：中脳（Mesencephalon）、中脳水道（Aquaeductus cerebri）
  - 菱脳胞（Rhombencephalon）：橋（Pons）、小脳（Cerebellum）、延髄（Medulla oblongata）、第4脳室

脳

- 脳（Encephalon、p.613）の平均重量は、女性で1245g、男性で1375g、新生児で400gである。5～7歳で最終的な重量に達する。体重1kg当りの脳の重量は、女性で22g、男性で20gとなる。
- 大脳（終脳ともいう）（Telencephalon、p.613）は最も発達した領域で、左右大脳半球、大脳基底核、左右側脳室、大脳辺縁系に分けられる。
- 大脳には脳回（Gyri、p.614）と呼ばれる屈曲と、大脳溝（Sulci、p.614）という溝が付いているため、表面積が拡大している。
- 中心溝（Sulcus centralis、p.614）と外側溝（Sulcus lateralis）によって、左右大脳半球はそれぞれ4つの大脳葉に分けられている（p.614）。
  - 前頭葉

[要約「中枢神経系と末梢神経系」]

- 頭頂葉
- 側頭葉
- 後頭葉

■ 大脳皮質（Cortex cerebri、p.616）は2～5mmの厚さで、主に細胞体からなり（灰白質）、内側の白い大脳髄質は有髄神経線維からなる（白質）。

■ 神経線維は左右大脳半球を連結し（交連線維、p.617）、または片方の大脳半球の内部を走行する（連合線維、p.617）か、大脳皮質から別のCNS領域に伸びる（投射線維、p.617）。約2億の軸索を有する最大の交連線維は脳梁（Corpus callosum）で、最も重要な投射線維は錐体路（皮質脊髄路、Tractus corticospinalis）である。投射線維のほとんどが束になって、大脳皮質に向かって上行する線維路をなし、内包（Capsula interna）を貫通する。内包は、大脳基底核と間脳の視床（Thalamus）を境界する。

■ 大脳皮質には、非常によく発達した機能領域があり（p.620）、次のような特定の働きをする。1．一次野：投射路が終始する領域で、感覚認知が終わり、または運動インパルスが発せられる 2．連合野：大脳皮質表面の約80%を占め、感覚認知の解釈と処理に携わる

■ 重要な一次野（p.622）は、次の4つ領域である。
 - 中心前回（Gyrus praecentralis）：一次運動野であり、錐体路の大部分が起始する（随意運動の遂行）
 - 中心後回（Gyrus postcentralis）：一次感覚野であり、求心性体性感覚線維路の停止領域。意識的な感覚に関与する。
 - 鳥距溝（Sulcus calcarinus）：一次視覚野であり、視覚路が停止する
 - 横側頭回（Gyri temporales transversi）：一次聴覚野であり、聴覚路が停止する

■ 重要な連合野（p.622）には次の2つがある。
 - 下前頭回（Gyrus frontalis inferior）：運動性言語中枢（ブローカ中枢、Broca Center）。言語能力の協調（80～90%が優位な左半球に存在）。損傷すると運動性失語症となる。

- 上側頭回（Gyrus temporalis superior）：二次聴覚中枢／感覚性言語中枢＝ウェルニッケ中枢）は、聴覚連合野であり、損傷すると感覚性失語症となる。
- 基本的に左半球が右半身を管轄し、右半球が左半身を管轄する（求心路と遠心路の交叉）。特定の機能は、左右どちらかの半球に位置する（半球優位性、p.621）。たとえば左半球(p.621)は読む、話す、書くという能力、右半球(p.621)は記憶、言語理解、空間認知、音感などに優れる。
- 大脳基底核(p.617)は、神経細胞体が大脳髄質内で集まったもので、錐体外路-運動系で重要な役割を担う（随意運動の運動域と方向の管理）。
- 大脳基底核は、淡蒼球（Globus pallidus）、被殻（Putamen）、尾状核（Nucleus caudatus）に区分できる。淡蒼球と被殻を合わせてレンズ核（Nucleus lentiformis）といい、尾状核と被殻を合わせて線条体（Corpus striatum）という。
- 大脳辺縁系(p.618)は脳梁を縁取るように位置し、短期記憶と長期記憶から明示的な記憶内容（p.619「顕在記憶と潜在記憶」）を搬送するほか、感情反応の開始と処理に携わる。終脳内部は、系統発生学的に古い古皮質（Palaeocortex）と原皮質（Archicortex）で形成される。系統発生学的に新しい部位（実質的に大脳半球）は新皮質（Neocortex）または等皮質（Isocortex）と呼ばれる。大脳辺縁系には次の構造が含まれる。
  - 1. 古皮質を原基とする構造：嗅脳
  - 2. 原皮質を原基とする構造：扁桃体（Corpus amygdaloideum）、海馬（Hippocampus）、歯状回（Gyrus dentatus）、帯状回（Gyrus cinguli）、脳梁を覆う灰白層（Indusium griseum）、視床下部に伸びる最も重要な線維路である脳弓（Fornix）
- 間脳（Diencephalon、p.623）は、左右大脳半球の間の脳梁下側に位置し、第3脳室を囲む。次の5つの領域に区分される。
  - 視床（Thalamus）：全身の感覚が集まってくる全インパルス（嗅覚神経路を除く）の皮質下集合場所で、ここで主に大脳皮質に向かうニューロンとシナプス結合する（意識関門）。

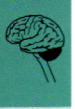

- 視床後部（Metathalamus）（内外側膝状体、視床の一部）：聴覚路と視覚路の中央変換部位
- 視床下部（Hypothalamus）：自律神経系（体温、電解質バランス、食物摂取など）の調節機構
- 下垂体（Hypophyse）：ホルモン調整の主要器官。
- 視床上部（Epithalamus）：実質的な構造は松果体と手綱。生物時計であり、日周リズムに携わる（松果体）

■ 脳幹（p.631）は、脳の中で系統発生的に最も古い部位である。脳幹には生存に必須の機能（心臓循環、呼吸）の調節中枢がある。中脳、橋、延髄からなり、散在する核領域でできた「制御中枢」である網様体（Formatio reticularis）、上下行路、脳神経の各領域を含む。

■ 中脳（Mesencephalon、p.625）は間脳と橋の間に位置する小さな部位にあり、中脳蓋（Tectum）、被蓋（Tegmentum）、第3脳室と第4脳室をつなぐ中脳水道（Aquaeductus cerebri）、大脳脚（Crura cerebri）からなる。中脳蓋は、視覚反射路と聴覚反射路の制御機構である中脳蓋板（上丘［Colliculi superiores］と下丘［Colliculi inferiores］）で形成される。被蓋には赤核（Nucleus ruber）と黒質（Substantia nigra）という2つの基底核のほかに、第Ⅲ（動眼神経）および第Ⅳ脳神経（滑車神経）がある。大脳皮質に向かう上行路は被蓋を介し、下行路は大脳脚を介する。

■ 橋（Pons、p.627）は中脳と延髄の間に位置し、第4脳室上部によって小脳から隔てられている。橋には、上下行路のほかに、第Ⅴ脳神経である三叉神経（N. trigeminus）、第Ⅵ脳神経である外転神経（N. abducens）、第Ⅶ脳神経である顔面神経（N. facialis）の核領域がある。

■ 延髄（Medulla oblongata、p.630）は、大脳から脊髄の移行部であり、大後頭孔（Foramen magnum）まで伸びる。延髄には呼吸中枢と循環中枢のほかに、内耳神経（N. vestibulocochlearis、Ⅷ）、舌咽神経（N. glossopharyngeus、Ⅸ）、迷走神経（N. vagus、Ⅹ）、副神経（N. accessorius、Ⅺ）、舌下神経（N. hypoglossus、Ⅻ）それぞれの核領域が

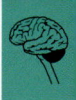

ある。前側には、前正中裂（Fissura mediana anterior）の両側に錐体があり、そこからやや下がった位置に錐体交叉がある。延髄の後側は、部分的に小脳に覆われており、菱形窩とともに第4脳室底となる（菱形窩の上部は橋に属する）。菱形窩の下方には、それぞれ2つの結節があり、ここで楔状束（Fasciculus cuneatus）と薄束（Fasciculus gracilis）からなる後索路に変わる。

- 小脳（Cerebellum、p.628）は後頭蓋窩の中で、小脳テント（Tentorium cerebelli）の下側に位置し、小脳虫部と左右小脳半球で構成される。半球には脳回が平行に並んでおり、表面積が著しく拡大している。小脳は重量が130～140gで、小脳脚で脳幹と連結する。小脳は、発生学的な新旧に応じて、次の3つの領域に分けられる。
  - 原始小脳（Archicerebellum）
  - 古小脳（Palaeocerebellum）
  - 新小脳（Neocerebellum）
- 原始小脳（Archicerebellum、p.628）は、小節（Nodulus）と左右の片葉からなる片葉小節葉（Lobus flocculonodularis）で構成され、平衡感覚に携わる。
- 古小脳（Palaeocerebellum、p.628）は小脳半球の前葉と、小脳虫部の一部で構成され、筋緊張を調整する。
- 新小脳（Neocerebellum、p.628）は小脳半球の後葉と、小脳虫部の残りの部分からなり、随意筋活動の協調に関与する。

脊髄（Medulla spinalis）

- 脊髄（Medulla spinalis、p.633）は中枢神経系の一部として頭蓋腔を出て脊柱管内を走行し、大後頭孔から第1～2腰椎にいたる。脊髄の中には神経線維束が上下行し、脳はこの束を介して末梢神経系（PNS）と連結する。
- 脊髄神経（p.636）は31対あり、それぞれ前根（Radix ventralis）と後根（Radix dorsalis）をもって始まり、椎間孔を通って脊柱管を離れる。脊

髄神経は、8対の頚神経（頚髄、C1～C8）、12対の胸神経（胸髄、Th1～Th12）、5対の腰神経（腰髄、L1～L5）、5対の仙骨神経（仙髄、S1～S5）、1～2対の尾骨神経（尾髄、Co1～Co2）に分けられる。

- 脊髄の内部には蝶の形をした灰白質（Substantia grisea、p.638）がある。灰白質は神経細胞体を含む。灰白質は、次の3つに区分される。
  - 前角：運動神経細胞を含む。神経細胞の遠心性軸索は前根を通って脊髄を離れ、実質的に横紋骨格筋を支配する。
  - 後角：感覚神経細胞で、後根（Radix dorsalis）を通って入る末梢の求心性神経線維の一部がここにシナプス結合する。
  - 側角：自律神経系の運動性神経細胞で、その遠心性軸索は前根を通って脊髄を離れ、主に内臓平滑筋を支配する。
- 外側には白質（Substantia alba、p.638）があり、有髄神経線維が上下行する。白質は後索、側索、前索（または前側索）に分割され、脊髄内を上下に結ぶ線維は固有束（Fasciculi proprii）となって灰白質との境界直近を走行する。
- 上行伝導路（p.639）は、前側索路（視床を通って中心後回に向かう求心性伝導路で、四肢および体幹の圧覚、粗大触覚、接触覚、痛覚、温覚を伝える）、後索路（視床を通って中心後回に向かう求心性伝導路で、四肢および体幹の意識的な深部覚、微細触覚、接触覚を伝える）、小脳側索路（小脳に向かう求心性伝導路で、筋、腱および関節からの無意識の深部覚を伝える）である。
- 下行伝導路（p.642）は、錐体路（運動皮質から前角細胞に向かう遠心性伝導路で、四肢および体幹の随意運動を伝える）と、錐体外路（脳幹、大脳基底核、前運動野から前角細胞に向かう遠心性伝導路で、肢位および姿勢、自動運動過程など不随意運動を伝える）である。
- 脊髄反射（p.649、膝蓋腱反射など）の基礎は反射弓である。反射弓は、次の5つの構造からなる。
  - 受容体
  - 求心性ニューロン

- シナプス
- 遠心性ニューロン
- 効果器

反射には、固有または伸張反射、表在性または皮膚反射、異常(病的)反射がある。

- 錐体路(Tractus pyramidalis、p.642)は、あらゆる随意筋の運動を支配する主要伝導路である。錐体路は前頭葉の中心前回に起始し、内包を通って脳幹にいたる。ここで運動性の脳神経核か（皮質核路、Tractus corticonuclearis）、脊髄前角の運動細胞(皮質脊髄路)のいずれかに終わる。両者の特徴は次のとおりである。
  - 皮質核路（Tractus corticonuclearis、p.644）：頭部の随意運動を伝達。皮質核路の遠心性線維軸索は脳幹で錐体路を離れる。そこで交差して反対側に移行し、運動性脳神経核とシナプス結合する。
  - 皮質脊髄路（Tractus corticospinalis、p.642）：体幹および四肢の随意運動を伝達。軸索の80～90%が延髄の錐体交叉で交差して、反対側に移行する。ここから外側皮質脊髄路として対応する脊髄の前角細胞に向かう。交差しない軸索は前皮質脊髄路として同側を下行し、対応する前角細胞の高さで交差して反対側に移行する。

- 標的領域に関係なく、錐体路の運動性軸索は上位運動ニューロン（1次遠心性ニューロン、p.644）という。軸索は、脳神経核または前角でシナプス結合により次のニューロンに変換し、横紋筋まで伸びる。これを下位運動ニューロン（2次遠心性ニューロン、p.644）という。上位運動ニューロンが損傷すると、痙攣性麻痺が生じ、下位運動ニューロンが損傷すると弛緩性麻痺が生じる。

- 錐体外路運動系（p.646）の主な構成要素は、大脳基底核（淡蒼球[Globus pallidus]、被殻[Putamen]、尾状核[Nucleus caudatus]）および中脳の基底核（赤核[Nucleus ruber]、黒質[Substantia nigra]）、前庭神経核、大脳皮質の前運動野、小脳、脊髄に向かい下行する錐体外運動路である。この伝導路は無意識の筋運動に関与する神経路

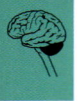

で、たとえば随意運動の運動域と方向を調節する。

髄膜

- 脳と脊髄は、骨性構造（頭蓋および脊柱管）の他にも、結合組織性の膜（髄膜、p.652）に覆われて、外部の影響から保護されている。髄膜は次の3つの層からなる。
  - 脳硬膜（Dura mater encephali）と脊髄硬膜（Dura mater spinalis）：外層の強靭で硬い膜
  - クモ膜（Arachnoidea encephali、spinalis）：中間の薄い膜
  - 脳軟膜（Pia mater encephali、Pia mater spinalis）：内層にあり、脳および脊髄に密着する軟らかい膜
- クモ膜と軟膜の間には、脳脊髄液（Liquor cerebrospinalis）で満たされたクモ膜下腔（p.653）があり、ここに脳または脊髄の脈管、脳神経、脊髄根が走行する。脳硬膜は頭蓋骨に密着するが、脊柱管と脊髄硬膜の間には、脂肪組織と静脈が混在する硬膜上腔がある。

脳脊髄液と脳室系

- 脳脊髄液（Liquor cerebrospinalis、p.656）は、脳室の内部（脳室）と外部（クモ膜下腔）にあり、容量は計130〜150mlほどである。脳室の脈絡叢（Plexus choroidei）で、1日に約500〜600ml産生され、第4脳室の高さにある3つの開口部からクモ膜下腔に流出し、クモ膜顆粒付近（クモ膜が上矢状静脈洞に陥入する領域）と、脊髄神経が下行する部位で吸収される（髄液は1日に3〜4回交換される）。
- 脳室系（p.656）では左右の大脳半球に側脳室が1つずつあり、どちらも室間孔（Foramen interventriculare）によって第3脳室（間脳）と連結する。脳幹と小脳の間にある不対の第4脳室は、中脳にある中脳水道（Aquaeductus cerebri）によって第3脳室と連結する。第4脳室には外側のクモ膜下腔に開く開口部と、脊髄中心管に開く開口部がある。

脳への血液供給

- 脳には、大後頭孔（Foramen magnum）を通る左右椎骨動脈（Aa. vertebrales）、頚動脈管（Canalis caroticus）を通る左右内頚動脈（Aa. carotes internae）から動脈血が流入する（p.661）。脳底部の内頚動脈枝は、大脳動脈輪（Circulus arteriosus）となり、脳を栄養する。太い動脈は、まずクモ膜下腔を走行し、ここから脳内部に伸びる。左右対の重要な動脈には、前大脳動脈（A. cerebri anterior）、後大脳動脈（A. cerebri posterior）、中大脳動脈（A. cerebri media）がある。
- 静脈血は大大脳静脈（V. cerebri magna）など深部の静脈と、上大脳静脈（V. cerebri superior）など浅層の静脈に大脳から流入する（p.664）。静脈は橋静脈を介して、上矢状静脈洞（Sinus sagittalis superior）、直静脈洞（Sinus rectus）、横静脈洞（Sinus transversus）、S状静脈洞（Sinus sigmoideus）、海綿静脈洞（Sinus cavernosus）に注ぐ。静脈血は各静脈洞によって集められ、S状静脈洞に沿って頚静脈孔に運ばれる。ここで、左右内頚静脈を介して頭蓋腔外へ流出する。

末梢神経系（PNS）

- 末梢神経系は神経の興奮が、脊髄からからだの末梢に向かう神経路である脊髄神経、脳幹からからだの末梢に向かう神経路である脳神経（嗅神経［I］と視神経［II］を除く）、その反対方向の末梢神経（p.666）、神経細胞体が集まった神経節（p.666）で構成される。
- 末梢神経（p.666）は混合神経であり、求心性と遠心性両方の体性および自律性神経軸索がある。
- 神経節は、末梢神経や神経根にある数mm大の肥厚であり、次の2つに大別できる。
  - 感覚性神経節：脊髄神経節や脳神経節など。上位求心性ニューロン（体性および自律性）の細胞体を含む
  - 自律神経節：副交感神経節など。下位遠心性ニューロン（自律性）の細胞体を含む

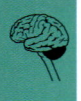

- 脊髄神経(p.667)は、後根(Radix dorsalis)と前根(Radix ventralis)が合してできたもので、求心性神経線維と遠心性神経線維が混在する混合神経として走行する。
  - 後根には求心性神経線維のみが走行し、その細胞体は脊髄神経節という後根の肥厚部に位置する。
  - 前根には遠心性神経線維のみが走行し、その細胞体は前角または側角に位置する。
- 脊髄神経は次の4つの枝に分岐する(p.667)。
  - 後枝(Ramus dorsalis)：背部の皮膚と固有背筋群の感覚および運動を支配
  - 前枝(Ramus ventralis)：残りの体幹および四肢の感覚および運動を支配
  - 硬膜枝（Ramus meningeus）：脊髄硬膜および脊柱の靱帯の感覚を支配
  - 白交通枝（Ramus communicans albus）：自律神経系の交感神経部と体性神経線維を交通する
- 神経叢(Plexus、p.668)は、脊髄の前枝で形成される(Th2～Th11は例外)。
  - 頸神経叢(Plexus cervicalis、C1～C4)
  - 腕神経叢(Plexus brachialis、C5～Th1)
  - 腰神経叢(Plexus lumbalis、Th12～L4)
  - 仙骨神経叢(Plexus sacralis、L5～S4)
- 脳神経(p.672)には、次の12対の神経がある。
  - 第Ⅰ脳神経：嗅神経(N. olfactorius)
  - 第Ⅱ脳神経：視神経(N. opticus)
  - 第Ⅲ脳神経：動眼神経(N. oculomotorius)
  - 第Ⅳ脳神経：滑車神経(N. trochlearis)
  - 第Ⅴ脳神経：三叉神経(N. trigeminus)
  - 第Ⅵ脳神経：外転神経(N. abducens)

- 第Ⅶ脳神経：顔面神経（N. facialis）
- 第Ⅷ脳神経：内耳神経（N. vestibulocochlearis）
- 第Ⅸ脳神経：舌咽神経（N. glossopharyngeus）
- 第Ⅹ脳神経：迷走神経（N. vagus）
- 第Ⅺ脳神経：副神経（N. accessorius）
- 第Ⅻ脳神経：舌下神経（N. hypoglossus）

14 自律神経系

14.1 自律神経系の機能と構造概要 *690*
14.1.1 自律神経系の機能 *690*
14.1.2 自律神経系の構造概要 *692*

14.2 交感神経系 *694*
14.2.1 交感神経系の機能 *694*
14.2.2 交感神経系の構造 *694*
14.2.3 効果器のシナプス後受容体 *697*

14.3 副交感神経系 *698*
14.3.1 副交感神経系の機能 *698*
14.3.2 副交感神経系の構造 *698*
14.3.3 副交感神経頭部 *699*
14.3.4 副交感神経仙骨部 *701*

14.4 腸壁内神経系 *701*

要 約 *703*

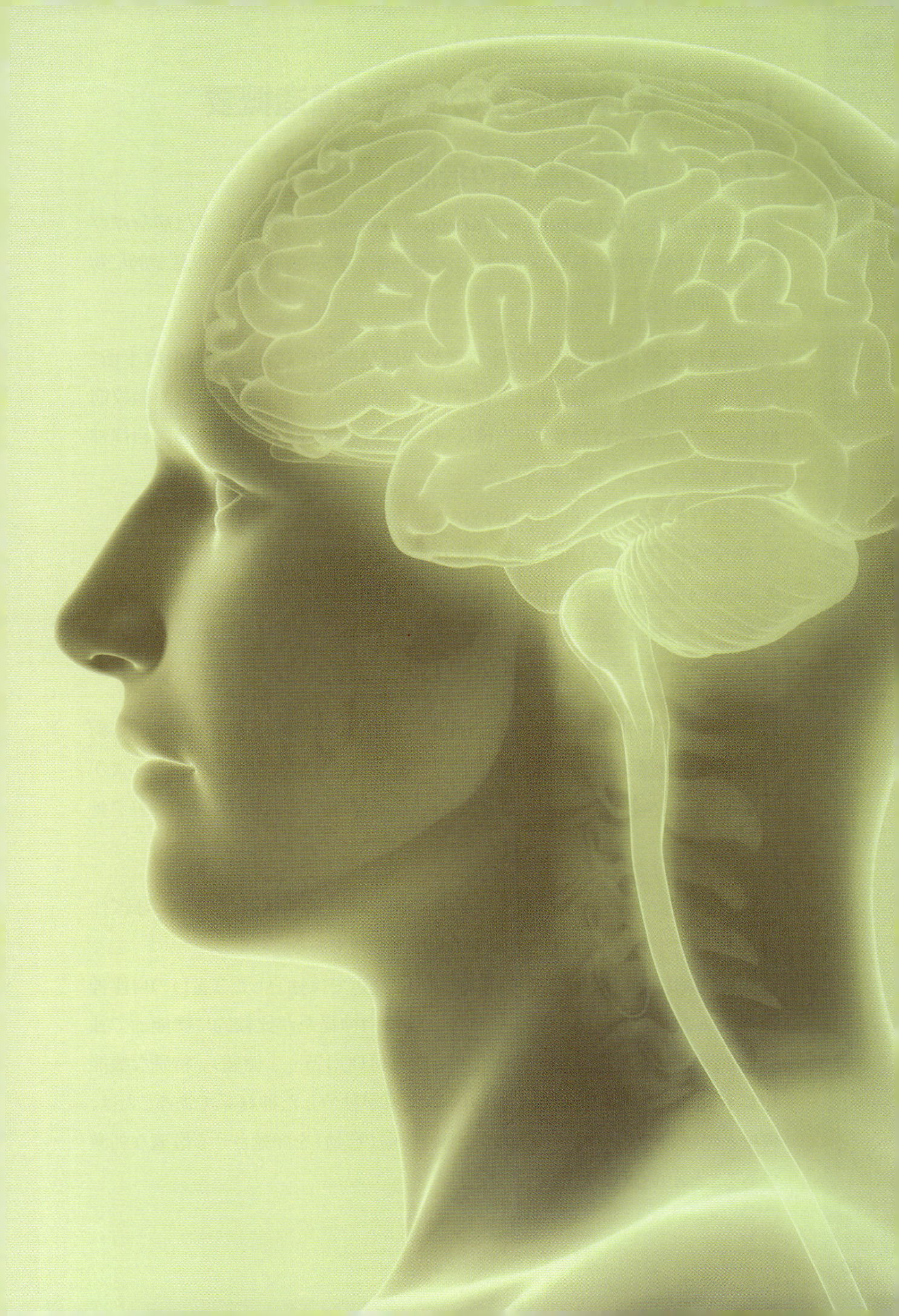

14.1 自律神経系の機能と構造概要

14.1.1 自律神経系の機能

> **自律神経系（Vegetative Nervous system）**：自律神経系は植物神経系または臓性神経系とも呼ばれ、内臓機能を不随意的にかつ無意識的に刺激、調節する。

たとえば心臓、循環系および呼吸器の機能や、消化、代謝、排泄、温度平衡、エネルギー平衡は、自律神経系に常に調節されている。さらに心臓の横紋筋群や、大半の腺器官、多くの内臓に見られる平滑筋全てを支配する。自律神経系は、次の3つに分類される。
- 交感神経系（Sympathic nervous system）
- 副交感神経系（Parasympathic nervous system）
- 腸壁内神経系（Intramural nervous system）

ふつう臓器は交感神経系と副交感神経系の両方に支配される（**図14.1a**）。両神経系は、拮抗的に作用する。

たとえば交感神経の刺激によって心臓の心拍数が上昇すると、これに対して副交感神経が刺激を送り、心拍数が低下する。また交感神経系のインパルスが作用して瞳孔を拡大すると、これに対して副交感神経のインパルスが瞳孔を狭くする。

以上のことからわかるように、交感神経系と副交感神経系がバランス良く作用することが、臓器が最適に機能するために必須である。

腸壁内神経系は消化管の神経系であり、最近では独立した3番目の自律神経系であるとみなされている。これは、腸壁内神経系が比較的に機能面で独立していること、神経細胞が極めて多いこと（1000万～1億個）、特殊な機能組織を持つことに由来する。腸壁内神経系が独立した神経系であることは、胃壁と腸壁の受動運動そのものが、腸の運動（蠕動）を開始させる最適な刺激であることからもわかる。

自律神経系の機能と構造概要

図14.1 a

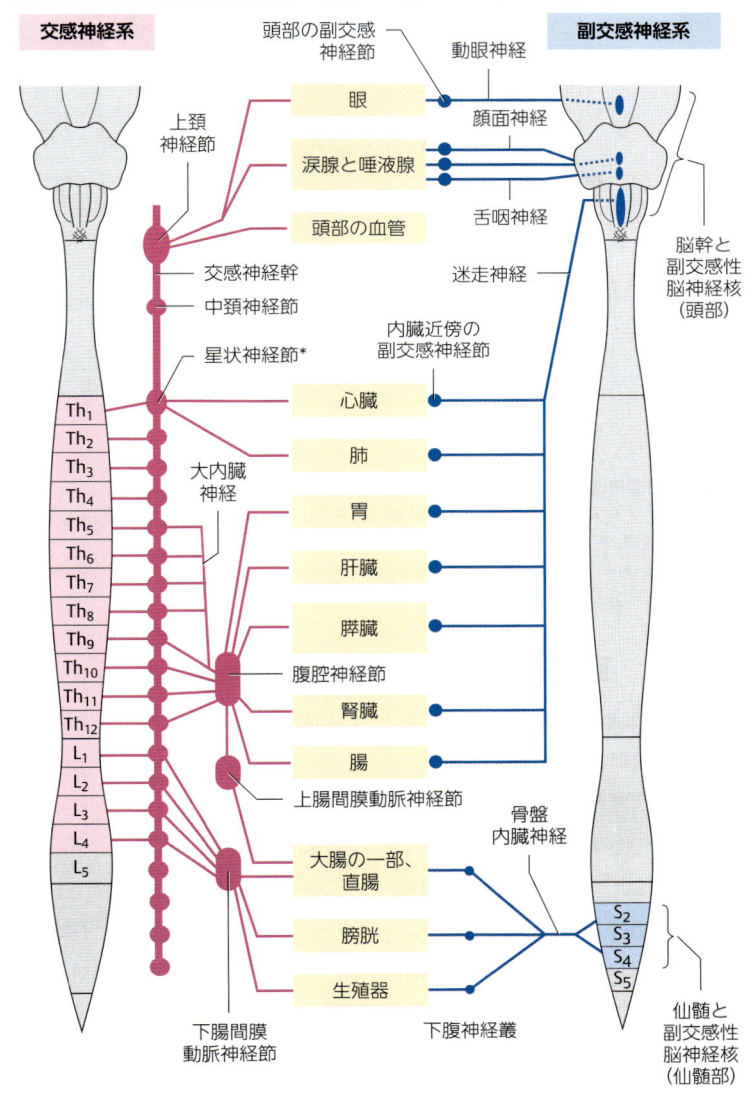

a　＊星状神経節＝下頸神経節と第1胸神経節が癒合したもの

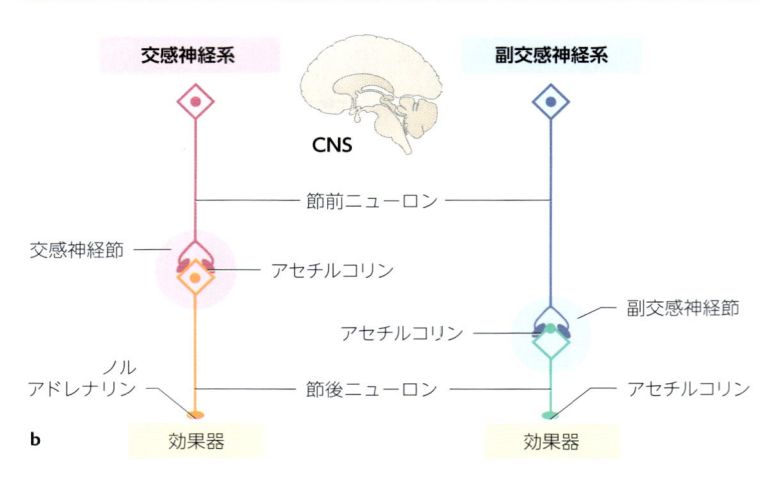

図14.1　自律神経系：自律神経系の概略図　**a** 交感神経と副交感神経の起始と支配臓器。起始は左右対称であるが、ここでは片側のみを示してある。**b** 遠心性の交感神経線維と副交感神経線維の回路

14.1.2　自律神経系の構造概要

　交感神経と副交感神経は、どちらも2つの神経路を有する。
- 遠心性伝導路
- 求心性伝導路

　遠心性神経の特徴は、2つのニューロンが結合している点にある。第1次ニューロンは、中枢神経系（脊髄と脳幹）から、シナプス結合の場である自律神経節まで興奮を伝え、ここで第2次ニューロンに交代する（**図14.1、14.2**）。第2次ニューロンは、ここから効果器に向かって伸びる。第1次ニューロンは、神経節の前にあるため節前ニューロンと呼ばれ、第2次ニューロンは神経節の後にあるため節後ニューロンと呼ばれる。節前ニューロンの線維は、基本的に有髄であり、節後は無髄である。交感神経と副交感神経は、同じ基本構造を持つものの、節前ニューロンのCNSにおける起始部、自律性神経節の位置、化学伝達物質の種類が異なる。

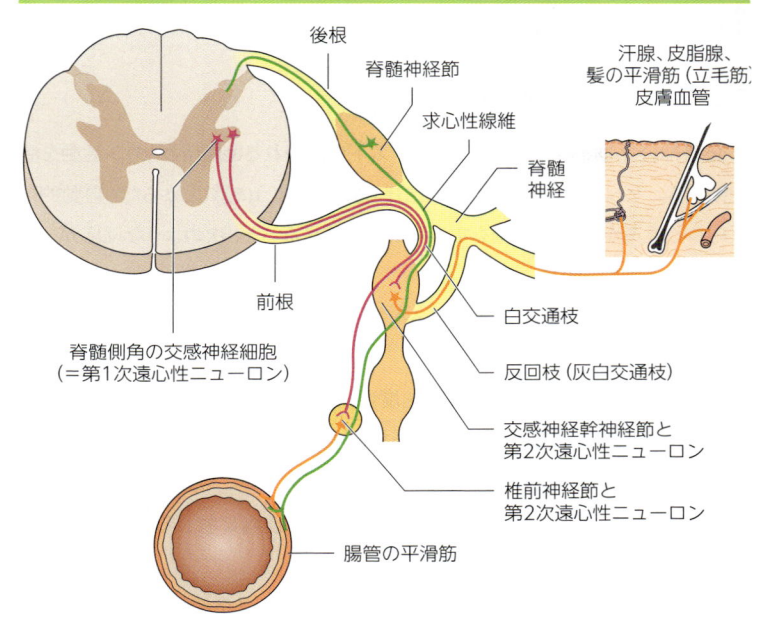

図14.2　交感神経: 交感神経の節前神経線維と節後神経線維。節前遠心性線維はピンク色で、節後遠心性線維はオレンジ色で示した。求心性自律神経線維は緑色で示した。その神経細胞体は脊髄神経節にある。

　内臓の充満状態(圧迫や緊張)といった内臓からのフィードバックは、求心性自律神経線維を介して中枢神経系に戻る。この神経線維の細胞体は、体性求心性線維と同じように自律神経系の感覚性脊髄神経節に存在する。副交感神経系では、求心性神経線維の細胞体は、頭蓋底を走る迷走神経の下神経節にある。すなわち、遠心性伝導路とは異なり、ニューロンは1つだけということである。

14.2 交感神経系

14.2.1 交感神経系の機能

交感神経系は、身体や精神がストレス下に置かれると優位となり、活動を活発にする。ヒトはストレス下にあると追い込まれたように感じ、からだも自動的に反応して逃走か戦いの準備をする。この状態になると、次のような反応が見られる。

- 筋肉活動が亢進して、酸素とエネルギーの必要量が増える。
- 呼吸数が増加する。
- 気管支が拡張して、空気の流入速度が上昇し、流入量が増える。
- 心拍数が増大して循環血液量が増加し、血圧が上昇する。
- 心臓と随意筋の動脈が拡大し、血流量が増大する。反対に皮膚と末梢領域の動脈は狭窄する（そのためにストレス下で皮膚に触れると冷たい）。こうして血液は活動中の筋に集まる。
- 肝臓がグリコーゲンを代謝して、迅速にエネルギーを供給する。
- 消化のための時間とエネルギーがからだになく、腸の蠕動が低下する。
- 周囲をより見極めるために瞳孔が開く。
- 立毛する。
- 発汗量が増す。

14.2.2 交感神経系の構造

> *胸腰系：交感神経の第1次ニューロンは脊髄の側角に位置するが **(図14.2)**、第1胸椎と第4腰椎の間の分節のみに見られる（Th1〜L4）**(図14.1a)**。そのため、「胸腰系」とも呼ばれる。*

神経線維は前根を通って脊髄を離れ、白交通枝（R. communicans albus）を介して交感神経幹（Truncus sympathicus）に入る。交感神経幹は、一定の神経節と神経線維からなり、頸部から仙骨まで脊柱の左右を走行する。尾骨の前側で交感神経幹の両枝が融合し、不対神経節（Ganglion impar)となる。交感神経幹は、脊椎傍神経鎖(Paravertebral chain)とも呼ばれる。

　有髄の節前交感神経軸索は、前根から脊髄を離れ、白交通枝(髄鞘があり白く見えることからこの名称がつけられた)を通って交感神経幹にいたる。交感神経幹神経節で交代した無髄の節後線維は、灰白交通枝(髄鞘がなく灰色に見えるためこの名称が付けられた)を通って脊髄神経に戻り、末梢神経とともに汗腺、皮膚血管平滑筋、毛等の効果器にいたる(図14.2)。

　心臓と肺を支配する交感神経のニューロンの細胞体は、分節Th1～Th4の側角にある(図14.1a)。軸索は脊髄を離れると、白交通枝を介して交感神経幹神経節に入り、ここで第2次ニューロンとシナプス結合する。神経節を離れた第2次ニューロンは、心臓と肺を支配する神経となる。第1次ニューロン(節前ニューロン)は有髄性で、第2次ニューロン(節後ニューロン)は無髄性である。

　唾液腺などの腺と頭部の平滑筋(血管、立毛筋、瞳孔散大筋)を支配する交感神経線維は、節前ニューロンとしてTh1の高さで脊髄を離れ、白交通枝を通って交感神経幹の頚部にいたる。この経路の途中には、下頚神経節(Ganglion cervicale inferius)、中頚神経節(Ganglion cervicale medium)、上頚神経節(Ganglion cervicale superius)という3つの交感神経節がある。下頚神経節と第1胸神経節は融合して星状神経節(Ganglion stellatum)となる(図14.1a)。上頚神経節では、主として節前ニューロンが第2次ニューロンとシナプス結合し、その節後線維が神経節を出て腺などの構造を支配する。節後線維の軸索は、その神経が支配する構造の栄養供給動脈に絡みながら効果器に向かって走行し、動脈とともに腺や平滑筋に分布して、これらを支配する。

　腹部臓器を支配する第1次交感神経ニューロンの細胞体は、分節Th5～Th12の側角にある。その軸索は交感神経幹を貫通して、大小内臓神経(Nn. splanchnici major + minor)となり、腹腔神経節(Ganglion coeliacum)と上腸間膜動脈神経節(Ganglion mesentericum superius)という2つの椎前神経節で第2次ニューロンに交代する(図14.1a)。節後

線維の軸索は、腹腔神経節(Ganglion coeliacum)の太陽神経叢(Plexus solaris)など神経線維が交織してできた網状の神経節となり(図14.3)、血管とともに効果器に伸びる。

節前線維の軸索の中には、直接副腎に向かうものもある。副腎髄質細胞は、変性した神経細胞(節後ニューロンの細胞体)であり、アドレナリンの分泌(80%)とノルアドレナリンの分泌(20%)を主な役割とする。どちらのホルモンも血液循環系に放出されて、臓器に対する交感神経の作用を補助する。たとえば、からだがストレス下にあるときなど、ブドウ糖や脂肪酸といった燃料を迅速に産生する。ただし、アドレナリンとノルアドレナリンは精神的にストレスがかかっているときにも血中に放出されることから、長期にわたりからだや心が緊張を繰り返すと(道路交通や職場などで)、血中のアドレナリンレベルが持続的に高値となり、さまざまな病的症状(高血圧や続発症である動脈硬化など)が現れやすくなる。

下腹部の臓器を支配する節前線維の細胞体の大半は、脊髄分節L1～L4の側角に位置する。その軸索は白交通枝を通って交感神経幹に入り、シナプス結合せずに通過して、下腸間膜動脈神経節に向かって下行する。ここから節後線維の軸索は扇状に分岐し下腸間膜動脈神経叢(Plexus mesentericus inferior)となって、泌尿生殖器、下行結腸、S状結腸、直腸を支配する(図14.1a、14.3)。

伝達物質：節前ニューロンの化学伝達物質(Transmitter)はアセチルコリンで、節後ニューロンの伝達物質はノルアドレナリンと微量のアドレナリンである。ただし皮膚の汗腺の伝達物質は例外で、アセチルコリンである。

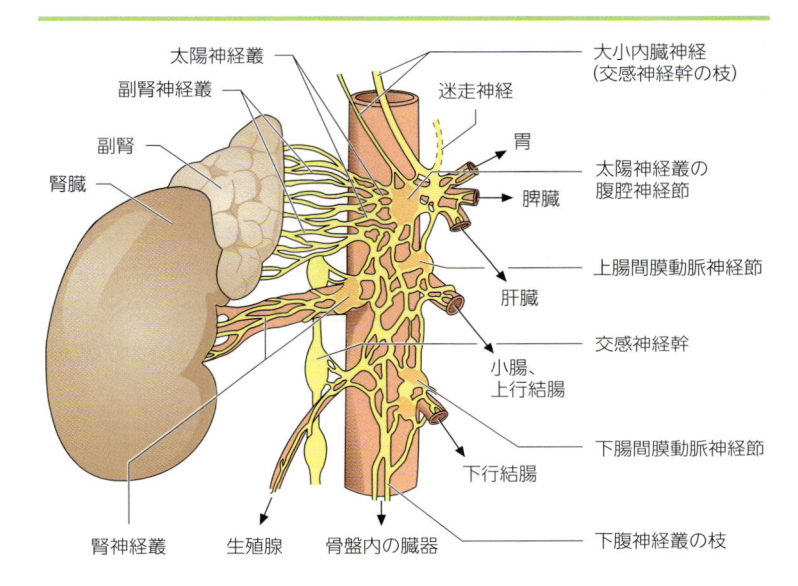

図14.3　自律神経叢：腹腔の自律神経叢

14.2.3　効果器のシナプス後受容体

　交感神経伝達物質であるノルアドレナリンとアドレナリンの作用を理解するためには、交感神経に支配される効果器の受容体には、α受容体とβ受容体の2つの型があることを知っておくのが重要である。主として節後交感神経線維の終末に放出されるノルアドレナリンの作用と、主に副腎髄質から分泌されるアドレナリンの作用の違いは、交感神経受容体に対する反応が異なることに由来する。α受容体は特にノルアドレナリンに対して良好に反応し、β受容体はアドレナリンに対して著しい反応を見せる。総体的にα受容体は交感神経を興奮させ、反対にβ受容体は交感神経を抑制する。

　たとえば血管壁筋群のα受容体が刺激されると、血管が収縮し（Vasoconstriction）、血圧が上昇する。ただし消化管の平滑筋は例外で、α受容体の刺激によって筋活動が抑制されて、筋群が弛緩する。反対に血管

壁筋群のβ受容体が刺激されると、血管が拡張し（Vasodilatation）、気管支筋群のβ受容体が刺激されると、気管支が拡張する。この例外は心臓で、β受容体の刺激は興奮性に作用し、心拍数が上昇する。

治療に関していうと、αブロッカーまたはβブロッカーと呼ばれる受容体遮断薬が高い関心を集めている。たとえば、βブロッカーを緊張亢進患者に投与すれば、心拍数が減少して血圧が低下する。ただし気管支喘息のある患者には投与してはならない。β受容体が遮断されると、気管支筋群が弛緩して、気管支の拡張が抑制されるためである（上述参照）。投与した場合には、患者の呼吸困難が増悪する。

14.3　副交感神経系

14.3.1　副交感神経系の機能

交感神経系はストレス下で優位となり、異化作用（生体物質を分解する）の要素がある。その一方、副交感神経系は、安静中やリラックスしているときに優位となり再生に関与する。副交感神経系は、こうした状況下で、次のような作用をもたらす。

- 心拍数を減少させる
- 腸の蠕動など、消化器の機能を活発にする
- 瞳孔を縮小する
- 呼吸数を減少する

この物質代謝プロセスは、タンパク質同化作用（生体物質の産生作用）を特徴とする。

14.3.2　副交感神経系の構造

解剖学的に見た場合、節前線維の細胞体は脳幹（副交感神経頭部）と、脊髄仙骨領域（副交感神経仙骨部）の側角に位置する（**図14.1a**）。そのため、

副交感神経系は「頭仙髄系、Craniosacral system）とも呼ばれる。

伝達物質：副交感神経の化学伝達物質は、節前および節後アセチルコリンである。

14.3.3 副交感神経頭部

脳幹には、多種多様の特異な核を持った細胞体が位置するが、そのなかで副交感神経線維の軸索が第Ⅲ、Ⅶ、Ⅸ、Ⅹ脳神経と結合する（図14.4）。

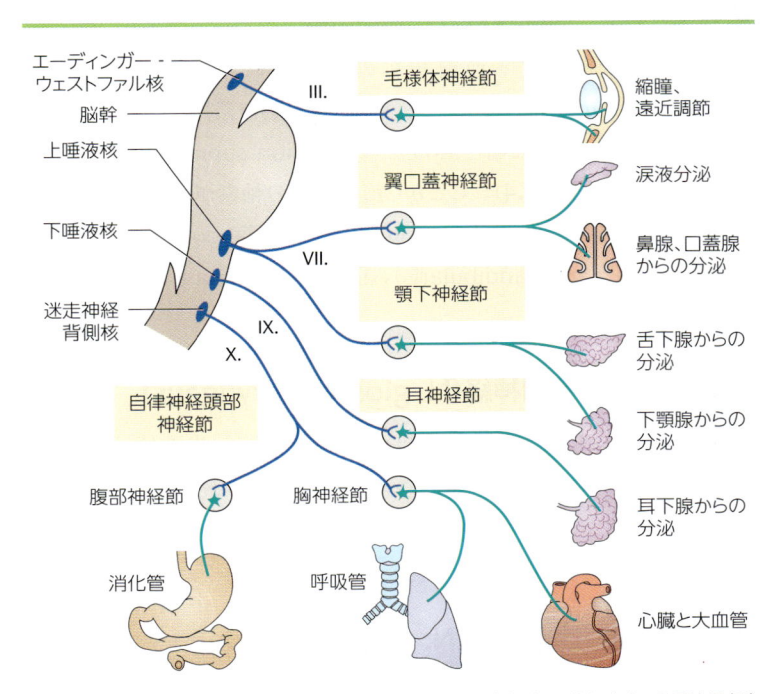

図14.4 副交感神経頭部：副交感神経線維は、動眼神経（Ⅲ）、顔面神経（Ⅶ）、舌咽神経（Ⅸ）とともに脳幹を離れ、頭部の自律神経節で節前から節後ニューロンに交代する。迷走神経（Ⅹ）の線維は、内臓近傍の胸神経節と腹部神経節で交代する。

第Ⅲ脳神経—動眼神経(N. oculomotorius)

中脳には節前線維の細胞体がエーディンガー・ウェストファル核（Nucleus Edinger-Westphal）という副交感性神経核領域に存在する。その軸索は、動眼神経のニューロンとともに脳幹を離れて眼球に向かって伸びる（図14.4）。その直前に節前線維の軸索が動眼神経から分離して、毛様体神経節（Ganglion ciliare）に進入し、節後線維の細胞体とシナプス結合する。この軸索は短毛様体神経（N. ciliaris brevis）となって瞳孔を縮小する（縮瞳、Miosis）瞳孔括約筋（M. sphincter pupillae）と、水晶体を調節する（遠近調節、Accommodation）毛様体筋（M. ciliaris）にいたる。

第Ⅶ脳神経—顔面神経(N. facialis)

顔面神経に関連する節前線維の細胞体は上唾液核（Nucleus salivatorius superior）に位置し、その軸索は翼口蓋神経節（Ganglion pterygopalatinum）と顎下神経節（Ganglion submandibulare）に向かって伸びる（図14.4）。ここから節後線維の軸索が涙腺（Glandula lacrimalis）、鼻腺（Glandula nasale）、口蓋腺（Glandula palatina）、顎下腺（Glandula submandibularis）、舌下腺（Glandula sublingualis）に向かう。

第Ⅸ脳神経—舌咽神経(N. glossopharyngeus)

舌咽神経の副交感性節前線維の細胞体は、下唾液核（Nucleus salivatorius inferior）に位置する。その軸索は耳神経節（Ganglion oticum）に向かい、交代した節後線維は耳下腺（Glandula parotis）に向かって伸びる（図14.4）。

第Ⅹ脳神経—迷走神経(N. vagus)

迷走神経は、その線維の大半が心臓や肺および全腹腔内消化器の左結腸曲（Flexura coli sinistra）までを支配する副交感神経性ニューロンであり、非常に重要な脳神経である。節前線維の細胞体は、迷走神経背側核

（Nucleus dorsalis n. vagi）にある。その軸索は迷走神経とともに末梢に向かい、上述の臓器の壁内神経節（intramurale Ganglien）またはその近傍にある神経節（副交感性の胸および腹腔神経節）に終わる（図14.4）。神経節から出る節後ニューロンは、それぞれが分布する臓器を支配する。

14.3.4 副交感神経仙骨部

大腸の左結腸曲以降は、泌尿生殖系と同じように、副交感神経仙骨部に支配される。この部分には、脊髄分節S2〜S4の側角に節前線維の細胞体がある。軸索は前根を通って脊髄神経に向かい、すぐに離れて骨盤内臓神経（Nn. splanchnici pelvini）となって下腹神経叢の副交感神経節に終わる。節後ニューロンの軸索は、下行結腸、S状結腸、直腸、尿管、膀胱、生殖器に向かう（図14.1a）。

14.4 腸壁内神経系

腸壁内神経系は、次のような消化管の基本機能を調節する。
- 消化器（p.428を参照）
- 内分泌器（p.348）
- 免疫器（p.326）

腸壁内神経系には、食道から内肛門括約筋（M. sphincter ani internus）にいたる消化管内のあらゆる神経成分が含まれる。この神経系では、神経叢が腸壁のさまざまな層に分布する。神経細胞は、主に2つの大きな神経叢の神経節に位置する。
- 筋層間神経叢（Plexus myentericus）、別名アウエルバッハ神経叢（Auerbach-Plexus）
- 粘膜下神経叢（Plexus submucosus）、別名マイスネル神経叢（Meissner-Plexus）

筋層間神経叢は、外側の縦走筋層と内側の輪走筋層の間にあり、マイスネル神経叢は粘膜下組織にある。さらに腹膜下には漿膜下神経叢

(Subserous plexus)もある(図14.5)。

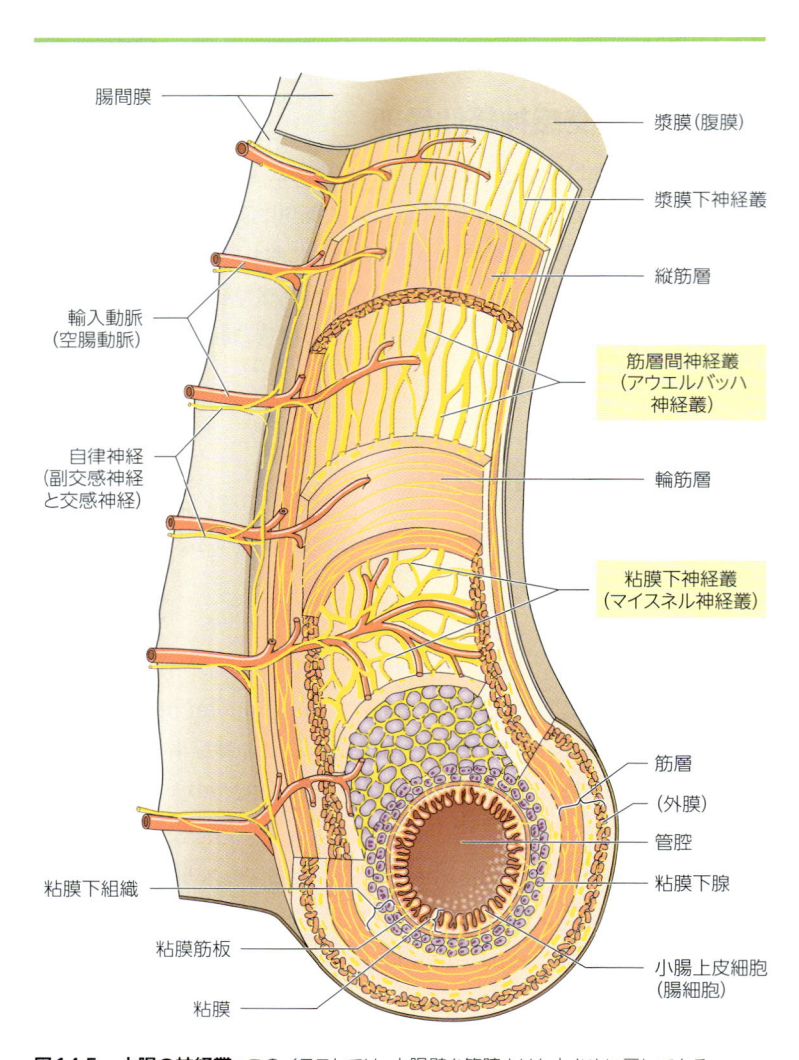

図14.5　小腸の神経叢：このイラストでは、小腸壁を管腔よりも大きめに示してある。

ラベル：
- 腸間膜
- 漿膜(腹膜)
- 漿膜下神経叢
- 縦筋層
- 輸入動脈(空腸動脈)
- 筋層間神経叢(アウエルバッハ神経叢)
- 自律神経(副交感神経と交感神経)
- 輪筋層
- 粘膜下神経叢(マイスネル神経叢)
- 筋層
- (外膜)
- 管腔
- 粘膜下組織
- 粘膜下腺
- 粘膜筋板
- 小腸上皮細胞(腸細胞)
- 粘膜

要 約

自律神経系

機能と構造概要

- 自律（植物、臓性）神経系は、不随意的に無意識下で働く内臓機能（心臓、循環器、呼吸器の機能など、p.690）に影響を与える。自律神経系は、次の3つに大別される。
    - 交感神経系（Sympathetic nervous system）
    - 副交感神経系（Parasympathetic nervous system）
    - 腸壁内神経系（Enteric nervous system）
- 交感神経系と副交感神経系は、いくつかの例外はあるものの、互いに拮抗しながらあらゆる臓器を支配する（拮抗作用、p.690）。たとえば、心臓では交感神経が心拍数を上昇させ、副交感神経が低下させるなど、相反的に作用する。腸壁内神経系は、独立した神経系として消化管の全域を支配するが、交感神経と副交感神経の影響を受ける。
- 交感神経と副交感神経は、遠心性ニューロンと求心性ニューロンを持つ。
- 遠心性神経（p.692）は、2つのニューロンで構成される。1つ目はCNSの内部にある第1次遠心性ニューロンの細胞体で、もう1つは自律神経節にある第2次遠心性ニューロンであり、両者は神経節でシナプス結合する。ニューロンは節前（第1次遠心性）ニューロンと節後（第2次遠心性）ニューロンとも呼ばれる。
- 求心性神経（p.693）は1つのニューロンで構成され、細胞体は感覚性脊髄神経節（交感神経）にあるか、頭蓋底（副交感神経）に位置する。すなわち、内臓にある受容体から中枢神経系にいたるまで交代しない。

交感神経系

- 交感神経系は活動を亢進させる神経系である（p.694）。からだと精神がストレス下にあると優位になり、血圧上昇、心拍数および呼吸数増加、気管支

拡張、骨格筋の血流亢進、散瞳、立毛、発汗、腸の蠕動抑制、腸腺分泌液の低減、エネルギー代謝亢進に携わる。
- 節前の遠心性ニューロンの細胞体（p.694）は、脊髄分節Th1～L4の側角に位置する（p.695）。その軸索は前根から脊髄を離れ、白交通枝（R. communicans albus、p.695）を通って対の交感神経幹神経節に向かう。ここで、遠心性の節後ニューロンにシナプス結合する。節後ニューロンの軸索は、反回枝（灰白交通枝、R. communicans griseus、p.695）を通って脊髄神経に戻り、脊髄神経とともに効果器（心臓、肺、汗腺、皮膚血管と毛に作用する平滑筋）に分布する。
- 頭部の平滑筋と唾液腺のニューロンは、3つある交感神経の頚神経節のうち、主に上頚神経節（Ganglion cervicale superius、p.695）でシナプス結合する。腹部と下腹部の臓器を支配するニューロンは、不対の椎前神経節（p.695）でシナプス結合する。腹部臓器のニューロンがシナプス結合するのは、腹腔神経節（Ganglion coeliacum）と上腸間膜動脈神経節（Ganglion mesentericum superius）、下腹部臓器のニューロンでは、下腸間膜動脈神経節（Ganglion mesentericum inferius）である。交感神経は、節前ニューロンを介して直接副腎髄質を支配する。この節前ニューロンは、シナプス結合によって節後ニューロンである副腎髄質細胞に交代し、アドレナリンとノルアドレナリンというα受容体とβ受容体を介して効果器に交感神経反応をもたらす2種の副腎皮質ホルモンを血中に放出させる。
- 化学伝達物質（p.696）には、アセチルコリン（交感神経幹、椎前神経節）とノルアドレナリン（効果器）がある。汗腺以外の化学伝達物質はアセチルコリンである。

副交感神経系

- 副交感神経系の機能は、血圧低下、心拍および呼吸の緩徐、腸の蠕動など消化機能の強化、唾液分泌促進、腸および膀胱からの排泄促進、縮瞳など、からだの保全と再生（p.698）の構築にある。

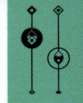

- 節前線維の遠心性ニューロンの細胞体(p.698)は、脳幹(副交感神経頭部)と脊髄分節S2～S4(副交感神経仙骨部)の側角部にある。
- 節前ニューロンは、副交感神経頭部(p.699)で第Ⅲ、第Ⅶ、第Ⅸ、第Ⅹ脳神経とともに脳幹を離れ、迷走神経を除き、頭部の自立神経節で次のニューロンに交代する。節後ニューロンは、内眼筋と頭部の腺分泌を支配する。例外は迷走神経(Ⅹ)で、このニューロンは胸部および腹部の内臓近傍の神経節で節後ニューロンに交代し、心臓、肺、左結腸曲までの腹部内臓を支配する。
  - 動眼神経(Ⅲ)：毛様体神経節(内眼筋)
  - 顔面神経(Ⅶ)：翼口蓋神経節(涙腺、鼻腺、口蓋腺)および顎下神経節(下舌腺、下顎腺)
  - 舌咽神経(Ⅸ)：耳神経節(耳下腺)
  - 迷走神経(Ⅹ)：胸部の神経節(呼吸管、心臓)および腹部の神経節(消化管)
- 副交感神経仙骨部(p.701)では節前ニューロンが仙髄を離れ(骨盤内臓神経、Nn. splanchnici pelvini)、下腹神経叢の内臓近傍の神経節で節後ニューロンに交代する。節後ニューロンは、下行結腸、S状結腸、直腸、膀胱、尿管、生殖器に向かう。
- 化学伝達物質は、節前、節後ニューロンともにアセチルコリンである。

腸壁内神経系

- 腸壁内神経系は、約1000万～1億個の神経細胞からなる。神経細胞は腸壁の神経節にあり、その軸索が集まって次の3つの神経叢(p.701)をなしている。
  - 筋層間神経叢(アウエルバッハ神経叢)：輪状筋と縦走筋の間にある
  - 粘膜下神経叢(マイスネル神経叢)：粘膜下組織にある
  - 漿膜下神経叢：腹膜下にある

15 感覚器

15.1 受容器と感覚細胞 ... *708*
15.2 眼 ... *709*
15.2.1 眼球 ... *709*
15.2.2 視覚器 ... *720*
15.2.3 視覚路 ... *723*
15.2.4 副眼器 ... *726*
15.3 耳 ... *730*
15.3.1 聴覚器 ... *732*
15.3.2 平衡覚器 ... *739*
15.4 味覚 ... *741*
15.5 嗅覚 ... *743*
要約 ... *749*

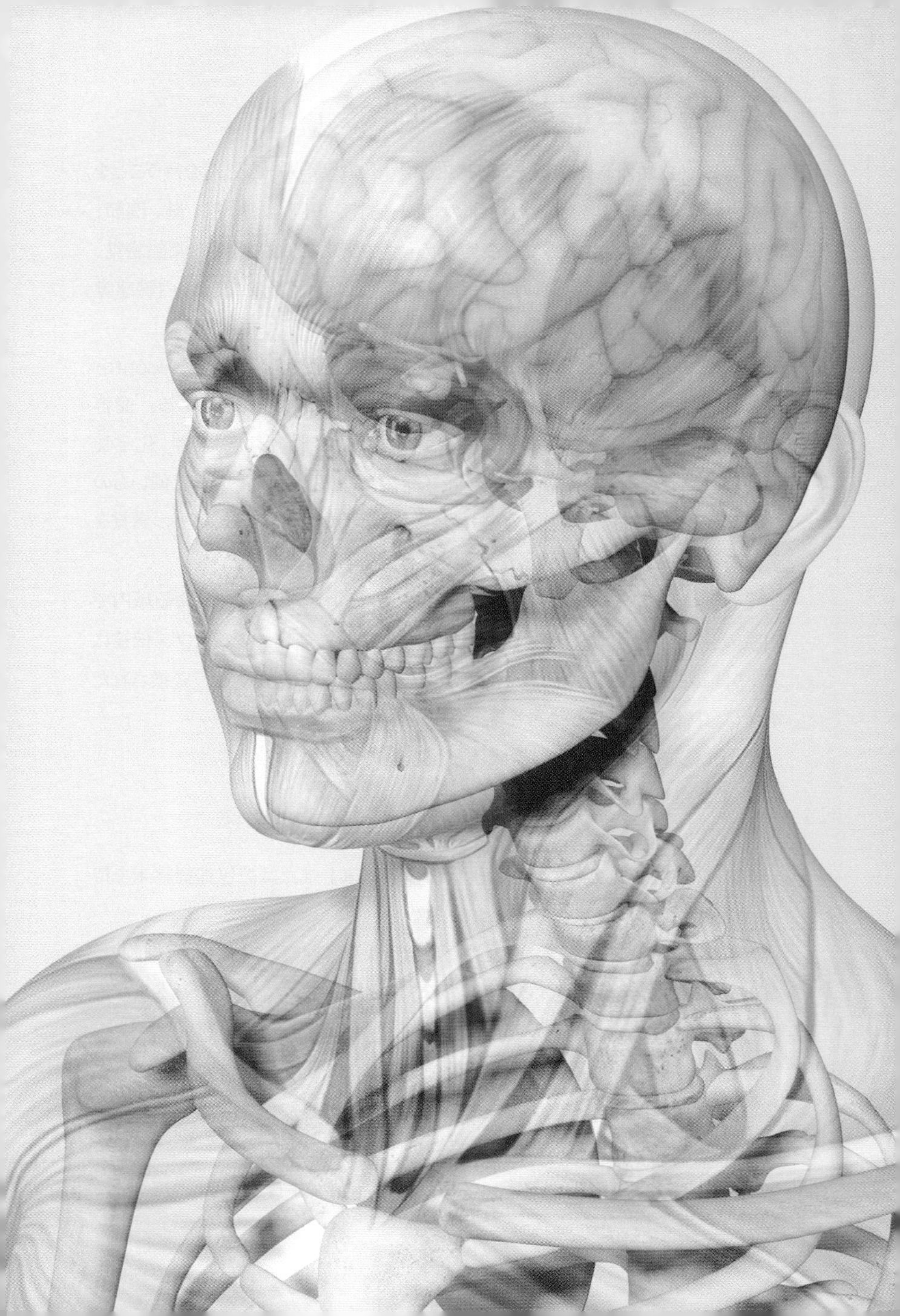

15.1 受容器と感覚細胞

　受容器（感知器）が情報を取り込み、中枢神経系がその処理を行うことを感覚という。受容器は、皮膚、一部の粘膜（口腔、鼻腔など）、筋、腱、関節、内臓などに存在するが、感覚は受容器の位置に応じて表在感覚、深部感覚、内臓感覚に区別され、古来の視覚、聴覚、嗅覚、味覚とは別に、体性内臓感覚（Somatovisceral sensitivity）としてまとめられる。

　受容器の役割は、物理的または化学的刺激を受容器電位（Receptor potential）という電気的興奮に変換（Transduction）することにある。受容器は、効果を与える刺激の種類によって、機械的受容器、温度受容器、化学受容器に区別される。受容器には、刺激に対する感受性の高いものと低いものがある。高感受性の受容器は、組織を破壊しうる刺激にのみ反応し、痛覚を伝達するもので、たとえば侵害受容器群（痛覚受容器）となる。

　受容器は、受容野（Receptive field）と呼ばれる限られた組織領域内で刺激の強度を測定し、これを直接または求心性神経線維へのシナプス伝達によって間接的に活動電位周波（受容器電位が誘発）に変換する。変換された電位は、中枢神経系に伝えられる。

　構造に応じて、次の3つの構成体が受容器の機能に関与する。

- 第1次感覚細胞
- 第2次感覚細胞
- 求心性神経線維の軸索終末（「自由神経終末」または被包神経終末を持つ特殊受容器）

　第1次感覚細胞は、受容突起と神経突起（または軸索）を持つ神経細胞で、興奮を中枢神経系に伝達する（嗅覚の受容器細胞、眼の網膜に杆体および錐体として存在する光受容器など）。

　第2次感覚細胞は、求心性神経線維の末端とシナプス結合する。刺激が伝わると、感覚細胞は伝達物質を遊離し、これが神経線維で活動電位を発生させる（味蕾の受容器、聴覚器および平衡覚器の受容器など）。

　求心性神経線維の軸索終末自体が受容器電位が生じる部位にある場合、

自由神経終末（体性内臓感覚の受容器の中で最も多いタイプ）、または特殊受容器官（筋紡錘、ゴルジ腱器官、ファーター・パチニ小体など）という。

15.2　眼

視覚器は、眼球および眼球に付随する視神経と、眼瞼、涙器、外眼筋（Bulbus oculi）からなる副眼器で構成される。

15.2.1　眼 球

眼球の位置と壁構造

眼球はほぼ球状で、骨性の眼窩（Orbita）内で脂肪組織に埋没する。眼球壁は3つの層からなり、眼球の前側と後側の半分で異なる役割を担う。眼球壁の層は、外側から内側に向かって次のように並ぶ（**図15.1**）。

- 眼球線維膜（Tunica fibrosa bulbi）：眼球外膜で、後側半分は強膜（Sclera）、前側半分は角膜（Cornea）と結膜（Conjunctiva）を構成する。
- 眼球血管膜（Tunica vasculosa bulbi、Uvea）：眼球中膜で、後側半分で脈絡膜（Choroidea）、前側半分で虹彩（Iris）と毛様体（Corpus ciliare）を構成する。ブドウ膜（Uvea）とも呼ばれる。
- 眼球内膜（Tunica interna bulbi）：網膜（Retina）として後側半分に光感受視細胞の層である神経層（Stratum nervosum）と、色素上皮層（Stratum pigmentosum）を含み、前側半分は毛様体の色素上皮と、虹彩上皮を構成する。

眼球前部

眼球前部には視覚器（光受容器）があり、これが網膜上に画像を映し出す。視覚器は次の構造からなる。

- 前眼房（Camera bulbi anterior）、後眼房（Camera bulbi posterior）

15 感覚器

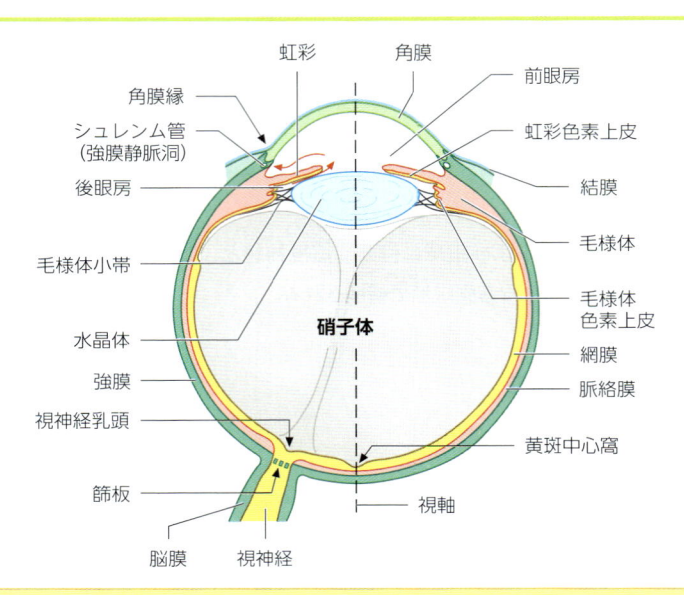

図の注釈:
- 角膜縁
- シュレンム管（強膜静脈洞）
- 後眼房
- 毛様体小帯
- 水晶体
- 強膜
- 視神経乳頭
- 篩板
- 脳膜
- 視神経
- 虹彩
- 角膜
- 前眼房
- 虹彩色素上皮
- 結膜
- 毛様体
- 毛様体色素上皮
- 網膜
- 脈絡膜
- 黄斑中心窩
- 視軸
- 硝子体

眼球内膜（Tunica interna bulbi、網膜）

- 網膜視部（Pars optica retinae）
  - 色素上皮層（Stratum pigmentosum）
  - 神経層（Stratum nervosum）
- 網膜盲部（Pars caeca retinae）
  - 毛様体上皮：
    - 色素上皮
    - 無色素上皮
  - 虹彩上皮：
    - 前上皮
    - 後上皮

眼球中膜（眼球血管膜、別名ブドウ膜）

- 毛様体（Corpus ciliare）
- 虹彩（Iris）
- 脈絡膜（Choroidea）

眼球外膜（眼球線維膜）

- 角膜（Cornea）
- 強膜（Sclera）
- 結膜（Conjunctiva）

- 水晶体(Lens)、毛様体(Corpus ciliare)
- 虹彩(Iris)、瞳孔(Pupille)
- 透明な角膜(Cornea)
- 硝子体(Corpus vitreum)

前眼房と後眼房

眼は次の3つの領域に区分できる(図15.1、15.2)。
- 前眼房
- 後眼房
- 眼の内部である硝子体

前眼房は、角膜のすぐ後側に面する領域で、眼房水で満たされている。後側は瞳孔および虹彩と境界する。角膜と虹彩が作る眼房角付近には結合組織性の網構造があり、その間隙を通って眼房水がシュレンム管(別名:強膜静脈洞、Sinus venosus sclerae)と呼ばれる輪状に走行する静脈に注ぐ。前眼房は、眼房水を産生する後眼房と瞳孔付近で連結する。

後眼房は虹彩後面、水晶体、毛様体(毛様体筋+毛様体小帯)、硝子体前部と境界する。

硝子体には脈管も神経も通っておらず、主としてコラーゲンと親水性のヒアルロン酸からなる透明なゼラチン状物質(98%が水)でできている。硝子体の役割は、眼球を安定させることにあり、眼球総容量のほぼ3分の2を占める。

眼内圧(Intraocular pressure):眼球の形状は強膜と呼ばれる結合組織性被膜と、特に大気圧に対抗して亢進する眼内圧によってほぼ15～20㎜ Hg(2～3kPa)に維持されている。眼内圧は眼房水によって生じるもので、眼房水の産生量と排出量が平衡することが、眼内圧を一定に維持するために重要である。

◀ **図15.1 眼**:眼球の水平断面図。眼球の前部および後部には、内膜、中膜、外膜のさまざまな構造が含まれる(赤色の矢印は眼房水の流路を示す)。

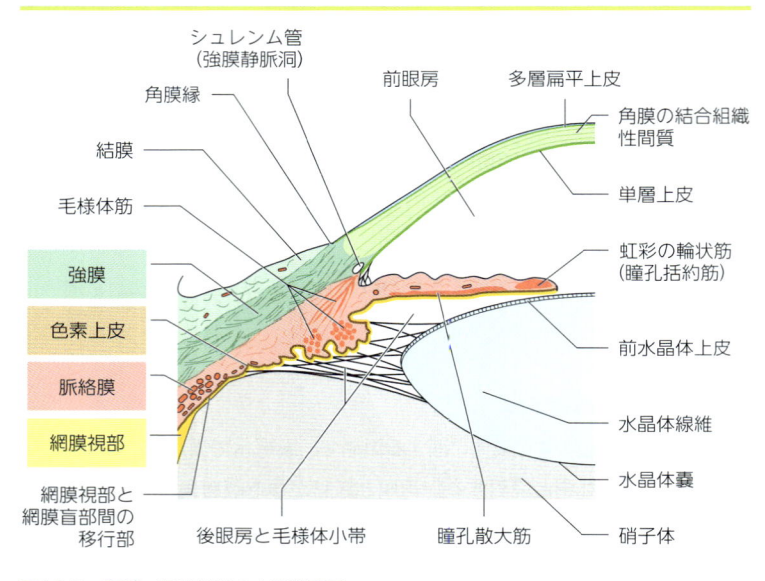

図15.2　眼球：眼球前部の水平断面図

たとえばシュレンム管付近（上図参照）の流路が損傷すると、眼内圧が上昇し危険な緑内障（glaucoma）となることもある。眼内圧が亢進した場合は、血流不足により網膜が損傷され失明の恐れがあるため、薬物で治療する。

水晶体（Lens）と眼の遠近調節プロセス

水晶体は、前方よりも後方の弯曲が大きいため、入射する光が収束されるようになっている。水晶体は、水晶体上皮と水晶体線維からなる水晶体質でできており、完全に透明である。輪状に並び放射状に伸びる毛様体小帯によって、同じく輪状に伸びる毛様体筋（M. ciliaris）と連結する（図15.1、15.2）。

> **眼の遠近調節（accommodation）**：水晶体は形状を変えて屈折力を変化させる（以下参照）。その結果、眼は距離に関係なく物体を網膜上に鮮明に投影することができる。このプロセスを遠近調節という。

毛様体筋が収縮すると、筋と水晶体管の距離が狭くなり毛様体小帯が弛緩する（筋収縮によって、筋が短縮するとともに筋腹が肥厚する）。その結果、毛様体小帯は水晶体を牽引できなくなり、一方、水晶体はそれ自体の弾性によって弯曲を増し、曲率半径が変化する。すると入射光線の屈折は大きくなり、眼は近見に調節される。副交感神経に支配される毛様体筋が弛緩すると、水晶体と筋の間の距離が大きくなり、水晶体は毛様体小帯に牽引されて平坦化する。このようにして眼は遠見に調節される（**図15.3**）。調節プロセスにおける各要素の関係を**表15.1**に示す。

表15.1　眼の遠近調節プロセス

毛様体筋	毛様体小帯	水晶体	屈折力	遠近調節
収縮	弛緩	弯曲	増大	近見
弛緩	緊張	平坦化	低下	遠見

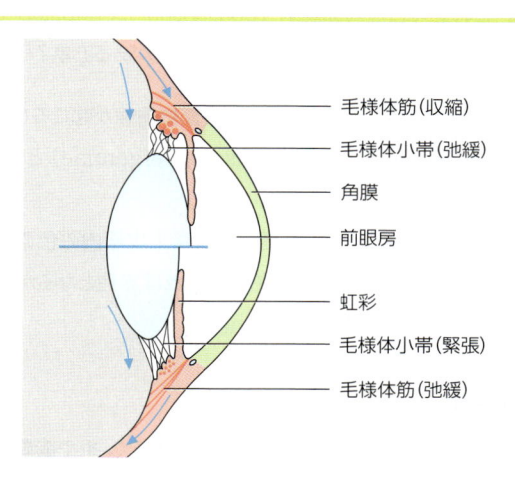

図15.3　眼の遠近調節作用： 調節作用の簡略図。上半分は近見時（毛様体筋が収縮し、毛様体小帯が弛緩する）。下半分は遠見時（毛様体筋が弛緩し、毛様体小帯が緊張する）。

加齢とともに、水晶体は弾性を失い硬化する。その結果、眼の調節機能が低下して、近い場所にある物体を鮮明に見ることができなくなる（老視、Presbyopia、p.721を参照）。水晶体の水分が低下すると混濁が起こり、白内障(Cataracta)となる。

虹彩(Iris)と瞳孔反応

虹彩は、水晶体の前側に瞳孔(Pupille)と呼ばれる開口部を持つ組織である。この開口部は、虹彩の結合組織内を走行する瞳孔括約筋(M. sphincter pupillae)と、瞳孔散大筋(M. dilatator pupillae)という平滑筋によって狭小、拡大する(図15.2)。副交感神経に支配される瞳孔括約筋が縮小すると、縮瞳（Miosis）し、交感神経に支配される瞳孔散大筋は瞳孔を拡大する（散瞳、Mydriasis）。瞳孔の幅は反射によって調節され、特に入射光の強度に左右される。瞳孔の直径はおよそ1.5mm（縮瞳）～8.0mm（散瞳）である。

この瞳孔の対光反射(Light reflex)は、眼が光照射されていない状態でも起こる。たとえば懐中電灯の光が片側の目に照射された場合、両方の眼が反応して縮瞳する。これを共感性対光反射（Consensual light reflex）という。この反射が見られない場合、中枢神経系に深刻な問題があると考えられる。

近くの物体に焦点を合わせた場合にも、頻繁に縮瞳が起こる(焦点深度が深くなる)。これを瞳孔近見反射（Reflexus convergentiae）という。その際、両眼の軸は内側に移動する。

虹彩の色は、結合組織内と、虹彩裏面の色素上皮層内の色素の量および位置に応じて決まる。虹彩が完全に無色素であれば赤色となるが、これは血管が透けて見えるためである(白子、Albino)。

角膜(Cornea)

角膜は眼球外膜の前部で、強膜よりも弯曲が大きく、やや膨隆して眼球の前側を覆う(図15.1、15.2)。血管は通っておらず、拡散する眼房水によって栄養される。結合組織性の間質は、外面は重層扁平（非角質化）上皮で覆われ、

内面は単層上皮で覆われる。（注：上皮は「角」質化していないので、「角」膜という名称は混乱を招きやすい）。角膜は透明であるが、これは間質の膠原原線維が規則正しく配列していることと、基質が水和状態にあることによる。基質の状態が変化すると、角膜が混濁する。

眼球の後部

眼球の後部は次の3つの層に区分できる。

- 強膜
- 脈絡膜
- 網膜（感覚細胞として光を感受する。感覚細胞の突起は視神経となって眼球後壁から出る）

強 膜（Sclera）

強膜は不透明で、密な膠原線維束からなり、眼内圧および外眼筋の牽引に補助されながら弾性結合組織包として眼球の形状を維持する。前側は角膜縁（Limbus corneae）の高さで、眼球表面のほぼ6分の1を占める角膜に移行する（図15.2）。視神経が強膜を貫通する部位は、篩板（Lamina cribrosa）と呼ばれ、ザルのように小孔があいている。強膜は視神経を覆う脳硬膜およびクモ膜に続く（図15.1）。

脈 絡 膜（Choroidea）

脈絡膜は0.2mm厚で、強膜の内面を覆う。角膜縁の前で毛様体となり、平滑な強膜とは異なり筋線維、ヒダ、突起を持つ。結合組織性間質は、虹彩に伸びる。脈絡膜、毛様体、虹彩をまとめて眼球中膜またはブドウ膜（Uvea）という。脈絡膜は繊細な色素性結合組織からなり、多数の血管が走る（図15.5）。血管は、主に無血管性の網膜外層をはじめとする隣接層を栄養する。

網 膜（Retina）

網膜は後側の光を感受する網膜視部（Pars optica retinae）と、前側の光

を感受しない網膜盲部（Pars caeca retinae）に分けられる（図15.2）。双方の境界には、鋸状縁（Ora serrata）と呼ばれる毛様体後縁を走る鉤状の線がある。網膜盲部は、毛様体および虹彩後面を覆う単層上皮である。虹彩部では、上皮は著しく色素化している。

網膜視部は眼球後面全体を覆う組織で、外側の色素上皮層（Stratum pigmentosum）と内側の光感受層である神経層（Stratum nervosum）からなる。単層の色素上皮層は、脈絡膜に結合し、縦長黒褐色のメラニン顆粒を持つ。色素上皮細胞は、多様な形状の細胞突起を神経層の光受容器まで伸ばす。主な機能は、光受容器の栄養である。網膜の中で実際に光を受容する部位には、視覚路の3つのニューロンがある。ニューロンは外側から内側に向かって次の順で並ぶ（図15.4a、15.5）。

- 第1次ニューロン：光受容器である視細胞層
  （Stratum neuroepitheliale）
- 第2次ニューロン：網膜双極細胞層（Stratum ganglionare retinae）
- 第3次ニューロン：視神経細胞層（Stratum ganglionare nervi optici）

網膜は10層からなるが、ほとんどが独立した層ではない。視覚路の3つのニューロンは、特定の要素が必ず同じ高さにあり、それぞれが層を形成しているように見える（図15.4b）。

図15.4　網膜：a ニューロン各層。網膜には視覚路にある最初の3つのニューロンがある。黄斑中心窩にある感覚細胞は錐状体のみで、中心窩外（末梢）になると杆状体も見られる。光の入射方向に注意すること。 **b** 組織像を見ると10層に分かれているのが見える。それぞれが3つのニューロンの一部（細胞核、細胞質突起など）であり、層の中で同じ高さに並ぶ。

眼

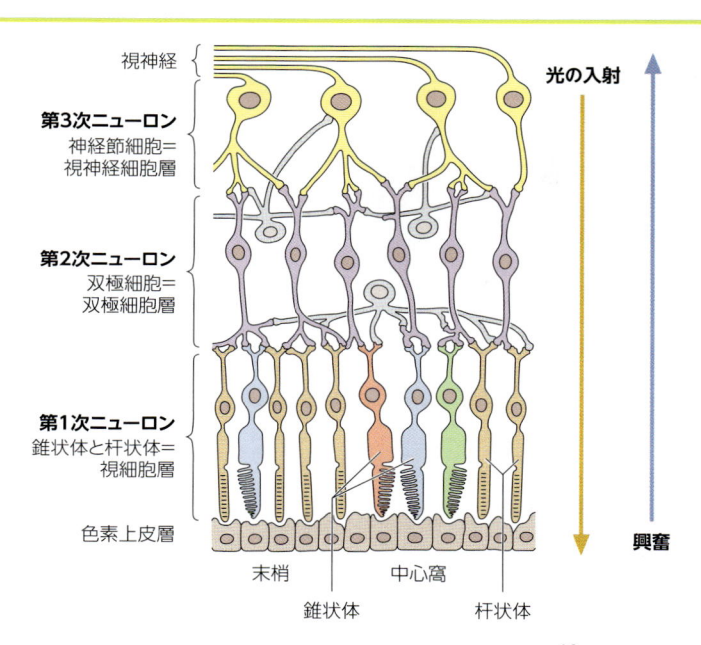

a

視神経

第3次ニューロン
神経節細胞＝
視神経細胞層

第2次ニューロン
双極細胞＝
双極細胞層

第1次ニューロン
錐状体と杆状体＝
視細胞層

色素上皮層

光の入射 → 興奮

末梢　中心窩
錐状体　杆状体

b

神経節細胞核 — 10, 9, 8 第3次ニューロン
血管 — 7
双極細胞核 — 6 第2次ニューロン
5
光受容細胞核 — 4
3 第1次ニューロン
2
色素細胞核 — 1（色素上皮層）

717

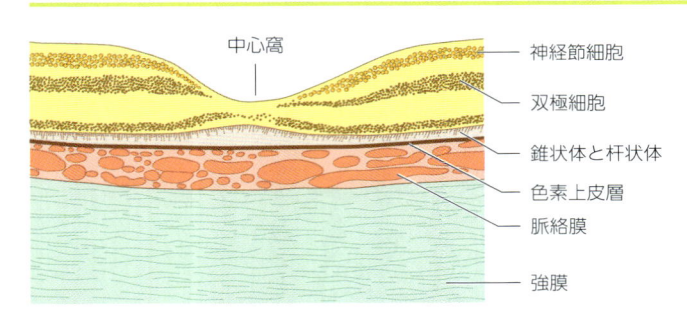

図15.5　黄斑：ヒトの眼の黄斑（Macula lutea）矢状断面。中心窩では光が直接錐状体に入射する。

杆状体と錐状体

> *反転眼：光を感受する光受容器である杆状体と錐状体は、色素上皮に境界する外側層にあり、2つの内側層の神経細胞に覆われている。そのため光感受細胞は光の入射側に背を向ける位置にあり、光はまず網膜内側層を通過してから杆状体と錐状体に達することになる。これを反転眼または背向性眼という。*

　光感受細胞（視細胞）は、約1億2000万の杆状体（明暗の判断、暗所視）と、約600万の錐状体（色の識別）からなる。両者は網膜双極細胞（第2次ニューロン）とシナプス結合し、網膜双極細胞の軸索は視神経細胞（第3次ニューロン）にシナプス結合する（**図15.4a**）。網膜細胞と視神経細胞の数は、視細胞の数よりもはるかに少ない。すなわち、複数の視細胞からの興奮が、単一の網膜細胞または視神経細胞に伝えられるということである（興奮伝導の収束）。

盲斑（視神経乳頭、Papilla nervi optici）

　視神経細胞の中心突起は、最終的に視神経乳頭（Papilla nervi optici）という眼球後極の収束部位に集まる。その後、ザルのように小孔のあいた強

膜篩板(Lamina cribrosa)を通って眼球を離れ、視神経となって間脳に向かう。視神経乳頭には視細胞はなく、盲斑と呼ばれる。この部位から、網膜中心動脈(A. centralis retinae)という視神経の血管が進入する(図15.6)。

黄 斑(Macula lutea)

> **黄斑：**視神経乳頭の約4mm側方にある中心窩(Fovea centralis)は「黄斑」と呼ばれる**(図15.5、15.6)**。黄斑は、ほぼ無血管性で、錐状体のみが含まれる。

黄斑ではその他の網膜層は側方に押しやられ、入射光は直接視細胞に到達する。そのため、黄斑(中心窩)は、もっとも鮮明な視力のある部位である。

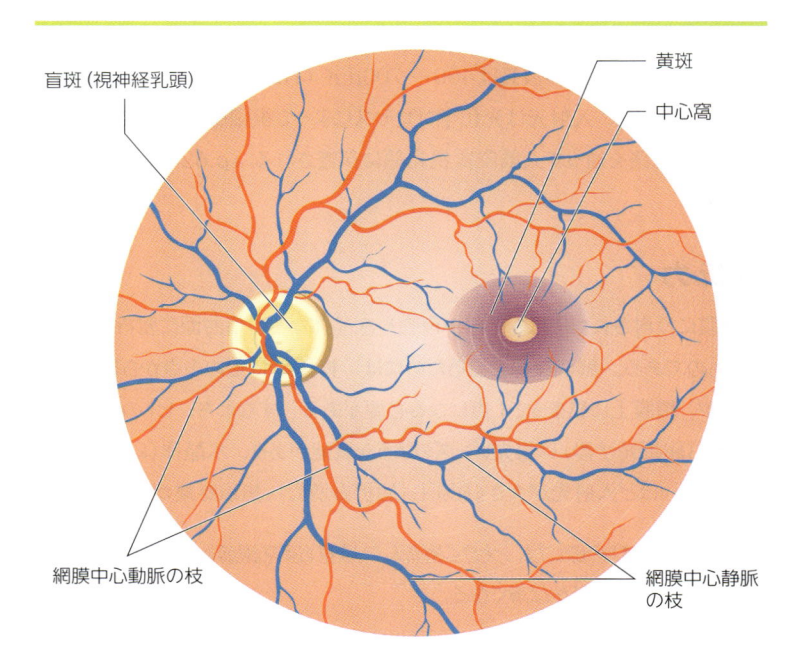

図15.6　眼底：左眼の正常な眼底：視神経乳頭(盲斑)では神経線維が集まり視神経となる一方、網膜中心動・静脈が出入する。

眼底

眼底鏡を用いれば、赤橙色の眼底を直接見ることができる（図15.6）。鼻側の半分には視神経乳頭（Papilla nervi optici）があり、ここに網膜の全神経線維が集まり、眼球を離れる。乳頭中央に進入する網膜中心動脈（A. cenhalis retinae）は、複数の枝を分岐し、このうち数本が黄斑に向かう。やや暗色で強靭な静脈は網膜中心静脈（V. centralis retinae）となり、同じように乳頭を通って網膜から出る。眼底鏡を用いると血管が見えるほか、網膜内の異状を確認できる。

15.2.2 視覚器

視覚器には屈折光学（Diotrics）作用があり、周辺の像が網膜上に極端に縮小され且つ反対に投影される。こうして入射する、いわゆる視認できる光は電磁放射線で、その波長は400～700nm（1nm＝0.000.000.001m＝10^{-9}m）である。入射光は光化学プロセスによって視細胞を興奮させ、この興奮が視覚路を通って大脳皮質視覚領に伝達される（p.621およびp.723を参照）。

屈折力

網膜に投射された像は、光線が角膜や水晶体などの弯曲面に屈折されてできたものである。鮮明な像を見るためには、物体の特定の1点から出る全放射線が、網膜上に集まって1点になる必要がある。すなわち、ヒトの眼が持つ視覚器（屈折光学器）は集光レンズのような機能があり、水晶体（レンズ）の弯曲が大きいほど入射光が大きく屈折し（屈折力増大）、焦点距離が短くなる。

近見（近見調節）の際には、大きく屈折し、遠見（遠見調節）の際には屈折力はあまり必要なく、水晶体は薄くなる。

> *ジオプトリ(屈折力)：眼の視覚器の屈折力の単位は、ジオプトリ（Diopter）といい、「D」で表示される。算定には次の式を用いる。*
> *屈折力(D)＝1／焦点距離(m)*

最大遠見調節時（水晶体が薄くなったとき）、ヒトの眼の全視覚器の前方焦点距離は0.017m（17mm）で、総屈折力は1/0.017＝59Dとなる。最大近見調節時（水晶体が最も弯曲しているとき）には、屈折力はほぼ10D増大する。この屈折力の増大量は、調節幅とも呼ばれる。

加齢にともない水晶体の弾性が低下（弛緩力が低下）すると、調節幅は減少し、老視（Presbyopia）となる。老視になると遠見に支障はきたさないが、近見（読書など）に際して凸レンズ（集光レンズ）眼鏡で矯正する必要がある。

水晶体が混濁すると、白内障（Cataracta）となり、進行した場合には外科術によって水晶体を摘出する。水晶体の屈折力が失われると、強度の凸レンズ（白内障眼鏡）で矯正するか、摘出した水晶体の代わりに人工レンズを移植する。白内障の90％が老年性白内障（Senile cataract）である。

非正視

非正視には老年性のもの（老視）のほかに、眼球の先天性形状異常によるものもある。角膜の前面は、正常であれば網膜表面からちょうど24.4mm離れている。この距離が短すぎても長すぎても非正視となる。
- 眼軸が長すぎる場合：近視（Myopia）（図15.7b）
- 眼軸が短すぎる場合：遠視（Hyperopia）（図15.7c）

近視

近視：近視の場合、入射する平行光線が、すでに網膜の前方で集束されて進んだ後に、再び分裂する。

眼の屈折力は、眼軸の長さに比べると大きすぎて、網膜に投影される画像が不鮮明となる。近視のヒトは、眼軸が長すぎるため、近くの物体のみ鮮明に見ることができる。遠くの物体も鮮明に見るためには、凹レンズ眼鏡で矯正する（図15.7b）。

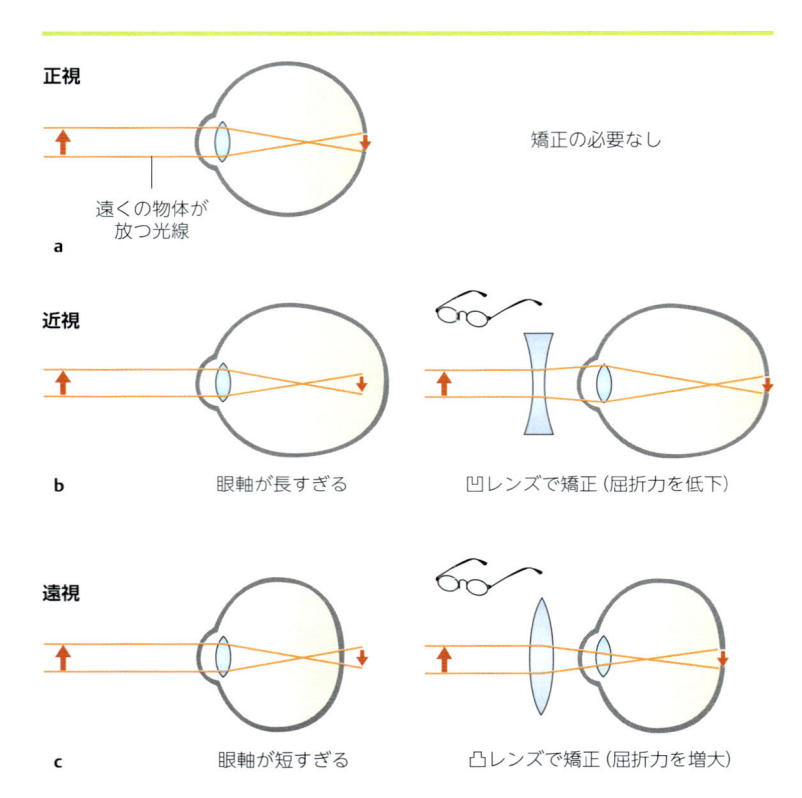

図15.7　遠視と近視：a 正視　b 眼軸が長すぎる（近視）場合は凹レンズで矯正（屈折力を低下させる）。c 眼軸が短すぎる（遠視）場合は凸レンズで矯正（屈折力を増大）。

遠 視（Hyperopia）

> **遠視**：遠視の場合、眼軸が短いため、入射する平行光線が網膜の後方になってから集束する。

　遠視のヒトは、遠くの物体を鮮明に認知するためには、常に遠近調節して、屈折力を高めなければならない。そのため、眼軸は短いが、遠くのものも鮮明に見える。しかし近見時には屈折力が不十分で、凸レンズで矯正する必要があ

る（図15.7c）。毛様体筋を常に矯正することで眼が疲れないように（頭痛の原因となる）、遠見も矯正する必要がある。

乱視（Astigmatismus）

乱視になると、網膜表面の弯曲が不規則となり、点が点ではなく線として投影される。この異常は、適切な方向に弯曲させた円柱レンズで矯正する。

視力

> *視力：眼が、一定の間隔で離れた2つの点を分離して見分ける能力を、解像力または視力（Visus）という。*

視力検査には、特殊な視標を用いて、視標から5m離れて読み取る。光の状態が良好であれば、正視のヒトは視標上の1.5mm離れた2つの点を分離して認知できる（図15.8）。

15.2.3 視覚路

両眼にはそれぞれ、外側の視野（耳側視野）と内側の視野（鼻側視野）がある。耳側視野からの入射光は鼻側網膜に投影され、鼻側視野からの入射光は耳側網膜に投影される（図15.9）。

視覚路は網膜に始まり、後頭葉鳥距溝の視皮質に終わる。連続する4つのニューロンからなり、そのうち最初の3つのニューロンの神経細胞体は網膜内にある（図15.4）。

- 第1次ニューロン（光受容器）
- 第2次ニューロン（網膜双極細胞）
- 第3次ニューロン（視神経細胞）：視神経内の軸索は間脳に向かう

50	T	50	5
35	E P	35	2 7
25	L H V	25	9 4 8
20	O S T A	20	7 3 4 6
15	L C V E	15	6 2 5 8 3
10	F Z T H P	10	2 8 3 4 5 9
7,5	N L O S V H	7,5	6 1 7 3 2 5
5	O Z U F K L	5	7 5 6 4 2 3
4	T E P C L V O	4	3 1 5 2 7 9 4

図15.8 視標： 実物大の視標を5m離れて置き、文字を読み取る。判読できた最小の文字（数字）の列数で数字の5を割った数字が視力である。例：5÷5＝1.0、5÷25＝0.2。

　間脳下側の視神経交叉（Chiasma opticum）で網膜の鼻側半分の軸索は交差し、網膜耳側半分の非交差性軸索に合流する。両者は、視索（Tractus opticus）を並走し、間脳の外側膝状体（Corpus geniculatum laterale）に終わる。そこで第4次ニューロンとシナプス結合する。第4次ニューロンの軸索は視放線となり、大脳視皮質に終わる（図15.9）。

　したがって、左右の眼の左視野の情報は右半球の視覚領に伝わり、反対に右視野の情報は左半球の視覚領に伝わる。中心窩のある黄斑が最も視力に優れ、この領域が視覚領の中で最も大きな部分を占める（図15.9）。

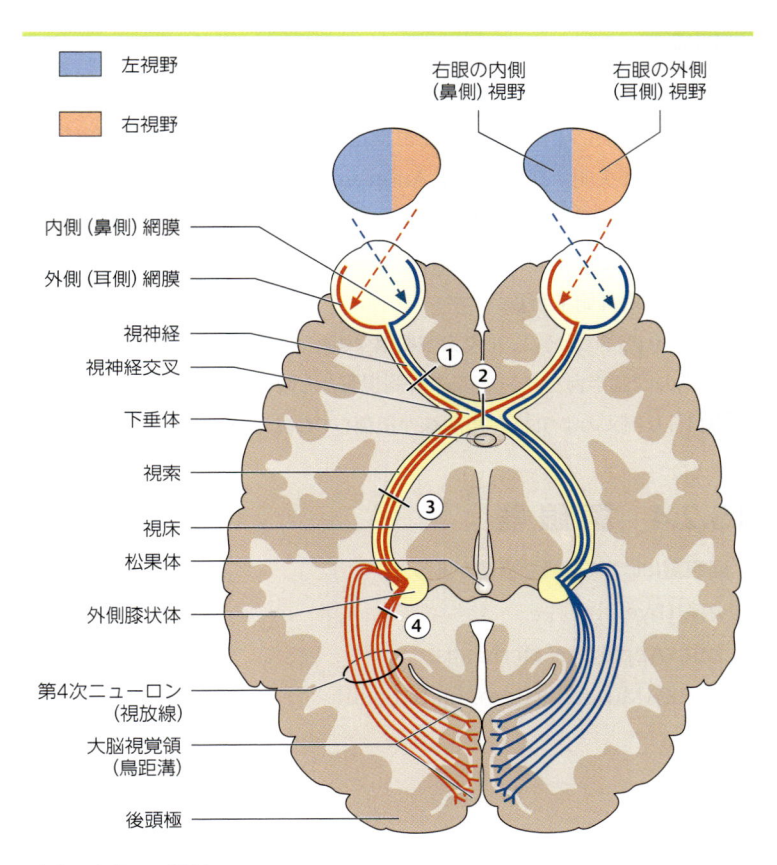

左視野	右眼の内側（鼻側）視野	右眼の外側（耳側）視野
右視野		

- 内側（鼻側）網膜
- 外側（耳側）網膜
- 視神経
- 視神経交叉
- 下垂体
- 視索
- 視床
- 松果体
- 外側膝状体
- 第4次ニューロン（視放線）
- 大脳視覚領（鳥距溝）
- 後頭極

損傷で欠損する視野

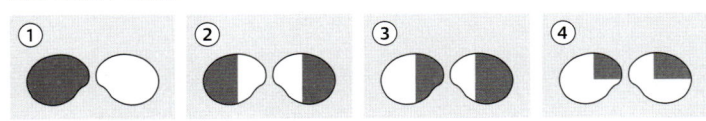

① ② ③ ④

図15.9　視覚路： 内側（鼻側）視野の情報は網膜の外側（耳側）半分に投影され、外側（耳側）視野の情報は網膜の内側（鼻側）半分に投影される。網膜の外側半分から出る視神経線維は交差せず、網膜の内側半分から出る視神経は交差して反対側に移行する。そのため右側視野全域（ピンク色）（＝右眼耳側視野＋左眼鼻側視野）の情報は左大脳半球視覚領に投影され、左側視野全域（青色）は右大脳半球視覚領に投影される。視野欠損は次の領域が損傷することで生じる。①視神経、②内側視神経交叉、③視索、④視放線領域の第4次ニューロン。詳細は「欠損視野」の項を参照のこと。

欠損視野

眼の検査では、両眼の視野を調べる。

- たとえば図15.9例①のように左視神経が損傷すると、左眼の視野が欠損して左眼が失明する(上斜視、Anopsia)。
- 図15.9例②のように、下垂体(Hypophyse)腫瘍が視神経交叉部で左右視神経の交差性の鼻側軸索を圧迫すると、両眼の耳側視野が半盲となる(異側性両耳側半盲)。
- 図15.9例③のように、左視索が損傷すると、右側視野が欠損する。これを右側の同側半盲という(右眼の耳側視野と左眼の鼻側視野)。
- 図15.9例④のように、左視放線が損傷しても視力が障害される。

15.2.4 副眼器

副眼器には次のような構造がある。

- 眼瞼(Eyelid)
- 涙器(Apparatus lacrimalis)
- 外眼筋(Musculi externi bulbi oculi)

図15.10 **涙器と眼瞼:a** 涙器　**b** 上下眼瞼と眼前部の矢状断面図。涙器と眼瞼の主な機能は、眼球保護である。力による刺激だけではなく、視覚および聴覚に強い刺激が働くと、眼瞼は自動的に閉じる(眼瞼閉鎖反射)。そのほか、定期的(1分間に20～30回)に眼瞼が開閉することで(まばたき)、結膜と角膜に涙液と腺分泌液が均等に分配されて乾燥から守る。

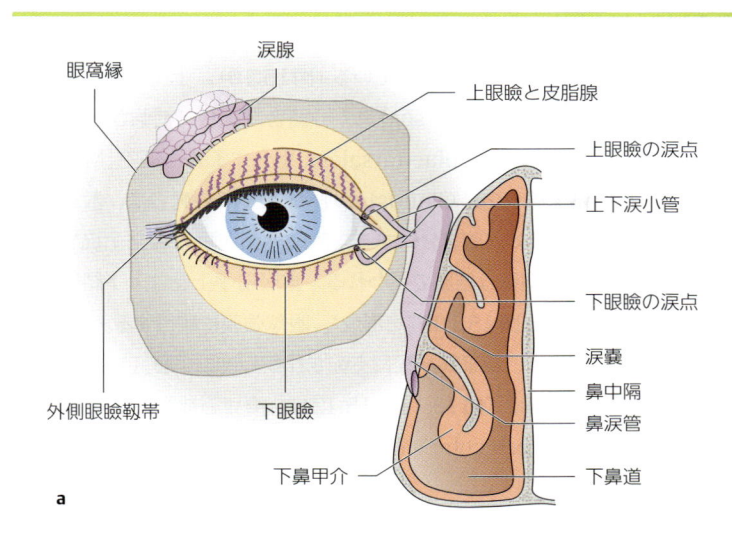

眼

a
- 眼窩縁
- 涙腺
- 上眼瞼と皮脂腺
- 上眼瞼の涙点
- 上下涙小管
- 下眼瞼の涙点
- 涙嚢
- 鼻中隔
- 鼻涙管
- 外側眼瞼靱帯
- 下眼瞼
- 下鼻甲介
- 下鼻道

b
- 眼窩
- 上眼瞼挙筋
- 眼輪筋
- 瞼板腺（マイボーム腺）
- 瞼板
- 上眼瞼
- 結膜
- ツァイス腺
- 瞼裂
- 睫毛
- マイボーム腺
- 瞼板
- 眼窩の脂肪組織
- 下眼瞼

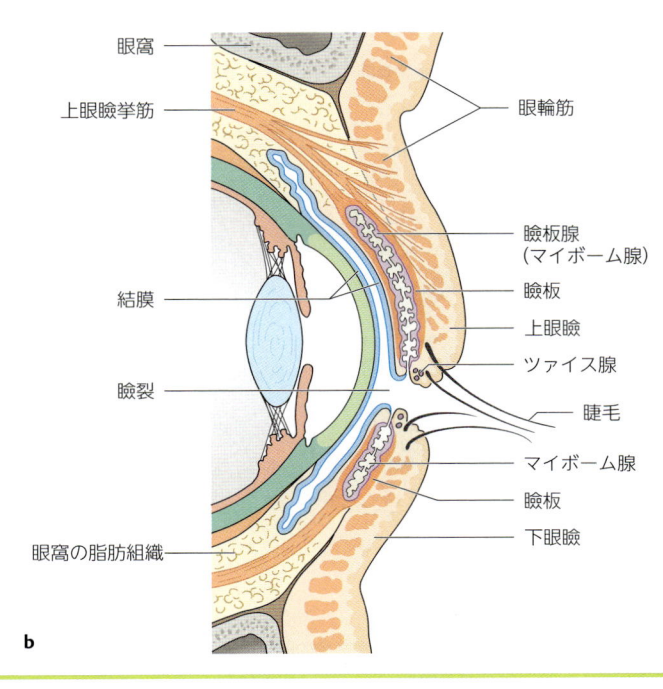

眼瞼 (Palpebrae)

　眼球の前側は、眼瞼が覆い保護している（**図15.10**）。上下眼瞼の境界に瞼裂があり、それぞれ瞼板（Tarsus）という結合組織板で補強されている。眼瞼縁には、瞼板腺（Glandulae tarsales、別名マイボーム腺［Meibom Glands］）とツァイス腺（Zeis Glands）が埋没している。両者は、数列の睫毛が並ぶ眼瞼縁に沿って皮脂を分泌する。眼瞼外側が重層扁平上皮で覆われている一方、眼瞼の内壁は結膜で覆われる。重層扁平上皮は上下結膜円蓋（Conjuctival fornix、**図15.10b**）を形成し、眼球強膜に移行する。

　重要な眼瞼の筋には、第Ⅲ脳神経に支配される上眼瞼挙筋（M. levator palpebrae superioris）（**図15.11、15.12**）と、第Ⅶ脳神経に支配され、瞼裂を閉じる眼輪筋（M. orbicularis oculi）がある。両筋とも随意運動する。

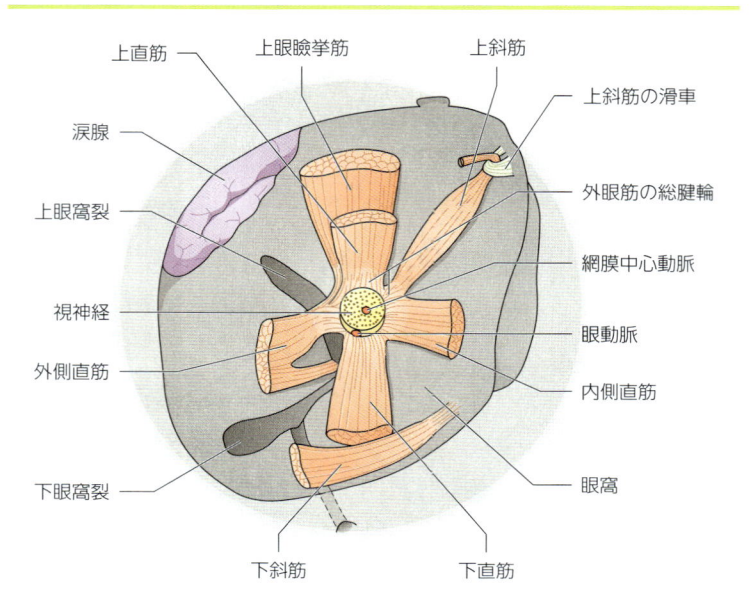

図15.11　眼の筋群： 外眼筋の起始（眼窩後壁の前面）

涙器

涙器には、涙腺（Glandula lacrimalis）と涙液を排出する涙道（Viae lacrimales）が属する。涙腺は眼球から上側方にあり（**図15.10a**）、複数の導管とともに上結膜円蓋の外部に注ぐ。涙液は眼球前面を常に潤すほか、角膜の清浄と栄養にも携わる。涙液は眼瞼の開閉（まばたき）により規則的に分配され、眼頭に集められる。

涙道は涙点に始まり、この涙点から涙液が涙小管を通って涙嚢に入る（**図15.10a**）。涙液はここから鼻涙管（Ductus nasolacrimalis）に沿って下鼻甲介領域の鼻腔に向かう。

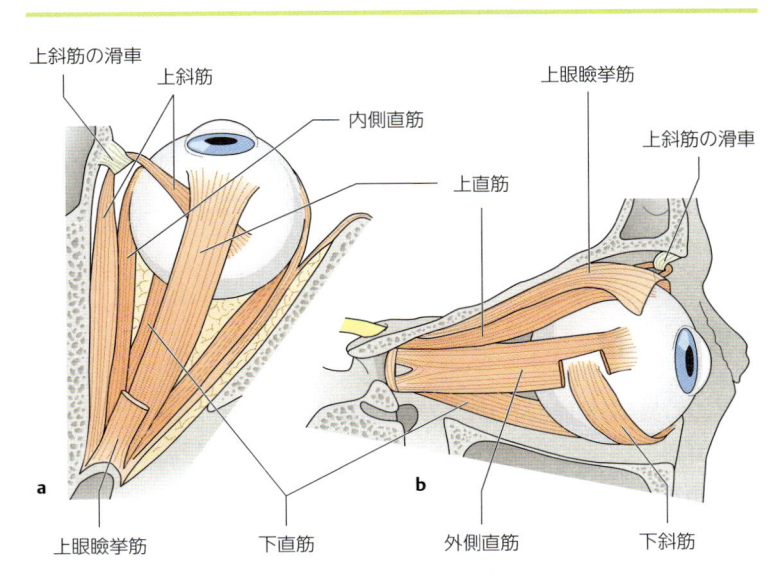

図15.12　眼の筋群：右眼の外眼筋群　**a** 上面　**b** 側面。aでは上眼瞼挙筋の前部を除いてある。

外眼筋

> **眼球共同運動：**眼窩（Orbita）の脂肪組織にある眼球は、6つの外眼筋という横紋筋によってあらゆる空間方向に運動できるようになっている**（図15.11、15.12）**。この運動に際しては、両眼の機能が連結しており、これを眼球共同運動という。

外眼筋は、上直筋（M. rectus superior）、下直筋（M. rectus inferior）、内側直筋（M. rectus medialis）、外側直筋（M. rectus lateralis）という4つの直筋と、上斜筋（M. obliquus superior）、下斜筋（M. obliquus inferior）という2つの斜筋からなる。外眼筋は、第Ⅲ、第Ⅳ、第Ⅵ脳神経に支配される（p.673を参照）。

直筋は、視神経管（Canalis opticus）付近の総腱輪（Anulus tendineus）1つに起始し、眼球の内側、外側、上側、下側に走行する。そこで角膜近くの腱とともに強膜に停止する。こうした走行によって、水平軸を中心に眼球を挙上、下制したり、垂直軸を中心に内方回旋、外方回旋する。

上斜筋も、同じように総腱輪に起始し、眼窩内壁沿いを前方に斜行する。眼窩縁付近で結合組織性の滑車（Trochlea）**（図15.11、15.12）**を通って後方に鋭角に屈曲し、上直筋腱の下側に停止する。下斜筋は、眼窩下縁に起始し、眼球外側に向かって伸びる。両者とも、前方から後方に伸びる（矢状）軸を中心に眼球を運動させる。

15.3　耳

耳には、異なる機能を持つ次の2つの感覚器が属する。
- 聴覚器
- 平衡覚器

解剖学では、両者をまとめて内耳という。内耳は側頭骨椎体部にあり（図15.13b）、蝸牛（Cochlea）と平衡覚器からなる。平衡覚器は、卵形嚢（Utriculus）と球形嚢（Sacculus）という2つのリンパ腔、同じくリンパで満た

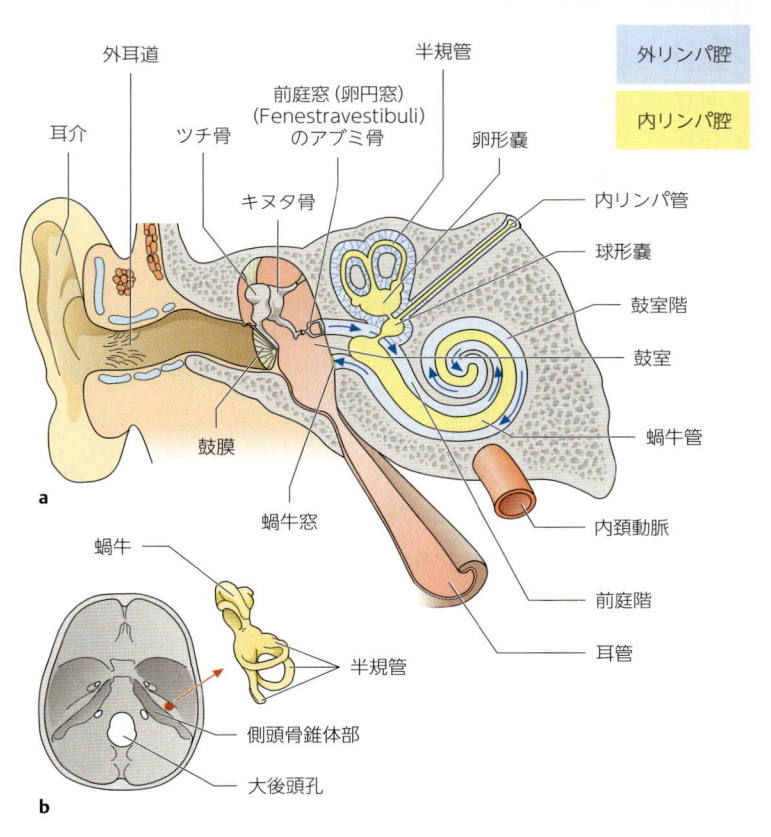

図15.13 耳：外耳、中耳および内耳の前額断面イラスト **a** 外耳（鼓膜まで）、中耳（耳小骨および耳管）、内耳（平衡覚器および蝸牛） **b** 頭蓋内の内耳の位置（頭蓋底上面）と、聴覚器および平衡覚器の鋳造モデル

された半規管（Ductus semicirculares）で構成される。平衡覚器とは異なり、聴覚器には外耳と中耳という音波の伝導に携わる副耳器がある。

15.3.1 聴覚器

耳全体は次の3つ構造に大別される。

- 外耳
- 中耳
- 内耳

外耳

外耳（図15.13a）には次の構造が属する。

- 耳介（Auricula）
- 全長約3cmの外耳道（Meatus acusticus externus）
- 鼓膜（Membrana tympani）

耳介は大部分が弾性軟骨で、すぐに外耳道開始部に続く。その内側にはややS状に彎曲した骨性外耳道が続く。軟骨性外耳道には多数の耳道腺（Glandulae ceruminosae）があり、耳垢（Cerumen）を形成する。骨性外耳道の内側端には鼓膜が張り、ここから内側が中耳となる。

中耳

耳の中間部である中耳（図15.13a）は、次の構造からなる。

- 粘膜に覆われた鼓室（Cavum tympani）と、耳小骨（ツチ骨、キヌタ骨、アブミ骨）
- 咽頭につながる耳管（Tuba auditiva）
- 乳様突起部にある粘膜に覆われた多数の小腔

鼓膜は直径約1cmのほぼ円形の器官で、鼓室の外壁を形成する3層からなる。大部分が緊張部（Pars tensa）と呼ばれる密な結合組織であり、内側は粘膜で、外側は皮膚で覆われる。緊張部の上側にのみ小さな弛緩部（Pars flaccida）がある（図15.14）。鼓膜に固定された長いツチ骨柄が牽引されると、鼓膜が内側に向かって紡錘状に彎曲する（図15.15）。

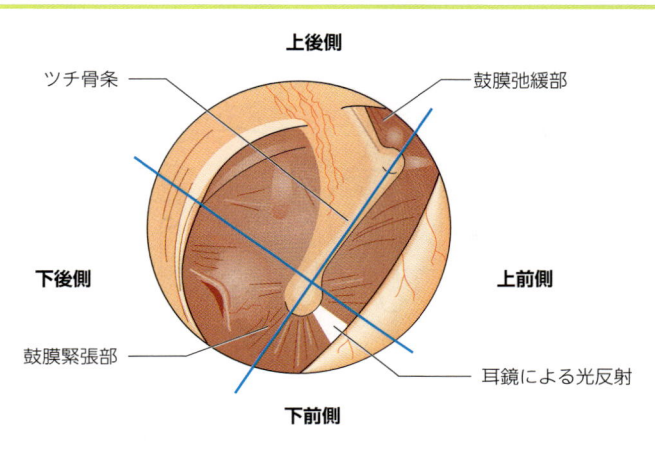

図15.14　鼓膜：右鼓膜の外面。耳鏡で見た上後側、下後側、上前側、下前側4分の1領域。約4倍に拡大。

音伝導器は、鼓膜と次の3つの耳小骨からなる。
- ツチ骨（Malleus）
- キヌタ骨（Incus）
- アブミ骨（Stapes）

耳小骨の中のアブミ骨底が、前庭窓（Fenestra vestibuli、別名：卵円窓）にはめ込まれることで、鼓膜と前庭窓が連結する。その結果、耳小骨は音波による鼓膜の振動を内耳の前庭窓に伝える。前庭窓内にあるアブミ骨底は、振動を内耳のリンパ液に伝える。ツチ骨とアブミ骨はさらに、鼓膜張筋（M. tensor tympani）とアブミ骨筋（M. stapedius）という2つの筋によって支持されている（**図15.15**）。両筋は伝達される振動を調節する。

内耳

内耳（**図15.13a**）は、強固な骨質で包囲され、管と腔が入り組んだ構造をしているため骨迷路（Bony labyrinth）と呼ばれる。骨迷路は外リンパで満たされる。外リンパで満たされた骨迷路の中には、膜迷路（Membranous

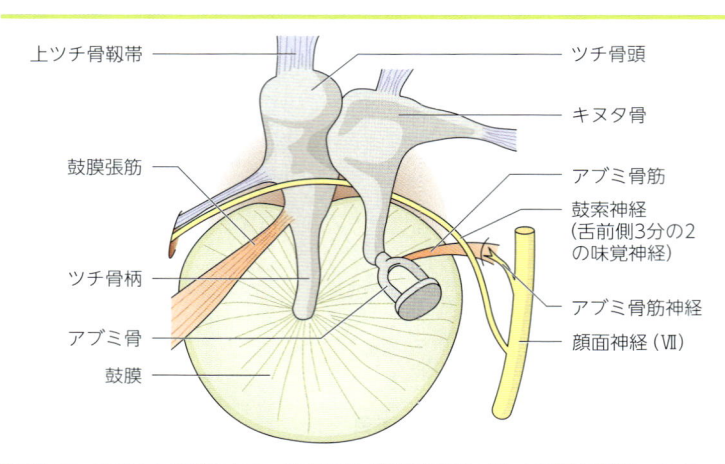

図15.15　鼓膜: 右鼓膜の内面。鼓索神経（第Ⅶ脳神経の枝）が中耳を貫通していることに注意

labyrinth）が包理されている。さらに膜迷路は内リンパで満たされている。外リンパと内リンパの大きな違いは、ナトリウムイオンとカリウムイオンの含有量である。膜迷路には、聴覚器と平衡覚器が入る。

全長ほぼ3cmの内耳骨迷路にある蝸牛（かぎゅう）（Cochlea）には、ラセン管がある。この管は、ヒトで蝸牛軸（Modiolus）という骨性軸を中心に2.5回転する。蝸

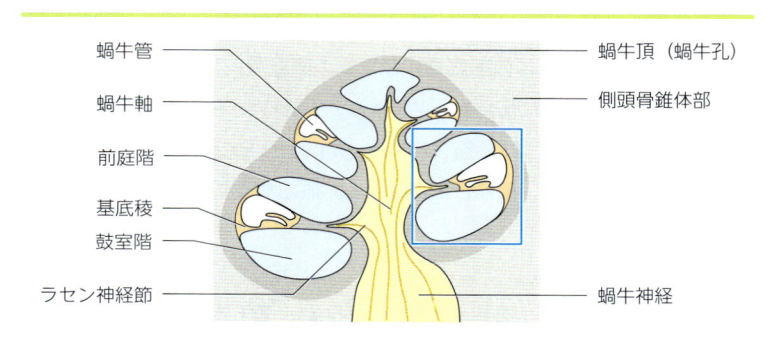

図15.16　蝸牛: ヒトの蝸牛の断面図。蝸牛頂（蝸牛孔）、前庭階、鼓室階（一部拡大図を図15.17に示す）。

牛の断面を見ると（図15.16、15.17）、次の3つの空間に分かれているのがわかる。

- 中央部の蝸牛管（Ductus cochlearis）
- その上側の前庭階（Scala vestibuli）
- 下側の鼓室階（Scala tympani）

鼓室階と前庭階は、蝸牛頂（蝸牛孔、Helicotrema）で連絡する。両者は外リンパで満たされ、鼓室階は正円窓（Fenestra cochleae）に、前庭階は前庭窓（Fenestra vestibuli）に終わる（図15.13a）。

蝸牛管は内リンパで満たされ、基底板（Lamina basilaris）で鼓室階と境界し、ライスネル膜（Reissner's membrane）で前庭階と境界する。基底板の上には、約1万5000個の聴細胞（内有毛細胞と外有毛細胞）が数行の列をなして並び、多数の支持細胞からなるコルチ器（Organum spirale Corti）が乗る（図15.17）。有毛細胞の感覚毛は、上方の蓋膜（Membrana tectoria）というゼラチン状の層に陥入する。

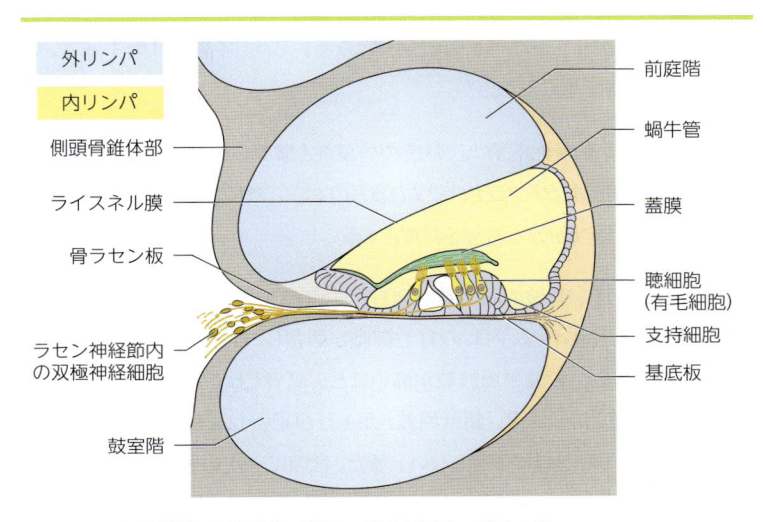

図15.17　蝸牛迷路：蝸牛迷路の断面。図15.16の一部拡大図。

聴覚伝導路

有毛細胞は、細胞体が蝸牛軸周辺のラセン神経節にあるニューロンとシナプス結合する（図15.17）。ここから軸索が、蝸牛神経（N. cochlearis）および平衡感覚を司る前庭神経（N. vestibularis）とともに第Ⅷ脳神経である内耳神経（N. vestibulocochlearis）となって脳幹に向かう。ここで、蝸牛神経の軸索は蝸牛核（Nucleus cochlearis）に終わり、前庭神経は前庭神経核（Nuclei vestibulares）に終わる。聴覚伝導路は、間脳の内側膝状体（Corpus geniculatum mediale）から聴覚皮質（聴覚野）の主要部分である横側頭回（Gyri temporales transversi）にいたる。

聴覚伝導プロセス

鼓膜と耳小骨を介して前庭窓に達した振動（音波）は、前庭階の外リンパで連続圧波となる。この圧波は蝸牛内を進んで、蝸牛頂に達すると鼓室階を通って逆行する（図15.13a）。逆行する前庭階と鼓室階内の外リンパによって、蝸牛管内の内リンパが振動し、聴細胞が蓋膜と接合する感覚毛を興奮させる（図15.17）。蝸牛底の基底板が細く、蝸牛頂の基底板が幅広であるため、圧波の周波数は蝸牛頂に向かうほど小さくなる。こうして高音は蝸牛底で、低音は蝸牛頂で聴き取られる。

> **音声/雑音**：音声や音響は、特定の周波数と強度を持った振動が定期的に反復する（周期的な）プロセスで生じるもので、これに対して雑音の場合は、非周期的（非定期的）な音波を特徴とする。

一般的にいうと、音波の周波数が20〜1万6000ヘルツ（ヘルツ[Hz]＝1秒間の振動数）であれば、内耳の有毛細胞が興奮し、音波が音声、音響、雑音として知覚される。音波の周波数が高いほど、高音として知覚される（上述参照）。周波数が20Hz未満（超低周波）か1万6000Hzを超える（超音波）場合は、興奮はヒトの内耳に伝導しない。また、音波に一定の強度（圧力）がなければ（最低圧力）、音は知覚されない。ヒトが音としてようやく聴き取れる（最小可聴域の）音圧は、周波数1000Hzの音で、1m²当り2×10^{-5}ニュートン（N/

m²=パスカル)とされている。2000 ～ 5000Hzの音は、わずかな音圧で可聴域に達するため、最もよく知覚される。

音圧を客観的に判定するために、音圧レベルという基準が導入された。音圧レベルはデシベル(dB)で表される。音圧が10倍になると、音圧レベルが20dB上昇する。すなわち音圧レベルが80dB上昇すると、音圧が1万倍上昇したことを意味する*(図15.18を参照)*。ただし、音圧レベルの情報に伴い音量も感受されやすくなり、音波(音声)が可聴域に達すると、音圧レベルも上昇しつづけ、知覚される音も大きくなっていく。一定の音圧レベルに達すると、音声は大きいだけではなく不快となり、さらに疼痛として感受されるようになる(不快閾、痛覚閾)。ヒトが感受する音声の強さを表す「音量」を客観的に評価するために、音量レベルという基準が導入された。音量は「ホン(またはフォン、phon)」を単位とし、音圧の大きさと音声の周波数を基に判定される。定義では、周波数1000Hzの音声のホンの値は、デシベル(dB)表示される音圧レベル値に等しいとされている*(図15.18)*。周波数が1000Hzでない音声でも、同じ大きさの音として知覚される場合、その音量レベルは基準音である1000Hzの音量レベルと同じである。以上のように、周波数は異なるが同じ大きさとして感受される音声があり、その音圧レベルと周波数の関係を示す曲線を等感曲線(Isophone)という*(図15.18)*。この曲線上の最小可聴域(4ホン)と痛覚閾(130ホン)の間の面積と、それぞれの可聴周波数(20Hzと16kHz)の間の面積が可聴範囲である。可聴範囲の中ほどに主要会話域と音楽域がある*(図15.18を参照)*。

聴覚障害(難聴)

聴覚障害は非常に多く、数100万人が罹患していると言われる。聴覚障害は、次の2種に大別される。

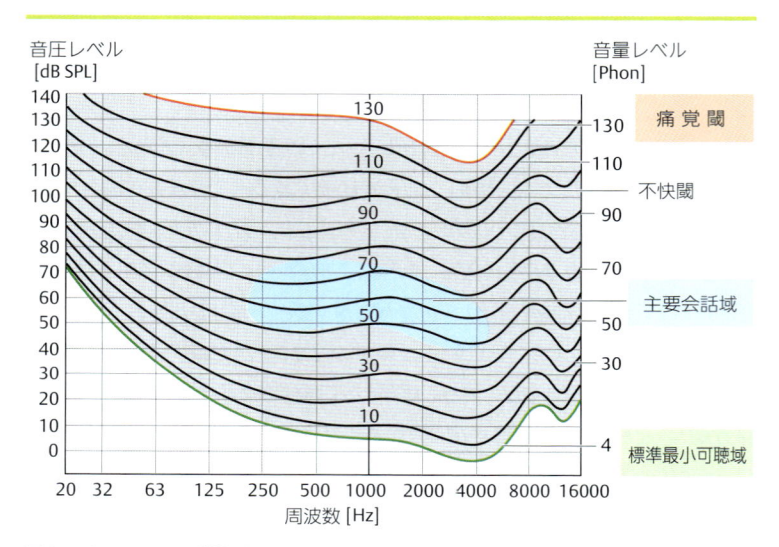

図15.18 ヒトの可聴域（KlinkeとSilbernagelより転載）：4〜130ホンの等感曲線。一番下の曲線は最小可聴域で、4ホンである。基準とされる1000Hz音声（純音）が認識されるのは、音圧レベルが約3dBに達してからである。最小可聴域を超えてようやく音声は認識される。音声および雑音は音圧が130ホンになると疼痛として感じられ（痛覚閾）、短時間で聴覚が損なわれこともある。ヒトの可聴域は20〜1万6000Hzで、周波数が20Hz未満（超低周波）か、1万6000Hzを超える（超音波）音は聞き取れない。会話を理解するのに特に重要な周波数（250〜4000Hz）と、音の大きさ（50〜70ホン）のことを、会話域（青色の領域）という。物理学および技術分野では、他のdB基準があるため、音圧レベル値にはdB SPL（「Sound Pressure Level」の略）を用いることが多い。

- 伝音性：中耳伝音器の障害で起こる難聴で、機構に問題があり、音声が蝸牛に到達しない。障害には、鼓膜穿孔や耳垢による耳道閉鎖などがある。しかし伝音難聴の最大の原因は耳硬化症（Otosclerosis）である。これは中耳のアブミ骨が固着し、振動が伝導されなくなる疾患である。
- 感音性：内耳の障害によるもので、蝸牛や聴覚神経の損傷により起こる。胎齢4ヵ月までに母体が風疹に罹ると、完全に聴覚を消失した子が生まれることが多い（先天聾）。

15.3.2 平衡覚器

ヒトの平衡覚器(前庭迷路、Labyrinthus vestibularis)には、次の構造が属する。

- 3つの半規管(Ductus semicirculares):その膨大部(Ampullae)に感覚細胞からなる膨大部稜(Cristae ampullaris)が存在する。
- 卵形嚢(Utriculus)と球形嚢(Sacculus):それぞれ平衡覚を受容する卵形嚢斑(Macula utriculi)と球形嚢斑(Macula sacculi)を持つ。

両者は内リンパで満たされた膜迷路を形成し(**図15.13、15.19**)、加速や位置の変化を感知して、空間見当識を司る。内リンパには特殊な有毛細胞が突出して、内リンパの動きに敏感に反応する。

頭部が転位すると、内リンパが動く。この動きで有毛細胞が刺激されて、小脳に情報を送る。小脳は変化に対して反射的に反応する。

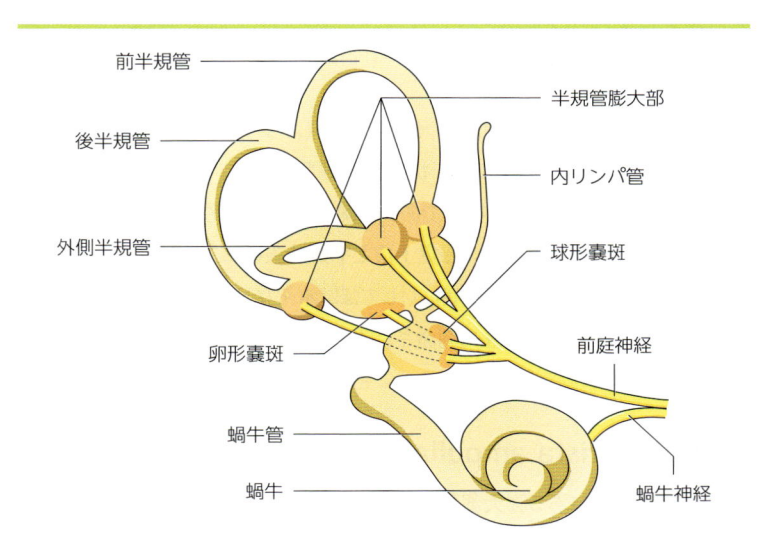

図15.19 前庭迷路:右側の膜迷路

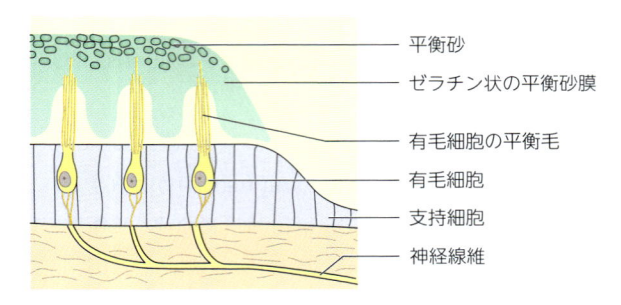

図15.20　**平衡斑**：平衡斑の間略図

卵形嚢斑（Macula utriculi）と球形嚢斑（Macula sacculi）

　卵形嚢斑と球形嚢斑は、主に直線方向の加速、特に水平方向（ブレーキによる車の減速など）と垂直方向（エレベーターの昇降など）の速度変化を感知する。

　両嚢を包理する上皮は、特定の位置で肥厚し、支持細胞と感覚細胞の2層からなる。この斑上にはゼラチン状の平衡砂膜があり、平衡砂から圧を受ける。下側からは有毛細胞の突起である平衡毛が、平衡砂膜内に突出する（図15.20）。剪断力が加わると、感覚上皮と平衡砂膜間にズレが生じて、平衡毛が動く。卵形嚢斑はが卵形嚢底に対してほぼ水平に位置するため、その有毛細胞は特に平行方向の加速に刺激される。一方、球形嚢斑は球形嚢前壁に対してほぼ垂直に固定されているため、主に垂直方向の加速に反応する。

膨大部稜（Crista ampullaris）

　半規管膨大部にある膨大部稜（Cristae ampullares）は、主に内リンパを動かす回転方向の加速を感受する。膨大部稜は膨大部内面3ヵ所にあり、主に反射的な眼の動きを司る。

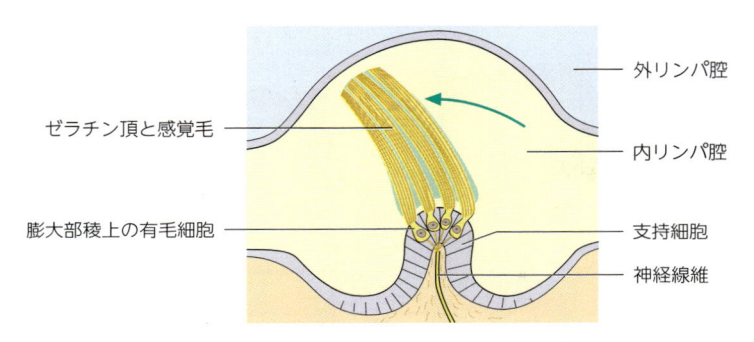

図 15.21　半規管膨大部：半規管膨大部の間略図。内リンパ腔内の内リンパが動くと、ゼラチン頂が移動する(矢印)。

図中ラベル：外リンパ腔／内リンパ腔／支持細胞／神経線維／ゼラチン頂と感覚毛／膨大部稜上の有毛細胞

　各半規管には、聴細胞と支持細胞を持つ膨大部稜 Crista ampullaris) がある。膨大部上皮表面はゼラチン頂（Cupula）という帽子形をしたゼリー状の塊に覆われており、有毛細胞はここに感覚毛を突出させる(**図 15.21**)。内リンパが動くと、ゼラチン頂が感覚毛とともに移動し、有毛細胞が興奮する。

　平衡斑と膨大部稜の有毛細胞は、内耳道の前庭神経節（Ganglion vestibulare）に細胞体がある前庭神経（N. vestibularis）末梢の軸索とシナプス結合する。脳幹に向かって走行する中心軸索は、蝸牛神経（N. cochlearis）のニューロンとともに内耳神経（N. vestibulocochlearis、第Ⅷ脳神経）となる。内耳神経は前庭神経核（Nuclei vestibulares）に終わる。前庭神経核は、主に小脳、外動眼神経、脊髄と連結する。

15.4　味 覚

　さまざまな味を認識する味細胞は、支持細胞とともに舌の味覚乳頭に並ぶ味蕾（Caliculi gustatorii）にある（p.445「舌」を参照）。味蕾はチューリップの蕾に似た形をしており、舌の重層扁平上皮の中にある（**図 15.22、15.23**）。味蕾には、上皮表面に開口部を持つ窪みがあり、これを味孔（Taste

味覚

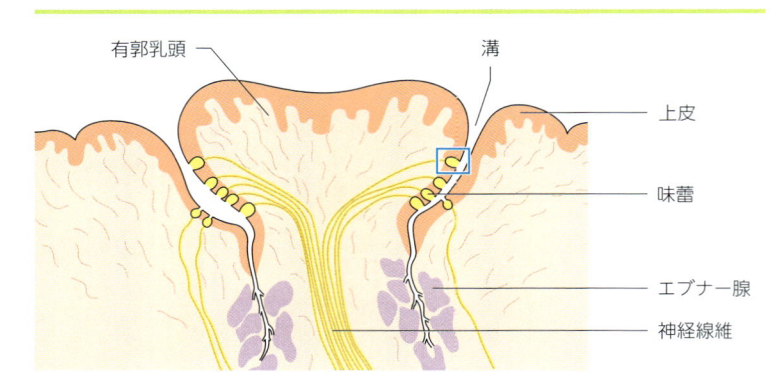

図中ラベル（図15.22）: 有郭乳頭、溝、上皮、味蕾、エブナー腺、神経線維

図15.22　有郭乳頭：有郭乳頭の縦断面。一部拡大図を図15.22に示してある。

pore)という。味覚細胞はこの中に「味毛（Taste hair）」と呼ばれる突起を出す。各味蕾には、味細胞と支持細胞の他に幹細胞があり、ここで味細胞が一定周期で再生される（味細胞の寿命は約8〜12日）。味蕾はそれぞれ複数の神経線維に支配され、神経線維も複数の味蕾を司る。舌の前側3分の2は、顔面神経（N. facialis、第Ⅶ脳神経、鼓索神経[Chorda tympani]）の感覚ニューロンに、後側3分の1は、舌咽神経（N. glossopharyngeus、第Ⅸ

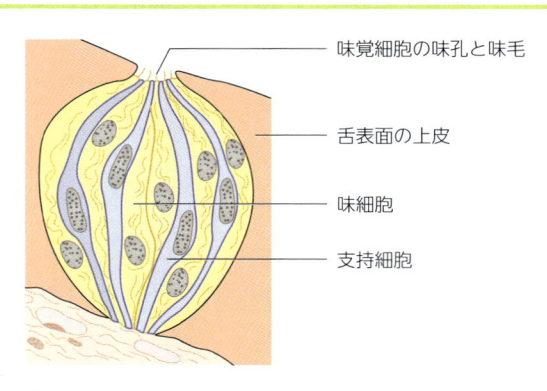

図中ラベル（図15.23）: 味覚細胞の味孔と味毛、舌表面の上皮、味細胞、支持細胞

図15.23　味蕾：味蕾の矢状断面。図15.22の一部拡大図。

脳神経)の感覚ニューロンに支配される。一般的な味(甘味、酸味、塩味、苦味)に加えて、ヒトはうま味も感受する(ドイツでも「Umami」と日本語のまま表記される)。うま味は主にグルタミン酸に由来し、食物の味にコクを与えて濃厚にする。うま味は、アスパラガス、トマト、肉、熟成したチーズなど自然の食品にも含まれており、こうした食品はヒトの母乳と同じく、高濃度でグルタミン酸を含有する。味は、舌のさまざまな領域で感受される。また、各味蕾にある複数の受容体で認知されていると考えられている。

酸味は特に舌の左右両端で、塩味は左右両端と舌尖で、苦味は舌根で、甘味は特に舌尖で認知される(図9.5)。 ただし、近年ではこうした味覚領域は疑問視されている。

味覚乳頭間の溝にはエブナー腺(Ebner Glands)という漿液腺があり(図15.22)、分泌液と特殊なタンパク質を産生する。最新の推測ではあるが、味覚物質がこのタンパク質に結合して、味覚受容体を興奮させると考えられている。味蕾内の受容体が刺激され続けるように、味覚物質はエブナー腺から出る分泌液によって常に除去される。

15.5 嗅 覚

嗅覚は、五感の中で最も古い感覚系であると考えられている。視覚や聴覚に比べると、嗅覚はそれほど注目されていないが、ヒトは意識している以上に匂いに影響を受けている。香りはヒトの心の豊かさに影響を与え、共感や反感を呼び起こす。またヒトの気分や感情にも影響をおよぼし、社会的および性的行動も司る。さらに身体機能にも直接的な影響を与えることもある。香りや臭いを感知することで唾液が分泌されるが、悪心や吐き気をに襲われることもある。2004年、米国人科学者リチャード・アクセル(Richard Axel)とリンダ・バック(Linda Buck)に対して、ヒトが意識的に感受した匂いを時間をおいて再び想起する機序を発見し、嗅覚受容器と嗅覚系の組織を研究した功績を称えて、ノーベル生理学・医学賞が贈られた。

嗅粘膜 (Olfactory mucosa)：ヒトの嗅粘膜は約2〜3cm²の大きさで、上鼻甲介周辺と、鼻中隔上部両側の(鼻粘膜)嗅部(Regio olfactorio、**図8.1**)と呼ばれる領域に位置する。呼吸部の鼻粘膜とは異なり、上皮が著しく厚い。上皮は主として、基底細胞(未分化細胞)、支持細胞および嗅細胞からなる。嗅粘膜の下側には多数の「嗅腺」があり、その導管は上皮に注ぐ。分泌液は嗅物質の溶解と除去に携わる **(図15.24b)**。ヒトには約1000万個の味細胞がある。味細胞は双極性神経細胞であり、嗅糸(Fila olfactoria)を出す。寿命は数週間で、一定周期で再生されなければならない。樹状突起の上端に、樹状突起球(Bulbus dendriticus)と呼ばれる小さな肥厚部があり、嗅覚受容器を先端に持つ多数の嗅毛(Olfactory cilia)が出ている。下側の突起(軸索)は、前頭蓋窩で小孔のあいた篩骨篩板(Lamina cribrosa)を通過する **(図4.58、p.216)**。この軸索は嗅覚路の第1次ニューロンとなり、嗅神経(N. olfactorius)の肥厚部の1つ嗅球(Bulbus olfactorius)の神経細胞である僧帽状細胞(Mitral cells)(=第2次ニューロン)とシナプス結合する(図15.24b)。嗅索(Tractus olfactorius)と呼ばれるこの神経は、基底前頭葉(Lobus frontalis)の下側で後方に走行し、内側嗅条(Stria olfactoria medialis)と外側嗅条(Stria olfactoria lateralis)に分かれる。外側嗅条の線維は、大部分が側頭葉の鉤の深部にある扁桃体(Corpus amygdaloideum)に向かって伸び、ここで嗅覚路の第3次ニューロンに交代する。ここから軸索は、側頭葉の海馬傍回(Gyrus parahippocampalis)に向かう。ここは嗅覚系の上位および下位皮質性領域で、嗅脳とも呼ばれ、嗅覚で認識された印象を情報化する。内側嗅条の軸索は、主に中隔野(Septal area)という透明中隔(Septum peliucidum、**図15.24a**)の下側領域に終わる。ここから脳の対側半球および辺縁系に向かう。ようやく知られるようになったのは、視床および視床下部への連結である。軸索は両者を通して、感受された香りや臭いを感情的な反応に置き換えたり、唾液を分泌したり、悪心や吐き気として表現する。

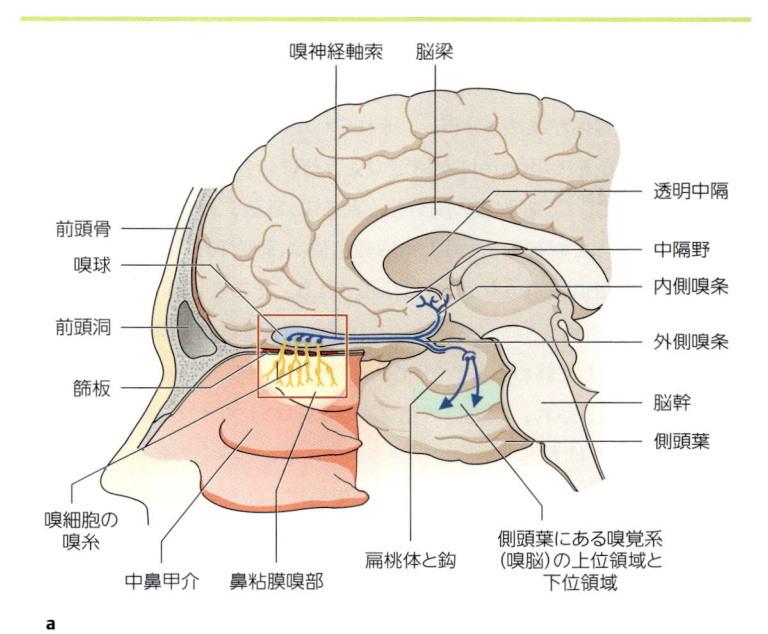

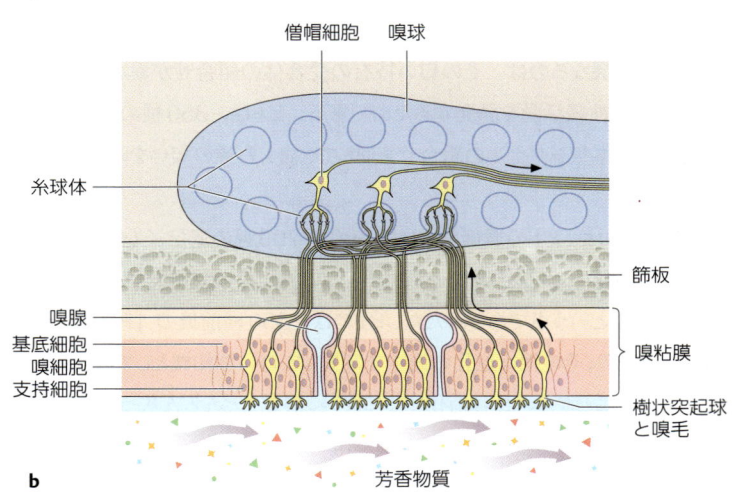

図15.24 嗅粘膜と嗅覚路：a 右脳半球と右鼻腔の鼻甲介の内面。見やすくするために、頭蓋底の中央と後側部分を除いてある。**b** 嗅粘膜の構造(aの一部拡大図)

嗅覚の組織

　ヒトの嗅粘膜には約1000万個の感覚細胞（嗅細胞）があり、嗅粘膜全体に約350種の受容体が雑然と分布し、それぞれが特定種の芳香分子にのみ結合する。芳香分子（Odorant）が特定の受容体に結合すると、その嗅細胞で連鎖反応が開始して、細胞膜の脱分極が起こり、電気シグナル（活動電位）が発生する。こうして嗅細胞に発生した活動電位は、軸索（第1次ニューロン）に沿って嗅球（Bulbus olfactorius）に伝達される。そこで1000～2000個の糸球体に「予備選別」され、糸球体はそれぞれ同じ種類の受容体を持つ嗅細胞の軸索が結合して終わる。こうして糸球体内で、匂い偏向によって嗅細胞の活動電位が集束され、嗅覚路の第2次ニューロンにシナプス結合する。集束されたシグナルは大脳嗅覚野に伝導されて、そこで特定の匂いに区分される。その後、匂いは意識されるか、辺縁系で処理されて記憶されたり、感情として表現されたりする。

　匂いは多種の芳香分子でできている。たとえばコーヒーの香りは約650種の芳香分子を含み、標準的な赤ワインの香りは約60～80種の揮発性分子からなる。そのため、必ず多数の嗅細胞が同時に脱分極する。したがって、感受される匂いが異なるのは、その匂い特有の受容体の組合せが異なり、それぞれ全く独特な神経活動を誘発するためである。ヒトは、350種の受容体が結合して発する電気シグナルの組合せを通して、約1万種の匂いを嗅ぎ分けることができる。

　興味深いのは、ヒトの遺伝型では約600～700種の遺伝子（全ゲノムの約2％）が特定されているが、そのどれもが1つの特定の嗅覚受容体をコードする遺伝子であるという点である。ただしヒトでは、350種前後の「嗅覚遺伝子」が機能しており、その他は進化の途中で変異して匂い探知機としての役割を喪失した。このことから、ヒトは進化するに従い、嗅覚をどんどん失っていくとも考えられる。

　これに関連して、ヒトの嗅覚と嗅覚の非常に発達したイヌの嗅覚とを比較してみる。嗅粘膜の面積は、イヌの場合、鼻の大きさと長さにもよるが、75～150㎠程度で、ヒトの場合はわずか2～3㎠とされる（上述参照）。嗅粘膜の

嗅細胞の数は、イヌで（大きさで左右するものの）約2億3000万個であるのに対し、ヒトではわずか1000万個ほどである。さらに、イヌは短い呼吸によって1秒間に300回呼吸をし、嗅細胞には常に新しい「芳香物質」が入ってくる。その上、糸球体内で膨大な数のシグナルが変換されるため（上述参照）、嗅細胞の密度が高くなり、匂いの解明度が著しく上昇し、空間の匂いをうまく嗅ぎ分けることができる。それに伴い、イヌの嗅脳は大きく、脳の10％が匂い処理に関与する。ちなみにヒトの嗅脳は脳の1％にすぎない。イヌの嗅覚は、ヒトの嗅覚の100万倍（±1～数百万倍）優れていることがわかっている。それゆえ、イヌは高度嗅覚動物、ヒトは嗅覚不全（低度嗅覚）動物と称される。

鋤鼻器（じょびき）（Vomeronasal organ）

鋤鼻器（別名：ヤコブソン器官）は、多くの脊椎動物に見られる独特の嗅覚器官で、ヒトでは長く存在が議論されていたが、現在ではヒトにも存在することが確認されている。鋤鼻器は盲嚢となって終わる左右対の管構造で、鼻粘膜に埋没し、それぞれ1ヵ所開口部を持つ。肉眼では、粘膜内にある色あせた小斑点のように見える。この管構造の盲端は、血管と神経線維からなる叢で包囲される。哺乳類の鋤鼻器は、通例、鼻中隔底両側の口蓋内前側にあるが、ヒトの鋤鼻器は鼻中隔前下部の、左右鼻孔から1.5cmほど離れた位置にある。

鋤鼻器は化学感覚器であり、一般的な匂いを感受するのではなく、認知可能な匂いを持たないフェロモンと呼ばれる巨大分子の物質に優先的に反応する。フェロモンは化学性の神経伝達物質および信号物質であり、主として脊椎動物の多くで、たとえば尿とともに分泌される性誘引物質としても作用する。そのため多くの動物は、鋤鼻器で感受される嗅覚性インパルスを介してパートナーを選択する。フェロモンを取り込んだ徴候には、たとえばウマが見せるフレーメン（顎を突き出し上唇をめくりあげる行動）や、イヌが上唇を震わせる（歯をガチガチといわせることもある）行動がある。こうした行動を通して鋤鼻器の導管系が開き、フェロモンが嗅細胞に到達する。

ヒトでもフェロモンは作用する。たとえば汗とともに分泌されるが、腋窩と生殖器の汗に最も多くフェロモンが含まれる。最近発表されたシカゴ大学の研究

によると、ヒトは相手の分泌する微量の汗から、無意識のうちに性交パートナーとなりうるヒトの免疫系の遺伝的性質を「嗅ぎつける」ことができるということである。その際、女性は特に免疫適格が自身と異なる男性に魅かれる傾向があるという点が興味深い。父親と母親の性質を受け継ぐ子孫は、こうした将来の母親の嗜好のお蔭で、多様な病原体から保護される。

哺乳動物では、鋤鼻器の嗅細胞が出す電気シグナルは、まず神経路を通って副嗅球に伝導される。シグナルはここから直接、視床下部と辺縁系（扁桃体、Corpus amygdaloideum）に到達する。ヒトのシグナル伝導路の詳細はまだあまり知られていない。ただし、男性でも女性でも、鋤鼻器は単独で刺激され、本人がこうした刺激を意識することなく、自律神経系と神経内分泌系がさまざまな反応を示すということは確認されている。

要 約

感 覚 器

受容器と感覚細胞

- 代表的な感覚器には、眼、耳、鼻、触覚器および味覚器がある。さらに、皮膚の痛覚受容器、温覚受容器などや、内臓の化学受容器、浸透圧受容器など、数多くの特殊な受容器(p.708)がある。こうした体性内臓感覚は、受容器の位置に応じて表在感覚、深部感覚、内臓感覚と呼ばれる。受容器および感覚器の感覚細胞は、環境や体内から受ける客観的な印象を、物理的または化学的刺激として取り込み、それを直接またはシナプス結合によって求心性神経線維に伝達して、活動電位に変換する。活動電位は中枢神経系に送られて、そこで処理される。こうして刺激は、客観的に感じ取られる。感覚細胞は第1次感覚細胞(節前の神経細胞)と、第2次感覚細胞(節後の上皮細胞で、受容器の機能を持つものと、いわゆる「自由神経終末」を持つもの)に大別される。

眼

- 視覚器には、眼球(Bulbus oculi、p.709)、視神経(N. opticus)、さらに眼瞼、涙器、外眼筋など副眼器(p.726)が属する。
- 眼球は脂肪で満たされた骨性の眼窩に入り、眼球壁は3層からなる(p.710)。壁は眼球の前側半分と後側半分で異なる役割を担う。
  - 眼球外膜：強膜(後側)、結膜と角膜(前側)
  - 眼球中膜：脈絡膜(後側)、虹彩と毛様体(前側)
  - 眼球内膜：網膜と色素上皮(後側)、毛様体と虹彩上皮(前側)
- 眼球前部(p.709)には、次の構成要素からなる光屈折器がある(p.720)。
- 前眼房と後眼房(p.711)：眼房水で満たされる。眼房水は後眼房で産生されて、虹彩(瞳孔)にある開口部から前眼房に入り、シュレンム管を通って眼房角に流れる。眼房水は眼内圧(15〜20㎜Hg＝2〜3kPa)を生じさ

せる。眼内圧が上昇すると緑内障となり、網膜が損傷する。

- 角膜(p.714)：前眼房の境界をなす構造物で、非血管性で透明な多層扁平上皮からなる。「角」膜という名称ではあるが、この上皮は「角」質化していない点に注意。

- 硝子体(p.711)：透明なゼラチン状の物質（膠原とヒアルロン酸）でできている。

- 水晶体(p.712)：水晶上皮、水晶線維でできており、完全に透明である（混濁していれば白内障）。円形の水晶体は毛様体小帯によって毛様体筋(M. ciliaris)に完全に固定されている（毛様体小帯＋毛様体筋＝毛様体）。毛様体筋が収縮したり弛緩すると、水晶体の弯曲が変わるとともに、屈折力が変化する（眼の遠近調節）。

- 虹彩（p.714）：水晶体の前側にある瞳孔を持つ構造。瞳孔によって入射光が制限される（虹彩の色は色素濃度に左右される）。副交感神経に支配される瞳孔括約筋（M. sphincter pupillae）は縮瞳（Miosis）に、交感神経系に支配される瞳孔散大筋（M. dilatator pupillae）は散瞳（Mydriasis）に働く。瞳孔反射は共感対光反射である（入射光が片眼にだけ当たっても、両眼が反射的に収縮する）。左右両方の眼軸が内側を向き、近くの物体に焦点を合わせたときに瞳孔が狭くなることを瞳孔近見反射という。

- 視覚器(p.720)の作用によって、周辺画像は網膜上に著しく縮小され逆に投影される。これは、視覚器が凸レンズのような働きをするためである。水晶体の弯曲が大きいほど、屈折力が大きく（測定単位はジオプトリ＝D）、焦点距離は短くなる。算定式：屈折力（D）＝1／焦点距離（m）。最大に遠見に調節されたときは（水晶体は薄く、焦点距離は0.017m）、屈折力は1／0.017m＝59Dとなる。最大に近見に調節されたときは（水晶体は弯曲）、屈折力は約10D増す（屈折力増大＝調節幅）。加齢とともに水晶体が弾性を失うと、調節幅が減少する。その結果、老視となる（近見時に凸レンズ眼鏡で要矯正）。

- 眼球壁(p.715)は、強膜、脈絡膜、網膜で構成される。

- 強膜(p.715)は弾性に富む結合組織包となる。ここに外眼筋が停止する。強膜にはザルのように小孔があいており、視神経が貫通する。
- 脈絡膜(p.715)は、色素に富む繊細な結合組織からなり、多くの血管が通る。
- 網膜（p.716）は脈絡膜と硝子体の間にある構造で、外側の色素上皮層（Stratum pigmentosum）と内側の光感受部である神経層（Stratum nervosum）からなる。神経層には視覚路の最初の3つのニューロンが存在する。ニューロンは外側から内側に向かって次のように並ぶ。
  - 第1次ニューロン：光受容器（明暗の判断をする約1億2000万個の杆状体と、色の認識をする約600万個の錐状体からなる）。
  - 第2次ニューロン：網膜双極細胞（介在細胞）
  - 第3次ニューロン：視神経細胞。中心軸索が視神経となる。
- 盲斑（視神経乳頭［Papilla nervi optici］、p.718）には、視神経細胞（3次ニューロン）の中心軸索が集束して強膜を貫通し、視神経が起始し、網膜中心動脈(A. centralis retinae)が貫通する。
- 黄斑(Macula lutea、p.719)は、視神経乳頭から4mm側方に位置する。中心窩(Fovea centralis)があり、視力が最も優れた部位である。中心窩には錐状体のみがあり、この上を覆う網膜層は側方に移動している（視細胞に直接光が入射する）。
- 眼底(p.720)を検眼鏡で検査すると、血管（網膜中心動・静脈）を直接見ることができる。
- 視覚路(p.723)は網膜に始まり、後頭葉の鳥距溝（Sulcus calcarinus）領域の第1次視皮質に終わる。連続する計4つのニューロンからなり、そのうち最初の3つは網膜内にある。視神経細胞の第3次ニューロンの軸索は視神経となり、視神経交叉（Chiasma opticum）以降は視索（Tractus opticus）となって間脳に向かう。外側膝状体（Corpus geniculatum laterale）で第4次ニューロンに変わる。第4次ニューロンの軸索は視放線となり、大脳皮質視覚領に終わる。
- 両眼ともに、視野は内側（鼻側）視野と外側（耳側）視野に区分される

751

(p.723)。内側視野の入射光は網膜の耳側に投影され、外側視野の入射光は鼻側半分に投影される。網膜の鼻側半分の視神経線維は、視神経交叉に来ると反対側に移行するが、網膜の耳側半分の視神経線維は、交差せずにそのまま同側に進む。こうして左右それぞれの左側視野の像は右脳半球の視皮質に投影され、左右それぞれの右側視野の像は左半球に投影される。

- ニューロンが損傷すると、損傷部位に応じて部分的または完全に視野が欠損する(p.726)。
- 副眼器(p.726)には、眼瞼、涙器、外眼筋が属する。
- 上下眼瞼（p.728）は、眼球の前側で眼球を保護する。上下眼瞼の間には、瞼裂がある。眼瞼は結合組織板によって補強され、外側は角質化した重層扁平上皮で、内側は結膜で覆われる。上眼瞼挙筋（M. levator palpebrae superioris）は第Ⅲ脳神経に支配され、瞼裂を閉じる眼輪筋（M. orbicularis oculi）は第Ⅶ脳神経に支配される。
- 涙器 (p.729)には、涙腺と涙を排出する涙道が属する。涙腺が分泌する涙液は、角膜の清浄と栄養に携わる。涙液は涙点と涙小管を通って涙嚢に入り、ここから涙鼻管を通って鼻腔に入る。
- 外眼筋(p.730)は横紋筋で、左右の眼球の運動に携わる。外眼筋は、左右それぞれ4つの直筋（上直筋、下直筋、内側直筋、外側直筋）と、2つの斜筋（上斜筋、下斜筋）に区別される。第Ⅲ、第Ⅳ、第Ⅵ脳神経に支配される。

耳

- 耳 (p.730) には、聴覚器と平衡覚器の2つの感覚器がある。両者とも側頭骨錐体内にあり、内耳を形成する。内耳は蝸牛（Cochlea）と、平衡覚器（大小前庭小嚢および3つの半規管）からなる。求心性線維は第Ⅷ脳神経（内耳神経、N. vestibulocochlearis）を通って脳幹にいたり、ここから側頭葉の聴覚野か小脳のいずれかに向かう。
- 聴覚器(p.730)には、内耳と、副耳器として外耳と中耳が属する。

- 外耳（p.732）は、耳介、長さ約3cmの外耳道、中耳と境界する鼓膜で構成される。
- 中耳（p.732）には、鼓室、耳管（咽頭への連結部）、鼓膜とともに音伝導器を形成する耳小骨（ツチ骨、キヌタ骨、アブミ骨）が属する。鼓膜が音波で振動すると、その振動は耳小骨を介して内耳の前庭窓と、蝸牛の外リンパに伝わる。アブミ骨筋と鼓膜張筋という2つの筋が、音波伝導の感受性に影響する。
- 内耳（p.733）は外リンパで満たされた管と空隙が分岐して集まる領域（骨迷路）と、その中にあり内リンパで満たされた膜迷路からなる。膜迷路には、実質的な聴覚器と平衡覚器が入っている。内リンパと外リンパの成分の違いは、主にナトリウムとカリウムの含有量である。
- 蝸牛（p.735）は全長約3cmで、蝸牛軸の周りを2.5回転した管状構造である。断面を見ると、中央の蝸牛管（Ductus cochlearis）、その上方の前庭階（Scala vestibuli）、下方の鼓室階（Scala tympani）を確認できる。前庭階の上側には卵円窓、鼓室階の下側には正円窓がある。両者は蝸牛先端にある蝸牛孔（Helicotrema）で交通し、外リンパで満たされている。内リンパで満たされた蝸牛管には、聴覚細胞（有毛細胞）からなるコルチ器がある。
- 聴覚プロセス（p.736）では、音伝導器を介して卵円窓に伝わった音波が、前庭階と鼓室階の外リンパの中で連続した逆方向の圧波となる。圧波は、蝸牛管内の内リンパを振動させて、コルチ器の有毛細胞を周波数に応じて興奮させる。高音は蝸牛底で、低音は蝸牛頂で聞き取られる。活動電位は内耳神経（Ⅷ）の蝸牛部である蝸牛神経（N. cochlearis）を通って、脳幹の蝸牛核に向かい、その後、聴覚伝導路（p.736）を通って第1次聴覚野である横側頭回（Gyri temporales transversi）にいたる。
- 平衡覚器（p.739）には、内リンパで満たされた3つの半規管（Duktus semicirculares）と、その膨大部（Ampullae）、卵形嚢（Utriculus）、球形嚢（Sacculus）が属する。膨大部と平衡嚢には有毛細胞で覆われた膨大部稜（Cristae ampullares）、卵形嚢斑（Macula utriculi）、球形嚢斑

要約［感覚器］

(Macula sacculi) があり、加速と空間の位置変化を感知する。
- 膨大部稜（Cristae ampullares）：空間の3つの主軸を中心とした回転運動の加速度を感受する。
- 卵形嚢斑（Macula utriculi）：水平方向の加速度を感受する。
- 球形嚢斑（Macula sacculi）：垂直方向の加速度を感受する。

■ 活動電位は第Ⅷ脳神経である前庭神経（N. vestibularis）の前庭部を通って脳幹の前庭神経核に向かい、そこから小脳、外眼筋の核、脊髄にいたる。

味 覚

■ 味覚（p.741）を司る第1次味覚細胞（未変換の上皮細胞）は、支持細胞とともに上皮内の味蕾（p.446）にある。味蕾は味覚乳頭周囲にある上皮の溝の中にあり、その底部には腺が開口する。舌の前側3分の2にある味蕾は、それぞれが複数の顔面神経（N. facialis）感覚ニューロンに支配され、後側3分の1にある味蕾は舌咽神経（N. glossopharyngeus）の感覚ニューロンに支配される。味（甘味、酸味、塩味、苦味、うま味）は、味蕾内にある複数の受容体によって舌のさまざまな領域で認知される。

嗅 覚

■ 嗅粘膜（p.744）は、上鼻甲介領域と鼻中隔上部に位置し、約2～3cm²の面積を有する。約1000万個の嗅細胞（双極性神経細胞）からなり、これが嗅糸（Fila olfactoria）として嗅覚路の第1次ニューロンとなる。嗅糸は篩骨篩板（Lamina cribrosa）を通って嗅球にいたり、ここで第2次ニューロンにシナプス結合して終わる。第2次ニューロンの求心性軸索は嗅神経（第Ⅰ脳神経＝N. olfactorius）となる。嗅神経は、外側嗅条と内側嗅条に分岐する。外側嗅条は扁桃体に向かう（第3次ニューロンに変換）。そこから嗅脳（側頭葉の海馬傍回）にいたる。

■ 内側嗅条は、主に辺縁系、視床、視床下部に連結し、嗅脳で意識される匂いを感情的な反応に転換する。

- 嗅細胞は約1000万個あるが、受容体はわずか350種しかない。そのうち一定の数種が組み合わさり、それぞれ特化した匂いを認識する。こうして認知される匂いは、1万種前後におよぶ。
- 鋤鼻器（Vomeronasal organ）は、フェロモンに反応する化学性感覚器で、鼻中隔下部両側の鼻粘膜の中に盲嚢として終わる左右対の管状構造からなる。

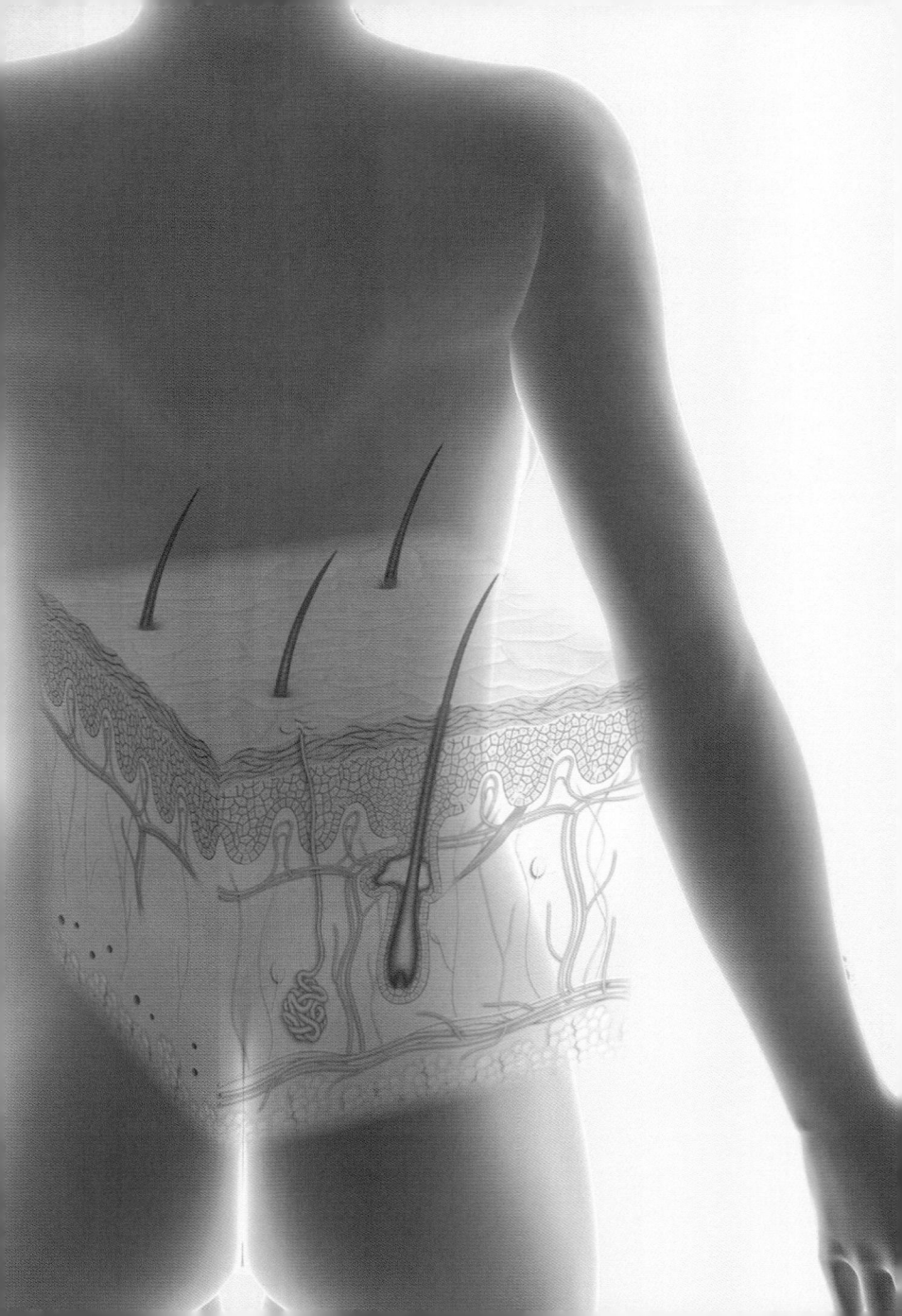

16 皮膚と付属器

16.1 総論 *758*

16.2 皮膚と皮下組織 *758*
16.2.1 皮膚の層 *758*
16.2.2 皮膚の感覚器 *761*
16.2.3 皮膚の役割 *762*

16.3 皮膚の付属器 *763*
16.3.1 皮脂腺 *763*
16.3.2 毛 *764*
16.3.3 爪 *764*

要約 *766*

16.1　総　論

　皮膚は、外皮（Integumentum commune）としてからだの外表面を覆う膜で、からだの領域ごとに異なる。皮膚の付属器は、皮膚感覚器、皮脂腺、爪、毛など皮膚に属する特殊な器官のことをいう。

16.2　皮膚と皮下組織

16.2.1　皮膚の層

　皮膚は、表面積がヒト成人で1.7m²近くある被膜で、表皮、真皮、皮下組織からなる（独語では「皮膚」と「表皮」を厳密に区別することはなく、たいていは両者を合わせて「皮膚」を呼ぶ）。皮膚は、角化重層扁平上皮である表皮（Epidermis）と、膠原および弾性線維が密に交織した真皮（Dermis）からなる（図16.1）。皮下組織は真皮に密着し、疎性結合組織によってつくられている。

表 皮（Epidermis）

　表皮を構成する上皮は、体表面の最も外側の層をつくる。上皮は角化重層扁平上皮で、厚さは皮膚の大半を占める有毛皮膚で0.1～0.2mmほどで（図16.2b）、手掌と足底の皮膚（無毛皮膚）で表皮は0.8～1.5mmと著しく厚い（図16.2a）。無毛皮膚には、遺伝子によって定められた摩擦隆線（Friction ridge、皮膚小稜ともいう）というラインが入っている。

　表皮のうち深部の細胞層である基底層（Stratum basale）と有棘層（Stratum spinosum）では、細胞が分裂しつづける（胚芽層）（図16.1）。分裂後の娘細胞は表層に向かって移動し、その他はさらに分裂する。細胞は表層部への移動中に角質化して（顆粒層）、そこで角質鱗（Squama cornea）となって（角質層）剥離する。

　無毛皮膚では、顆粒層（Stratum granulosum）と角質層（Stratum corneum）の間に淡明層（Stratum lucidum）という薄い透明な層がある。

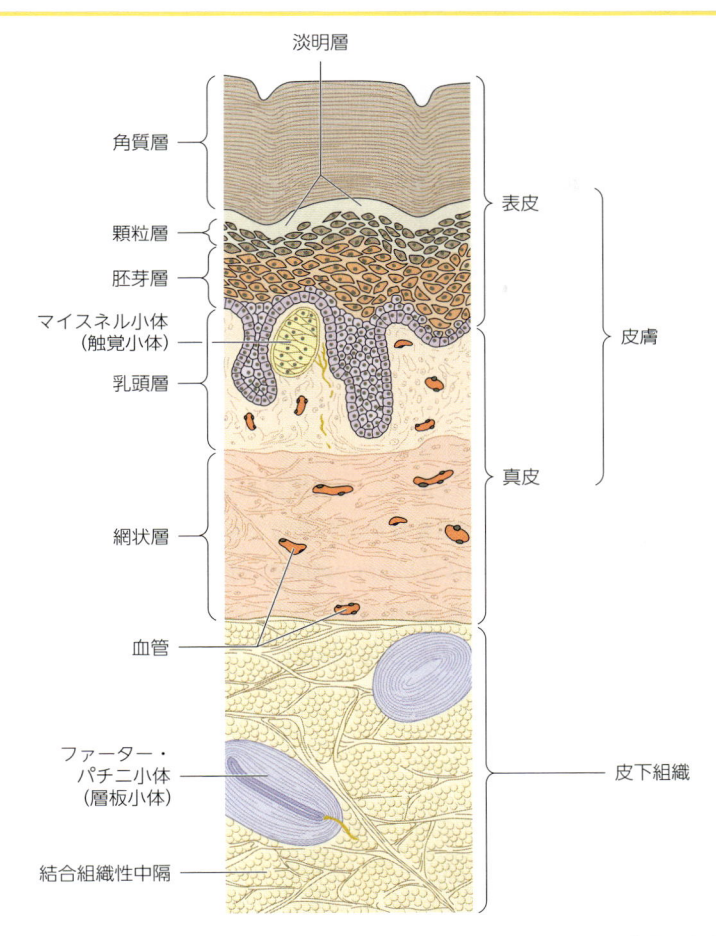

図16.1　皮膚：ヒトの皮膚（無毛皮膚）の断面。基底層と有棘層をまとめて胚芽層と呼ぶ。

ここは、顆粒層の未角化細胞と角質層の角化細胞が混在する移行段階である（図16.1）。

この他にも上皮各層には、次の3種の細胞が存在する。

- メルケル細胞（Merkel cell）
- メラニン細胞（Melanocyte）

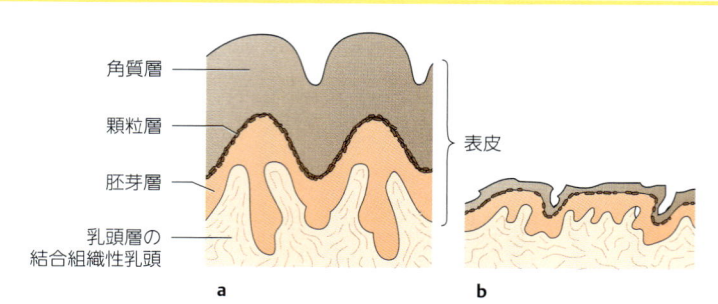

図16.2　表皮：a 手掌および足底面の無毛皮膚の表皮　b その他のからだの部位の有毛皮膚

- ランゲルハンス細胞（Langerhans cell）

　メルケル細胞（Merkel cell）は、2次感覚細胞、すなわち機械的受容器であり、主に指先など感受性の高い部位に存在する。メラニン細胞（Melanocyte）は、長い胞体突起を持つ細胞で、強い日光を受けると生成されるメラニンという色素を含む（図16.3）。ランゲルハンス細胞（Langerhans cell）は、免疫機能を持つ細胞で、抗原を捕捉し（p.322を参照）、ヘルパーT細胞に提示する。

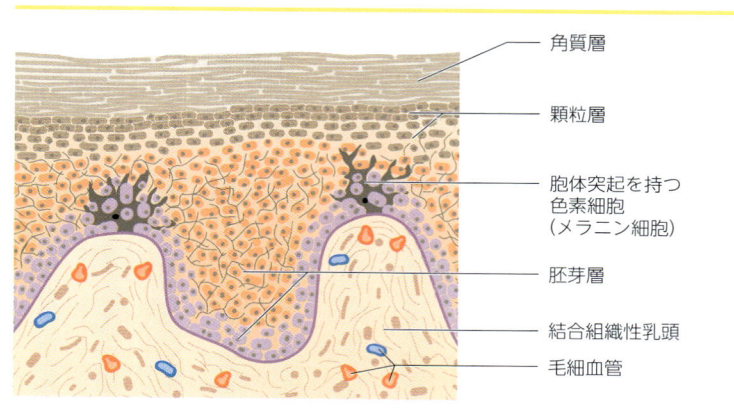

図16.3　色素細胞（メラニン細胞）：表皮の色素細胞（メラニン細胞）

真皮(Dermis)

　真皮(ラテン語でCorium、英語でDermis)は、皮膚に耐裂性と変形性を与える。密に交織した膠質線維と弾性線維からなり、血管、リンパ管、神経線維、結合組織細胞、免疫細胞が含まれる。線維の配列に応じて、次の層に分類される。
- 乳頭層(Stratum papillare)
- 網状層(Stratum reticulare)

　乳頭層は表皮の直下にあり、結合組織性乳頭によって表皮と結合する。乳頭の高さと数は、乳頭が存在する部位の機械的負荷に応じて異なる。網状層では弾性線維がさまざまな方向に配列して網工を作っており、皮膚に伸張性を与えているほか、皮膚の創傷が裂開創となるのも、この網工に起因する。

皮下組織(Subcutis)

　皮下組織は、繊維性隔壁で分画された脂肪組織に富む疎性結合組織でできており、からだの表層にある筋膜と結合する。皮膚の移動能は皮下組織に由来する。皮下組織の脂肪組織は脂肪貯蔵庫の役割を担い、個人や部位によって大きく異なる。足底にある構造脂肪と、腹部の皮下脂肪層など貯蔵脂肪に大別される。皮下組織と皮膚の間には、動脈と静脈からなる網があり、ここから真皮の乳頭体まで枝を伸ばす(図16.1)。

16.2.2　皮膚の感覚器

　皮下組織、真皮、表皮には、次の2つの皮膚感覚器がある。
- 機械的受容器
- 自由神経終末(機械的、痛覚、圧覚、温覚などの受容体)

　求心性神経線維は、遠心性自律神経線維の軸索に沿って幹神経に向かい、遠心性神経は血管、腺、毛筋に伸びる。

　メルケル細胞(触覚小体)が表皮に存在することを除き、マイスネル小体は真皮の結合組織性乳頭に存在し、ファーター・パチニ小体は皮下組織に存在

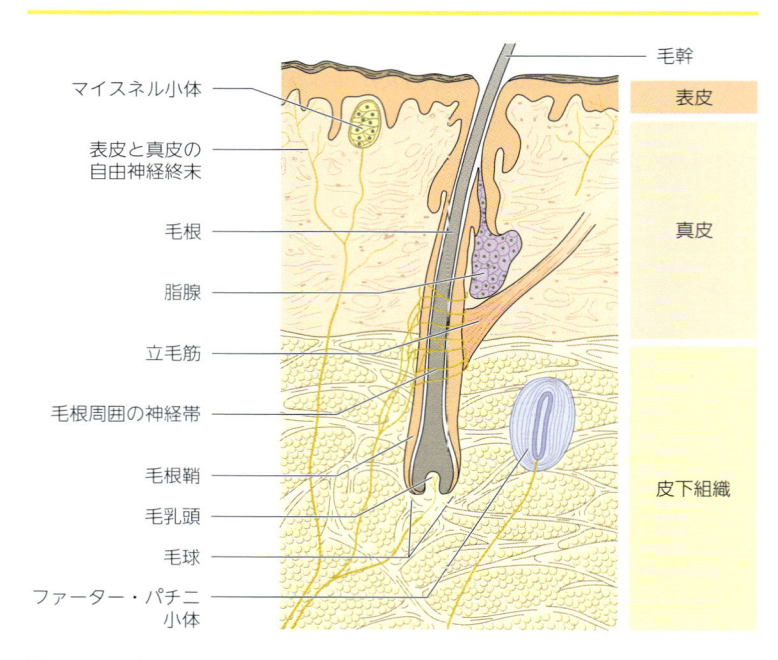

図16.4　頭皮：頭皮の毛と神経終末（毛乳頭と毛球を合わせて毛包という）

図中ラベル：毛幹、表皮、真皮、皮下組織、マイスネル小体、表皮と真皮の自由神経終末、毛根、脂腺、立毛筋、毛根周囲の神経帯、毛根鞘、毛乳頭、毛球、ファーター・パチニ小体

する（図16.1）。自由神経終末は、主に真皮にあり、毛包（Folliculus pili）周囲の神経帯として終わる（図16.4）。

16.2.3　皮膚の役割

皮膚は、異なる機能を持つ複数の層からなり、1つの器官としてさまざまな役割を担う。

- 保護作用：上皮の角質と、腺からの分泌物によって、機械的、化学的な損傷や、熱による損傷からからだを保護。
- 体温調節作用：皮膚の血管を拡張、狭窄し、皮脂腺を通して水分を発散して体温を調節。

- 電解質平衡作用：水分喪失を防ぎ、腺からの水分および塩分の放出を調節。
- 感覚作用：痛覚、温覚、圧覚、触覚の受容器（皮膚感覚器）。
- 免疫作用：特異防御細胞を多く含む。
- コミュニケーション作用：自律神経性の反応を発赤や顔面蒼白などで表現。

16.3 皮膚の付属器

上皮の付属器には次の3つがある。
- 皮脂腺
- 毛
- 爪

付属器には周辺の結合組織が関わる。

16.3.1 皮脂腺

皮脂腺は次の3つに大別される。
- 汗腺
- 体臭腺
- 脂腺

汗腺は計200万本あり、主に前額、手掌、足底の皮膚に存在する。汗腺の分泌される酸性の分泌物は、皮膚表面を保護する酸性膜として機能し、細菌の生育を抑える。体臭腺は、主に腋窩、頭部、陰部など毛の生えている領域に存在する。ややアルカリ性の分泌物を産生して、性ホルモンに刺激される。脂腺は体臭腺と同じく、ほぼ有毛部のみに存在する（毛脂腺、**図16.4**）。分泌物である皮脂は、脂肪酸に富み、汗と結合して皮膚をしなやかにし、毛に光沢を与える。

16.3.2 毛

ヒトの毛は、2種類に大別される。
- 新生児の毳毛(ぜいもう)
- 成人の終毛(または硬毛)

毛には保温と触覚の機能がある。終毛は、毛根鞘の中に隠れている。毛根鞘には脂腺が結合する。この脂腺の下側の毛根が斜行する側には、立毛筋(M. anector pili)が起始し、表皮に向かって伸びる(図16.4)。立毛筋は、表皮を収縮させて窪みを作ることで(鳥肌)、毛を立たせる(交感神経性反応)。毛は次の部分に大別される。
- 角化した毛幹と上皮性毛根鞘
- 毛根(結合組織性の毛乳頭の上に付く上皮性の毛球を持つ)

毛球と毛乳頭を合わせて毛包という。毛包は血管に栄養され、ここから毛が成長する。毳毛は真皮内に毛根がある一方、終毛の毛根は上皮下組織内にある(図16.4)。

毛の色は、毛の色素(メラニン)含有量によって異なる。メラニンが生成されなくなるか、毛に気泡が蓄積されると、毛は灰白色に見える。

16.3.3 爪

> **爪**：*毛と同じく、爪も皮膚の特殊付属器であり、厚さ0.5mmほどの角質板(爪板)として爪床に固定された器官である。*

爪床は上皮組織で、ここで爪が持続的に新生される。爪板の後縁は、後爪郭(Nail fold)の中に隠れており、爪板の両側縁はそれぞれ爪溝に埋もれている(図16.5b、c)。爪郭の前側には、半月形の領域がある。これは爪を新生する上皮組織が爪を通して白く透けて見えたもので、爪半月(Lunula)と呼ばれる(図16.5a)。爪がピンク色をしているのは、毛細血管が透けて見えるからである。

爪は手指と足指の末端部を保護し、指先の触覚小球にかかる圧迫を受ける

土台として機能する。したがって、爪は触覚補助器であるといえる。爪は1週間に約0.5～1mm伸びる。

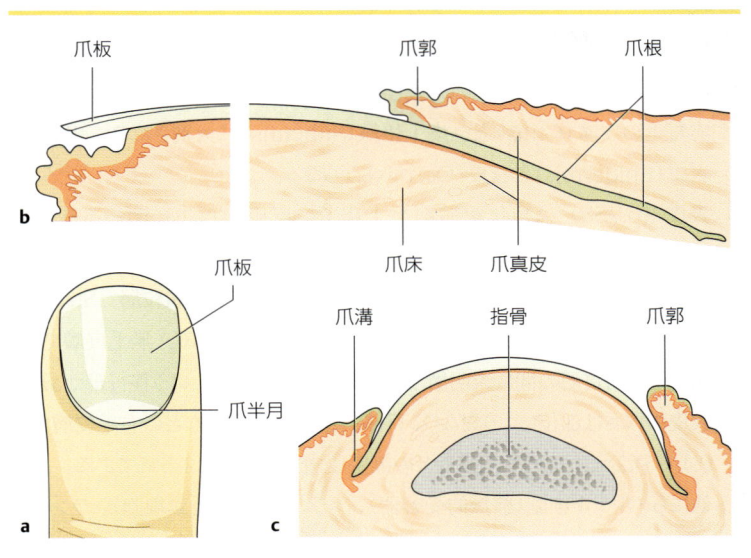

図16.5　指の爪：a 上面　**b** 爪床の縦断面　**c** 爪床の横断面

要 約

皮膚と皮膚の付属器

皮膚と皮下組織

- 皮膚（p.758）は、からだの外表面を覆う被膜である（表面積は約1.7㎡）。実質上の皮膚（Cutis）と、皮下組織（Subcutis）に大別される。皮膚は、表皮（Epidermis）と真皮（Dermis）からなる。
- 表皮（p.758）は角化重層扁平上皮で、皮膚の再生に関わる基底層（Stratum basale）と有棘層（Stratum spinosum）で構成される胚芽層（Stratum germinativum）、角質形成に関わる顆粒層（Stratum granulosum）、角質層（Stratum corneum）を有する。無毛皮膚では、顆粒層と角質層の間に淡明層（Stratum lucidum）という移行部がある。表皮の厚さは部位により異なり、背部、腹部、上腕、脚などの有毛皮膚では0.1～0.2㎜、足底や手掌などの無毛皮膚では0.8～1.5㎜である。この他にもメルケル細胞（機械的受容器）、メラニン細胞（色素細胞）、ランゲルハンス細胞（防御細胞）といった3種の細胞を含む。
- 真皮（ラテン語ではCorium、p.761）は、膠原線維と弾性線維が密に交織した線維叢と、神経線維および血管からなる。皮膚の抗張力と変形性は、こうした構造に由来する。乳頭層（Stratum papillare）と網状層（Stratum reticulare）があり、両者が皮下組織と境界する。
- 皮下組織（p.761）は、脂肪組織に富む疎性結合組織（皮下脂肪）からなる（そのため皮膚は移動できる）。結合組織内には多数の血管が存在する。皮下組織には、構造脂肪（足底など）と貯蔵脂肪（腹部脂肪層など）という形で脂肪を貯蔵する機能がある。
- 皮膚にはどの層にも皮膚感覚器（p.761）が存在する。神経終末小体には、機械的受容器であるメルケル細胞が表皮に、マイスネル小体が乳頭層に、ファーター・パチニ小体が皮下組織にある。これとは別に、痛覚、圧覚、温覚の受容器である自由神経終末がある。

- 皮膚の機能（p.762）には、次の6つがある。
  - 保護作用：角質化、腺分泌物の放出
  - 体温調節作用：皮膚血管拡張・狭窄、体液の放散
  - 電解質バランスの調節：体液と塩を調節しながら放出
  - 感覚機能：さまざまな受容器を有する。
  - 免疫作用：防御細胞を有する。
  - コミュニケーション：自律神経性反応による表現

皮膚の付属器

- 皮脂腺（p.763）には、汗腺、体臭腺、脂腺がある。
  - 汗腺：主に前額、手掌、足底にあり、産生分泌物を生成する。この分泌物は「酸性保護膜」として細菌の成長を抑える。
  - 体臭腺：腋窩、頭部、陰部など有毛部周辺に存在する。アルカリ性分泌物を生成して、性ホルモンの刺激を受ける。
  - 脂腺：有毛皮膚にあり、脂肪酸に富む。毛腺ともいい、皮膚のなめらかさを保つ。
- 毛（p.763）は、保温と触覚の機能を持つ。新生児の毳毛、成人の終毛に大別される。終毛は毛根鞘に収まり、ここに脂腺が注ぐ。立毛筋の作用で立つ。毛は、上皮性の毛根鞘のある角化した毛幹と、毛根に分けられる。上皮性の毛球と結合組織性の毛包を合わせて毛乳頭という。
- 爪（p.764）は厚さ約0.5mmの角質板（爪板）で、上皮性の爪床（成長域）に固定されている。爪板の後縁は後爪郭に隠れ、両側縁は爪溝内に埋もれている。爪は、指および足指の末端部を保護するとともに、重要な触覚補助器（触覚小球への圧力に抵抗する土台）としての作用もある。

付録

略　語 *770*

測定値の単位と表記法 *771*

外国語用語解説 *775*

解剖学で使われる人名 *786*

索引 *789*

略語

本書で用いた略語は、以下のとおりである。

- A. ＝動脈（Arteria）
- V. ＝静脈（Vena）
- M. ＝筋（Musculus）
- N. ＝神経（Nervus）
- Lig. ＝靱帯（Ligamentum）
- R. ＝枝（Ramus）
- Aa. ＝動脈（Arteriae、複数形）
- Vv. ＝静脈（Venae、複数形）
- Mm. ＝筋（Musculi、複数形）
- Nn. ＝神経（Nervi、複数形）
- Ligg. ＝靱帯（Ligamenta、複数形）
- Rr. ＝枝（Rami、複数形）

測定値の単位と表記法

国際単位系(International System of Units、SI)

　医学分野、特に生理学分野では、1つの測定値に対して多数の単位が存在し、混乱を招きかねない。たとえば圧力の単位だけでも、㎜ Hg、㎝ H_2O、Torr(トル)、atm(気圧)、kg/㎠などが挙げられる。そのため、多くの国で国際単位系(仏語でSysteme Internationale d'Unites)という世界共通の単位システムが導入された。SIの基本単位を以下に示す。

- 長さ：m(メートル、Meter)
- 質量：kg(キログラム、Kilogram)
- 時間：s(秒、Second)
- 物質量：mol(モル、Mol)
- 熱学的温度：K(ケルビン、Kelvin)
- 電流：A(アンペア、Ampere)
- 光度：cd(カンデラ、Candela)

　これ以外の測定値はすべて、SI単位系の基本単位を組み合わせて(たいていは乗除して)作られる。たとえば面積の単位は、長さ(m)×長さ(m)=㎡(平方メートル)となり、速度であれば、距離÷時間=m/s(メートル毎秒)となる。SI基本単位と組立単位の他に、グラム(g)、リットル(ℓ)、分(min)、時(h)、日(d)、セルシウス度(℃)なども国際的に使用が認められている。

主なSI組立単位

組立量	単位	算出法、表記法
周波数	ヘルツ(Hz)	s^{-1}
力	ニュートン(N)	$m \times kg \times s^{-2}$
圧力、応力	パスカル(Pa)	$m^{-1} \times kg \times s^{-2} = N \times m^{-2}$
エネルギー、仕事量、熱量	ジュール(J)	$m^2 \times kg \times s^{-2} = N \times m$
仕事率、工率	ワット(W)	$m^2 \times kg \times s^{-3} = J \times s^{-1}$
電荷、電気量	クーロン(C)	$s \times A$
電位差	ボルト(V)	$m^2 \times kg \times s^{-3} \times A^{-1} = W \times A^{-1}$
電気抵抗	オーム(Ω)	$m^2 \times kg \times s^{-3} \times A^{-2} = V \times A^{-1}$

10進数の倍量と分量

1よりもはるかに大きいか小さい数値は、ゼロの数が多すぎてわかりにくいため、以下のように10進数の倍量または分量として記載する。

$$100 = 10 \times 10 = 10^2$$
$$1,000 = 10 \times 10 \times 10 = 10^3$$
$$10,000 = 10 \times 10 \times 10 \times 10 = 10^4$$

$$1 = 10 \div 10 = 10^0$$
$$0,1 = 10 \div 10 \div 10 = 10^{-1}$$
$$0,01 = 10 \div 10 \div 10 \div 10 = 10^{-2}$$

数字を見やすくするために、単位の前に10進の倍量および分量を示す接頭辞が用いられる。

10の累乗倍	接頭辞	記号	10の累乗倍	接頭辞	記号
10^1	デカ(deca) 十	da	10^{-1}	デシ(deci) 十分の一	d
10^2	ヘクト(hecto) 百	h	10^{-2}	センチ(centi) 百分の一	c
10^3	キロ(kilo) 千	k	10^{-3}	ミリ(milli) 千分の一	m
10^6	メガ(mega) 百万	M	10^{-6}	マイクロ(micro) 百万分の一	μ
10^9	ギガ(giga) 十億	G	10^{-9}	ナノ(nano) 十億分の一	n
10^{12}	テラ(tera) 一兆	T	10^{-12}	ピコ(pico) 一兆分の一	P
10^{15}	ペタ(peta) 千兆	P	10^{-15}	フェムト(femto) 千兆分の一	f
10^{18}	エクサ(exa) 百京	E	10^{-18}	アト(atto) 百京分の一	a

濃度と換算法

SI単位系では、濃度を容量当たりの物質量(mol/ℓ)または容量あたりの質量(g/ℓ)のいずれかで表示する。体積濃度(モル濃度)は、1リットルの溶液(血漿など)に含まれる粒子(分子)数を表わす。モル濃度は、化学的に単一の物質の分子量が既知である場合に用いられることが多い。

一定溶液中の溶質の数は、質量分率(パーセント濃度、g/g)、モル分率(mol/mol)、体積分率(パーセント濃度、リットル/リットル)で表示される。「単位」には1、10^{-3}(ミリ)、10^{-6}(マイクロ)などが付く。

付録

従来の濃度単位からSIの濃度単位への換算表

物質	従来の単位	SIの単位
ナトリウム	1mg％（10mg／ℓ）	0.4350mmol／ℓ
カリウム	1mg％	0.2558mmol／ℓ
カルシウム	1mg％	0.2495mmol／ℓ
マグネシウム	1mg％	0.4114mmol／ℓ
塩化物	1mg％	0.2821mmol／ℓ
ブドウ糖	1mg％	0.0555mmol／ℓ
尿素	1mg％	0.1660mmol／ℓ
コレステロール	1mg％	0.0259mmol／ℓ
尿酸	1mg％	59.48μmol／ℓ
クレアチニン	1mg％	88.40μmol／ℓ
ビリルビン	1mg％	17.10μmol／ℓ
血漿タンパク	1g％	10g／ℓ

従来の力、圧力（応力）、エネルギー（仕事量、熱量）の単位からSI単位への換算表

単位名称	換算式	算出法、表記法
力	1ダイン（dyn）＝10^{-5}ニュートン（N） 1キロポンド（kp）＝9.81N	1N＝10^5dyn 1N＝0.102kp
圧力、応力	1cmH_2O＝98.1パスカル（Pa） 1mmHg（1トール、Torr）＝133.3Pa 1アトム（atm）＝101kPa 1バール（bar）＝100kPa	1Pa＝0.0102cmH_2O 1Pa＝0.0075mmHg 1kPa＝0.0099atm 1kPa＝0.01bar
エネルギー	1エルグ（erg）＝10^{-7}ジュール（J）	1J＝10^7erg
仕事量	1メートルキロポンド（mkp）＝9.81J	1J＝0.102mkp
熱量	1カロリー（cal）＝4.19J	1J＝0.239cal

外国語用語解説

括弧内は複数形を示す。(例) Arteria (-ae)

A

abdomen 腹部、腹腔
abduction 外転
acetabulum 寛骨臼
acromion 肩峰(肩甲棘の外側端)
adduction 内転
adnexa uteri 子宮付属器
　(卵巣、卵管)
adventitia (Tunica adventitia)
　外膜(臓器と周辺を連結する疎性
　結合組織。臓器は移動可能で、
　ここを通って血管や神経が入る)
afferens 求心性、輸入
albus 白
allantois 尿膜
alveolus (複) Alveoli 胞、槽
－**dentales** 歯槽
－**pulmonis** 肺胞
accessorius 副
amnion 羊膜(ヒトの胎児を包み
　羊水で満たされた膜)
amphiarthrosis 半関節
　(非運動性の線維軟骨結合)
ampulla 膨大部
anabolism 同化作用
anastomosis 吻合、交通
anatomia 解剖学
　(ヒトのからだと臓器の形態および
　構造を論じる学問分野)
angulus 角
－**inferior** 下角(肩甲骨下角など)
－**venosus** 静脈角(内頚静脈と鎖
　骨下静脈との合流点)
antagonist 拮抗するもの
　(拮抗薬、拮抗筋など)
antebrachium 前腕
anterior 前、腹側

anteversion 前傾
　(上腕や下肢の前方運動)
antrum 洞
－**mastoideum** 乳突洞
　(中耳の側頭骨錐体部の空洞)
－**pyloricum** 幽門洞
　(胃の幽門部開始部にある空洞)
anulus 輪
anus 肛門
aorta 大動脈
apertura 開口、口
aponeurosis 腱膜
appendix 垂
－**vermiformis** 虫垂
　(盲腸の虫垂)
aqueductus 水道
－**cerebri** 中脳水道(中脳の
　第3脳室と第4脳室をつなぐ管)
arachnoidea クモ膜
arbor 樹
archimedes アルキメデス
　(アルキメデスの原理：流体中の
　物体の浮力は、その物体が押し
　のける流体の重さと等しい)
arcus 弓
arteria (-ae) 動脈
－**brachialis** 上腕動脈
－**carotis** 頚動脈
－**femoralis** 大腿動脈
－**hepatica** 肝動脈
－**iliaca** 腸骨動脈
－**mesenterica** 腸間膜動脈
－**poplitea** 膝窩動脈
－**pulmonalis** 肺動脈
－**renalis** 腎動脈
－**subclavia** 鎖骨下動脈
－**tibialis** 脛骨動脈
－**ulnaris** 尺骨動脈

−vertebralis 椎骨動脈
（脳の後部を栄養する動脈）
arthritis 関節炎
arthrosis 変形性関節症
articulatio（-nes） 関節
−acromioclavieularis 肩鎖関節
−carpometacarpea pollicis 母指の手根中手関節（鞍関節）
−coxae 股関節
−cubiti 肘関節
−genus 膝関節
−humeri 肩関節
−radiocarpea 橈骨手根関節
−sternoclavicularis 胸鎖関節
−subtalaris 距骨下関節
−talocruralis 距腿関節
−zygapophysialis 関節突起間関節
ascendens 上行
ascites 腹水
（腹膜腔に液体が集積すること）
atlas 環椎（第1頸椎）
atrium 心房
atrophia 委縮（臓器の大きさが標準以下となること）
auricula 耳介
auris 耳
auscultation 聴診
（聴診器を患者のからだに当てて、音や雑音を聴き取る診察法）
autonomic nervous system 自律神経系（不随意的に臓器を調節する神経系）
axis 軸椎
（第2頸椎、頭部の回旋軸）
azygos 奇数、不対

B

basal 底の、底部の
benign 良性
bifurcatio 分岐
−aortae 大動脈分岐部
（左右の総腸骨動脈への分岐部）
−tracheae 左右の主気管支への分岐部
bicuspidal 二尖の
bilateral 両側性の
biogenic amine アミノ酸から二酸化炭素が分解されて生じた生体に影響を与える物質）
biopsie 生検
brachium 上腕
bradytroph 遅栄養
bronchiolus 細気管支（気管支樹の中で軟骨組織を持たない枝）
bronchus 気管支
bulbus 球
−duodeni 十二指腸球部
−oculi 眼球
bursa 包、嚢
bursitis 滑液嚢炎

C

caecum 盲腸
calcaneus 踵骨
calices renales 腎杯
calvaria 頭蓋冠
canalis 管
−pyloricus 幽門管
−opticus 視神経管
capillary 毛細血管（の）
capitulum 小頭
caput 頭
−femoris 大腿骨頭
−humeri 上腕骨頭
−mandibulae 下顎頭
carcinoma 癌（悪性の上皮腫瘍）
cardia 噴門
cardiac 心臓の
cardiovascular 心血管の
carpus 手根
cartilago 軟骨
caruncula 丘、小丘
catabolism 異化作用
cauda 尾

-equina　馬尾（脊髄仙骨部に発生して、脊髄末端部に向かい馬の尻尾のように下行する脊髄神経根）
caudal　尾側の
cavitas　腔
cavum　腔
-tympani　鼓室
central　中心の、中枢の
cerebellum　小脳
cerebrum　大脳
cervix　頚
-uteri　子宮頚
chiasma　交叉
choanae　後鼻孔
chorda　索
-dorsalis　脊索（脊椎の前段階として頭索類、尾索類、脊椎動物に見られる軟骨性の支持器官）
-tympani　鼓索神経（鼓室を通る第Ⅶ脳神経の枝）
chorion　絨毛膜（胚子の）
choroidea　脈絡膜（眼の）
chymus　糜汁、糜粥、キームス
ciliae　睫毛
cisterna　槽（液体で満たされた腔）
-chyli　乳び槽（上腹にある胸管下端の膨大部で、リンパ管が集まる）
clavicula　鎖骨
climacterium　更年期
clitoris　陰核
cochlea　内耳の蝸牛
coenzym　コエンザイム（補酵素）
collateral　側副、側枝
colliculus　丘
collum　頚
-chirurgicum　外科頚（上腕骨の上3分の1の位置にある頚に似た骨折しやすい部位）
-femoris　大腿骨頚
colon　結腸
-ascendens　上行結腸
-descendens　下行結腸
-sigmoideum　S状結腸
-transversum　横行結腸
columna　柱
-vertebralis　脊柱
communis　総
compacta　緻密骨（Substantia compacta）のこと。骨の外層にあることが多い骨質が緻密な部分。
concha　甲介
condylus　顆（長骨末端にある）
conjunctiva　結膜
constriction　狭窄
contralateral　対側
cor　心臓
cornea　角膜
cornu　角
coronary artery　冠（状）動脈
corpus　体
-cavernosum penis　陰茎海綿体
-ciliare　毛様体
-pineale　松果体
-sterni　胸骨体
-uteri　子宮体
-ventriculi　胃体
-vertebrae　椎体
-vitreum　硝子体（眼の）
cortex　皮質
cortical　皮質の
costa　肋骨
cranial　頭側の
cranium　頭蓋骨
crista　稜
crus　脚
curvatura　弯曲
cutis　皮膚
cytology　細胞学

D

decussatio　交叉
defecation　排便
dens　歯、第2頚椎の歯突起を指すこともある（複数形はDentes）
dexter　右

diaphragma 横隔膜
diaphysis 骨幹
diarrhea 下痢
diarthrosis 可動関節
（解剖学的関節）
diastole 拡張期（心筋の）
digiti 手指および足指
dilatation 拡張
diploe 板間層
（頭蓋骨の緻密質層）
discus (-i) 円板
－**intervertebralis (-es)** 椎間円板
distal 遠位、末梢
diuresis 利尿
dorsal （体幹の）背側、後側
ductus 管
－**choledochus** 総胆管
－**cysticus** 胆嚢管
－**deferens** 精管
－**hepaticus** 肝管
－**semicirculares** （内耳の）半規管
－**thoracicus** 胸管
duodenum 十二指腸
dura mater 硬膜
dyspnea 息切れ

E

efferens 遠心性、輸出
ecto- 表面の、外側の
ectoderm 外胚葉
elevation 挙上（上腕を水平線より上方に挙げること）
embryo 胎齢2ヵ月末までの胚子
encephalon 大脳
endo- 内側の、内面の
endocardium 心内膜
endocrine エンドクリン
（内分泌の）
endometrium 子宮内膜
endothel 内皮
（血管の内面を覆う細胞層）

endocytosis エンドサイトーシス
（飲細胞作用）
enteral 経腸
ento- 内、内部
entoderm 内胚葉
enzyme 酵素
（説く知恵の物質代謝プロセスを著しく加速する生体触媒）
epicardium 心外膜
epididymis 精巣上体
epiglottis 喉頭蓋
epiphysis 骨端（長い管状骨の末端で肥厚した部分）
erythrocyte 赤血球
essence 1. 本質、2. 存在
exo- 外、外部、外側
exocrine 外分泌性
exocytosis エキソサイトーシス
（開口分泌）
exogen 外因性
expiration 呼息
extension 伸展
externus 外の
extracellular 細胞外
extrinsic 外因性

F

facies 顔、面
falx 鎌
fasciculus 束
（筋線維や神経線維などの）
fascia 筋膜
（筋を包囲する結合組織）
fatty acid 脂肪酸（鎖状のモノカルボン酸 [-COOH基を持つ] が二重結合を持つものを飽和型、1つ持つものを不飽和型、2つ以上持つものを多価不飽和型という）
femur 大腿骨
fetus 胎児（胎齢3ヵ月以降）
fibrin フィブリン（弾性糸状タンパク）
fibrocyte 線維細胞
fibula 腓骨**

filum　糸
fissura　裂
flexion　屈曲
flexura　曲
　－**coli dextra**　右結腸曲
　－**coli sinistra**　左結腸曲
folliculus　小胞、小結節
fontanelle　泉門
　（頭蓋骨間の膜性間隙）
foramen　孔
　－**intervertebrale**　椎間孔
　－**magnum**　大後頭孔
fornix　円蓋、脳弓
fossa　窩
frontal　前頭の、前面の
fundus　底
　－**ventriculi**　胃底

G

gaster　胃
gastrointestinal　消化管、胃腸管系
genesis　起源、発生
genu　膝
glandotrop　分泌腺刺激性
glandula (-ae)　腺
　－**mammariae**　乳腺
　－**parathyroideae**　上皮小体
　（副甲状腺）
　－**suprarenalis**　副腎
　－**thyroidea**　甲状腺
globular　球状
globus　球
gonada　生殖腺
gonadotrop　性腺刺激性
granulocyte　顆粒球
gyrus　回

H

hallux　足の母指
haustrum (-a)　膨起
　－**coli**　結腸膨起
　（結腸が嚢状に膨隆）
hemoglobin　血色素
hemolysis　溶血
　（赤血球からヘモグロビンが遊離）
hemorrhagic　出血性（血管から組織に血液が流出する事象を伴う）
hemiplegia　半身麻痺
hemisphere　半球
hepar　肝臓
hepatic　肝臓の、肝性の
hermaphrodite　雌雄同体
　（雌性と雄性の両方の特徴を持ち合わせること）
heterotopia　異所性の
hiatus　裂孔
　－**oesophageus**　食道裂孔
　（ここから食道が陥入する）
hilum　門（血管や神経が出入りする臓器上の切痕部および陥凹部）
　－**pulmonis**　肺門（気管支と血管の進入部）
histology　組織学
homeostasis　ホメオスターシス、恒常性
humerus　上腕骨
humor　体液の
hyalin　硝子質
hymen　処女膜
hyper-　超、過、高（標準を超越しているものに付ける接頭語）
hyperplasia　過形成、増殖
hypertonic　高張
　（溶液の浸透圧が周辺よりも高い）
hypertonia　高血圧
hypertrophia　肥大、肥厚
　（細胞の量的増大による臓器の肥大）
hyp-、hypo-　下、低
　（標準を下回る）
hypochondrium　下肋部
　（肋骨弓の下側領域）
hypopharynx　下咽頭
hypophysis　下垂体

外国語用語解説

779

hypoton　低張性
　（溶液の浸透圧が周辺よりも低い）
hypoxia　酸素欠乏症

I

idiopathic　特発性
iliosacral joint　仙腸関節
　（仙骨と寛骨間の関節）
ileum　回腸（小腸の下部）
incisura　切痕
incus　キヌタ骨
inferior　下の、下方の
　（足底に近い位置）
infra-　下位を意味する接頭語
infundibulum　漏斗
inguinal　鼡径（部）の
inhibition　抑制、阻害
innervation　神経支配
in situ　（生体内）原位置
inspiration　吸息、吸気
insufficient　（機能）不全
inter-　間
intermedius　中間
internus　内
interstitium　間隙
intestinal　腸の
intestinum tenue　小腸
intra-　～内の、～の中へ
intravasal　血管系内で
intracellular　細胞内で
ipsilateral　同側の
iris　虹彩
ischaemia　虚血
isthmus　峡

J

jejunum　空腸（小腸の上部）
juxta　近傍

K

kinocilium　動毛

kyphosis　脊柱後弯

L

labium　唇
lamina　板（組織層）
　−externa　頭蓋外板
　−interna　頭蓋内板
larynx　喉頭
lateral　側面の、側方の
lesion　外傷、損傷
lethal　致死の
leucocyte　白血球
lien　脾臓
ligamentum　靱帯
　−latum uteri　子宮広間膜
linea　線
　−terminalis　分界線
　（小骨盤と大骨盤を区切る隆線）
liquor　液
　−cerebrospinalis　脳脊髄液
lobulus　小葉
lobus　葉
longus　長
lordosis　脊柱前弯
lumbal　腰椎領域
lumbalisation　腰椎化（第1仙椎が腰椎として形成される形態異常）
luxation　脱臼

M

macula　斑
malignant　悪性の
malleolus　果、クルブシ
malleus　ツチ骨
mamilla　乳頭
mamma　乳房
mandibula　下顎骨
manubrium　柄
　−sterni　胸骨柄（胸骨上端の骨）
manus　手
margo　縁
maxilla　上顎骨

meatus 道
−acusticus externus 外耳道
−acusticus internus 内耳道
medial 内側の
median 中央の
mediastinum 縦隔
medulla 髄、髄質
−oblongata 延髄
−spinalis 脊髄
membrana 膜
−tympani 鼓膜
menarche 月経開始、初潮
meniscus 半月
（膝関節の線維軟骨）
menopause 閉経
（更年期中に起こる月経終了）
menstruation 月経
mesenterium 腸間膜
meso- 中間
mesoderm 中胚葉
metabolismus 代謝
metabolic 代謝性の
metacarpus 中手
metastasis 転移
metatarsus 中足
miosis 縮瞳
mitochondrial respiratory chain ミトコンドリアの呼吸鎖
（体内呼吸の複合酵素系で、NADHやH⁺などの電子を酸素分子に伝達する駆動力となる）
mitose 有糸分裂、細胞分裂
mortality 死亡率
motorial 運動の
mucosa 粘膜
mydriasis 散瞳
myeloic 骨髄性の
myocard 心筋
myogen 筋性の

N

necrosis 壊死
nephron ネフロン、腎単位
nerval 神経系の
nervus 神経
neurite 神経突起
neurology 神経学
neuron ニューロン、神経細胞
nidation 着床
nodi lymphatici リンパ節
−axillares 腋窩リンパ節
−bronchopulmonales 気管支肺リンパ節
−inguinales 鼡径リンパ節
−iliaci 腸骨リンパ節
−lumbales 腰リンパ節
−paraaortales 傍大動脈リンパ節
（腹部大動脈周囲にあるリンパ節）
nodus (-i) リンパ節、結節
nomenclature 学術用語、学名
nucleolus 核小体
nucleus 細胞核、中枢神経系内灰白質の神経核

O

obliquus 斜
obstipation 便秘
oesophagus 食道
olecranon 肘頭
（肘関節の尺骨側の隆起部）
omentum 網
oral 口の、経口
orbita 眼窩
os (-sa) 骨
−coccygis 尾骨
−coxae 寛骨
−ethmoidale 篩骨
−frontale 前頭骨
−hyoideum 舌骨
−ilium 腸骨
−ischii 坐骨
−lacrimale 涙骨
−nasale 鼻骨
−occipitale 後頭骨
−palatinum 口蓋骨
−parietale 頭頂骨

-pubis　恥骨
　-sacrum　仙骨
　-sphenoidale　蝶形骨
　-temporale　側頭骨
　-zygomaticum　頬骨
ossification　骨化
osteoblast　骨芽細胞
osteoclast　破骨細胞
osteocyte　骨細胞
ostium　口
　-urethrae internum　内尿道口
　　（膀胱の下端にある尿道開口部）
　-uteri　子宮口
　-uterinum tubae　卵管子宮口
　　（子宮への卵管開口部）
ovar　卵巣
ovulation　排卵

P

palatum　口蓋
palpation　触診
palmar　手掌の
palpebra　眼瞼
pancreas　膵臓
papilla　乳頭（突起）
papillarleisten　皮膚小稜、
　摩擦隆線（手掌および足底に
　認められるライン）
parametrium　子宮傍組織
parasympathic　副交感神経
parenteral　腸管外の、非経口の
parietal　頭頂の
pars　部
patella　膝蓋骨
pathogen　病原体
pathogenesis　病因、病原
pelvis　骨盤
　-renalis　腎盂
penis　陰茎
percussion　打診（軽く叩いて、そこ
　から発する音を基に診断すること）
peri-　周囲の
pericardium　心膜

perichondrium　軟骨膜
periodontium　歯周組織、歯根膜
perimetrium　子宮外膜
perimysium　筋周膜
perineurium　神経周膜
peripher　周辺、末梢
periost　骨膜
peristaltic　蠕動
　（臓器の筋による波状の反射運動）
peritoneum　腹膜
permeability　透過
pes　足
phagocytosis　食作用
　（細胞内への粒子取り込み過程）
phalanx (pl. phalanges)　手足
　の指（節）骨
pharynx　咽頭
phospholipid　リン脂質
　（脂肪に類似する物質で、基本構造
　にはリン酸、脂肪酸、多価アルコール
　がある。
pH　ピーエッチ(pH)（水素イオン
　指数のことで、pH＝-log(10)。
　溶液のpHが0～7であれば酸性、
　pHが8～14であればアルカリ性。
phylogenesis　系統発生
pia mater　軟膜（「脳膜は母親が
　子供を抱くように脳を包んでいること
　から、ラテン語で「優しい母」を意味
　する「pia mater」という名称となっ
　たと考えられている）
placenta　胎盤（後産）
plantar　足底の
plasma　血漿（血液の液状成分）
pleura　胸膜
　-costalis　肋骨胸膜
　-pulmonalis　肺胸膜
plexus　叢
plica　ヒダ
pollux　母指
portio　部
　-vaginalis cervicis　子宮頚の
　膣部

posterior 後方、後側、尾側
prevertebral 脊椎前
processus 突起
−condylaris 関節突起
−coracoideus 烏口突起
　（肩甲骨の）
−coronoideus 鈎状突起
　（下顎に筋が付着するための）
−mastoideus 乳様突起
　（側頭骨錐体部の）
−spinosus 棘突起（椎骨の）
−transversus 横突起
−xiphoideus 剣状突起（胸骨の）
profundus 深
proliferation 増殖
prostata 前立腺
proximal 近位（体幹に近い方）
pulmo 肺
pulmonary 肺の
pylorus 幽門
pyramis (-des) 錐体
　（ピラミッド形の器官で、錐体路の
　神経線維が延髄腹側に作る
　ピラミッド形の隆起）

R

rachitis くる病（ビタミンD不足が
　原因で生じる疾患）
radius 橈骨（前腕母指側の長骨）
ramus 枝
recessus 陥凹
rectum 直腸
rectus 直
ren 腎臓
renal 腎臓の
resistant 耐性の
resorption 吸収
　（細胞が水と溶解物質を取り込む
　こと）
respiratory 呼吸の
rete 網
reticulum 神経線維や血管から
　なる網構造

retina 網膜
retro- 後方、後部
retroperitoneum 腹膜後腔
retroversion 後傾
　（上腕や大腿の後方への運動）
receptor 受容体、受容器
recidivation 再発
ribose リボース
　（5個の炭素を持つ単糖類）
rotation 回旋

S

sacculus 小囊
sacral 仙骨の
sacralisation 仙椎化
　（第5腰椎が仙骨の一部となること）
salpinx 卵管
　（臨床では「Tuba uterina」の
　代わりに用いられる）
sarcoplasmatic reticulum
　筋小胞体（筋細胞に存在する滑面
　小胞体）
scapula 肩甲骨
sclera 眼の強膜
sclerosis 硬化、硬変
scoliosis 脊柱側弯
scorbutus 壊血病
　（ビタミンC不足で生じる疾患）
scrotum 陰囊
secretin セクレチン
　（腸壁で産生されるホルモン）
secretion 分泌
　（物質が細胞から排出されること）
segmentum 区、分節
sella 鞍
−turcica トルコ鞍（蝶形骨の窪み）
semilunar fold 半月ヒダ
sensible 感受性のある
sensorial 感覚の、知覚の
septum 中隔
serous 漿液の、血清に似た分泌液
serum 血清
　（血液中の非凝固成分）

外国語用語解説

783

sinister　左
sinus　洞
  -ethmoidalis　篩骨洞
  -frontalis　前頭洞
  -maxillaris　上顎洞
  -sphenoidalis　蝶形骨洞
somatic　からだの
spastic　痙攣性の
spermium　精子
spina　棘
  -scapulae　肩甲棘
spinal　脊髄の
spongiosa　海綿質
stapes　アブミ骨
stasis　（流体の）停止
stenosis　狭窄
sternum　胸骨
stethoscope　聴診器
strabismus　斜視
stratum　層
sub-　下の、下側
subarachnoid space　クモ膜下腔
  （クモ膜と脳膜の間にあり、
  脳脊髄液で満たされる空間）
subcutaneous　皮下の
sulcus costae　肋骨溝
super-　上、上方、上側
superficialis　浅
superior　上方の
supra-　上方の
sutura　頭蓋の縫合
  -coronalis　冠状縫合
  -lambdoidea　ラムダ縫合
  -sagittalis　矢状縫合
sympathicus　交感神経
  （自律神経系の一部）
symphysis　（線維軟骨）結合
  -pubica　恥骨結合
synarthrosis　不動結合
synchondrosis　軟骨結合
syndesmosis　靱帯結合
syndrome　症候群
  （同時に発現する一群の症候）

synergistic　相乗作用
  （筋群や薬品などに見られる）
synostosis　骨結合
synovia　滑液
systole　収縮期（心筋の）

T

tachycardia　頻脈
taenia　ヒモ
talus　距骨
tarsus　足根
tectum　蓋
tegmentum　被蓋
tempora　側頭
tentorium　テント
teratogenesis　催奇形性
testis　精巣
testosteron　テストステロン
  （男性ホルモン）
thenar　母指球
thoracic　胸郭の
thorax　胸郭
thrombocyte　血小板
thrombopenia　血小板減少症
thrombus　血栓
thymus　胸腺
tibia　脛骨
tonsilla　扁桃
tonus　トーヌス、（筋）緊張
toxic　有毒な、毒性の
trachea　気管
transmitter　伝達物質
transversal　横、横断
transversus　横、横断
trauma　外傷
trigonum　三角
trochanter　転子（上腿の骨突起）
  -major　大転子
  -minor　小転子
trochlea　滑車
truncus pulmonalis　肺動脈幹
trypsin　トリプシン
  （タンパク質分解酵素）

tuba 管
-auditiva 耳管
-uterina 卵管
tuber 結節
tuberculum 結節
-majus （上腕の）大結節
-minus （上腕の）小結節
tuberositas 粗面（筋付着部）
tubulus 細管、小管
tubular 管の、管状の
tumor 腫瘍
　（からだの組織に生じる限局性の腫脹）

U

ulcus 潰瘍
ulna 尺骨（前腕小指側の長骨）
umbilicus 臍
ureter 尿管
urethra 尿道
uterus 子宮

V

vagina 膣
vagus 迷走
valva 弁
-mitralis 僧房弁
　（左房と左室の間）
-tricuspidalis 三尖弁
　（右房と右室の間）
vas (-a) 管、脈管（リンパ管、血管）
vasa lymphatiea リンパ管
vascular 血管の
vasoconstriction 血管収縮
vasodilatation 血管拡張
vegetative nervous system
　植物（自律）神経系
vena (-ae) 静脈
-cava 大静脈
-hepatica 肝静脈
-jugularis 頚静脈（頭部から血液を送り出す大きな頚部の静脈）
-portae 門脈
-pulmonalis 肺静脈
-renalis 腎静脈
ventral 前側、前方、腹側
ventricle 脳、心室、腹腔などにある液体で満たされた空間
vertebra 椎骨
-cervicalis 頚椎
-lumbalis 腰椎
-prominens 隆椎（第7頚椎）
-thoracica 胸椎
vesica 嚢
-fellea 胆嚢
-urinaria 膀胱
vesicula (-ae) 小嚢
-seminalis 精嚢
vestibulum 前庭
visceral 内臓の
visus 視力
vomer 鋤骨
vulva 外陰部（膣前庭、陰唇）

外国語用語解説

解剖学で使われる人名

解剖学用語、特に臨床における慣用語には、人名が使われることが多い。以下に、解剖学分野で非常に良く知られている用語の由来となった人名のデータ、活動地域、専門分野を掲載する。情報は主に次の3つの専門書から抜粋した。

Debson, J.: Anatomical Eponyms, 2nd ed. Livingstone, Edinburgh und London 1962

Faller, A.: Die Fachwörter der Anatomie, Histologie und Embryologie. Bergmann, München 1978

Herrlinger, R.: Eigennamen in Anatomie, Physiologie, Histologie, Embryologie und physiologischer Chemie.G. Fischer, Jena 1947

Bartholin, Caspar Secundus (1655-1738)：医師、解剖学者、コペンハーゲン行政官。女性の前庭腺であるバルトリン腺（glandula Bartholini）を詳述。

Bowman, Sir William (1816-1892)：ロンドンの解剖学者、生理学者、眼科医。腎小体の被膜であるボウマン嚢（Bowman's capsule）を詳述。

Broca, Paul (1824-1880)：パリの外科医、人類学者。その名にちなんで、脳の言語中枢がブローカ中枢（Broca center）と名付けられた。

Corti, Marchese Alfonso de (1822-1867)：ウィーン、ウュルツブルク、パビーア、ユトレヒト、トリノの解剖学者。蝸牛管のラセン器であるコルチ器官（Corti organ）を詳述。

Cowper, William (1666-1709)：ロンドンの解剖学者、外科医。男性の尿道球腺であるカウパー腺（Cowper gland）を詳述。

Döderlein, Gustav (1893-1980)：イェナ、ミュンヘンの婦人科医。その名にちなんで膣内の乳酸桿菌がデーデルライン桿菌（Döderlein's bacillus）と名付けられた。

Douglas, James (1675-1742)：ロンドンの解剖学者、婦人科医。腹膜腔深部の窪みであるダグラス窩（Douglas pouch）を詳述。

Edinger, Ludwig (1855-1918)：フランクフルトの神経解剖学者。その名にちなんで、第Ⅲ脳神経（動眼神経）の節前副交感神経運動ニューロンがエーディンガー・ヴェストファル核（Edinger-Westphal nucleus）と名付けられた。

Eustachio, Bartolomeo (1513-1574)：ローマの解剖学者、教皇侍医。その名にちなんで、中耳と咽頭の間をつなぐ耳管がオイスタキオ管（Eustachian tube）と名付けられた。

Graaf, Regnier de (1641-1673)：デルフトとパリの医師、解剖学者。その名にちなんで、成熟した卵胞をグラーフ卵胞（graafian follicle）と呼ぶ。

Gennari, Francesco (1752-1797)：パルマの解剖学者。発見者の名にちなんで、視皮質の白線はジェンナーリ苔と呼ばれる。

Golgi, Camillo（1844-1926）：シエナとパビアの解剖学者。ゴルジ装置を詳述。

Haase, Karl Friedrich（1788-1865）：ドレスデンの婦人科医。ハーゼの法則(Haase rule)は、胎齢から胎児の身長を推定するのに利用される。

Hassall, Arthur Hill（1817-1894）：ロンドン、ワイト島、サンレモの医師。その名にちなんで、胸腺髄質の細胞塊がハッサル小体 (Hassall's body) と名付けられた。

Havers, Clopton（1650-1702）：ロンドンの解剖学者。その名にちなんで、層板骨の中心を通る細管をハーバース管(Havers canal)と呼ぶ。

Henle, Friedrich Gustav Jakob（1864-1936）：チューリヒ、ハイデルベルク、ゲッティンゲンの解剖学者、病理学者。尿細管の髄質部にあるネフロン、ヘンレのループ(Henle's loop)は、その名に由来する。

His, William（1863-1934）：ゲッティンゲンとベルリンの内科医。その名にちなんで、心臓の刺激伝達系にある心筋の束がヒス束(His bundle)と名付けられた。

Kerckring, Theodor（1640-1693）：アムステルダムとハンブルクの医師、解剖学者。小腸内の横走粘膜ヒダ、ケルクリングヒダ(Kerckring's folds)はその名に由来する。

Kohlrausch, Otto Ludwig Bernhard（1811-1854）：ハノーバーの医師。その名にちなんで、直腸粘膜に対して水平に走るヒダが、コールラウシュヒダと名付けられた。

Kupffer, Karl Wilhelm von（1829-1903）：キール、ケーニヒスベルク、ミュンヘンの解剖学者。その名にちなんで、肝臓の星形食細胞がクップファー細胞（Kupffer stellate cell）と名付けられた。

Langerhans, Paul（1849-1888）：フライブルクの病理学者。膵臓のランゲルハンス島（Langerhans island）と表皮のランゲルハンス細胞（Langerhans cell）の発見者。

Leydig, Franz von（1821-1908）：ヴュルツブルクとボンの生理学者、解剖学者。精巣の間質細胞は、発見者であるライディッヒにちなんで、ライディッヒ細胞（Leydig cell）と名付けられた。

Lieberkühn, Johann Nathanael（1711-1756）：ベルリンの医師。その名にちなんで、小腸絨毛間の陰窩がリーベルキューン陰窩（Lieberkühn crypts）と名付けられた。

Malpighi, Marcello（1628-1694）：ボローニャ、ピサ、メッシーナの医学部教授。腎小体は、発見者であるマルピギーにちなんでマルピギー小体（Malpighian corpuscle）とも呼ばれる。

McBurney, Charles（1845-1914）：ニューヨークの外科医。急性虫垂炎で腹部表面に圧痛点が現れることを発見。その名にちなんで、この点はマックバーニー点（McBurney point）と呼ばれる。

Meißner, Georg（1829-1905）：バーゼル、フライブルク、ゲッティンゲンの生理学者、動物学者。真皮乳頭の触覚小体に付けられた名称「マイスネル小体（Meissner's corpuscles）」の由来。

Merkel, Friedrich S.M.（1845-1919）：ゲッティンゲンの解剖学者。表皮のメルケル細胞（Merkel's cell）発見者。

Naegele, Franz（1777-1851）：ハイデルベルクの婦人科医。分娩予定日を割り出すネーゲレ換算法を考案。

Nissl, Franz（1860-1919）：ハイデルベルクの精神病医、神経組織学者。神経細胞のニッスル小体（Nissl

Pacchioni, Antoine (1665-1726)：ティボリとローマの医師。クモ膜が静脈洞に向かって顆粒状に突出する部位は、パッキオニ顆粒(Pacchionian bodies)と呼ばれる。

Pacini, Filippo (1812-1883)：フィレンツェの解剖学者。その名にちなんで、圧覚受容体はファーター・パチニ小体 (Vater-Pacini-corpuscle) と呼ばれる。

Peyer, Johann Konrad (1653-1712)：シャフハウゼンの医師。その名にちなんで、回腸のリンパ小節の集合はパイエル板 (Peyer's patch) と呼ばれる。

Purkinje, Johannes Evangelista (1787-1869)：ブロツラフとプラハの解剖学者、生理学者。心臓の刺激伝導系にある筋線維は、その名にちなんでプルキンエ線維 (Purkinje's fiber) と呼ばれる。

Ranvier, Louis Antoine (1835-1922)：パリの組織学者。有髄神経に見られる狭窄部は、発見者であるランビエの名を冠してランビエ絞輪 (Ranvier's node) と呼ばれる。

Reissner, Ernst (1824-1878)：タルトゥとブレスラウの解剖学者。内耳のライスネル膜 (Reissner's membrane) 発見者。

Riva-Rocci, Scipione (1836-1908)：パビーアの小児科教授。リヴァ・ロッチ血圧計(RR)考案者。

Sharpey, William (1802-1880)：エディンバラとロンドンの解剖学者。歯のセメント質内にあるシャーペー線維 (Sharpey fibers) 発見者。

Schlemm, Friedrich (1795-1858)：ベルリンの解剖学者。その名にちなんで、虹彩と角膜の間にある輪状管がシュレンム管 (Schlemm's canal) と名付けられた。

Schwann, Theodor (1810-1882)：ルーヴァンとリエージュの解剖学者、生理学者。神経線維を包むシュワン鞘 (Schwann's sheath) の発見者。

Sertoli, Enrico (1842-1910)：ミラノの生理学者。精巣のセルトリ細胞 (Seitoli cell) の発見者。

Tawara, Sunao (1873-1952)：日本福岡市の病理学者。心臓刺激伝導系の房室結節は、その名にちなんで田原結節 (Tawara node) と呼ばれる。

Tiffeneau, Mars (1873-1945)：パリの薬剤師、医師。呼吸の1秒率を定量するティフノー検査を考案。

Vater, Abraham (1684-1751)：ヴィッテンベルクの解剖学者、植物学者。ファーターヒダ（十二指腸乳頭真上の粘膜ヒダ）と、ファーター・パチニ小体は、発見者であるファーターの名を冠する。

Wernicke, Karl W. (1848-1905)：ベルリン、ブレスラウ、ハレの神経科医。上側頭回のヴェルニッケ中枢 (Wernicke center) の発見者。

索引

太字は、図表のページを示す。

1秒量　418, 419, **419**
ABO式血液型　301, 302, 303
ACTH　352, 367
ADH　352, **357**, 358, 513, 514, 515
ADP　12, 107
AIDS　324
ATP　11, 12, 40, 431
ATPアーゼ　107
AV房室結節　112, 243, **243**
Bリンパ球　321, **322**, 324
再循環　335, **337**, 338
CO_2分圧　406, 413, 414
CTスキャン像　257
C細胞　352, **362**, 363
DNA二重らせん　15, **15**, 16, **17**
DNA分子　16, **17**
EEG（脳波）　632
GABA　120
GAT　19
GFR　509
Goldberger誘導法　251
Hb濃度　312
HCG　**551**
HDL　307
HLA　321
HMV　247
HZV　247
IgA（抗体）　335, 338
IgG（抗体）　324
IgM（抗体）　324
LDL　307
LH　352, 359, 535, 550
L小管（筋細胞の）　104, **104**, 108
MCH　312
MHC　321, **322**
mRNA　20, 21, 354
$Na^{+-}K^{+-}$ATPアーゼ　33, **33**, 366

$Na^{+-}K^{+-}$ポンプ　33, **33**, 366
尿細管の　511, 512, 513
Na^+イオン　33, **33**, **117**, 118
Na^+チャネル　33, **33**
活動電位　**117**, 118
NKC　320
PRL　352, 359
p-クマリン　441
QRS波　251, **254**
Rh因子　303, 304
RNAポリメラーゼ　21
rRNA　13, **18**
STH　352, 359
S状結腸間膜　465
S状静脈洞　**654**, 665, **665**
T3　352, 361, 363
T4　361, 363
tRNA　**20**, 21
TSH　352, 363
Tリンパ球　321, 322, 323, 328
X染色体　14, 570, **571**, 573, **575**
X染色体優性遺伝　**59**
X染色体劣性遺伝　59, 60, **60**
Y染色体　14, 570, **571**, 573, **575**
Z線　105, 106, **106**
Z帯　100, 250
α-運動ニューロン　**643**
α受容体　697, 698
αブロッカー　689
β-MSH　352, 359
βカロチン　437
β受容体　697, 698
βブロッカー　698
β-メラニン細胞刺激ホルモン　352, 359
βリポトロピン　359
γ-アミノ酪酸　120
γグロブリン　**305**, 307, 308

あ

アウエルバッハ神経叢　**701**, **702**
亜鉛　439
アキレス腱　**161**
　断裂　208
アクチン　19
アクチンとミオシンの結合　**108**, 110
アクチンフィラメント　99, **100**, 102, 105, 106, **106**
顎関節の関節円板　**221**
足　197, **197**, 198, **198**, 199
アジソン病　367
アシドフィルス菌（乳酸菌）　557
アスコルビン酸　437
汗　747, 748
アセチルコリン　99, 119, 248, **692**, 696
アダムのリンゴ　387, **388**, 393
圧受容器　280
圧受容体　279, 414
圧迫型の腱　146
アデニン　17, 19
アデノシン三リン酸　11, 12, 40, 431
　筋収縮　107, **108**
アデノシン二リン酸　12, 107
後産　579, **581**
アドレナリン　352, 368, 696
アナフィラキシー　308
アブミ骨筋　733, **734**
アブミ骨筋神経　**734**
アミノ酸　435, 487, 488
　吸収　**487**, 488
　共輸送　38
　必須　435
アミノペプチダーゼ　**487**, 488
アリール　48
アリシン　441
アルコール　432
アルドステロン　366, 512
アルブミン　**305**, 306
アレルギー
　糖質コルチコイド　367
　反応　299, 308

アレルギー性ショック　308
アンギオテンシノーゲン　353, 513
アンギオテンシンI　513
アンギオテンシンII　513
安静時血流量　246
アンチポート　38, **39**
胃　**443**, 458, 459, 460, **460**, 461, **461**
　のX線画像　**460**
　の筋層　462
　の形状　460
胃液
　タンパク質の消化　487, **487**
　の分泌　459
胃液逆流　458
硫黄　439
イオン　31
イオン濃度　32
イオンポンプ　33, **33**, 34, 118
異化作用　430, 431
異型　598
移行上皮　80, **81**, 82, 520
胃小窩　462
胃静脈　**273**
胃腺　462, **463**
イソチオシアン　441
イソフラボノイド　441
一次筋線維束　144
一次卵胞　547, **548**, 549
一次リンパ器官　327
一酸化炭素　311
遺伝学　8, 48, 50
遺伝形質　48
　の分配　50
遺伝コード　18, 19
遺伝子　4, 13, 14, 48
遺伝子型　49
遺伝子突然変異　61
遺伝情報　4, 49
　X染色体上の　58, 59, 60
　タンパク質の合成　19, 21
　を複製　17
遺伝的多様性　66
遺伝的浮動　67

索引

移動期　26, 27, 28
胃粘膜　459, 461, 462
胃粘膜ヒダ　462
　の位置　460
イノシトール　437
胃脾間膜　477
胃泡　461, **460**
色の識別　718
陰イオン　31
陰核　**556**, 558
陰核亀頭　558
陰茎　543, 544, **544**
陰茎海綿体　**522**, **533**, 543, 544, **544**
陰茎亀頭　**522**, **533**, 543
陰茎根　543
陰茎深動脈　**544**
陰茎中隔　543, **544**
陰茎背静脈　544
陰茎背動脈　544, **544**
陰茎包皮　**522**, **533**, 543
飲作用　40, 89
インスリン　353, 369, 436
インスリン抵抗性　371
インスリン投与　371
咽頭　384, 387, **443**, 454, 455, 456
咽頭峡　444
咽頭挙筋　455
咽頭収縮筋　455, 456
咽頭扁桃　326, 334, **454**, 455
インドール　441
陰嚢　**522**, 543
インパルス伝達　116
右胃動脈　**481**
ウィリス動脈輪　661, **663**, 664
右冠状動脈　**237**, 244, **245**
　後室間枝　237, **238**, 239, 244
右結腸曲　**465**
烏口肩峰靱帯　173, **180**
烏口突起　173, **174**, 175, 180, **182**
右静脈角　**262**, 263
右心カテーテル　258

内がえし(内反)　**207**, 208
右房室弁　**238**
うま味　743
毛様体　709, **710**
ウラシル　**20**
右リンパ本幹　**262**, **326**
ウロクローム　515
ウロプラキン　82
運動軸　141, 142
運動終板　99, **101**, **113**, 114, **643**
運動性言語中枢　**621**, 623
運動ニューロン　113
　下位　644, 647
　上位　644, 648
運動分節　154, 155, 156, **155**
永久歯　**450**, 451
エイコサノイド　353
衛星細胞　101, 121
栄養血管系　401
栄養素　430, 434, 435, 436
　の熱量　432
　標準摂取量　434
栄養膜　575, 577, **577**, **582**
エーディンガー・ウェストファル核　**626**, 699, 700
腋窩　**180**, 181
腋窩静脈　**274**
腋窩動脈　**267**, 268, **269**
腋窩リンパ節　**326**
エキソサイトーシス　39, **39**, 40
液体輸送　34, 35, 36
液胞　**7**
エストロゲン　353, 372, 547, 560
エナメル質　**448**, 449
エネルギー産生　5, 382
エネルギー需要　431, 432, 433
　安静時　432, 433
　身体活動時　433
エネルギー代謝　431, 433, 434
エネルギーの変換　12, **12**
エブナー腺　743
エリスロポエチン　315, 353, 372
遠位指節間関節　**179**
円回内筋　162, 185, **187**, 669

791

塩化物チャネル　33, **33**
塩基　16, 17, 19
塩基対　17
塩基トリプレット　19
遠近調節　**699**, 700, 712, 713, 714
嚥下作用　**455**, **456**
嚥下中枢　456
エンケファリン　120
塩酸　462
遠視　722, **722**, 723
塩収支　511, 512, 513
延髄　**611**, **612**, **624**, **629**, **630**, 630, 631, **643**, **673**
　の圧迫　631
塩素　439
円柱上皮　80, **81**
円柱レンズ　723
エンドサイトーシス　39, **39**
エンドルフィン　120
円板　138
横隔神経　668
横隔膜　168, 170, **169**, **170**
　胸骨部　168, **169**
　の位置　168, **169**, 415
　腰部　168, **169**
　肋骨部　168, **169**
横隔膜頂　397
横行結腸間膜　465
横静脈洞　216, 665, **665**
黄色骨髄　95
横足弓　**198**, 199
横側頭回　**621**, 736
黄体　547, **548**, **549**, 550, **551**, 552, 553
黄体形成ホルモン　352, 359, 535, 550
黄体ホルモン　550
横突起　152, **153**
横突孔　154
黄斑　**710**, **718**, **719**, 719
横披裂筋　389, **390**
横紋筋組織　**100**, **101**, 102, 103, 104

凹レンズ　**722**
オームの法則　276
オキシトシン　352, **357**, 358, 560
黄体形成ホルモン（LH）　352, 359, 535, 550
オトガイ筋　**220**
音伝導器　733
オピオイド
　外因性　120
　内因性　120
オプソニン化　324
親世代　50, **51**, **52**, **54**
オリーブ核　**629**, 630
音圧　737
音圧レベル　737, 738
音響　736
音声　736, 737, 738
温度受容器　708
音波　736
音量　737
音量レベル　737, 738

か

カイロミクロンレムナント　306, 307, 308
外果　**197**, **198**, **206**
回外運動　185
回外筋　185
外頸動脈　**267**, 268
壊血病　438
外後頭隆起　**214**, **215**, 215
外肛門括約筋　172, 473, **474**
外呼吸　382
介在層板　95, **96**
介在板　112
外耳　**731**, 732
外子宮口　546, 556, **556**, 579
外耳道　**212**, **214**, **215**, **731**, 732
外頭蓋底　215, **215**, 216
回旋　**156**, 157
外旋　142, 181, **183**
回旋筋腱板　181, **183**
回旋点　146, 147
外側眼瞼靱帯　**727**

外側嗅条　744, **745**
外側溝　614, **614**, **621**
外側上顆　176, **177**
外側脊髄視床路　639, **641**
側前腕皮神経　**669**
外側足底神経　**671**, 672
外側足底動脈　270, **270**
外側側副靱帯　202, **204**
外側直筋　**728**, **729**, 730
外側皮質脊髄路　**629**, 644
外側翼突筋　218, **219**, **221**
外側輪状披裂筋　**388**, 389, **390**
外弾性膜　259, **259**, **260**
回腸　**443**, 464, **465**
外腸骨静脈　272, **272**
外腸骨動脈　**267**, 269, **270**
外転　181, **183**
外転神経　**216**, 217, **629**, 673, **673**
回内運動
　足の　207, 208
　前腕の　**177**
回内回外運動軸　**177**
概日リズム　361, 367, 632
外尿道括約筋　172, 521, **521**
海馬　**619**
外胚葉　581, **582**, **610**
　神経系の発達　609, 610
　の原基　583
灰白層　619, **619**
外腹斜筋　**161**, 162, 167, **168**
外分泌腺　83, **350**
解剖学的関節　137, 138, 139
解剖学的死腔　404, 405
解剖学的生物類型学　598
蓋膜　735, **735**, 736
外膜　259
海馬傍回　744, **745**
界面活性物質　406
海綿質　94, 95**96**
海綿静脈洞　665, **665**
回盲弁　**465**, 470, **472**
外リンパ　733, 734, 735
　外リンパ腔　**731**, **741**

外肋間筋　**158**, 159, 165, 416
カイロミクロン　306, **484**, 485
下咽頭　387, 454, **454**
カウパー腺　**522**, 523, 532, **533**, **540**, 542
下顎管　214
下顎骨　**212**, 213, 214, **214**
化学受容体　413, 675, 708
下顎神経　**217**, 674
下顎頭　**212**, 221, **221**
顆間窩　195, **196**, **204**
下眼窩裂　**215**, **728**
過換気　414
下眼瞼　**727**, 728
蝸牛　731, **731**, **734**, **735**, 735
蝸牛核　736
蝸牛管　**731**, **734**, **735**, 735
蝸牛孔　**734**, 735, 736
蝸牛軸　**734**, 735
蝸牛神経　**734**, 736
蝸牛窓　**731**, 735
蝸牛迷路　**735**
下行大動脈　267
顎下腺　**443**, 452, **453**
顎関節　213, **214**, **219**, 221
　の運動　221
拡散　34, 35, 36, **35**
拡散電位　34
角質層　82, 758, **759**, **760**
核周部　114
核小体　**7**, 13, **18**
隔世遺伝　70
覚醒状態　632
顎舌骨筋　**445**, 452, **453**
拡張期　245, 246, **246**, 247
顎二腹筋　**445**
角膜　85, 709, **710**, **712**, **713**, 714, 715
核膜　**7**, **18**
角膜縁　710, **712**, 715
核膜孔　**7**, 13, **18**
角膜混濁　715
角膜縁　**710**, **712**, 715
隔離　67

索引

793

索引

下頚神経節　**691**, 695
下甲状腺動脈　**362**
下肢　188, 189, 190
　の随意運動　644
下肢帯　188, 189
下斜筋　**728**, **729**, 730
下唇下制筋　**220**
下垂体　217, 352, **355**, 356, 357,
　357, 358, 612, 623, 624, **624**
　後葉　352, 356, **357**, 358
　腺腫　360
　前葉　352, 356, **357**, 358, 359
　のフィードバック調節機構　356,
　357
下垂体性巨人症　360
下垂体性小人症　360
加水分解酵素　11
ガス交換　382, 405, 406, 407, **409**
ガストリン　353, 459
下前頭回　**621**, 623
下腿　**150**, 196, 197
下腿骨間膜　269
下腿三頭筋　**162**, 208
下大静脈　168, 236, **237**, 238,
　264, 271, **272**, **394**
下唾液核　**699**, 700
可聴域　737, 738
下腸間膜静脈　**273**
下腸間膜動脈　**267**, 268
下腸間膜動脈神経節　**691**, 696
下腸間膜動脈神経叢　696, **697**
下直筋　**728**, **729**, 730
滑液　91, 139, 147
滑液包　147, **148**
滑液包炎　147
顎下神経節　**699**, 700
脚気　438
滑車　**728**, **729**, 730
滑車神経　216, 217, **629**, 630,
　673, **673**
滑車神経核　625
活樹　628
褐色脂肪組織　90
活動代謝　431, 433

活動電位　**117**
　機序　**117**, 118
　ニューロン　116, **117**, 118
活動電位の放電頻度　116
滑膜層　146, 147, **147**
下殿神経　**671**, 672
果糖　485
下橈尺関節　**177**, 183
化膿　299
下鼻甲介　**386**
下腹神経叢　**691**
下腹部臓器の神経支配　**690**
　交感神経　696
　副交感神経　701
下方回旋　142, 181
鎌状赤血球貧血　314
硝子軟骨　92, **92**, 93
カリウム　439
カリウムチャネル　33, **33**, **117**, 118
カリウム濃度　32
カリオグラム（核型）　**14**
顆粒　**7**
顆粒層　758, **759**
顆粒膜細胞　**549**, 550
カルシウム　439
カルシウムイオン　107, **108**
カルシオール　437
カルシトニン　352, 363
カルボキシペプチダーゼ　**487**, 488
肝円索　479, **480**
感音　738
感覚上皮　78, **79**, 83
眼角静脈　665, **665**
感覚性神経節　666
肝鎌状間膜　**477**, 479, **480**
眼窩裂　215, 216, 217, **728**
宦官様巨人症　542
含気骨　135
眼球　709, 710, 711
　後部　711, 716, 717
　視軸　**710**
　前部　709, **710**, 711, 712, 713,
　712
眼球共同運動　730

794

眼球血管膜(中膜) 709, 715
眼球線維膜(外膜) 709
眼球内膜 709, **710**
眼瞼 **727**, 728
眼瞼閉鎖反射 726
寛骨 137, **150**, 188, 189, **189**, **190**, **191**
寛骨臼 **189**, **191**, 199, **200**
肝細胞 **89**, 481, **482**
幹細胞 742
環軸関節 154
間質 **29**, 30, 31
冠状溝 239, 244
冠状静脈洞 **238**, 239, 244, **245**
杆状体 **717**, 718
冠状動脈造影 258
肝静脈 272, **482**
肝小葉 481, **482**
眼神経 217, 674
関節 135, 136, 137
　の運動 141, 142
　の力学 141, 142
関節液 91, 139
関節腔 137, **137**
関節拘縮 138
関節唇 199, **200**
関節突起 152, **153**
関節突起間関節 **151**, **155**
関節内膜 **137**, 138
関節軟骨 92, 93, **98**, 137, **137**, 138
関節包 **137**, 138, 139
汗腺 695, 763
肝臓 **443**, 479, 480, 481
肝臓中心静脈 481, **482**
肝臓のシヌソイド **89**, 481, **482**
感知器 708, 709
環椎 **151** 153, 154, **154**
　横靱帯 **154**
　後弓 154
　前弓 154
環椎後頭関節 153
貫通静脈 273, **275**
眼底 **719**, 720

眼動脈 217, **662**, 663
眼内圧 711, 712
間脳 **611**, **612**, 623, 624, 625
眼房角 711
眼房水 711
顔面静脈 665, **665**
顔面神経 **216**, 217, 221, **629**, **673**, 674, 691, 699, 700, 734
顔面神経丘 **630**
顔面頭蓋 210, 211
肝門 480, **480**
肝葉 479, 480, **480**
眼輪筋 **220**, **727**
キームス 459
球形嚢 730, **731**, 739, **739**
強制吸息 417
記憶細胞 **322**, 325
期外収縮 255
機械的受容器 708, 760, 761
気管 **384**, 392, 393, **393**, **394**, 394
　の分岐 392
気管支樹 **384**, **393**, **394**, 392, 395
気管支喘息 418
気管支粘膜 395
気管支肺リンパ節 398
気管上皮 80, **81**
気胸 398, **416**, 417
距骨下関節 205, **206**, 207
起座呼吸 404
基質 85
奇静脈 **237**, 271, **272**
基礎体温 **552**
基礎代謝 431
拮抗筋 144
基底層 758
基底脱落膜 578, **580**, **585**
基底板 735, 736, **735**
基底膜 **7**, 78, **81**
　脂肪細胞の 90
　尿フィルターの 506, 507, **507**
　肺胞の **409**, 410
気道 382

索引

795

気流抵抗　417
摩擦抵抗　417
希突起膠細胞　115, 122
キヌタ骨　**731**, 733, **734**
機能血管系　401
機能的死腔　405
基板（基底板）　735, **735**, 736
キモトリプシン　**487**, 488
逆位　62
球海綿体筋　543
嗅覚　743, 744, 745
嗅覚受容体　746
嗅覚不全　747
嗅覚路　744, **745**
球関節　139, **140**
球形嚢斑　739, 740
嗅索　744
臼歯　**445**, 448, 450
嗅糸　744, **745**
吸収上皮　78, **79**
嗅条　744, **745**
弓状静脈　**505**, 506
弓状線　190, **192**
弓状動脈　270
嗅神経　**216**, 384, 672, **673**, 744, **745**
急性アレルギー反応　299
腺　744, **745**
吸息　165, 402, 415, 416, 417, **415**
吸息ニューロン　413
嗅脳　744, 747
旧皮質　619
嗅毛　744
橋　**611**, **612**, 624, 629, **643**
胸郭　149, **150**, 157, 158, 159, **157**, **158**
　開口部　157
胸郭下口　157
胸郭上口　157
胸郭内筋膜　416
胸管　**262**, 263, **326**, 337
頬筋　**220**, **445**
凝血障害　438

胸肩峰動脈　**269**
凝固因子　296
胸腔　396, **415**, **416**
胸骨　**150**, **157**, **158**, 158
頬骨　**212**, 213
胸骨穿刺　160
胸骨体　150, **158**
胸骨柄　158, **158**
胸鎖関節　**158**, 173, **175**
胸鎖乳突筋　**162**, 166, **209**, 210, **219**
胸神経　**635**, 636
凝集素　301
強縮　109
橋小脳路　**629**
胸神経節　**699**, 700
胸髄　**637**
胸腺　323, **326**, 327, 328
胸腺ホルモン　353
胸大動脈　**267**, 268
胸椎　149
協同筋　144
胸部後弯　**151**
胸壁　165, 166
強膜　709, **710**, **712**, 715
胸膜腔　235, 396, 416, **416**
胸膜腔内圧　417
強膜静脈洞　**710**, 711, **712**
胸膜頂　**397**
共優性　49, 53
胸腰筋膜　**161**, 168
胸肋関節　**158**
挙筋脚　**171**
挙筋裂孔　171
棘下筋　**161**, 181, **182**
棘間靱帯　155
棘孔　**216**, 217
棘上窩　**175**
棘上筋　**180**, 181, **182**
曲精細管　**533**
極体　570, **571**, 573
棘突起　152, **153**
　の運動　**207**
挙上　165, **183**

鋸状縁　716
距踵舟関節　205, **206**, 207
去勢　542
距腿関節　205, **206**, 207
　　の運動　**207**
キラーT細胞　323, 324
起立性循環虚脱　281
起立性反射　281
　　の血流　110
　　の作用　**163**, **164**
　　の微小損傷　111
　　の物質代謝　107
近位指節間関節　**179**
筋委縮　111
筋外膜　**101**, 103
筋緊張　110
筋腱　146
近見　713, **713**, 720
筋原線維　99, **100**, **101**, **104**, 105, **106**
筋拘縮　111
筋硬直　111
筋骨型　599
筋細胞　99, **101**, 103
　　L系　104, **104**, **108**
　　T系　104, **104**, **108**
　　紡錘形　100, **100**
筋細胞膜　**100**, **101**, 103, **104**
近視　721, **722**
筋収縮　99, 104, 107
筋周膜　**101**, 103, 144
筋上膜　**101**, 103
筋振動　99
筋節　105, **106**
筋線維　**101**, 103
筋層間神経叢　**701**, **702**
筋組織　99, 100, 101
筋頭　143, 144
筋トーヌス　650
筋突起　**212**, 214
筋内膜　103, 144
筋皮神経　668, **669**
筋肥大　111
筋腹　143

筋紡錘　103, 110, 709
筋ポンプ　284
筋膜　146
グアニン　17, 19
空腸　**443**, 464, **465**
偶発突然変異　61
区気管支　**395**
口うつし法(人工呼吸)　412
口―鼻式人工呼吸法　412
屈曲　142
屈筋支帯　187
クッシング症候群　368
屈折力　720, 721
クッパー細胞　**89**, 482
クモ膜下出血　653, **654**
組換え　66
クモ膜　652, 653, **654**, 655, **656**
　クモ膜下腔　653, **654**
クモ膜顆粒小窩　**654**
グラーフ卵胞　547, **548**, **549**, 550
クラインフェルター症候群　63
鞍関節　**140**, 141
鞍関節(母指の)　141, 178, **179**, 186
グリア細胞　113, 115, 121, 122
クリアランス　509
グリコーゲン　107
グリコーゲン合成　369
グリコカリックス　**8**, 9
グリコーゲン顆粒　**7**
グリコサミノグリカン　85, 92
グリシン　**20**, 120
グルカゴン　353, 369
グルタミン酸　119, 743
くる病　438
　ビタミンD抵抗性　59
クレチン病　363
グロブリン　304, **305**, 306, 307, 308
クロマチン　16
クロム　439
クロロゲン酸　441
毛　764
　の色　764

索引

797

鶏冠　216, **216**
頚筋膜　209, **210**
脛骨　193, **195**, **196**
脛骨顆　196, **196**, 197
脛骨上関節面　**195**, **196**, 197, **204**
脛骨神経　**671**, 672
脛骨粗面　**195**, 196, **203**, 205
経産婦　589
形質保有者　59, 60, **60**
茎状突起　**212**
　尺骨の　**177**, 178
　橈骨の　**177**, 178
頚静脈　665
頚静脈孔　**215**, **216**, 665, **665**
頚神経　**635**, 636
頚髄　**637**
ケイ素　439
形態形成　583, 584
頚長筋　210
頚椎　149
系統発生　68
頚動脈管　**216**, 217, 218, 661, **662**
頚動脈小体　413, 675
頚動脈洞　675
脛腓関節　**204**
頚部　208, 209, 210
　神経叢　668
　前弯　**151**
　臓器　208, 209
　の筋　**209**, **209**, 210
　リンパ節　**326**
頚膨大　**634**, 636
痙攣性麻痺　110, 648
ゲスターゲン　353, 372
血圧　37, 255, 256, 257
　拡張期　255, 276
　差　276
　収縮期　255, 276
　上昇　278
　測定　256, 257, **256**
血圧差　276
血圧の調節
　一時的　279

長期的　279
反射　279, 280, 281
血液　294, 295, 296
　pH値　296
　交差適合試験　302, 303
　の組成　305
　の配分　277
　の役割　294, 296
血液型　300, 301, 302, 303
　遺伝　53
　検査　302, **302**
　抗原　300, 301
　割合　303
血液凝固　296, 300, **316**, 317
　調節　317, 318
血液凝固時間　315
血液空気関門　410, 411
血液静水圧　282
血液のpH値　296
血液脳関門　122
血液の液状成分　296, 305, 306, 307
　電解質　308, 309
血管　258, 259, 260, **260**
血管緊張　279, 694
血管系　258, 259, 260
血管交感神経　279
血管収縮　279, 284, 315, 316, 368, 697
血管心臓造影　258
血管抵抗　276
血球　294, 295, 296, **295**
月経黄体　**551**, 553
月経周期　**551**, **552**, 553, 554
月経出血　553, 554
結合組織　83, 84, 85
　交織線維性　87, **88**
　細網　88
　疎性　86, **86**
　平行線維性　87, **87**
　密線維性　87, **87**, **88**
結合組織骨　97
結合組織細胞　85
　固定性　85, **86**

遊走性　85, **86**
結合組織性乳頭　**760**, 761
結合組織線維　86
結合組織軟骨　93
欠失　62
血漿　31, 296, 305, 306, 307
　低分子　308
　電解質　308, 309
楔状骨　**197**, **198**, 198, **206**
月状骨　178, **179**
楔状束　631, 639, **641**
楔状束核　**630**, 631, 640, **641**
血漿タンパク　306, 307, 308
血漿電解質　308, 309
血小板　**295**, 300
血小板減少症　318
結節間溝　176
血栓　315, 316, **316**
血栓症　318
血中カルシウム濃度　363, 364
血中食塩量　514
血中ブドウ糖濃度　369
結腸　**465**, 469, 470, 471
　S状　**443**, **465**, **470**, 471
　横行　**443**, **465**, **470**, 471
　下行　**44**, **465**, **470**, 471
　上行　**443**, **465**, **470**, 471
　の運動　472, 473
　結腸曲　**465**
結腸ヒモ　471
結腸膨起　**470**, 471
血糖値　369
　不安定　436
結膜　709, **710**, **712**, **727**
血友病　60, 318
血流量　276
血流抵抗　276, 277
ゲノム　48
ゲノム突然変異　62, 63
ゲルマニウム　439
牽引型の腱　146
限外ろ過　38
肩関節　173, 179, 180, 181, **180**
　の運動　181

の可動性　179, **183**
の関節包　**180**, 181
の脱臼　181
肩関節　173, **174**, 176, 179, **180**
肩関節唇　**180**, 181
腱間膜　147
肩甲下筋　**148**, 181, **182**
　の停止腱　**180**
肩甲下動脈　**269**
肩甲挙筋　160, 174
肩甲棘　173, **174**
肩甲骨　**150**, 173, 174, **174**, **175**, **182**
　の運動　165, **166**
肩甲骨下角　174, **174**
肩甲帯　**150**, 173, 174, **174**, **175**, **175**
言語中枢　**621**, 623
顕在記憶　619, 620
肩鎖関節　173, **174**, **175**
腱索　241, **241**, 246
原始結節　582, **583**
原始小脳　627, **628**
腱鞘　147, **147**
腱鞘炎　148
剣状突起　158, **158**
　減数分裂　25, **26**, 27, 28
　後期　**26**, 28
　第1　**26**, 27, 28
　第2　**26**, 28
腱中心　168, **169**
原腸形成　582
腱停止部　146
原尿　501, 506, 509, 511
原皮質　619
肩峰　173, **174**, **175**, **180**, **182**
肩峰アーチ　173, **180**, 181
腱紡錘　110
腱膜　87, **145**, 146
腱輪　**728**, 730
抗D抗体　304
高圧系(動脈)　258
好塩基球　**295**, 296, 299
口蓋咽頭弓　444, **444**

口蓋骨　213, **215**
口蓋垂　444, **444**
口蓋舌弓　**444**
口蓋扁桃　326, 334, 444, **444**, **454**, 455
口蓋帆挙筋　**455**, 456
岬角　**151**, 190, **190**, **192**
口角下制筋　**220**
後下小脳動脈　**663**
交感神経幹　691, 694, 695
　交感神経系　690, **691**, **692**, 694, 695, 696
　胸腰系　694, 695, 696
　受容体　697, 698
　の機能　694
　の構造　**691**, **692**, 693, 694, 695
　破骨細胞　95, **96**
交感神経節　**691**, **692**
後眼房　**710**, 711, **712**
抗凝血薬　318
咬筋　**162**, 218
後屈　142
後傾　142
後脛骨筋　208
後脛骨動脈　270, **270**
高血糖症　371
膠原線維　86, **86**, **92**, 94
抗原提示　300, 321
口腔　**443**, **444**, 444, **445**, 445, 446
硬口蓋　213, **215**, **445**
口腔前庭　**445**
後交通動脈　662, **663**, 664
交差　**26**, 27, 61, 66
虹彩　709, **710**, 714
後索　631, 639, **640**
後索の核　**630**, 631
後索路　631, 639, **640**
交差適合試験　302
抗酸化物質　440
好酸球　**295**, 296, 299
後室間溝　237
膠質浸透圧　37, 282

後十字靱帯　202, **204**
後縦靱帯　155, **155**
光受容器　716, **717**, 723
甲状頚動脈　**269**
甲状舌骨靱帯　**388**
甲状腺　209, **209**, 352, **355**, 361, 362, **362**, 363
甲状腺機能亢進症　363
甲状腺機能低下症　360, 363
甲状腺刺激ホルモン（TSH）　352, 363
甲状腺腫　363
甲状腺ホルモン　353, 354
甲状軟骨　362, 387, **388**, **443**
甲状披裂筋　389, **390**
交織構造　88
後腎筋膜　**503**
後頭蓋窩　**215**, **216**, 217
後脊髄小脳路　640, **641**
酵素　19
　脂肪分解　484, 485
　タンパク質分解　487, 488
　糖分解　486
リボソーム　21
構造脂肪　90, 761
抗体　19, 307, 308, **322**, 324, 325
　ABO血液型　301, 302, 303
　母乳中　335
後大腿皮神経　**671**, 672
後大脳動脈　662, **663**
高炭酸血症　414
好中球　**295**, 297, 299, 319
高張性　309
後天性免疫不全症候群　324
喉頭　**384**, 387, 388, 389, **393**
喉頭蓋　93, **384**, 389, **443**, **455**, 456
喉頭蓋谷　**446**
喉頭筋群　389
後頭骨　**211**, **212**, **213**
後頭前頭筋　**220**, **220**
喉頭軟骨　387, 388, **388**, 389
後頭葉　614, **614**

喉頭隆起　387, **388**, 393
高度嗅覚　747
後脳　**611**, 627
広背筋　**148**, 160, **161**, **162**, 181, **182**
　主な作用　165
　の起始　165
　停止　165
後鼻孔　**215**, 383, **386**, 454, **454**
興奮伝達速度　118
硬膜下血腫　653
高密度リポタンパク　307
肛門海綿体　474, **474**
肛門管　**470**, 471, **474**
肛門挙筋　171, **171**, 474, **474**
肛門櫛　**474**
肛門尾骨靭帯　**171**
抗利尿　515
抗利尿ホルモン　352, **357**, 358, 513, 514, 515
口輪筋　**220**
後輪状披裂筋　**388**, 389, **390**
交連線維　617
後弯　151, **151**
更年期　553
コールラウシュヒダ　**470**, 473, **474**
股関節　**189**, 199, 200, 201, **200**
　の可動域　**201**
　の筋　201, 202
　の屈筋　201
　の伸筋　201
呼気検査　418, 419, **419**
呼吸
呼吸運動　418
呼吸器　383, 384, 385, **384**
呼吸気拡散　408, 409
呼吸器系　382, 383, 384
呼吸機構　415, 416, 417, **415**
呼吸気の組成　407
呼吸気分圧　406, 407
呼吸困難　404
　拘束性　419
　閉塞性　419
呼吸刺激

非特異的　414
フィードバック性　412, 414
呼吸商　434
呼吸数　404
呼吸中枢　412, 413, 631
呼吸調節　412, 413, 414
　化学性　413, 414
　中枢性　412, 413
呼吸抵抗　417, 418
呼吸補助筋　159, 160, 417
呼吸量　402, **403**
黒質　625, **626**, 646
鼓索神経　734, **742**
鼓室　**731**, 732
鼓室階　**731**, **734**, **735**, 735
古小脳　627, **628**
呼息　165, 401, 415, 416, 417, **415**
骨化
　間接　97
　直接　97
　軟骨内　97, 98
　軟骨膜　97
骨改変　97
骨格　**150**
骨格筋　**101**
　一次筋線維束　**101**, 103
　停止　142
　二次筋線維束　**101**, 103
　の可動端　143
　の起始　143
　の固定端　143
　の収縮　105, 250
骨格筋組織　102, 103, 104
骨格の成長　593, 594, **595**
骨芽細胞　**96**
骨化中心　98, **98**
骨幹　94, **96**, **98**, 135
骨幹端　97, **98**
骨間膜　136
骨基質　93
骨格年齢　593
骨形成細胞　95, **96**
骨結合　**136**, 137

801

索引

骨細胞　95, **96**
骨小管　95
骨髄　6, 95, **96**
骨髄巨細胞　300
骨髄腔　**96**, 98
骨組織　93, 94, 95, **96**
骨端　94, **98**, 135
　の閉鎖　594, **596**
骨単位　95, **96**
骨年齢　593
骨盤　188, 189, 190, **189**, **190**, **191**
　女性の　192, **193**, 546
　小　191
　大　190
　男性の　192, **193**, **522**
骨盤隔膜　171
骨盤傾斜角　190, **192**
骨盤上口　190, **192**
骨盤底　170, 171, 172, **522**
骨盤底の筋群　171, 172, **171**, 473, 521, **521**
過伸展　172
骨盤出口　171, 192
骨盤内臓神経　**691**, 701
骨膜　93, 94, **96**, 98, 134
骨ラセン板　**735**
骨梁　94, 95, **96**, 97
　抗圧迫　94, **96**
　抗牽引　94, **96**
コドン　19
ゴノソム（性染色体）　14, 570, **571**, 573, **575**
　不分離　62
コバラミン　437
コバルト　439
古皮質　619
鼓膜　**731**, 732, **733**
　緊張部　733
　弛緩部　733
鼓膜張筋　733, **734**
固有肝動脈　479, **480**, 481
固有掌側指神経　**669**
固有束　639, **640**

固有反射　648, **649**, 650
固有卵巣索　**546**, 547, **556**
コラーゲン　19
ゴルジ腱器官　709
ゴルジ装置　**7**, 11
ゴルジ野　10
コルチ器　735, **735**
コルチコトロピン　352, 367
コルチゾル　366
コレシストキニン　353
コレステロール　435, 484
コロトコフ音　**256**, 257
根管　**448**, 449
混合神経　123
根糸　**634**, 636
痕跡器官　70

さ

細気管支
　呼吸　399, **400**
　終末　399, **400**
細隙結合　82
ザイゴテン期　**26**, 27
最小可聴域　737, 738
臍静脈　265, **265**, 581
再生　698
臍帯　578, **579**, **581**, 581
最大吸息　402, **403**
最大呼息　402, **403**, 415
左胃大網動脈　**481**
左胃動脈　**267**, **481**
臍動脈　**266**, 581
サイトカイン　320, 353
細胞　4, 5, 6
　活動期　23
　刺激の受容　6
　の大きさ　5
　の基本構造　7
　の形状　4, 5
　の寿命　6
　の増殖　6
　の特性　5
　物質代謝産物　9
　物質代謝　29, **29**, 30

802

物質取り込み　6
物質放出　6
ホルモン産生　353
細胞外液　31
細胞外基質　83
　関節軟骨の　138
　骨組織の　93
　軟骨組織の　91, 92
細胞核　**7**, 13, 14, 15, **18**
細胞間間隙　37
細胞間質　83, 85
細胞骨格　9
細胞　**7**
細胞質基質　9
細胞質ゾル　9
細胞小器官　**7**, 8, 9, 10
　ニューロンの　115
細胞内液　9, 30, 32
細胞内領域　**29**, 30
細胞封入体　9
細胞膜　**7**, 8, 9
　の新生　11
　の損傷　440
細網細胞　88, **89**
細網線維　86, 88, **89**
サイモポエチン　328
サイロキシン　352, 361, 363
サイロトロピン　352, 363
杯細胞　83, 472
左冠状動脈　236, **237**, 244, **245**
　回旋枝　**237**, **238**, 244, **245**
　前室間枝　236, **237**, **245**
索状組織　91
左結腸曲　**465**
鎖骨　**150**, 165, 173, **174**, **175**
坐骨　137, 188, **189**, 190, **191**
坐骨下腿筋　201
鎖骨下動脈　**237**, 267, 268, 662
鎖骨下静脈　271, **272**, 274
坐骨棘　188, **189**, **190**, **191**, 191, **192**
坐骨結　190, **191**, **192**
坐骨神経　**671**, 672
坐骨大腿靱帯　199, **200**

左静脈角　**262**, 263
左心カテーテル　258
雑種　50, **51**, **52**, **54**
サテライト　16
サプレッサーT細胞　323
左房室弁　**238**
サポニン　442
酸化LDL　440
三角筋　**148**, **161**, **181**, **182**
　肩甲骨部　181
　鎖骨部　181
三角骨　178, **179**
残気量　402, **403**, 405
三叉神経　**629**, **673**, 674
三次卵胞　547, **548**, **549**, 550
三尖弁　241
　聴診部位　249, **249**
酸素　382, 383, 440
　解離曲線　408, 409, 410
　拡散　382, 408, 409
　含有率（呼吸気中）　407
　気体容量　407
　欠乏　411
　の運搬　309, 310, **310**, 382, 383
　の拡散　382, 383
　肺胞内濃度　405
　分圧　406
酸素欠乏症　411
産道　191
散瞳　714
痔　474
ジオプトリ　720
耳介　**731**, 732
耳介筋　**220**
視覚器　709, 720, 721, 722
視覚連合野　622
視覚路　723, 724, **725**
耳下腺　**443**, 452, **453**
耳下腺管　452, **453**
歯冠　448, **448**
耳管　93, 455, **731**
弛緩性麻痺　110, 647
耳管扁桃　334, **444**, **454**, 455
磁気共鳴画像法　258

索引

色素果粒　**7**
色素細胞　**760**
子宮　**546**, **555**, **555**, 556, 557
子宮円索　**546**, **556**
子宮外膜　556, **557**
子宮筋層　546, **557**
子宮頚　555, **556**
子宮腔　556, **556**, 557
子宮広間膜　547, 554, **555**, 557
子宮体　555, **555**, 556, **556**
　糸球体　501, 504, **505**
　輸出細動脈　**505**, 506
　輸入細動脈　**505**, 506
糸球体ろ過関門　506, **507**, 509
糸球体ろ過率　509, 510
子宮底　555, **555**, 556
子宮動脈　**556**
子宮内膜　**551**, 557, **557**
　増殖期　**551**, 553, 554
　剥離　553
　剥離期　553
　分泌期　**551**, **552**, 552, 554
子宮傍組織　556, **557**
軸索　**113**, 114, **121**
　終末　708, 709
　小丘　**113**, 114
軸索間膜　**114**
軸索細胞体間　121, **121**
軸索樹状突起間　121, **121**
軸椎　**151**, 152, 153, 154, **154**
歯頚　448, 449, **448**
刺激制御中枢　243, **243**
刺激伝導系　**240**, **243**, 243, 244
止血　300, 315, 316
耳垢　732, 738
耳硬化症　738
死腔換気　404, 405
死腔量　405
死後硬直　111, 112
自己弾性　417
指骨　178, **179**
篩骨　**212**, 216, 217
篩骨篩板　216, **216**, 774, 745
篩骨洞　**385**, 386

自己分泌　350
自己融解　112
歯根　449, **448**
歯根膜　449
歯根膜線維　448
視索　**629**, **724**, **725**
ジサッカリダーゼ　486
歯式　450
指示靱帯　138
支持組織　83, 84, 91, 92, 93
脂質　435, 484
脂質空胞　**90**
脂質滴　**7**
脂質二重層
　細胞膜　8, **8**
　の輸送プロセス　**35**
歯周組織　449
思春期　597
思春期急成長　597
思春期早発症　361, 597
思春期遅発症　597
　視床　618, 623, 624, **624**
　下核　616
　下部　356, 620, 623, **624**
　後部　623
　上部　623
歯状回　619, **619**
視床下部─下垂体─フィードバック調節
　機構　356, **357**
耳小骨　**731**, 732, 733, **734**
矢状軸　**132**, 133
歯状靱帯　655
糸状乳頭　**446**
茸状乳頭　**446**
矢状縫合　211, **212**, 590
矢状面　**132**, 133
耳状面　**151**
視神経　216, 217, **629**, 672, 673, **710**, 719, 724, **725**
視神経管　216, 217, 730
視神経交叉　**624**, **629**, **673**, 724, **725**
視神経細胞　716, **717**, 718, 723
耳神経節　**699**, 700

804

視神経乳頭　**710**, 718, 719, **719**, 720
歯髄　**448**, 449
歯髄腔　**448**, 449
脂腺　**762**, 763
自然選択　64, 65, 66
歯槽　449
耳側視野　723, **725**
舌　444, 445, **445**, 446, **446**, 447
膝蓋下包　**203**
膝蓋腱反射　649
膝蓋骨　147, 195, **195**, **203**, **204**, 205
膝蓋上陥凹　**203**
膝蓋靱帯　**203**, **204**, 205
膝窩動脈　269, **270**
室間孔　618, **657**, 658
膝関節　**195**, **196**, 202, 203, 205, **203**, **204**
　の筋　203
　の運動　203, 205
　の屈筋　203
　の伸筋　203
　の靱帯　202
　失語症　623
　　運動性　623
　　感覚性　623
　膝状体
　　外側　624, 724, **725**
　　内側　624, 736
失明　726
耳道腺　732
シトシン　17
歯突起　153, **154**
シナプス　113, **113**, 114, 118, 119, **119**, 120
　化学的興奮伝達　118, 119, **119**, 120
　記憶・学習機能　120
　興奮性　119
　軸索間　121, **121**
　促通機能　120
　電気的興奮伝達　**119**
　伝達物質遊離　40

弁機能　120
抑制機能　120
抑制性　119
シナプス後膜　119, **119**
シナプス小胞　**113**, **119**, 119
シナプス前膜　119, **119**
シナプス前要素　119, **119**
シナプス裂　119, **119**
歯肉　**448**, 449
視皮質　723, **725**
ジヒドロテストステロン　372
視標　723, 724
四分染色体　27, 28
脂肪　435
　心房　246
　の吸収　**484**, 485
　の消化　475, 484, 485, **484**
　の乳化　**484**, 485
　の熱量　432
脂肪細胞　89, **90**
脂肪髄　94
視放線　**615**, 724, **725**
脂肪組織　85, 89, 90
脂肪皮膜　502, **502**, 503
島　615, **616**
シャーペー線維　**448**, 449
斜角筋　165, **209**, 210, 417
尺骨　176, 177, **177**, 178, **179**
尺骨神経　176, 668, **669**
　後枝　**669**, 670
　深枝　**669**
　浅枝　**669**
尺骨動脈　268, **269**
尺側手根屈筋　**161**
尺側反回動脈　**269**
尺側皮静脈　**274**
視野欠損　725
車軸関節　140, **140**
射精　539, 545
射精管　**522**, 523, **533**, 538, 539
射精精液　542
斜披裂筋　389, **390**
種　65
縦隔　**236**

自由拡散　34, **35**, 36, 35
自由下肢　193, 194, 195
終期（有糸分裂の）　23, **24**, 25
嗅球　744, **745**, 746
　集合管　501, **508**, 511
　尿細管の輸送プロセス　510, 511
　尿濃縮機能　514, 515
集合リンパ節　329, **330**
嗅細胞　**745**, 746, 747
終糸　**634**, 655
収縮（心臓の）　245, 246, **246**
舟状骨（足の）　**197**, **198**, **206**
舟状骨（手の）　178, **179**
自由上肢　175, 176, 178
自由神経終末　708, 709, 761, **762**
自由脊椎　149
重層上皮　80, 81
縦束　**626**
縦足弓　**198**, 199
十二指腸　443, 464, **465**, 478
終脳　**612**, 613, 614, 615
皺眉筋　**220**
重複　62
終毛　764
絨毛　577, **578**, **579**, 580
絨毛性ゴナドトロピン　353, **551**
絨毛膜板　578, **579**, **581**
重量オスモル濃度　309
主気管支　**384**, **393**
縮瞳　**699**, 700, 714
手根骨　178, **179**
手根中手関節　**177**, 186
種子骨　135, 147, **179**, **197**
樹状突起　113, 114, **121**
受精　550, 554, 571, 572, 573, **572**, **574**
出血
　硬膜下　652
　時間　315
　頭蓋内　652
　素因　318
受動的免疫　325
受動輸送　34, 35, **35**, 36
受容器　708, 709

主要組織適合抗原遺伝子複合体　321, **322**
受容体タンパク質　9
シュレンム管　**710**, 711, 712
シュワン細胞　113, 114, 115, 121
循環中枢　279, 280, 631
上衣細胞　122
小陰唇　**556**, 558
上咽頭　387, 454, **454**
小円筋　181, **182**
消化器　443, 444, 445
上顎骨　**212**, 213
上顎神経　217, 674
上顎洞　213, **214**, **385**, 386
松果体　352, **355**, 360, 361, **612**, **615**, 623, 624, **624**
上眼窩裂　216, 217, **728**
上眼瞼　**727**, 728
上眼瞼挙筋　**727**, **728**, 729
小臼歯　448, 450, **450**
小頬骨筋　**220**
笑筋　**220**
掌屈　186
上側頭回　**621**
上頚神経節　**691**, 695
小結節　176, 181
小結節稜　176
小膠細胞　121
上甲状腺動脈　**362**
上項線　211
踵骨　**197**, **198**, 199, **206**
踵骨隆起　199
上肢　173, 174, 175
　の骨化　**596**
小指球筋群　**187**
上矢状静脈洞　**654**, **659**, **664**, 665
硝子体　**710**, 711, **712**
上斜筋　**728**, **729**, 730
上斜視　726
小循環　263, **264**, 265
上小脳動脈　**663**
上唇挙筋　**220**
小心臓静脈　245
上唇鼻翼挙筋　**220**

脂溶性ホルモン　351, 352, 353
常染色体　14
　分裂異常　62
常染色体優性遺伝　55, 56, **56**
常染色体優性遺伝病　55
常染色体劣性遺伝　56, 57, **57**, 58
上前腸骨棘　**189**, **190**, **191**, 191
掌側指動脈　268, **269**
上大静脈　235, 236, **237**, **238**, **264**, 271, **272**, **394**
上唾液核　**699**, 700
小腸　464, 465, 466, 467
　の運動　466
　壁構造　**702**
　壁層　**466**
　の粘膜　466, 467, **467**
上腸間膜静脈　**273**
上腸間膜動脈　**267**, 268, **481**
上腸間膜動脈神経叢　**691**, 695, **697**
小腸の円蓋域　335, **336**
小腸の絨毛　**79**, **336**, 466, 467, **467**, **468**
　基質内の管　468
　の陰窩　467, **467**
上直筋　**728**, **729**, 730
上ツチ骨靱帯　**734**
小殿筋　202
小転子　**189**, 194, **200**
上殿神経　**671**, 672
上橈尺関節　**177**, 178, 183
掌動脈弓
　深　268, **269**
　浅　268, **269**
小内臓神経　695, 697
小脳　**611**, **612**, 614, **624**, 627, 628, **628**, 629, 646, 647
小脳延髄槽　658, **659**
小脳脚　628, 629, **630**
小脳歯状核　628
小脳側索路　640
小脳虫部　627, **628**
小脳テント　**626**, 627, 653, **654**
小脳半球　627, **628**

小脳扁桃　**628**
小脳葉　627, **628**
小脳鎌　653, **654**
上鼻甲介　**386**
上皮小体　352, 364
上皮組織　78, 79, 80
　の役割　79
小伏在静脈　273, **275**
上方回旋　142, 181, **183**
小胞体(ER)　9, 10
　滑面　**7**, 10
　筋(L系の)　**104**
　粗面　**7**, 10
情報単位　19
漿膜　396
漿膜下神経叢　**702**
漿膜腔　396, **397**
静脈　234, 258, 259, 260, **260**
静脈角　**262**, 263, 326
静脈還流　283
静脈系　271, 272, 273
静脈流血障害　284
静脈洞　**216**, **654**, 665, **665**
静脈洞交会　664
静脈弁　284
小網　**476**, **477**
小葉間静脈　**505**, 506
小葉間動脈　**505**, 506
小菱形筋　160, 174
小菱形骨　178, **179**
小弯　**460**, **461**, 461
上腕　150, 175, 176
　の外転　**183**
　の外旋　**183**
　の挙上　165
　の内転　166, **183**
　の内旋　165, **183**
上腕筋　162, 185, **187**
上腕骨　175, 176
上腕骨滑車　176, **184**
上腕骨頚　176
上腕骨小頭　176, **177**
上腕骨体　176, **177**
上腕骨頭　173, **174**, 176, **180**

索引

807

上腕三頭筋　143, **161**, **162**, 184, 185, **187**
　のメカニズム　**143**
上腕静脈　**274**
上腕動脈　**267**, 268, **269**
上腕二頭筋　143, **163**, **164**, **187**
　長頭腱　**180**
　の作用　185
　のメカニズム　**143**
初期発生　581, 582
食塩　31
食細胞　299
食作用　40, 85, 299, 300
食道　168, **443**, **454**, 456, 457, **457**, 458
　胸部　456, **458**
　峡部　**457**
　頸部　**457**, 458
　の蠕動　456, 458
　の壁層　461
　腹部　**457**, 458
　裂孔　168, **169**, 456
植物性作用物質　441, 442
初経　553, 597
徐呼吸　404
鋤骨　213, **215**
初産婦　589
処女膜　558
女性の乳房　559, 560, **559**, **560**
触覚乳頭　446, 447
ショック状態　281
初乳　560
鋤鼻器　747, 748
徐脈　254
自律神経系　608, 690, 691, 692
　遠心性伝導路　692, 693
　求心性伝導路　692, 693
　神経叢　696, **697**
　伝達物質　692
　の機能　690
　の構造　**691**, **692**, 692, 693
自律性神経節　666
視力　723
白子　714

心陰影　239, **239**
腎盂　501, **503**, **504**, 516, **517**, **518**
深会陰横筋　171, 521, **521**
心エコー法　258
心雑音　**249**
心音　248, 249
心外膜　242, **242**
心カテーテル検査　258
進化の証拠　68, 69, 70
進化の要因　64, 65, 66
進化論　63, 64, 65
腎弓状動脈　**505**, 506
心筋　**236**, 242, **242**, 243
　交感神経の作用　112
　組織　**100**, 112
　副交感神経の作用　112
心筋梗塞　245
伸筋支帯　187
神経　122, 123, 124
神経インパルス　116, 117, 118
神経外胚葉　**610**
神経下垂体　352, 356, **357**, 358
神経管　609, 610, **610**
神経系　608, 609, 610
　遠心性　608
　求心性　608
　自律　353
　体性　608
　の区分　608, 609
　の発生　609, 610, 611
　の役割　609
神経膠　113
神経溝　609, **610**
神経膠　113, 121, 122
神経細管　115
神経細線維　115
神経細胞→ニューロンの項を参照
神経索　639
神経腫　124
神経周膜　123, **123**, **655**, **656**
神経上膜　123, **123**, **655**, **656**
神経頭蓋　211
神経節　666, 667

神経線維　**113**, 114
　　自律　368, 666, 667
　　髄鞘部分　115
　　節後　667
　　節前　368, 667
　　体性　666
　　無髄　**113**, 115
神経線維束　123, **123**
神経叢　668, 669, 670
神経組織　112, 113, 114
神経調節物質　354
神経堤　609, **610**
神経伝達物質　118, 119, 120, 353
　　興奮性　119
　　複合　120
　　抑制性　119
神経突起　113, 114, 115
神経内膜　123
神経板　609, **610**
神経ヒダ　609, **610**
神経分泌　358
神経ペプチド　120
真結合線　**192**
腎血漿流量　509
人工呼吸　412
人工レンズ　721
心室　**235**, **236**, 236, **237**, 242,
　　242, 243
心室細動　255
心室中隔　**242**, 243
心周期　254
腎小体　501, 504, **505**, 506, **507**,
　　508
深掌動脈弓　268, **269**
新小脳　627, **628**
腎静脈　272, **272**, **502**, 505, 506
腎神経叢　**697**
腎髄質　**504**, 505, **505**
腎錐体　**504**, **505**
心尖　235, **237**
心臓　235, 236, 237
腎臓　500, 501, 502
　　X線画像検査　257, 258
　　拡張期　245, 246

駆出期　245, **246**
弛緩期　246, **246**
刺激伝導　**240**, 243, **243**, 244
充満期　246, **246**, 247
静止電位　250
　の位置　502, **503**
　の活動電位　250
　の機能　500, 501
　の吸引作用　283
　の筋膜　502, **502**, **503**
　の血管　**505**, 506
　の血流　510
　の検査　257, 258
　の交感神経支配　695
　の交感神経　244, 248
　の構造　500, 501
　の後壁　237, **238**
　の神経支配　248
　の聴診部位　249, **249**
　の副交感神　244, 248
　の弁　240, 241, 242
　の弁平面　**237**, 240
　のポンプ機能　276
　ホルモン産生　353
心臓骨格　240
心臓前壁　236
靱帯結合　136, **136**
人体の軸　132, **132**, 133
身体の比率　592, 593, **593**
人体平面　132, **132**, 133
腎柱　**504**
伸張受容体　413
身長の変化　592
伸張反射　**649**, 650
陣痛開始　589
心底　235, **238**
伸展　142
心電図（ECG）　251, 254, 255
　　胸部誘導　251, **253**
　　の波形　251, 254, **254**
　　肢誘導　251, **252**
浸透　36, 37
腎洞　**504**, 505
浸透圧　36, **36**, 37

索引

809

腎動脈　267, **502**, **505**, 506
心内膜　240, **242**
腎乳頭　**504**, 505
腎杯　**504**, 516, **517**, **518**
心拍出量　247, 276, 277
心拍数　247, 254
心耳　**237**, 240
真皮　**759**, 761
深腓骨神経　**671**
新皮質　619, 621, 622
腎皮質　504, **504**
深部覚　639, 640
心壁　242, **242**, 243
　ホルモン　353
　心房中隔　**243**
心膜　**236**, **237**, **242**, 397
心膜腔　396, **397**
腎門　501, **502**
真肋　158
膵アミラーゼ　475, 486
膵液　475, 476
髄液圧亢進　661
髄液腔　**659**
髄液の循環経路　658, **659**
錘外筋　103
髄核　91, **155**, 156
膵管　477, **478**
水腫　84, 515
髄鞘　113, **114**, 114, 115
髄条　**630**
水晶体　**710**, 712, 713, 714
水晶体線維　**712**
水晶体嚢　**712**
水晶体上皮　**712**
膵臓　369, 370, **370**, 371, 377, **443**, 475, 476, 477
　形状　477, 478
膵体　477, **478**
錐体　**629**, 630, **643**
錐体外路運動系　617, 618, 646, 647
錐体外路運動系障害　618, 625
錐体叉　**629**, 630, **643**, 644
錐体路　**626**, **629**, 630, **637**, 642,
　643, **643**, 644
　の損傷　648, 651
膵頭　477, 478, **478**
膵島　478
錘内筋　103
髄脳　**611**, 630, 630
膵嚢胞性線維症　58
膵尾　478, **478**
水分喪失　371
水平軸　**132**, 133
水平面　**132**, 133
髄膜　652, 653, 654
睡眠覚醒リズム　632
水溶性ホルモン　351, 352, 353
膵リパーゼ　484, 485
頭蓋　211, 212, 213
頭蓋窩　**216**, 217
頭蓋頂　211
頭蓋底　210, 211, 215, 216, 217
頭蓋内圧　631
頭蓋内動脈瘤　653, 664
頭蓋表筋　218, 219, **219**, 220, **220**
頭蓋縫合　136, 211, **590**
錫　439
スタチン類　353, 356, **357**
ステロイド系ホルモン　354, 372
ストレス　367
スパイログラム　402, **403**
スパイロメータ　402, **403**
スペルミン　541
斉一性の法則　50, 51, 52
正円孔　**215**, **216**, 217
生活圏　65
精管　**533**, **538**, **539**, **540**
精管膨大部　**533**, **538**, **539**, **540**
生後の循環　265, **266**
生後の成長　591, 592, 593, 594
精細管　534, **535**
精索　539
精子　**535**, 536, 537
精子過少症　542
精子形成　359, 534, 535, 536, 570, **571**

精子細胞　535, 536
繊維質　434, 442
静止電位　32, 33, **33**, 34, 35, 38
成熟分裂　25
成熟卵細胞　570, **571**
星状膠細胞　121
正常呼吸　404
星状神経節　**691**, 695
正常の射精液　542
精上皮　**535**
生殖器　532, 533, 534
　　女性の　545, 546, 547, **556**
　　男性の　532, 533, 534
　　ホルモン産生　372
生殖細胞　28
生殖能力　542
生殖不能　542
静水圧差　37
性腺刺激ホルモン　359
性染色体　14, 570, **571**, 573, **575**
性染色体モノソミー　62
精巣　353, **355**, 372, **522**, **533**, 534, 535
精巣上体　**522**, **533**, 538, 539
精巣上体管　**533**, 539
精巣上体尾　**533**
精巣小葉　534
精巣動脈　**267**
精巣白膜　**533**, 534, 543, **544**
精巣網　**533**
精祖細胞　**535**, 536, 570
声帯筋　389, **390**, **391**, 391
生態系　65
生体酸化　430, 431
声帯突起　388
声帯ヒダ　389, 391, **391**
正中面　**132**, 133
正中神経　668, **669**
成長線　97, 135
成長ホルモン（STH）　352, 359
精嚢　**522**, **533**, **538**, 539, 540
性の決定　573, **575**
精母細胞**535**, 536, 570
性ホルモン　371, 372

毳毛　764
声門　388, **390**, **391**
声門水腫　391
性誘引物質　747
成長ホルモン分泌不全性低身長症　360
生理学的筋横断面　144
生理学的食塩水　37
生理的熱量　432
精路　**538**, **540**
後索　631, 639, **640**
赤核　625, **626**, 646
赤筋　109
脊索　91
赤色骨髄　94
脊髄　**612**, 633, 634, **634**, **635**, 635, 636, **637**
　灰白質　**637**, 638
　下行路　642, **643**
　クモ膜下腔　**656**, 658, **659**
　頸膨大　**634**, 636
　後角　**637**, 638, 638, **640**
　上行路　639, **640**
　前角　**637**, 638, **640**
　前索　639, **640**
　側角　**637**, 638, 639, **640**
　側索　639, **640**
　背側中隔　638
　白質　**637**, **637**, 639
　腰膨大　**634**, 636
脊髄円錐　**634**, 638
脊髄灰白質　**637**, 638
脊髄クモ膜　655, **656**
脊髄神経　152, **634**, 636, 638, **656**, 667, **667**, 668
　灰白交通枝　**667**, **693**, 695
　後枝　636, **637**, **656**, 667, **667**
　硬膜枝　**667**, 668
　前根　636, **637**, **640**, 667
　前枝　636, **637**, **656**, 667, 668
　白交通枝　**667**, 668, **693**, 694, 695
脊髄神経節　**634**, 636, **637**, **656**, 667

交感神経ニューロン　694, 695, 696
脊髄軟膜　655, **656**
脊髄白質　**637**, 638, 639
脊髄反射　649, 650, 651
脊髄硬膜　655, **656**
赤体　**549**
脊柱　149, **150**, **151**
　の運動　156, **156**, 157
　の可動域　157
　の関節　154, 155
　の靱帯　155
　の弯曲　152
　弓ー弦ー構造　152
脊柱管　152
脊柱起立筋　**168**
脊柱側弯症　152
赤道面　**24**, 25
脊柱前弯過度　152
赤緑色盲　60
セクレチン　353, 459, 476
声帯靱帯　388, **388**, 391, **391**
舌咽神経　216, 218, 629, 673, 674, **691**, 699, 700, 743
舌下小丘　453, **453**
舌下神経　216, 218, 629, 673, **673**
舌下神経管　216, 218
舌下神経三角　**630**
舌下腺　**443**, **445**, 452, **453**
赤血球　294, 295, **295**, 297, 298
　凝集　301
　高色素性　312
　色素係数　312
　数　4, 296, 297
　正色素性　312
　増加症　297
　沈降速度　309
　低色素性　313
　の形成　6, 297, 315
　の構造　332, **333**
接合　570
接合子　573
舌骨　209, 219, **455**
舌骨上筋　209, 218, 219, **455**

舌根　**444**, 446
切歯　450
接触覚　639, 640
接着斑　**7**, 82
舌中隔　**445**
舌背　**444**
舌扁桃　326, 334, **444**, **446**, 447, **454**, 455
セメント質　**448**, 449
ゼラチン頂　741, **741**
セルトリ細胞　535, **535**
セルロース　442
セルロースシート　305
セレン　**439**
セロトニン　120
線維芽細胞　85, 88
線維軟骨　91, **92**, 93
線維軟骨結合　141, 178
線維膜（関節包の）　137, 138
線維輪　**155**, 156
前核
　女性の　573, **574**
前角細胞　**637**
前額縫合　**590**
前下小脳動脈　662, **663**
腺下垂体　352, 356, **357**, 358, 359
全か無の法則　109, 116, 118
　活動電位　116
　単収縮　109
前眼房　**710**, 711, **712**, **713**
前期（有糸分裂の）　23, 24, **24**
前鋸筋　**162**, 165, 174
仙棘靱帯　188
男性の　573, **574**
前屈　**156**
前傾　142
前脛骨筋　**162**, 208
前脛骨動脈　270, **270**
仙結節靱帯　188
穿孔　652
前交通動脈　**663**, 664
仙骨　137, **150**, **151**, 188, 189, **189**, 190

812

前骨間動脈　269
仙骨子宮靱帯　555
仙骨神経　635, 636
仙骨神経叢　668, 671, 672
潜在記憶　620
腺細胞　83
前室間溝　236
前十字靱帯　202, 204
前縦靱帯　155
前障　615, 616
線条体　617
線条体動脈　663
浅掌動脈弓　268, 269
腺上皮　78, 79, 82, 83
染色体　13, 14, 15, 48, 570, 571
　　異種　14
　　赤道面　24, 25
　　対　14
　　同種　14
　　突然変異　61, 62
　　複製　23
　　腕　14, 15
染色体異常　61, 62
　　数的　61, 62
染色体セット　48
　　一倍体　14, 27
　　二倍体　13, 14
染色分体　15, 15, 24
　　構造　61, 62
前腎筋膜　503
仙髄　637
　　副交感性脳神経核　691
前頭蓋窩　216, 217
前正中裂　629, 630, 630, 640
前脊髄視床路　639, 641
前脊髄小脳路　640, 641
前脊髄動脈　662, 663
前仙椎　149
先祖返り　70
前側索　639
選択圧　66
先体　536, 537, 572, 572
前大脳動脈　662, 663, 663
先体反応　572

先端巨大症　360
仙腸関節　141, 189, 190
仙椎　149
前庭階　731, 734, 735, 735
前庭球　556
前庭神経　736, 741
前庭神経核　736, 741
前庭神経節　741
前庭窓　731, 733, 735
前庭ヒダ　391
前庭迷路　739, 739
先天性白皮症　58　白子
前頭骨　211, 212, 213, 216
前頭洞　214, 385, 385, 386
前頭面　132, 133
前頭葉　614, 614, 615
セントロメア　14, 15, 25
前脳胞　610
浅腓骨神経　671
前皮質脊髄路　629, 642
仙尾部後弯　151
線毛上皮　80, 81
泉門　136, 212, 213, 590
前立腺　502, 533, 540, 540, 541
　中心領域　541, 541
　直腸内指診　540
　尿道周囲領域　541, 541
　辺縁領域　541, 541
前立腺癌　541
前立腺腺腫　541
前腕　150, 176, 177, 178, 177
前腕骨間膜　136, 176, 184
爪郭　764, 765
総肝管　478, 482, 483
早期抗体　308, 325
臓器の血流　277, 278, 279
双極Einthoven誘導　251
総頸動脈　237, 267, 268, 269
象牙芽細胞　448, 449
象牙細管　448, 449
象牙質　448, 449
桑実胚　575, 577
爪床　764, 765
総掌側指神経　669

創傷治癒　85
双星　25
総胆管括約筋　483
総腸骨静脈　271, 272, **272**
総腸骨動脈　**267**, 269, **270**
相同器官　68, 69
爪板　764, **765**
爪半月　764, **765**
層板骨　94, 95, 96, **96**
総腓骨神経　**671**, 672
送風タンク作用　261, **261**
僧帽筋　160, **161**, **162**, 174, **209**
　の起始　165
　の停止　165
足関節天蓋　205, **206**
側屈　**156**, 157
足根　193, **197**, **198**, 198
足細胞　507, **507**, 508
側索　639, **640**
足指の屈曲　208
促進拡散　**35**, 36
足背皮神経　**671**
足底弓　271
側頭筋　218, **219**
側頭骨　211, **212**, 217
側頭骨錐体　217, **731**
側頭骨錐体部　**215**, **216**, 730, **731**
側頭頭頂筋　**220**
側頭葉　614, **614**
側脳室　**611**, 612, **615**, **616**, 618, **657**
足背静脈弓　**275**
足背動脈　270, **270**
足背皮神経　**671**
側副循環　271
鼡径靱帯　190
組織ホルモン　353
咀嚼筋群　218, 219
粗線　195
卒中発作　648, 664
足背動脈弓　270
ソマトグラム　591
ソマトスタチン　353, 369
ソマトトロピン　352, 359

ソマトメジン　353

た

ダーウィン結節　70
ターナー症候群　63
第1頸椎　**151**, 152, 153, 154
大陰唇　**546**, **556**, 558
体液　30
大円筋　**148**, **161**, **181**, **182**
大横径　586
体温調節作用　762
体幹　148, 149, 150
　の運動　160
　骨格　148, 149, 150
　の随意運動　644
体幹腸　444, 445
大気　412
大気圧　406
大臼歯　450
大胸筋　**162**, 165, 166, 181, 559, **559**
大頬骨筋　**220**
大結節　**174**, 176, 181, **182**
大結節稜　176
大後頭孔　**215**, **216**, **217**, 630
対向輸送　38, **39**
体細胞突然変異　61
第3脳室　**611**, 612, **615**, **616**, 659
体肢芽　583, **584**
胎児循環　265, **266**
胎児赤芽球症　304
第4脳室　**611**, 612
胎児の身長　585, 586
胎児の体重　586
代謝障害　58
体臭腺　763
大十二指腸乳頭　464, 477, **478**
体重の変化　592
体循環　263, **264**, 265
大循環　263, **264**, 265
帯状回　619, **619**
大静脈孔　168, **169**, 272
大心臓静脈　**245**
胎生　584, 585, 586

体性局在　645, **646**
体性知覚　622
体性知覚中枢　622
体性内臓感覚　708
大腿　**150**
大腿
　　の外旋　201
　　の外転　201
　　の屈曲　201
　　の後屈　201
　　の伸展　201
　　の前屈　201
　　の内旋　201
　　の内転　201
大腿筋膜張筋　**162**
大腿脛骨関節　202, **203**
大腿骨　**96**, 193, 194, **194**, 195, **195**, **196**
大腿骨外側顆　195, **195**, **196**
大腿骨幹　195
大腿骨頚　189, 194, **194**
大腿骨頚体角　194, **194**
大腿骨膝蓋面　195, **195**, **196**, 204
大腿骨頭　**96**, 189, 194, 199, **200**
大腿骨頭靱帯　**200**
大腿骨内側顆　195, **195**, **196**
大腿膝蓋関節　202, **203**, 205
大腿四頭筋　**162**, 203
　　の神経支配　**669**
　　の停止　196
大腿静脈　**272**, 273, **275**
大腿神経　668
　　の筋枝　**671**
大腿深動脈　269, **270**
大腿直筋　**162**, 201
大腿動脈　**267**, 269, **270**
大腿二頭筋　**161**, 201, 203
大大脳静脈　665, **665**
大腸　469, 470, 471
タイチン　105
タイチンフィラメント　105, 106
大殿筋　**161**, 201, **671**
大転子　**189**, 194, **200**
大動脈　168, 236, **264**, 267

　　の分岐　**267**, 268
　　の分枝　**267**, 268, 269
　　裂孔　168, **169**, 267
大動脈弓　**235**, 236, **237**, 267, 268, **267**
大動脈弁　**238**, **240**, **241**, 242
　　聴診部位　249, **249**
大動脈傍体　413
大内臓神経　**691**, 695, **697**
第2頚椎　**151**, 152, 153, 154
大脳　611, **612**, 613
　　の灰白質　**615**, **616**, 616
　　の区分　**612**
　　の血液供給　661, 662, 663, 664
　　の重量　613
　　の白質　**615**, **616**, 616
　　の発生　611, 612
大脳灰白質　**615**, **616**, 616
大脳基底核　613, 617, **618**, 625, 646
大脳脚　625, **626**
大脳溝　614
大脳縦裂　614, **616**
大脳動脈輪　661, **663**, 664
大脳脳回　614
大脳白質　**615**, **616**, 616, 617
大脳半球　**611**, **612**, 613, 614
　　優勢　621
大脳皮質　**615**, **616**, 616
　　の一次野　622
　　の機能領域　620, 621, 622
　　の連合野　622, 623
大脳辺縁系　619, **619**, 620, 746, 748
大脳葉　614, 615
大脳鎌　653, **654**
胎盤　265, **266**, 353, 372, 578, 579, **579**, **580**, 580, **581**
　　の絨毛　578
胎盤関門　579
体表外胚葉　610
大伏在静脈　273, **275**
体プレチスモグラフ　402
大網　**476**

索引

大腰筋　167, **168**
太陽神経叢　696, **697**
対立運動　186
大菱形筋　160, 174
大菱形骨　178, **179**
大弯　**460**, **461**, 461
ダウン症候群　62
唾液　453
唾液アミラーゼ　486
唾液腺　452, 453, **453**
楕円関節　139, **140**, 154, 186
多渇症　371
多関節筋　144
ダグラス窩　**546**, 575
多酵素複合体　10
脱落膜　577
縦軸　132, **132**
多糖類　436
多尿症　358, 371
多腹筋　144, **145**, 167
多量元素　438, 439
多列上皮　80, **81**
単一細胞　353, 354, 372
胆管　478, **478**, **480**, **481**, 483
単球　**295**, 297, 300, 319, 320
短骨　135
短鎖脂肪酸　**484**, 485
炭酸水素　310, 311
炭酸脱水酵素　**310**, 311
短時間記憶　620
胆汁　483
単収縮　109
胆汁酸　464, 485
炭水化物　436
　の吸収　486, **486**
　の消化　475, 476, 485, 486, **486**, 487
　の摂取量　434
　の代謝調節　369, 371
　の熱量　432
単星　25
弾性線維　86, **86**
弾性軟骨　91, **92**, 93
男性の泌尿器　**502**

男性ホルモン　352, 353, 367, 368
淡蒼球　**615**, **616**, 617, **618**, 643
断端神経腫　124
短橈側手根伸筋　**161**, **162**
単糖類　436, 485
胆嚢　443, **480**, **481**, 483
胆嚢管　**478**, **480**, **481**, 483
タンパク質　435
　の消化　475, 487, **487**, 488
　の摂取　434
　の摂取量　434
　の熱量　432
　の役割　19
タンパク質アニオン　33, **33**
タンパク質合成　4, 10, 13, 19, 20, **20**, 21
　遺伝情報　17, 18, 19
　情報伝達　**20**
タンパク同化ホルモン　367
短腓骨筋　**161**
淡明層　758
短毛様体神経　700
チアノーゼ　411
チアミン　437
置換骨　97
恥骨　136, 137, 188, **189**, **190**, 191
恥骨弓　**189**, 192, **193**
恥骨結合　136, **150**, **151**, 188, **189**, **190**
恥骨結節　190, **192**
恥骨大腿靱帯　199, **200**
恥骨直腸筋　**171**, **172**, 172, 473, 474, **474**
智歯　451
腟　172, **546**, **556**, 557, 558
腟円蓋　**546**
腟前庭　523, **546**, **556**, 558
窒素の分圧　407
腟部　**556**, **556**
緻密質　94, 95, 96
緻密斑　**507**, 514
チミン　17, 19
着床　576, **576**, 577, **577**

チャネルタンパク質　**35**, 36
中咽頭　387, 454, **454**
中間遺伝　**52**
中間径フィラメント　9
中間腱　144, **145**
肘関節　181, 183, 184, 185, **184**
　の運動　183, 184, 185
　の可動域　**185**
中期（有糸分裂の）　23, **24**, 25
中頚神経節　**691**, 695
中硬膜動脈　**216**, 217
中耳　**731**, 732, 733
中手骨　178, **179**
中手指節関節　**179**
中心窩　**718**, **719**, 719, 724
中心管　638, **640**
中心後回　621, **621**, 622, 640
中心前回　615, **621**, 622, **643**
中心臓静脈　**245**
中心体　**7**, 11, 24
中心紡錘体　24, **24**
虫垂　**443**, **465**, **472**
中枢神経系　121, 353, 608, 609, 610
　遠心性神経　608, **642**
　求心性神経　608, 639, 640, **640**, **641**
　の発生　609, 610, **610**, 611, **611**
中枢神経伝導路　123, 639
中枢神経路　123
中頭蓋窩　**216**
中性脂肪　435
肘正中皮静脈　**274**
中足骨　**197**, **198**, 199, **206**
中足動脈　270, **270**
中大脳動脈　**662**, **663**, 663, 664
中殿筋　202, **671**
肘頭　176, **177**, 184
中脳　**611**, 612, **624**, 625, **626**
中脳蓋　625, **626**
中脳蓋板　**615**, **624**, 625, **630**
中脳水道　**611**, 612, 613, **624**, **626**, **657**, 658, **659**

中胚葉　582, 583
中鼻甲介　**386**
中膜　259
聴覚障害　737, 738
聴覚伝導プロセス　736, 737
聴覚伝導路　736
聴覚連合野　**621**, 623
腸肝循環　485
腸管付属リンパ系　334, 335, 469
腸管付属リンパ組織　469
腸間膜　464, **465**, **466**, 475, **476**
長期記憶　620
鳥距溝　**621**, **723**, **725**
蝶形骨　211, **212**, 217
蝶形骨洞　**219**, **385**, **386**, 386
蝶形骨の翼状突起　**215**, 217
長骨　134, 135
腸骨　137, 188, **189**, **190**, **191**
腸骨棘　**189**, **190**, **191**, 191
腸骨静脈の血栓　318
腸骨大腿靱帯　199, **200**
腸骨稜　**189**, **190**, **191**, 191
聴細胞　735, **735**
長掌筋　**162**
調節幅　721
長橈側手根伸筋　**161**, **162**
長内転筋　**162**
腸の蠕動　690
長腓骨筋　146, **162**
腸壁内神経系　690, 701, **702**
聴放線　**615**
長母指伸筋（足の）　**162**
腸腰筋　201
調律障害　254
直静脈洞　**654**, 665, **665**
直腸　172, **172**, **443**, 469, **470**, 471
　子宮窩　**546**
　膨大部　**470**, 472, **473**, **474**
貯蔵脂肪　89, 761
ツァイス腺　**727**, 728
椎間円板　91, 136, 149, **151**, 154, 155, **155**
椎間孔　**151**, 152, **153**, 155

索引

817

索引

椎間板ヘルニア　156
椎弓　152, **153**
椎孔　152, **153**, **155**
椎骨　149
椎骨動脈　154, 661, **662**, **663**
椎切痕　152, **153**
椎前神経節　696
椎体　**151**, 152, **153**
痛覚　737, 738
痛覚受容器　708
膝蓋骨　147, 195, **195**, 202, **203**, **204**, 205
ツチ骨　**731**, 733, **733**, **734**
ツチ骨柄　**732**, **733**, **734**
ツチ骨頭　**734**
爪　764, 765
手　178, **179**
　の関節　186
　の筋　186, 187, **187**, 188
　の骨核　**595**
ディアキネシス期　**26**, 27, 28
低圧系（静脈）　258
底屈　142, 205, 208
低血糖症　368
丁植　136
低張性　309
ティフィノー検査　418, 419, **419**
ディプロテン期　**26**, 27
低分子の血漿成分　308, 309
低密度リポタンパク　307
停留精巣　534
デオキシリボ核酸（DNA）　4, 15, **15**, 17
　の損傷　440
　の役割　17
テコの腕　142
テストステロン　372
　の産　534, 535
デスモソーム　**7**, 82
テタニー　364
鉄　438, 439
　1日の必要摂取量　438
　欠乏性貧血　313
テトラヨードサイロニン　361

デュシェンヌ型筋ジストロフィー　60
テルペン　442
テロメア　**15**, 16, **18**
転移RNA (tRNA)　**20**, 21
電解質　31, 308, 309
　細胞外　31
　細胞内　32
電解質コルチコイド　352, 366
電荷勾配　**35**
電気泳動法　**305**
電気化学勾配　**35**
転座　62
転写　**20**
転写活性環状DNA　18
テント切痕　625, **626**
デンプン　436, 485
銅　439
同化作用　430, 431
導管　540, **540**
等感曲線　737, 738
動眼神経　**216**, 217, **629**, 672, **673**, **691**, **699**, 700
動眼神経核　625, **626**
瞳孔　714
瞳孔括約筋　**712**, 714
瞳孔近見反射　714
瞳孔散大筋　**712**, 714
瞳孔反射　714
橈骨　176, 177, **177**, 178, **179**
　回外位　**177**
　回内位　**177**
橈骨手根関節　**177**, 186
橈骨神経　668, **670**
　深枝　**670**
　浅枝　**670**
橈骨粗面　**177**
橈骨頭　**177**, 178
橈骨動脈　268, **269**
橈骨動脈の拍動　255, 256
橈骨輪状靱帯　184, **184**
糖質コルチコイド　352, 366
糖質コルチコイド濃度　367
橈尺関節　**177**, 178, 183
等尺性収縮　109, 110

818

投射線維　617
豆状骨　178, **179**
糖新生　366, 369
橈側手根屈筋　**162**
橈側反回動脈　**269**
橈側皮静脈　**274**
糖蛋白　85
頭腸　443
頭頂から踵までの長さ　584, 586
頭頂から臀部までの長さ　585, 586
頭長筋　210
頭頂後頭溝　**612**
頭頂骨　211, **212**, **213**
等張性　309
等張性収縮　109, 110
頭頂葉　614, **614**
動的呼吸機能検査　418, 419
糖尿病　369, 371
頭皮　**762**
等皮質　619
動物性グリコーゲン　485
頭部の副交感神経節　**691**, 699
洞房結節　112, 243, **243**
動脈　234, 258, 259, 260, 261, **259**, **260**
動脈圧　255
動脈管　265, **266**
動脈管索　**237**, 266
動脈系　267, 268, 269
動脈血化　411
動脈硬化　307, 371
透明帯　**549**, 550, 572, **572**
動毛　80, **81**, 82
ドーパミン　120, 625
独立の法則　50, **54**, 55
トコフェロール　437
突然変異　61, 62, 63
突然変異圧　66
突然変異原　61
凸レンズ　721, 722, **722**
トリグリセリド　435, 484
トリソミー　62
鳥肌　764
トリプシン　**487**, 488

トリプレット　19
トリヨードサイロニン　352, 361, 363
トルク　142, 143
トルコ鞍　217
トロンボキナーゼ　300, 316, 317, 318

な

ナイアシン　437
内因子　462
内果　**197**, **198**, **206**
内筋周膜　**101**
内頚静脈　**209**, 218, 665, **665**
内頚動脈　**216**, 218, **267**, 268, 661, **662**, 663
内肛門括約筋　473, **474**
内呼吸　382
内肛門括約筋　473, **474**
内細胞塊　575, 576, **577**
内耳　730, 731, **731**, 733, 734, 735
内子宮口　**579**
内耳神経　**216**, 217, **629**, 672, **673**, 736, 741
内耳道　**216**, 217
内頭蓋底　211, 215, 216, **216**, 217, 218
内舌筋　**445**, 446
内側嗅条　744, 745
内側縦束　**626**
内側上顆　176, **177**
内側上腕皮神経　**669**
内側前腕皮神経　**669**
内側足底神経　**671**, 672
内側足底動脈　270, **270**
内側側副靱帯　**184**, 202, **204**
内側直筋　**728**, **729**, 730
内側毛帯　**626**, 640, **641**
内弾性膜　259, **259**, **260**
内腸骨静脈　272, **272**
内腸骨動脈　**267**, 269, **270**
内転　**183**
内尿道括約筋　**519**, 521, **521**
内胚葉　581, **582**, 583, **583**

の原基　584
内腹斜筋　167, **168**
内分泌系　350, 351, 352, 353
内分泌腺　79, 83, **350**
内分泌腺刺激ホルモン　356, 357
内閉鎖筋　**171**
内包　**615**, **616**, 617
内膜　259, 261
内リンパ　734, 735, 736
内リンパ管　**731**, **739**
内リンパ腔　**731**, **741**
内肋間筋　**159**, 165, 417
ナチュラルキラー細胞　320
ナトリウム　439
　細胞外領域の濃度　32
　能動輸送　30, 38, **39**
　の排出　512
ナトリウムイオン　32, **33**, **117**, 118
ナトリウムチャネル　33, **33**, **117**
　の活動電位　33, 34, **117**, 118
軟骨基質　91
軟骨吸収細胞　97
軟骨結合　136, **136**, 211
軟骨細胞　91, **92**
軟骨小腔　**92**
軟骨組織　91, 92, **92**, 93
軟骨単位　**92**
軟骨膜　91, 92, **92**
二価染色体　**26**, 27
肉芽組織　85
肉柱　240
肉様膜　543
二酸化炭素
　の運搬　309, 310, **310**, 311
　の分圧　406, 407, 413, 414
二次筋線維束　144
二次尿　506
二次卵胞　547, **548**, 549
二次リンパ器官　324, 327
二尖大動脈弁　240, 241, 249
　聴診部位　249, **249**
ニッケル　439
日周リズム　361
ニッスル小体　**113**, 115

2点識別能　640
二頭筋　**145**
二頭筋長頭腱　**180**
二糖類　436, 485
二腹筋　**445**
乳管　559, **559**
乳管洞　559, **559**
乳酸　107
乳酸菌　557
乳歯　**450**, 451
乳腺　559, 560, **560**
乳液　485
乳頭　**559**, 560
乳頭筋　238, 240, 241, 246
乳頭層　**759**, 760
乳頭体　**616**, 619, **619**
乳糖不耐症　487
乳び槽　**326**
乳房　559, **559**, 560, **560**
乳様突起　166, **212**
乳輪　**559**, 560
ニューロン（神経細胞）　113, 114
　インパルス伝達　116
　偽単極　**115**
　双極　**115**, 116
　多極　**115**
　単極　**115**
　の大きさ　5
　の活動電位　116, 117, 118
　総数　5
　の脱分極　116, 119
尿　515, 516
尿意促迫　519
尿管　**502**, **504**, **517**, 517, 518, **518**, 519
　開口部　**502**, 517, **519**
　狭窄部　517
　の壁層　518
尿管間ヒダ　**519**, 520
尿細管　501, 504, **505**, 506, **508**, 510, 511, 512
尿生殖隔膜　171, **171**, 172, **522**
尿沈渣　516
尿道　171, **502**, 522, 523

女性の　523, **546**
男性の　522, **522**, 523, **533**
尿道球　**533**, 543
尿道球腺（カウパー腺）　**522**, 523, **533**, **540**, 542
尿道口　521
尿の希釈　514
尿の濃縮　514
尿フィルター　506, **507**, 509
尿崩症　358, 515
尿量　512
妊娠　546, 560
妊娠黄体　**551**, **552**, 552
妊娠期間　587
ヌクレオソーム　**15**, 16
ヌクレオチド　16
熱当量　433
ネフロン　501, 504, **508**
捻転　157
粘膜下神経叢（マイスネル神経叢）　701, **702**
脳幹　**611**, **612**, 629, **630**, 631, 632
　の嵌頓　625
脳弓　**615**
脳クモ膜　652, 653, **654**
脳梗塞　648
　虚血性　664
　脳内出血性　648, 664
脳硬膜　652, **654**
脳室　612, 613, 657, **657**, 658
脳室系　657, **657**, 658
脳神経　**216**, 217, 631, **631**, 632, 672, 673, **673**, 674
脳脊髄液　610, 618, 656, 657, 658
脳底動脈　**662**, 663
能動的免疫　325
能動輸送　34, **35**, 38, 39, **39**, 40
脳内出血　648, 664
脳軟膜　652, 653, **654**
脳胞　611, **611**
脳梁　**612**, **615**, **616**, 617, **619**, 624
ノルアドレナリン　120, 248, 352, 368, **692**, 696

は

歯　447, 448, 449
　の萌出　451, **452**
パーキンソン病　625
ハーゲン・ポアズイユの法則　278
ハーゼの法則　585
肺　396, 398, 399, 400
　の血管　401
パイエル板　**326**, 334, 335, 336, **336**, 469
肺の横隔面　**399**
胚芽層　758, **759**, 760
肺活量　402, **403**
肺換気　401, 402, 403
肺間膜　398
肺胸膜　**236**, 396, **397**, 398, **415**, 416
肺気量　401, 402
肺区域　398, **399**
背屈　**156**, 157, 186
胚子　**584**
肺斜裂　**399**
肺循環　263, **264**, 265
肺静脈　234, **237**, **238**, **264**, 394
肺小葉　399
排泄性尿路造影　517
肺栓塞症　318
背側指神経　**670**
肺動脈　**238**, **264**, **394**, **400**, 401
肺動脈幹　**236**, **237**, 238
肺動脈弁　**238**, **240**, 242
聴診部位　249, **249**
胚突然変異　61
肺内圧　415, 416
肺内のガス交換　408, 409, **409**
排尿器　501, **502**
排尿筋　**502**, 519, 520
胚の着床　576, **576**, 577, **577**
胚発生　68, **69**, 581, 582, 583
胚盤　581, **582**, 583
胚盤胞　575, **576**, 577, 582
肺胞　399, **400**, 405

索引

ガス交換　408, 409, **409**
表面の緊張　406, 417
肺胞管　399, **400**
肺胞換気　404, 405
肺胞基底膜　**409**, 410
肺胞上皮細胞　406
肺門　**235**, **394**, 398
胚葉　**393**, 398, **399**, 580, 582, 583
排卵　359, 546, 548, **549**, 550
体温　**552**
パキテン期　**26**, 27
薄筋　**162**
白筋　109
薄束　631, 639, **641**
薄束核　**630**, 631, 639, **641**
白体　547, **548**
白内障　721
半月ヒダ　**470**, 471
破骨細胞　95, **96**
橋　**611**, **612**, 627, 629, **643**
橋静脈　**654**, 664, **665**
の断裂　653
羽状角　144
羽状筋　144, **145**
葉状乳頭　**446**
破水　589
バソプレシン　352, **357**, 358, 513, 514, 515
八量体　16
白血球　85, 294, 295, 296, **295**
血管外遊出　298
数　296, 298
増加　298
の血管外遊出　298
発声　391
バナジウム　439
ハバース管　95, **96**
ハバース層板系　94
馬尾　**634**
バビンスキー反射　651
パラソルモン　352, 364
バルトリン腺　**556**, 558
破裂孔　**215**, 216

半関節　141, 178
半規管　731, **731**, 739, **739**
膨大部　**739**, **741**
パンクレオチミン―コレシストキニン　476
半月　138, 202, **203**, 204
半月弁　**241**, 242
半腱様筋　**161**, **162**, 202
瘢痕組織　85
反射　649
多シナプス性　651
単シナプス性　**649**, 650
病的　651
反射弓　650
反射亢進　648
反射調節　279, 280, 281
伴性遺伝　58, 59, **59**, 60, **60**
繁生絨毛膜　578, **578**, 585
ハンチントン病　618
半透膜　36, **36**, 37
パントテン酸　437
半膜様筋　**161**, 203
半盲　726
ビオチン　437
被蓋　625, **626**
被殻　**615**, **616**, 617, **618**, **643**
皮下組織　758, **759**, 761
鼻筋　**220**
鼻腔　383, 384, 385, **384**, 386
鼻甲介　**383**, 386
腓骨　193, **195**, **196**
尾骨　**151**
鼻骨　**212**, 213
尾骨神経　**634**, **635**
腓骨動脈　269, **270**
皮脂　763
肘　176, **177**, **184**
皮脂腺　763
皮質核路　**629**
皮質橋小脳路　**629**
皮質脊髄路　**626**, **629**, 630, **637**, 642, 643, **643**, 644
の損傷　648, 651
微絨毛　**7**, 80, 467, 468

麋粥　459
尾状核　**615, 616**, 617, **618, 643**
微小管　9, 11
脾静脈　**273**
尾状葉　480, **480**
ヒス束　112, **240, 243**, 244
ヒスタミン　353
　の遊離　308
ヒストン分子　**15**, 16
非正視　721, 722, 723
非性腺刺激ホルモン　359
鼻前頭静脈　665, **665**
脾臓　**326**, 331, 332, 333, **481**
　の位置　**332**
　の構造　331, 332, **333**
鼻側視野　723, **725**
ビタミンB$_9$　437
ビタミン　436, 437, 438
　脂溶性　437
　水溶性　437
　の作用　437
　需要　438
　不足　438
ビタミンA　437
　不足　438
ビタミンB$_1$　437
　不足　438
ビタミンB$_{12}$　437, 462
　不足　313, 438
ビタミンB$_2$　437
ビタミンB$_3$　37
　不足　438
ビタミンB$_5$　437
ビタミンB$_6$　437
ビタミンC　437
　不足　438
ビタミンD　437
　不足　438
ビタミンE　437
ビタミンH　437
ビタミンK　437
ビタミン過剰症　438
ビタミン不足　438
尾椎　149

必須脂肪酸　435
脾動脈　**267, 481**
ヒト白血球抗原　321
ヒドロコルチゾン　366
非内分泌腺刺激ホルモン　356, 357
鼻粘膜
　嗅部　384, **384**, 744
　呼吸部　384, 385
皮膚　758, 759, **759**, 760
　の蒼白　312
　の付属器　763, 764, 765
　の役割　762, 763
皮膚感覚器　761, 762, 763
腓腹筋　**161**, 208
皮膚血　695
皮膚の層　758
皮膚反射　651
ヒポクラテスの類型学　598
肥満型　599
眉毛下制筋　**220**
表現型　49
表在感覚　708
表在性反射　651
表情筋　**162, 220**
表層筋　**161**
表皮　**79**, 758, 759, 760, **759, 760**
ヒラメ筋　**161**, 208
ピリドキサール　437
微量元素　438, 439
鼻涙管　**727**, 729
披裂喉頭蓋筋　389
披裂喉頭蓋ヒダ　389, **390**
披裂軟骨　388, **388**
疲労性拘縮　111
貧血　297, 312, 313, 314
　悪性　313, 438
　高色素性　313
　再生不良性　314
　低色素性　313
　溶血性　314
頻呼吸　404
頻脈　254
ファーター・パチニ小体　709, **759**, 761, **762**

索引

フィブリノーゲン **316**, 317
フィブリン **316**, 317
フィブリン溶解 **316**, 317
フィロキノン 437
フェニルアラニン **20**
フェニルケトン尿症 **57**, 58
ヴェルニッケ中枢 **621**, 623
フェロモン 747
フォスファターゼ 11
フォリトロピン 352, 359, 535, 550
フォルクマン管 95, **96**
不規則骨 135
腹圧 167
復位 142
腹横筋 167, **168**
副眼器 726, 727, 728
副形質 9
副交感神経系 690, **691**, **692**, 698, 699
　伝達物質 **692**, 696, 699
　の機能 698
　の構造 698, 699, 700
副交感神経節 **691**, **692**
副甲状腺 352, **355**, **362**, 364
腹腔神経節 **691**, 695, **697**
腹腔妊娠 575
伏在神経 669, **671**
複糸期 **26**, 27
副腎 352, **355**, 364, 365, 366, 502, **502**
副腎機能不全 360, 367
副神経 **216**, 218, **629**, 673, **673**
副腎静脈 **502**
副腎神経叢 **697**
副腎髄質 364, **365**, 366, 367, 368, 696
副腎皮質 364, 365, **365**, 366
　球状帯 **365**, 366
　束状帯 **365**, 366
　ホルモン産生上皮細胞索 **365**
　網状帯 **365**, 367
副腎皮質刺激ホルモン（ACTH） 352, 367
複製 17, 22, **22**, 23

腹直筋 **162**, 167, **168**
副鼻腔 385, **385**, 386
副鼻腔炎 386
副伏在静脈 **275**
腹部神経節 **699**
腹部臓器の神経支配
　交感神経 696
　副交感神経 **699**, 700
腹部大動脈 **267**, 268
腹壁 167
腹膜 **397**, 475, **476**
腹膜腔 396, **476**, **477**
腹膜腔外臓器 475
腹膜後臓器 475
腹膜腔内臓器 475
浮腫 283
副腎皮質腫瘍 368
不整脈 **254**
腹腔動脈 **264**, **267**, **481**
物質代謝 29, **29**, 30, 31, 282, 283
物質輸送 30, 33, 34, 35
　細胞内 9
フッ素 439
不動結合 135, 136, 137
ブドウ糖 485
ブドウ膜 709, **710**, 715
不動毛 80
不妊手術 542
不分離 62
不飽和脂肪酸 435
プラーク 82
ブラジキニン 279, 353
プラスミン **316**, 317
フラボノイド 441
フリーラジカル 440
フリーラジカル中和物質 440, 441
プルキンエ線維 **243**, 244
ブローカ中枢 **621**, 623
プロゲステロン 353, 547, 560
プロスタグランジン 353
プロテアーゼ 475
プロテオグリカン 85, 138
プロビタミン 437

プロラクチン　352, 359, 560
分界線　189, 190, **190**
分時換気量　404
分時最大換気量　404
分泌糖蛋白　307
分泌物　83
分娩　546, 588, 589, 590, **590**
　開口期　589
　骨盤位　588
　頭位　588, 589, 590
　娩出期　589
　予定日　587, 588
分離の法則　50, 53
分裂間期　23, **26**, 28
平滑筋組織　99, 100, **100**, 102
平滑絨毛膜　**578**, **585**
平均赤血球血色素量　312
閉経期　553
閉経前期　553
平衡覚器　731, **731**, 739, 740, 741
平衡砂　740, **740**
平衡砂膜　740
平衡斑　740, **740**, **741**
閉鎖孔　189, **190**, **191**, 191, 192, 193
閉鎖膜　191, **200**
平面関節　139, **140**, 141
壁細胞　462, **463**
壁内神経節　701
ヘテロクロマチン　**7**, 16, **18**
ヘテロ接合　49
ペプシノーゲン　462, 487
ペプチド　353
　の吸収　**487**, 488
ヘマトクリット　294, **305**
ヘミ接合体　58
ヘミセルロース　442
ヘモグロビン　19, 297, 309, 310, 311
　産生障害　314
　濃度　312
　の緩衝作用　311
ペラグラ　438

ヘルパーT細胞　323
変異　66
変換酵素　513
便失禁　172, 474
扁桃　334
扁桃炎　334
扁桃体　618, **619**, 619, 744, **745**
扁平筋　**145**
扁平骨　135
弁閉鎖不全　249
扁平上皮　80, **81**
片葉　627, **628**
片葉小節葉　627
ヘンレのループ　**508**, 512
防御作用　85
包茎　543
方形回内筋　185
方形葉　480, **480**
膀胱　519, 520, 521, **540**
縫工筋　**162**, 201, 203
膀胱頚　**502**
膀胱三角　**502**, 519, 520
膀胱垂　**519**, 520
膀胱底　**502**
芳香分子　746
傍糸球体装置　**507**, 513
房室結節　243, **243**
房室弁　**238**, **240**, 241
帽状腱膜　220
紡錘体　**24**
放線冠　**549**, 550, 572
膨大部　739, 740, **739**, **741**
膨大部稜　739, 740, 741, **741**
傍分泌　350
ボウマン嚢　501, 506, **507**
補強靱帯　138
母指
　主動脈　**269**
　小指との対立運動　186
　の外転　186
　屈曲　186
　の伸展　186
　の内転　186
母指球筋群　162, 187

母指主動脈　**269**
ホスホクレアチン　107
細長型　599
補体系　320, 324
母体胎盤分葉　580, **581**
勃起　534, 543, 544, 545
母乳　560
骨迷路（内耳）　733, 734
ホメオスターシス　30, 413, 608
ホモ接合　49
ポリオ　647
ホルモン　351, 352, 353
ホルモン産生組織　354, 372
ホルモンの作用機序　351, 353, 354
ホルモンの産生部位　352, 353, 354
飽和脂肪酸　435
ホンの値　737, 738
翻訳　**20**, 21

ま

マイスネル小体　**759**, 761, **762**
毎分拍出量　247
マイボーム腺　**727**, 728
膜孔　**35**, 36
膜電位　32, 33, **33**, 34, 38, 116, 117
マグネシウム　439
膜迷路（内耳）　734, **739**
マクロファージ　300, 319, 320, 321, **322**
マックバーニー点　470
末梢血管抵抗　276
末梢神経　**123**, 666
　の再生　124
末梢神経系　121, 608, 666, 667, 668
末節骨
　手指の　178, **179**
　足指の　**197, 198**, 199, **206**
まばたき　726
マラリア感染耐性　314
マンガン　439
ミエリン鞘　113, **114**, 114, 115
ミオグロビン　99, 109

ミオシン　19
ミオシン頭部　105, **106**
　のオール漕ぎ運動　105, 107, **108**
ミオシン尾部　105, **106**
ミオシンフィラメント　99, **100**, 102, 105, 106, **106**
味覚　446, 447
味覚乳頭　446, **446**, 741, **742**
右利き　620
ミクロフィラメント　9
ミセル　**484**, 485
密着結合　82, 122
ミトコンドリア　**7**, 11, 12, 13
ミトコンドリアの呼吸鎖　12
耳　730, 731, 732
味毛　742, **742**
脈波　255
脈絡叢　**616**, 618, **659**
脈絡叢細胞　122
脈絡膜　709, **710, 712**, 715
味蕾　741, 742, **742**, 743
無機質　438, 439
無呼吸　404
無酸素症　411
娘細胞　25, 28
娘染色分体　**24**, 25
無精子症　542
胸やけ　458
無毛皮膚　758, 759
眼　709, 710, 711
興奮伝導の収束　718
反転　718
明暗の判断　718
迷走神経　**217**, 218, **629, 673**, 675, **699**, 700
迷走神経三角　**630**
迷走神経背側核　**699**
メサンギウム細胞　**507**, 508
メチオニン　**20**
メッセンジャー RNA（mRNA）　**20**, 21, 354
メラトニン　352, 360, 361
メラニン細胞　760, **760**
メラニン細胞刺激ホルモン（MSH）

826

352, 359
メラノトロピン　352, 359
メルケル細胞　759, 760, 761
免疫応答
　細胞性　319, 320, 321
　体液性　320, 323, 324
　特異的　320, 321, **322**
　非特異的　319, 320
免疫機構　319, 320, 321
免疫グロブリン　307, 308
免疫臓器　326, **326**, 327
免疫防御　298, 300
　新生児の　308
メンデルの法則　50, 51, 52
毛球　**762**, 764
盲孔　**444**, **446**, 447
毛根　**762**, 764
毛根鞘　**762**, 764
毛細血管　234, 258, 259, 261
毛細胆管　**482**, 483
毛細リンパ管　262
網状骨　97
網状赤血球　297
網状　**759**, 761
盲腸　70, **443**, **465**, **472**
毛乳頭　**762**, 764
網嚢　477
網嚢孔　**476**, 477
盲斑　**710**, 718, 719, **719**
毛包　762
網膜　709, **710**, 716, **717**, 718
　色素上皮層　709, 716, **717**
　視細胞層　716, **717**
　視神経細胞層　716, 717
　視部　**710**, **712**, 716
　神経層　709, 716, **717**
　双極細胞　716, **717**, 718
　双極細胞層　716, 717
　盲部　**710**, **712**, 716
網膜中心静脈　719
網膜中心動脈　719, 720, **719**
網様体　**626**, 631, 632
毛様体筋　**712**, **713**, 713
毛様体小帯　**710**, **712**, **713**, 713

毛様体上皮　710
毛様体神経節　**699**, 700
モリブデン　439
モルヒネ　120
門脈　**264**, 272, **273**, 479, **480**, **481**

や

ヤコブソン器官　747, 748
痩せ型　598, 599
夜盲症　438
有郭乳頭　**444**, **446**, **742**
有棘層　758
ユークロマチン　**7**, 16, **18**
有鉤骨　178, **179**
有効ろ過圧　510
有糸分裂　23, 24, **24**, 25
有糸分裂後期　23, **24**, 25
優性　49
遊足　202
有頭骨　178, **179**
有毛細胞　735, **735**
有毛皮膚　758, **760**
幽門　461, **461**
優劣遺伝　51
輸血　302, 303
輸送ATPアーゼ　**35**, 38
輸送上皮　511, 512
輸送体　**35**, 36
輸送タンパク質　36
指の爪　**765**
陽イオン　31
葉間静脈　**505**, 506
葉間動脈　**505**, 506
葉気管支　392, **393**, 395
溶血　298, 304, 314
溶血性黄疸　314
葉酸　437
葉状乳頭　**446**
腰神経　**634**, 668, **671**
羊水　582
腰髄　**637**
ヨウ素　439
腰椎　149

索引

腰椎穿刺　638, 656, 657, 659, 660, **660**, 661
腰椎麻酔　638, 659, 660
腰部前弯　**151**
養分の吸収　464, 466, 469
養分の燃焼　430
腰方形筋　167, **168**
腰膨大　634, 636
羊膜　**578**, **585**
羊膜腔　582
腰肋三角　**169**
翼口蓋神経節　**699**, 700
翼状突起　**221**
横軸　**132**, 133
予備吸気量　402, **403**
予備呼気量　402, **403**

ら

ライスネル膜　735, **735**
ライディッヒ細胞　535, **535**
ラクターゼ　486
ラセン神経節　**734**, **735**, 736
ラムダ縫合　211, **212**, 590
ランヴィエ絞輪　**113**, 115
卵円孔　**215**, **216**, 217, 265
卵黄嚢　581, **582**
卵管　**546**, 554, 555, **555**
　間膜　554, **555**
　峡部　554, **555**
　采　**546**, 550, 554, **555**
　膨大部　550, 554, **555**
卵管妊娠　575
卵管破裂　575
卵丘　**549**, 50
卵形嚢　731, **731**, 739, **739**
卵形嚢斑　739, 740
ランゲルハンス細胞　760
ランゲルハンス島　353, **355**, 369, **370**
卵細胞　548, **549**
　の形成　547, 548, 549
　の成熟　570, **571**
　の卵管輸送　555, **556**, 575, 576, **576**

乱視　723
卵子発生　547, 548, 549, 570, **571**
卵巣　353, 372, **546**, 547, **548**, **555**
　周期　**551**, **552**
　の微細構造　547, **548**
卵巣間膜　**547**, **548**
卵巣周期　**551**, **552**
卵巣静脈　548
卵巣提索　**546**, 547, **556**
卵巣動脈　548
卵巣白膜　548
卵祖細胞　548, **549**, 570, **571**
卵胞　547, 548, 549, **550**
卵胞液　**548**, 550
卵胞腔　**549**, 550
卵胞刺激ホルモン（FSH）　352, 359, 535, 550
卵胞上皮　**54**, 550
卵胞洞　**549**, 550
卵胞の成熟　547
卵胞閉鎖　549
卵母細胞　548, 549, 550, 570
リーベルキューン陰窩　467, **467**, 472
リヴァ・ロッチ血圧計　**256**
リソソーム　**7**, 11
リゾチーム　320
立足　202
立毛筋　764
利尿薬　515
リパーゼ　475, 484, 485
リベリン類　353, 356, **357**
リボ核酸（RNA）
　の合成　21
リボソーム（rRNA）　17
リボソーム　**7**, 10
リボソーム前駆体　18
リポタンパク　306, 307
リボフラビン　437
菱形窩　**630**, 631
菱脳　**611**, 627
緑内障　712

リン酸　439
輪状甲状筋　389, **390**, **393**
鱗状縫合　211, **212**
リンパ　31, 262, 329
リンパ咽頭輪　**326**, 454
リンパ管　234, 262, 263, **400**, 401
リンパ器官　325, 326, **326**, 327, 328
リンパ球　298, 299, 300
リンパ球再循環　335, **337**, 338
リンパ節　329, 330, 331, **331**
リンフォカイン　353
涙液分泌　**699**, 700
涙器　726, **727**, 729
涙骨　**212**, 213
涙小管　**727**, 729
涙腺　**727**, 729
涙点　**727**, 729
涙嚢　**727**, 729, 730
ルトロピン　352, 359, 535, 550
レシチン　437
レチノール　437
劣性　49
レニン　353
レニン-アンギオテンシン-アルドステロン系　513, 514
レニン-アンギオテンシン系　366
レプトテン期(細糸期)　**26**, 27
レム睡眠　633
連合線維　617
レンズ核　617, **643**
連続性関節　135
ロイシン　**20**
老視　714
漏斗　356, **357**, **624**, 625, **629**
ろ過　37, 38, 282, 509
肋椎関節　159, **159**
肋軟骨　157, 158, **158**
石灰沈着　160
肋間筋　**158**, 159, 416, 417
肋間腔　**170**
肋間動脈　**267**
肋骨　**157**, **158**, **159**, 159, 160
　横隔洞　**415**, 416, **477**

胸膜　235, **236**, 396, **397**, 398, **415**, 416
頚　159, **159**
呼吸　416
体　159, **159**
　の運動　158, 159
　の関節面　159
肋骨結節　159, **159**
肋骨頭　159, **159**

わ

ワクチン接種　325
輪状軟骨　387, **388**, **443**
輪状ヒダ　**336**, 466, **467**
腕尺関節　176, **177**, 181, 183, **184**
腕神経叢　**634**, 668, **669**, 670
腕橈関節　176, **177**, 178, 181, 183
腕橈骨筋　**161**, **162**, **187**
腕頭静脈　271, **272**, **274**
腕頭動脈　268, **269**

索引

829

著者:
アドルフ・ファッラー (Prof. Dr. Adolf Faller)
スイス・フリブール大学元教授。

ミヒャエル・シュンケ (Prof. Dr. Dr. Michael Schünke)
キール大学解剖学科教授。

執筆協力:
ガブリエル・シュンケ (Dipl.-Biol. Gabriele Schünke)
生物学科修士課程修了。

監訳者:
大久保眞人 (おおくぼ まさと)
1974年東京農工大大学院獣医学専攻家畜解剖学専修修了。農学修士(東京農工大学、1974年)、医学博士(東京医科大学、1981年)。東京女子医科大学解剖学教室第2講座を始めとして金沢医科大学第2解剖学教室、東京医科大学第1解剖学教室で人体解剖学の研究と教育に従事したのち、国際医療福祉大学保健医療学部所属で理学療法学科、視機能療法学科、薬学部薬学科の解剖学の教育を担当した。現在は帝京科学大学医療科学部に所属して東京柔道整復学科、東京理学療法学科、生命科学科臨床工学コースの解剖学の教育を担当している。

翻訳者:
バンヘギ裕美子 (Yumiko Banhegyi)
独日医薬翻訳者。1991年よりスイス在住。家族全員のアレルギー体質改善のために、アロマセラピーなど各種代替療法を実践し、造詣が深い。訳書に『漢方生薬実用事典』『アロマ療法大全』『からだの構造と機能Ⅰ/Ⅱ』(いずれもガイアブックス)などがある。

Der Körper des Menschen
解剖生理学図鑑
—— ヒトのからだの全てが初心者でもわかる決定版!! ——

発　　　行　2013年2月1日

発　行　者　平野　陽三

発　行　元　**ガイアブックス**
　　　　　　〒169-0074 東京都新宿区北新宿 3-14-8
　　　　　　TEL.03(3366)1411　FAX.03(3366)3503
　　　　　　http://www.gaiajapan.co.jp

発　売　元　産調出版株式会社

Copyright SUNCHOH SHUPPAN INC. JAPAN2013
ISBN978-4-88282-864-8 C3047

落丁本・乱丁本はお取り替えいたします。
本書を許可なく複製することは、かたくお断わりします。
Printed in China